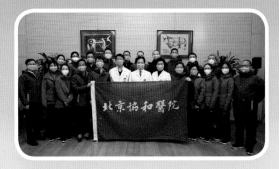

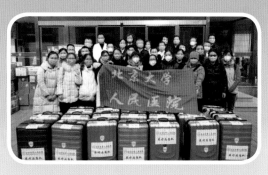

2020年1月26日，北京协和医院派出21名医务人员组建国家援鄂抗疫医疗队驰援武汉（王鹏飞 摄）

2020年1月26日，北京大学人民医院第一批20人医疗队应急出征驰援武汉（北京大学人民医院 提供）

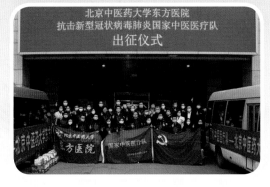

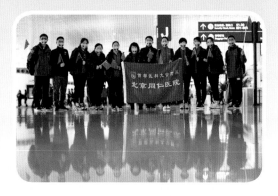

2020年1月27日，北京中医药大学东方医院抗击新冠肺炎国家中医医疗队出征驰援武汉（北京中医药大学 提供）

2020年1月27日，由北京市属医院136名医护人员组成的医疗队从首都机场奔赴武汉抗击新冠肺炎疫情，其中北京同仁医院援鄂防疫医疗队由12名医护人员组成（马磊 摄）

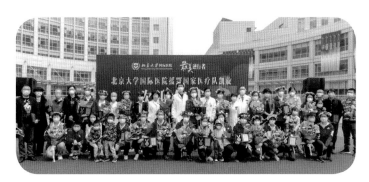

2020年4月15日，北京大学国际医院援鄂医疗队完成任务归院（北大国际医院 提供）

2020年4月21日，北京医院援鄂抗疫国家医疗队凯旋（北京医院 提供）

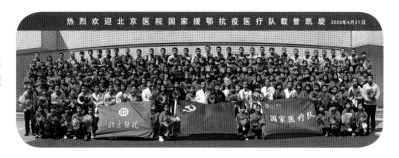

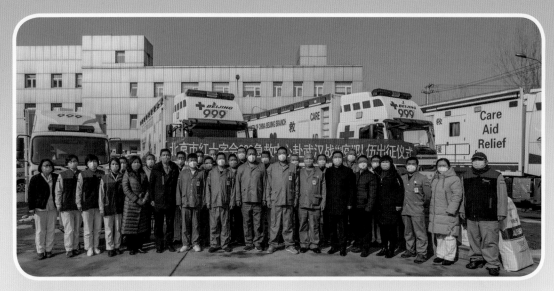

⬆ 2020年2月8日，北京市红十字会紧急救援中心赴武汉抗疫队伍出征（俞靖宇 摄）

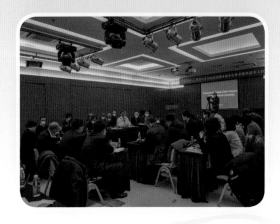

⬆ 2020年2月17日，中国—世界卫生组织新冠肺炎联合专家考察组到北京地坛医院调研（巩阳 摄）

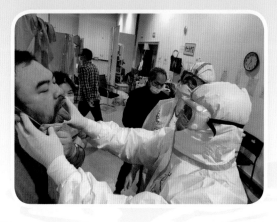

⬆ 2020年3月，北京中医医院院长刘清泉在武汉首个中医方舱医院对新冠肺炎患者进行诊治（北京中医医院 提供）

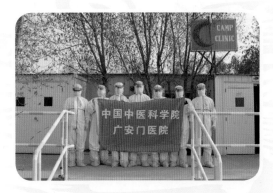

⬆ 2020年5月2日，广安门医院组建7人中医国际医疗专家组赴沙特执行抗疫任务（广安门医院 提供）

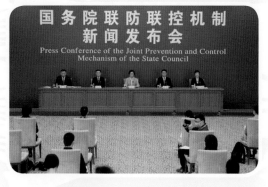

⬆ 2020年5月5日，北京协和医院专家参加国务院联防联控新闻发布会介绍国家医疗队援鄂抗疫工作（董宁 摄）

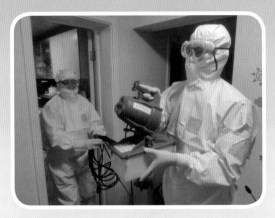

2020年1月11日，大兴区疾病预防控制中心处置北京市首起新冠肺炎疫情（大兴区卫生健康委 提供）

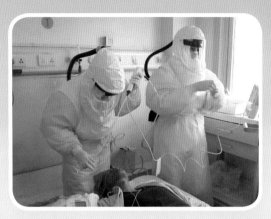

2020年1月19日，北京地坛医院收治北京市第一例新冠肺炎确诊病例（巩阳 摄）

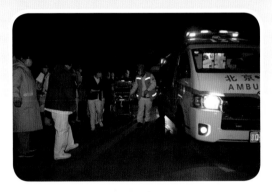

2020年1月23日，为支持小汤山定点医院建设，北京老年医院接收小汤山医院转院的44名康复患者入院（王烨 摄）

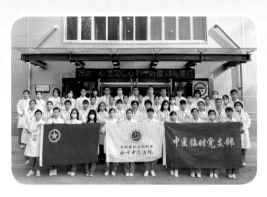

2020年2月，北京中医医院先后选派7批次65人驰援北京小汤山医院、北京地坛医院等疫情防控一线（北京中医医院 提供）

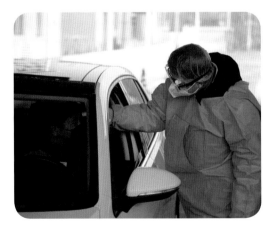

2020年2月21日，新冠肺炎疫情形势严峻，平谷区卫生健康委启动各项应急预案，安排医务人员24小时坚守进京卡口（李占山 摄）

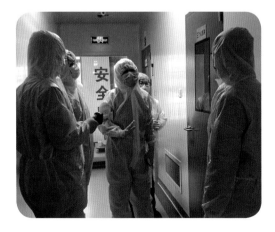

2020年3月23日至25日，昌平区卫生健康委对辖区内8家重点生物医药企业和第三方检测机构的生物安全进行监督检查（成珊 摄）

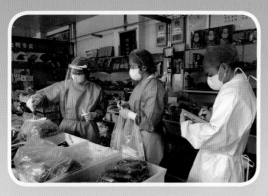

🔺 2020年6月，新发地疫情发生后，顺义区成立专班组对全区农贸市场开展每日核酸采样检测（顺义区卫生健康委 提供）

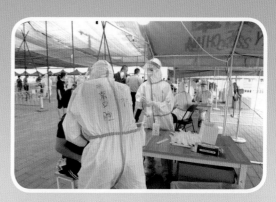

🔺 2020年6月，北京口腔医院先后派出三批采样队伍支援丰台区和顺义区核酸采样任务（北京口腔医院 提供）

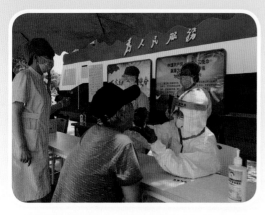

🔺 2020年6月12日，广外医院开展广外地区全员核酸采样工作（雷蓬 摄）

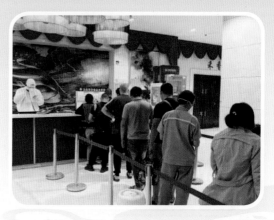

🔺 2020年6月23日，北京王府中西医结合医院组建第三批医疗队支援温都水城湖湾酒店隔离点（王府中西医结合医院 提供）

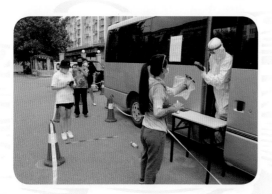

🔺 2020年6月25日，大兴区西红门医院为封闭小区设立的临时诊疗车正式启用（宋暖 摄）

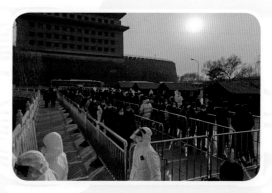

🔺 2020年12月，北京肛肠医院等医疗机构落实德胜门地区应检尽检核酸采样工作，采样总量10余万人次（李翠 摄）

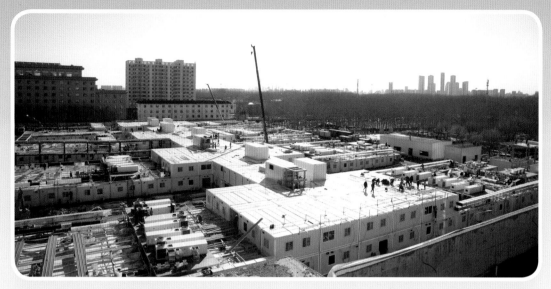

🔺 2020年1月30日，北京地坛医院启动应急病区建设，2月25日完成竣工验收，3月正式启用（巩阳 摄）

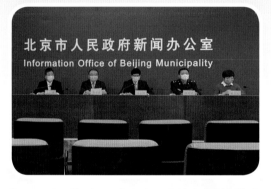

🔺 2020年2月11日，北京市卫生健康委新闻发言人、卫生监督和疾控专家参加北京市政府新闻办公室举办的北京市新冠肺炎疫情防控工作新闻发布会（姜锦齐 摄）

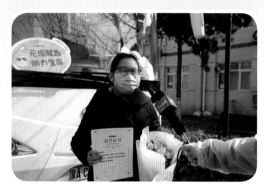

🔺 2020年2月18日，北京市红十字血液中心开展北京市第1例新冠肺炎康复者恢复期血浆采集工作（米振兴 摄）

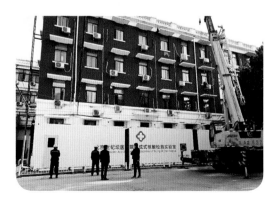

🔺 2020年4月27日，北京世纪坛医院建成国内首个集成式方舱实验室（粟芳 摄）

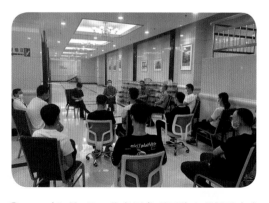

🔺 2020年7月3日，北京回龙观医院心理援助专家组赴丰台区隔离点对隔离人员进行心理关怀与服务（回龙观医院 提供）

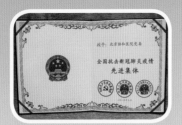

北京协和医院党委

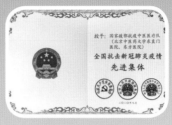

国家援鄂抗疫中医医疗队
（北京中医药大学东直门
医院、东方医院）

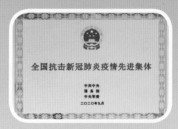

北京大学第三医院援鄂
抗疫国家医疗队

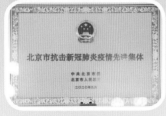

北京口腔医院支援小汤山定点
医院医疗队临时党支部

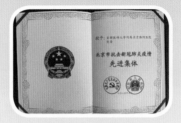

北京潞河医院党委

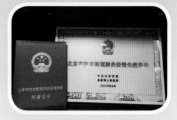

北京市卫生健康监督所

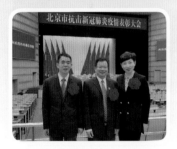

首钢医院

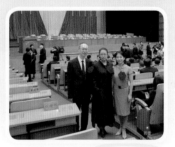

北京中医药大学第三附属医院

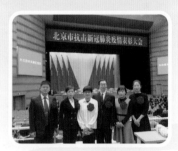

北京儿童医院

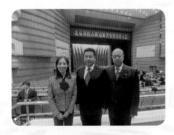

和平里医院

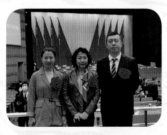

鼓楼中医医院

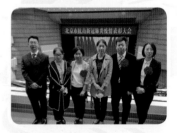

海淀医院

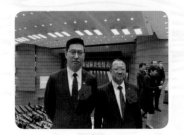

丰台中西医结合医院

2020年9月8日，全国抗击新冠肺炎疫情表彰大会在北京人民大会堂隆重举行，表彰全国抗击新冠肺炎疫情先进集体和个人；9月29日，北京市抗击新冠肺炎疫情表彰大会举行，表彰北京市抗击新冠肺炎疫情先进集体和个人

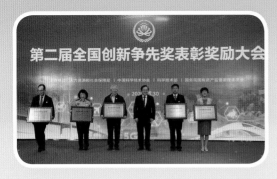

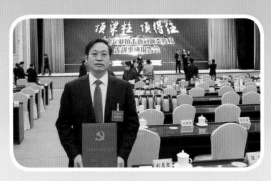

2020年5月30日，北京大学第三医院医学创新研究院团队获第二届全国创新争先奖（魏威 摄）

2020年10月22日，航空总医院获得国资委"抗击新冠肺炎疫情先进集体"及"中央企业先进基层党组织"荣誉称号（田雪艳 摄）

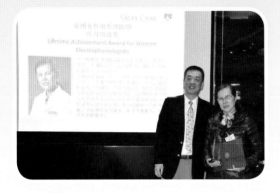

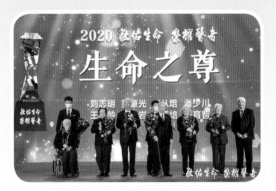

2020年11月6日，清华大学第一附属医院心脏中心小儿科李小梅教授在第五届亚洲心律失常峰会暨第二届中国心律失常峰会上被授予亚洲女性电生理医师终身成就奖（华信医院 提供）

2020年11月25日，"2020敬佑生命 荣耀医者"第五届公益活动年度盛典在京举行，首儿所哮喘专家陈育智获得生命之尊奖（首都儿科研究所 提供）

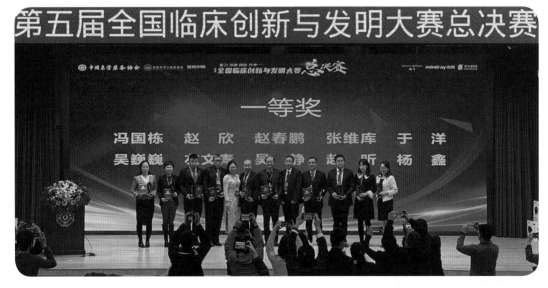

2020年11月29日，北京儿童医院麻醉科主任医师赵欣团队的"婴幼儿可视喉镜及5G联网预警会诊系统研发"项目获得第五届全国临床创新与发明大赛一等奖（北京儿童医院 提供）

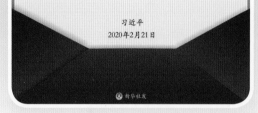

习近平给在首钢医院实习的西藏大学医学院学生的回信

西藏大学医学院2015级临床医学专业的同学们：

你们好！来信收到了，得知你们17名同学在北京进行临床实习期间，既锻炼了临床基本功，也坚定了献身西藏医疗卫生事业的信念，我很欣慰。

医生是人民健康的守护者。在这次新冠肺炎疫情防控斗争中，军地广大医务工作者冲锋在前、英勇奋战，用行动诠释了白衣天使救死扶伤的崇高精神。我相信，你们一定会以他们为榜样，努力做党和人民信赖的好医生。希望你们珍惜学习时光，练就过硬本领，毕业后到人民最需要的地方去，以仁心仁术造福人民特别是基层群众。

藏历新年就要到了，我向你们以及藏区各族群众致以节日的问候和美好的祝愿！

习近平
2020年2月21日

新华社发

2020年2月21日，中共中央总书记习近平给在北京大学首钢医院实习的西藏大学医学院学生的回信（新华社 截图）

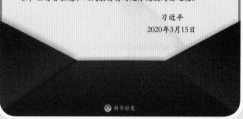

习近平给北京大学援鄂医疗队全体"90后"党员的回信

北京大学援鄂医疗队全体"90后"党员：

来信收悉。在新冠肺炎疫情防控斗争中，你们青年人同在一线英勇奋战的广大疫情防控人员一道，不畏艰险、冲锋在前、舍生忘死，彰显了青春的蓬勃力量，交出了合格答卷。广大青年用行动证明，新时代的中国青年是好样的，是堪当大任的！我向你们、向奋斗在疫情防控各条战线上的广大青年，致以诚挚的问候！

青年一代有理想、有本领、有担当，国家就有前途，民族就有希望。希望你们努力在为人民服务中茁壮成长、在艰苦奋斗中砥砺意志品质、在实践中增长工作本领，继续在救死扶伤的岗位上拼搏奋战，带动广大青年不惧风雨、勇挑重担，让青春在党和人民最需要的地方绽放绚丽之花。

习近平
2020年3月15日

新华社发

2020年3月15日，中共中央总书记习近平给北京大学援鄂医疗队全体"90后"党员的回信（新华社 截图）

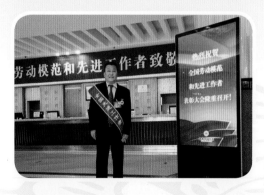

2020年11月24日，全国劳动模范和先进工作者表彰大会在人民大会堂举行，北京潞河医院副院长李晓辉被授予"全国先进工作者"荣誉称号（潞河医院提供）

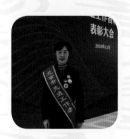 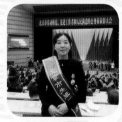 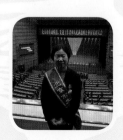 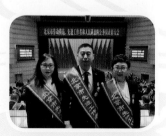

2020年12月22日，北京儿童医院重症医学科主任钱素云（左一，北京儿童医院 提供），护国寺中医医院张其慧（左二，陈旭 摄），海淀医院董建平（右二，杨丽媛 摄），丰台中西医结合医院贾善勇、徐锦华、李春红（右一，丰台中西医结合医院 提供），被北京市委、市政府授予"北京市先进工作者"荣誉称号

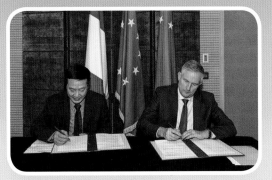

⊙ 2020年1月20日，北京市卫生健康委与法国驻华使馆签署合作备忘录，深化拓展卫生健康多领域合作（市卫生健康委 提供）

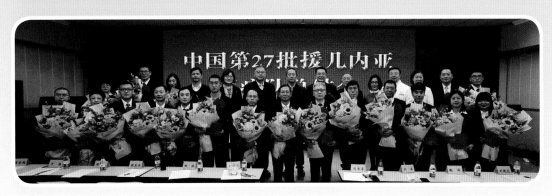

⬆ 2020年11月9日，为庆祝中国第27批援几内亚医疗队载誉归来，北京积水潭医院召开援几内亚医疗队总结会（积水潭医院 提供）

⊙ 2020年11月19日，北京市卫生健康委与香港特别行政区政府卫生署共同举办以"凝聚京港防疫智慧，共抗全球疾病威胁"为主题的京港洽谈会卫生健康合作专题活动（市卫生健康委 提供）

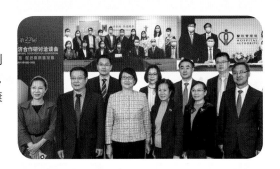

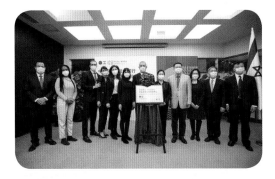

⬆ 2020年12月9日，"中以应急急救培训中心"在北京友谊医院揭牌（市卫生健康委 提供）

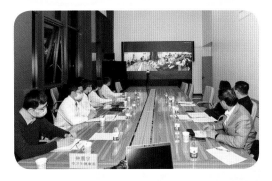

⬆ 2020年12月11日，北京市卫生健康委和几内亚卫生安全署通过远程医学平台，共同举办中几专家新冠肺炎防治远程研讨会（市卫生健康委 提供）

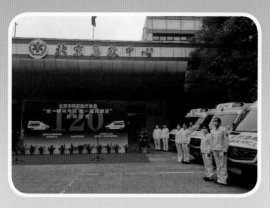

2020年7月28日，北京市卫生健康委、北京急救中心与北京市红十字会、北京市红十字会紧急救援中心共同举办北京市院前医疗急救"统一呼叫号码、统一指挥调度"启动仪式（北京急救中心 提供）

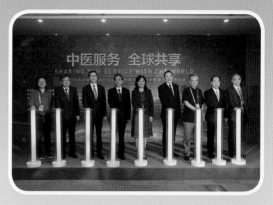

2020年9月6日，国家中医药管理局、商务部、北京市政府、北京市中医局等有关领导参加2020中国服务贸易交易会中医药主题日活动（市中医局 提供）

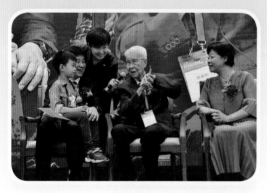

2020年9月25日，张金哲院士学术思想研讨会暨中华医学会小儿外科学分会第十六次全国小儿外科学术年会在京举办（北京儿童医院 提供）

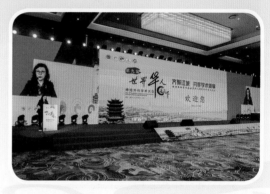

2020年9月26日，世界华人神经外科协会、北京市王忠诚医学基金会、北京市神经外科研究所共同主办第九届世界华人神经外科学术大会（何乐 摄）

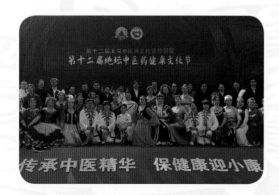

2020年10月2日，第十三届北京中医药文化宣传周暨第十二届地坛中医药健康文化节在北京地坛公园开幕（市中医局 提供）

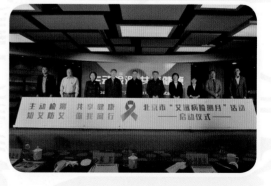

2020年11月21日，在北京人卫酒店启动"主动检测，共享健康，知艾防艾，你我同行"北京市"艾滋病检测月"活动（市疾控中心 提供）

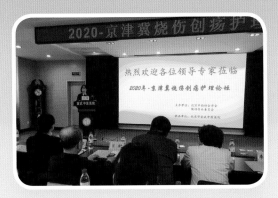

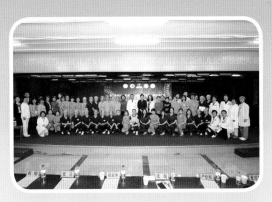

🔺 2020年1月7日，首届京津冀烧伤创疡护理论坛在北京市宣武中医医院举办（宣武中医医院 提供）

🔺 2020年1月9日，北京妇产医院作为京津冀妇女与儿童保健专科联盟牵头单位举办首届京津冀联盟医院新生儿复苏技能竞赛（张鹏 摄）

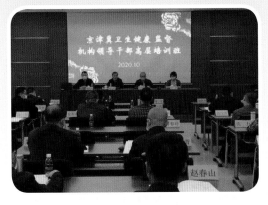

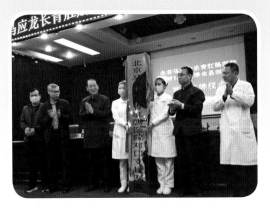

🔺 2020年10月13日至15日，北京市卫生健康监督所举办第九届京津冀卫生健康监督机构领导干部高层培训班（姜锦齐 摄）

🔺 2020年11月7日，在河北省涞水县医院，马应龙长青肛肠医院与涞水县医院签订对口支援协议并揭牌（马应龙长青肛肠医院 提供）

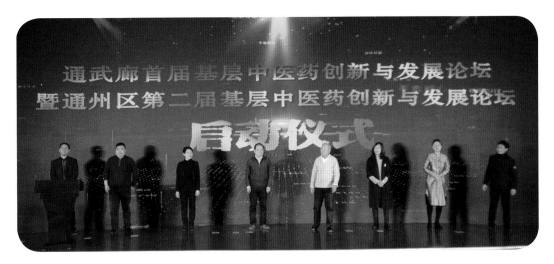

🔺 2020年12月12日至13日，通武廊首届基层中医药创新与发展论坛暨通州区第二届基层中医药创新与发展论坛在北京城市副中心举办（通州区卫生健康委 提供）

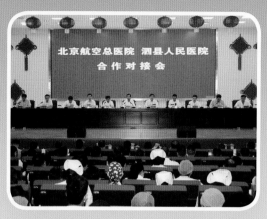

🔊 2020年6月2日，航空总医院全面托管安徽省泗县人民医院（赵德秀 摄）

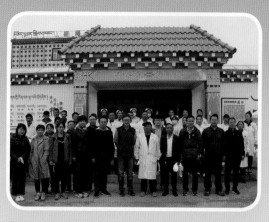

🔊 2020年7月，昌平区中医医院管理及医疗专家团队到青海省曲麻莱县藏医院进行对口支援帮扶（焦雪松 摄）

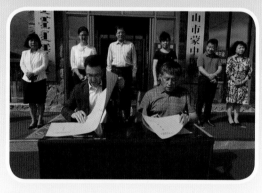

🔊 2020年8月6日至9日，东城区卫生健康委组织委属医院专家赴内蒙古阿尔山开展健康扶贫工作并签订结对协议（东城区卫生健康委 提供）

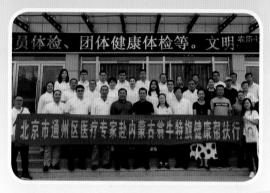

🔊 2020年8月24日，通州区卫生健康委副主任陈长春带队到内蒙古通辽市奈曼旗、兴安盟科右翼中旗、赤峰市翁牛特旗开展义诊咨询活动（通州区卫生健康委 提供）

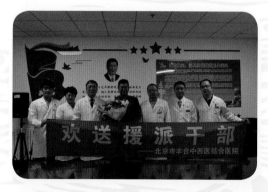

🔊 2020年10月13日，北京市丰台中西医结合医院呼吸与危重症医学科主任乔树斌被中共中央组织部选派到海南医学院挂职两年，任海南医学院第一附属医院副院长（丰台中西医结合医院 提供）

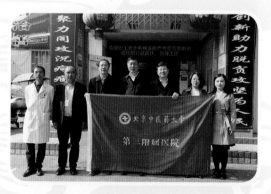

🔊 2020年11月，北京中医药大学第三附属医院到贵州省毕节市赫章县中医院、大方县中医院及大方县凤乡卫生院开展精准医疗帮扶活动（孙慧媛 摄）

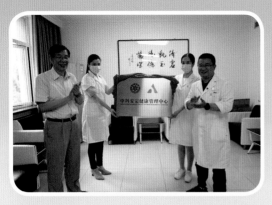

🔵 2020年5月13日，北京安定医院与中国科学院行政管理局签署战略合作协议，合作设立"中科安定转化创新中心"及"中科安定心理健康管理中心"（安定医院 提供）

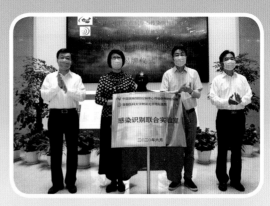

🔵 2020年6月12日，中国疾控中心传染病预防控制所与地坛医院签署合作备忘录，联合建设"感染识别联合实验室"（地坛医院 提供）

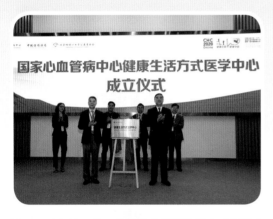

🔵 2020年9月11日，我国首个健康生活方式医学中心在医科院阜外医院揭牌（阜外医院 提供）

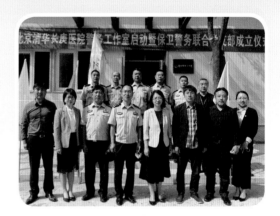

🔵 2020年9月25日，天通苑派出所驻北京清华长庚医院警务工作室正式挂牌运行（清华长庚医院 提供）

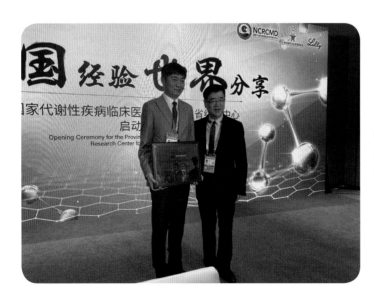

🔵 2020年11月7日，北京朝阳医院内分泌科获批国家代谢性疾病临床研究中心北京分中心（王卫庆 摄）

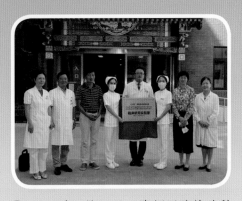

⬆ 2020年8月28日，隆福医院检验科"十三五"国家重点研发计划临床研究室挂牌（隆福医院 提供）

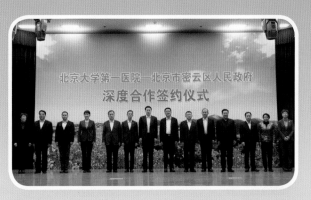

⬆ 2020年11月11日，北京大学第一医院与密云区人民政府深度合作签约（徐健 摄）

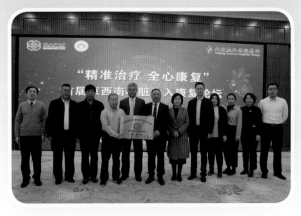

⬆ 2020年11月29日，北京燕化医院联合医科院阜外医院专家团队共同打造的燕化医院心脏中心成立（郭岩 摄）

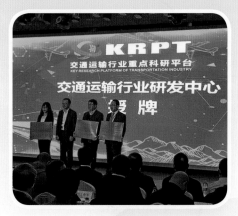

⬆ 2020年11月，民航医学中心（民航总医院）被交通运输部认定为卫生防疫技术交通运输行业研发中心（邱兵 摄）

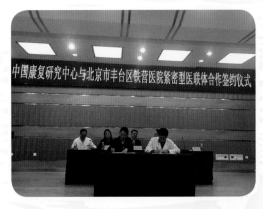

⬆ 2020年12月5日，丰台区铁营医院与中国康复研究中心签订紧密型医联体合作协议（丰台区卫生健康委 提供）

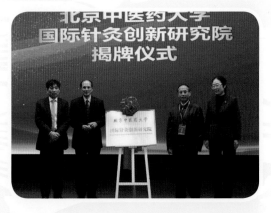

⬆ 2020年12月25日，北京中医药大学国际针灸创新研究院揭牌（北京中医药大学 提供）

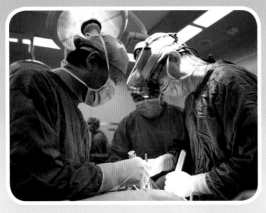

🔵 2020年1月9日，北京大学第三医院骨科刘忠军教授团队完成《定制式医疗器械监督管理规定（试行）》施行后我国第一台定制式医疗器械植入手术（魏威 摄）

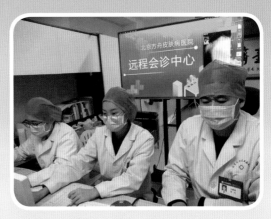

🔵 2020年2月7日开始，为配合做好疫情防护工作，北京方舟皮肤病医院对外暂停接诊，开启免费在线远程会诊服务（方舟皮肤病医院 提供）

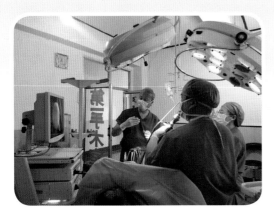

🔵 2020年4月12日，北京市和平里医院援蒙干部张景明在内蒙古化德县中蒙医院成功开展首例胆囊结石腹腔镜胆囊切除术（和平里医院 提供）

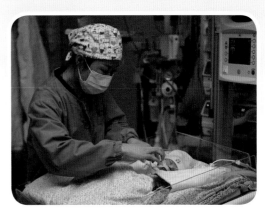

🔵 2020年4月22日，清华大学第一附属医院（华信医院）为一位罹患先天性三度房室传导阻滞的出生1小时患儿成功植入永久性心脏起搏器，创造国内最小年龄（出生后1小时）和最小体重（2.4kg）"双纪录"（刘鹏林 摄）

🔵 2020年8月26日，在河北省张家口市，999与北医三院崇礼院区联合开展直升机医疗救援演练（俞靖宇 摄）

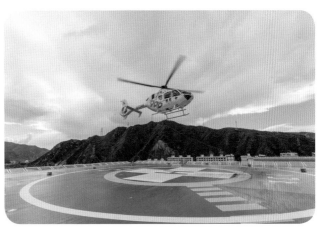

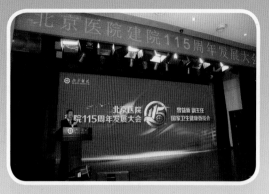

🔼 2020年9月25日，北京医院召开建院115周年发展大会（张靓 摄）

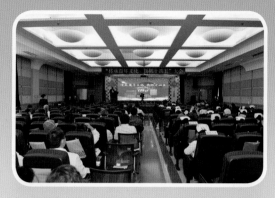

🔼 2020年10月23日，北京世纪坛医院召开"传承百年文化 扬帆十四五"大会，庆祝医院建院105周年，探讨"十四五"规划与学科人才建设发展策略（阮前伟 摄）

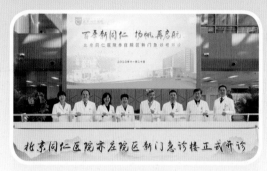

🔼 2020年11月20日，举行北京同仁医院亦庄院区二期门急诊开诊仪式（龙赫 摄）

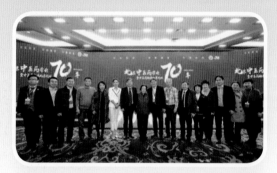

🔼 2020年12月6日，北京中医药学会建会70年庆祝活动暨中医药传承论坛在北京首都宾馆召开（北京中医药学会 提供）

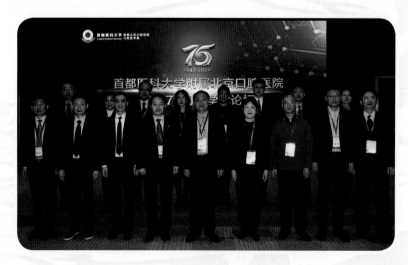

🔄 2020年12月13日，北京口腔医院建院75周年学术论坛在国家会议中心举行（北京口腔医院 提供）

北京卫生健康年鉴

BEIJING HEALTH YEARBOOK

2021

北京市卫生健康委员会
《北京卫生健康年鉴》编辑委员会 编

北京科学技术出版社

图书在版编目（CIP）数据

北京卫生健康年鉴．2021 / 北京市卫生健康委员会，《北京卫生健康年鉴》编辑委员会编．— 北京：北京科学技术出版社，2022.6
　　ISBN 978-7-5714-2264-6

Ⅰ．①北… Ⅱ．①北… ②北… Ⅲ．①卫生工作－北京－2021－年鉴 Ⅳ．① R199.2-54

中国版本图书馆 CIP 数据核字（2022）第 063832 号

责任编辑：何晓菲
责任校对：贾　荣
封面设计：申　彪
图文制作：北京永诚天地艺术设计有限公司
责任印制：吕　越
出 版 人：曾庆宇
出版发行：北京科学技术出版社
社　　址：北京西直门南大街 16 号
邮政编码：100035
电　　话：0086-10-66135495（总编室）　0086-10-66113227（发行部）
网　　址：www.bkydw.cn
印　　刷：北京盛通印刷股份有限公司
开　　本：787 mm×1092 mm　1/16
字　　数：1500 千字
印　　张：34.25
插　　页：16
版　　次：2022 年 6 月第 1 版
印　　次：2022 年 6 月第 1 次印刷
ISBN 978-7-5714-2264-6

定　　价：240.00 元（配光盘）

编辑说明

一、《北京卫生健康年鉴》由北京市卫生健康委主管、北京市卫生健康委信息中心承编，是一部逐年记载北京地区卫生健康工作的资料性工具书和史料文献，其内容主要综合反映北京卫生健康工作各方面的基本情况、进展和成就。

二、本卷年鉴按分类编辑法，按类目、分目、条目结构设计。全书共分13个类目：概况，大事记，特载，工作进展，各区卫生健康工作，三级医院工作，医学科研与教育机构工作，公共卫生及其他卫生健康机构工作，卫生健康社会团体工作，文件和法规，卫生健康统计，附录，索引。

三、为方便读者阅读，在附录中设有"名词解释""专有名词、缩略语对照表"。另外，除卷首目录外，对刊载内容编制了"索引"附于书末，按汉语拼音字母依次排列。

四、本卷年鉴统计数字均以卫生健康统计年报的数字为准。文中涉及各项年度数据以2020年12月31日为统计口径，其他非年度数据以统计部门或业务主管部门的统计口径为准。凡在卫生健康统计和附录中有的各区医疗资源及服务情况的数据，以及各医院人员及诊疗数据，一般不在正文中重复出现。

五、本卷年鉴主要反映2020年1月1日至12月31日期间情况（部分内容依据实际情况或为更好地说明相关内容，时限略有前后延伸），凡2020年事项，一般只直书月、日，不再写年份。

六、本年鉴收录的条目内容，均由各相关单位专人（部门）提供，并经主要负责人审核。

七、为方便读者阅读、检索，配随书光盘。

八、《北京卫生健康年鉴》的编纂工作在编辑委员会的指导下，依靠广大撰稿人共同完成，力求做到资料翔实、语言规范、文字精练。本年鉴如有疏漏和不足之处，敬请广大读者批评指正。

目 录

◆ 各区卫生健康工作

东城区

西城区

朝阳区

◆ **医学科研与教育机构工作**

◆ **附 录**

概　况

截至2020年底，全市有医疗卫生机构11211家，其中医疗机构11054家（含三级医疗机构119家、二级医疗机构184家、一级医疗机构630家），其他卫生机构157家。全市卫生人员375673人，其中卫生技术人员303699人、其他技术人员17985人、管理人员21928人、工勤技能人员29400人。卫生技术人员中，执业（助理）医师118541人、注册护士134656人。医疗机构编制床位137239张，其中医院床位125881张、社区卫生服务中心床位7722张；实有床位127143张。每千常住人口卫生人员17.16人，卫生技术人员13.87人，执业（助理）医师5.41人，注册护士6.15人，实有床位5.81张。社区卫生服务中心（站）2069家，其中中心346家、站1723家；卫生技术人员33556人。村卫生室2484家，乡村医生和卫生员2661人。户籍人口平均期望寿命82.43岁，其中男性80.04岁、女性84.90岁。常住人口孕产妇死亡率4.34/10万，户籍人口孕产妇死亡率4.98/10万；常住人口婴儿死亡率1.76‰，户籍人口婴儿死亡率1.98‰。户籍人口出生率7.17‰，人口自然增长率0.19‰。医疗机构共诊疗19269.3万人次，出院288.7万人次；编制床位使用率52.4%，实有床位使用率59.5%，平均住院日（不含精神病专科医院）9.1天；医师日均担负诊疗7.0人次和住院0.7床日。全市二级以上公立医院门诊患者次均医药费667.4元，其中药费321.0元；住院患者人均医药费用27223.4元，其中药费6161.9元。全市甲乙类传染病报告病例17401例，报告发病率80.8/10万；丙类传染病报告病例96926例，报告发病率431.5/10万。全市医疗卫生机构总费用2370.7亿元，比上年减少9.3%；其中财政拨款515.8亿元，比上年增长12.9%。医疗机构总费用2252.9亿元（其中政府办医疗机构总费用占75.6%），比上年减少9.9%；其中财政拨款收入442.1亿元，比上年增长14.5%。

【新冠肺炎疫情防控】加强疫情防控筛查，建成234个社区卫生服务中心发热哨点，做好重点人群分类管控。加强流调溯源，及时锁定新发地市场风险点位，准确发现境外输入超长潜伏期感染者和新冠病毒英国变异毒株。提升核酸检测能力，至年底，全市核酸检测机构252家（其中疾控机构21家、各级医院157家、第三方检测机构和其他机构74家），日单样本检测能力74.6万份，二级及以上综合医院、传染病专科医院、各级疾控机构及各区区属区域医疗中心均具备核酸采样和检测能力。按照"四集中"原则建立全市新冠肺炎救治体系，组建3个救治联合体，重启小汤山医院，成立重症救治专家组，坚持中西医并重，按照"一人一策"的原则做好危重患者救治。紧急组建医疗队驰援武汉，圆满完成援鄂任务。严格医院感染防控，加强孕产妇、婴幼儿、老年人等特殊就医人群防护，发挥家庭医生签约服务作用。加强疫情研判，开展风险评估及境内外疫情风险动态分析，编写《新冠肺炎境外疫情参考》289期。加强社会防控指导，制定集中隔离医学观察点等设置标准及各类场所、人群防控指引，发布疫情通报343条。加强监督检查，开展疫情防控专项执法检查44.2万户次。加强公共卫生应急体系建设，出台《加强首都公共卫生应急管理体系建设3年行动计划（2020—2022年）》，着力改革完善疾病预防控制体系、重大疫情防控救治体系，健全重大疾病医疗保险和救助制度，健全统一的应急物资保障体系，强化公共卫生科技、人才支撑和法治保障。

截至12月底，全市共报告新冠肺炎确诊病例987例，其中境外输入204例。全年社区卫生服务机构管理密切接触者、高风险人员108478人，其中集中隔离32731人、居家隔离75747人。管理境外进京人员39766人，其中集中隔离25494人、居家隔离14272人。

【医药卫生体制改革】研究健联体试点方案，推进国家药品集中采购"4+7"试点以及第二批国家药品集中采购和使用的衔接，开展社区处方前置审核试点，研究完善本市医疗服务价格动态调整工作机制。开展北京市"十三五"医改规划实施情况自评及"十四五"期间深化医药卫生体制改革实施方案研究，出台《改革完善医疗卫生行业综合监管制度的实施方案》，印发《关于结合本市实际推广福建省和三明市深化医药卫生体制改革经验的工作方案》，北京医耗联动综合改革被授予2019年度"推进医改，服务百姓健康"十大新举措之一，并向全国推广。

【健康北京建设】成立健康北京行动推进委员会及专家咨询委员会，印发《健康北京行动（2020—2030年）》，开展"健康北京周""首都市民卫生健康公约"等主题宣传活动，建设300处多功能运动场地和30千米社区健康步道，全市社区（村）公共卫生委员会实现动态全覆盖。以"防疫有我，爱卫同行"为主题在全市开展第32个爱国卫生月活动，印发《关于开展新时代爱国卫生运动三年行动方案》，推进爱国卫生基层组织体系建设和六大专项行动。朝阳区、海淀区通过国家卫生区评审，海淀区四季青镇等17个乡镇获得国家卫生乡镇命名，朝阳区、房山区通过了第四批国家级健康促进区验收，新创建社区、餐厅、食堂等健康示范机构164家，首批49所健康促进试点幼儿园全部达标。加强控烟监督执法及宣传，推进市级党政机关无烟环境建设及戒烟门诊规范化建设。全年完成3类农村改水项目771个，全市农村无害化卫生户厕覆盖率99.4%。推进尘毒危害专项治理和监督执法，实现职业病危害因素检测率等7个100%完成。

【非首都功能疏解和区域协同发展】加快重大医疗卫生疏解项目建设，同仁医院亦庄院区扩建项目完工投入使用，朝阳医院东院、友谊医院顺义院区实现主体结构封顶，北京口腔医院迁建、积水潭医院回龙观院区扩建工程、清华长庚医院二期等项目取得项目建议书代可研报告批复。推进京津冀医疗卫生协同发

展，支持雄安新区"交钥匙"新建医院项目建设，《关于"交钥匙"新建医院项目办医支持方案》已形成初步成果，市属医院与河北省容城县、张家口市等对口帮扶合作持续推进。友谊医院与三河市医院、三河市燕郊人民医院，安贞医院与大厂人民医院签订合作协议，支持北三县提升医疗服务能力。推进京津冀鲁医疗机构临床检验结果互认，将检验结果互认地域范围由原京津冀地区拓展到京津冀鲁地区，检验结果互认项目由36个增加至43个，互认医疗机构由原京津冀地区的411家增加至京津冀鲁地区的542家。

【卫生应急与公共卫生】启动院前医疗急救"统一呼叫号码、统一指挥调度"工作，999中心首批20个车组、121名人员纳入120系统统一指挥调度。建立急救与非急救分类服务监管体系，推进急救服务和非急救服务的剥离。启动"警医联动"机制，建立院前院内一体化绿色通道，提高道路交通事故伤员救援救治效率。加强社会急救能力，推进公共场所自动体外除颤仪等急救设施设备的配置。印发《北京市院前医疗急救设施空间布局专项规划（2020年—2022年）》，卫生应急指挥调度系统及院前院内医疗急救信息衔接平台通过了验收。

推进全市疾控机构标准化建设和传染病监测预警体系建设，多病种综合监测网络和多层级监测体系初步形成。加强预防接种规范化管理，全市免疫规划疫苗接种率均达到99%以上，全年免费流感疫苗接种194.89万支、自费流感疫苗接种68.1万支，累计报告流感病例80010例，同比下降63.1%。艾滋病发现率、治疗覆盖率、病毒抑制率均处于较高水平，结核病防治主要指标均达到"十三五"全国结核病防治规划要求。全市16个区均已建成慢性病综合防控示范区，其中11个区达到国家级示范区标准。开展学生常见病和健康影响因素监测与干预，如期完成"持续消除碘缺乏危害、有效控制饮水型氟中毒危害"等地方病防治专项攻坚行动目标，继续推进社会心理服务体系建设试点。

【医疗卫生服务】开展社区卫生服务机构规划与标准化建设，新建、改建16个社区卫生服务中心。做实家庭医生签约服务，全市签约794.1万人，总签约率36.9%，重点人群签约率90%以上。持续开展优质服务基层行活动，规范开展基本公共卫生服务，做好基层卫生综合评价及绩效考核，启动社区医院建设。强化低收入村和偏远山村巡诊，远郊区乡镇社区卫生服务中心针对辖区人口较少的偏远山村开展每周一次巡诊服务，组织市属医院退休医学专家面向远郊区低收入村及所在乡镇开展巡诊服务。加强105个"同心卫

生室"能力建设，开展"京医老专家支援生态涵养区基层医疗卫生服务"试点项目。

印发《北京市国际医疗服务发展改革创新工作方案》，在朝阳区试点成立国际医疗联合体。印发《促进社会办医持续健康规范发展意见分工方案》，完善社会办医政策环境。推进"互联网+"医疗服务，全市开展互联网诊疗服务的机构92家，新增西城、海淀、丰台3个推进"互联网+"护理服务试点区，北京市互联网诊疗监管平台试点上线。印发《北京市二级公立医院绩效考核工作实施方案》，通过DRGs方式开展北京地区医院和重点专科服务评价。开展全市医疗行业作风建设工作专项行动，开展诊所、门诊部等小型医疗机构专项整治。加强血液管理，启动团体无偿献血应急机制，实施医疗机构血费自免和献血者用血费用自助报销工作，增设、恢复7个献血点，顺义等7个区中心血库取得血站执业许可证。

【生育服务和妇幼健康】推进婴幼儿照护服务建设，印发《北京市托育机构登记和备案实施细则（试行）》，启动示范性托育机构的创建。将母婴设施建设融入文明城市创建等工作，全市交通枢纽、商业中心等公共场所母婴室配置率100%。加强计划生育服务管理，完善计划生育利益导向、母婴设施、托育工作信息化建设，做好流动人口计划生育协管员、计划生育宣传员队伍下沉整合，朝阳区、海淀区获评全国计划生育优质服务先进单位。继续做好计划生育奖扶特扶工作，实现特殊家庭联系人制度、优先便利医疗、家庭医生签约服务3个全覆盖，计生奖扶特扶金足额发放到位。开展国际家庭日系列主题活动，创新深化关爱女孩行动。

推进全人群全生命周期健康服务，启动"绿芽行动"，建立婚前孕前保健服务协同机制，推进婚姻登记与婚检一站式服务。在全国率先建立出生缺陷综合防治多元保障机制，将25个病种纳入保障范围。深入实施区域母婴安全筑基行动，开展区域母婴安全评价，11个区实现孕产妇"零死亡"。规范儿童早期发展服务、青春期保健服务，开展更年期保健专家工作室建设，率先推进预防非意愿妊娠规范人工流产后避孕服务。启动妇幼保健院评审、绩效考核和高质量服务"七五"行动，完成市区妇幼保健院发热门诊（哨点）设置全覆盖。指导各区急救中心站实现危重新生儿转运车辆与设备配备全覆盖。确定爱婴医院111家、爱婴社区327家，建设妇女保健和儿童保健规范化门诊326家，成功创建4个国家级妇幼保健特色专科单位。

【老龄健康和康复医疗】加强统筹老龄工作，起草编制《北京市"十四五"时期老龄事业发展规划》

《北京市积极应对人口老龄化实施方案》，召开首届京津冀老龄事业协同发展主题研讨会，启动北京市老龄健康信息协同与决策支持平台建设，继续做好老年人权益保护和人口老龄化国情市情教育，开展老年健康宣传周等活动。出台《关于建立完善老年健康服务体系的实施方案》，启动北京市老年健康服务示范基地建设，加强老年医学多学科门诊服务研究，实施老年人健康素养调查，开展疗护、医养结合培训，创建老年友善医疗机构182家。做好康复体系建设和护理员管理，推进各区公立医疗机构向康复医院转型，932人获得康复治疗师转岗培训证书，2059名护理员经培训考核合格。

【中医药工作】完善中医药发展法制政策保障，《北京市中医药条例》颁布实施，起草制定《中共中央、国务院关于促进中医药传承创新发展意见》北京实施方案，启动《健康北京中医行动》编制工作。加强中医药服务能力建设，持续开展重点专科辐射工程，加强中医医疗质量管理，推进中医护理服务能力、基层中医药服务能力、北京中医药服务对外辐射能力的建设。促进中医药优质资源下沉基层，继续开展北京中医健康乡村（社区）、中医健康养老工程、名中医身边工程、中医治未病健康促进工程。强化中医药传承创新和人才培养，开展全国（基层）名老中医药专家传承工作室验收工作，累计建立中医药薪火传承"3+3"工程两室一站168个。推进中医药继续教育改革，做好中医住院医师规范化培训，组织第四批全国优才和全国中医临床特色技术传承骨干人才培训项目年度考核。弘扬中医药文化，组织第十二届地坛中医药健康文化节，建设中医药健康文化体验馆，继续推进中医药对外交流合作。

【依法行政】出台《北京市医院安全秩序管理规定》《北京市突发公共卫生事件应急条例》，《北京市传染病防治条例》《北京市献血条例》立法立项，开展《北京市老年人权益保障条例》《北京市发展中医条例》《北京市精神卫生条例》等地方性法规清理工作，组织宪法宣传周法律知识答题等普法活动，加强行政规范性文件与重大行政决策管理，做好行政复议与应诉。继续深化放管服改革，完成国家发改委营商环境评价，持续推进医师区域注册，推行医师、护士电子证照，简化社会办医审批流程，调整规范权力清单。健全卫生健康地方标准体系，完成20项地方卫生健康标准的制定工作，其中10项为常态化疫情防控地方标准。

【综合监督】启动"信用+综合监管"试点，开展医疗卫生服务多元化监管，整合行政审批、行政执法、行政处罚、投诉举报、打击非法行医等信息，建立"监督执法一张图"综合监管平台，提升智慧监管水平。会同市生态环境局和城市管理委建立医疗废物监管信息共享机制，开展联合监督检查。全年监督检查医疗卫生机构81795家382583家次，联合监督执法检查4723家次，开展全市医疗卫生机构医疗废物专项执法检查15188家次。

【**食品安全**】实现食品企业标准备案工作全程网办、企业标准备案"零跑路"，开展食品安全标准跟踪评价，加强食品企业标准备案后管理。组织食品安全国家标准宣传贯彻活动，做好食源性疾病防控科普宣传，推出食品安全标准大课堂，开展新冠肺炎疫情期间合理营养、食品安全系列科普宣传。加强食品安全风险监测评估，推进食品安全监测及食品安全风险评估的技术研发。

【**科技创新和人才培养**】10部门联合印发《北京市关于加强医疗卫生机构研究创新功能的实施方案（2020—2022年）》，提出28条改革措施，推进研究型病房建设，北京大学第三医院等入选2020年度北京市科技成果转化平台建设专项。加强科研项目管理，启动实施2020年首都卫生发展科研专项407项，为51个创新项目提供成果转化服务。成立北京市医学伦理审查互认联盟，立项支持10个伦理管理与审查质量提高项目。加强实验室生物安全专项督查，开展病原微生物实验室和实验活动备案。印发《关于调整优化北京市卫生系统职称结构比例的通知》，增加本市卫生系统高级职称岗位，全市卫生健康系统7人入选国家级百千万人才工程、12人入选市级百千万人才工程。全市共有国家住院医师规范化培训基地33个、协同医院17家，获批国家和市级继续医学教育项目2926项，全年开展各类基层卫生人员培训4万余人次。

【**国际合作与对口支援**】继续开展"一带一路"国际卫生健康合作，完成援几内亚新老医疗队交接，中非友好医院建设试点项目进展良好。推动与法国、以色列等国家的国际合作项目，提升急救医学等重点学科建设和人才培养水平，积极开展疫情防控国际合作。深入实施精准健康扶贫行动，与宁夏回族自治区卫生健康委续签帮扶协议，赴四川凉山州开展艾滋病防治调研，推进高原适应研究康复中心项目工程建设。全市卫生健康系统共选派988人次援助干部赴受援地帮扶，在当地开展专业技术培训83547人次，义诊会诊75036人次，助力对口帮扶贫困旗县全部如期脱贫摘帽。

【**信息化建设**】完成覆盖全市2000余家一、二、三级医疗卫生机构和公共卫生机构的卫生健康行业业务网组网任务，开展北京市基层医疗服务与公共卫生项目系统开发及基层医疗卫生机构接入，打通医疗公卫、妇幼、计免、精防、30家医院电子病历、中医馆6个业务系统，实现2000余家基层医疗卫生机构电子健康档案的共享汇聚与数据质控。开发新建20个业务信息系统，为疫情防控综合决策、医疗物资管理、社区防控、医疗救治、疫苗接种等提供信息化保障支撑。

【**落实全面从严治党主体责任**】加强全面从严治党工作总体部署，开展民营医院党建工作调研。充分发挥党建引领在疫情防控中的重要作用，市卫生健康系统20名个人、5个集体及5名共产党员、1个基层党组织获全国表彰，180名个人、29个集体和16名共产党员、7个基层党组织获市级表彰，市新冠肺炎疫情防控工作领导小组医疗救治和防院感组被评为北京市抗击新冠肺炎疫情先进集体，举办"北京榜样致敬抗疫英雄"等活动，全系统党员自愿捐款181.52万元支持疫情防控。市卫生健康系统59个单位获评2018—2020年度首都精神文明先进单位，9人被评为"中国好医生、中国好护士"，市援鄂医疗队获得"2020北京榜样"年榜特别奖，地坛医院等志愿服务项目获第五届中国青年志愿服务项目大赛奖项。

（周宏宇）

大事记

1月

3日

首都医科大学副校长王松灵和北京友谊医院联合设立的"王松灵院士口腔与全身健康免疫研究实验室"揭牌，将在口腔与全身健康的免疫学相关的基础和临床方面展开研究。

6日

市老龄办、市老龄协会组织召开北京市老年人院前急救服务工作推进会。市直机关工委、市委老干部局、市民政局、市总工会、市残联、市军休办等6家市老龄委成员单位相关负责人，市卫生健康委老龄健康处、应急办、离退休干部处负责人，市老龄协会秘书处、协调督查处负责人参加会议。与会人员就AED使用的注意事项、财政资金的保障、政策文件的支撑、法律的保护边界等方面进行交流研讨。

7日

英国皇家全科医师学院国际合作负责人鲍姆菲尔德（Mark Baumfield）先生一行到北京市卫生健康委交流座谈。

首届京津冀烧伤创疡护理论坛在北京市宣武中医医院举办。

8日

市卫生健康委召开2020年北京市母婴安全保障工作会议，通报2019北京市区域母婴安全评价结果和孕产妇死亡病例市级评审结果。

9日

国务院副总理、全国老龄工作委员会主任孙春兰在北京调研医养康养结合工作。

北京大学第三医院骨科刘忠军教授团队为一位身患胸椎骨巨细胞瘤的25岁女孩植入量身定制的3D打印胸椎，完成新的脊柱支撑，是施行《定制式医疗器械监督管理规定（试行）》后我国完成的第一台定制式医疗器械植入手术。

北京妇产医院作为京津冀妇女与儿童保健专科联盟牵头单位举办首届京津冀联盟医院新生儿复苏技能大赛，来自联盟内5家医院的10支代表队参赛。

10～11日

由中华中医药学会、中国中医科学院、中国中医科学院眼科医院主办，中华中医药学会眼科分会、中华中医药学会中医眼科协同创新共同体承办，以"心明眼亮，光明未来"为主题的首届中西医综合防控儿童青少年近视论坛暨视觉健康管理研讨会在北京召开。全国综合防控儿童青少年近视工作联席会议成员单位及中华中医药学会、中国中医科学院、中国关心下一代工作委员会有关领导，专注近视防控的中西医眼科专家和学者、视觉健康产业从业人员及智库、有关基金会、公益组织等爱心力量共100余人出席论坛。

10～14日

市卫生健康委组建的"最美奋斗者"先进事迹报告团先后走进高校、医院进行巡回报告，开展"最美奋斗者"学习宣传活动，弘扬卫生与健康工作者"敬佑生命、救死扶伤、甘于奉献、大爱无疆"的职业精神。

11日

全国康复研究区域中心和示范基地建设启动大会在中国康复研究中心召开。

13日

由医科院主办的首届中国医学重大进展发布会在医科院礼堂举行。中国工程院副院长、医科院院长王辰解读并发布了《2019年度中国医学重大进展》。医科院学术咨询委员会临床医学、口腔医学、基础医学与生物学、药学、卫生健康与环境医学、生物医学工程与信息学6个学部负责人分别发布了六大医学领域的重大进展。

15日

国家卫生健康委召开新冠肺炎医疗救治工作视频培训会，北京市、各区卫生健康委分别设立分会场。

市卫生健康委联合市政府新闻办召开北京市第十五届人民代表大会第三次会议"保障和改善民生"专题新闻发布会，介绍北京医耗联动综合改革工作成效。

由市老龄办、市老龄协会指导，"北京大妈有话说"平台主办的"2020年首届大妈春晚"活动在海淀区举行。活动以"有作为、有进步、有快乐"为主题，由歌舞、相声、戏曲等节目组成。

16日

市卫生健康委党委书记、主任雷海潮参加市两会"市民对话一把手"直播访谈节目，介绍北京医耗联动综合改革半年工作成效。

18日

市卫生健康委组织开展新冠病毒实验室生物安全及相关防治专题培训。

20日

市卫生健康委与法国驻华使馆在使馆举行合作谅解备忘录签署仪式。双方将继续巩固发展原有合作项目，将深化拓展卫生健康多领域合作。

北京中医药大学第三附属医院举行"国家药品监督管理局药物临床试验机构"成立揭牌仪式。

21日

市卫生健康委转发《国家卫生健康委医政医管局关于做好新型冠状病毒感染的肺炎相关工作的通知》，即日起，实行医疗机构发热门诊患者就诊信息日报制度。

北京市2020年精神科医师转岗培训启动会暨2019年转岗培训总结会在安定医院召开。

市妇儿工委、市卫生健康委、市民政局、市财政局、市总工会、团市委、市妇联等七部门联合启动"绿芽行动"，推进婚前与孕前保健工作。

23日

市卫生健康委召开基层医疗卫生机构做好新冠肺炎防控工作电视电话会。

25日

由国家中医药管理局副局长闫树江带队、中国中医科学院院长黄璐琦领队的首批中国中医科学院国家中医医疗队，赴湖北省武汉市，支援当地新冠肺炎的防治工作。

27日

北京市属医院医疗队共136人，赴湖北武汉应对新冠肺炎疫情救治工作。医疗队队员主要来自于市属12家三级医院的医务人员，其中有医生41人、护士93人。

印发《北京市卫生健康委员会 北京市医疗保障局关于新型冠状病毒感染的肺炎疫情期间门诊开药有关问题的通知》，明确防控新型冠状病毒肺炎疫情期间，本市基本医疗保险参保人员明确诊断并需要长期用药的，接诊医师在保障用药安全的条件下，可根据病情需要适当增加开药量；对符合《处方管理办法》有关规定的长处方药品，均可纳入医保报销范围。

2月

9日

中共中央政治局常委、国务院总理、中央应对新冠肺炎疫情工作领导小组组长李克强到中国医学科学院病原生物学研究所，考察疫情防控科研攻关。

10日

中共中央总书记、国家主席、中央军委主席习近平到北京地坛医院和朝阳区疾控中心，察看患者住院诊疗情况，并听取疫情防控工作介绍。

联合国教科文组织在埃塞俄比亚首都亚的斯亚贝巴的非盟总部举行颁奖仪式，授予中国科学家屠呦呦等3人联合国教科文组织—赤道几内亚国际生命科学研究奖。

14日

武汉江夏方舱医院开舱，这是首个国家中医医疗队接管的方舱医院。北京中医医院院长刘清泉任中共江夏方舱医院临时委员会副书记、院长，提出以中医为主、中西药结合"包舱"治疗轻症确诊患者的理念，武汉市首个中医方舱——江夏方舱医院诞生。3月10日，随着最后一批患者出舱和转院，江夏方舱医院正式休舱，刘清泉及其团队圆满完成任务。

15日

印发《北京新型冠状病毒肺炎疫情防控工作领导小组医疗保障组关于我市二级以上医院实行非急诊全面预约的通知》，要求全市三级医院原则上要在2月20日前、二级医院在2月25日前推行非急诊全面预约挂号。

17日

中国—WHO新冠肺炎联合专家考察组一行约30人，在北京地坛医院和朝阳区安贞街道安华里社区考察调研，了解北京市疫情形势、防控措施、定点医院医疗救治、基层社区防控等情况。

首都精神文明建设委员会印发《关于表彰第七届首都道德模范的决定》，由市卫生健康委推荐的西城区广外医院院长刘云军获评第七届首都道德模范，北京大学口腔医院护理部主任李秀娥获第七届首都道德模范提名奖。

2月

市卫生健康委新闻发言人高小俊参加市政府新闻办组织召开的北京市新冠肺炎防控工作新闻发布会共计28场，通报疫情情况，介绍市卫生健康委疫情防控工作举措。

医科院院长王辰先后两次做客《新闻1+1》栏目，就方舱医院兴建、疫情"拐点"等武汉疫情热点问题接受白岩松的专访，回应舆论关切。

3月

1日

北京燕化医院互联网诊疗平台（北京燕化医院APP）线上医保报销功能通过验收，3月2日正式上线试运行。北京燕化医院成为北京市首家开通线上诊疗医保报销的医疗机构。

2日

中共中央总书记、国家主席、中央军委主席习近平到清华大学医学院考察新冠肺炎疫情科研攻关和诊疗救治工作，了解疫苗、抗体、药品、快检产品等研究和应用进展情况，并主持召开座谈会，听取有关部门负责人及科研人员的意见和建议。

3日

本日起，在朝阳医院、安贞医院、宣武医院、友谊医院、北京中医医院等5家市属医院试点开展送药到家服务。患者选择"线下药品配送"模式后，将由邮政EMS为患者把药品快递到家。

11日

市卫生健康监督所迎接国务院应对新冠肺炎疫情联防联控机制综合指导组的调研和检查。

12日

医科院阜外医院通过北京市医保局互联网复诊在线医保报销现场认证，成为北京市首家通过"互联网+医保"验收的三级甲等医院。

北京佑安医院"人胚干细胞来源M细胞（CAStem）治疗重症新型冠状病毒（2019-nCoV）肺炎及急性呼吸窘迫综合征的安全性和有效性研究"获国家卫生健康委、国家药监局批准干细胞临床研究机构备案和项目备案。

13日

根据《中华人民共和国食品安全法》的规定，废止了《送餐企业卫生规范》（DB11 116-1999）和《豆芽中4-氯苯氧乙酸钠、6-苄基腺嘌呤、2,4-滴、赤霉素、福美双的测定》（DB11/T 379-2006）两个地方标准。

17日

由医科院药物所领衔研发的"桑枝总生物碱片"获国家药监局批准上市。该药用于治疗2型糖尿病，是国内首个降血糖原创天然药物，也是国内近10年首个批准的糖尿病中药新药。北京五和博澳药业为该品种的药品上市许可持有人。

18日

中国中医科学院国家援鄂抗疫中医医疗队研发的化湿败毒颗粒是国内第一个具有完全自主知识产权、用于治疗新冠肺炎的中药创新药物，并获得阿联酋卫生主管部门认可，被列为紧急注册用药。

19日

国家心血管病中心·医科院阜外医院动物实验中心获得中国合格评定国家认可委员会颁发的《实验动物机构认可证书》，成为国内首家通过认可的医院系统动物实验机构。

20日

北京市老龄工作委员会办公室委托北京师范大学设计研发的"北京市老年人健康关爱平台"正式上线。平台包涵"疫情宣教""心理测评""脑智康养""身心调适"四大模块。

22日

根据市委组织部新冠肺炎疫情期间援派干部分批到岗要求，市卫生健康系统选派的第十批59名干部中第一拨17名队员从北京、1名队员从天津出发前往新疆和田执行卫生健康援疆任务。第二拨41名队员于4月22日从北京出发前往新疆和田。

26日

市卫生健康委利用中非友好医院建设项目——中几远程医学平台，在线对援几内亚医疗队开展新冠肺炎防控和诊疗技术培训。

30日

北京卫生职业学院新院区建设项目在通州区漷县镇开工建设。

3月

国家卫生健康委、人力资源社会保障部、国家中医药管理局印发《关于表彰全国卫生健康系统新冠肺炎疫情防控工作先进集体和先进个人的决定》，授予北京协和医学院援鄂抗疫医疗检测队（核酸检测移动实验室）、北京协和医院ICU团队"全国卫生健康系统新冠肺炎疫情防控工作先进集体"称号，授予医科院北京协和医院感染内科主任医师刘正印、内科ICU主任杜斌、内科ICU主管护师夏莹、重症医学科主管护师李奇，病原生物学研究所研究员杨帆，医科院肿瘤医院研究员吴晨6人"全国卫生健康系统新冠肺炎疫情防控工作先进个人"称号。

4月

2日

首个北京中英文双语中医药服务平台——"北京远程健康服务"微信公众号正式上线。

3日

市疾控中心副主任庞星火在城市气候领导联盟（C40）召开的新冠肺炎疫情防控——中国城市经验分享在线研讨会上，介绍北京市总体防控策略，并结合大量数据实例从严防输入、减少人员流动和聚集、社区管理、病例发现和救治、资源准备、宣传引导6个方面分享防控工作经验。

9日

市委编办印发《关于同意将北京市计划生育协会列入群众团体序列的函》，同意将北京市计划生育协会列入群众团体序列，由市卫生健康委代管。

10日

北京口腔医院迁建工程取得监理开工令，标志着工程正式开工。

13日

市卫生健康委印发《关于开展更年期保健专家工作室建设的通知》，在全市范围内开展更年期保健专家工作室建设。

北京预防医学会发布《新型冠状病毒肺炎疫情期间预防性消毒技术要求》（T/BPMA0001-2020）等6

个团体标准，这是北京预防医学会发布的第一批团体标准。

16日

医科院阜外医院实验诊断中心获得中国合格评定国家认可委员会（CNAS）颁发的《ISO15189实验室认可证书》，成为国内首家检验—分子—病理整体通过CNAS ISO15189质量体系认可的心血管医学实验室。

17日

市卫生健康委印发新版《北京市食品企业标准备案办法》，6月1日起正式实施，北京市卫生和计划生育委员会《关于印发<北京市食品安全企业标准备案办法>的通知》同时废止。

清华大学医学院董晨院士和北京友谊医院联合设立的"人类疾病免疫分析中心"揭牌，免疫中心将在肿瘤学与其他免疫相关疾病的基础和临床方面展开研究。

22日

清华大学第一附属医院为一位罹患先天性三度房室传导阻滞的出生1小时患儿成功植入永久性心脏起搏器，创造国内最小年龄和最小体重（2.4千克）双纪录。

23日

北京大学第三医院院长入选2020年美国人文与科学院院士。

24日

中国驻安哥拉大使馆邀请赴武汉抗疫中央指导组专家、北京朝阳医院副院长童朝晖教授，与在安中资企业主要负责人、援安医疗队、中资医院等代表视频连线，就当前抗疫工作有关问题进行交流。

25日

北京市正式启动第二批国家谈判药品集中采购和第一批国家谈判药品续约工作。

27日

北京世纪坛医院建成国内首个集成式方舱实验室。

30日

医科院阜外医院实现"线上申请+线上缴费+药品配送到家"全流程线上操作，成为北京地区首家实现"北京医保+非北京医保"患者的一体化互联网诊疗+药品配送模式的三级甲等专科医院。

4月

市卫生健康委以昌平区为试点，将20世纪90年代以来的社会抚养费征收决定书、计划生育奖励扶助特别扶助档案电子化。

《柳叶刀》（*The Lancet*）发表由医科院王辰院士及海德堡大学医学院Till Bärnighausen教授领衔的关于方舱庇护医院（Fangcang shelter hospitals）的卫生政策文章，描述了武汉市发生COVID-19期间方舱庇护医院的构建与应用情况，并阐明其3个主要特点（建设快、规模大、成本低）和5个主要功能（隔离、分诊、基本医疗、密切监测和快速转诊、基本生活和社会活动）。

5月

2日

健康北京行动推进委员会办公室等十部门联合起草的《首都市民卫生健康公约》正式发布，内容包括：合理膳食，文明用餐，科学健身，控烟限酒，心理平衡，规律作息，讲究卫生，知礼守礼，注重预防，保护环境。

8日

国务院办公厅印发《关于对2019年落实有关重大政策措施真抓实干成效明显地方予以督查激励的通报》，海淀区作为"公立医院综合改革成效较为明显的地方"获得督查激励。

9日

市卫生健康委以视频会议形式召开2020年北京市老龄健康工作会。

13日

北京安定医院与中国科学院行政管理局签署战略合作协议，双方合作设立"中科安定转化创新中心"及"中科安定心理健康管理中心"。

15日

第27个国际家庭日，市卫生健康委围绕"守护家庭健康，助力健康中国"主题，组织开展系列纪念活动。

16日

召开市委第十三次全会，审议并通过了《关于加强首都公共卫生应急管理体系建设的若干意见》。

20日

北京燕化医院主办2020年度慢性气道疾病规范化诊治巡回演讲，以云讲堂的形式进行，依托网络直播进行授课。

21日

民航医学中心（民航总医院）组织中国民航代表团参加民航公共卫生事件预防和管理协作项目亚太地区特别会议（CAPSCA-AP/SP）。

22日

市卫生健康委召开"十三五"时期妇幼保健工作总结会议。

25日

北京京城皮肤医院承办"安全用妆 伴您同行"——美白类化妆品的安全使用暨京城第七届"5·25"皮肤健康节活动。

27日

第二部《北京志·卫生志》通过复审。

29日

由市卫生健康委推荐的北京佑安医院感染综合科主任梁连春被"2020北京榜样"主题活动组委会评为5月"北京榜样"，北京市援鄂医疗队入选5月"北京榜样"特别榜。

30日

第二届全国创新争先奖揭晓。解放军总医院灾害医学救援与伤病救治创新团队、北京大学第三医院医学创新研究院获全国创新争先奖牌。

5月31日～6月6日

开展2020年"健康北京周"主题宣传活动。

5月

平谷区中心血站正式投入使用。

6月

1日

2020年北京"互联网+妇幼健康教育"项目启动。

3日

市卫生健康委应友好城市——韩国首尔市的邀请，参加"我们在一起：城市携手抗击新冠肺炎——2020全球虚拟峰会"，与韩国、美国、荷兰、加拿大等国家的政府官员及专家学者通过视频会议系统进行抗击新冠肺炎经验交流。

4日

市委办公厅、市政府办公厅印发《加强首都公共卫生应急管理体系建设三年行动计划（2020—2022年）》。

市卫生健康委印发《关于开展北京市老年健康服务示范基地建设工作的通知》，启动老年健康服务示范基地建设。

5日

北京大学肿瘤医院遗传学研究室、北京市肿瘤防治研究所遗传学研究室主任柯杨团队建立国内首个"食管癌临床机会性筛查精准风险预测模型及分级标准"。

北京市第十五届人民代表大会常务委员会第二十二次会议通过《北京市医院安全秩序管理规定》。6月22日，市人大常委会正式发布《北京市医院安全秩序管理规定》，自2020年7月1日实施。

12日

市卫生健康委制定了新版《北京市新生儿疾病筛查管理办法》。

中国疾控中心传染病预防控制所与北京地坛医院签署合作备忘录，联合建设"感染识别联合实验室"，搭建医防结合的感染诊断平台。

23日

中央政治局委员、国务院副总理孙春兰到北京地坛医院慰问抗疫工作者并指导工作。

30日

由市卫生健康委推荐的北京安定医院心理病房主任西英俊，被"2020北京榜样"主题活动组委会评为6月"北京榜样"。

7月

1日

国家卫生健康委发布2018年度全国三级公立医院绩效考核国家监测指标考核结果，北京协和医院在综合类医院中排名第一、医科院肿瘤医院在肿瘤专科排名第一、北京大学口腔医院在口腔专科排名第一。

以医科院肿瘤医院为依托单位的国家癌症中心中国肿瘤登记平台一期正式投入使用，这是国内首个有自主知识产权的肿瘤登记系统。

航空总医院参与起草的京津冀首个检验行业区域协同地方标准《医学检验危急值获取与应用技术规范》正式实施。

8日

清华大学第一附属医院李小梅教授团队，在国内首次应用CARTO Version 6磁导航标测系统为患儿实施射频消融手术，治疗儿童快速性心律失常。

13日

市卫生健康委公布第一批北京市研究型病房示范建设单位，确定北京协和医院、北京大学第三医院、医科院肿瘤医院、北京大学第一医院、北京天坛医院、北京肿瘤医院、北京地坛医院、宣武医院、北京安定医院、北京友谊医院等10家医院为首批北京市研究型病房示范建设单位。

16日

第二部《北京志·卫生志》通过市地方志办终审。

28日

市卫生健康委会同市红十字会、市财政局印发《关于落实本市院前医疗急救统一呼叫号码、统一指挥调度的工作方案》，启动"统一呼叫号码、统一指挥调度"工作。999中心首批20个车组、培训合格的121名人员纳入120系统统一指挥调度。

31日

市属医院第六批"组团式"援藏医疗队21名队员启程前往拉萨市人民医院，开展为期一年的医疗援藏工作。

由市卫生健康委推荐的北京中医医院院长刘清泉和北京地坛医院ICU主任刘景院，被"2020北京榜样"主题活动组委会评为7月"北京榜样"。

8月

7日

北京中医药大学东直门医院作为牵头单位，依托中华中医药学会，成立首个全国中医药科技成果转化平台、中医药防治重大疾病基础研究平台。

13日

丰台区南苑医院与北京中医药大学东方医院紧密型专科医联体建设签约。

14日

首都医科大学与北京三有利和泽生物科技有限公司共同申报的"人牙髓间充质干细胞注射液"获国家药品监督管理局药品审评中心临床试验默示许可。该注射液是国内首个用于慢性牙周炎的间充质干细胞治疗药物，同时也是国内首个牙源间充质干细胞药物，许可标志着"人牙髓间充质干细胞"作为药物在慢性牙周炎治疗领域正式步入临床探索阶段。

15日

应几内亚东卡医院和中几友好医院请求，市卫生健康委邀请朝阳医院副院长童朝晖教授、宣武医院重症医学科主任姜利教授，通过中非友好医院建设项目远程医学平台，与几方专家连线，交流新冠肺炎救治经验，并对相关华人重症病例提出治疗建议。

16～17日

北京友谊医院联合多家机构主办了第十七届北京国际消化疾病论坛，采用线上方式举行，188位国际消化病学领域专家共聚云端，完成76场专题报告，注册参会1.4万余人次，超过22万人次在线观看。

19日

中宣部、国家卫生健康委联合发布2020年"最美医生"先进事迹。由市卫生健康委推荐的北京中医医院妇科主任医师柴嵩岩，北京同仁医院副院长、眼科主任魏文斌被评为2020年"最美医生"。

20日

根据市委组织部和市卫生健康委要求，由大兴区选派1名专业技术干部、丰台区选派2名专业技术干部、石景山区选派2名专业技术干部作为第四批第二期援青干部，从北京出发前往青海玉树执行援派任务。

21日

由医科院主办的2019年度中国医院科技量值（STEM）与2019年度中国医学院校科技量值发布会在京举行。中国工程院副院长、医科院院长王辰解读并发布了《2019年度中国医院科技量值报告》与《2019年度中国医学院校科技量值报告》。

24～30日

市卫生健康委在全市范围开展2020年老年健康宣传周系列活动，主题是"提升健康素养，乐享银龄生活"。

25日

北京市举办"与爱同心 为爱同行"婚前孕前保健主题宣传活动。

28日

北京中医药大学东直门医院通州院区全国名老中医药专家刘景源名医传承工作室揭牌仪式暨刘景源工作室疑难病诊疗中心揭牌仪式在北京城市副中心举行。

9月

1日

中国北方车辆集团研究所职工医院整体移交北京市丰台中西医结合医院。

6日

2020年中国国际服务贸易交易会中医药主题日启动仪式暨第五届海外华侨华人中医药大会在北京举行。

7日

2020全国智慧康养大会老龄健康产业发展论坛在北京开幕，由市老龄办指导，市老龄协会、北京商报社主办，就推进医养康结合工作和老龄健康产业发展进行交流。

7～13日

国家心血管病中心、《中国循环杂志》社、北京楷祺心血管公益基金会联合主办中国心脏大会2020暨第五届中国血管大会暨第一届中国健康生活方式医学

大会。会上，国家心血管病中心成立"健康生活方式医学中心"，这是国内首个健康生活方式医学中心。

8日

北京市卫生健康系统20名个人、5个集体及5名共产党员、1个基层党组织在全国抗击新冠肺炎疫情表彰大会上受到表彰。

11日

丰台中西医结合医院与北京天坛医院建立紧密型专科医联体签约。

12日

北京市举办以"同心抗疫 护佑新生"为主题的2020年中国预防出生缺陷日宣传活动。

15日

由宣武医院19人、市卫生健康委和市疾控中心各1人组成的第28批援几医疗队，启程赴几内亚执行为期18个月的援外医疗任务。

北京市红十字会急诊抢救中心起草的北京市地方标准《航空医疗救护服务规范》正式发布。此标准是国内首个航空医疗救护服务规范，也是北京市首个中英文同步推广的地方标准。

17日

市市场监管局发布13项卫生健康地方标准。

由市卫生健康委推荐的北京地坛医院感染中心主任医师、国家感染病质控中心办公室主任蒋荣猛，北京地坛医院感染中心副主任陈志海，北京世纪坛医院呼吸与危重症医学科副主任、北京世纪坛医院援鄂医疗队队长兼临时党支部书记丁新民，北京佑安医院感染综合科护士长李国英4人被中央文明办评为"中国好人"。

18日

由国家卫生健康委医药卫生科技发展研究中心和北京妇产医院联合举办的国家重点研发计划"建立出生人口队列开展重大出生缺陷风险研究"项目推进会暨项目中期检查工作会在京召开。项目取得重要成果，出生人口队列突破26万例，成为全球最大出生队列之一。

22日

在习近平总书记主持的教育文化卫生体育领域专家代表座谈会上，北京大学第三医院院长乔杰围绕"提质增效，实现公立医院高质量发展"，汇报了"十四五"期间对我国公立医院发展的有关建议。

北京大学国际医院获得DNV GL集团授牌，成为中国第一家获得DNV GL国际医院管理认证和感染风险管理认证的医疗机构，也是中国第一家由DNV GL按照感染风险管理标准（CIP）认证的医疗机构。

24日

北京口腔医院王松灵院士和范志朋教授为共同中心主任的"牙齿发育与再生创新单元"入选医科院第二批医学与健康科技创新工程项目，获得资助500万元。

25日

《北京市突发公共卫生事件应急条例》经市十五届人大常委会第二十四次会议表决通过并公布，自公布之日起施行。

北京医院召开建院115周年发展大会。

张金哲院士学术思想研讨会暨中华医学会小儿外科学分会第十六次全国小儿外科学术年会在北京召开，200余名与会嘉宾和小儿外科界同仁共同为中国小儿外科创始人之一、中国工程院院士、北京儿童医院张金哲教授庆贺百岁华诞。

26日

北京医院和健康报社共同主办2020 H7 SUMMIT医院管理高峰论坛，主题为"规范、谋新、突破——现代公立医院高质量发展与创新"。

第14个世界避孕日。市计划生育协会联合北京青年网络共同举办2020年北京市高校大学生"健康知识我知道——世界避孕日知识竞赛"，呼吁青年人提高避孕意识。

28日

市卫生健康委、市委编办、市民政局和市市场监督管理局联合印发《北京市托育机构登记和备案实施细则（试行）》。

北京协和医学院在京举行"协和护理教育新百年——护理教育的时代性和前瞻性"研讨会，全国护理界精英齐聚一堂，同庆协和高等护理教育100周年，共谋护理教育新百年发展。

29日

北京市抗击新冠肺炎疫情表彰大会举行，市卫生健康委系统共有180名个人、29个集体和16名共产党员、7个基层党组织受到表彰。

10月

2日

由市中医局、东城区政府共同主办的第十二届地坛中医药健康文化节在地坛公园开幕。

15日

北京协和医学院全科医学临床教学基地揭牌仪式在东城区东花市社区卫生服务中心举行。

16~18日

北京大学人民医院举办首届国家创伤医学中心学术年会暨第四届国际急危重症论坛。

17~31日

市卫生健康委举办"科学育儿，当满分父母"2020年北京市家庭婴幼儿照护知识云竞赛。共有14280个家庭参与，其中6057个家庭获得满分。

18日

市老龄办、市老龄协会召开2020年敬老月活动安排暨《北京市老龄事业发展报告（2019年）》发布会。

20~21日

市卫生健康委率优质医师资源到内蒙古兴安盟开展草原义诊培训活动，共接诊132人次，解决疑难病症17例，培训150余人次。

21日

第二十三届京台科技论坛基层卫生分论坛在亦庄开发区朝林松源酒店举行。

科技部批准建设"疑难重症及罕见病国家重点实验室"，北京协和医院首个国家重点实验室落户。

22日

市老龄协会联合市社会组织管理中心举办老年人权益保护与服务资源联合体启动仪式暨老年人权益保护圆桌论坛。

由北京儿童健康基金会、北京儿童医院、北京爱育华妇儿医院共同携手的定向救助贫困肾脏及泌尿系统疾病患儿的专项医疗公益项目——"小海豚爱心救助项目"正式启动。

23日

北京世纪坛医院召开"传承百年文化 扬帆十四五"大会，庆祝建院105周年。

27日

市卫生健康委、市人力社保局追授全小刚"首都健康卫士"称号。全小刚，男，54岁，中共党员，宣武医院普通外科副主任医师，中国第28批援几内亚医疗队队员。9月15日，赴几内亚执行援助任务；10月16日，突发疾病，经救治无效，在工作岗位殉职。

29日

由市卫生健康委主办，市计生协会、市计生服务指导中心承办的2020年北京市婴幼儿照护服务发展论坛召开。

中国卒中学会联合全国脑血管病防治研究办公室、北京市脑血管病防治办公室、北京市体育局、北京广播电视台、北京天坛医院，在北京启动2020世界卒中日健康科普活动。由中国卒中学会与北京电视台联合推出的"大健康"项目在本次活动上正式启动。

31日

按照中国红十字会总会要求,将999人道救助热线升级为999人道服务热线,在受理互联网大病救助、心理援助的基础上,与中国人体器官捐献管理中心及中国造血干细胞库管理中心合作,面向全国开通器官捐献及造血干细胞业务咨询热线。

11月

3日

北京大学肿瘤医院季加孚、医科院肿瘤医院徐兵河、北京协和医院朱兰获何梁何利基金科学与技术进步奖。

4日

由北京预防医学会、市疾控中心共同举办的第一届全球健康北京论坛暨2019年北京流感防控技术与策略国际研讨会获评北京市科协"2020年十佳影响力学术会议"。

4~5日

市卫生健康委举办全市计划生育技术服务高危病例演练。

6日

清华大学第一附属医院心脏中心小儿科教授李小梅在第五届亚洲心律失常峰会暨第二届中国心律失常峰会上被授予亚洲女性电生理医师终身成就奖。

6~8日

北京大学国际医院、北京医院协会和北京卫生法学会共同主办"国际标准、中国实践"第一届医疗风险管理国际论坛。

8日

由中国工程院主管的第十三届光华工程科技奖揭晓仪式在北京举行,北京大学人民医院姜保国、北京同仁医院王宁利获得光华工程科技奖。

9日

第27批援几内亚医疗队总结会议在积水潭医院召开。

11日

北京大学第一医院与密云区政府深度合作签约仪式暨深度融合学科对接启动会召开,合作共建密云院区。

中国工程院院士、中国小儿外科创始人之一张金哲获泛太平洋小儿外科学会(PAPS)终身成就奖。

14日

北京大学肿瘤医院副院长、北京市肿瘤防治研究所副所长沈琳团队"胃肠道肿瘤精准治疗一体化研究

体系"项目获2020年中国抗癌协会科技奖一等奖。

复旦版"中国医院排行榜"揭晓,北京大学口腔医院连续11年列"专科排行榜"口腔医学专科第一名,在口腔医学"专科综合排行榜"和"专科声誉排行榜"均列榜首。

16~21日

北京市卫生健康委会同北京医师协会组织6名专家到内蒙古通辽市3家医院进行义诊和培训。共接诊89人,指导手术5台,病房查房6人,举办6场专题讲座为330余人授课。

17日

国家代谢性疾病临床医学研究中心省级分中心建设项目在上海启动。会上,北京朝阳医院内分泌科获批国家代谢性疾病临床医学研究中心北京分中心,王广教授担任北京分中心主任。

北京博爱医院作为中华护理学会康复护理专业委员会主任委员单位和全国康复护理专科护士临床实践基地举办首届中华护理学会康复护理专科护士培训班。

18日

市卫生健康委启动老年人健康素养调查,调查内容涵盖基本人口学信息、慢性病患病和服药依从性、健康素养评价、日常生活能力和自我认知评估,其中健康素养涵盖健康基本知识和理念、健康生活方式与行为、基本技能等。

北京中医药大学第三附属医院举行北京中医药薪火传承"3+3"工程寿小云名医传承工作站分站揭牌仪式。

19日

北京市卫生健康委与香港特别行政区政府卫生署共同举办以"凝聚京港防疫智慧,共抗全球疾病威胁"为主题的京港卫生健康合作专题活动。

21日

北京性病艾滋病防治协会启动"主动检测 共享健康"——2020年北京市艾滋病检测月活动。

25日

北京市"警医联动"启动仪式在国家体育场(鸟巢)西侧广场举行,实现交管部门和院前急救部门联合接警、统一布警、同步出警,事故中的伤者可以通过覆盖全市的交通事故医疗急救网络、院前院内一体化绿色通道直接入院抢救治疗。

29日

丰台医院和北京天坛医院建立紧密型专科医联体签约。

11月

民航医学中心（民航总医院）通过了交通运输部"卫生防疫技术交通运输行业研发中心"认定。

12月

1日

由北京同仁医院和北京爱育华妇儿医院牵头发起的综合医院儿科发展论坛暨京南儿科联盟成立大会召开。

北京华信医院心脏中心李小梅教授团队完成全国首例儿童植入3.0T抗核磁长寿命心脏永久起搏器。

5日

丰台区铁营医院与北京康复研究中心建立紧密型专科医联体签约。

9日

"中以应急急救培训中心"启动仪式在北京友谊医院举行。以色列驻华使馆大使何泽伟、国家科技部副司长赵静、北京市卫生健康委二级巡视员郑晋普出席启动仪式并共同为培训中心揭牌。

10日

北京中医药大学第三附属医院与国家奥林匹克体育中心在国家奥体中心体育场举行合作共建医疗康复中心签约仪式。

11日

市老龄协会与中国精神残疾人及亲友协会合作，在朝阳区第三医院UFE服务热线办公处设立"老年人家庭法律服务站"。

13日

北京口腔医院建院75周年学术论坛在国家会议中心举行。

15日

北京积水潭医院被国家机关事务管理局、国家发展改革委和财政部联合授予"公共机构能效领跑者"称号，为本批次北京市唯一一家获此称号的医院。

17日

国家卫生健康委批准以北京大学口腔医院为主体设置国家口腔医学中心。

24日

北京市发布《体医融合机构服务规范》《医疗机构临床用血技术规范》《声源定位测试质量控制规范》3项卫生健康地方标准。

25日

市医管中心举行市属医院治安应急处突技能比武大赛，安定医院获一等奖，朝阳医院、同仁医院、友谊医院获二等奖，北京儿童医院、世纪坛医院、宣武医院、老年医院、天坛医院获三等奖。

26日

国家心血管病中心、国家基层高血压管理办公室、北京楷祺心血管公益基金会联合主办中国基层高血压防控大会。会议发布《国家基层高血压防治管理指南2020版》和《中国高血压患者健康教育指南》，启动由国家心血管病中心、医科院阜外医院牵头的高血压、高血糖、高脂血症共管项目和中国居民心血管病及危险因素调查项目。

30日

市卫生健康委联合市教委、科委、经信局、财政局、人力社保局、商务局、医保局、药监局、中医局十部门联合印发《北京市关于加强医疗卫生机构研究创新功能的实施方案（2020—2022年）》，从激发创新活力、建设创新策源地、促进信息资源共享、提升产业支撑能力、加强创新投入、创新组织管理六个方面提出了28条改革措施。

市卫生健康委印发《北京市卫生健康委员会关于开展示范性托育机构创建工作的通知》，启动北京市示范性托育机构创建工作。

特　载

 ## 北京市卫生健康委防控新冠肺炎疫情记实

1月19日

北京市确诊首例新冠肺炎病例，当日共报告2例确诊病例。

1月20日

市委书记蔡奇主持召开书记专题会，研究部署疫情防控工作。

国务院联防联控机制召开新冠肺炎疫情防控工作电视电话会，部署全国疫情防控工作，并通报新冠肺炎列入乙类传染病、按照甲类管理。

副市长卢彦主持召开新冠肺炎疫情防控工作部署会。全市启动突发公共卫生事件应急响应机制，市突发公共卫生事件指挥部统筹领导指挥全市防控工作，卢彦负责，指挥部办公室设在市卫生健康委。

市卫生健康委启动每日报告和零报告制度，报送时点为次日10时前。

新增报告确诊病例3例，全市累计5例。

1月21日

副市长卢彦主持召开第一次市政府每日疫情防控工作调度会。

市卫生健康委主任雷海潮召开委相关处室会议，明确疫情相关数据统一由应急办报送，每日12时和18时汇总确诊病例数据，报市委、市政府值班室；建立每日专报制度，由应急办牵头，组建市卫生健康委应对新冠肺炎疫情专班，负责日常协调指挥部各成员单位相关工作，全面收集汇总委机关各处室和各成员单位信息，每日向市委市政府、国家卫生健康委报告。

北京市突发公共卫生事件应急指挥部印发《关于加强新型冠状病毒感染的肺炎防治工作的通知》，启动防控工作每日专报，编印《北京市新型冠状病毒感染的肺炎防控工作每日专报（第1期）》。

新增报告确诊病例6例，全市累计11例。

1月22日

市委书记蔡奇主持召开会议，决定市委、市政府成立新冠肺炎疫情防控工作领导小组，蔡奇担任组长，领导小组下设医疗保障、交通保障、商品供应、重大活动服务保障、舆情应对、社会稳定、高校工作7个小组。

市卫生健康委工作专班正式投入工作。曹昱、钱戈戈任组长，杨扬、邓锴任常务副组长，相关处室负责人任伟伟、张斌、纪晋文、柳伟、经通、李君念、姚秀军、王欣、姜悦等任副组长。专班成员共28人，分成7个小组，24小时值班。专班主要负责：收集汇总各工作组、各部门、各区工作信息，编辑制作全市防控工作简报（每日2期）；卢彦代表医疗保障组负责起草每日汇报稿、市卫生健康委向医疗保障组每日汇报稿；协调医疗保障组与其他组衔接，负责收集整理市领导要求报送的相关资料，并发送至相关联系人；负责协调各处室动态审核病例报告、汇总更新确诊病例汇总表，向医保、公安等部门沟通相关数据，向有关部门动态报送确诊病例报告、出院病历报告；负责更新组内相关工作资料，收集、编辑并制作每日各类统计报表；承担落实国家卫生健康委要求的日常信息报送等。

19时，按照副市长卢彦调度会要求，紧急协调民航华北局和北京铁路局提供武汉进京旅客信息。

新增报告确诊病例4例，全市累计15例。

1月23日

市长陈吉宁赴小汤山医院调研，要求立即启动设计施工工作。

副市长卢彦召开医疗保障组第一次调度会。

印发《北京市卫生健康委员会关于切实做好母婴新型冠状病毒感染的肺炎防控工作的通知》，做好疫情期间母婴安全保障工作。

新增报告确诊病例10例，全市累计25例。

1月24日

本市启动突发公共卫生事件一级应急响应。印发《北京市人民政府关于进一步明确责任加强新型冠状病毒感染的肺炎预防控制工作的通知》。

北京市疫情防控工作领导小组办公室通知各区政府，启动各区每日信息报送，包括武汉来京人员排查情况，本区医疗机构（含央属、部队单位）设置的发热门诊数、就诊人数和相关信息，医疗机构预检分诊、院感防控、医务人员防护情况，医疗机构口罩、防护服、消毒液等医用防疫物资库存、采购、发放、使用情况和其他需反映的情况或需解决的问题。每日报送两次。

即日起，向国家卫生健康委零报告和日报告、防控工作措施日报告、防控工作政务信息日报告。

新增报告确诊病例12例，全市累计37例。

1月25日（正月初一）

市卫生健康委下发《北京市卫生健康委员会关于印发北京市新增新型冠状病毒感染的肺炎病例诊疗处置流程（第二版）的通知》。第二版流程进一步提高了病例会诊诊断效率，对于经市疾控中心复核检测新冠病毒病原核酸阳性的病例，区卫生健康委不再组织区级专家组进行会诊；患者所在医疗机构可自行组织本院专家组对病例进行会诊诊断，并将诊断结果报市卫生健康委复核。

市卫生健康委研究确定本市医疗机构开展新冠病毒核酸检测的工作方案。现阶段，新冠病毒核酸检测试剂盒的采购和发放工作由市疾控中心负责。第一批医疗机构检测试剂盒发放范围为首批开展院内核酸检测诊断试点的5家医院。

新增报告确诊病例15例，全市累计52例。

1月26日

按照市委办公厅要求，每日报表增加"国内疫情最新情况表"，将国内疫情情况按照省和各省内病例数较多的城市进行统计汇总。

市卫生健康委下发《北京市卫生健康委员会关于积极应对新型冠状病毒感染的肺炎疫情切实做好当前血液保障工作的通知》，启动团体无偿献血应急机制和全市血液采集库存情况预警机制。

本市公布新冠肺炎定点医院，其中市级3家、区级17家。

新增报告确诊病例18例，全市累计70例。

1月27日

市属医院医疗队136人组建集结完毕，当晚从首都机场出发驰援武汉。

新增报告确诊病例18例，全市累计88例。本市报告首例新冠肺炎死亡病例。

1月28日

市委、市政府办公厅履行市防控办职责，进驻民生金融中心办公。市卫生健康委专班不再以领导小组办公室名义开展工作，仅代表医疗保障组开展值守工作。全市防控工作简报正式移交市政府办公厅。

新增报告确诊病例9例，全市累计97例。

1月29日

下发《北京市卫生健康委员会关于印发北京市新型冠状病毒感染的肺炎病例诊疗处置流程（第三版）的通知》，要求各区迅速强化区级定点救治医院保障力量，同时各区至少确定一家不少于100张床位的医疗机构，作为本区收治新冠肺炎病例的后备医院。

市卫生健康委印发《加强北京市妊娠合并新型冠状病毒感染管理办法（第一版）》。

新增报告确诊病例16例，全市累计113例。本市疫情由输入性向扩散性过渡。

1月30日

启用区级定点收治机构。

新增报告确诊病例17例，全市累计130例。

1月31日

印发《北京市卫生健康委关于新型冠状病毒感染的肺炎相关病例转运工作方案的通知》，进一步规范转运流程与报告程序，统筹转运车辆。

新增报告确诊病例29例，全市累计159例。

2月1日

新增报告确诊病例29例，全市累计188例。

2月2日

市卫生健康委实现了北京二级以上医疗机构门诊、急诊、住院的患者个案信息与北京市大数据平台的共享，其中对就诊科室中的发热门诊单独编码。

新增报告确诊病例24例，全市累计212例。

2月3日

市防控工作领导小组会议宣布，本市疫情相关数据调整为每日发布一次，统计口径为前一日0～24时相关数据，疫情相关数据以全国传染病网络直报系统数据为准。

新增报告确诊病例16例，全市累计228例。

2月4日

新增报告确诊病例25例，全市累计253例。

2月5日

新增报告确诊病例20例，全市累计273例。

2月6日

新增报告确诊病例24例，全市累计297例。

2月7日

密切接触者管理系统正式上线运行，实现对密切接触者基本信息管理和数据统计。

新增报告确诊病例18例，全市累计315例。

2月8日

新增报告确诊病例11例，全市累计326例。

2月9日

市卫生健康委、市民政局、市公安局联合印发《新型冠状病毒感染的肺炎患者遗体处置工作指引（试行）》。

按照市防控办要求，组织市疾控中心分析研判本市300多例病例发病特点、传播规律和未来疫情走势，预测本市疫情趋势。

新增报告确诊病例11例，全市累计337例。

2月10日

下午，习近平总书记在北京调研指导新冠肺炎疫情防控工作，深入社区、医院、疾控中心，了解基层疫情防控工作情况，并视频连线湖北武汉抗击新冠肺炎疫情前线。

市卫生健康委会同北京联通推出线上新冠肺炎居家自测工具。公众可在线填写新冠肺炎问诊量表进行自测，系统根据自测情况给出初步建议，建议是否需要到医院就诊。

新增报告确诊病例5例，全市累计342例。

2月11日

新增报告确诊病例10例，全市累计352例。

2月12日

本日起，在每日报表（含287家医疗机构每日发热门诊量）中，增加发热门诊外地患者、湖北患者就诊比例；并进一步排查未纳入个案信息统计的发热门诊患者情况，将全部发热门诊中的外地来京患者信息向公安、社区等相关部门推送。

新增报告确诊病例14例，全市累计366例。

2月13日

市卫生健康委发布北京市可接诊发热儿童患者的62家医院名单。

市卫生健康委与WHO驻华代表处疫情应对组组长利千基（Chin Kei Lee）博士和陈仲丹博士就北京市新冠肺炎疫情进行非正式技术交流。

市卫生健康委印发《关于规范疑似新冠肺炎病例管理的通知》，并报市防控办。

新增报告确诊病例6例，全市累计372例。

2月14日

市卫生健康委印发《关于加强新冠肺炎疫情防控期间本市机场、火车站发热旅客转运工作的通知》，向首都机场、大兴国际机场和北京站、西站、南站、北站、高铁清河站等派驻24小时转运车组。

新增报告确诊病例3例，全市累计375例。

2月15日

京津冀三地建立疫情防控期间应急会商机制，通报属地疫情，分享防控经验，建立风险管控联动机制；建立诊疗经验共享及危重病例会诊制度；建立京津冀区域血液联动机制。

新增报告确诊病例5例，全市累计380例。

2月16日

新增报告确诊病例1例，全市累计381例。

2月17日

起草北方九省联防联控工作信息，统筹津、冀、晋、蒙、鲁、黑、吉、辽八省（市、区）卫生健康委，在原有的以鼠疫为主的传染病防控和突发公共卫生事件会商机制基础上，建立北方九省（市、区）新冠肺炎疫情联防联控机制。

新增报告确诊病例6例，全市累计387例。

2月18日

新增报告确诊病例6例，全市累计393例。

2月19日

分析统计本市确诊病例发病前14天内有重点地区旅居史（湖北武汉、黑龙江）及发热病例接触史人员信息，并制作趋势图报市防控办。

新增报告确诊病例2例，全市累计395例。

2月20日

新增报告确诊病例1例，全市累计396例。

2月21日

经北京新冠肺炎疫情防控工作领导小组批准，印发《关于调整优化全市发热门诊设置的通知》。自2月22日零时起，暂停27家发热门诊，全市发热门诊调整为76家。

新增报告确诊病例3例，全市累计399例。

2月23日

印发《北京新冠肺炎疫情防控工作领导小组医疗保障组关于进一步加强新冠肺炎病例集中救治调整定

点医院收治任务有关工作的通知》。从2月24日零时起，全市新增新冠肺炎确诊病例全部送3家市级定点医院收治，疑似病例由各区级定点医疗机构收治。

2月24日

新增报告确诊病例1例，全市累计400例。

2月26日

市防控办代拟《关于落实北京市疫情防控工作有关要求的通知》，发给中央军委后勤保障部、北京卫戍区和北京武警总队，对加强军地疫情防控信息互通和防控工作联动提出要求。

新增报告确诊病例10例，全市累计410例。

2月28日

新增报告确诊病例1例，全市累计411例。

2月29日

收到《北京海关关于报送俄航输入性确诊病例的密切接触者排查处置预案的紧急请示》，紧急协调处理伊朗输入性确诊病例（丁某某）的3名密切接触者事宜。当日确诊2例，本市首次发生境外输入确诊病例。

北京地坛医院开始接收首都机场转送的入境筛查人员。

首都机场成立联防联控指挥部，市卫生健康委应急办主任曹昱带队进驻机场工作专班。

新增报告确诊病例2例，全市累计413例（国内411例，境外输入2例）。

3月1日

新增报告确诊病例1例，全市累计414例（国内412例，境外输入2例）。

3月2日

市卫生健康委副主任高坚进驻机场专班，任委机场专班总指挥，应急办曹昱任执行指挥。

紧急协调市红十字会、民航有关部门将伊朗回京人员由专机转送至甘肃兰州市，并向甘肃省卫生健康委通报情况。

3月3日

本日起，市卫生健康委每日对全市134家二级以上医院急诊科就诊人次、抢救室和留观床位使用率进行监测。

市卫生健康委组织北京医学会、北京医师协会与北京市新冠肺炎医疗救治市级专家组制定了《北京市新型冠状病毒肺炎病例临床路径（第一版）》并发布。

新增报告确诊病例3例，全市累计417例（国内413例，境外输入4例）。

3月4日

新增报告确诊病例1例，全市累计418例（国内

414例，境外输入4例）。

3月5日

按照市委信息室要求，增加WHO官方发布的每日全球疫情统计表，每日中午12时前报送。

新增报告确诊病例4例，全市累计422例（国内414例，境外输入8例）。

3月6日

新增报告确诊病例4例，全市累计426例（国内415例，境外输入11例）。

3月7日

新增报告确诊病例2例，全市累计428例（国内415例，境外输入13例）。

3月8日

启动北京市口岸输入性疫情联防联控信息系统的升级改造，根据多部门会商的"北京市卫生健康系统机场口岸相关旅客处理流程"进行系统调试。

3月9日

按照市领导要求，每日报送境外输入的确诊病例和疑似病例个案信息，由市疾控中心每日24时在原有报表基础上，增报境外输入的疑似病例个案信息。

按照市委信息室要求，在每日疫情报表中增加境外输入疫情信息。

发布《北京市新型冠状病毒肺炎病例临床路径（第二版）》。

新增报告确诊病例1例，全市累计429例（国内415例，境外输入14例）。

3月10日

零点，北京市口岸输入性疫情联防联控信息系统正式上线。北京海关负责特殊旅客所在航班所有旅客基本信息的录入，地坛医院负责收治入院患者的诊疗节点和患者最终转出信息的录入。

新增报告确诊病例6例，全市累计435例（国内415例，境外输入20例）。

3月12日

新增报告确诊病例1例，全市累计436例（国内415例，境外输入21例）。

3月13日

新增报告确诊病例1例，全市累计437例（国内415例，境外输入22例）。

3月14日

印发《北京市卫生健康委员会关于各区落实新冠肺炎相关病例转运负压救护车配置工作的通知》，要求各区配置负压救护车数量不得少于2辆，3月底前到位。

新增报告确诊病例5例，全市累计442例（国内

415例，境外输入27例）。

3月15日

新增报告确诊病例4例，全市累计446例（国内415例，境外输入31例）。

3月16日

零时起，所有境外进京人员均应进行14天集中隔离观察，并进行新冠病毒核酸检测。

新增报告确诊病例9例，全市累计455例（国内415例，境外输入40例）。

3月17日

市卫生健康委下发《关于加强境外来（返）京发热人员就诊管理的紧急通知》，自17日14时起，本市隔离观察的境外来（返）京发热人员，统一送小汤山医院筛查；除地坛医院外，本市其他设置发热门诊的医疗机构不再承担境外来（返）京发热人员的筛查工作；经筛查确诊为新冠肺炎疑似病例和确诊病例的，由小汤山医院集中收治。

新增报告确诊病例3例，全市累计458例（国内415例，境外输入43例）。

3月18日

新增报告确诊病例21例，全市累计479例（国内415例，境外输入64例）。

3月19日

民航局、外交部、国家卫生健康委、海关总署、移民局联合发布《关于目的地为北京的国家航班从指定第一入境点入境的公告（第1号）》，调整目的地为北京的部分国际航班从指定第一入境点入境。

新增报告确诊病例6例，全市累计485例（国内415例，境外输入70例）。

3月20日

市卫生健康委制定《入境人员集中隔离医学观察点防控指导与检查工作方案》，要求各区、各单位加强组织领导，强化协同配合，有效防范境外疫情输入风险。

新增报告确诊病例14例，全市累计499例（国内415例，境外输入84例）。

3月21日

新增报告确诊病例13例，全市累计512例（国内415例，境外输入97例）。

3月22日

市卫生健康委副主任高坚带领市急救中心有关领导到小汤山医院，研究拟开设筛查大厅、集中采集咽拭子标本、进一步加快筛查周转速度等工作。

民航局、外交部、国家卫生健康委、海关总署、移民局联合发布《关于目的地为北京的国家航班从指定第一入境点入境的公告（第2号）》，自3月23日零时起，所有目的地为北京的国际始发客运航班均从指定第一入境点入境。

新增报告确诊病例10例，全市累计522例（国内415例，境外输入107例）。

3月23日

本市报告首例境外输入关联病例。

副市长卢彦主持召开医疗保障组第五十二次调度会，强调外防输入、内防反弹，防止境外输入的二代病例发生，防止本地散发病例发生。

新增报告确诊病例32例，全市累计554例（国内416例，境外输入138例）。

3月24日

即日起，每日18时向国家卫生健康委上报"风险等级分级分区"报表，报表内容每日中午由市卫生健康委疾控处提供。

新增报告确诊病例5例，全市累计559例（国内416例，境外输入143例）。

3月25日

按照市防控工作领导小组会议决定，从本日零时起，本市对经北京口岸和其他口岸入境来京人员全部集中隔离观察，全部进行新冠病毒核酸检测。

新增报告确诊病例6例，全市累计565例（国内416例，境外输入149例）。

3月26日

新增报告确诊病例4例，全市累计569例（国内416例，境外输入153例）。

3月27日

新增报告确诊病例3例，全市累计572例（国内416例，境外输入156例）。

3月28日

新增报告确诊病例4例，全市累计576例（国内416例，境外输入160例）。

3月29日

新增报告确诊病例1例，全市累计577例（国内416例，境外输入161例）。

3月30日

新增报告确诊病例3例，全市累计580例（国内416例，境外输入164例）。

3月31日

北京市援鄂医疗队在完成各项医疗救治任务后回到北京，市委书记蔡奇、市长陈吉宁、市人大常委会主任李伟、市政协主席吉林到首都国际机场迎接。

4月1日

新增报告确诊病例2例，全市累计582例（国内

416例，境外输入166例）。

4月2日

国务院发布《关于印发新冠病毒无症状感染者管理规范的通知》，要求对无症状感染者进行网络直报和信息公开。

本市首次发布无症状感染者情况，以后每日发布。

新增报告确诊病例1例，全市累计583例（国内416例，境外输入167例）。

4月3日

按照"严格防疫，礼遇关照"的原则，就疫情期间驻华使团人员定点医院安排、核酸检测、诊疗服务等工作制定具体措施。

市卫生健康委下发《关于发热门诊对发热患者全部进行核酸检测有关事项的通知》。

新增报告确诊病例2例，全市累计585例（国内416例，境外输入169例）。

4月4日

新增报告确诊病例1例，全市累计586例（国内416例，境外输入170例）。

4月5日

新增报告确诊病例1例，全市累计587例（国内416例，境外输入171例）。

4月7日

新增报告确诊病例1例，全市累计588例（国内416例，境外输入172例）。

4月10日

新增报告确诊病例1例，全市累计589例（国内416例，境外输入173例）。

4月14日

北京援鄂医疗队完成14天隔离，138名医护人员零感染。副市长卢彦出席北京市援鄂医疗队工作总结会并讲话。

新增报告确诊病例1例，全市累计590例（国内416例，境外输入174例）。

4月15日

在市卫生健康委官网和官方微信"健康北京"上公布了第一批面向团体和个人提供新冠病毒核酸检测服务的46所医疗卫生机构名单。

朝阳区风险分级改为高风险。

新增报告确诊病例3例（境外输入关联病例），全市累计593例（国内419例，境外输入174例）。

4月17日

市卫生健康委召开全市院前医疗急救工作调度会，16个区卫生健康委和北京经济技术开发区有关部

门参会。按照全市统一部署，就"防松劲、防漏洞、防反弹"，做好疫情相关转运保障工作，提升院前医疗急救服务能力提出要求。

4月21日

副市长卢彦组织社区防控组、社会稳定组、学校工作组、宣传舆论组、物资保障组、市卫生健康委、市财政局、市医保局及相关专家，专题研究本市医疗卫生机构落实"三防"（防松劲、防漏洞、防反弹）、"四早"（早发现、早报告、早隔离、早治疗）、"九严"等常态化疫情防控措施。

4月24日

即日起，按照16个区口径统计核酸检测数量，检测数量以实际完成数统计，不以市疾控分发的试剂数计算，并在日报表中增加前一日全市核酸检测情况报表。专班向市委市政府日报材料增至17份。

4月28日

北京小汤山医院最后两名新冠肺炎确诊患者治愈出院。至此，小汤山医院新冠肺炎患者全部清零。医院病区经全面终末消毒后关闭备用。

4月29日

经市委、市政府批准，印发《关于医疗卫生机构落实三防四早九严工作要求的通知》。

4月30日

零时起，北京突发公共卫生事件一级响应调整为二级。

5月3日

向国家卫生健康委提交《关于常态化防控下北京市新冠肺炎疫情风险分级分区科学防治精准施策情况的报告》。即日起，本市疫情风险分级分区细化到街道（乡镇）。

5月11日

市卫生健康委公布第二批面向团体和个人提供新冠病毒核酸检测服务的21所医疗卫生机构名单。

5月15日

医疗保障组召开第71次调度会。要求落实常态化防控措施，完善核酸检测相关工作，全力统筹做好"两会"安全保障工作。

5月17日

西城区报告复兴门内大街55号（中国工商银行总行）大楼出现多起发热病例。市、区有关部门连夜排查，患者以细菌性呼吸道感染为主，新冠病毒核酸检测均为阴性。

5月22日

市卫生健康委召开会议，研究三级响应下疫情防控措施调整情况。明确由应急办牵头，基层处、疾控

处、医政医管处等处室分别研究意见后，形成医疗保障组综合意见，报副市长卢彦审定。

5月23日

梳理湖北女子监狱来京确诊病例黄某某相关情况及病例报告情况，报市防控办。

5月24日

副市长卢彦主持召开北京市疫情态势及防控策略专题研究会。市疾控中心汇报《关于北京疫情态势及防控策略的建议》，市政府及市卫生健康委有关负责人参会并提出修改意见。

5月25日

按照市防控办部署，起草《医疗保障组关于应急响应级别下调为三级后相关防控措施调整建议的报告》，并报市领导审定。

5月28日

配合市信访办完成《中央和国家机关人民来访接待场所新冠肺炎疫情防控应急处置工作方案》。

5月29日

按照国家卫生健康委要求，梳理北京市口岸城市疫情应对能力和准备情况，并上报国家卫生健康委。

6月3日

核增2月24日确诊病例1例，全市累计594例（国内420例，境外输入174例）。

6月5日

北京市新冠肺炎疫情防控工作第110场新闻发布会通报，6月6日零时起，北京市突发公共卫生事件响应级别调整至三级。

6月8日

新增出院1人，本地患者清零。在院患者1人。

6月9日

为加强三级响应下新冠肺炎疫情常态化防控工作，有效应对端午小长假期间疫情反弹和其他传染病传播风险，制定《北京市卫生健康委关于端午小长假期间疫情防控工作预案》。

6月11日

西城区报告新增1例本地确诊病例，打破本市56天无本地病例记录。副市长卢彦召开紧急会议，调查研究新增病例近14天行动路线和接触人员，部署相关各区（西城、丰台、大兴、石景山）排查工作。

新增报告确诊病例1例，全市累计确诊595例（国内421例，境外输入174例）。

6月12日

经连夜工作，上午7时许，市卫生健康委向市防控办和市委、市政府办公厅报告6月11日确诊病例有关情况续报，患者唐某某相关外环境样本中新发地相

关样本检测阳性，初步判定感染地点为新发地市场。

按照市防控办要求，增加"新发地市场相关疫情情况"统计表，每日早6时报送。

新增报告确诊病例6例，全市累计确诊601例（国内427例，境外输入174例）。

6月13日

北京市新冠肺炎疫情防控工作领导小组召开第68次会议，研究调度疫情防控工作。国家卫生健康委向北京市派出专家组指导防控工作，国家卫生健康委副主任、专家组组长曾益新及专家组成员出席会议。

市卫生健康委召开视频会议，对全市各区卫生健康委、各检测机构开展新发地市场涉疫人员核酸检测筛查工作进行全面部署安排。

市卫生健康委印发《关于进一步加强新冠肺炎疫情相关信息报送工作的通知》，对报送时效、报送渠道和有关纪律提出要求。

新增报告确诊病例36例，全市累计确诊637例（国内463例，境外输入174例）。

6月14日

新增报告确诊病例36例，全市累计确诊673例（国内499例，境外输入174例）。

6月15日

本市召开疫情防控第118场例行新闻发布会，宣布北京全面提升社区防控措施。所有社区（村）采取三级应急响应、二级防控措施、一级工作状态，所有卡口均安排人员24小时值守，恢复体温检测，加强公共部位消杀，暂停开放文体娱乐等室内活动场所。

新增报告确诊病例27例，全市累计确诊700例（国内526例，境外输入174例）。

6月16日

国家卫生健康委专家组到市卫生健康委、市疾控中心、新发地农产品批发市场等地指导疫情防控工作。即日起，每天将会商材料发国家卫生健康委指导组。

新发地相关疫情发生后，根据北京新冠肺炎疫情防控工作领导小组要求，北京市进一步扩大检测范围，对重点区域、重点人群进行核酸检测。根据丰台区核酸检测需求，市卫生健康委向军委后勤保障部商请协调解放军总医院抽调1000名医务人员支持丰台区，以确保筛查工作顺利完成。

北京市连续召开疫情防控第120场、第121场例行新闻发布会。即时起，北京市应急响应级别由三级调至二级。

新增报告确诊病例31例，全市累计确诊731例（国内557例，境外输入174例）。

6月17日

新增报告确诊病例21例，全市累计确诊752例（国内578例，境外输入174例）。

6月18日

市卫生健康委从全市抽调12名院感及感染性疾病科相关专业专家组建新冠肺炎防控市级专家指导组。

市卫生健康委下发通知，即日起建立疫情期间医疗机构院感问题日通报制度。

新增报告确诊病例25例，全市累计确诊777例（国内603例，境外输入174例）。

6月19日

按照市领导批示要求，梳理统计各类市场相关的新冠肺炎疫情，建立市场相关的疫情统计表格，发现与市场相关的病例，第一时间报告。

新增报告确诊病例22例，全市累计确诊799例（国内625例，境外输入174例）。

6月20日

市卫生健康委成立由委党委委员、市老龄办常务副主任王小娥牵头的核酸检测数据专班，市统计局副局长张铁军带队参与数据专班工作。

新增报告确诊病例22例，全市累计确诊821例（国内647例，境外输入174例）。

6月21日

国家卫生健康委从湖北、广东等8省市抽调10支检测队伍，支援本市协和医院、中日友好医院、友谊医院等10家医院，提升核酸检测能力。

市委办公厅副主任周家雷主持召开会议，协调社区防控组、核酸检测组和大数据专班共同研究核酸检测数据统一口径问题。

新增报告确诊病例9例，全市累计确诊830例（国内656例，境外输入174例）。

6月22日

副市长卢彦主持召开迎接WHO考察工作组调度会。要求进一步梳理问题，发挥各领域专家作用，从技术专业层面上提供流行病学监测结果，同时为本市建立长期的公共卫生领域流行病监控指标体系和监测制度打下基础。

新增报告确诊病例13例，全市累计确诊843例（国内669例，境外输入174例）。

6月23日

即日起，本市对核酸检测机构和发热门诊工作人员采取集中服务，同时做好人员轮换、生活保障等。

新增报告确诊病例7例，全市累计确诊850例（国内676例，境外输入174例）。

6月24日

新增报告确诊病例13例，全市累计确诊863例（国内689例，境外输入174例）。

6月25日

按照《关于加强疫情期间诊所、门诊部和康复护理类医疗机构管理工作的通知》，即日起，由市卫生监督所和各区卫生健康委对辖区诊所、门诊部、康复医院、护理院开展专项监督排查，并对5月30日以来接诊的发热患者情况调查摸排。

新增报告确诊病例11例，全市累计确诊874例（国内700例，境外输入174例）。

6月26日

新增报告确诊病例17例，全市累计确诊891例（国内717例，境外输入174例）。

6月27日

国家卫生健康委从湖北、广东等12省市抽调的两批支援本市20家医院提升核酸检测能力的20支检测队伍共413人均已到位开展核酸检测工作。

新增报告确诊病例14例，全市累计确诊905例（国内731例，境外输入174例）。

6月28日

新增报告确诊病例7例，全市累计确诊912例（国内738例，境外输入174例）。

6月29日

市卫生健康委应急办会同疾控中心和地坛医院对网络直报数据与手工日报数据进行比对调整，网络直报数据与手工日报数据核准一致，向国家卫生健康委申请尽快利用直报网开展本市新冠肺炎疫情日报告、零报告工作，并以网络直报数据作为对外公布疫情数据的依据。

新增报告确诊病例7例，全市累计确诊919例（国内745例，境外输入174例）。

6月30日

印发《关于开展落实加强疫情防控常态化期间医疗服务有关工作专项检查的通知》，部署自7月1日起，对各医疗机构贯彻落实加强疫情常态化防控期间医疗服务、院感防控、核酸检测等重点工作的有关情况进行专项检查。

新增报告确诊病例3例，全市累计确诊922例（国内748例，境外输入174例）。

7月1日

国家卫生健康委专家组与市卫生健康委主要领导和相关处室座谈，指出在新发地疫情中，北京市发现早、行动快、目标准、措施严，并围绕流行病学调查、核酸检测、社区防控、隔离点管理、院感防控等问题开展研讨，提出下一步工作建议。

新增报告确诊病例1例，全市累计确诊923例（国内749例，境外输入174例）。

7月2日

各区指定19家区域医疗中心作为中高风险地区居民救治定点医院。

新增报告确诊病例2例，全市累计确诊925例（国内751例，境外输入174例）。

7月3日

公安部门将新发地相关人员信息共计47万条通过大数据平台推送至市卫生健康委，市卫生健康委每日将以上人员信息和全市二级以上医院次日预约就诊患者信息进行比对，并将高风险预约就诊人员信息通过北京市卫生综合统计信息平台推送至各医院，降低疫情传播风险。

新增报告确诊病例1例，全市累计确诊926例（国内752例，境外输入174例）。

7月4日

新增报告确诊病例2例，全市累计确诊928例（国内754例，境外输入174例）。

7月5日

根据国家卫生健康委统一部署，即日起，使用网络直报数据开展新冠肺炎疫情日报告、零报告工作，并以网络直报数据作为对外公布疫情数据的依据。

新增报告确诊病例1例，全市累计确诊929例（国内755例，境外输入174例）。

7月6日

自6月11日新发地聚集性疫情以来，截至7月5日，共确诊新冠肺炎病例335例。本日无新增病例。

7月7日

为减轻基层负担，专班通知市疾控中心不再发送每日各类报表，相关数据由专班直接从大疫情网获取。

7月9日

市卫生健康委主持召开京津冀新冠病毒核酸检测结果互认工作视频会，围绕北京市医学检验质控中心起草的《京津冀地区医疗机构新冠病毒核酸检测互认实验室管理规范》涉及的检测报告有效期、质控管理和检查、样本处理等问题进行研讨。三地将共同修订完善管理规范，推动京津冀新冠病毒核酸检测结果互认。

7月16日

市卫生健康委主任雷海潮主持会议，研究本市风险等级划分标准调整事宜。市卫生健康委民生中心工作组有关人员，应急办、疾控处、市疾控中心有关负责人参会。

7月17日

根据16日、17日新疆乌鲁木齐通报新增6例确诊病例和11例无症状感染者的有关情况，市卫生健康委提出本市应对措施的意见建议，报市防控办。

7月20日

在国家卫生健康委专家组指导下，北京组织专家对疫情态势进行分析评估。经北京新冠肺炎疫情防控工作领导小组研究，按程序报批后，确定自7月20日零时起，北京市应急响应级别由二级调至三级。

7月23日

市卫生健康委下发大连相关新冠肺炎疫情防控工作提示。

7月24日

印发《北京市卫生健康委员会关于推进各区危重新生儿转运救治设备配置有关工作的通知》，要求各区配备危重新生儿转运负压救护车及设备，更好地保障常态化疫情防控转运工作。

7月27日

新增报告确诊病例2例（境外输入1例，大连疫情关联病例1例），全市累计确诊931例（国内756例，境外输入175例）。

7月28日

新增报告确诊病例1例（大连疫情关联病例），全市累计确诊932例（国内757例，境外输入175例）。

7月29日

新增报告确诊病例1例（大连疫情关联病例），全市累计确诊933例（国内758例，境外输入175例）。

8月4日

新增境外输入确诊病例1例，全市累计确诊934例（国内758例，境外输入176例）。

8月5日

医疗救治与防院感组印发《关于进一步加强新冠肺炎防治能力培训工作的通知》，部署全市卫生健康系统加强新冠肺炎疫情防控、医疗救治、流调溯源、核酸检测等的培训工作，培训内容涵盖新冠肺炎疫情防控的法规、政策和防治技术，要求各级医疗机构、疾控机构对前一阶段病历资料进行系统回溯分析，总结经验，汲取教训，充分发挥"三院三区三指导"（即由地坛医院、佑安医院和解放军总医院第五医学中心，分别牵头指导东区、南区、西区三个联合体的定点医疗机构的救治工作）优势，全面加强各级各类医务人员的防治知识和技能培训，进一步提升常态化疫情防控和秋冬季疫情应对能力。

印发《关于组建北京市紧急医疗救援队的通知》，

委托北京急救中心分别组建2支紧急医疗救援队伍。

8月6日

自6月11日新发地聚集性疫情以来，截至7月5日，共确诊335例新冠肺炎病例。有5例曾确诊为危重症、23例曾确诊为重症，均转危为安。最后1例患者于当日治愈出院，无死亡病例。历经55天，新发地疫情病例全部治愈出院，在院病例清零。

按照国务院应对新冠肺炎疫情联防联控机制医疗救治组要求，总结本市前期在疫情救治、完善应急工作预案、院感防控、日常诊疗服务和核酸检测等方面的工作经验，报出《北京市新冠肺炎疫情防控和医疗救治情况》。

总结本市疫情期间医疗救治与防院感工作，形成《关于北京市新冠肺炎疫情医疗救治情况的报告》，报市委信息室。

新增报告大连市疫情关联病例1例，全市累计确诊935例（国内759例，境外输入176例）。

8月11日

印发《北京市卫生健康委关于印发首都机场口岸入境旅客医疗卫生管理工作方案的通知》，做好输入性疫情防控工作。

8月19日

本市恢复机场前方指挥部集中办公机制，做好北京国际航班恢复直航应对准备。所有成员单位均指定集中办公人员，部分单位人员已开始日常办公。

9月7日

发布《北京市卫生健康委关于印发应对秋冬季新冠肺炎疫情应急预案的通知》，对秋冬季疫情防控工作提前做好应对准备。

9月15日

市卫生健康委联合民航华北局印发《国际（地区）运行抵京机组人员集中隔离期间医疗卫生管理方案》，进一步规范机组人员隔离点设置，落实机组人员闭环管理规定，规范人员交接程序，确保各环节无缝衔接。

9月24日

新增报告境外输入确诊病例1例（无症状感染者转确诊），全市累计确诊936例（国内759例，境外输入177例）。

10月8日

经北京地坛医院积极治疗，本市最后1例在院境外输入新冠肺炎确诊病例治愈出院，在院病例全部清零。

10月11日

新增报告境外输入确诊病例1例（轻型），全市累计确诊937例（国内759例，境外输入178例）。

10月12日

针对近2日青岛新冠肺炎疫情，市卫生健康委组织专家研判风险，并提出本市防控措施建议。

10月19日

新增报告确诊病例1例，全市累计确诊938例（国内759例，境外输入179例）。

10月23日

新增报告确诊病例2例，全市累计确诊940例（国内759例，境外输入181例）。无新增密切接触者，新增解除密切接触者38例。累计密切接触者12487例，其中境内10987例、境外1500例。现有密切接触者31例，其中境外31例。

10月26日

针对新疆喀什疫情，市卫生健康委组织专家研判风险，并提出本市防控措施建议。

新增报告境外输入确诊病例1例，全市累计确诊941例（国内759例，境外输入182例）。

10月28日

新增报告境外输入确诊病例1例，全市累计确诊942例（国内759例，境外输入183例）。

10月29日

发布《关于进一步加强市卫生健康委新冠疫情防控专班人员力量的通知》，要求进一步强化委疫情防控专班力量，并就加强带班力量、充实值守人员和建立轮换机制作了相关说明。

11月2日

新增报告境外输入确诊病例2例，新增无症状感染者1例，全市累计确诊944例（国内759例，境外输入185例）。

11月4日

新增报告境外输入确诊病例1例，全市累计确诊945例（国内759例，境外输入186例）。

11月9日

报送《关于天津新冠肺炎疫情风险研判的报告》给市委信息室、市政府总值班室、市委总值班室、市应急办。市卫生健康委将继续密切关注和了解天津、山东、山西等省市疫情进展情况，动态分析研判风险，及时调整本市应对措施。

新增报告境外输入确诊病例2例，全市累计确诊947例（国内759例，境外输入188例）。

11月10日

报送《津沪新冠疫情风险研判报告》给市委信息室、市政府总值班室、市委总值班室、市应急办，并电话告知。

11月12日

报送《关于大兴机场进港货物生物样本外包装异常情况的续报》给市委信息室、市政府总值班室、市委总值班室、市应急办。

11月13日

新增1例境外无症状感染者，全市累计确诊947例（国内759例，境外输入188例）。

11月19日

新增报告境外输入确诊病例1例，全市累计确诊948例（国内759例，境外输入189例）。

11月20日

报送《北京市卫生健康委关于天津新冠肺炎疫情变化风险研判及防控建议的报告（四）》给市委信息室、市政府总值班室、市委总值班室、市应急办。

11月21日

报送《关于天津上海新冠肺炎疫情风险研判的报告（二）》给市委信息室、市政府总值班室、市委总值班室、市应急办。

新增报告境外输入确诊病例1例，全市累计确诊949例（国内759例，境外输入190例）。

11月22日

新增报告境外输入确诊病例1例，全市累计确诊950例（国内759例，境外输入191例）。

11月29日

本市无症状感染者清零。全市累计确诊950例（国内759例，境外输入191例）。

11月30日

新增报告境外输入确诊病例1例，全市累计确诊951例（国内759例，境外输入192例）。

12月1日

下发《关于成立市卫生健康委疫情防控工作专班临时党支部和驻机场工作专班临时党支部的通知》，成立专班临时党支部，负责专班党员的教育管理和监督工作。

12月4日

新增境外输入确诊病例1例，全市累计确诊952例（国内759例，境外输入193例）。

12月11日

新增无症状感染者1例，全市累计确诊952例（境内759例，境外输入193例）。

12月12日

新增境外输入确诊病例2例，新增境外输入无症状感染者1例。全市累计确诊954例（国内759例，境外输入195例）。

12月13日

新增境外输入确诊病例1例，全市累计确诊955例（国内759例，境外输入196例）。

12月14日

发送《北京市卫生健康委关于朝阳区1例新冠病毒核酸检测阳性病例情况的初步报告》至市应急办。

新增境外输入确诊病例1例，全市累计确诊956例（国内759例，境外输入197例）。

12月15日

发送《北京市卫生健康委关于朝阳区1例境外输入确诊病例有关情况的报告（二）》及信息快报至市政府办公厅及市应急办。

新增境外输入确诊病例1例，新增无症状感染者1例。全市累计确诊957例（境内759例，境外输入198例）。

12月18日

新增本土确诊病例2例，全市累计确诊959例（境内761例，境外输入198例）。

12月19日

新增境外输入确诊病例2例，全市累计确诊961例（境内761例，境外输入200例）。

12月25日

新增本土确诊病例2例，全市累计确诊963例（境内763例，境外输入200例）。

12月26日

新增本土确诊病例5例、境外输入确诊病例3例，全市累计确诊971例（境内768例，境外输入203例）。

12月27日

发送《关于调整顺义区南法信镇西杜兰村等地区新冠肺炎疫情风险等级的报告》至市政府办公厅。

新增境外输入确诊病例1例，全市累计确诊972例（境内768例，境外输入204例）。

12月28日

新增本土确诊病例7例，全市累计确诊979例（境内775例，境外输入204例）。

12月29日

新增本土确诊病例1例，全市累计确诊980例（境内776例，境外输入204例）。

12月30日

新增本土确诊病例2例，全市累计确诊982例（境内778例，境外输入204例）。

12月31日

新增本土确诊病例5例，全市累计确诊987例（境内783例，境外输入204例）。

（北京市卫生健康委应对新冠肺炎疫情专班提供）

2019年北京市老龄事业发展报告

一、老年人口现状与特征

（一）老年人口基数大、增长快

1. 全市老年人口总量　常住老年人口总量。截至2019年底，北京市常住总人口2153.6万人，比2018年末减少0.6万人。其中，60岁及以上人口371.3万人，比2018年增加6.5万人；65岁及以上人口246.0万人，比2018年增加4.6万人。

近五年常住老年人口情况。2015年至2019年，北京市60岁及以上常住人口总量从340.5万人上升到371.3万人，占常住总人口比例从15.7%上升到17.2%；65岁及以上常住老年人口总量从222.8万人上升到246万人，占常住总人口比例从10.3%上升到11.4%。

各区常住老年人口分布。截至2019年，全市16个区中，60岁及以上常住人口排在前三位的是朝阳区、海淀区和丰台区，分别为59.7万人、56.7万人和35.1万人；65岁及以上常住老年人口排在前三位的是朝阳区、海淀区和丰台区，分别为42万人、39.4万人和23.7万人。

户籍老年人口总量。截至2019年底，北京市户籍总人口1397.4万人，比2018年末增加21.6万人。其中，60岁及以上人口367.7万人，占总人口的26.3%；65岁及以上人口252.8万人，占总人口的18.1%；80岁及以上人口63.1万人，占总人口的4.5%。

近五年户籍老年人口情况。2015年至2019年，北京市60岁及以上户籍人口总量从313.3万人上升到367.7万人，占户籍总人口比例从23.4%上升到26.3%。

2. 全市户籍老年人口性别、年龄构成　在60岁及以上户籍人口中，男性174.8万人、女性192.9万人，性别比为90.6。其中，60～69岁老年人口210.6万人，男性占48.7%、女性占51.3%；70～79岁老年人口94.0万人，男性占46.5%、女性占53.5%；80～89岁老年人口56.2万人，男性占45.3%、女性占54.7%；90岁及以上老年人口6.9万人，男性占44.4%、女性占55.6%。60～64岁老年人口114.9万人，65～69岁老年人口95.7万人，70～79岁老年人口94.0万人，80～89岁老年人口56.2万人，90岁及以上老年人口6.9万人。

2018年至2019年，60岁及以上户籍人口增加18.6万人，增长5.3%；65岁及以上户籍人口增加19.9万人，增长8.5%；70岁及以上户籍人口增加10.2万人，增长6.9%；75岁及以上户籍人口增加4.7万人，增长4.9%；80岁及以上户籍人口增加4.7万人，增长8%；90岁及以上户籍人口增加1.4万人，增长25.5%；100岁及以上户籍人口增加118人，增长12.7%。

（二）老年抚养系数持续上升

1. 全市户籍老年人口抚养系数　2019年底，按15～59岁劳动年龄户籍人口抚养60岁及以上户籍人口计算，北京市老年抚养系数为44.3%，比上年增长2.1个百分点，意味着北京市每2.3名户籍劳动力在抚养1名老年人；按15～64岁劳动年龄户籍人口抚养65岁及以上户籍人口计算，老年抚养系数为26.8%，比上年增长2个百分点。

2. 各区户籍老年人口抚养系数　16个区中，按15～59岁劳动年龄户籍人口抚养60岁及以上户籍人口计算，老年抚养系数排在前三位的是丰台区、石景山区和东城区，分别为56.4%、55.4%和54.4%；按15～64岁劳动年龄户籍人口抚养65岁及以上户籍人口计算，老年抚养系数排在前三位的是丰台区、石景山区和朝阳区，分别为32.6%、31.7%和31.3%。

（三）老年人高龄化趋势明显

1. 全市百岁老年人情况　截至2019年底，北京市户籍人口中百岁老年人共计1046人，首次突破千人，比上年增加118人。其中男性354人、女性692人，性别比为51.2。每10万户籍人口中百岁老年人数从2015年底的6.1人增长到2019年底的7.5人。2019年北京市户籍居民平均期望寿命为82.31岁。

2. 各区百岁老年人情况　16个区中，百岁老年人数排在前三位的依次是海淀区、西城区和朝阳区，分别为220人、219人和164人。每10万户籍人口中百岁老年人数排在前三位的是东城区、西城区和海淀区，分别为15.1人、14.6人和9.1人。2018年底至2019年底，16个区中，百岁老年人数与上年相比，增长数排在前三位的是海淀区、东城区和西城区，分别增加48人、25人和17人。

二、老年社会保障体系

（一）社会保险制度不断完善

1. 养老金水平实现27连涨

（1）职工基本养老保险。截至2019年底，本市参加职工基本养老保险单位69.3万户，同比增加8.3万户，增长13.6%。参保人员1748.2万人，同比增加62.4万人，增长3.7%；其中享受待遇人员302.6万人，同比增加9万人，增长3.1%。

2019年，职工基本养老保险基金收入2931.7亿元，同比增加312.1亿元，增长11.9%；基金支出2211.2亿元，同比增加495亿元，增长28.8%；基金当年结余720.5亿元。

2019年，企业退休职工基本养老金水平提高到每月4157元，月人均基本养老金同比增长5%，是第27次连续增加企业退休人员养老金。按照定额调整、挂钩调整与适当倾斜相结合的办法进行调整，特别是针对退休时间早、连续工龄和缴费年限长的退休人员，北京市进一步加大倾斜力度。

2019年，本市落实社会保险转移接续政策，企业职工基本养老保险跨省转入3.8万人，转出9.8万人。积极推进京津冀三地间社会保险转移的平稳衔接，全年办理养老保险关系转往天津市4768人，转出2亿元；转往河北省14290人，转出4.2亿元；天津市转入2458人，转入金额1.4亿元；河北省转入6270人，转入金额3.3亿元。

（2）城乡居民养老保障。截至2019年底，本市参加城乡居民养老保障204.7万人，其中城乡居民参保20.8万人、农民参保183.9万人。

2019年，本市继续落实城乡居民养老金正常调整机制。基础养老金从每人每月710元提高至每人每月810元；福利养老金从每人每月625元提高至每人每月725元。年末90.8万人享受城乡居民养老保险待遇（其中享受老年保障福利养老金人员36万人），同比增加1.9万人，增长2.1%。

2019年，城乡居民养老保障基金收入102.1亿元，基金支出92亿元，基金当年结余10.1亿元。

（3）职业年金。北京市机关事业单位职业年金基金自2019年7月1日开始投资运营，2019年基金当年收入128.9亿元、支付0.5亿元，当年结余128.4亿元。

2. 提高老年人医保报销比例　北京市逐步提高医保报销待遇水平，财政保护机制在起付标准和报销比例对退休老年人进行政策倾斜，避免患者因为疾病造成过大的经济负担。参加城乡居民基本医疗保险的参保人员基本医疗保险住院最高支付限额由20万元提高至25万元。退休人员医保报销比例更大，北京市在职职工医院门诊报销比例达到70%以上，退休人员达到85%以上，社区卫生机构报销比例均为90%。在职职工住院报销比例在85%以上，退休人员住院报销比例在90%以上，最高可达99.1%。一些老年患者较多的心脏疾病、脑部疾病的治疗技术以及耗材也纳入医保报销范围。

截至2019年底，全市参加城镇职工基本医疗保险人员1682.5万人，比上年增加53.6万人，增长3.3%；其中退休人员306.1万人，比上年增加9.2万人，增长3.1%。全年城镇职工基本医疗保险基金收入1395.8亿元，比上年增加186.9亿元，增长15.5%；基金支出1134.7亿元，比上年增加160.0亿元，增长16.4%；基金当年结余261.1亿元。全年统筹流动就业人员基本医疗保险跨省转入2.9万人、转出6.5万人。

截至2019年底，全市参加城乡居民医疗保险人员400.1万人，其中老年人114.3万人。

3. 长期护理保险试点取得初步成效　北京市长期护理保险试点以"政府引导、多渠道筹资、市场化运作、社会化服务"为原则，按照"全覆盖、保基本、重居家、促服务"的定位，通过提供实物性的护理服务，保障失能老人的护理需求，逐步推动长期护理服务产业发展。与上年相比，2019重点在扩大参保群体、增加保险基金偿付能力、丰富产品功能等方面取得新的突破。

（1）海淀区商业性失能护理互助保险试点。充分发挥大数法则的支撑作用，2019年印发《关于调整海淀区居家养老失能护理互助保险政府补贴比例的通知》，将个人投保的政府补贴比例由20%提高到30%，进一步提升群众的投保积极性。

增加保险基金池的资金量。海淀区居家失能护理互助保险试点所收保费保证专款专用，托管于专项账户作为保险基金池，可用于稳健投资，每年收益达2.5%左右，增加保险基金的风险偿付能力，更有利于保险长远可持续运行。

增加保险保终身和身故责任功能。保终身：对符合条件的失能参保人，护理服务一直持续到其身故或恢复正常生活自理能力为止，有效解决失能老人和子女的后顾之忧。身故责任：对一直未发生失能的参保人，在其身故时由保险公司给付身故保险金。

优化保险后台支持管理系统。针对护理险专门开发设置后台支持管理系统——海淀区民政局护理险管理系统，主要提供服务监管、数据推送和传输、结算支付等功能。该系统与商业保险公司核心系统实时对接，据实进行护理服务费用的支付赔付，实现投保、理赔、服务申请等全流程线上操作，真正让参保人"线上多跑路线下少跑腿"。

截至2019年底，海淀区失能护理互助保险个人参保511人，保费规模147万元；政府全额补助对象（低保对象、计生特殊家庭人员等）5884人，保费规模1439万元。已有15人享受服务，其中1人康复、2人身故，总支出11.3万元。

（2）石景山区政策性长期护理保险试点。为积极应对人口老龄化，着眼于解决失能老人的基本生活和与基本生活密切相关的医疗护理问题。2018年4月，石景山区启动长期护理保险试点工作，在政府保基本的前提下，发挥市场机制，引导社会积极参与，形成以长期护理保险为托底的多层次保障体系，逐步提高老年人的社会保障水平，促进养老产业发展。截至2019年底，累计有260余人享受到照护服务。试点范围已覆盖全区9个街道中的3个街道。

完善护理保险政策支撑体系。石景山区长期护理保险的试点工作初步构建了三个体系：一是建立了从参保到支付全流程全要素的收支体系，二是构建了待遇申请受理、失能评估、护理服务提供、经办服务支撑等服务提供体系，三是形成了参保人员管理、账务管理、护理服务和监管三大信息系统支撑体系。

引入商业保险公司提高经办服务。护理保险具体经办工作由商业保险公司负责，包括护理机构协议管理、相关人员培训、政策咨询、组织失能评估、待遇支付、服务监管。引入商业保险公司办理护理保险业务，利用商业保险公司的人力优势、专业优势以及网点优势，提高护理保险基金监管效率，解决经办力量不足的问题。

2019年，本着"扩大试点、独立险种、低水平起步、责任共担"的思路，研究制定本市长期护理保险扩大试点方案；根据国家医保局办公室、财政部办公厅联合印发《关于申报长期护理保险试点城市的通知》要求，经报市政府同意，本市推荐石景山区作为北京市长期护理保险扩大试点区。

（二）社会福利惠及更多老年人

1. 统筹建立老年人服务补贴津贴 2019年发布《北京市老年人养老服务补贴津贴管理实施办法》，整合多项制度，建立困难老年人养老服务补贴、失能老年人护理补贴、高龄老年人津贴制度，扩大老年人覆盖范围，提高补贴标准。新制度重点帮助存在经济困难、失能、高龄等状况的老年人及其家庭提高支付能力，使老年人既享受到更好的专业照顾服务，也不加重老年人个人及其家庭的养老照料负担。

困难老年人养老服务补贴。向符合条件的低保、低收入、计划生育特殊家庭等困难老年人发放补贴，用于其晚年日常照料等生活性服务支出，该项补贴属于新增内容。

失能老年人护理补贴。聚焦失能老年人照护需求，发放给重度失能或重度残疾的老年人，用于补贴其因生活自理能力缺失而产生的长期照护支出，包括但不限于购买照料支持、照顾服务、护理服务等照护性服务。

高龄老年人津贴。整合原有补贴津贴政策，提高发放标准，2019年全市高龄津贴累计发放约73万人次，发放金额约6776万元。

2. 实施计划生育家庭奖励扶助与特别扶助 北京市农村部分计划生育家庭奖励扶助金，标准为每人每月175元；计划生育特殊家庭伤残、死亡特别扶助金，标准分别为每人每月590元、720元。2019年，国家、市、区三级财政共投入资金4.82亿元，覆盖1.26万人。

（三）老年社会救助实现"弱有所扶"

1. 加大城乡特困人员供养力度 按照北京市特困人员救助供养最低标准不低于上一年度居民人均消费支出来确定，2019年北京市特困人员救助供养最低标准为39843元，同比增长6.5%。截至2019年底，全市特困供养人员6590人，其中60岁及以上5464人。城市特困供养对象1212人，其中60岁及以上833人；农村特困供养对象5378人，其中60岁及以上4631人。

2. 提高最低生活保障标准 2019年，北京市城乡低保标准从家庭月人均1000元调整为1100元。截至2019年底，全市低保对象10.31万人，其中60岁及以上28128人。城市低保对象6.54万人，其中60岁及以上11721人；农村低保对象3.77万人，其中60岁及以上16567人。

3. 扩大城乡低收入家庭认定范围 北京市建立城乡低收入家庭救助制度，家庭收入高于城乡低保标准但低于城乡低收入家庭认定标准的低保边缘家庭，可根据家庭困难情况申请享受医疗、教育、住房等专项救助待遇。2019年，城乡低收入家庭认定标准从家庭月人均2000元调整为最低工资标准（2200元）。截至2019年底，城乡低收入家庭中有60岁及以上957人。

4. 增加医疗救助额度 2019年，北京市城乡居民最低生活保障人员、生活困难补助人员和低收入救助人员的门诊救助全年救助封顶线从6000元调整到8000元（享受城镇职工基本医疗保险的救助对象除外），住院救助全年救助封顶线从6万元调整到8万元，重大疾病救助全年救助封顶线从12万元调整到16万元。承担住院押金减免和出院即时结算的定点医疗机构，按照调整后的救助标准执行住院押金减免额度。2019年，全市门诊救助累计101307人次，支出8629万元；住院救助累计12979人次，支出6733万元。

5. 优先考虑特殊困难老年人的住房需求　完善住房保障优待政策。在保障性住房分配方面，优先保障经济困难、患大病、重残、失独、高龄等特殊困难老年群体的住房需求。截至2019年底，累计为14825户含有老年人的家庭配租公租房。加大公租房租金补贴和市场租房补贴力度，对符合一定条件的特殊困难老年人家庭提高补贴档次。

6. 给予陷入困境老年人临时救助　符合临时救助条件的老年人，如因遭遇突发事件、意外伤害、重大疾病或其他特殊原因导致生活陷入困境的，可以向户籍所在地乡镇人民政府（街道办事处）申请临时救助。通过发放临时救助金、提供救助服务或转介服务等形式，给予其应急性、过渡性救助。2019年，对老年人临时救助累计2116人次902.4万元。

三、老年健康服务体系

（一）健康北京重点突出老年人群健康服务

北京市于2009年提出《健康北京人——全民健康促进十年行动规划（2009—2018年）》，第一次把健康环境、健康人群、健康服务摆在同等重要的位置，改变过去简单地"以治病为主"的理念。2011年《健康北京"十二五"发展建设规划》从健康环境、健康人群、健康服务三个方面提出了35项主要指标。2017年北京市发布《"健康北京2030"规划纲要》，进一步强化了"健康优先发展"的理念，进一步明确了"把健康融入所有政策"的要求，健康北京战略取得长足进展。

在健康优先发展战略实施下，北京市将促进健康的理念融入公共政策制定实施的全过程，落实中央提出的将健康融入所有政策的要求。在提高百姓获得感方面，坚持疏解与提升并重，优化资源布局，不断提高各项健康服务水平。在老年健康促进方面，突出了老年人等重点人群健康服务，强调"体医融合""医养结合"等，从生命全周期视角，优化健康服务水平。

全市组织开展以"懂健康知识，做健康老人"为主题的老年健康宣传周系列活动，重点对近年来国家和北京市老龄健康方面的相关政策进行解读，并发放《北京市老年健康手册》，进行适老化产品展示及体验活动。活动期间，全市开展送政策、送知识、送服务进社区和进家庭活动，共组织健康讲座323场、义诊咨询活动58场，发放宣传折页1万余册，开展广播电视等媒体宣传40余次。

（二）改善老年人医疗环境，实现"老有所医"

为实现全民健康覆盖的目标，北京市近年医改措施不断，继2017年启动医药分开综合改革后，2019年6月启动医耗联动综合改革，实施以来改革成效显著，群众就医用药环境有了很大变化。

一是进行分级诊疗，通过对医事服务费的分层定价和差异化医保报销政策以及医联体建设，让一些普通病、常见病逐步分流到基层机构，使不同层级的医疗机构发挥各自功能，提高医疗卫生服务的可及性，让老年人能够享有相对应的医疗服务。在北京市新增的医疗机构里，70%以上是社区卫生服务机构和养老机构的内设医务室，强化基层医疗服务。改革后，一级医院及社区卫生服务机构门诊量增长39.9%，2019年基层诊疗量比2018年净增700余万人次，基层机构服务的能力和质量有了很大提升；三级医疗机构的门诊量下降了5.4%，大医院人满为患的情况得到缓解。

二是实施医药分开和医耗联动综合改革，取消药品和医用耗材加成，设立医事服务费标准，通过有降有升的医疗服务项目价格调整，鼓励公立医疗机构提高运转效率，提升医务人员技术劳务价值，既提高患者看病就医体验，也减轻医疗费用负担。按照有降有升、结构调整、总量稳控的原则，北京市规范调整了7000余项医疗服务项目，中医、病理、康复、精神、手术治疗等技术劳动收入占比增长2.1个百分点，检验收入、卫生材料和药费占比下降1.7个百分点，共计3700余家参与改革的医疗机构取消了医用耗材加价销售，2019年为患者节省耗材费用11亿元。2019年，北京市总体医药费用较上年同期增长6.2%，门急诊次均费用、出院例均费用分别增长0.9%、2.6%，是近15年来费用增幅最低的一个时期。

（三）方便老年人就近就医用药

提高老年人健康管理水平，北京通过固化签约居民与家庭医生关系，逐步建立责任制健康管理，为居民提供规范、连续、精细化的基本医疗和基本公共卫生服务。2019年，全市社区卫生服务机构为老年人建立健康档案351.6万份，为65岁及以上老年人提供包括免费体检在内的健康管理服务160.8万人。全市社区卫生服务机构为老年人提供居家健康服务18.7万人次。建立家庭医生团队4809个，累计签约65岁及以上老年人189.4万人。全市高血压、糖尿病等四类慢性病重点人群家庭医生签约服务率超过90%。

提升基层医疗服务能力建设，满足居家老人就近获得基本医疗和公共卫生服务的需求。2019年，北京市社区卫生服务机构共为老年人提供诊疗服务4001.3万人次，出诊13.7万人次，新建老年人家庭病床201张，免费查床5259次。对符合优待政策的老年人（60岁及以上户籍人口）免普通门诊医事服务费约3692万人次。基层医疗卫生机构可为高血压、糖尿病、冠心病、脑卒中四类慢性病老年患者提供2个月长处方服务，为慢阻肺老年患者提供1个月长处方服务。老年友善医院创建工作扩展到全市所有二级以上医院，全市已建成71家，创建工作经验在全国进行了推广。

加强老年人疾病预防控制。根据市疾控中心病原学监测及一项研究结果显示，老年人肺炎住院病例中22.2%与肺炎球菌有关。为减少肺炎球菌对老年人群因感染带来的危害，全市设立各类预防接种单位724家，完成包括老年人在内的重点人群流感疫苗和老年肺炎球菌疫苗免费接种150万人次。

首次试点老年脑健康体检（痴呆风险）筛查项目，以东城区、西城区、朝阳区、海淀区、丰台区、石景山区城六区为试点，向辖区内65岁以上常住老年人提供脑健康体检（痴呆风险筛查）服务，覆盖9.6万人。项目对于普及老年痴呆早期发现、及时防治，建立社区痴呆及轻度认知障碍综合防控系统，提升老年脑健康水平等均具有重要意义。

（四）加快推进医养结合工作

推进社区居家医养结合，鼓励社区养老服务机构与社区卫生服务中心、护理站毗邻设置或同步设置。东城区打造的养老精品特色驿站，在驿站内就能够实现医保结算服务，有需要的老年患者可以由驿站医生直接预约转诊至医院门诊进一步诊治。考虑到居家老年人行动不便的实际困难，鼓励和支持基层医疗卫生机构建立家庭病床。在医保政策方面，将家庭病床医疗费用纳入基本医疗保险报销范围，报销起付线降低50%。东城、朝阳、海淀3个国家级医养结合试点区在老年综合评估中心建设、居家养老入户医疗服务清单、入户医养服务风险保障、中医药健康养老服务体系建设、远程医疗等方面取得积极进展。全市7家单位入选全国医养结合典型案例，5家单位被评为智慧健康养老应用试点全国示范单位。

在海淀、东城、西城、朝阳开展国家级安宁疗护试点，完善安宁疗护工作规范和工作制度，探索适合本市实际的安宁疗护服务模式，满足老年人和社会的服务需求。截至2019年底，全市开展安宁疗护工作的医疗机构24家，可提供安宁疗护服务的床位647张，

其中19家已纳入医保定点。朝阳区制定《社区卫生服务中心临终关怀科（安宁疗护）建设指导规范（试行）》，在全区范围内开展安宁疗护工作培训。

提升养老机构医疗服务能力。对社区卫生服务机构在养老机构内设置的分支医疗机构申请进入医保定点的，开辟绿色通道。2019年，有171家养老机构与126家社区卫生服务中心和51家中医医院建立了中医药健康养老联合体。联合体内养老机构与中医医疗机构、社区卫生服务中心签订合作协议，为老年人提供多样化的中医药服务。对养老机构内设医疗机构实行政策倾斜，符合条件的，均可纳入医保定点，支持医疗机构增设养老机构等形式实现医疗卫生和养老服务融合发展。截至2019年底，全市运营养老机构536家，其中设立医疗卫生机构的养老机构149家，开展养老服务的医疗卫生机构9家，与医疗机构签约的养老机构402家（部分内设医疗机构的养老机构同时也与医疗机构签约，其中无内设医疗机构的养老机构352家），养老机构医疗覆盖率95%。

（五）提供优质中医药健康养老服务

1. 中医药健康养老服务专区网格化布局基本实现　遴选中医医疗机构、社区卫生服务机构、养老服务机构等152个试点单位，按照机构功能对应设置诊疗岗、调理岗、咨询岗等中医药健康养老服务岗，提供相应的中医药健康养老服务。以二、三级中医医院为核心，按照医院、社区卫生服务机构、养老服务机构的组合原则，组建中医药健康养老联合体152个，并根据地域范围辐射152个中医药健康养老服务圈，共有22个区级综合养老型服务圈、81个社区级居家养老型服务圈、49个机构养老型服务圈。

2. 中医药健康养老服务模式不断完善　持续推进实施"卡、包、岗"三结合的中医药健康养老服务模式，不断完善健康养老服务联合体、中医药健康养老服务专区的服务功能，优化中医药健康养老的普惠包和分类技术服务包，老年人持"北京通—养老助残卡"可到中医药健康养老联合体内享受中医药健康养老服务。截至2019年，累计有128万人次老年人使用了中医药诊疗包，54万人次使用中医适宜技术包，54万人次使用中医药健康管理包。

在中医医疗、康复、护理等机构设立诊疗岗，在乡镇养老院、街道养老照料中心、社区养老服务驿站等设立调理岗与咨询岗，在社区居家助老中心、老年服务站等设立咨询岗，为老年人提供中医医疗、护理、康复、保健、咨询、生活照料、临终关怀等全链条式中医药健康养老服务。截至2019年底，"三岗"

共服务老年人294万人次，其中诊疗岗150万人次、调理岗56万人次、咨询岗88万人次。为13.6万名老人提供免费中医体质辨识服务，为1.2万名老人提供上门诊疗服务，为1万名老人提供上门身体检查服务。为医养联合体实现老年人转诊1.2万人、分诊转回（康复治愈）281人，重点监测56人，为778名托底老人开展护养工作。

3.加强中医药健康养老服务人才队伍建设　构建北京特色的中医药健康养老技术标准体系和技术骨干人才体系，逐步实现中医适宜技术基层区域传承发展。2019年，从参加第一期和第二期北京中医健康养老适宜技术人才培养且考核合格的学员中遴选109名骨干学员，继续参加更高层级的中医健康养老适宜技术骨干人才培养，组织476名基层中医医务人员参加第三期中医健康养老适宜技术人才培训，分层级、分梯次巩固提升基层中医药健康养老服务技术水平。

创新开展中医医疗辅助护理员及其师资培训，组织非医疗人员开展中医医疗辅助能力培训，弥补基层健康养老护理人员不足、技术不规范的短板。截至2019年底，共计1198人参加中医健康养老护理员师资培训并考核合格取得证书，5787人参加中医健康养老护理员培训，并考核合格取得证书。

（六）全国首批试点"互联网+护理服务"

按照国家卫生健康委发布的《"互联网+护理服务"试点工作方案》，2019年，北京市被确定为全国率先开展"互联网+护理服务"试点。"互联网+护理服务"主要做法是制定互联网居家服务目录，由已具备家庭病床、巡诊等服务方式的实体医疗机构，派出在本机构注册或备案的护士，依托互联网技术，以线上申请、线下服务模式，将护理服务从机构内延伸至社区、家庭，重点对高龄或失能老年人、康复期患者和终末期患者等行动不便的人群，提供慢病管理、康复护理、专项护理、健康教育、安宁疗护等方面的护理服务。"互联网+护理服务"成效初显，2019年15家试点医疗机构共提供互联网居家护理服务3.3万人次，适应群众多样化健康需求。

四、养老服务体系

（一）"三边四级"就近养老服务布局实现"老有所养"

北京市、区层面建设两级养老服务指导中心，作为全市和区域养老服务的运行枢纽和指挥平台，集成区域专业化资源。街乡层面，支持社会力量建设街乡镇养老照料中心，使其成为就近养老的集中养老专业

服务平台。2019年，新建成运营街乡镇养老照料中心25家；新建成运营社区养老服务驿站160家，超额完成市政府为民办实事150家驿站建设任务。截至2019年底，累计建设养老照料中心297个，其中已运营214个，覆盖全市三分之二以上街乡镇；累计建成运营驿站1003家，已完成全市驿站建设规划任务。

加强老年人巡视探访工作，明确由就近的社区养老服务驿站（含农村幸福晚年驿站）、街道（乡镇）养老照料中心作为巡视探访服务机构开展服务。巡视探访服务坚持普遍巡访和重点巡访相结合，主要采取电话问候、上门巡访等多种形式开展服务。对于巡访对象提出的服务需求，具备条件的巡访服务机构可直接对接服务，没有服务能力的应转介给就近的养老服务驿站、养老照料中心等区或街乡镇服务转介平台，跟踪记录解决情况。截至2019年底，共计巡视探访老年人7.5万人，累计巡访350万人次。

（二）首次在全市范围开展老年人能力评估

2019年，正式实施《北京市老年人能力综合评估实施办法（试行）》，评估结果作为失能老年人办理失能护理补贴、安排居家养老照护服务、轮候入住公办养老机构、提供康复护理服务、发放养老服务机构运营补贴、实施政府购买服务项目等的依据。老年人可在北京市民政局官网提出评估申请，按照实际居住地选择评估机构。截至2019年底，全市收到22378份评估申请，83家评估机构、800余名评估人员开展评估工作。

（三）稳步推进养老服务机构建设

开展养老机构服务质量建设专项行动，从全面推进养老机构达标建设、实施养老机构消防安全达标工程、提高乡镇敬老院服务质量、规范养老机构服务质量管理、持续改善医养结合服务能力、加快养老服务队伍专业化建设、完善养老服务机构综合监管机制等方面推进专项行动。全市99.38%的养老机构消除了重大风险隐患，419家养老机构食堂全部完成"阳光餐饮"建设任务要求。截至2019年底，全市已建成运营养老机构536家。全市养老机构共收住老年人40487人，其中自理老年人10507人、半自理老年人13298人、完全不能自理老年人12983人。其中，2019年新增养老机构54家，新增床位8129张。

积极推进养老服务机构星级评定，实施差异化养老机构运营补贴政策，引导养老机构参与星级评定。2019年，全市新增评定星级养老机构153家，累计完成评定星级养老机构353家，其中五星级8家、四星级16家、三星级13家、二星级250家、一星级66家。启

动驿站星级评定工作，完成驿站现场评审20余家。

继续开展新建小区设施配套移交工作。落实《北京市人民政府关于印发〈北京市居住公共服务设施配置指标〉和〈北京市居住公共服务设施配置指标实施意见〉的通知》《关于加强本市新建住宅小区配建养老设施建设、移交与管理工作的通知》，督促新建住宅小区项目建设单位及时向区民政部门提交养老设施移交清单、无偿移交产权。截至2019年底，已经移交新建小区配套设施70余处，在建87处。

（四）深入推进养老服务标准化建设

推进养老服务地方标准制修订。2019年，新制定《安全生产等级评定技术规范 第79部分：殡葬服务机构》《居家养老服务规范 第2部分：助餐服务》《居家养老服务规范 第3部分：助医服务》《居家养老服务规范 第7部分：康复服务》《居家养老服务规范 第9部分：精神慰藉服务》5项地方标准，累计发布地方标准22项。成立北京市养老服务标准化技术委员会，充分发挥养老服务机构、科研院校、社会团体等各方面资源，为养老服务标准化工作提供技术支撑和智力支持。启动牛街民族敬老院、双井恭和苑2项国家级养老服务标准化试点建设，进一步提升养老机构服务规范化、标准化水平。强化养老服务标准宣传落实，对全市800名养老机构院长、执行副院长或标准化部门负责人进行标准培训，同时开展上门指导，建立养老机构服务标准体系。

（五）大力加强养老服务队伍建设

1. 继续支持有条件的院校增设养老服务相关专业 北京市各院校针对区域行业需求，结合学校办学优势，制定了面向不同岗位需求的专业人才培养方案，实现互补发展、共同发展。截至2019年底，全市共有9所院校开设老年服务与管理专业，有57所院校开设康复、护理、营养、心理、社工、医学等养老服务相关专业。

2. 纳入北京市"特高"院校和"特高"专业（群）建设 2019年，北京市将北京劳动保障职业学院纳入北京市特色高水平职业院校建设单位，将北京劳动保障职业学院"老年服务与管理专业群"、北京社会管理职业学院"健康养老专业群"、北京卫生职业学院"护理专业群"和北京京北职业技术学院"康护医养专业群"纳入第一批北京市特色高水平骨干专业（群）建设名单（首批共48个），每个专业群每年可获得500万元左右资金支持，持续3年。

3. 组织参与职业教育1+X证书制度试点 2019年，教育部启动职业教育1+X证书制度试点工作，试点院校根据职业技能等级标准和专业教学标准要求，将证书标准有机融入专业人才培养方案，优化课程设置和教学内容，统筹教学组织与实施，深化教学方式方法改革，提高人才培养的灵活性、适应性、针对性。试点院校可通过培训、评价使学生获得职业技能等级证书，也可探索将相关专业课程考试与职业技能等级考核统筹安排、同步考试（评价），获得学历证书学分和职业技能等级证书。北京市第一批共有8所院校参与老年照护职业技能等级证书试点，学生728人；第二批失智老年人照护职业技能等级证书试点，共有6所院校参与，学生410人。

（六）农村养老服务加速发展

提升农村养老机构服务质量。结合落实《北京市基层公办养老机构建设资助工作实施办法》，研究制定乡镇敬老院批量改造方案，分步推进乡镇敬老院设施改造提升。制定《关于做好特困供养人员照料护理服务工作的通知》，明确特困供养人员的服务标准、供养标准。研究制定《北京市困境家庭服务对象入住养老机构补助实施办法》，将特困人员纳入补助范围，调整补助标准，引导支持经济困难老年人入住养老机构。

完善农村基层医疗服务能力，满足农村老年人对健康服务的需求。2019年，北京建成46个村卫生室，要求对80个偏远山区村提供每周至少一次的巡诊服务，并采用邻村卫生室延伸服务等多种方式，实现农村医疗卫生服务全覆盖。发挥中医药对老年人的健康服务优势，在8个远郊区设立流动中医医院，总诊疗1.15万人次。

（七）京津冀养老协同有效推进

在京津冀养老服务协同发展的大背景下，三地共同研究制定规划方案，梳理现有政策和拟制政策，科学规划布局，促进养老服务和老年人照顾政策的统一，推动相关政策三地打通，推动一批养老项目落地，让协同发展成果更好、更快地惠及区域老年人。截至2019底，有80余家天津和河北的养老院成为京津冀联盟养老院，超过4000名北京老人在位于津冀两地的燕达、大爱书院、福源等养老机构安家。

拓展深化"政策跟着老人走""补贴随着机构转"的扶持方向，将北京市养老机构能够享受的扶持政策给予协作地区，支持养老项目更好、更快地向首都以外延伸布局。加大对北三县养老机构的政策扶持力度，提高收住京籍老年人的床位补贴标准，吸引更多北京市老年人入住，增加机构发展动力，协调卫生健康、医保等部门，为北三县养老机构对接北京优质医疗资源，解决老年人最关注和最担心的医疗问题。区分自理、失能、失智老年人，按照每床每月分别给予100元、600元、700元的标准补贴收住京籍老年人的津冀养老机构；对医养结合的养老机构，每人每月增加50元。

五、老年消费市场

（一）优化老年消费市场供给

针对老年人在保健食品消费纠纷较多的特点，组织开展保健食品行业专项清理整治行动。重点对北京市行政区域内的所有保健食品生产企业，委托生产保健食品的经营企业，以直销、会议营销和电话营销方式销售保健食品的企业，网络第三方平台以及近三年发生过违法违规行为的保健食品经营企业，经营声称减肥、辅助降血糖、缓解体力疲劳、增强免疫力、改善睡眠、辅助降血压、辅助降血脂等可能非法添加非食用物质的保健食品经营企业等开展整顿。2019年，开展全市保健食品市场百日整治行动，重点检查社区、公园、广场、车站等人员密集场所2153个，旅游景区、城乡接合部、农村集市及春节庙会等重点区域864处，宾馆、酒店等重点场所1261家，销售对象为老年、病弱群体的保健食品经营店铺2883家，未发现违法违规生产行为，立案查处其他违法行为60余起，及时处理群众投诉举报58起，维护保健食品市场秩序。

进行养老服务业商事制度改革，优化养老企业注册环节，提升加快事前、事中办理效率，开辟绿色通道，减少审核环节，缩短审批时间。2019年，全市新注册养老企业301户，企业注册数量明显增加，全市累计注册养老企业1558户。

（二）提升老年旅游服务水平和质量

加强老年旅游宣传推广工作，考察京郊旅游资源，探讨适合老年旅游市场的新产品、新服务，推动京郊旅游资源的开发、利用、转型和升级。组织老年群体旅游专业展，促进北京市老年旅游产品开发，提升老年旅游装备生产、销售和质量性能。共组织11家相关龙头企业参加2019北京国际旅游博览会，介绍特殊群体旅游相关扶持政策，宣传候鸟养生、专列邮轮等老年旅游方式，展示北京老年旅游产品和装备，推介老年旅游资金奖励获奖旅行社和老年旅游接待基地。展会期间共接待咨询2万余人，现场成交近千笔。

引导老年旅游规范化、品牌化发展，2019年修订并发布《北京市老年旅游奖励资金管理办法（试行）》，奖金额度从140万元提高至150万元，用于奖励从事老年旅游业绩突出的旅行社，经过第三方审定，有12家旅行社获得奖励金。组织北京市老年人文化旅游接待基地的服务规范和实施细则培训，对2018年评选出的15家基地进行年度检查，对检查过程中发现的不足，要求其进行整改落实，新增3家2019年老年人文化旅游接待基地。

（三）发挥金融产品对养老保障的作用

北京市大力开发以保险、银行理财为代表的老年金融产品，进一步加大服务多层次养老保障体系建设的力度。针对市场上面向老年人开放的保险产品相对较少的现状，推出专属老年人意外险，为保证近几年部分政策性搬迁至河北省迁安市的原首钢居民持续享受意外保障，推动将河北省迁安市纳入老年人意外险的赔付地域范围。截至2019年，老年险保费收入1348.2万元，累计承保45万人次，覆盖率13.78%；理赔4879人次768.5万元。

开展老年人住房反向抵押养老保险试点，明确房屋产权属清晰、房产估值1000万元以内、优先面向孤寡失独老人、低收入家庭和高龄群体等操作原则，截至2019年底，北京市累计承保36个家庭的53位老人，占全国的26%；已发放养老金1372.8万元，抵押房产总值1.32亿元。

（四）"北京老年消费月"释放老年消费潜力

2019年10月，北京老年消费月活动以"新银发时代，享品质生活"为主题，联合200余家企业以多种形式参与活动，包含生活服务、餐饮、文娱、健康四大板块，共安排27场落地活动，场次总数是上年的5倍，覆盖全市7个区25个街道和社区，参与活动的企业接待老年消费者2万人次，较上年增长300%，现场销售额比上一年增长2倍多。活动期间，参与活动企业营业额增幅达20%左右，其中进社区、进驿站等落地活动，咨询到店转化率达15%以上。2019年北京银发消费月进一步释放了老年人的消费潜力，助力供给结构加速优化，整体带动市场热度不断上升，成为拉动北京老年消费新亮点。

（五）丰富老年康复辅助器具供给

积极开展实用型辅助器具研发，北京市连续开展八届"金点子"辅具创新发明活动，凝聚高等院校、科研机构等社会力量，充分调动老年残疾人积极性，共同研发创造出一批个性化突出、科技含量高、适合老年人使用的辅具新产品，自2011年以来累计收集创意研发作品1261件，有效激发了社会各界参与辅具创意发明的积极性，部分创新研发作品转化成商品。

引入智慧养老、科技助残产品，北京市举办中国国际福祉博览会，展示了外骨骼康复训练机器人、智能眼镜、盲用手机及读屏软件、聆通助听APP等高科技产品，进一步提高社会对辅具政策、辅具平台、辅具服务、辅具知识的认知度。贯彻落实全生命周期的残疾人基本型辅助器具补贴制度，推广"互联网+"配备服务模式，2019年，通过残疾人辅助器具配备补贴平台，成功订购辅助器具的老年残疾人43427人，补贴4632万元。

六、老年宜居环境

（一）加大老年出行便利性

既有住宅加装电梯是积极应对人口老龄化，主动解决群众需求，满足人民群众日益增长的美好生活需要实施的民生工程。2019年，北京市将既有住宅加装电梯列为市政府重要民生实事项目。截至2019年底，全市老楼加装电梯新开工693部，完成555部，超额完成全年任务。自2017年开展既有住宅加装电梯工作以来，截至2019年底，累计加装电梯1207部，共有2万余户住户享受到这项工程带来的便利。

保障老年残疾人宜居无障碍环境建设，印发《北京市进一步促进无障碍环境建设2019—2021年行动方案》，专项行动突出冬奥会和冬残奥会场馆周边、四环以内中心城区、城市副中心等3个重点区域，聚焦城市道路、公共交通、公共服务场所、信息交流4个重点领域，盲道、人行道、地面公交、轨道交通、公共停车场、政务服务窗口、宾馆酒店、商场超市餐厅、医疗机构、学校、银行、文化体育休闲场所等17项重点任务，建立全市统一的北京市无障碍环境建设信息管理系统，开展全市无障碍设施排查，累计纳入系统管理的公共设施点位10.3万个，要整改点位7.9万个。

（二）提高老年生活宜居品质

为改善居住环境，提升宜居品质，建设世界一流的和谐宜居之都，出台《北京市老旧小区综合整治方案（2018—2020年）》，明确新一轮老旧小区综合整治内容和工作目标，将无障碍设施和适老化改造等纳入综合整治内容。2017年至2019年，全市累计确定了243个项目实施老旧小区综合整治。截至2019年底，共有98个项目进场施工，其中有44个项目完成整治。

积极推进适老化改造工作，通过对老年人居家环境施工改造，专业设施配备、辅具适配等方式，对老年人缺失的生活能力进行补偿或代偿，缓解老人因生理机能变化导致的生活不适应，有效改善老年人居家生活环境。截至2019年底，全市完成经济困难老年人家庭入户评估16887户，实际改造11573户。

（三）品牌节目丰富老年人精神生活

北京市全力打造品牌栏目，主打养老政策解读、养老资讯服务及养老文化等综合性老年内容，打造老年人爱看、爱听的栏目，引领智慧生活，传播养老文化。

北京卫视健康养生栏目《养生堂》始终秉承"传播养生之道、传授养生之术"的栏目宗旨，全年节目围绕老年人常见的高血压、糖尿病、心脑血管疾病等健康问题展开，并有针对性地增加长寿养生内容，向老年人科普健康养生知识，帮助老年人加强自身疾病的自测自查。

北京体育广播栏目《老年之友》是北京电台一档专门面向老年人听众、服务老年人群体的栏目。2019年，结合新中国成立70周年，播出"70年·70岁·70人"特别节目人物访谈系列，采访与新中国共同成长、在各行各业做出过突出贡献的老年人，立体呈现70年的变化发展和伟大成就。节目还邀请权威人士重点解读《中华人民共和国老年人权益保障法》《北京市老年人养老服务补贴津贴管理实施办法》《关于加快推进养老服务发展的实施方案》等法律法规政策，突出宣传老年人关心关注的内容。

北京城市广播栏目《健康加油站》重点面向老年健康科普系列策划，累计播出300小时，相关新闻资讯超过300条。以"广播上的健康科普"为载体，依托政府和权威医疗资源，增设"健康真相官"子栏目，加强策划、访谈聚焦，提高趣味性和知识点，制作为老服务广播剧20期。

北京卫视生活频道《我们退休啦》是一档新形式老年人全方位资讯服务栏目，旨在依托媒体公信力助力关注老龄化社会问题。节目每期25分钟，2019年全年共约播出260期。

北京卫视生活频道《选择》是一档大型演播室中老年婚恋交友节目，栏目以真诚服务为宗旨，关注普通中老年人的婚恋交友需求。节目每期45分钟，全年共约播出360期。

（四）积极营造孝亲敬老助老的社会氛围

2019年，北京市全力构建有首都特色的养老、孝老、敬老的社会环境。开展北京市"孝顺之星"暨"孝顺榜样"命名活动，2019年共命名"孝顺之星"1287名、"孝顺榜样"10名。孝道文化公益片《父母的亏欠》，在优酷、爱奇艺、腾讯、乐视、搜狐、哔哩哔哩等多家主流媒体投放，首日上线点赞及转发量即突破50000人，同期在北京卫视频道、北京体育频道、北京新闻频道、北京生活频道等频道投放。

贯彻落实人口老龄化国情市情教育，开展北京市人口老龄化国情市情教育大讲堂活动，编制印发《养老政策汇编》、政策折页。组建"北京大妈"千人宣传队，由中老年人担任老年宣传员，开展人口老龄化国情市情教育，15支宣传队开展系列宣传活动58场次。

七、老年人社会参与

（一）多举措加快发展老年教育

明确老年教育发展目标和任务，2019年，印发《北京市关于加快发展老年教育的实施意见》，进一步明确了本市老年教育的目标任务：未来3至5年内，建立多部门横向协同、纵向联动的工作机制，完善覆盖市、区、街（乡镇）、居（村）四级老年教育服务体系。扩充老年教育办学数量，全市培育100个市级老年学习示范校（点）及一人批区级老年学习示范校（点），建成3至5所市级养老服务人才培训院校。每个村委会、居委会培育3至5个老年学习共同体，以各种形式经常性参与教育活动的老年人占老年人口总数的比例达到40%左右。

完善老年教育服务体系，依托北京开放大学建立北京老年开放大学，统筹指导全市老年大学教育教学工作，各区社区学院（成教中心、社教中心）建立区域老年大学，街（乡镇）、居（村）成人教育学校加挂老年教育学校（点）的牌子。依托北京开放大学组建北京市学分银行管理中心，积极探索各类学习学分认定与学分转换等机制，激励市民终身学习。

扩大老年人资源供给，结合落实《北京市学习型城市建设行动计划（2016—2020年）》十大工程任务要求，2019年，全市评估认定累计99个北京市民终身学习示范基地。基地类型丰富，既有院校、图书馆、博物馆等公立事业单位，也有企业、社会组织等社会资源，资源遍布全市，面向全体市民服务，丰富了老年教育学习资源、扩大了服务覆盖面，对老年教育服务体系是有益的补充和完善。

（二）推动全市公园设施向老年人免费开放

公园是老年人日常休闲、活动的重要场所。截至2019年底，全市共有公园404个，其中包括363个注册公园、31个森林公园和10个湿地公园。2019年春季，全市公园共推出140个面积在1000平方米以上的赏花片区和43项文化活动，秋季全市共推出16个最佳赏叶片区，文化活动大部分都适合老年人参加。全市公园共接待游客3.5亿人次，其中约8%为老年人。全市公园免费率达88.7%，只有少数历史名园、专类公园为收费公园，较好地满足了老年人休闲、娱乐、健身、游园等需求。

（三）为老年人提供丰富的健身场所和服务

围绕广大市民体育健身特点规律，扩大老年人群健身场所，2019年，充分挖掘各种道路资源，在全市16个区的社区和公园等市民身边所建设150余千米健走步道，极大满足老年人参与健步走和跑步运动的健身需求。

开展丰富多彩的全民健身活动。积极开展尊老敬老体育活动，完善为老年群体服务的内容和方法，努力为老年群体提供丰富多彩的健身服务，使经常参加体育锻炼的老年人数比例不断提高。

体医融合促进老年人体质和健身意识提升。构建科学合理的健身指导体系，制作科学健身科普宣传片，编印《微健身口袋书》，倡导老年人随时随地可运动健身的理念和方式方法。共同推进首都市民习练健身气功，宣传、推介健身气功和中医养生、保健、康复知识和方法，帮助老年人群科学健身。不断提升市民科学健身素养。开展老年人健身安全、老年人体质变化动态研究，印制老年人健身安全培训讲义和口袋书。

（四）持续开展为老志愿服务项目

深入开展"志愿北京之青春伴夕阳"志愿服务项目，加大助老结对帮扶力度。积极为老年人提供照料、家政、精神关爱等志愿服务的同时，培养基层助老志愿服务骨干，促进全市助老志愿服务组织发展。继续举办北京市"青春伴夕阳"助老志愿服务组织负责人培训班，提高全市助老志愿服务组织负责人的政策意识、责任意识和公益服务意识，推动北京市"青春伴夕阳"项目取得新进展。以庆祝中华人民共和国成立70周年为契机，将助老志愿服务纳入城市志愿服务工作领域，依托"走进公益机构——志愿助老与祖国同行迎国庆"主题活动，陆续开展志愿者义务理发、中医义诊、书法教学、亲情陪伴等多种助老志愿服务，让老人乐享"夕阳红"。2019年，开展"青春伴夕阳"常态化活动1300余场，参与志愿者42000余人次，累计服务时长84806小时。据不完全统计，截至2019年底，北京市各养老机构在志愿北京平台注册志愿服务项目80余个，有1300余名志愿者参与志愿助老服务活动，服务时长3580余小时，服务老年人6000余名。

广泛开展首都职工志愿者服务活动，大力探索职工志愿服务工作理念，分类试点建设职工志愿队伍、开展志愿服务活动，搭建便捷实用的职工志愿服务信息平台。首都职工志愿者以"为孤寡退休人员服务"为重点，深入孤寡退休人员家中或敬老院，开展送药、照顾患者、修理电器等多种形式的服务活动。各区、集团公司职工志愿服务总队、大中小队、专业志愿服务队，陆续推出爱心小站、会兰孝老服务、免费理发等系列为老志愿服务项目。截至2019年底，全市共有首都职工志愿服务队5135支，实名注册职工志愿者51.3万余人，参与服务志愿者40万余人次，服务职工69.2万余人次，骨干职工志愿者652人。

（五）继续发挥离退休党员干部先锋模范作用

围绕服务保障新中国成立70周年庆祝活动主线，加强老党员先锋队体系化、制度化建设。整合离退休干部发挥作用队伍，统一纳入老党员先锋队序列管理。2019年，成立北京市老党员先锋队总队委员会，正式启用北京市老党员先锋队标识。引领带动广大离退休党员干部围绕全国两会、第二届"一带一路"国际合作高峰论坛、北京世园会等重大活动和重要会议发挥作用，为国庆庆典积极营造良好氛围，创建了一批具有一定影响力的品牌和先进典型。截至2019年底，全市成立老党员先锋队2053支、成员58354人，老干部宣讲团148支、成员1009人。全年开展宣讲习近平新时代中国特色社会主义思想5400余场，宣讲新中国70周年取得历史性成就5026场，受众约30万人次。

八、老年优待与权益保障

（一）提高老年人优待水平和扩大服务范围

2015年，为全市80周岁及以上老年人发放北京通—养老助残卡，后续发卡人群逐步扩大到65周岁及以上老年人，2017年覆盖全市60周岁及以上老年人群，并持续为新增老年人制发卡，政策惠及人群近400万人。建立以"北京通—养老助残卡"为中心的居家服务支付体系。截至2019年底，累计制发北京通—养老助残卡近437万张，有效持卡人约401万人。全市居家养老服务商共计1万余家，为持卡老年人提供各类服务，发展数量较多的服务类型有社区便利店、老年餐桌、百货购物等。

北京通—养老助残卡承载着多项优待政策和福利，从老年人熟知的一张"免费的公交卡和公园门票"，功能不断拓展，它还是一张银行卡，能存钱、能消费，刷卡还能享受优惠，居家养老服务商为持卡老年人提供打折福利、特惠产品。2019年，实现养老助残卡刷卡自动折扣服务，即：持卡人购物后刷养老

助残卡结账时，专用POS机会自动实现打折，除了商家本身打折活动之外，还可以享受老年人专享的折上折活动，这在全国属首例，在全市范围内已发展自动折扣商户3000余家。

为方便老年人、残疾人等乘坐公交出行，所有公交车内均配备了老幼病残孕专座，专座数量不低于座椅总数的20%（双层车除外），并在专座区的车厢侧壁上张贴提示标志。进一步加大无障碍或低地板公交车的置换力度，对既有无障碍车辆的无障碍设施逐一排查，不规范的进行整治。截至2019年底，市属公交企业（公交集团）公共电汽车共计24680辆，低地板公交车15556辆，占车辆总数的63.03%；其中带无障碍坡板公交车13245辆，占车辆总数的53.67%。

（二）做好老年人法律服务

1. 广泛开展普法宣传教育 在北京电视台开设专题栏目，对老年维权进行专题报道和专家点评，同时与《北京日报》、凤凰网等多家媒体合作，加大老年法治宣传力度。提高老年人防骗风险意识，组织专业律师进社区进行讲解和案件剖析，编印并向社会发布《老年人防骗攻略（2019年版）》，开展专题讲座80余场，现场有效咨询超千人，活动覆盖老年群体1.5万人次，发放相关宣传品2万份。

开展老年人防金融诈骗专项行动，制作2000余个警示标识摆放在北京银行、北京农商银行、中国建设银行等约1163个营业网点的醒目位置，提醒老年人在给未知账户转账汇款前谨防上当受骗。以识骗防骗为重点，深入多个老年人聚集较多的街道社区及公共场所，为老人提供讲座及现场法律咨询服务80余场，通过趣味问答形式提高老人参与度，现场有效咨询1000余人，活动覆盖老年群体15000人次，发放各类防骗维权宣传品2万余份，提升老年人及全社会的维权意识与维权能力。

2. 发挥公共法律服务职能作用 积极办理老年人法律援助案件，坚持"应援尽援"原则，积极为经济困难老年人提供法律援助。2019年已办理老年人法律援助案件6000余件，接待到法援机构现场咨询的老年人5000余人次。

巩固老年法律服务热线咨询渠道，增设新的项目咨询电话010–68430148，年接待量超过2000人次。与北京市法律服务热线12348对接，与北京市法律援助中心建立长效联动机制。

推行便利老年人的法律服务举措。进一步降低老年人法律援助门槛，对符合法律援助经济困难标准的老年人因其合法权益受到侵害申请法律援助的，不再

审查法律援助事项范围。老年人可拨打所在区法援中心电话进行咨询，符合法律援助条件的行动不便、失能失智老年人，法援中心可派人上门办理相关手续。全市各区法律援助中心挑选经验丰富、业务能力强的律师组成老年人法律援助律师团，为老年人提供法律专业服务。

降低法律服务收费和门槛，惠及更多老年人。将法律援助经济困难标准调整为本市最低工资标准，将社会救助对象纳入直接认定经济困难范围。自2017年起，全市公证机构对申请办理遗嘱公证时已年满70周岁的老年人不再收取公证费用，为其免费办理遗嘱公证。低保人员、无固定生活来源的重度残疾人办理公证，以及申办救济金、低保、给付赡养费和抚养费等公证事项的，免收公证费用。建立司法鉴定援助绿色通道，提供免费司法鉴定咨询服务。

九、保障措施

（一）加强统筹协调力度

按照《北京市机构改革实施方案》要求，参照全国老龄委的调整情况，对市老龄委组成部门及组成人员进行调整，组建新一届市老龄委，成员单位52家。充分发挥专家智库作用，成立由20名专家组成的市老龄委第三届专家委员会。完善市老龄委各项工作制度，强化统筹、协调、议事、督导职责，形成上下协同、部门联动、全社会积极参与的老龄工作大格局，有效推动跨部门、跨领域的重点与难点工作的推进和落实。

老龄工作机构改革平稳有序。落实全市机构改革任务，市卫生健康委成立老龄健康处，负责综合协调、督促指导，组织推进本市老龄事业发展。市民政局成立养老工作处，负责统筹推进、督促指导，监督管理本市养老服务工作；成立直属事业单位"北京市养老服务事务中心"，承担本市养老服务事务性、辅助性工作。各区参照市级机构改革方案进行相应职能和机构调整，整体进展平稳有序。

（二）加大财政资金投入力度

2019年，北京市坚持"民有所呼、我有所应"，加大财政资金投入力度，落实推进9个方面60项老龄重点工作，确保各项任务均取得积极进展。

加大养老服务专项资金投入。2019年，投入落实养老领域政策重点资金13.20亿元（此项资金仅是市财政支持落实养老领域政策的专项投入，包括一般公共预算7.33亿元、福彩公益金5.87亿元），用于支持发展养老服务业，较2018年增加0.30亿元。主要用于落实

新出台老年人养老服务补贴津贴制度和社会办养老床位运营补贴政策，推广建设运营街（乡镇）养老服务照料中心和社区（村）养老服务驿站，支持部分在居家社区养老、农村养老、改善服务设施和医养结合等方面分类开展改革试点，完善养老服务标准化、信息化建设等。

完善绩效指标，发挥财政更大效力。运用绩效成本预算管理方式，对全市养老机构经营运转的全成本进行分析，测算掌握养老机构收住失能、失智老年人床位平均运行成本。依据分析结果，修订社会办养老机构床位运营补贴政策，实现补贴有升、有降、有停、有奖、有整合，社会办养老机构不分营利性可同等享受补贴，配套完善绩效考核指标并与补贴挂钩，推动养老机构运营提质增效。

（三）增强科技引领支撑作用

聚集科技资源，强化科技引领。围绕北京市养老重大科技需求，提前谋划、协同创新、积极布局。汇聚大学、科研院所和企业等科技创新资源，推进北京市养老重点实验室建设，强化企业的创新主体作用，持续推进老龄服务科技产学研一体化。以搭建智能化养老科技创新平台、推进康复辅助器具科技研发、促进适老化建筑环境改善科技示范、培育多元化老年友好城市科技等方面为着力点，持续推进智慧养老、科技惠老科技发展。

推进成果应用，提升科技支撑水平。推进养老领域应用场景建设，进一步推进为老服务相关技术的研发、转化及示范应用。一是围绕养老科技示范，在西城养老服务驿站建设智慧健康养老技术示范体验厅；二是探索医养结合的"互联网+养老"创新型为老服务模式，在羊坊店等地区进行综合示范；三是围绕老年康复辅助器具与用品，推动一批安全、便利、适用性强的科技成果，在相关医院、社区、养老机构示范应用，为康复辅助器具的发展提供技术支撑与储备。

推进老龄大数据建设工作。提升全市老龄工作的科学决策、精准服务、精细管理水平，启动北京市老龄健康信息协同与决策支持平台前期研究工作，组织开展项目需求调研及详细设计。该平台将建设包括老龄健康服务、数据采集存储与治理、信息协同与决策支持3个子系统。平台建设将为开展全市涉老数据融合和数据分析奠定基础，为拟订并协调推进本市应对人口老龄化的政策措施提供数据支撑，为老年人和社会提供信息服务，为涉老企业提供数据支持。

［摘自北京市老龄工作委员会办公室等《北京市老龄事业发展报告（2019）》］

工作进展

发展规划

【概述】2020年，市卫生健康委完成北京市"十三五"时期卫生健康规划实施评估，并研究编制"十四五"时期卫生健康事业发展规划。加快市属医疗卫生资源疏解步伐，协调推进医疗卫生重大项目建设，扎实推进"回天地区"三年行动计划。全力支持雄安新区规划建设，扎实推进京津冀医疗卫生协同发展，深化医疗合作并取得阶段成效。加强京津冀鲁辽健康智库建设，持续开展卫生健康相关课题研究。推进全市医疗卫生机构节能管理、医疗卫生领域生活垃圾分类管理和重点医院周边交通拥堵综合治理。

（张妮莉）

编制卫生发展规划

【完成"十三五"卫生健康规划评估】年内，市卫生健康委开展北京市"十三五"时期卫生健康事业发展规划、医疗卫生服务体系规划实施情况评估。全面总结"十三五"以来本市卫生健康事业发展、医疗卫生服务体系建设情况，评估主要指标、重点任务、重大项目以及政策措施落实情况，分析存在的问题，形成评估报告。

（赵妍慧）

【编制"十四五"卫生健康事业发展规划】年内，市卫生健康委开展北京市"十四五"时期卫生健康事业发展规划研究编制。分析卫生健康领域面临的新形势、新要求，研究"十四五"时期卫生健康事业发展的战略目标、重大项目、重大政策和重大改革举措。

12月，形成规划草案。

（赵妍慧）

基本建设投资与进展

【北京急救中心通州部项目】1月，北京急救中心通州部建设项目取得前期工作函；6月，取得市规划自然资源委关于北京城市副中心FZX-1201-6001地块规划综合实施方案的批复；9月，取得"多规合一"平台初审意见函；10月，取得急救中心通州部用地预审和选址意见书。

（柳伟）

【北京卫生职业学院新院区项目】3月，北京卫生职业学院新院区建设项目取得工程项目施工准备函，体育场馆区土护降工程正式开工；12月，完成项目建议书（代可行性研究报告）评审，取得一标段施工登记意见函，完成教学综合区施工准备。

（柳伟）

【北京市疾控中心迁建项目】3月，北京市疾控中心迁建项目建议书（代可行性研究报告）通过市发展改革委专家评审；9月，项目取得市规划自然资源委通州分局核发的项目规划意见函和通州区住建委核发的土护降施工准备函；12月，市卫生健康委会同市发展改革委组织市疾控中心对迁建项目功能定位、建设规模进行了优化调整，并上报市政府。

（柳伟）

非首都功能疏解与京津冀协同发展

【推进市属医疗卫生资源疏解步伐】年内，加快实施重大医疗卫生疏解项目建设。同仁医院亦庄院区扩建项目完工并于11月20日投入使用。朝阳医院东院、友谊医院顺义院区主体结构封顶，开展二次结构和外装修施工。友谊医院顺义院区完成可研报告批复，开展地下主体结构施工。北京口腔医院迁建、积水潭医院回龙观院区扩建工程、清华长庚医院二期等项目已取得建议书（代可行性研究报告）。

（柳　伟）

【推进京津冀医疗卫生协同发展】年内，北京市支持雄安新区"交钥匙"新建医院项目持续推进主体结构施工，进展顺利。市卫生健康委会同市医管中心组织宣武医院研究编制的《关于"交钥匙"新建医院项目办医支持方案》已形成初步成果。持续推进宣武医院等5家医疗卫生机构对口帮扶河北省容城县，通过派驻专家和管理团队、技术指导、远程医疗、带教培训和接收人员来京进修等方式，提升新区医疗卫生和公共卫生服务水平。支持北三县等地医疗卫生服务能力提升。持续推动天坛医院、同仁医院等市属医院分别对口支持张家口市相关医疗机构。推进朝阳医院、地坛医院、安贞医院等3家医院与张家口相关医院建立对口帮扶合作关系。推动朝阳医院、胸科医院、北京中医医院、鼓楼中医医院等医院支持廊坊北三县相关医院提升服务能力。12月，友谊医院与三河市医院、三河市燕郊人民医院签订合作协议，安贞医院与大厂人民医院签订合作协议，推动优质医疗资源向北三县延伸，提升周边地区医疗卫生服务能力。

（柳　伟　何贵敏）

【加强京津冀鲁辽健康智库建设】为加强京津冀鲁辽健康智库建设，市卫生健康委持续组织开展卫生与健康改革发展相关课题研究。年内，委托北京大学医学部、北京市医院建筑协会等相关科研单位开展公共卫生防控救治能力建设指引研究、发热门诊空间布局和能力提升、疾控机构标准化建设等6项课题研究，持续为5省市卫生健康事业科学、协同发展提供智力支撑。

（张妮莉）

【推进"回天"三年行动计划及"回天有我"报到服务工作】年内，市卫生健康委继续推进紧密型医联体建设，支持昌平区医疗卫生机构提升能力水平。发挥清华长庚医院、积水潭医院回龙观院区、北大国际医院牵头的3个综合性医联体功能作用，覆盖成员单位达到22家。落实疫情防控，提升回天地区基层医疗服务能力，指导昌平区在东小口、霍营、回龙观3个社区卫生服务中心完成发热筛查哨点建设。积水潭回龙观院区二期扩建、清华长庚医院二期项目完成土护降施工建设。推进"名中医身边工程"，强化回天地区基层中医药服务。项目启动以来，市、区两级名中医专家团队到回天地区下社区出诊500余天，接诊患者2350余人次，开具中药处方1800余张。

（柳　伟）

节能管理

【节能课题研究】5月，市卫生健康委通过公开招标，遴选北京节能环保中心承担2020年节能技术推广咨询研究项目。12月，项目结题并通过专家评审。项目研究编制了《2020年北京市医疗卫生机构节能低碳技术（产品）推广目录及案例选编》《2020年北京市医疗卫生机构节能低碳政策汇编手册》，梳理节能工作思路，总结节能经验，汇集节能政策法规，形成节能行动计划，为全市医疗卫生机构"十三五"时期医疗卫生机构节能减碳工作提供服务。

（杨　辉）

【节能改造情况】年内，市卫生健康委调研市属医疗卫生机构节能减碳工作，掌握了市属医疗卫生机构能源计量状况、分类计量条件、能源消耗情况、节能技术改造情况。12家市属医疗卫生机构实施绿色数据中心改造，改造信息中心6个，改造面积217平方米，节约电量约3万度，平均节能率29%；实施太阳能热水项目4个，集热面积927平方米。

（杨　辉）

垃圾分类管理

【建立"周调度"工作机制】自5月1日起，市卫生健康委组织北京大学医学部、中国医学科学院、中国中医科学院、北京中医药大学和各区卫生健康委等归口单位每周召开全系统实施垃圾分类工作调度会议。全年召开19次会议，139家单位发言。完成工作情况通报16期、工作简报14期，形成同频共振、齐抓并进、优势互补、相互促进的良好局面。

（柳　伟　韩　锋）

【建立闭环管理模式】年内，市卫生健康委采取"市区两级督察""区级自查、互查""医疗机构互查""回头看"等督导模式，对全市各级各类医疗卫生机构的垃圾分类工作开展"四不两直"监督检查，建立督导—通报—整改—反馈的闭环管理模式。共监督检查全市医疗机构6325家，发现问题3124个，整改完成率100%。委托北京市医院建筑协会作为第三方，对全市医疗卫生机构的垃圾分类工作进行4轮监督检查，覆盖全市16个区450家机构，建立考评指标，定期排名并通报各区、各归口管理单位，督促排名靠后的区进行整改，形成闭环管理机制。

（柳 伟 韩 锋）

【建立工作标准和数据台账监测机制】 年内，市卫生健康委制定《医疗卫生机构生活垃圾分类管理工作标准（试行）》，细化、量化管理指标，建立工作信息日报告、数据台账周报告、工作总结月报告的工作机制。截至12月底，全市二、三级医院和社区卫生服务中心598家医疗机构共设置垃圾投放收集容器89534个、垃圾暂存点9254处，日均垃圾587.4吨，其中生活垃圾459.4吨、医疗废物128.0吨。生活垃圾中，日产生厨余垃圾103.0吨、可回收垃圾42.6吨、其他垃圾312.7吨、有害垃圾1.1吨。

（柳 伟 韩 锋）

【宣传动员垃圾分类】 年内，全市各医疗卫生机构成立党政一把手任双组长的领导小组或工作专班，着重强调单位领导、部门、科室、物业、医务人员"五类责任人"职责义务，充分发挥"党团工妇"各类组织作用，动员医疗卫生机构干部、职工和志愿者参与"桶前值守"。全年动员71677人参与"桶前值守"。

市卫生健康委组织各归口单位推选出20家医疗卫生机构为北京市医疗卫生系统生活垃圾分类管理示范单位，并梳理出100条典型经验，通过调度会、微信群等形式在全系统宣传推广。同时，各医疗卫生机构通过海报、横幅、宣传彩页、滚动电子屏开展宣传，并利用微博、微信等新媒体开展科普知识宣传，推广在门急诊等公共区域设置垃圾投放点示意图，方便患者正确投放。

（柳 伟 韩 锋）

交通拥堵治理

【重点医院周边交通拥堵综合治理】 年内，市卫生健康委印发《2020年北京市医院周边交通拥堵综合治理工作方案》，会同交通、交管、城管等多部门持续开展全市20家重点医院周边交通治理提升工作。制定完善各区、各相关医院及相关部门的"一张责任清单"，制作各区医院堵点及医院治理实际效果前后对比的"一张图"，建立重点难点问题的"一本台账"。委托第三方机构开展月度考评，每月向市交通委报送工作情况，每季度将治理结果向全市通报。根据交通部门监测数据，重点医院周边交通治理平均得分由专项工作开展初的64.6分提升至2020年底的74.3分，成效显著。

（柳 伟）

法制建设

【概述】 2020年，北京卫生健康系统围绕疫情防控和卫生健康中心工作加强法治建设，实施《加强首都公共卫生应急管理体系建设3年行动计划（2020—2022年）》，出台《北京市医院安全秩序管理规定》《北京市突发公共卫生事件应急条例》《北京市中医药条例》3部地方性法规及20项地方卫生健康标准，加大普法工作力度，严格落实依法行政要求，推进放管服改革。围绕疫情防控法规、体系建设等开展多项课题研究，《北京志·卫生志（1991—2010年）》通过市地方志办终审。

（周宏宇）

政策研究

【公共卫生治理体系和治理能力现代化研究】 4月29日，市卫生健康委委托国务院发展研究中心副研究员、北京市卫生经济学会副会长江宇牵头开展首都公共卫生治理体系和治理能力现代化课题研究，分析首都公共卫生治理体系和治理能力现代化的内涵、现状和发展方向，对首都公共卫生治理体系进行顶层设计，为提升首都重大疫情和突发公共卫生事件应对能力，把首都建设成为全球公共卫生最安全城市之一提供理论支撑。

（王 麟）

【出台公共卫生应急管理体系建设三年行动计划】6月4日，市委、市政府印发《加强首都公共卫生应急管理体系建设三年行动计划（2020—2022年）》，明确贯彻落实市委、市政府《关于加强首都公共卫生应急管理体系建设的若干意见》，推动建立体系健全、权责清晰、运转高效、保障有力的现代化公共卫生应急管理体系，从改革完善疾病预防控制体系、重大疫情防控救治体系、健全重大疾病医疗保险和救助制度、健全统一的应急物资保障体系、强化公共卫生科技和人才支撑、强化公共卫生法治保障、加强党对公共卫生应急管理工作的领导7个方面提出了40项举措。

7月30日，市卫生健康委印发《加强首都公共卫生应急管理体系建设三年行动计划（2020—2022年）委内分工方案》，对40项重点工作任务逐一明确委内分管领导、牵头处室及配合处室（单位），推动各项工作任务有效落实。

（王　麟）

【制定公共卫生应急管理体系建设下半年重点任务】8月18日，市新冠肺炎疫情防控工作领导小组印发《加强首都公共卫生应急管理体系建设2020年下半年重点任务》，要求强化公共卫生应急管理体系建设，加快补短板、强弱项、堵漏洞，落实好突发公共卫生事件监测哨点布局建设等24项下半年重点建设任务，为秋冬季疫情防控提供保障。

9月7日，市卫生健康委印发《加强首都公共卫生应急管理体系建设2020年下半年重点任务委内分工方案》，对照下半年24项重点任务，逐一明确委内分管领导、牵头处室及配合处室（单位）、完成时限，推动按时保质完成各项工作任务。

（王　麟）

【基本医疗卫生和健康促进立法预案研究】8月27日，市卫生健康委、市人大、市司法局共同召开北京市基本医疗卫生和健康促进立法预案研究启动会。基本医疗卫生和健康促进立法预案研究委托清华大学王晨光教授牵头开展。启动会上，市人大、市司法局、市卫生健康委相关处室与课题组就立法工作思路、医疗卫生事业投入、健康融入所有政策、强基层保基本等问题进行沟通研讨，为立法预案研究提供思路。

（王　麟）

【老年人流感疫苗接种效果研究】11月5日，北京市老年人流感疫苗接种效果研究课题结题。该课题由市卫生健康委委托北京预防医学会开展，对北京市2008/2009至2019/2020冬春季流感季老年人流感疫苗接种的成本—效果和成本—效用进行研究分析。研究发现，为老年人免费接种疫苗的政策具有经济学

价值。

（王　麟）

立法、普法与行政执法

【制定《北京市医院安全秩序管理规定》】1月3日，由市委政法委牵头，市人大法制办、市人大教科文卫办、市卫生健康委、市司法局、市公安局组建立法专班共同开展立法调研起草工作。6月5日，《北京市医院安全秩序管理规定》经市十五届人大常委会第二十二次会议通过立法，并于7月1日起实施。《北京市医院安全秩序管理规定》共31条，按照预防为主、综合治理、医警联动、依法处置、共同维护的原则，从预防、预警、处置3个方面进行制度设计，在明确政府、卫生健康部门、公安机关、医院举办者和医院主体责任的基础上，完善卫生健康部门、公安机关、医院联防联控组织体系和工作机制，健全医院安全防范措施，细化医警联动的应急处置机制，进一步明确涉医违法行为的法律责任。

（赵　婧）

【制定《北京市突发公共卫生事件应急条例》】4月，北京市启动突发公共卫生事件应急立法工作，成立由副市长崔述强任组长，市人大常委会副主任侯君舒、副市长卢彦任副组长的立法领导小组，组建由市人大常委会社会建设委工作机构牵头，市卫生健康委、市司法局、市应急局及西城区政府共同参加的立法工作专班。9月25日，《北京市突发公共卫生事件应急条例》在市十五届人大常委会第二十四次会议上通过，同日实施。《北京市突发公共卫生事件应急条例》共7章62条，明确领导指挥体系，完善央地联防联控机制，破解基层防控难题，规范应急处置关键环节，固化四方责任，强化韧性城市建设和疾病预防控制体系建设，构建突发公共卫生事件应急处置责任监督体系。

（赵　婧）

【《北京市传染病防治条例》立法立项】4月20日，市卫生健康委委托北京大学医学部王岳教授牵头开展《北京市传染病防治条例》立法研究；9月9日，课题结题。课题研究梳理了北京市传染病防治工作现状，明确需要在法律层面解决的问题，对立法的必要性和可行性进行了分析，提出了对北京市传染病防治立法的意见和建议。

6月25日，市卫生健康委提出《北京市传染病防治条例》立项申请。7月16日，市十五届人大常委会第四十一次主任会议讨论并同意了教科文卫体办公室

提出的《北京市传染病防治条例》立项报告。9月4日，市卫生健康委、市人大教科文卫办、市人大法制办、市司法局、北京大学医学部赴市疾控中心现场调研，听取了市疾控中心和结防所、部分区疾控中心和结防所就艾滋病、结核病、性病等传染病的防治工作情况及对立法草案的意见和建议。之后，对标国家立法进程，按照"压茬推进"工作方式开展立法工作。

（王　麟　赵　婧）

【《北京市献血条例》立法立项】6月，北京市十五届人大常委会关于加强公共卫生法治保障立法修法工作计划将制定《北京市献血条例》列为本年度立项项目。9月，市人大常委会教科文卫办召开会议，正式启动献血立法，并开展相关调研。9月17日，市十五届人大常委会第七十一次主任会议讨论了教科文卫体办公室提出的《关于制定〈北京市献血条例〉的立项报告》，同意立项。

（赵　婧）

【清理地方性法规】7月，按照市人大法制办的统一部署，市卫生健康委对照《民法典》的原则和规定，对本市卫生健康领域现行有效的《北京市老年人权益保障条例》《北京市发展中医条例》《北京市精神卫生条例》《北京市控制吸烟条例》《北京市实施〈中华人民共和国母婴保健法〉办法》《北京市人口与计划生育条例》《北京市院前急救医疗服务条例》《北京市生活饮用水卫生监督管理条例》《北京市医院安全秩序管理规定》9部地方性法规进行了集中清理。

（赵　婧）

【制定《北京市中医药条例》】年内，市卫生健康委会同市中医局开展《北京市中医药条例》立法调研和草案起草。11月27日，市十五届人大常委会第二十六次会议表决通过了《北京市中医药条例》，于2021年5月1日实施。《北京市中医药条例》共7章59条，构建中医药事业发展的多元主体参与机制，加强中医药服务体系和能力建设，加强对中医药服务的规范管理，加强中药管理，建立符合中医药特点的人才培养体系和传承传播制度，支持中医药科学研究与创新发展。

（赵　婧）

【宪法宣传周法律知识答题活动】12月1日至7日，宪法宣传周期间，市卫生健康委在全市卫生健康系统组织法律知识答题活动，题目涵盖《宪法》《民法典》《基本医疗卫生与健康促进法》《北京市医院安全秩序管理规定》《北京市突发公共卫生事件应急条例》5部法律法规。市卫生健康委"健康北京"和"京华卫生"微信公众号同频开展了法律知识答题活动，全

市卫生健康系统64993人次参与答题，有力加强了对《宪法》和2020年新颁布法律法规的学习宣传。

（王　麟）

【法治动漫微视频作品获奖】在2020年北京市法治动漫微视频作品征集活动中，市卫生健康委组织全市卫生健康系统报送作品35部。12月6日，市委守法普法协调小组通报活动获奖情况，世纪坛医院的《隐瞒传染病接触史违法》获动漫类二等奖，四季青医院的《我与宪法》获宪法主题讲述类微视频三等奖，海淀区卫生健康监督所的《战疫，庚子年》获其他法治主题微视频三等奖，市卫生健康委获优秀组织奖。

（王　麟）

行政规范性文件与重大行政决策管理

【加强规范性文件合法性审查】年内，审查以市卫生健康委名义印发的行政规范性文件16件次、拟以市政府或市政府办公厅名义印发的文件17件次。

（宿　珊）

【行政规范性文件审查备案】全年审查市卫生健康委行政规范性文件17件次，制定并备案行政规范性文件4件（《关于印发〈北京市食品企业标准备案办法〉的通知》《关于建立北京市出生缺陷综合防治多元保障机制的通知》《关于印发<北京市新生儿疾病筛查管理办法>的通知》《关于印发北京市托育机构登记和备案实施细则（试行）的通知》）。

（宿　珊）

行政复议与应诉

【行政复议工作】年内，市卫生健康委在行政复议审理和答复工作中，收到行政复议申请70件，办结70件。办理被复议案件11件，按期提交答复材料、证据，并配合复议机构调查、调解工作。

（郭　林　宿　珊）

【行政应诉工作】年内，市卫生健康委邀请基层法院长期办理卫生计生案件的法官面向卫生健康业务部门、各区法制部门工作人员举办业务培训。全年办理应诉案件41件，市卫生健康委领导出庭应诉2次。

（郭　林）

【法律顾问工作】年内，市卫生健康委组织法律顾问全程参与处理行政诉讼案件，提前介入可能涉诉的行政复议案件、政府信息公开案件等工作的研究处理，提出法律意见。发挥法律顾问在合同审查、风险防范等方面的作用，法律顾问为市卫生健康委及相

关事业单位审查民事经济合同144件，出具书面意见144件。

（宿　珊）

"放管服"改革

【规范推进互联网诊疗服务】2019年11月，市卫生健康委出台《关于印发北京市互联网居家护理服务项目目录（2019版）的通知》；2020年8月，出台《北京市卫生健康委员会关于推进"互联网+护理服务"试点工作的通知》，以医疗机构为主体、以企业技术为支撑，建立北京市互联网诊疗服务监管平台，形成"1个互联网诊疗服务监管总平台+N个互联网医疗子平台"的模式。年内，加快推进互联网医疗监管平台建设，已有8家医院试点实施上传诊疗数据；加速互联网医疗子平台建设，全市已有70余家医疗机构通过自建或与第三方企业合作建设的方式登记互联网诊疗服务项目，其中三级医院39家、二级医院10家、一级医院和社区卫生服务中心10家、诊所和门诊11家。

（况海涛）

【完成国家发改委营商环境评价】9月25日，市卫生健康委参加国家发展改革委营商环境评价"医疗福祉"指标迎评工作。市卫生健康委针对26道"医疗福祉"指标题目，上传138个文件、100个截图、12个网址链接、5个案例，顺利完成迎评工作。为做好此次迎评，市卫生健康委成立了由分管主任牵头协调医保局等相关部门、全委各处室参加的迎评工作小组，整理关注点70个，梳理相关佐证资料1195个，共计628644字、649个截图、10个视频，形成模块资料；同时，从委内各处室选拔11名业务骨干组成现场支援团队，全委25个处室负责人组成网络支撑团队，做好全方位保障和支持。

（况海涛）

【推进医务人员注册制度改革】2019年，市卫生健康委先后印发《北京市护士执业注册管理办法》《北京市促进诊所发展试点的实施方案》等，率先实施护士区域注册。2020年，持续推进医师区域注册，执业医师可跨执业地点申请多个机构执业注册；推行医师、护士电子证照工作，医师、护士可在电子化注册个人端申领电子证照。

（况海涛）

【简化社会办医审批流程】2019年，出台《北京市卫生健康委员会关于加强大型医用设备配置与使用管理的通知》，不以等级、床位等指标作为社会办医配置乙类大型医用设备的准入标准，对符合功能定位

且满足准入标准要求的社会办医申请实行告知承诺制。2020年，实行社会办医跨部门联审，将营利性养老服务机构内部设置医疗机构备案纳入"多证合一"登记改革，将诊所改为备案制管理。同时，优化经办服务，取消将医疗机构的举办主体、经营性质、规模和等级作为定点的前置条件，社会办医正式运营3个月后即可提出定点申请，定点评估完成时限不得超过3个月。

（况海涛）

【调整规范权力清单】年内，按照国务院取消下放行政许可事项的要求，市卫生健康委取消"非京放射卫生技术服务机构的备案""部分医疗机构（除三级医院、三级妇幼保健院、急救中心、急救站、临床检验中心、中外合资合作医疗机构、港澳台独资医疗机构外）《设置医疗机构批准书》核发"和"职业卫生技术服务丙级资质认可"事项。

（况海涛）

地方卫生健康标准

【制定京津冀协同卫生健康标准】4月8日，市市场监督管理局发布京津冀协同卫生健康标准《医学检验危急值获取与应用技术规范》，于7月1日实施。该标准由北京朝阳医院、北京市临床检验中心、北京市医学检验质量控制和改进中心牵头制定，是北京市发布的第二项京津冀三地地方卫生健康标准。

（况海涛）

【卫生健康标准化试点】7月底，市体检中心承担的第五批国家试点标准项目"征兵体检服务规范"接受市市场监督管理局组织的中期指导。11月5日，北京市红十字会急诊抢救中心承担的国家第五批社会管理和公共服务综合标准化试点项目"航空医疗救护公共服务综合标准化试点"以96.5分的成绩通过国家验收。

（况海涛）

【发布首项卫生健康英文版地方标准】9月17日，北京市首项卫生健康英文版地方标准《航空医疗救护服务规范》发布。该标准是全国首个航空医疗救护服务规范，旨在为首都人民提供优质、快捷、高效的航空医疗急救服务，为北京2022年冬奥会及冬残奥会等大型国际赛事提供高标准医疗服务保障。

（况海涛）

【宣贯培训卫生健康标准】10月29日，市卫生健康委和市公共卫生标委会举办卫生健康标准工作培训会暨新发布实施的地方卫生健康标准宣贯会。针对

地方标准制定过程中出现的问题和《标准化工作导则 第1部分：标准化文件的结构和起草规则》（GB/T 1.1–2020）的新要求举办专题讲座，对2020年新发布实施的16项地方卫生健康标准进行一级宣贯，并要求尽快进行二、三级宣贯，做好标准实施保障。全年培训1800人次。

（况海涛）

【构建卫生健康标准体系】11月12日，市卫生健康委召开北京市卫生健康标准体系建设研讨会，邀请市市场监督管理局、市标准化院、市中医局、市医管中心和部分直属单位专家，按照市卫生健康委三定方案及工作职责，进一步完善北京市卫生健康标准体系框架图。该标准体系框架总体分为基础通用、卫生健康管理、公共卫生服务、医疗卫生服务、保障与应急、中医药、质量控制预评价和食品安全8个方面，基本涵盖本市卫生健康领域中的全部工作职责和内容。

（况海涛）

【制定新冠地方卫生健康标准】年内，市卫生健康委制定20项地方卫生健康标准，其中10项是为贯彻落实《中共北京市委 北京市人民政府关于加强首都公共卫生应急管理体系建设的若干意见》，建设公共卫生安全标准体系，支撑常态化疫情防控修订的标准，包括《呼吸道传染病疫情防控消毒技术规范》系列标准第1～7部分、《集中空调通风系统卫生管理规范》《物体表面新型冠状病毒样本采集技术规范》《新型冠状病毒肺炎现场流行病学调查工作指南》，分别由市疾控中心、市急救中心、市卫生健康监督所完成。

（况海涛）

【地方卫生健康标准实施评价】年内，市卫生健康委开展《公共卫生信息系统指标代码体系与数据结

构》《健康体检服务规范》《学校及托幼机构饮水设备使用维护规范》《公共卫生应急样本采集技术规范》4项地方标准的实施效果评价。评价结果显示，4项地方标准投入经费110余万元，组织41场次宣贯活动，培训6000余人次，针对其中2项标准监督检查6205次。

（况海涛）

地方志编纂

【召开第二轮卫生志复审会】5月27日，市卫生健康委主任、第二部北京卫生志编委会主任委员雷海潮主持召开复审会，原则同意《北京志·卫生志（1991—2010年）》通过复审。会议听取了第二轮北京卫生志编修工作报告，就复审稿修改原则、本市卫生健康系统卫生志编修工作提出意见建议，要求编写人员严格按照国家和本市修志工作要求，继续做好志稿终审阶段各项工作。部分编委会委员、主要参编人员、编委会办公室相关负责人参加了会议。

（况海涛 赵 婧）

【第二轮卫生志通过终审】7月16日，市委党史研究室、市地方志办主任、《北京志》执行主编李良主持召开《北京志》2020年第三次终审会。对《北京志·卫生志（1991—2010年）》进行审查验收，听取了第二轮北京卫生志复审修改情况报告，对志稿提出具体终审审查修改意见，一致同意通过终审，交付出版。市卫生健康委一级巡视员、第二部北京卫生志编委会常务副主任高小俊，执行主编朱小皖，副主任江镜波、肖珣，第二轮北京卫生志编委会办公室人员等参加了会议。

（况海涛 赵 婧）

医药卫生体制改革

【概述】2020年，北京市深化医药卫生体制改革，坚持以人民健康为中心，全面推进深化医改工作向纵深发展。新冠肺炎疫情以来，通过建体系、强机制、明责任、抓落实，探索将深化医改同加强公共卫生体系建设和健康北京建设贯通融合、一体推进，在系统谋划、改革创新、协同联动、保障落实上取得成效。

年内，开展了"十三五"医改规划自评和

"十四五"医改方案研究；统筹推动三医联动，印发《关于结合本市实际推广福建省和三明市深化医药卫生体制改革经验的工作方案》，制定年度重点工作安排；推动体制机制创新改革，开展健康联合体发展策略研究，制定《北京市健康联合体建设试点工作方案》；谋划首都公共卫生应急管理体系建设，与市政府研究室等部门共同制定《关于完善重大疫情防控体

制机制健全公共卫生应急管理体系若干意见》；加强医改协同，完善市医改领导小组组织架构，动态调整组成人员，确保工作机制畅通；深化公立医院综合改革和医耗联动综合改革，通过绩效评价、监测分析、改革评估持续跟进改革；加强医改政策宣传，回应社会和公众关切，营造良好的社会环境和舆论氛围。

（闫　捷）

【借鉴福建省和三明市医改经验】制定印发《关于结合本市实际推广福建省和三明市深化医药卫生体制改革经验的工作方案》后，3月31日，市卫生健康委制定印发委内分工方案，会同市人力社保局、医保局、中医局、医管中心等部门和各区政府协同推进三医联动改革，并梳理细化委内改革任务，形成重点工作任务清单，确定责任处室及进度安排，确保各项改革任务落实到位。

（张　宇）

【推荐公立医院综合改革成效明显激励地方】落实国家卫生健康委办公厅、财政部办公厅《关于印发公立医院综合改革真抓实干成效明显督查激励实施办法（2020年修订版）的通知》要求，报送推荐激励支持地方名单。3月，市卫生健康委会同市财政局按照优中选优原则，综合考量2018年度公立医院综合改革效果评价考核、医改绩效综合考评、卫生发展绩效综合评价等结果，组织遴选推荐；经市政府同意，推荐海淀区为2019年北京市公立医院综合改革真抓实干成效明显激励地方。

（王敬媛）

【医药分开和医耗联动综合改革获评典型经验】7月15日，中国医学科学院及社会科学文献出版社发布《医改蓝皮书：中国医改发展报告（2020）》，"北京医药分开综合改革和医耗联动综合改革"入选地方经验与案例，作为医改典型经验向全国推广。9月12日，北京医耗联动综合改革在全国深化医改经验推广会暨2020中国卫生发展高峰会议上被授予2019年度"推进医改，服务百姓健康"十大新举措之一并向全国推广。9月28日，市卫生健康委组织专家对北京大学中国卫生发展研究中心开展的"北京医耗联动综合改革评估"项目进行终期评审。

（朱薇薇）

【制定深化医改下半年重点工作】8月31日，市深化医药卫生体制改革领导小组办公室制定出台全市深化医药卫生体制改革下半年重点工作安排，明确总体工作思路，归纳梳理出加强公共卫生体系建设、推进健康服务体系建设、推进药品耗材采购改革、推进医疗服务价格规范调整、深化医疗保障制度改革、推进

人事薪酬制度改革、统筹推进相关领域改革7个方面30项工作任务。

（张　宇）

【举办深化医改专题培训班】为全面提升首都应对突发公共卫生事件能力，10月12日至17日，市委组织部、市卫生健康委联合在市委党校二分校举办突发公共卫生事件应急管理暨深化医改专题培训班。副市长卢彦出席培训班并进行开班动员，市卫生健康委副主任李昂在结班仪式上总结讲话。市级有关单位主管领导，市卫生健康委、中医局、医管中心、老龄协会、各直属单位及市属医院有关负责人，各区主管领导及区卫生健康委主要负责人等140余人参加培训。邀请国家卫生健康委、北京大学、协和医学院、中央党校等机构专家授课，内容包括医疗服务体系构建、传染病防控体系、健康中国与公共卫生治理、基本医疗卫生与健康促进法、应对全球突发传染病的智能技术前景、科技防疫、突发公共卫生事件监测预警体系、应急领导能力现代化、公共卫生突发事件应急条例等。

（王　莹）

【专题研究健联体建设试点工作】10月29日，副市长卢彦主持召开会议，专题研究本市健联体建设试点有关工作。卢彦指出，要将健联体建设试点工作作为打通医改、公共卫生体系建设和健康北京建设路径的重要举措，围绕健联体组织管理、经济运行、投入保障等问题深入研究，通过结构调整和优化分配机制创新改革措施，加快研究确定试点区并尽快完善试点方案。市有关部门和部分区政府分管负责人参会。

（朱薇薇）

【推进健联体建设试点】11月2日，市卫生健康委会同市财政局、人力社保局、医保局等部门分管负责人召开健联体建设试点工作部门沟通会，研究市领导根据健联体建设调整存量结构的指示要求，明确开展研究测算并根据试点区实际完善财政投入、绩效工资、医保付费调整政策的工作安排。

11月3日，市卫生健康委会同市财政局、人力社保局、医保局等有关部门和东城区、西城区、房山区、平谷区卫生健康委召开健联体建设调整存量结构工作会，并开展研究测算。

11月5日、6日，市卫生健康委党委委员、市中医局局长屠志涛带队先后赴平谷区、房山区调研健联体建设工作，进一步了解各区参与健联体建设的基础条件、综合能力、参与试点意愿，以及前期已开展的相关工作、下一步改革思路等情况，并到部分机构实地了解情况。

（朱薇薇）

【研究制定健联体试点方案】年内，市卫生健康委就《北京市健康联合体建设试点工作方案（征求意见稿）》征求了市委办公、市发展改革委、市财政局等12个部门和东城等5个区及部分专家的意见并修改完善。11月10日，试点工作方案报副市长卢彦审阅。12月14日，《北京市健康联合体建设试点工作方案》经委主任办公会审议并原则通过。12月15日，报市司法局进行合法性审查，并根据市司法局反馈的合法性审查意见进行修改完善。

（朱薇薇）

【宣传"十三五"深化医改成效】12月23日，北京市召开"十三五"医改成效媒体沟通会。市卫生健康委、朝阳医院、阜外医院向有关媒体分别介绍了"十三五"时期北京市及有关医院深化医药卫生体制改革的经验成效，回顾了实施医药分开和医耗联动综合改革，全面推进分级诊疗、现代医院管理、医疗保障、加强综合监管、药品供应保障等制度改革的举措和成效。《北京日报》《新京报》、北京新闻广播等多家媒体进行了宣传报道。

（朱薇薇）

【"十三五"医改规划实施情况自评】年内，按国家医改领导小组要求，开展北京市"十三五"医改规划实施情况自评工作。评估显示，2019年北京市人均期望寿命82.31岁，比"十二五"末的81.95岁增加0.36岁，全国排名第二；卫生健康主要指标达到发达国家水平；卫生总费用总量保持稳步增长，增量逐步降低，增长率呈下降趋势，个人卫生支出占卫生总费用的比重逐步降低，基本医疗卫生服务可及性与可得性得到改善，卫生资源配置更加科学合理，基本医疗卫生服务效率和医务人员积极性有所提升。

（张　宇）

【研究"十四五"深化医改方案】年内，市卫生健康委通过公开遴选，确定国家卫生健康委卫生发展研究中心作为研究项目承担单位，开展"十四五"期间北京市深化医药卫生体制改革实施方案的研究制定工作。综合分析"十四五"期间本市深化医药卫生体制改革面临的形势、要解决的突出问题，通过座谈访谈、实地调研等方式征询相关部门、医务工作者、公共卫生工作人员的意见和建议，研究设计改革措施、路径等，提出相关建议，为本市规划"十四五"期间深化医药卫生体制改革工作提供借鉴。

（栾婧妹）

疾病预防控制

【概述】2020年，全市甲乙类传染病报告发病18种17401例，报告发病率80.80/10万，较上年下降34.17%。全力开展新冠疫情防控工作，妥善应对京外输入、境外输入、冷链传播、超长潜伏期传播、英国变异毒株等各种考验和挑战。推进全市疾控机构标准化建设和传染病监测预警体系建设，多病种综合监测网络和多层级监测体系初步形成。推行"互联网+物联网+艾滋病多元化"检测，建立隐蔽高危人群的检测模式。优化综合医院—艾滋病抗病毒治疗定点医院转诊绿色通道流程，固化从诊断到治疗一站式服务模式，艾滋病发现率、治疗覆盖率、病毒抑制率均处于较高水平。通过完善结核病防治服务体系建设、医防合作加强肺结核患者发现及治疗管理、推广应用分子生物学快速检测技术、加强结核病防治信息的监测和利用等一系列措施，使本市的结核病防治质量进一步提高，主要指标均达到"十三五"全国结核病防治规划的要求。深入宣贯《中华人民共和国疫苗管理法》，加强预防接种规范化管理，全市适龄儿童常规免疫规划疫苗接种率达到99%以上。连续14年为本市中小学生和60岁以上户籍老人免费接种流感疫苗。自2018年12月25日以来，持续为65岁以上户籍老年人免费接种肺炎疫苗。实现疫苗异常反应补偿商业保险保障全覆盖。完成与国家疫苗追溯协同服务平台的衔接，实现疫苗信息全程可追溯。全市16个区均已建成慢性病综合防控示范区，其中11个区达到国家级示范区标准。深入开展全民健康生活方式行动，新创建社区、餐厅、食堂等健康示范机构164家，利用线上平台开展餐饮从业人员健康知识技能培训及健康营养午餐征集活动。完成7.7万余例癌症和心脑血管等重点慢病高危人群的筛查管理。利用各卫生日开展主题宣传活动，微博#阳光长城慢病防治#话题累计阅读量2.5亿，"阳光长城计划"微信公众号关注量3.4万人。全面加强精神卫生工作队伍建设，进一步提升严重精神障碍患者救治服务水平；开展心理健康促进工作以及国家社会心理服务体系试点区建设；完成173615人的居民心理健康筛查及问题干预；为65岁以上北京市常住居民提供脑健康体检（痴呆风险筛查）服务累计104895人。

（陈 鑫）

新冠肺炎疫情防控

【发布《致湖北返（来）京朋友的一封信》】1月23日，市卫生健康委组织市疾控中心发布《致湖北返（来）京朋友的一封信》，提示由鄂返（来）京或途经湖北抵京人员主动联系所在街道（乡镇）、单位或入住的酒店等登记，提出每日健康监测要求，为日后疫情防控工作做好准备。

（张 瑞）

【发布《致广大市民的一封信》】1月26日，市卫生健康委组织市疾控中心发布《致广大市民的一封信》，提示个人防控注意事项以及由外地抵京后观察要求，并更新本市发热门诊名单。

（张 瑞）

【制定并发布疫情防控指引】2月9日，市卫生健康委印发《新型冠状病毒感染的肺炎疫情各类场所和各类人群防控指引》，并组织市疾控中心根据疫情防控需要和形势，不断完善更新防控指引。

（张 瑞）

【疫情期间心理健康服务】2月2日、4月10日，市卫生健康委分别印发《新型冠状病毒感染的肺炎疫情紧急心理危机干预指导原则北京实施方案》《新冠肺炎防控入境人员集中隔离点心理援助服务工作指引》，组织指导疫情期间针对不同人群开展心理健康服务。疫情期间，组建17支近300人的市、区两级心理救援医疗队，深入社区、医学观察点、医疗机构开展心理援助工作；指导全市开通市、区两级疫情心理援助热线18条，累计接听电话51462人次；打造居民心理健康测评和自助疏导干预平台（"暖翼"微信小程序），推出疫情心理线上服务，累计服务25万人次，其中为3.5万名疫情防控一线人员开展有针对性的心理健康测评，并对高风险人员提供心理专业支持；制作、发布疫情期间心理健康科普材料，指导全市开展心理健康科普，共发布190余篇（其中原创139篇），受众743万人；快手短视频发布89篇，播放量990万次。

（徐 征）

【加强重点单位疫情防控措施宣传】2月23日，结合楼宇办公场所等重点单位防控实际，市卫生健康委通过线上线下形式，有针对性地在各办公场所和公共场所投放防控指南，并制作英文版防控指南。同时，

制作多种宣传画和海报，指导复工复产人群落实戴口罩、勤洗手、多通风、一米线、不聚集等防控措施。

（张 瑞）

【加强疫情防控国际交流】6月3日，市卫生健康委应韩国首尔市邀请，参加"我们在一起：城市携手抗击新冠肺炎——2020全球虚拟峰会"，与韩国、美国、荷兰、加拿大等国家的政府官员和专家学者，通过视频会议系统交流抗击新冠肺炎疫情经验。市卫生健康委副主任安学军以"广泛动员，科学施策，全力打赢首都新冠疫情防控阻击战"为题发表演讲，从应急响应、病例调查溯源、核酸检测、患者救治、中医药救治、社会动员和信息公开等方面分享北京市的抗疫经验，并提出深化国际合作、携手面对全球性传染病威胁的倡议。会议还听取了其他参会国家针对本国防控新冠疫情的措施和经验介绍，并围绕疫情防控策略展开讨论和交流。

（纪晋文）

【调研丰台区新冠防疫工作】7月7日，市卫生健康委主任雷海潮到丰台区卫生健康委、疾控中心调研防疫工作。雷海潮指出，接连经历1至2月境内疫情防控和3至4月境外疫情输入防控两次严峻考验后，北京面对6月11日以来新发地聚集性疫情的第三次考验，市疾控机构在6月12日迅速判定新发地牛羊肉综合交易大楼负一层为高风险点位，为防控工作赢得了时间。这次新发地聚集性疫情在丰台区报告的病例最多，卫生健康系统的压力最大，任务最重，工作最辛苦，取得明显成效。同时，对下一步工作提出要求：一是要持续加强实验室检测能力建设，二是要提升流行病学调查工作质量，三是要加强发热"哨点"建设，四是要强化落实院感防控措施，五是要做好急危重症患者和中高风险街乡居民医疗服务工作。

（纪晋文）

【支援新疆应对新冠肺炎疫情】7月18日，北京市抽调1名地坛医院临床专家和5名市、区疾控中心流行病学调查专家，组成北京援疆医疗救治和流行病学调查队，飞赴乌鲁木齐市支援新冠肺炎疫情防控工作。

（张 瑞）

【向WHO专家介绍防疫情况】7月20日，按照国家WHO专家来华开展溯源科研合作筹备工作组的统一安排，在国家专家组与WHO专家第三次视频沟通会上，市疾控中心、地坛医院和国家疾控中心联合溯源专班专家向WHO专家介绍新发地聚集性疫情发现处置情况、流行病学和病毒特征、临床诊疗情况和溯源研究技术路线。

（徐 征）

【召开秋冬季疾病防控工作部署会】10月28日，市卫生健康委召开北京市秋冬季疾病防控工作部署会。会议通报了本市秋冬季传染病形势，并对下一步工作进行部署。同时强调：一是各区要高度重视疫情防控工作，积极开展疫情研判、风险分析；二是落实重大传染病监测工作方案，做到及早发现、快速处置、精准防控、有效救治；三是组织好队伍力量，开展人员培训、模拟演练，进行知识技术储备；四是快速处置疫情，做到流调溯源不遗漏、核酸检测广覆盖、社区管理防输出、风险划定要科学；五是落实《加强首都公共卫生应急管理体系建设三年行动计划（2020—2022年）》相关工作，完善四级公共卫生防控体系，提高自身能力水平；六是积极开展宣传教育，鼓励市民坚持良好的健康习惯，动员全社会共同防控秋冬季疫情。

（纪晋文）

传染病防治

艾滋病防治

【联合调研戒毒药物维持治疗门诊】5月11日至13日，市卫生健康委、市公安局、市药品监管局和市疾控中心联合对本市6个戒毒药物维持治疗区级工作组和8个门诊现场调研。调研组通过听取工作介绍、查看档案资料、现场人员访谈等方式了解各部门沟通运行机制、门诊运维管理及社会宣传动员等情况，特别对各门诊的监控设施、美沙酮口服液安全监管等进行了重点检查。针对现场发现的问题，调研组提出要进一步加强部门间沟通与协调，通过创新管理方式、优化工作方法，做好服药人员的管理，保障门诊运维安全，杜绝带药藏药现象的发生。

（徐 征）

【第四届京津冀大学生艾滋病防控知识辩论赛】10月至12月，北京市防治艾滋病工作领导小组办公室、天津市重点疾病预防控制和免疫规划工作领导小组办公室、河北省防治艾滋病工作委员会办公室联合举办第四届京津冀高校大学生艾滋病防控宣传知识"防艾听我说"挑战辩论赛。此届辩论赛活动在常态化疫情防控的形势下，在保留前三届辩论赛框架的基础上，创意改版，推出"空中课堂""云上竞答""三地预赛""辩论决赛"4个阶段。专家们通过网络直播的形式，传递防艾知识与力量，传授辩论方法与技巧；大学生们通过手机答题，测评自身防艾知识掌握情况，查漏补缺。据统计，通过云上课堂收看知识讲座超过17万人次，三地238所高校近25万名学生参与了线上竞答活动。

（徐 征）

【孙春兰到北京佑安医院视察】12月1日，第33个世界艾滋病日，国务院副总理、国务院防治艾滋病工作委员会主任孙春兰到北京佑安医院调研艾滋病防治工作，慰问防治工作人员和志愿者，视频连线四川省凉山州美姑县人民医院，了解基层艾滋病防控和救治工作。

（徐 征）

结核病防治

【结核病防治健康教育活动】年内，围绕"携手抗疫防痨，守护健康呼吸"的主题，结合新冠肺炎疫情防控形势，打造"传统媒体"＋"新媒体"宣传矩阵，传播结核病防治科普知识。利用地铁、公交、户外大屏、社区媒体、电视、短信等大众媒体发布公益广告2个月。创新宣传形式，通过抖音、快手、直播、微博超话等形式开展公众结核病健康教育，专家直播累计观看近50万人次，"北京结核病控制研究所"官方微博涨粉5万人。深入开发"北京结核病防治"微信公众号功能，增设"患者防疫专栏"，开展有奖答题大型线上活动，结合"新生肺结核筛查"等重点工作开展重点人群健康教育，全年累计发送信息401条，总阅读量超62万次，粉丝较上年增加37万人，被北京大学新媒体研究院评为"中国结核病防控报道奖"的"年度潜力新媒体"。北京市2020年结核病防治公益征文，累计收到社会各界征文571篇。北京市百千万志愿者结核病防治知识传播行动第四次被评为全国优秀组织机构。

（徐 征）

【新生肺结核筛查】市卫生健康委继续开展全市新生入学的肺结核筛查工作，全年对57万名托幼机构、小学、初中及高中阶段新生和20万名大学新生进行肺结核筛查。同时，为优化筛查流程并减少人员聚集，市卫生健康委开发建设"北京新生肺结核筛查"微信小程序。共45万名幼儿园、小学及初中新生通过该系统在手机端完成肺结核可疑症状和密切接触史筛查，使用系统筛查比例达93%。该系统入口设在"北京结核病防治"微信公众号内，在筛查实施阶段，通过微信公众号持续推送新生肺结核筛查、学校结核病防治等文章，指导新生及家长开展筛查，同时宣传结核病防治知识。

（徐 征）

免疫规划

【流感疫苗接种工作】截至12月31日，全市免费流感疫苗接种194.89万支，自费流感疫苗接种68.1万支。年内，本市流感疫情流行趋势明显低于往年，全市流感病例报告数呈明显下降态势。10月1日至年底，全市共报告流感病例444例，同比下降84.3%；本年度累计报告80010例，较上年下降63.1%。

（方　源）

慢病防治

【"营"在校园主题宣传活动】4月11日，市卫生健康委与市教委联合印发《关于开展"营"在校园2020年主题活动的通知》，围绕营养知识宣传、探索建立营养科普教育基地和提高营养配餐技能等方面，推进中小学校营养健康工作，提升中小学生身体素质。全年约140万人次学生及家长参与在线活动；试点建立1家营养科普教育基地；通过"营"在校园公众号推送膳食营养相关内容，全年累计推送208期，总阅读63万人次，粉丝36万人。

（张　瑞）

【营养宣传志愿答题活动】4月21日，市卫生健康委印发《关于开展2020年北京营养宣传志愿者答题活动的通知》。5月至12月，结合全民营养周、碘缺乏病日和学生营养日，围绕营养标签、食品安全和珍惜食物等营养健康相关内容，面向中小学生和市民开展营养宣传志愿答题活动，促进营养健康科普宣传常态化。

（张　瑞）

【全民营养周和学生营养日宣传活动】5月17日至23日，以"合理膳食、免疫基石"为主题，开展全民营养周和中国学生营养日宣传活动。活动期间，在北京广播电台开展为期3天的营养知识访谈；携手北京卫视《养生堂》播出"合理膳食，免疫基石"系列节目6期；在北京电视台科教频道"健康北京"栏目播出合理膳食访谈；在"北京市疾病预防控制中心"微信公众号开设全民营养周专栏，每日推送1期营养科普知识，并开展为期14天的知识竞答活动，109万人次参与竞答。活动期间，制作并发放"补充优质蛋白"折页等5种印刷品共6万份。

（张　瑞）

【肿瘤登记技术培训】8月27日，市卫生健康委召开2020年度北京市肿瘤登记技术培训会，全市92家二级及以上医院统计室、病案室共100余人参加。市肿瘤防办负责人总结了2019年北京市肿瘤登记工作整体概况及数据质控情况，部署了2020年全市病案核查工作；邀请专家解读癌症分期在肿瘤登记中的应用以及常见病理类型编码；肿瘤数据上报优秀医院进行经验分享。

（王　宁）

【全民健康生活方式日健步走活动】8月30日，由市卫生健康委和怀柔区政府共同主办、市疾控中心和怀柔区卫生健康委承办的第五届"万步有约"健走激励大赛实地健走暨北京市第14个全民健康生活方式日活动在怀柔区雁栖湖举办。怀柔区副区长焦宝军、市卫生健康委疾控处处长黄若刚、市疾控中心党委书记黄春、怀柔区卫生健康委主任杜秉利以及全市200余名参赛者代表参加了活动。

（董　忠）

【平谷区市级慢性病综合防控示范区复审】9月2日，在区级自评并申报市级复审的基础上，市卫生健康委组织专家通过听取汇报、集中座谈、查阅档案资料等形式，对平谷区市级慢性病综合防控示范区进行现场评估。经评估，平谷区已达到市级慢性病综合防控示范区复审标准要求。

（刘　峰）

【餐饮行业"健康营养午餐"征集活动】年内，市卫生健康委委托北京餐饮行业协会面向饮食行业协会、餐饮企业单位开展"健康营养午餐"征集活动。9月3日，下发《北京市餐饮行业"健康营养午餐"征集活动通知》。10月16日，就征集活动要求、营养搭配知识以及营养烹饪方法等进行培训。截至11月30日，94家餐饮单位参与征集活动，累计征集作品110件。

（刘　峰）

【召开口腔公共卫生服务项目工作会】9月8日，本市召开口腔公共卫生项目研讨会，市卫生健康委疾控处、市教委体卫艺处、市牙防办以及部分区牙防所、中小学卫生保健所负责人参加，就疫情常态化防控下如何做好儿童口腔公共卫生服务项目工作进行研讨。

12月7日，召开2020年口腔公共卫生项目总结会，市、区牙防所负责人及项目指定医疗机构代表共152人参加。会上，市牙防办总结了氟化泡沫和窝沟封闭防龋项目、口腔健康教育工作，为获得2020年度北京市口腔公共卫生项目优秀管理单位、先进单位和个人代表颁发证书，各区牙防所项目负责人交流2020年工作。2020年，全市共为7.5万名适龄儿童提供免费窝沟封闭防龋服务，封闭易患龋磨牙12万颗，为学龄前儿童提供免费氟化泡沫防龋服务11.6万人次。

（刘　敏）

【脑卒中高危人群筛查和干预项目】9月15日，市卫生健康委召开国家脑卒中高危人群筛查和干预项目启动暨培训视频会，市卫生健康委疾控处、市疾控中心慢病所、基地医院、相关区疾控中心、社区卫生服务中心负责人共40余人参加。会上，就脑卒中筛查干预项目工作方案、数据录入、质控要求及系统平台管理流程等进行了培训。2020年共完成12622例社区人群干预随访工作，其中脑卒中高危人群比例为23.9%，脑卒中人群占5.1%。继续对在院40岁以上脑卒中高危人员进行综合干预，共开展干预9615例。

（刘 峰）

【召开肿瘤患者社区随访技术培训会】9月16日，市卫生健康委召开2020年北京市户籍肿瘤患者社区随访技术培训会，全市各区疾控中心、社管中心、肿瘤防办等负责人共30余人参加。会议总结了2019年全市肿瘤患者社区随访完成情况，对2020年肿瘤患者社区随访工作方案、质控要求、系统操作等进行了培训。

（王 宁）

【举办脑血管病诊疗技能培训班】9月24日、29日，市脑防办举办2020年北京市脑血管病诊疗技能线上培训班。脑血管病专家就脑血管病的早期识别与急救、短暂性脑缺血发作的识别和规范化诊疗、脑血管病的社区管理、脑血管病一级和二级预防以及临床康复技能等进行了系统化培训。培训范围覆盖全市各区社区卫生服务中心。

（刘改芬）

【召开慢性病公共卫生服务项目工作会】9月25日，市卫生健康委召开2020年北京市慢性病公共卫生服务项目工作会。会议总结了上年度工作，并部署2020年度心血管疾病高危人群筛查及癌症早诊早治项目工作。2019年度共开展心血管疾病高危人群初筛1.7万人，对筛查出的2600余名高危人群开展进一步检查，对既往筛出的18696名高危人群进行干预随访。市卫生健康委疾控处、市疾控中心慢病所、市肿瘤防办及相关区卫生健康委疾控科、区疾控中心相关负责人共80余人参加。

（刘 峰）

【启动癌症筛查与早诊技术培训项目】9月26日、28日，市卫生健康委分别在北京电力医院和北京大学肿瘤医院举办慢病健康管理——癌症筛查与早诊技术培训项目启动暨培训会。国家癌症筛查与早诊技术培训项目办公室、市卫生健康委、两家培训基地医院相关领导和负责人出席会议，邀请国家级专家就癌症防控知识进行授课。全市66家医疗机构、疾控机构、社区卫生服务机构、体检机构的诊疗、检验、影像、公共卫生等专业医务人员200人参加培训。

（刘 峰）

【口腔健康哨点监测】10月13日，市牙防办召开口腔健康哨点监测启动培训会，16个区牙防所及项目负责人共67人参加。10月13日至11月16日，累计对全市49个幼儿园的3000余名5岁儿童开展口腔健康检查，以了解掌握本市儿童口腔健康状况。监测结果显示，5岁儿童乳牙患龋率为65.4%，龋均为3.39。

（刘 敏）

【举办京津冀第四届牙防论坛】10月22日至23日，举办京津冀第四届牙防论坛。市卫生健康委疾控处、京津冀三地牙防所负责人、口腔公共卫生专家、学者、一线牙防工作人员及牙防管理人员共120余人参加。会议邀请国内知名公共卫生管理、疾病预防控制、口腔预防专家，就健康中国战略、慢性病监测与防控、口腔公共卫生管理等进行了培训。

（刘 敏）

【召开癌症早诊早治项目培训会】12月24日，市卫生健康委召开2020年度北京市癌症早诊早治项目线上技术培训会，14个区承担项目工作的187家医疗卫生机构共287人参加。市肿瘤防办总结了2019年至2020年本市城市和农村癌症早诊早治项目工作，并对新冠肺炎疫情防控常态下新一年度项目要求及具体工作进行了部署。2019年至2020年，共完成30707例肺癌、乳腺癌、肝癌、上消化道癌和结直肠癌5种癌症高危人群评估工作，开展临床筛查5922例，发现阳性397例。

（王 宁）

地方病防治

【地方病防治专项攻坚行动】9月至10月，市卫生健康委组织开展地方病防治专项攻坚行动终期评估。根据2020年评估结果，北京市如期完成"持续消除碘缺乏危害、有效控制饮水型氟中毒危害"的专项攻坚行动目标。

（张 瑞）

【召开地方性氟骨症诊断治疗培训会】10月26日，市卫生健康委召开地方性氟骨症诊断治疗培训会。朝阳区、海淀区、通州区、顺义区、大兴区、昌平区、怀柔区、密云区和延庆区9个饮水型氟中毒历史病区的区卫生健康委、疾控中心和各氟骨症专项救治协议定点医院的氟骨症治疗管理工作联络员、防治技术人员和诊断治疗医务人员等参加了培训。会上，市卫生健康委介绍了近年北京市饮水型地方性氟中毒监测情况，对《北京市地方性氟骨症患者治疗管理方案》《北京市地方病患者管理服务方案》进行了布置和解读；北京积水潭医院矫形骨科和放射科专家介绍了地方性氟骨症患者治疗管理方案，解析了地方性氟骨症诊断标准和影像学特征。通过培训，督促各氟中毒历史病区推进地方性氟骨症患者治疗管理，促进各氟骨症专项救治协议定点医院医务人员提高诊断治疗技术能力，以加强地方病防治工作。

（张　瑞）

精神卫生

【社会心理服务体系建设试点】9月9日，市卫生健康委联合市民政局、市委政法委、市公安等9部门印发《关于推进北京市社会心理服务体系建设试点工作的通知》，将精神卫生综合管理试点和社会心理服务体系建设试点有效衔接，指导西城、朝阳、海淀、房山、怀柔5个试点区有序创建试点。同时，启动2020年北京市居民心理健康体检项目、老年人脑健康体检（痴呆风险筛查）项目，与教育部门联合在丰台、石景山、房山区试点开展中学生心理自评工作。

（徐　征）

【世界精神卫生日宣传活动】9月21日，市卫生健康委印发《开展2020年世界精神卫生日宣传活动的通知》，在全市开展"弘扬抗疫精神，护佑心理健康——把一束光留在心里"主题宣传活动。10月10日，在北京卫视《养生堂》制作世界精神卫生日特别节目，开展"2020挑战不开心"线上短视频话题挑战赛等系列线上线下宣传活动，提高公众对心理健康的重视程度，营造理解、接纳、关爱精神障碍患者的社会氛围，保护公众心理健康。

（徐　征）

【培训心理危机干预工作队伍】10月13日至16日，市卫生健康委举办市、区两级心理危机干预工作培训班，17支市、区两级心理危机干预队伍约200人参加。北京大学、清华大学、中科院心理所和北京安定医院的心理危机干预专家，围绕心理危机干预基本理论、疫情期间心理危机干预要点、常见精神障碍识别、职业群体心理危机干预策略和纲要，以及常用心理疏导干预方法等进行了培训。

（徐　征）

【京津冀精神卫生协同发展交流活动】12月4日，在北京举办京津冀精神卫生协同发展实践宣传与交流活动。交流活动由北京安定医院联合天津市安定医院、河北省第六医院共同举办，北京市、天津市和河北省卫生健康委相关负责人到会。会议分析了当前三地开展精神卫生工作面临的挑战，并对下一步京津冀精神卫生协同发展和创新提出设想。三地卫生健康等部门和精防机构将不断完善京津冀精神卫生防治协调联动新机制，本着"合作互补、互惠共赢、协同发展"原则，进一步加强区域化精神卫生防治服务协作体系建设，推动京津冀协同发展。

（徐　征）

学校卫生

【学生常见病和健康影响因素监测与干预培训】9月28日，市卫生健康委会同市教委召开2020年北京市学生常见病和健康影响因素监测与干预工作培训会，围绕学生常见病和健康影响因素监测与干预工作方案中的监测内容、监测方法、干预措施、质量控制和进度安排进行了讲解。会后，参会人员针对教学环境监测技术、脊柱弯曲检查、屈光检查等重点技术进行了考核。各区卫生健康委、教委，市、区疾病预防控制中心，市妇幼保健院，市体检中心以及各区中小学卫生保健所负责人和技术骨干参加了培训。

（纪晋文）

中国国际服务贸易交易会

【服贸会公共卫生防疫专题展区筹备工作】7月17日，服贸会组委会举办首场线上驻华使馆、境外商协会及外资企业推介会，有7个国际组织、50位驻华使馆大使、参赞、使节代表，24个境外商协会及34家外资企业等近200名代表参加。会上，公共卫生防疫专题展区筹备人员介绍了相关情况，一是防疫抗疫及公共卫生健康服务领域新技术新产品的展览，二是首都公共卫生及中医中药相关的国际论坛；并针对参会代表提出的与公共卫生防疫相关的问题予以解答。

8月23日，市卫生健康委举办公共卫生防疫专题展区媒体集体采访活动，介绍了公共卫生防疫展区和公共卫生论坛的主题、亮点及筹备进展。邀请中国生物、科兴控股、卡尤迪生物、中科软、同仁堂集团和广安门中医医院作为企业代表介绍了参展的亮点展品。新华社、《人民日报》、中央电视台、北京电视台、《新京报》、中国交通广播等20余家媒体对活动进行了报道。

（徐　征）

【举办公共卫生防疫专题展览和论坛】9月4日至9日，服贸会公共卫生防疫专题展区在国家会议中心展出。展览面积741平方米，中国、美国、德国、英国等7个国家的60家机构和企业线下参展。截至12月31日，线上参展搭建展台的机构和企业共106家，展品超过500个。展区以"人人享有健康安全"为主题，以"世界防疫合作""中国抗疫故事""中医药抗疫"为亮点，聚集国际全产业链的科技成果，突出中医药防疫抗疫作用，以早预防、早发现、早管理、早治疗为脉络，宣传和展示医药、器械、信息化等企业优秀的医疗卫生服务解决方案和亮点产品。

9月6日，在公共卫生防疫专区展览现场，辉瑞国际贸易（上海）有限公司与科园信海（北京）医疗用品贸易有限公司举行沛儿13价肺炎疫苗采购意向书签约仪式，双方达成1000万支疫苗的采购意向，拟签约金额约10亿美元。同日，在公共卫生论坛上，北京市卫生健康委、国家卫生健康委国际交流与合作中心、

WHO驻华代表处、联合国艾滋病规划署驻华代表处、联合国人口基金会驻华代表处和塞尔维亚驻华使馆联合发布以"凝聚世界防疫智慧，共抗全球疾病威胁"为主题的北京倡议，倡议各方秉持开放包容、互学互鉴、互利共赢、平等透明、相互尊重的精神，加强世界范围的卫生合作，推动全球公共卫生安全。

（徐　征）

【公共卫生防疫专题展区和论坛获奖】 服贸会组委会根据展示内容、展览形式、展呈效果、组织实施、嘉宾满意度以及展治成果等指标，开展优秀展区及优秀会议活动评估。9月10日，组委会公布获奖名单，公共卫生防疫专区获评优秀板块与专区，公共卫生论坛获评优秀会议活动。

（徐　征）

医政管理

【概述】 截至2020年末，全市医疗机构11054家，其中医院733家。卫生技术人员30.4万人，其中执业（助理）医师11.9万人、注册护士13.5万人。每千常住人口拥有卫生技术人员13.87人、执业（助理）医师5.41人、注册护士6.15人。医疗机构编制床位137239张，实有床位127143张。全年医疗机构诊疗19269.3万人次，出院288.7万人次。年内，北京医疗管理工作围绕深化医药卫生体制改革重点任务，紧扣民生领域突出问题，改善医疗服务，优化资源布局，完善体系建设，推进改革创新。

年内，全市医疗管理系统一手抓疫情防控，一手抓重点工作，在周密组织新冠救治、严格开展院感防控、努力提升核酸检测能力、适时调整医疗服务的同时，创新完善医疗管理措施，拓展加强医疗服务能力，确保首都医疗工作平稳有序。重点工作包括：周密组织新冠肺炎患者救治，做实做细院感防控工作，加强核酸检测能力建设，保障群众日常医疗服务需求，不断完善医疗服务体系建设，持续加强医院评价监管，积极推进血液管理，切实推动对口扶贫和京津冀协同发展，全面推进2022冬奥会医疗卫生保障准备工作。

（陆　珊）

新冠肺炎疫情防治

【研究不明原因肺炎排查和处置方案】 1月6日，市卫生健康委组织感染性疾病、院感、儿科、急诊质控中心专家，研究不明原因肺炎病例排查和处置工作方案。同时，按照当日市领导在不明原因肺炎防控调度会上关于"卫生健康委对所需抗病毒药物、口罩等物资进行研判，拿出清单与药监、商务部门对接"的指示，会同市中医局，组织专家研究了应对不明原因肺炎所需物资品种，提出了储备物资清单，并提交给市药监局。

（杨　琴）

【启动新冠肺炎医疗救治工作】 1月15日，国家卫生健康委召开新冠肺炎医疗救治工作视频培训会，市、区卫生健康委分别设立分会场。国家卫生健康委培训结束后，北京市卫生健康委对本市救治相关工作提出要求，要求各区高度重视，加强组织领导，并对组建领导小组、成立区级专家组、确定区级定点医院、感染防控等提出要求。

1月21日，市卫生健康委转发《国家卫生健康委医政医管局关于做好新型冠状病毒感染的肺炎相关工作的通知》，对本市发热门诊就诊患者信息日报和疑似、确诊患者信息报送提出工作要求，即日起，实行

医疗机构发热门诊患者就诊信息日报制度。

（杨　琴）

【确定本市核酸检测工作方案】1月25日，市卫生健康委研究确定了本市医疗机构开展新冠病毒核酸检测的工作方案。在东城、西城、朝阳、海淀、丰台、石景山区实行市、区疾控中心并行开展新冠病毒检测试点工作，医疗机构（开展新冠病毒检测试点医疗机构除外）发现符合国家卫生健康委印发的《新型冠状病毒感染的肺炎诊疗方案（试行第三版）》疑似病例定义的患者后，立即通知辖区疾控中心进行流行病学调查，区疾控中心采集生物样本后进行新冠病毒核酸检测，并将样本送市疾控中心同时并行检测，市疾控中心负责对市、区并行检测结果进行比对，并将比对结果报市卫生健康委疾控处。

3月25日，市卫生健康委下发《关于做好入境人员核酸检测有关工作的通知》，明确检测任务分工、检测后处置流程及部门职责，并加强统筹管理。3月30日，市卫生健康委印发《北京市入境人员新冠病毒核酸检测技术方案》，要求市医管中心、各区卫生健康委、各有关医疗机构、市疾控中心、市医学检验质控中心等参照执行。

4月21日，北京新冠肺炎疫情防控工作领导小组医疗保障组印发《关于落实医疗机构就诊和住院人员新冠病毒核酸"应检尽检"相关工作的通知》，加强常态化疫情防控工作，保障患者、医务人员健康安全。同时，实施医疗机构工作人员全员核酸检测，医院相关重点科室医务人员及工作人员每周进行一次核酸检测，其他科室人员两周完成一次核酸检测。

（杨培蔚）

【门诊、急诊、住院信息与大数据平台共享】2月2日，市卫生健康委实现了北京二级以上医疗机构门诊、急诊、住院患者个案信息与北京市大数据平台的共享。其中对就诊科室中的发热门诊单独编码，经信委将通过发热门诊编码直接从现交换数据库中单独提取发热患者信息，用于后续重点追踪管理。

（段姗姗）

【推出线上新冠肺炎居家自测工具】为落实《国家卫生健康委办公厅关于在疫情防控中做好互联网诊疗咨询服务工作的通知》要求，在疫情防控工作中充分利用"互联网+医疗"的优势作用，为群众提供优质便捷的诊疗咨询服务，市卫生健康委会同北京联通依托北京市预约挂号统一平台，依据国家卫生健康委下发的《智能辅助新型冠状病毒肺炎问诊量表》，推出线上新冠肺炎居家自测工具。公众可在线填写新型冠状病毒肺炎问诊量表进行自测，系统将根据自测情

况给出初步建议，建议是否需要到医院就诊。指导公众有序就诊，有效缓解医院救治压力，减少不必要的聚集，降低院内感染的概率。

（段姗姗）

【新冠肺炎康复患者恢复期血浆采集和治疗】2月17日，市卫生健康委印发《北京市卫生健康委员会关于开展新冠肺炎康复患者恢复期血浆采集和治疗工作的通知》，定点医疗机构指定专人，负责组织做好新冠肺炎康复患者捐献其恢复期血浆的动员招募，鼓励康复患者积极捐献血浆，并开展健康评估等工作。血液中心安排专人专车，负责组织全市新冠肺炎康复患者恢复期血浆的采集、运输、检测和报告发放等工作。符合《新型冠状病毒感染的肺炎诊疗方案（试行第五版　修正版）》中解除隔离和出院标准的新冠肺炎患者，年龄在18至55岁，无经血传播疾病，经临床医师评估可以捐献血浆者，按照个人自愿可以捐献血浆。同时，血浆治疗要严格按照临床应用指南开展，治疗前须经院内专家组评估，取得患者及其家属的同意并书面签署知情同意，确保血浆捐献患者和输注者安全。

（杨培蔚）

【制定新冠肺炎病例临床路径】市卫生健康委按照临床路径管理的要求，对新冠肺炎病例入院流程、重要医嘱和诊疗、护理等临床工作进行标准化梳理，3月3日，发布了《北京市新型冠状病毒肺炎病例临床路径（第一版）》，指导各医疗机构更好地开展分级分类救治。

3月9日，市卫生健康委组织北京医学会、北京医师协会与北京市新冠肺炎医疗救治市级专家组依据国家卫生健康委发布的《新型冠状病毒肺炎诊疗方案（试行第七版）》，参考各地救治经验和专家意见，制定发布了《北京市新型冠状病毒肺炎病例临床路径（第二版）》。

（王同国）

【加强境外来（返）京发热人员就诊管理】3月17日，市卫生健康委下发《关于加强境外来（返）京发热人员就诊管理的紧急通知》，自3月17日14时起，本市隔离观察的境外来（返）京发热人员，统一送小汤山医院筛查，除地坛医院外，本市其他设置发热门诊的医疗机构不再承担境外来（返）京发热人员的筛查工作。

（杨　琴）

【有效应对新发地疫情】6月11日，西城区1家发热门诊发现并报告1例本地新冠肺炎确诊病例。

6月12日，市卫生健康委迅速部署加强全市医疗

机构疫情防控要求：一是医院预检分诊、发热门诊、门急诊要加强就诊人员相关流行病学史询问，做好分诊和筛查；二是发热门诊对有流行病史的就诊人员、门急诊对发现的可疑就诊人员尽快检测核酸、CT等，等待结果期间严格隔离管理，不得让患者自行离开；三是对住院患者进行相关流行病学史询问排查，对排查出的患者采取相应管理措施；四是及时上传发热人员信息，以便社区进行相应管理。

6月13日，市卫生健康委副主任张华主持召开视频会议，对全市各区卫生健康委、各检测机构开展新发地市场涉疫人员核酸检测筛查的工作进行全面部署安排；要求丰台区和大兴区对辖区内诊所、门诊部等基层医疗机构接诊发热、咳嗽等症状患者的情况进行摸底排查；派出8名市级院感专家分赴宣武医院、天坛医院、友谊医院、博爱医院、丰台中西医结合医院、石景山医院等接诊过新冠肺炎确诊病例的医院进行现场指导和检查。

6月14日，派出14名专家，继续对20家长安街以南的医疗机构发热门诊进行现场指导，重点查看预检分诊、诊疗流程、病例筛查及落实院感防控16条措施情况；同时，组织全市各区对辖区内医疗机构特别是设置发热门诊的医疗机构开展"四不两直"检查。要求各医院提升防控等级，加强培训和自查，严防院感；发热患者核酸阳性且为市场经营工作人员的要第一时间逐级上报；对发热伴嗅觉减弱、腹泻后背疼等患者要引起警觉，尽早筛查；设立核酸采样场所要相对独立，开展"1+3检查"流程合理，无呼吸道及发热症状的待检人员和发热患者要严格分开。

6月16日，根据丰台区核酸检测需求，市卫生健康委向军委后勤保障部商请协调解放军总医院抽调1000名医务人员支持丰台区，以确保筛查工作顺利完成。

6月17日，市卫生健康委要求各单位、各医疗机构将院内防控等级提升至一级应急响应状态，严格落实"三防""四早""九严格"要求，加强预检分诊和发热门诊工作，严格院感防控工作。严格按照"应检尽检"要求对发热门诊患者、新住院患者及陪护人员等重点人群进行核酸检测；要求各机构重视新冠病毒核酸检测时效性，发热门诊患者的核酸检测必须在6小时内报告结果。

6月18日，北京新冠肺炎疫情防控工作领导小组医疗保障组印发《关于加强新冠病毒核酸筛查采样及检测工作的通知》，要求各区加强资源统筹，优先保障重点地区人员和环境采样检测工作；要求全市二、三级医院迅速组建采样队伍，三级医院不少于200

人、二级医院不少于150人、社区卫生服务中心和乡镇卫生院以及一级医院组建不少于10人，并做好人员培训。

同日，市卫生健康委从全市抽调12名院感及感染性疾病科相关专业专家组建新冠肺炎防控市级专家指导组，分片区负责防控专业指导。

7月3日，公安部门将新发地相关人员信息共计47万条通过大数据平台推送市卫生健康委，市卫生健康委每日将相关人员信息和全市二级以上医院次日预约就诊患者信息进行比对，并将高风险预约就诊人员信息通过北京市卫生综合统计信息平台推送至各医院，提示医院提前做好安全防范。

7月23日，北京新冠肺炎疫情防控工作领导小组医疗救治和防院感组将北京市疫情防控降到三级应急响应。

（杨琴 刘瑞森 杨培蔚 段姗姗）

【加强新冠病毒核酸检测机构监管】6月19日，市卫生健康委组织市疾控中心、市卫生监督所、市医学检验质量控制和改进中心对23家第三方检测机构进行质量安全联合检查，保障核酸检测质量安全。

6月20日，市疾控中心会同市医学检验质控中心共同组成专家组，对博奥、安诺优达、爱普益、凯普和元码5所开展核酸检测的商业医学检验检测机构进行飞行检查，重点核查检测机构质控管理情况及是否存在不同批号试剂混用的情况。之后，进一步扩大检查范围，抽检部分医院、疾控机构和其他商业医学检验检测机构试剂使用等相关工作开展情况。

6月21日，市卫生健康委组织检验、疾控、生物安全、设备管理和卫生监督等方面的专家组成检查组，对15家核酸检测机构进行飞行检查，其中包括第三方检验机构5家、疾控中心5家、医院5家。

6月24日，市卫生健康委印发《关于报送医疗机构全员核酸检测及发热门诊与核酸检测实验室工作人员集中服务管理进展情况的通知》，要求各区按照国家及北京市相关防控工作要求，加强辖区医疗机构工作人员全员定期核酸检测，统筹安排发热门诊医务人员、核酸检测试验室人员（含医院实验室和第三方检测机构）集中居住，防控相关风险。

6月25日，市卫生健康委召开核酸检测工作视频会议，对北京美因医学检验实验室等5家第三方检测机构及所在区卫生健康委主管部门负责人进行约谈，通报各机构检测报告发送不及时等问题，并提出工作要求。

7月8日，市卫生健康委主管副主任约谈北京谱尼医学检验所、北京博奥医学检验所负责人，通报网民反映的出具核酸检测结果慢、超有效期等问题，要求立即整改。

（杨培蔚）

【复兴医院疫情处置】 2月3日，西城区卫生健康委报告复兴医院发生新冠肺炎聚集性病例，该院心内科重症监护病房（CCU）9人确诊为新冠肺炎。接到报告后，市卫生健康委组织市院感质控中心会同西城区有关人员现场指导医院加强院感防控和消毒隔离等工作。市、区疾控部门迅速开展流行病学调查，并请公安部门依托大数据平台开展溯源工作；9例确诊患者转入定点医院隔离治疗，其中4例重症患者转入市级定点医院、5例普通型患者转入区级定点医院；封闭复兴医院CCU和心内科，不再接收新患者。

3月31日，为全面加强复兴医院管理，完善院感防控体系建设，有序恢复正常诊疗工作，在西城区自评基础上，市卫生健康委组织医院管理、院感质控、护理、疾控、卫生监督等方面专家，对复兴医院加强管理和恢复正常诊疗工作进行现场评估，确定聚集性疫情事件得到有效处置。34例确诊病例和3例无症状感染者均送定点医院隔离治疗，其中31例出院、6例死亡；708名密切接触者全部纳入管控，其中33人确诊、1人检测阳性。专家建议暂缓该院发热门诊复诊，继续加强院感防控，平稳有序恢复医疗秩序。

4月16日至17日，市卫生健康委组织国家院感质控中心、中华护理学会、北京医院协会和解放军总医院、阜外医院、天坛医院、北京建筑大学、中元国际工程有限公司的10名专家，再次从医院建设、管理、流程等方面，对复兴医院进行评审。专家评审认为，复兴医院已具备恢复诊疗工作条件。经报市疫情防控领导小组同意，自5月30日起，复兴医院分步恢复医疗服务。

（杨琴）

【外省市核酸检测队伍支援本市】 为保障北京市重点区域、重点人员新冠病毒核酸检测任务顺利完成，国家卫生健康委调集了12个省（市）的20支核酸检测队伍共413人分两批携带约90套设备分别于6月20日和6月22日到北京支援20家医院，提高核酸检测能力，分别对接在京的8家委属委管医院和8家市属医院、2家央企医院和2家区属医院。按所在区分，主要分布在东城区3家（协和医院、北京医院、同仁医院），西城区5家（阜外医院、北京大学第一医院、人民医院、宣武医院、友谊医院），朝阳区6家（医科院肿瘤医院、中日友好医院、安贞医院、朝阳医院、垂杨柳医院、朝阳区双桥医院），海淀区2家（北京大学第三医院、世纪坛医院）、丰台区1家（天坛医院）、石景山区2家（首钢医院、清华大学玉泉医院）、昌平区1家（清华长庚医院）。

（段姗姗）

【召开京津冀新冠病毒核酸检测结果互认工作视频会议】 7月9日，北京市卫生健康委主持召开京津冀新冠病毒核酸检测结果互认工作视频会议。会议决定由天津和河北两地检验质控中心和临检中心汇总意见后反馈北京市，三地共同对管理规范进行修订完善，积极推动京津冀新冠病毒核酸检测结果互认的实施。

（杨培蔚）

【下发国内相关疫情防控工作提示】 7月17日，针对7月15日至17日新疆维吾尔自治区（含新疆生产建设兵团）新增新冠肺炎确诊病例6例、无症状感染者11例的情况，北京市卫生健康委下发防控工作提示，要求本市各医疗卫生机构在有序恢复诊疗秩序过程中，务必保持高度警惕，切实做好常态化疫情防控工作。

7月23日，针对大连市通报的新冠肺炎疫情相关情况，市卫生健康委下发疫情防控工作提示。通知本市各医疗卫生机构密切关注大连市疫情通报情况。

7月27日，市卫生健康委通知全市医疗机构进一步做好新冠肺炎疫情防控工作，要求临床接诊医师要加强对辽宁、吉林、黑龙江、新疆地区流行病史的问询，对有相关流行病史人员要加强筛查与管理。

7月29日，市卫生健康委通知全市医疗机构要进一步做好疫情防控工作，一是各医疗机构要暂缓开放对大连、铁岭、鞍山、四平等8个城市人员的预约挂号；二是临床接诊医师要加强对辽宁、吉林、黑龙江、新疆地区流行病史的问询，对有相关流行病史人员要加强筛查与管理。

（杨琴 段姗姗）

【支援顺义区密接人员转运】 根据北京市疫情防控形势严峻和本市疫情防控的总体部署要求，12月27日至28日，市卫生健康委从东城、海淀、丰台等区共抽调20辆救护车，由顺义区卫生健康委统筹调配负责顺义辖区密接人员的转运工作。

（杨琴）

【加强核酸检测能力建设】 年内，为有效应对新冠肺炎疫情，市卫生健康委采取系统举措，加强核酸检测能力建设。一是挖潜扩容增效提升检测能力。全市检测机构从2月初的17家增至12月的252家，单日样本检测能力从不到5000份提升到74.6万份；全市二、三级综合医院，传染病专科医院，各级疾控机构以及各区区域医疗中心均具备核酸采样和检测能力；全市重点建设的43家核酸检测基地、国家公共实验室全部建成。二是加强人员培训和技术指导。委托市医学检验质控中心持续开展核酸检测技术人员培训，保障实验室技术人员愿学尽学，确保人机匹配，保障检测能力；全年举办9期培训，全市持证专业技术人员达8821人；组织市疾控中心等机构针对不同风险人群科学制定样本混采检测策略，提高检测效率。三是全面稳控检测质量安全。设立核酸检测质量监督组，制定完善覆盖核酸检测全流程的质量控制和生物安全管理规定，组织室间质评和室内质控，开展检查指导。四是持续优化检测服务。面向社会发布有资质的检测机构名单和预约服务方式，供市民合理选择，在114、京医通、北京健康宝上增加核酸检测预约和查询服务。

（杨培蔚）

【协调新冠肺炎患者救治工作】 年内，市卫生健康委周密组织新冠肺炎患者救治工作。一是集中收治患者。按照"四集中"原则迅速建立全市新冠肺炎救治体系，指定北京地坛医院、佑安医院、解放军总医院第五医学中心3家传染病医院为市级定点医院，集中收治重型、危重型以及老年与儿童患者；16个区指定17家具备条件的区级定点医院收治本辖区疑似病例和轻型、普通型患者。以3家市级定点医院为牵引，组建3个救治联合体，建立"三院三区三指导三培训三调解"工作机制。新发地聚集性疫情发生后，确定地坛医院集中收治确诊患者，确定2家市级后备医院，完善分阶段梯次启用制度。二是加强市级医院的医疗救治力量。20余家委属委管医院、市属医院的150余名医护人员支援市级定点医院。成立多学科专家组，对所有普通病房患者进行每日筛检，及时评估病情变化。三是细化分类救治。指导地坛医院细化分类救治，在重症监护病房和普通病房之间，设置重症过渡病房，及早采取干预措施，有效避免病情恶化。四是做好危重症患者的救治。协调安排国家级危重症和中医救治专家，与北京市危重症专家组一同参与危重患者救治工作，按照"一人一策"的原则为每一例危重者制定最优救治方案。五是坚持中西医并重的治疗原则。为病房配置传染病和中医专业的专家骨干，实行中西医双主任查房制度，中医治疗参与率接近100%。六是重视疑似病例排查。所有疑似病例均单人单间收治，避免交叉感染。建立专家会诊机制，及时鉴别诊断，有效降低病亡率，提高治愈率。

（王同国）

医疗机构管理

【发布发热门诊信息及发热患者就诊指南】 1月17日，市卫生健康委发布全市89家设有发热门诊的医疗机构名单及发热患者就诊指南，发布全市104家发热门诊和二级以上医院门急诊的热力图，引导患者合理选择、有序就医，避免交叉感染。年内，共5次更新发布全市发热门诊名单和发热患者就诊指南，并协调百度、高德地图同步更新发热门诊地图，引导患者就近有序就医，减少交叉感染。会同有关部门通过大数据方式及时监测与追踪重点地区患者就诊情况。

（杨 琴）

【二级以上医院实行非急诊全面预约】 2月15日，市卫生健康委印发《北京新型冠状病毒肺炎疫情防控工作领导小组医疗保障组关于我市二级以上医院实行非急诊全面预约的通知》，落实"四方"责任，阻断疫情传播途径，推进有序诊疗。

（段姗姗）

【发热门诊建设管理】 2月21日，印发《北京市卫生健康委员会关于调整优化全市发热门诊设置的通知》，加强发热门诊规范化管理，杜绝院内感染。

3月23日，为加强发热门诊建设管理，市卫生健康委下发通知，要求有关医疗机构开展发热门诊设置和改造计划，并于4月15日前完成发热门诊设置、改造和人员培训等工作。市卫生健康委会同各区卫生健康委进行实地考察验收。

4月3日，市卫生健康委下发《关于发热门诊对发热患者全部进行核酸检测有关事项的通知》。

4月14日，北京新冠肺炎疫情防控工作领导小组医疗保障组印发《关于加强全市发热筛查哨点建设的通知》，要求5月底前，30%的社区卫生服务中心和二级以上综合医院完成发热筛查哨点建设；10月底前，全部设置完成并验收。

7月7日，市卫生健康委印发《关于加快推进我市医疗机构发热门诊建设改造有关工作的通知》，同时下发《北京市发热门诊设置指南（2020版）》和《医疗机构发热门诊临床实验室能力建设专家共识（2020版）》，进一步完善传染病防控体系建设，提升传染病防控能力，切实发挥发热门诊在传染病防控中的"探头"作用。截至年底，全市经验收合格开诊的发热门诊达81家，并实现发热患者就诊救治全流程闭环管理。

8月20日，为做好今冬明春可能出现的流感等秋冬季传染病与新冠肺炎疫情叠加的防控工作，发挥发热门诊"哨点"作用，市卫生健康委印发《关于加快推进发热门诊设置改造工作的通知》，就各区加快推进发热门诊设置改造工作提出要求。

（杨　琴）

【小型及康复护理医疗机构疫情防控管理与督导检查】6月22日、24日，市卫生健康委连续印发《关于加强对门诊部等小型医疗机构管理的通知》《关于加强疫情期间诊所、门诊部和康复护理类医疗机构管理工作的通知》，提出严格门诊管理、加强住院管理、强化监督排查等3个方面若干条疫情防控管理具体措施，并要求各区卫生健康委立即组织专项监督检查，做到辖区诊所、门诊部、康复医院、护理院100%覆盖。市卫生健康委组织市感染性疾病质控中心、市卫生健康监督所成立联合检查组，于6月26日、27日赴丰台区新发地市场、海淀区玉泉东市场及大兴区等重点区域周边小诊所开展对文件落实情况的督导检查。截至7月1日，全市监督检查门诊部1294家、诊所2921家、康复医院17家、护理院8家。检查中发现的主要问题为部分医疗机构预检分诊登记信息不详、未按要求更新流行病学史内容、未对工作人员每周进行疫情防控培训等，已反馈并责令立行整改。

（段姗姗）

【统筹推进负压病房建设】8月24日，市卫生健康委印发《关于统筹推进负压病房建设的通知》，结合秋冬季疫情防控工作需要，要求各单位要严格按照《加强首都公共卫生应急管理体系建设三年行动计划（2020—2022年）》要求，严格建设标准，统筹确定建设时序，加快推进2020年负压病房建设。9月4日，市卫生健康委召开工作调度视频会，对推进发热门诊改造及负压病房建设工作进行部署。

（罗培林）

【发布二级公立医院绩效考核方案】8月，市卫生健康委印发《北京市二级公立医院绩效考核工作实施方案》，明确2020年至2022年，二级公立医院考核以数据信息考核为主、必要现场复核为辅，设计制定考核办法和指标，逐步形成与本市医疗保障制度、医院发展方向相适应的绩效考核体系。

（罗培林）

【医疗行业作风建设工作专项行动】8月，为加强医疗行业行风和医务人员医德医风建设，规范医疗机构及其从业人员廉洁行医行为，发布《北京市卫生健康委员会关于开展医疗行业作风建设工作专项行动的通知》。8月至12月，分教育自查、集中宣传整治、评估总结3个阶段，在全市开展医疗行业作风建设工作专项行动。工作任务包括9个方面：加强党的全面领导，切实履行主体责任；弘扬树立先进典型，倡导风清气正的行业风气；坚决惩处利用职务便利牟取红包

等不正当利益行为；严厉打击收取回扣违法违规行为；坚决查处诱导消费和不合理诊疗行为；坚决查处医疗机构违反医疗技术临床应用管理行为；严肃查处医疗机构内医药产品违规营销行为；开展社会办医管理年专项行动；规范医商合作交往途径。

（罗培林）

【小型医疗机构专项整治行动】为促进社区卫生服务中心（站）、门诊部、诊所、卫生所、医务室、村卫生室等小型医疗机构依法规范执业，落实常态化疫情防控措施，严厉打击"黑诊所"等非法行医行为，9月9日，北京新冠疫情防控工作领导小组办公室发布《北京市小型医疗机构专项整治行动方案》，决定2020年9月9日至2021年3月31日，在全市开展小型医疗机构专项整治行动。整治范围是城乡接合部、农贸市场、批发市场、大型建筑工地等外来人口聚集地区的"黑诊所"、游医、非医师和小型医疗机构，工作重点包括严厉打击非法行医，加强行刑衔接，建立非法行医黑名单，加强依法执业培训，开展依法执业自查，严肃查处违法违规执业行为，严格落实就医管理规定，建立完善预检分诊制度，严格落实首诊负责制，加强8类症状监测，建立公共区域视频采集系统，加强社区卫生服务，完善监管台账，改进监管方式，建立熔断机制，完善奖励机制等16项任务。按照市级统筹、区级组织的原则，各区按照专项整治行动方案要求完善实施方案，部署推进工作。

（段姗姗）

【开展冬春季医院感染性疾病科等重点科室检查】12月，市卫生健康委印发《北京市2020年冬春季医院感染性疾病科等重点科室检查工作方案》，并于12月10日至19日期间对医院感染科、急诊室等重点科室的感染防控、医疗质量管理、生物安全工作进行检查。12月31日，市卫生健康委召开视频会，对冬春季医院感染性疾病科等重点科室检查情况进行通报和约谈。

（杨　琴）

准入管理

【鼓励和引导社会办医】9月10日，市卫生健康委联合市发改委等10部门印发《促进社会办医持续健康规范发展意见分工方案》，完善社会办医政策环境。由卫生健康行政部门牵头建立协调会商制度，推动各项政策、措施和任务的落实，解决社会办医工作中存在的政策落实不到位、监管不完善、社会整体信任度不高等问题。

（段姗姗）

【**办理救护车免通行费事宜**】自2019年7月起，市卫生健康委持续推动各医疗机构按时完成救护车ETC安装工作。依据《北京市收费公路车辆通行费减免范围》《北京市院前医疗急救服务条例》《收费公路管理条例》等文件规定及2019年有关会议精神，在协商市交通委办理1635辆救护车免通行费基础上，12月，市卫生健康委向市交通委发《关于办理救护车车辆免通行费用的函》，商请为本市医疗卫生系统新增的274辆救护车办理免通行费用相关事宜。

（杨　琴）

【**国际医疗服务体系建设**】9月23日，市卫生健康委联合市发改委等15部门印发《北京市国际医疗服务发展改革创新工作方案》，北京协和医院等8家国际医疗服务试点全面启动，在朝阳区试点成立国际医疗联合体。

（段姗姗）

医疗服务与救治

【**建立医疗服务与执业监管平台**】5月，北京市互联网诊疗监管平台试点上线，协和医院、中日友好医院、阜外医院、北京大学第三医院、朝阳医院、宣武医院6家试点医院实现互联网诊疗数据实时传输。

（段姗姗）

【**做好疫情常态化防控期间门诊开药工作**】7月8日，北京市卫生健康委会同北京市医疗保障局联合印发《关于进一步做好疫情常态化防控期间门诊开药有关工作的通知》，规定接诊医生对病情稳定需要长期服用同一类药物的高血压、糖尿病、冠心病、脑血管疾病、慢性阻塞性肺部疾病等慢性病患者可开具不超过12周的长期处方。

（段姗姗）

【**推进恢复正常医疗服务**】9月29日，北京新冠肺炎疫情防控工作领导小组医疗救治和防院感组印发《关于进一步推进恢复正常医疗服务的通知》，明确在严格做好院感管理的基础上，持续优化分时段预约诊疗，有序推进恢复日常医疗服务，持续扩大病房收治能力。

（陆　珊）

【**保障疫情期间日常医疗服务**】新冠肺炎疫情期间，市卫生健康委采取系列措施，满足群众基本医疗需求。一是建立急危重症患者救治绿色通道。设置应急隔离区和缓冲区，做好暂未取得核酸检测结果等情况下急危重症患者的应急救治。二是设立急危重患者住院综合过渡（缓冲）病房，依据患者病情做好分

级分类筛查，采取"隔床"或一间单人等收治方式，降低院内交叉感染潜在风险。三是做好应急手术、介入诊疗服务，巩固急危重症患者手术等处置的应急机制，及时收治急危重症、恶性肿瘤等患者。四是做好血液透析服务。巩固医院与社区卫生服务机构分工负责、紧密衔接的血透者协同服务机制，采取预约方式，设立专门时段、专门区域，专人对接做好高风险血透患者服务。五是优化预约诊疗服务。建立二级以上医院非急诊全面预约常态机制，通过分时段预约、调整上下午出诊号源比例、推进检验检查预约，拓展预约途径，改善门诊秩序，引导患者错峰就诊。六是为老年人挂号就医提供便利。提供多渠道预约挂号服务，为老年人提供现场号源，建立绿色就医通道、无码绿色就医通道。全市为老年人提供诊疗服务的278家二级以上医疗机构全部开展了助老服务。

（陆　珊）

【**医联体建设**】年内，市卫生健康委持续推进医联体建设。全市累计建成62个综合医联体，包括核心医院56家、合作医疗机构549家。

（乔正国）

【**临床重点专科建设**】年内，市卫生健康委启动了呼吸内科、感染性疾病科、检验科、重症医学科4个专科共27个项目的建设。其中，培育项目建设呼吸内科、感染性疾病科、检验科3个专科9个项目，建设项目建设呼吸内科、感染性疾病科、检验科3个专科9个项目，卓越项目建设重症医学科、感染性疾病科、检验科3个专科9个项目。根据《北京市临床重点专科项目实施方案（试行）》，每个北京市临床重点专科培育项目和北京市临床重点专科建设项目支持300万元，每个北京市临床重点专科卓越项目支持180万元。

（段姗姗）

【**推进"互联网+"医疗服务**】年内，市卫生健康委推进医疗机构在线开展常见病、慢性病复诊，线上开药，药品配送等服务，全市开展互联网诊疗服务的机构达92家。

（段姗姗）

医疗质量与评价

【**行风建设专项行动**】8月21日，市卫生健康委召开全市医疗行业行风建设工作专项行动部署视频会。市中医局、市医管中心、各区卫生健康委和全市二级以上医院主管领导及有关负责人300余人参会。市卫生健康委、市市场监管局、市医保局、市纪委市监委驻市卫生健康委纪检监察组负责人参会。会议部署本

市医疗行业开展作风建设工作专项行动，要求全市各级各类医疗机构要切实履行主体责任，规范医商合作交往，清理行业乱象。对医疗机构和医务人员利用职务便利牟取红包等不正当行为、收取回扣违法违规行为、诱导消费和不合理诊疗行为、违反医疗技术临床应用管理行为、医药产品违规营销行为予以坚决打击和查处，启动民营医院管理年专项行动。通报了近年本市医疗行业尤其是医保领域针对欺诈骗取医保基金、违规使用医保基金等违法违规行为的查处情况，就加强医保基金监管与使用提出明确要求。按照部署，8月至12月，在全市集中开展医疗行业行风建设工作专项行动。对整治中发现的违法违规行为，依法依规予以处理，曝光一批典型违法违规案件，清理整顿一批管理不规范的医疗机构，保持高压态势，确保专项行动取得实效。

（罗培林）

【大型医院巡查】11月，印发《北京市卫生健康委员会关于组织开展大型医院巡查工作的通知》，拟于2020年11月至2022年6月对全市二级以上公立医院开展大型医院巡查工作。社会办医院按照管理原则参照执行，委属委管医院由国家卫生健康委组织巡查。重点围绕党风廉政、行业作风、运行管理三大领域，在党风廉政建设方面聚焦党的政治建设、思想建设、组织建设、作风建设、纪律建设和廉政建设，在行业作风建设方面聚焦行风组织建设、行风教育培训、行风机制建设、"九不准"等政策落实、以案促改和公益性职责，在运行管理方面聚焦经济运行制度、预算成本管理、招标采购、医疗收费、审计管理和经济运行风险管理。

（罗培林）

【京津冀鲁医疗机构临床检验结果互认】年内，将检验结果互认的地域范围由原京津冀地区拓展到京津冀鲁地区，检验结果互认项目由36个增长至43个，互认医疗机构由原京津冀地区的411家增长至京津冀鲁地区的542家。

（杨培蔚）

【人体器官捐献与移植管理】为贯彻落实《人体器官移植条例》，依法推进人体器官捐献与移植工作，9月，下发《北京市卫生健康委员会关于建立北京市人体器官获取组织的通知》，建立北京市人体器官获取组织。北京市建立北部、南部2个器官移植医院联合体，同时确定北部器官移植医院联合体牵头单位为清华长庚医院，南部器官移植医院联合体牵头单位为友谊医院。其中，北部联合体包括清华长庚医院、中日友好医院、朝阳医院、人民医院、北京大学第三医院、北京大学国际医院6家医院，对应6个行政区；南部联合体包括友谊医院、北京医院、佑安医院、协和医院、阜外医院、北京大学第一医院、宣武医院、安贞医院8家医院，对应10个行政区。

按照《国家卫生健康委关于开展人体器官捐献与移植专项整治工作的通知》要求，市卫生健康委制定了《北京市人体器官捐献与移植专项整治工作实施方案》，开展为期2年的人体器官捐献与移植专项整治工作。通过开展人体器官捐献与移植专项整治，严格规范相关机构和人员行为，整顿和规范人体器官捐献与移植工作秩序，打击违法违规行为，净化行业环境。

（刘瑞森）

护理管理

【互联网护理服务试点】为贯彻落实《国家卫生健康委办公厅关于开展"互联网+护理服务"试点工作的通知》要求，8月18日，市卫生健康委召开互联网护理服务试点工作推进会，研究讨论互联网护理服务试点工作推进计划。会上，东城区、朝阳区、石景山区、房山区卫生健康委总结了经验做法，西城区、海淀区、丰台区介绍了工作计划。会议确定下一步拟在城六区扩大试点范围。

8月24日，印发《北京市卫生健康委员会关于推进"互联网+护理服务"试点工作的通知》，安排2020年继续扩大试点范围。东城区、朝阳区、石景山区、房山区在试点基础上以点带面，扩大参与"互联网+护理服务"试点工作的机构范围，进一步完善工作机制，深化服务内涵；增加西城区、海淀区、丰台区为"互联网+护理服务"试点区。

11月4日，召开互联网护理服务试点工作培训会。会上，航空总医院、燕化医院、隆福医院分别介绍了互联网护理服务经验、做法，市卫生健康委要求各试点机构加快工作进度，完善工作方案，依法依规开展互联网护理服务，适应老年人、慢性病患者健康服务需求。市卫生健康委医政医管处相关工作负责人，西城区、海淀区、丰台区卫生健康委医政科及辖区互联网护理服务试点机构相关工作负责人，航空总医院、燕化医院、隆福医院护理部门负责人等共35人参加会议。

（杨琴）

【推荐南丁格尔奖章候选人】10月，市卫生健康委根据中国红十字总会要求，启动北京地区第48届南丁格尔奖章候选人推荐工作，共收到各有关区卫生健康委和三级医院推荐的候选人20名。11月12日，召开推评会。经投票推荐，确定北京地坛医院张志云为北京地区第48届南丁格尔奖章候选人，并报市红十字会。

（杨 琴）

【加快发展老年护理服务】12月，为推进老年健康事业发展，满足老年人护理服务需求，根据国家卫生健康委《关于加强老年护理服务工作的通知》并结合本市实际，市卫生健康委制发了《北京市加快发展老年护理服务工作方案》。以维护老年人健康权益为中心，以满足老年人健康服务需求为导向，聚焦老年护理领域主要矛盾和关键问题，建立覆盖老年人疾病全过程的护理服务体系，增加老年护理服务供给，精准对接老年人护理服务需求，努力提高老年人健康水平，实现健康老龄化。

（杨 琴）

血液管理

【保障疫情期间血液供应】疫情发生后，市卫生健康委建立血液库存预警机制，紧急启动团体无偿献血应急机制。2月9日，印发《北京市卫生健康委员会关于进一步做好疫情防控期间血液供应保障工作的通知》，要求各区卫生健康委立即启动辖区单位团体应急献血机制，组织好无偿献血志愿者队伍，各临床用血医疗机构强化血液库存预警工作，严格掌握输血适应证，保障首都血液安全。年内，全市有1700余家机关、企事业单位、高校的10.4万人捐献血液13.1万单位，占血液采集供应总量的21.3%，比上年增加3个百分点。

（杨培蔚）

【关爱无偿献血者活动】3月20日，市卫生健康委印发《关于开展新冠肺炎疫情期间关爱无偿献血者活动的通知》，通过向无偿献血者发放标准为500元的不记名"关爱无偿献血者健康体检卡"等方式，鼓励倡导社会公众积极参与无偿献血。

（杨培蔚）

【优化调整街头献血点】5月至9月，北京市增设石景山医院北门、丰台区菜户营佑安、中关村欧美汇购物中心3个献血点，恢复西直门北站、北京火车站、昌平区龙德广场、天通苑北站、天坛医院西门5个献血点。

（杨培蔚）

【中心血库建设】年内，顺义、大兴、怀柔、平谷、昌平、门头沟、房山7个区中心血库全部取得《血站执业许可证》。

（杨培蔚）

医院感染管理

【加强疫情期间院感防控】疫情期间，市卫生健康委不断优化医院感染防控的工作流程，细化防控措施，制定16+14条防院感措施。实施医疗机构工作人员全员核酸检测，医院相关重点科室医务人员及工作人员每周1次核酸检测，其他科室人员两周1次核酸检测。组建院感防控市级专家指导组，分区包片开展巡回式现场指导检查，主管领导靠前指挥调度，针对检查发现的问题及时约谈，督促责任落实。

（杨 琴）

【院感防控专项检查】10月17日，市卫生健康委印发《关于开展院感防控专项检查工作的通知》，在医疗机构开展全面自查的基础上，10月20日至25日，组织全市医疗机构开展感染防控专项检查。10月20日至23日，全市所有医疗机构开展院感防控自查，根据自查结果建立自查台账。在自查基础上，10月23日至30日，各区卫生健康委组织专家队伍开展跨区检查，市中医局、医管中心和市卫生健康委分别对中医三级医院、市属医院及其他三级医院进行抽查。11月10日、18日、26日，市卫生健康委先后3次召开会议，对院感监督检查中发现问题的16家医疗机构及上级主管部门进行约谈。

（杨 琴）

市属医院管理

【概述】2020年，市医管中心坚持以人民健康为中心，全力打赢新冠肺炎疫情阻击战，抓好常态化疫情防控，统筹推进疫情防控和年度重点任务。

年初，面对突如其来的新冠肺炎疫情，用40天时间完成了地坛、佑安、小汤山3家定点医院12万平方米应急病区的新建、改造及设施设备安装，收治床位增加3000余张。从市属医院抽调1839名医务人员支援北京定点医院，并组建138人的医疗队紧急驰援武汉。疫情发生以来，市属3家定点医院共收治确诊患者867名，占全市84%；其中重型、危重型患者125名，占全市93%。

同时，推进落实各项重点任务。推进国家药品集中采购，节约药费约5亿元；开展医用胶片、留置针等集中议价，预计节约采购资金2.2亿元。加快提升市属医院建设项目，同仁亦庄院区扩建项目开诊，世纪坛急诊急救综合楼、朝阳医院东院、友谊医院顺义院区实现结构封顶，积水潭医院回龙观院区扩建、北京口腔医院迁建、安贞医院通州北区、清华长庚医院二期、友谊医院通州二期、回龙观医院科研教学康复楼完成土护降施工，胸科医院危房改建开工建设，首儿所通州院区完成设计优化。北京儿童医院新院区完成项目建议书编报，北京中医医院、安定医院新院区项目取得初步选址成果；雄安新区"交钥匙"建设综合医院项目进入主体结构施工。持续改进医疗服务质量，扩展京医通分时段预约、线上检查结果查看和退号候补机制；20家医院获批互联网诊疗资质，累计在线服务12万人次；推进急诊分级就诊，畅通绿色通道；加强处方点评、重点药品监测和住院患者用药指导。不断强化研究创新动能，支持天坛等6家医院开展示范性研究型病房建设，开展科技创新重大措施评审和指数评价；对儿科、消化内科协同发展中心中期评估，并做好扩大试点准备；支持国家医学中心申报重点实验室、转化医学研究院、应用中心建设，4家医院获批第二批中关村科技服务平台，积水潭医院获批科技成果赋权试点。落实《北京市医院安全秩序管理规定》；开展消防安全标准化管理等级评定；加强耗材管理，推进国产首台（套）装备示范应用；启动智慧管理平台项目论证，推进医改监测平台等系统建设。加强成本控制，开展绩效跟踪评价；推进医院"三产"等下属机构清理，截至年底累计完成46家企业工作。

（孟留海）

新冠肺炎疫情防控

【统筹调配抗疫力量】1月19日，地坛医院报告本市首例新冠肺炎病例后，市医管中心第一时间建立防控领导体系，各医院迅速进入应急状态。疫情之初，从13家市属医院紧急选派138名医疗队员驰援武汉。抽调30余名管理人员充实佑安医院、地坛医院、小汤山医院3个工作专班驻点工作，紧急开展定点医院改造建设和启用收治工作。抽调1839名医务人员支援佑安医院、地坛医院、小汤山医院3家定点医院，组建2000余名医务人员的应急救治后备队伍。成立新冠肺炎重症救治专家组，实行"每日会诊、每日筛查、中西医结合、一人一策"，有效降低病亡率。自新发地聚集性疫情发生后，再次从市属医院选备600余名医护人员组成应急储备队伍。

外防疫情输入阶段，市医管中心组织1000余名医务人员进驻小汤山医院，承担境外来（返）京人员筛查和病例救治任务，累计筛查2175人，确诊54人，实现了"筛查零漏检、医务人员零感染"的目标。

（李慧 徐本强 姜悦）

【有效应对新发地疫情】新发地疫情发生后，宣武医院第一时间确诊首例患者，为疫情防控赢得了宝贵时间。市医管中心协调地坛医院24小时内腾空病房，指导朝阳医院拟定1周之内整体腾空东院区的应急预案，组织105名医务人员紧急驰援地坛医院，并组建600余人应急储备队伍。落实"应检尽检""愿检尽检"要求，指导各医院增设备、加人力，迅速提升核酸检测能力，支援社区筛查，累计检测超80万人次。

（姜悦）

【做好常态化疫情防控下的正常诊疗服务】市医管中心先后制发《新冠肺炎疫情期间开展手术等有创操作的防护要求专家共识（试行）》《关于进一步加强

疫情常态化防控期间高危因素和重点人群医疗服务工作的通知》，在急诊设置隔离诊室及隔离留观区或抢救区，畅通绿色通道，针对血液透析、肿瘤、儿童、孕产妇、精神疾病等重点人群患者，优化就诊流程，在保证疫情防控安全的前提下，做好急危重症患者和重点人群的救治。指导医院设立过渡病房或单人单间收治，开展互联网医疗等形式的医疗服务，统筹安排救治工作，保障中高风险区域和非绿色健康码等高危因素人员的诊疗需求。

进入冬春季，国内发生多点零星散发和聚集性疫情，组织市属医院开展人员排查，有效发挥哨点作用，严格中高风险地区人员管理，强化预检分诊、筛查、院感防控和实验室生物安全，及时消除风险隐患，全力保障医疗安全，稳步推进疫苗接种。同时，天坛医院、清华长庚医院、佑安医院派出核酸检测队伍援助河北。

（董思鑫　姜　悦）

【提升应对重大传染病救治能力】加强医防融合，完善传染病防控体系建设。一是加强发热门诊改造提升，仅用5个多月时间组织实施14家医院17个发热门诊"一院一策"提升改造，改造后发热诊室、隔离病床、日接诊能力分别由40间、94个、2600人次增加到97间、223个、7400人次，诊治能力显著提升。二是提升核酸检测能力，市属医院全部具备核酸检测能力，并如期完成12家市级检测基地和1家国家公共实验室建设，具备单管单样每日10000检测量的能力，储备具有PCR资质的持证实验室检测人员1500余人，核酸采样队员4336人。三是建立分级响应的床位储备机制，在确保3家市级定点医院3127张床位（含ICU床位110张）储备资源的基础上，将朝阳医院本部（1437张床位，含ICU床位88张）作为战略储备医院，增强集中收治能力。四是加强应急医疗救治队伍建设，构建市、院两级应急医疗救治力量，组建115人的市级重症救治合成营，开展临床实践培训；在小汤山医院培训1500余名临床救治储备人员；市属医院职工进行全员分层次培训和综合演练，明确抽组、训练等工作机制。五是组建流调人才储备队伍，流调培训530人，作为应急后备力量。

（姜　悦　冀　杨）

【开展新冠肺炎咨询服务】累计派出市属医院专家438人次，赴12320接听新冠肺炎相关咨询电话，解答咨询3016件。2月1日，联合市科委、北京医学会推出"北京市新冠肺炎线上医生咨询平台"。截至12月底，平台浏览量681万人次，专家直播120场，直播浏

览2188万人次；专家视频285部，播放量5万人次；市民咨询1.6万人次，有效缓解了市民焦虑，减少盲目就医导致的交叉感染风险，减轻公共医疗资源占用压力。

（董思鑫）

市属医院改革

【印发市属医院章程指导文本】10月22日，市医管中心印发《北京市属医院章程指导文本（试行）》，召开章程编制专项工作部署暨培训会，指导市属医院科学、规范开展章程制定工作，顺利完成章程制定工作目标。文本设置13章内容，包括总则、宗旨和业务范围、举办主体的权利和义务、医院的权利和义务、职工的权利和义务、医院组织结构、议事规则和决策程序、运行管理、监督机制、医院文化、医院终止、章程修改和附则，共120条。截至年底，22家市属医院全部完成章程编制工作。

（张梦平）

【深化市属医院综合改革】10月28日，印发《北京市医院管理中心落实本市深化医药卫生体制改革2020年下半年重点工作安排分工方案》。定期监测市属医院改革相关数据并形成《市属医院医耗联动综合改革监测报告》，对市属医院医耗联动改革实施一年情况进行评估，形成《北京市医院管理中心市属医院医耗联动综合改革一年监测报告（2019年6月1日至2020年6月30日）》，改革实施以来，总体平稳有序，符合预期，效果明显。同时，分析上半年新冠肺炎疫情对市属医院运行及医耗联动综合改革带来的影响，形成《北京市医院管理中心市属医院医耗联动综合改革2020年累计四月监测报告》。

（张梦平）

【印发2020年绩效考核指标体系】年内，市医管中心考核市属医院2019年度绩效目标完成情况，完成《北京市属医院2019年绩效考核分析报告》。市属医院在强化公立医院的公益性，加强医院管理、提高运营效率、保证医疗质量、降低医药费用方面取得显著成效，尤其体现市属医院公益性职能发挥的各项指标完成较好。制发《市属医院2020年度绩效考核与评价指标体系》，新的绩效考评体系框架以平衡计分卡为主要设计基础，建立主要任务目标考核+日常评价+个性化考核+党建考核+费用控制+负性事件处罚+公益性和指令性任务评价的考评体系，全面提升市属医院精细化管理水平。

（朱晓瑞　张晓光）

市属医院规划编制

【完成"十三五"规划评估】5月，委托首都医科大学开展市医管中心"十三五"规划评估工作，形成《北京市医院管理局"十三五"时期市属医院发展规划实施情况评估报告》，为高质量开展"十四五"规划工作奠定基础。

（张梦平）

【印发规划管理办法】6月8日，印发《北京市医院管理中心规划管理办法（试行）》，明确了市医管中心及所属市属医院规划的编制依据、规划体系、编制期限、编制实施程序、适用范围等，进一步提高规划编制和实施的科学性、有效性，维护规划的严肃性和权威性，发挥规划对事业发展的引领作用，促进市属医院全面可持续发展。

（张梦平）

【启动"十四五"规划编制】6月8日，市医管中心制发《"十四五"规划编制工作方案》，市医管中心及市属医院分别成立规划编制工作领导小组，启动"十四五"规划编制工作。6月30日，召开全系统规划编制工作视频部署及培训会。邀请中国人民大学、首都医科大学、北京市医院建筑协会等，开展"十四五"总体规划及人才发展、市属医院领导班子和干部队伍建设、学科建设、基本建设等专项规划课题研究，形成相应研究报告，为科学编制专项规划提供专业支撑。8月25日至9月8日，通过市医管中心官方网站、微信平台等向社会公众和市属医院全体职工公开征集"十四五"规划意见和建议。12月，编制形成《北京市医院管理中心"十四五"时期发展规划》初稿。

（张梦平）

医院基础管理

医疗护理工作

【优化诊疗流程】年内，京医通平台挂号量进一步提升，访问量14亿人次，比2019年增长20%；服务8600万人次；挂号2049万人次，比上年下降23%。患者在京医通挂号平台上预约时可按照时段（每一个时段不超过半小时）选择看病时间，市属医院已实现分时段预约的抽血、化验项目2963个，核酸检测报告等检验检查结果可通过京医通、医院微信公众号或APP等线上自动推送给患者。

（程 卓）

【健康宣教】建立标准化出院用药教育库，涵盖2464个药品教育数据库，并嵌入用药提醒时间轴、药品图片等功能，为患者提供出院用药指导12万余人次；进一步完善和改进出院患者健康处方，新增健康处方617种，为患者提供康复指导和全程服务26.53万人次；开展"京城健康守护杯"健康科普大赛，在医院制作的196个科普视频中评选出优秀作品100个，并通过官方抖音号"北京医管"陆续发布，点击量和关注度不断提升。

（程 卓）

【创新便民惠民措施】市医管中心鼓励市属医院围绕服务患者过程中发现的痛点、难点问题，以及患者满意度较低的项目等管理中发现的不足和问题，推出便民惠民创新服务措施。22家市属医院申报66项自主创新的便民惠民服务措施并承诺完成，经过处室审查、医院汇报及评审专家现场提问与打分，市医管中心对自主创新项目进行评估，并根据评估结果给予奖励。这些项目以患者为中心，覆盖门诊、急诊和住院相关的服务与流程，关注就诊体验、就诊环境、护理服务、药学服务、医疗安全、健康教育、信息化建设等多方面。得分前三位的是：天坛医院8585（帮我帮我）患者服务项目、天坛医院开设综合服务区改善家属等候体验项目、同仁医院基于TTS系统的门诊单据解读交互系统搭建及应用。

（刘立飞 冀 杨）

【紧密型儿科医联体建设】年内，市医管中心推进第三批紧密型儿科医联体建设。组织北京儿童医院与京煤集团医院、首都儿科研究所附属儿童医院与积水潭医院（回龙观院区）分别启动试点工作，实现专家互通、院内制剂互通，提升帮扶医院儿科诊疗水平，推进儿科常见病就近服务。

（刘立飞）

【市属医院为回天地区办实事】年内，积水潭医院（回龙观院区）和清华长庚医院通过加强区域医联体建设、支持社区疫情防控、双向转诊、预约挂号、专家下社区等措施，加强紧密型医联体建设，支持昌平区医疗卫生机构提升能力水平，为回龙观、天通苑地区百姓提供医疗服务，促进优质医疗资源下沉。积水潭医院（回龙观院区）共派出10余个专业80余名专家下社区出诊，组建了高血压、冠心病、糖尿病及脑血管病4类慢性病专家团队，接诊患者2200余人次。通过114预约挂号平台、医院社区保健科开放号源，预留号段，承担昌平南部地区院际会诊、唐筛及危重孕产妇接收任务。清华长庚医院作为昌平区东部医联体核心医院，通过持续派出全科医学专家下沉到医联体单位，给予门诊出诊、临床带教指导，联合社区通过举办各类培训、科普义诊等方式，促进优质医疗资源下沉，并开展双向转诊，为下级医院预留号源，为回天地区提供良好的医疗保障。清华长庚医院派专家出诊67人次，累计诊治患者677人，带教51人次；双向转诊4550例；开展健康科普、义诊合计6次。

（刘立飞）

【健康扶贫和支援帮扶工作】市属医院主要承担西藏、新疆、青海、内蒙古、河北5省（区）省级及地市级医疗机构医疗支援帮扶任务，同时承担南水北调、振兴东北等政府间区域医疗合作任务，健康扶贫、对口帮扶与合作15个省区（新疆、西藏、青海、内蒙古、河北、河南、湖北、江西、湖南、沈阳、四川、宁夏、贵州、雄安新区、四川凉山）。拉萨市人民医院在北京医疗队持续帮扶下，在全区七地级市区中第一家完成三甲创建任务。安定医院帮助组建玉树州精神疾病专科医院，结束了全国高原高寒地区没有精神专科医院的历史。地坛医院帮助玉树州筹建传染病医院。赴拉萨市开展建档立卡贫困户义诊活动，新增两家"以院包科"医院，总数达到8家。年内，拉萨市人民医院实施新技术20项，成为全区首家被授予国家综合防治卒中中心单位，新建小儿骨科填补了西藏地区小儿骨科的空白，儿科联合眼科首次开展视网膜病变筛查新技术，填补了西藏自治区该领域的空白。

（刘立飞）

【京津冀医疗协同发展】市医管中心稳步推进京津冀卫生协作工作。宣武医院、北京中医医院、北京妇产医院3家医院对口帮扶雄安新区容城县3家医院，扎实推进京张、京承、京曹、京廊、京保等政府间合作项目，开展院际间自主合作项目，着力打造环首都医疗服务带，提升当地医疗机构整体服务能力。有京津冀政府重点医疗合作项目36个，其中与雄安新区容城县合作项目3个、与廊坊市北三县合作项目10个、与张家口市合作项目10个、与承德市合作项目4个、与保定市合作项目5个、与曹妃甸地区合作项目4个。年内，22家市属医院共派出医务人员42人次，门诊12.30万人次，会诊5168人次，手术3148人次，住院2.41万人次，开展新技术72项，远程会诊659例，来京进修85人次，双向转诊574人次，科研合作9项，专业技术培训4707人次，帮扶建立首个专业学科13个。

（刘立飞）

【高原适应研究康复中心项目】市医管中心推进北京高原适应研究康复中心建设，指导宣武医院和小汤山医院针对功能分区、空间布局、仪器设备等规划

和配置等制订计划并实施。至年底，中心有关的各项规章制度与工作业务流程基本明晰，初步具备为高原援建干部提供健康服务保障的基本条件。

（刘立飞 董思鑫）

【医疗质量管理】年内，市医管中心持续开展重点病种数据评价，进一步拓展重点病种监测范围，从41个重点病种增加到70个，强化病历质量管理，提升医疗质量与效率。组织重点病种监测培训，引导市属医院利用DRG工具加强医疗质量和服务效率的数据评价，提升对病种评价数据的使用效能。结合国家三级公立医院绩效考核结果，优化市属医院绩效考核指标，组织医疗质量管理现场评价。定期进行医疗运行、效率、质量反馈机制，寻找市属医院与央属医院差距，强基础，补短板。

（姜悦）

【急诊应急规范管理】年内，市医管中心深入推进急诊分级就诊，持续开展突发群体伤应急救治演练，强化应急救治能力；进一步畅通脑卒中、心肌梗死等急危重症患者急诊绿色通道，保证患者安全。完善住院服务中心功能，建立急诊患者优先收入院协调机制，由急诊收住院患者6.6万人次，同比增加17.04%；建立急诊医联体，促进医联体内双向转诊，引导医联体内急诊留观、恢复期、输液患者向基层合理分流，着力缓解急诊"出口"拥堵现象。10家医院与46家医疗机构建立了急诊医联体，由急诊转至医联体合作医疗机构的患者6367人次。

（冀杨）

【号源管理】年内，进一步挖潜扩大市属医院号源供给量，合理调整上下午号源比例，多种预约途径增加知名专家团队数量，为门诊复诊患者提供精准预约服务，合理调整放号时间和次数，实行退号候补预约机制等措施，同时，建立多次爽约患者"黑名单"制度、启用慢速排队、限制刷新号源频率、发送验证码进行验证等提高号源利用效率，持续压缩号贩子倒号空间。截至年底，累计限制倒号者2.53万人次，包括限制京医通卡和社保卡1.07万张、微信账户1.30万个、京医通账户1426个、身份证号114个、电话号码68个，实时拦截机器刷号5.69万人次。

（程卓）

【互联网诊疗】年内，20家市属医院通过审核，获批互联网诊疗资质，为患者提供线上咨询、复诊及送药到家等服务。自费患者的所有费用均可实现线上结算，8家市属医院实现医保线上结算，在线出诊医师2540人、护士64人、药师441人，在线服务患者12.4万人次，其中，北京肿瘤医院、首儿所、宣武医院、

安定医院服务患者超过1万人次，外地患者超过50%。

（董思鑫）

财务资产管理

【为市属医院提供资金保障】年内，市医管中心积极筹措资金，为市属医院开展新冠肺炎疫情防控提供资金保障。一是主动调整年初预算结构，压减行政经费，压减市属医院非紧急、非必需的支出，用于支持医院运行和疫情防控。二是争取亚洲投资开发银行对中国抗疫的紧急贷款、中央财政转移支付资金、市级财政机动财力等资金，支持市属医院疫情防控。三是针对疫情对部分医院现金流的影响，开展经营预测分析，指导医院成本管控和复工复产，争取医保部门提前下拨市属医院总额预付款、减半征收医院基本医疗单位缴费等政策，缓解医院的经济运行压力。

（雷光平）

【申请亚投行资金】为支持市属医院新冠肺炎疫情防控，市医管中心申请亚洲基础设施投资银行首笔对华人民币主权贷款10亿元，用于地坛医院、佑安医院和小汤山医院3家定点医院疫情防控相关的病房应急改造、设备购置、信息化和防控用品购置，市属医院发热门诊（筛查区）设备购置能力的提升，市属医院核酸检测能力建设等项目的实施，为市属医院疫情防控提供了资金保障。

（雷光平）

【市属医院窗口缴费实现支付三统一】年内，市属医院不断拓展支付方式，提升窗口收费服务水平，实现医疗缴费支付"三个统一"：缴费窗口支付方式统一，所有人工缴费窗口均支持现金、银行卡和主要网络支付方式；人工缴费窗口网络支付扫码方式统一为医院主动扫码；人工缴费窗口支付标示统一为市医管中心设计的支付方式标示牌。

（姜鹏）

【启动市属医院国有企业公司制改制】为贯彻落实《国有企业改革三年行动方案（2020—2022年）》和全面深化市属国资国企改革工作推进小组办公室《关于印发<北京市国有企业公司制改革工作方案>的通知》精神，12月，市医管中心印发《市属医院国有企业公司制改制工作实施方案的通知》，启动对下属医院所办全民所有制企业开展公司制改革，促进政企分开、政资分开，完善企业法人治理结构，提升经营管理水平，激发国有企业活力和发展动力。

（姜鹏）

【落实绩效考核奖励专项经费】年内，市医管中心安排市属医院考核奖励经费11亿元，包括市属医院绩效考核奖励资金8亿元、科技创新专项绩效奖励资金2亿元、便民惠民自主创新奖励资金1亿元。

（周颖）

【采购创新医疗设备】年内，市医管中心组织市属医院在医疗设备购置项目、发热门诊（筛查区）开办费项目中开展首台（套）设备采购试点，推进本市政府采购支持首台（套）重大技术装备试点的开展，发挥政府采购支持科技创新政策功能作用，并联合制定了进一步推进中关村创新医疗器械应用推广工作方案。

（刘靖宇）

基础运行管理

【安全生产月系列活动】6月是全国第19个"安全生产月"，市医管中心制定了《2020年市属医院"安全生产月"暨"隐患整改月"活动方案》，重点落实"梳理安全管理机制、开展安全生产教育培训、开展安全生产应急演练、开展安全生产大检查、开展安全隐患排查整改活动"等工作。期间，开展全覆盖督导检查30次，累计排查整改各类隐患421项，均已按要求完成整改。各市属医院开展防汛、停电、消防等各类应急演练120余场，宣传培训113场次，参加宣传培训人员1万余人次，进一步强化了安全责任意识。

（冯斌）

【市属医院运行管理重点工作督导互查】8月5日至14日，市医管中心抽调市属医院部分工作人员组成6个检查组，对市属医院运行管理重点工作进行督导互查。检查组对医院安全秩序、消防安全、危化品安全管理、防汛防雷、垃圾分类等相关工作落实情况进行现场督查，所有问题均现场反馈医院并要求立整立改。8月19日，市医管中心召开市属医院安全工作视频会议，就检查发现的问题进行通报并提出工作要求。

（张华兴）

【重点运行设备安全评估管理】9月至11月，市医管中心系统梳理配电、锅炉、空调、电梯和给排水等设备的运行数据，推动基础运行设备信息与安全隐患台账系统联动对接，完善安全风险预警评估体系，初步实现与安全隐患台账平台和安全风险预警评估体系的联动对接。同时，开展医用气体系统全生命周期管理评估，完成医院内重要运行保障系统设施设备的全覆盖评估，促进安全运行管理水平持续提升。

（冯斌）

【市属医院安全防范培训】为贯彻落实《北京市医院安全秩序管理规定》，提升医务人员安全防范意识和技能，11月27日，市医管中心在国际安全防卫学院举办了市属医院安全防范首期培训班，各市属医院保卫干部、医务人员骨干共计150余人参加培训。培训包括涉医安全典型问题分析及对策指导，人身安全风险的识别、规避和防御，应对暴力侵袭实操训练3个环节。通过培训，提升了参训人员的安全防范意识和日常处突技能。

（张华兴）

【规范物业服务管理】11月至12月，市医管中心针对医院保洁服务和洗涤服务开展了物业服务效果和运营效果评价。系统评定物业服务企业的工作效果，为市属医院遴选优质物业服务提供决策参考。

（冯斌）

【市属医院治安应急处突技能比武大赛】12月25日，市医管中心举办市属医院治安应急处突技能比武大赛。比赛包括知识笔试、体能竞赛、应急处突技能竞赛3个环节。最终，安定医院获一等奖，朝阳医院、同仁医院、友谊医院获二等奖，北京儿童医院、世纪坛医院、宣武医院、老年医院、天坛医院获三等奖。

（张华兴）

【常态化疫情防控和医院运行安全管理】年内，针对非医务人员培训、集体宿舍管理、危化品管理、消防安全、生产安全、污水排放达标、涉疫医疗废物处置以及建筑安全等重点内容，市医管中心先后组织5次全覆盖专项督导检查，督促市属医院及时完成整改。组织专家对发热门诊运行保障设备及物资配置进行论证审核，共计审核后勤物资9205件，金额1868.15万元；发热门诊可视呼叫对讲设备1819件，金额1033万元，保障发热门诊如期投入使用。

（冯斌）

【市属医院人文医学建设】年内，市医管中心采用线上线下相结合的方式推进人文医学培训。线上通过在人文医学APP"在线课堂"模块中推出医患沟通、叙事医学、心理健康等视频课程，让医务人员在工作之余随时随地加强学习；线下则在符合疫情防控规定下持续开展市属医院人文医学院间巡讲。截至12月31日，完成线下培训20余次。

同时，市医管中心在"京城健康守护者"公众号开设"医学人文专栏"，聚焦发生在市属医院的暖心故事，展示市属医院文化特色和医务人员人文情怀，传播医学人文思想与卫生健康理念，构建和谐医患关系。

（林丽云）

【市属医院患者满意度管理】年内，市医管中心根据疫情防控形势及时调整满意度调查方式，将门诊患者现场评价方式调整为电话调查结合短信推送的方式，市属医院全年患者综合满意度得分94.312分，门诊满意度得分93.690分，住院满意度得分95.127分，体现患者对于市属医院医疗服务的认可。同时，市医管中心持续推进患者满意度闭环管理，在全部市属医院范围内实现"患者满意度调查、结果分析、问题反馈、服务整改、效果评估"的PDCA闭环式管理目标，回应患者诉求，促进市属医院医疗服务质量持续提升。

（林丽云）

【市属医院消防安全标准化等级评定】年内，市医管中心联合市消防救援总队和北京消防协会，结合市属医院实际，开展市属医院消防安全标准化等级评定。委托北京消防协会对22家市属医院30个院区进行全覆盖评估，对存在的问题及时反馈、整改并复核，11家市属医院被评定为消防安全标准化管理A级单位，其他医院为B级单位。

（张华兴）

【维护医院安全秩序】年内，市医管中心与财政部门沟通协商，为市属医院增配安检门118台、安检机（X光机）102台，初步实现门急诊、住院、停车场等区域的安检设施全覆盖。截至年底，市属医院共安检4206万余人次，检获危险物品30万余件，其中刀具1.7万余件。同时，为推动市属医院应急能力提升，制定《市属医院涉医安全事件分级处置机制及预案》，举办医务和安保骨干应急处突培训、治安应急处突技能比武，提升市属医院安全防范意识，强化应急处突技能。

（张华兴）

【市属医院风险预警管理】年内，市医管中心联合中国安全科学研究院研究医院安全管理重点风险，制定了《市属医院消防安全风险评估指标》《市属医院危险化学品安全风险评估指标》，并开展评估工作。同时，细化危险化学品安全台账管理措施，建立医院危化品安全用量和基量预警机制，规范台账管理，做到情况清、底数明。市属医院共有危险化学品123个品种162个品规，其中排在前三位的为75%乙醇（5911.48升）、次氯酸钠（1236.50升）、无水乙醇（1161.91升）。

（张华兴）

【安全隐患动态闭环管理】年内，市医管中心累计开展391院次全覆盖安全检查，涉及消防安全、治安维稳、危化品管理、生产安全、防恐防暴、防雷防汛、食堂管理等各类重点部位，登记上账安全隐患737条，并依托市属医院安全隐患管理台账系统实行动态闭环管理，各市属医院对反馈隐患已全部完成整改。

（张华兴）

医院建设投资

【防控新冠肺炎改造项目】小汤山医院B、C、D、E区改造项目总建筑面积2.3万平方米，1月23日启动改造，24天完成全部改造并交付院方。佑安医院改造项目总建筑面积1.6万平方米，分两个阶段共用时60天完成全部改造任务并交付院方。地坛医院改造项目建筑面积1500平方米，60天完成全部改造任务并交付院方。

（纪路辉）

【小汤山医院防控新冠肺炎应急工程】该项目位于小汤山医院内原非典病房区域，用地面积10.07万平方米，设置床位1500张，包括病房、医技、污水处理站及食堂、锅炉房、洗衣房等附属用房，总建筑面积6.96万平方米。项目于1月29日启动建设，3月15日完成全部建设任务。

（纪路辉）

【地坛医院防控新冠肺炎应急工程】该项目位于地坛医院西侧，用地面积约2.67万平方米，设置床位300张，包括病房、污水处理站、液氧站、附属机电用房、垃圾处理间及变配电工程等，总建筑面积1.45万平方米。项目于1月30日启动建设，2月25日完成全部建设任务。

（纪路辉）

【市属医院发热门诊标准化建设】市属医院发热门诊提升改造共涉及14家医院17个院区，总建筑面积3.5万平方米。各项目从6月中旬起分批开工建设，至11月15日完成全部提升改造项目五方验收。

（纪路辉）

【世纪坛医院急诊急救综合楼工程】8月18日，世纪坛医院急诊急救综合楼建设工程实现主体结构封顶。该项目是2020年市政府重点工程，也是一项重要民生工程，全面转入机电安装及装饰装修施工阶段。

（纪路辉）

【朝阳医院东院建设工程】10月18日，朝阳医院东院建设工程实现主体结构封顶。该项目是2020年市政府重点工程，也是一项重要民生工程，全面转入机电安装及装饰装修施工阶段。

（纪路辉）

【胸科医院危房改建项目】10月30日，胸科医院危房改建项目开工建设。该项目建筑面积5万平方米，设置床位500张。项目建成后，将全部解决胸科医院危房安全隐患，改善院区诊疗环境。

（纪路辉）

【积水潭医院新北楼疏解项目】11月10日，常务副市长崔述强召开专题会，明确由积水潭医院接管西城区定向安置房配套医院，用于承接新街口院区新北楼疏解。该院区建筑面积14.3万平方米，设置床位800张。

（纪路辉）

【友谊医院顺义院区项目】11月12日，友谊医院顺义院区项目实现主体结构封顶。该项目是2020年市政府重点工程，也是一项重要民生工程，全面转入机电安装及装饰装修施工阶段。

（纪路辉）

【同仁医院亦庄院区扩建项目】11月20日，同仁医院亦庄院区扩建工程投入运行。该项目是继天坛医院疏解后又一投入使用的疏解项目，将有效疏解核心区医疗资源密度，对优化全市医疗资源布局具有重要意义。亦庄院区床位规模将逐渐增加至1400张，同步压减崇文门院区床位规模。

（纪路辉）

药品和医疗器械管理

【市属医院医用胶片集中议价】4月13日，市医管中心以视频会议形式召开市属医院医用胶片集中议价结果通报暨工作部署会。副主任边宝生出席会议并部署下一步工作，要求各医院尽快召开胶片遴选会议，按照牵头医院集中议价结果调整本院胶片价格，需要引进新品牌的优先选择性价比高的产品，不更换品牌的优先选择同品牌中价格低的产品，并将医院最终遴选结果上报。4月17日和23日，牵头医院与部分胶片企业进行新一轮议价，经议价后相关企业产品价格显著下降。至年底，各医院完成医用胶片遴选入院工作，以2018年用量计算，预计可节约采购金额1.03亿元，整体降幅31.17%。

（陈亮）

【对接中关村创新医疗器械应用推广】5月18日，市医管中心就中关村管委会起草的进一步推进中关村创新医疗器械应用推广相关意见进行沟通，包括医疗器械进入市属医院流程、开展器械创新研发、天智航骨科机器人使用情况等，为创新医疗器械应用推广做准备。

7月21日，市医管中心组织22家市属医院的200余名相关部门负责人参加对接会，中关村创新企业线上推介医疗设备产品，医院结合各自需求就相关产品与企业交流，为日后开展医工结合、研发创新设备以及在市属医院推广创新设备奠定基础。

（陈亮）

【低温冷冻手术设备临床应用评价】8月3日，市医管中心组织相关人员赴中科院理化技术研究所召开低温冷冻手术设备临床应用评审会，设备发明人介绍了自主研发的低温冷冻手术系统设备情况，市属医院专家进行现场座谈。通过交流，各医院进一步了解了北京医疗器械创新产品现状，论证了低温冷冻手术系统应用前景，为国产创新设备的推广及联合研究和临床试验打下基础。

（陈 亮）

【总药师委员会工作会】9月1日，市医管中心召开总药师工作会。副主任边宝生总结5年的工作并部署新任总药师工作，颁发聘书，两位总药师作为代表发言。医管中心主任潘苏彦提出工作要求：一是急需加强合理用药管理，特别是抗菌药物的合理使用；二是充分利用"互联网+"药学服务改善患者就医体验；三是要利用临床研究思维开展药学创新研究；四是从学科发展角度推进医院药学建设，开展药学学科评估；五是药学要与医疗服务深度融合，关注公立医院绩效指标中的药学考核，参与到公立医院经济管理和行风建设中。医管中心相关负责人，市属医院主管院长、中心总药师、相关负责人共50余人参加会议。

（孔繁翠）

【药事管理培训】10月23日，市医管中心举办药事专题培训班。北京大学第三医院药剂科作团队建设主题报告，市医管中心解读《市属医院药品遴选与采购管理办法》，天坛医院介绍新发布的药品评价与遴选指南，宣武医院分享医院麻精药品管理工作。市属医院药学部主任、副主任、各班组长共90余人参加培训。

（孔繁翠）

【市属医院中药煎药人员培训】10月30日，市医管中心主办、北京中医医院承办市属医院中药煎药人员培训班。邀请专家讲解中药煎煮历史与技术研究、煎药流程及质控，并就中药药嘱服务与智能代煎室建设、中药特殊煎服法、病房煎药室小锅煎药流程进行交流；组织参观中医医院门诊智能代煎室和病房小锅煎药，并现场考核参训人员。市属医院从事中药质控管理、中药代煎相关工作的60余名药师参加培训。

（孔繁翠）

【参加第三届进博会】11月5日至10日，在上海召开第三届中国国际进口博览会。期间，北京市属医院与29家跨国企业洽谈交流，签约83项，金额9888.56万美元。参会单位赴上海市公共卫生临床中心和罗氏集团调研疫情防控、科研转化与科技创新。市卫生健康委副主任李昂，市医管中心主任潘苏彦、一级巡视员

边宝生，市属医院22位院领导等共100余人参会。

（孔繁翠 陈亮）

【市属医院医疗器械管理培训】11月19日，市医管中心召开市属医院医疗器械管理培训会，交流医疗器械管理经验和创新模式。药事处反馈了2019年至2020年市属医院医疗器械整体工作及2019年绩效考核结果，2019年市属医院医疗器械总体绩效考核情况较好，整体工作按计划实施完成。会上还解读了2020年医疗器械绩效考核方法和内容。会议要求，各医院要持续改善人才储备、科研创新、成本控制等工作，注重医疗器械精细化管理，合理配置医用设备。22家市属医院医疗器械管理部门负责人90余人参会。

（陈 亮）

【市属医院中药饮片质量评价会】12月10日，市医管中心召开中药饮片质量评价会。12名中药专家对市属医院抽检的360份中药饮片样本进行评价，结果市属医院抽检饮片总体质量较好，符合相关法定标准，未发现伪品。针对评价中发现的问题，结合医院中药饮片验收的方法与技能对市属医院相关人员进行培训。通过评价，保障患者服用中药的临床疗效与患者用药安全。

（孔繁翠）

【留置针和输液器集中议价】12月11日，市医管中心对市属医院在用留置针和输液器的28个品牌141个产品集中议价，朝阳医院、天坛医院牵头负责留置针议价项目，宣武医院、友谊医院牵头负责输液器议价项目。以2019年用量计算，两类耗材总计节约采购金额11482万元，整体降幅28.86%。此项工作是深化医耗联动综合改革，发展集团化优势，降低医院运行成本、减轻患者费用负担、减少医保基金支出的一项重要举措。

（陈 亮）

【市属医院处方点评】12月14日至15日，市医院管理中心组织开展市属医院处方点评。采取临床医师和药学专家协作的方式，对市属22家医院160万张处方用药的合理性进行专业评价，点评维度包括药品适应证、用法用量、禁忌证、重复用药、相互作用、配伍禁忌等多个维度。市医管中心系统内外17个专业50余名临床、药学专家参与。

（孔繁翠）

【优化药事及医疗器械绩效考核体系】年内，市医管中心对标国家卫生健康委下发的三级公立医院绩效考核指标，将抗菌药物使用率、基本药物使用情况、门诊与住院次均药费增幅、国家组织药品集中采购中标药品使用比例、大型设备使用阳性率、大型设备维

护保养等涉及药械方面的12个指标全部纳入市属医院绩效考核体系，使考核体系更加完整。日常评价方面，在维持考核维度不变的前提下，取消个性化指标考核，优化减少31条考核评价路径打分项目，减少了40.2%的考核路径，使绩效考核日常评价更加客观、合理。

（孔繁翠　陈　亮）

【市属医院国家药品集中采购】年内，市医管中心推进市属医院药品集中采购工作。第一批、第二批、第三批国家组织药品集中采购和使用工作，通过建立监测平台，对中选药品使用情况进行监测和督导，整体推进平稳，顺利完成第一批集中采购，全年节约药费50479.33万元。

（孔繁翠）

【修订市属医院药品遴选办法】年内，市医管中心组织总药师探讨论证，修订《市属医院药品遴选与采购管理办法》，按照集体决策、程序公开、阳光采购的原则，进一步完善市属医院药品遴选与采购的组织机构、工作制度、工作流程等，该办法于9月发布。

（孔繁翠）

【专题药师沙龙】年内，市医管中心主办4期药师沙龙，分别由口腔医院、地坛医院、佑安医院和北京中医医院承办。分别以口腔、传染病等专业临床常见疾病用药，新冠肺炎诊治和中医药文化传承等为核心内容，提供多角度临床及药学专业知识培训，为市属医院药师开拓视野，搭建沟通平台，提升专业技能。

（孔繁翠）

【市属医院出院患者用药教育服务】年内，市医管中心组织市属医院对药品指导内容数据库进行更新、维护、审核及共享工作，统一了出院患者常规用药的标准化数据库，纳入药品1549种。各医院能够通过二维码、云平台等信息化手段，为出院患者提供多种形式的个体化用药指导服务。

（孔繁翠）

【互联网诊疗送药到家及药学门诊服务】年内，为了满足患者多样化的需求，减少人员在医院的停留时间，市医管中心组织市属医院开展互联网诊疗下的送药到家服务。在保障药品质量和患者安全的前提下，探索互联网诊疗中药师与患者的非接触式服务模式，药师通过用药指导单、互联网线上用药咨询等模式，延伸药师服务范围，提升药师服务能力。

（孔繁翠）

【医用设备配置技术审核】市医管中心全年审核市属医院申请的医用设备3272台（套），金额14.05亿元。经评审最终拟入库金额12.34亿元，核减1.71亿元，核减12.17%。先后完成口腔医院门诊、安贞医院急诊及手术室改造、地坛医院应急封闭区改造、朝阳医院东院区、妇产医院手术机器人设备配置的专项评审。

（陈　亮）

【配置疫情相关医用设备】疫情期间，市医管中心为地坛医院、佑安医院、小汤山医院3家定点医院改造项目配置设备10275台（套），金额3.57亿元。疫情平稳后，为21家医院25个院区的发热门诊或发热筛查区配置CT、呼吸机、心电监护仪、移动超声、自动化隔离药房等医用设备3055台（套），金额2.37亿元。组织市属医院开展发热门诊重点设备集中市场调研，有效节约财政资金，确保医院能够在11月中下旬完成设备安装调试。

（陈　亮）

【防护物资测算】年内，市医管中心按照开放病区数和上岗人员数量进行医用防护口罩、防护服、医用帽子等防护物资测算，制定定点医院物资保障测算依据，并按此依据对市属3家定点医院新冠肺炎防护物资需求情况进行精细测算，上报市物资保障组，为定点医院及时开展医疗救治工作提供物资保障。

（陈　亮）

【疫情期间小汤山医院药品保障】疫情期间，市医管中心紧急抽调北京儿童医院药学部副主任魏京海至小汤山专班，负责小汤山医院改造扩建项目及药事管理工作。并组建医院新冠肺炎防控药学专家组，完成小汤山医院药品处方集审定工作，召开疫情防控药学专家会议，研究战备药房结构与布局；讨论药品配备原则和药品目录审定工作和摆药模式、物品购置等事宜。保障了小汤山医院在疫情期间的药品供应。

（孔繁翠）

【定点医院医用设备保障】疫情期间，市医管中心制定定点医院医用设备工作台账，建立日报制度，组织医院对每日工作进行总结与交流，逐台对设备进行清点排期，按照前期论证、招标及合同签订、设备到货、设备安装调试、设备培训及设备待用6个阶段督导按时完成。抽调友谊医院医学工程处处长冯捷至小汤山专班，负责小汤山医院改造扩建项目及运行中医疗设备及耗材管理工作。抽调朝阳、积水潭、世纪坛、中医4家医院临床工程师4人，协助小汤山医院完成医用设备的验收、安装。确保设备及时安装到位，保障临床工作正常有序开展。

（陈　亮）

【保障市属医院物资储备】年内，市医管中心积极协调市物资组，累计为市属医院调拨物资333万余件；按照北京市相关文件要求督促市属医院加大医用防护口罩（N95）、医用外科口罩、医用防护服等11类医用防护物资和快速手消毒液、75%酒精等部分消杀产品的储备力度，并多次组织市属医院进行自查和互查，确保物资储备充足。

（陈　亮）

医院干部与人事管理

【7人入选国家级百千万人才工程】年内，世纪坛医院鄢丹、宣武医院张鸿祺、友谊医院尤红、清华长庚医院王韫芳、天坛医院赵元立、安贞医院刘静和同仁医院王向东7人入选国家级百千万人才工程。

（杨恩明　朱晓瑞）

【6人入选第二批青年北京学者】年内，友谊医院张栋、天坛医院刘亚欧、朝阳医院杨旗、积水潭医院刘亚军、同仁医院接英、宣武医院郝峻巍6人入选青年北京学者。

（杨恩明　朱晓瑞）

【11人入选北京市百千万人才工程】年内，北京口腔医院郑颖、同仁医院张明珠、安定医院杨健、朝阳医院陶勇、北京肿瘤医院何忠虎、友谊医院郭伟、积水潭医院李庭、胸科医院逄宇、清华长庚医院郭军、佑安医院黄晓婕、宣武医院洪韬11人入选北京市百千万人才工程。

（杨恩明　朱晓瑞）

【17人获市百千万人才工程资助】年内，佑安医院张永宏和黄晓婕、地坛医院李威、清华长庚医院王韫芳、安定医院杨健、安贞医院吴小凡和刘静、友谊医院李鹏和郭伟、同仁医院张明珠和金子兵、积水潭医院李庭、朝阳医院陶勇、北京口腔医院郑颖、北京肿瘤医院杨薇和何忠虎、胸科医院逄宇17人获得北京市百千万人才工程资助，共资助97.8万元。

（杨恩明　朱晓瑞）

【第一批"使命""登峰"团队完成终末考评】2015年启动的第一批20个"使命"人才团队和28个"登峰"人才团队完成终末考评。经过4年培养周期，其中3人当选中国工程院院士、5人入选"北京学者"，对市属医院人才梯队和优秀团队建设发挥了良好作用。

（杨恩明　朱晓瑞）

【11人被评为北京市优秀青年人才】年内，北京儿童医院于丹、朝阳医院王娟、宣武医院王雷明、北京妇产医院李琳、北京肿瘤医院张维敏、地坛医院张玥、清华长庚医院金烁、天坛医院保肇实、友谊医院施海韵、安贞医院高霏、北京口腔医院靳路远11人被

评为第九批北京市优秀青年人才。

（杨恩明　朱晓瑞）

【19人援助新疆和田】年内，市医管中心罗小军，北京妇产医院孔元原，世纪坛医院王慧英，同仁医院董怿，友谊医院宋跃帅，清华长庚医院许嘉，胸科医院兰汀隆，北京中医医院吴迪，地坛医院吴文明，天坛医院叶迅、何子骏，老年医院王民，北京肿瘤医院刘佳，安定医院王文斌，安贞医院林多茂，首都儿科研究所李颖，朝阳医院李毅贤，佑安医院孔文君，老年医院李影影19人作为第十批援疆干部援助和田。

（朱晓瑞　杨恩明）

【21人援助西藏拉萨】年内，积水潭医院任轶、友谊医院孙树学、胸科医院王秀军、北京儿童医院韩炜、老年医院高茂龙、积水潭医院杨劼、北京妇产医院赵辉、首都儿科研究所郝建云、友谊医院王文海、宣武医院宋旸、安贞医院崔松、北京肿瘤医院王国洪、同仁医院马腾、清华长庚医院王学栋、朝阳医院詹曦、世纪坛医院盛博、佑安医院郭丹、北京口腔医院孙晓东、回龙观医院胡云清、安定医院邰阳、天坛医院史静21人作为第六批援藏干部援助拉萨。

（朱晓瑞　杨恩明）

【7人参加第21批博士服务团】年内，市属医院7人参加第21批博士服务团。其中，积水潭医院刘亚军到陕西省卫生健康委挂职副主任，积水潭医院王玲到新疆石河子市人民医院挂职副院长，朝阳医院王睿到西宁市第二人民医院担任副院长，友谊医院蔡晓辉到西宁市中医医院担任副院长，北京儿童医院李斯丹到甘肃省人民医院挂职副院长，北京妇产医院魏薇到内蒙古自治区妇幼保健院挂职副院长，安贞医院李昌义到海南省博鳌超级医院担任心内科副主任。

（朱晓瑞　杨恩明）

【19人参加第十二批人才京郊行】年内，友谊医院王宾、董鹏，同仁医院韩芙蓉，朝阳医院殷文朋、于泽兴，安贞医院王永梅，世纪坛医院王莉莉，清华长庚医院吕涛，北京中医医院薛立文、牛晓晖、王振裕、汪红兵，北京肿瘤医院刘卫平，北京儿童医院徐哲、李久伟，北京妇产医院时青云、伍绍文，北京口腔医院王辉，老年医院李影影19人参加北京市第十二批"人才京郊行"活动。

（朱晓瑞　杨恩明）

【23人参加专家服务活动】年内，10名专家参加京青专家服务活动，4名专家参加北京院士专家十堰行活动，8名专家参加北京院士专家南阳行活动，1名专家参加首都专家延庆、张家口行暨京津冀专家休假活动。

（朱晓瑞　杨恩明）

【市属医院领导班子和干部队伍建设】年内，市医管中心共完成90人次干部职务调整，其中配合市委组织部完成15名副局级领导干部配备；市医管中心党委共任免干部75人次，其中提拔使用27人、平级交流及进一步使用13人、试用期转正18人、暂停职务1人、到龄及各类免职16人。

（李　慧　唐天宇　李　洋）

【核增友谊医院、安贞医院人员编制】年内，市医管中心协调编制部门，为友谊医院核增工作人员控制数额，在第一批、第二批各1000人下达到位的基础上，核增第三批工作人员控制数额759人。协调编制部门为安贞医院核增财政补助事业编制48人。

（王存亮　时　亮）

【市属医院人事管理】年内，市医管中心审核批准市属医院13名高级专家聘任二级岗位、42名高级专家延退。市属医院公开招聘874人，其中引进非北京生源毕业生455人，包括博士研究生291人、硕士研究生162人；接收军转干部16人；解决办理两地分居需求2批次91人，人才引进11人。

（王存亮　时　亮　倪美燕　陆莹莹）

【定向选调和"优培计划"招聘】市医管中心创新人才招聘路径，做好定向选调和"优培计划"招聘工作；中心领导走进北京大学开展宣讲，扩大市医管中心系统的影响力。全年定向选调应届毕业生4人、"优培计划"招聘应届毕业生6人。

（王存亮　时　亮）

市医管中心处级及以上干部任免情况

农定国　免去市医管中心组织与人力资源管理处（绩效办公室）副处长（副主任）职务

张　岩　免去北京地坛医院工会主席职务

孟庆玲　免去北京安定医院纪委书记职务

靳雪玮　任北京安定医院纪委书记

李晓虹　任北京安定医院副院长（试用期1年）

胡　路　任北京小汤山医院副院长（试用期1年）

潘　峰　任市医管中心办公室主任（试用期1年）

李方亮　任市医管中心基础运行处处长（试用期1年）

赵　红　免去市医管中心工会专职副主席职务

王存亮　作为市医管中心工会副主席建议人选（主持工作）

李　茵　免去市医管中心团委书记职务，调市属医院工作（保留副处级）

贺　良　免去北京积水潭医院副院长职务，办理退休手续

蒋协远　任北京积水潭医院常务副院长（正处级）（试用期1年）

侯常敏　结束试用期，正式任北京积水潭医院总会计师

贾　旺　任北京天坛医院副院长（试用期1年）

王伊龙　任北京天坛医院副院长（试用期1年）

王国玮　免去北京中医医院副院长职务

杨　健　免去首都儿科研究所党委副书记、纪委书记职务

梁志波　任首都儿科研究所纪委书记

邰　隽　任首都儿科研究所副所长（试用期1年）

刘　静　任北京妇产医院党委副书记、纪委书记，免去北京回龙观医院党委副书记、纪委书记职务

庞　宇　任北京回龙观医院党委副书记、纪委书记，免去北京回龙观医院副院长职务

金荣华　结束试用期，正式任北京佑安医院院长

张宏家　结束试用期，正式任北京朝阳医院常务副院长（正处级）

王　宇　结束试用期，正式任北京老年医院院长

萧　潇　结束试用期，正式任北京同仁医院总会计师

田　伟　免去北京积水潭医院党委副书记职务

朱晓瑞　任市医管中心组织与人力资源管理处（绩效工作办公室）副处长（副主任）（试用期1年）

李　欢　任市医管中心团委书记（副处级）

黄龙梅　任北京友谊医院总会计师（试用期1年）

邓亚芳　任北京儿童医院总会计师，免去北京朝阳医院总会计师职务

杜敬毅　任北京朝阳医院总会计师，免去北京儿童医院总会计师职务

李玉梅　免去北京积水潭医院纪委书记职务

刘菊梅　任北京天坛医院总会计师（试用期1年）

孙　磊　任北京世纪坛医院总会计师（试用期1年）

信　彬　免去北京中医医院党委书记职务，办理退休手续

高志强　任首都儿科研究所总会计师（试用期1年）

王　星　任北京妇产医院总会计师（试用期1年）

吴家锋　任北京口腔医院副院长（试用期1年）

王　妮　任北京市结核病胸部肿瘤研究所（北京胸科医院）总会计师（试用期1年）

张春妮　任北京佑安医院总会计师（试用期1年）

吴光清　任北京地坛医院总会计师（试用期1年）

徐建立　任北京朝阳医院党委副书记，免去北京世纪坛医院党委副书记职务

吴国安　任北京积水潭医院党委副书记、纪委书记（副处级），免去北京地坛医院副院长职务

陈兴德　任北京老年医院党委书记，免去北京市结核病胸部肿瘤研究所（北京胸科医院）党委书记职务

潘军华　任北京市结核病胸部肿瘤研究所（北京胸科医院）党委书记，免去市医管中心科研学科教育处处长职务

陈效友　任北京地坛医院副院长，免去北京市结核病胸部肿瘤研究所（北京胸科医院）副所（院）长职务

金荣华　任北京地坛医院党委副书记、院长，北京市潮白河骨伤科医院党总支副书记、院长，免去其北京佑安医院党委副书记、院长职务

李　昂　免去北京地坛医院党委副书记、院长，北京市潮白河骨伤科医院党总支副书记、院长职务

崔若虹　作为北京地坛医院工会主席建议人选，免去北京地坛医院副院长、北京市潮白河骨伤科医院副院长职务

王古岩　任北京同仁医院副院长（试用期1年）

张宏家　任北京安贞医院党委副书记、院长（正处级），免去北京朝阳医院党委副书记、常务副院长（正处级）职务

刘晓光　任北京积水潭医院党委副书记

周建新　任北京天坛医院常务副院长（正处级）（试用期1年）

马迎民　任北京佑安医院党委副书记、院长（试用期1年），免去北京朝阳医院副院长职务

胡中杰　任北京佑安医院副院长（试用期1年）

蒋荣猛　任北京地坛医院副院长（试用期1年）

穆　毅　暂停北京小汤山医院党委副书记、院长（试用期1年）职务

谢苗荣　结束试用期，正式任北京友谊医院常务副院长（正处级）

谢向辉　结束试用期，正式任首都儿科研究所常务副所长（正处级）

刘力戈　结束试用期，正式任北京儿童医院副院长

姜　悦　结束试用期，正式任市医管中心系统副处级干部

陈　萍　结束试用期，正式任市医管中心系统副处级干部

许绍发　免去北京市结核病胸部肿瘤研究所（北京胸科医院）党委副书记、所（院）长职务

王　岩　结束试用期，正式任市医管中心办公室副主任

王文凤　结束试用期，正式任市医管中心办公室副主任

李　慧　结束试用期，正式任市医管中心组织与人力资源管理处（绩效办公室）副处长（副主任）

冯　斌　结束试用期，正式任市医管中心基础运行处副处长

孔繁翠　结束试用期，正式任市医管中心药事处副处长

李晓峰　结束试用期，正式任市医管中心科研学科教育处副处长

雷光平　结束试用期，正式任市医管中心财务与资产管理处（审计处）副处长

周玉杰　结束试用期，正式任北京安贞医院常务副院长（正处级）

谢向辉　免去首都儿科研究所党委副书记、常务副所长（正处级）职务

刘晓光　免去北京积水潭医院党委副书记职务

高　伟　任北京世纪坛医院党委副书记、常务副院长（正处级）

任　轶　级别为副处级（试用期1年）

段金宁　免去北京同仁医院副院长职务

科研学科教育工作

【“培育”计划】9月，市医管中心完成2020年度“培育”计划申报评审，22家市属医院共上报244个项目，其中西医126项、中医62项、管理56项。委托第三方承担具体评审工作，经形式审查和专家会议评审，共立项142项。

（魏合章）

【医学学科协同发展中心试点建设】9月，市医管中心完成儿科、消化内科两个协同发展中心试点建设的中期评估。两个协同发展中心在运行管理机制、管

理制度体系、临床研究平台、医疗同质模式、教育教学资源、协同骨干人才6个方面取得显著成效。推动神内、肿瘤、骨科、急诊、眼科等学科开展试点前准备工作。

（李晓峰　魏合章）

【**市属医院科技创新专项绩效奖励**】年内，市医管中心设立科技创新指数，以质量、活力、发展等为要素，从产业支撑、创新资源、人才发展、学术贡献、发展活力等维度对市属医院进行量化评价。组织科技创新重大措施评审，市属医院围绕制约科技创新发展的痛点、难点，每家医院上报3项，累计上报66项出台的促进科技创新工作的重点举措、管理制度和工作机制等，覆盖项目管理、科技投入、人才培养、平台建设、成果转化等方面，激励市属医院主动作为，提升科技创新功能。

（景新颖）

【**"扬帆"计划**】市医管中心完成2020年"扬帆"计划二期申报评审，通过第三方学科评估支持30个重点培育专业；采取定向扶持和定向择优相结合的方式，资助10个重点扶持专业；资助30项诊疗能力提升项目和20项交叉学科布局项目。

（李晓峰）

【**"青苗"计划**】年内，市医管中心完成2020年度（第六批）"青苗"计划的申报评审，遴选出90名"青苗"人才。完成第三批"青苗"考核验收，在两年培养期内，90名"青苗"人才共发表中文统计源期刊论文151篇、SCI论文208篇，获科研课题84项，26名"青苗"出国进修学习，8名"青苗"参加援疆、援藏、挂职等，多名"青苗"获得中华医学科技奖、华夏医学科技奖、北京医学科技奖等。

（王　昕）

【**研究型病房建设**】年内，市医管中心支持天坛医院、北京肿瘤医院、友谊医院、宣武医院、地坛医院、安定医院6家市属医院开展北京市示范性研究型病房建设。共18家市属医院开展研究型病房建设。承担临床试验项目总经费7.7亿元，比上年增长25%；开展临床试验项目（药物Ⅰ期～Ⅳ期、医疗器械）789项，比上年增长11%。

（景新颖）

【**成果转化服务平台建设**】年内，市医管中心组织"送政策、送服务、送对接"系列活动，研究编制全国、北京市科技创新政策167项，形成汇编印发全系统。组织市属医院15个院内制剂明星品种与9家在京企业对接。组织医学创新汇活动和北京市医疗卫生机构医学科技创新高级研修班。举办第三期市属医院

技术经纪人培训、系列科技成果转化沙龙、医药健康技术转移人才高级研修班。市属医院转化能力得到提升，天坛医院、积水潭医院、友谊医院、北京肿瘤医院、首儿所5家医院获批2020年度北京市科技成果转化平台，积水潭医院、天坛医院、宣武医院、友谊医院4家医院获批第三批中关村科技服务平台（技术转移服务类）。推荐北京市工程技术系列（技术经纪）专业技术资格评定专家12人次。成果转化合同成交额7544万元，签约科技成果转化37项，较上年增长32.1%。

（李晓峰）

【**市属医院科研平台建设**】年内，市医管中心支持友谊医院建立王松灵院士实验室、董晨院士实验室，支持友谊医院与清华大学免疫研究所开展免疫学、肿瘤学等科技创新平台建设，支持安贞心肺血管医学研究院新型研发机构建设、天坛医院国际转化医学研究院建设、积水潭医院骨科手术机器人应用中心建设、朝阳医院科技创新中心和精准用药研究与应用中心建设以及宣武医院高龄外科中心建设。

（李晓峰）

【**市属医院科研学科教育成果**】年内，市属医院新立项科研项目1327项，比上年增长8.9%；新立项科研经费7.3亿元，比上年增长23.7%；新立项国家自然科学基金350项，比上年增长37.8%，完成30%增长率的年度目标；发表SCI论文3401篇，比上年增长24.2%，其中新英格兰、JAMA和Cell各1篇；发表统计源期刊论文5647篇，比上年减少9.9%；授权发明专利93项，比上年增长24%；授权实用新型和外观设计专利738项，比上年增长85%；获得国家科技进步奖2项（王拥军、王振常），北京市科技进步奖一等奖1项（聂绍平）、二等奖3项（顾承雄、侯晓彤、吴建新）；2人获国家自然科学基金杰出青年科学基金项目资助（王成硕、杨旗），3人获北京市自然科学基金杰出青年科学基金项目资助（李仕明、保肇实、刘亚欧）。

（王　昕）

【**科技支撑疫情防控**】年内，市属医院与军科院军事医学研究院、北京大学、解放军总医院和在京企业等开展协同技术攻关，立项科研项目87项，发布指南17项，发表论文专著273篇（部），申请专利5项，涵盖新冠肺炎检测试剂、药品、人工智能产品和诊疗方案研究开发等多方面。市属医院采用胸部CT人工智能辅助诊断系统累计开展胸部CT检查20.3万例，其中AI筛查6.3万例，占31%，筛查出炎性病变2万例，有效提升了筛查效率。强化市属医院新冠肺炎临床实验室检测工作，指导各医院加强实验室制度建设、制定检测标准操作程序、实验室生物安全应急预案等规范

性文件，截至11月底，22家市属医院均获准开展新冠病毒核酸检测资格。协调指导市属医院将治疗效果较好的中药方剂申报为院内制剂并推广使用，北京中医医院的苍麻化毒颗粒、清肺解毒颗粒和地坛医院的银丹解毒颗粒通过了市药监局审批成为院内制剂，地坛医院成功完成银丹解毒颗粒的科技成果转化。

（李晓峰）

党建、工会和共青团工作

【"抗疫群星"典型宣传带动抗疫先进事迹传播】2月初，市医管中心策划实施了中心系统"抗疫群星"系列宣传活动。系列一是中心带领市属医院党委深入挖掘援鄂医疗队员、定点医院、发热门诊等一线典型人物、典型格言，设计制作230张"抗疫群星"海报，在世贸天阶等全市7处8块户外大屏及6000余台楼宇电视高频次播出，在地铁大兴机场线沿线循环播放1个月。系列二是中心主持撰写了35个"最美逆行者"先进典型故事，通过新闻媒体和官方微博微信连续广泛宣传，"三八节"期间还连续推出了"巾帼抗疫"故事，多家主要媒体跟进宣传，设置专栏连载，展示医者抗疫的勇毅形象。

（单 玥）

【疫情防控主题活动】3月，市医管中心举办"抗疫有我，共佑健康"疫情防控主题活动。重点围绕医院和科室日常防控工作中的空间布局、医疗流程、防控措施、便民服务、制度建设、职工关爱等方面进行查缺补漏、建言献策，19家直属医院共收集职工提交的各类建议1190条，经梳理、筛选和整合，共上报142条有价值、可行性建议，并全部落实解决。

（李 岩）

【评选第二批市属医院护理工作室】8月，经过征集、初选、专家评审，市属医院第二批20个护理团队获评护理工作室。将护理工作室纳入市医管中心工会职工创新平台当中，每个工作室获得1万元助推经费支持，继续推动系统人才队伍发展壮大。

（李 岩 董思鑫）

【北京口腔医院违规挂号处分决定】按照《中国共产党纪律处分条例》及市纪委相关要求，市医管中心党委作出对北京口腔医院违规挂号问题的相关处分决定，并逐一执行。9月9日，召开2020年市属医院行风建设工作会，通报北京口腔医院违规挂号案件，要求各市属医院认清行风建设面临的形势任务及抓好行风建设的重要意义，强化责任担当，推进行风建设。

（陈 萍）

【市属医院获奖情况】9月，市总工会与市科委联合认定佑安医院李宏军国际化传染病放射学创新体系工作室、友谊医院张忠涛消化系统微创外科临床研究工作室、口腔医院侯本祥疑难牙髓病显微治疗技术工作室、胸科医院黄海荣结核病实验室诊断及相关治疗工作室为示范性职工创新工作室；地坛医院王宪波肝硬化、肝癌中西医结合诊疗工作室，胸科医院车南颖结合分子病理诊断新技术工作室，友谊医院贾继东慢性肝病及肝硬化诊治工作室，朝阳医院郭树彬脓毒症大数据研究工作室为市级职工创新工作室；北京中医医院曲剑华、李丽、高峰，北京中医医院刘红旭、米晓磊、佟彤，佑安医院李宏军、李莉、史东立，友谊医院张澍田、吕富靖、朱圣韬等师徒被授予"名师带徒"称号；授予友谊医院"外泌体p-ERK在制备结直肠癌诊断产品中的应用"为2019年度首都职工自主创新成果一等奖，胸科医院"智能抗结核新药临床研究信息管理与监测平台"为二等奖，安定医院"远程疾病全病程管理系统"为三等奖。

12月，地坛医院刘景院、陈志海，佑安医院胡中杰，朝阳医院陶勇，世纪坛医院李雁，北京口腔医院刘怡，北京中医医院杨国旺，北京儿童医院钱素云8人被市委、市政府评为北京市先进工作者；佑安医院、地坛医院、北京市援鄂医疗队、友谊医院急诊科4个集体被评为北京市模范集体。

（李 岩）

【建立"医管清风讲堂"教育平台】11月，市医管中心机关纪委下发《关于开展"医管清风"的工作方案》，将"医管清风讲堂"作为医管系统清廉文化建设的重要抓手，分为面对市属医院党政领导的"廉政大讲堂"、面向系统纪检干部专业化培训的"清风讲堂"以及面向市属医院全体党员干部的"廉政微课堂"3个层面，提升系统整体的廉洁自律意识，提升党务干部、纪检干部监督执纪能力，推动全面从严治党。

（靳雪玮）

【"医路阳光"职工心理健康管理】12月，市医管中心完成"医路阳光"职工心理健康管理项目。该项目自8月启动以来，累计举办专题讲座18场、团体辅导20场，参与职工近1600人次，不断增强医务工作者的心理健康意识，提升心理调适能力和身心健康水平。

（李 岩）

【"相约守护·暖基金"帮扶救助工作】"相约守护·暖基金"全年救助职工12批149人次，累计发放慰问金98.9万元，并将新冠肺炎纳入救助范围。

（李 岩）

【推动市属医院"两委"换届】贯彻《中国共产党基层组织选举工作条例》，集中推动市属医院"两委"换届工作。市医管中心先后组织召开市属医院"两委"换届工作党委书记座谈会、培训部署会和考察动员会，推进换届各项工作。受疫情防控、干部配备等因素影响，截至年底，19家市属医院共有9家完成换届，5家完成考察。

（陈 萍 车广路）

【开展党内关怀帮扶】重新修订完善《市医院管理中心党委对困难党员补助实施办法》，开展"送温暖、献爱心"和元旦、春节、"七一"走访慰问等活动，做好生活困难党员、老党员，尤其是重病、高龄、失能等特殊困难老党员的关怀帮扶，全年慰问生活困难党员164名、发放慰问金49.20万元。

（陈 萍 车广路）

【组织老同志继续开展"正能量"活动】为打赢疫情防控阻击战，全国抗击新冠肺炎疫情先进个人、全国优秀共产党员、67岁的北京佑安医院原医院管理处主任李素英，大年初一奔赴武汉市汉口医院驰援；75岁的地坛医院原中西医结合科主任王融冰多次深入隔离病房救治病患；55名有医疗背景的老同志积极报名作为流行病医学调查工作后备力量，2600余人次老同志参加所在社区疫情防控志愿活动，近3000名老同志捐款、捐物、缴纳特殊党费逾45万元用于支持抗击疫情。

引领老同志参与健康中国、健康北京建设。组织市属医院老专家参加国家卫生健康委组织的第五轮"京医老专家智力支持海南"项目，9家医院29名老专家报名，其中19人赴海南开展支援。6名市属医院老专家参加市卫生健康委组织的"京医老专家智力支持生态涵养区"项目，每周两天赴门头沟、密云、怀柔等区的乡镇卫生院开展医疗帮扶活动。

（黄 毅）

健康城市与健康促进

【概述】2020年，北京市以健康北京建设为主线，深入开展爱国卫生"组织体系建设+六大专项行动"，加强多部门合作机制，部署新冠肺炎疫情防控工作。持续开展健康中国行、健康大课堂、健康科普大赛等健康知识普及活动。成立健康北京行动推进委员会，并印发《健康北京行动（2020—2030年）》。成立健康北京行动专家咨询委员会，为健康北京行动提供技术支持和建议参考。朝阳区、海淀区通过国家技术评估并获国家卫生区命名，截至年底，全市共有国家卫生区14个。海淀区四季青镇等17个乡镇获得国家卫生乡镇命名，截至年底，全市共有国家卫生乡镇37个。开展各类控烟宣传，发挥社会共治模式，严格落实《北京市控制吸烟条例》，控烟工作继续在全国起表率作用。

（周月娜）

健康北京建设

【制定实施健康北京行动】2月，市政府批复《关于推进健康北京行动的实施方案》，批准成立由36个市级部门组成的健康北京行动推进委员会。3月30日，健康北京行动推进委员会印发《健康北京行动（2020—2030年）》，提出了健康政策推进行动、健康素养提升行动、慢性病防治行动、传染病防控行动等20项健康北京行动以及80项工作措施、115项健康行动指标。成立健康北京行动专家咨询委员会，为健康北京行动提供技术支持和建议参考。各相关部门、各区联合开展"营在校园"平衡膳食行动、餐饮业减盐减油减糖行动、出生缺陷防治"绿芽行动"、老年健康宣传周、健康素养提"素"行动和电子烟专项检查等各项工作，建设300处多功能运动场地和30千米社区健康步道，全民健身活动更加普及。

（周月娜）

【"健康北京周"主题宣传活动】5月31日至6月6日，北京市开展2020年"健康北京周"主题宣传活动，每日安排不同宣传主题，突出预防为主的卫生健康工作方针和政府主导、共建共享的大健康理念。一是邀请17名健康、教育、餐饮、体育、表演等行业领域专家学者或知名人士，每人倡导推广1项健康行动。二是组织专家和社区工作者制作广播电视栏目，解读健康北京行动和《首都市民卫生健康公约》。三是设计控烟先进志愿者评选、线上知识答题和"无烟家庭"微博话题等互动环节，调动广大市民参与"健康北京周"宣传活动。四是通过广播电视台、户外媒体、新媒体网络、学习强国平台以及微信公众号等官方新媒体，打造全媒体矩阵，每日多点位多频次宣传，扩大宣传覆盖面和影响力。"健康北京周"期间，制作推广公益广告28部、"一图读懂"等图文信息40条、广播电视栏目16期、报纸专刊1期；移动电视、楼宇电视、户外大屏等户外电子媒体曝光量600万次、爱奇艺、快手等网络视听平台点击量8600万次、学习强国视频播放量2.5万次，官方微信公众号等推荐量7000次。

（周月娜）

【村（居）委会公共卫生委员会建设】 年内，各区继续贯彻落实市卫生健康委、市民政局、市委社会工委、市委农工委、市爱卫办联合印发的《关于进一步推进村委会、居委会公共卫生委员会建设的通知》，在社区（村）完善公共卫生委员会建设。截至2020年底，全市各区6979个社区（村）均建立了公共卫生委员会，达到了动态全覆盖，有工作人员28422人，其中专职5253人、兼职23169人，每个社区（村）平均有工作人员4人。

（李志军）

健康促进

【建设全国健康促进（县）区】 1月9日至10日，朝阳区、房山区作为第四批创建国家健康促进区接受国家健康促进区专家组的技术评估，2021年1月8日，国家卫生健康委办公厅下发《关于通报2019—2020年度全国健康促进县区技术评估结果的通知》，两区均通过了第四批国家级健康促进区验收，朝阳区获得全国第一名的好成绩。

（周月娜）

【首都市民卫生健康公约主题宣传】 为进一步提升市民健康水平，将疫情防控成果转化为首都市民卫生健康理念和行为，健康北京行动推进委员会办公室等10个部门联合起草《首都市民卫生健康公约》征求意见稿，并于4月17日至24日向社会公开征求意见。4月30日，正式发布《首都市民卫生健康公约》，包含合理膳食、文明用餐、科学健身、控烟限酒、心理平衡、规律作息、讲究卫生、知礼守礼、注重预防、保护环境10个方面。5月至12月，围绕《首都市民卫生健康公约》制作宣传视频10部、海报10种，通过公交地铁移动电视、城市电视、户外大屏等刊发，播出总

频次1388.89万次，总曝光量近7亿次；通过搜狐、快手、腾讯、爱奇艺、优酷、头条、新浪等15家重点网络视听新媒体及学习强国等官方新媒体传播，视频总点击量5956.37万次。同时，邀请30余名专家在北京电台、北京电视台、《北京晚报》、腾讯健康分别制作播出专题访谈节目共45期，内容包括《垃圾要分类，废品变宝贝》《掌握健康礼仪，社交距离适宜》《守住舌尖上的"筷乐"》《垃圾分类，能分尽分》等。9月28日至10月28日，举办以《首都市民卫生健康公约》为重点的健康提"素"竞答活动，全市及全国各地共41.8万人参与竞答，市民累计答题超970万道。6月至12月，开展第四次城乡居民健康素养监测，监测覆盖16个区11096人。监测结果表明，本市城乡居民健康素养水平为36.4%。

（周月娜）

【健康北京科普作品征集大赛】 7月至12月，市卫生健康委联合市广电局共同主办"2020健康北京科普作品征集大赛"。大赛面向在京各医疗卫生机构，以及部分大专院校、社会团体及科研机构等，作品类别包括视频、图文、新媒体形态等，共征集到135家医疗卫生机构的978件科普作品。10月25日，在北京电视台举办演讲决赛，新浪、头条、腾讯、百度同步直播，视频累计点击量近400万。经过线上作品评审和线下演讲决赛，最终20家单位获优秀组织奖，35名选手获演讲一、二、三等奖和青年奖，114件作品获短视频、科普文章、新媒体形态等10类科普作品奖。获奖结果通过市卫生健康委官网发布，获奖作品陆续通过广播、电视、户外电子媒体、新媒体网络APP等展示和宣传。在市级科普大赛基础上，组织、遴选全市各级医疗卫生机构、部分专业机构及科研单位等征集1514件优秀作品报送参与国家卫生健康委"2020年新时代健康科普作品征集大赛"，最终获得电视节目类、公益广告类、短视频类等多类奖项，市卫生健康委获优秀组织奖。

（周月娜）

【健康促进幼儿园建设】 在2018年启动健康促进幼儿园试点工作的基础上，年内继续开展幼儿健康行为家庭干预活动。活动涉及科学运动、合理营养、视力保护及传染病预防等幼儿行为主题。家长可根据幼儿的实际情况，选取其中一个行为，采用21天行为养成理论，实施幼儿园行为养成打卡，并收集优秀案例，促进幼儿养成良好的行为习惯。此次活动覆盖8300余个家庭，征集到优秀作品4132件。按照《北京市健康促进幼儿园创建试点工作方案（2018—2020年）》安排，12月底，由中国健康教育中心、中国人

口宣传中心、北京大学医学部、市卫生健康委等机构组成的专家评估组，依据《北京市健康促进幼儿园标准（试行）》，对16个区49所试点幼儿园进行终期评估。评估结果显示，首批49所试点幼儿园全部达标。

（周月娜）

【健康科普宣传】年内，以北京健康科普专家为技术力量，组织拍摄科普专家视频281部，利用北京广播电视台、《北京晚报》、腾讯健康、"健康北京"头条号、"北京健康"科普抖音号开展科普宣传。全年与北京电视台《健康北京》栏目完成合作节目71期；与《北京晚报》合作完成专版16期；与腾讯健康《名医堂》栏目合作直播节目36期，累计播放点击量1199万；通过"健康北京"头条号、"北京健康"科普抖音号共发布图文1327个、视频815个、微头条26个、小视频3个，总播放量1138万次，总展现量6558.74万次；与市人口宣教中心合作完成《e点健康》健康科普知识短视频15部。

（周月娜）

爱国卫生

【病媒生物防制】年内，全市统一开展春季冬季灭鼠、夏季灭蚊蝇活动。3月23日至27日，以市政地下管线、公共绿地、居民社区及地下空间、中小餐饮、宾馆、农贸市场等为重点，开展春季灭鼠活动。经第三方调查评估，各区外环境鼠密度路径指数均达到国家A级标准。夏季，全市组织12万名志愿者和884支专业防制队参加灭蚊蝇活动。7月和8月，全市蚊密度同比分别下降42.3%和22.6%。

（周月娜）

【爱国卫生月活动】4月，市爱卫会以"防疫有我，爱卫同行"为主题在全市开展第32个爱国卫生月活动。4月18日，市委、市政府、市人大、市政协、市高法、市高检等领导以党员回社区报到形式参加各区和有关单位环境卫生大扫除活动，各区、街乡党员干部也下沉社区参加周末卫生日活动。利用城市大屏、地铁公交移动电视等平台宣传爱国卫生运动和文明健康生活方式，动员群众参与线上爱国卫生知识竞答、5H接力等活动，引导居民改变不文明、不健康行为。首都环境建设办公室、市农业农村局和市爱卫会办公室联合发出《关于全民踊跃参与环境卫生大扫除的倡议》，开展周末卫生日、城市清洁日等群众性爱国卫生活动。爱国卫生月期间，累计组织144万余人次清运垃圾34.3万吨，处理病媒孳生地35.2万处，整治各类超市市场1416个，投放鼠药54吨。

（周月娜）

【新冠肺炎疫情防控】7月26日，北京疫情防控工作领导小组增设爱国卫生运动工作组，与市爱卫会联合印发《关于开展新时代爱国卫生运动三年行动方案》，推进爱国卫生基层组织体系建设和六大专项行动，即爱国卫生创建行动、除四害行动、社区村庄清洁行动、重点场所环境提升行动、健康北京我行动、爱国卫生宣传行动，并将爱国卫生运动纳入各区政府绩效考核指标。防控办和爱卫工作组联合印发《关于加强新时代爱国卫生组织体系建设工作的通知》，指导各区爱国卫生组织建设。爱卫工作组建立爱国卫生组织建设周报、通报等机制，搭建爱国卫生组织台账信息系统，定期统计汇总各区进展情况并通报。截至2021年1月5日，全市成立各级各类爱国卫生机构18.5万个，其中非公单位爱国卫生机构16万个。全市坚持开展周末卫生日活动，累计动员社区（村）和各类单位9532个，发动378万人次，共清运垃圾62.3万吨，清理卫生死角89万处，整治各类超市和市场2962个，发放各类宣传材料25.5万份。市爱卫办、市住房城乡建设委等部门联合开展筒子楼、简易楼环境卫生专项治理。启动新一轮背街小巷环境精细化整治提升行动，完成1530条背街小巷环境整治任务。农村地区以396个城乡接合部地区村庄和125个农村大集环境卫生为重点，开展"三清一改"村庄清洁行动，即清理生活垃圾、清理村内沟塘渠池、清理厕所畜禽粪污和农业生产废弃物、改变影响村庄环境卫生的不良习惯。市水务局开展"清管行动"，治理雨水管涵污水现象，加强农村生活污水处理设施建设，1806个村庄的生活污水得到有效治理。针对农贸市场、商超、餐饮等市场主体存在的环境脏乱、通风不畅等问题开展集中整治，推动形成"日清洁、周扫除"的清洁卫生制度，营造干净、卫生、整洁的经营环境。市市场监督管理局和市商务局明确批发市场严格落实批零分开、买卖商家注册制、限制车辆进场、严格功能分区、提升环境水平和地下禁售湿冷产品等要求。全市十大批发市场复市7个，10个区域性市场全部营业，市商务局督促指导社区菜市场（农贸市场）严格落实疫情防控措施。

（周月娜）

【完成农村厕所革命】北京市将农村户厕改造纳入人居环境整治和美丽乡村建设统一部署推进。市政府每月调度研究全市人居环境整治和农村改厕工作。市卫生健康委制定市级抽检方案，完成3轮2万余户厕入户抽检，并将抽检情况向各相关区反馈，督促整改落实到位。各涉农区政府落实主体责任，推进农村户厕改造，全年改造户厕1.86万座，3年累计改造户厕15.3万座，全市农村无害化卫生户厕覆盖率99.4%，超额完成98%的任务目标，"十三五"时期全市农村户厕改造任务基本完成。

（周月娜）

【建设国家卫生城镇】2017年至2020年，朝阳区、海淀区开展国家卫生区创建工作。朝阳区围绕城市治理，开展全民创卫、全域创卫、全面创卫、全力创卫，实施一系列"攻坚战"，落地一批"惠民事"；海淀区把创卫工作作为高品质城市建设重要途径，突出科技创卫，从群众最关心、最直接、最现实、最需要的问题抓起，将民生问题解决率提升到95%以上。朝阳区、海淀区通过了国家卫生区的评审，于2021年1月获得国家卫生区命名。

2016年至2020年，东城区、西城区、石景山区、通州区、顺义区、门头沟区、昌平区、房山区、怀柔区、平谷区通过了国家卫生区复审，重新获得国家卫生区命名。全市共有14个区获得国家卫生区命名，覆盖率87.5%。2020年，丰台区、大兴区启动国家卫生区创建工作。

年内，海淀区、怀柔区、大兴区、密云区、延庆区启动创建国家卫生乡镇工作。海淀区四季青镇等17个乡镇获全国爱卫会命名，全市国家卫生乡镇达到37个。2020年，大兴区、密云区、怀柔区的15个镇申报北京市卫生镇，9个镇申报国家卫生镇，24个镇均通过了市级评估。

（李志军）

控烟工作

【控烟监督执法】年内，北京12345受理控烟投诉举报1.4万件，控烟投诉举报前三的区为朝阳区、海淀区、丰台区，分别占全市的24%、15%、10%。1月1日至6月30日，全市卫生监督机构共出动执法人员9.8万人次，监督检查4.9万户次，处罚单位204家，处罚违法吸烟个人975人，共计罚款80.7万元。

（周月娜）

【控烟宣传】5月，市爱卫办开展"5·31"世界无烟日系列宣传活动。围绕控烟条例实施5周年、首都市民卫生健康公约、"健康北京周"、世界无烟日等开展控烟宣传；启动无烟家庭创建、控烟知识问答、行业控烟领袖倡议、控烟一图读懂、主题直播等线上控烟宣传；编辑出版《健康》杂志控烟专刊，回顾《北京市控制吸烟条例》实施5年来的工作成效；利用微信小程序开展无烟家庭创建活动，2.5万个家庭申报，2.1万个家庭达到创建标准。5月至7月，在地铁出入口的400块扶梯灯箱、600个地铁、公交站台、2000辆公交车内，开展控烟公益广告宣传。针对冬季室内活动增多的季节性因素，在3.6万块公交、地铁、楼宇电视和繁华商业区户外大屏开展控烟公益广告宣传，同步在抖音、今日头条、腾讯视频等新媒体平台宣传，总曝光量4400万人次。

（周月娜）

【科学戒烟】年内，市卫生健康委持续推进戒烟门诊规范化建设，提供首诊服务1060人，药物干预757人。36家国家级健康促进医院提供简短戒烟干预服务344.9万人次。北京12320接受1456人报名电话戒烟，全年累计提供电话戒烟干预服务3.1万次。完成2019年"健康北京——你戒烟，我支持"北京市民科学戒烟项目，招募戒烟志愿者766人，其中参与戒烟门诊戒烟566人、参与电话戒烟200人，6个月随访时点戒烟率分别为42.2%、26.3%。

（周月娜）

【无烟环境创建活动】年内，北京市积极推进市级党政机关无烟环境建设。市爱卫办联合中直机关爱卫办、中央国家机关爱卫办在中央和国家机关在京单位中启动北京市控烟示范单位的创建活动，举办创建活动培训班并督导创建工作。自2015年起，全市共开展3批次控烟示范单位创建活动，共有1022家单位获此称号。

（周月娜）

农村改水

【评估2019年度改水项目】5月至10月，市农村改水办委托第三方对2019年完成改水项目的10个农村改水项目区进行评估评价。评估评价工作以农村改水工作的组织领导、资金管理、项目建设、水质卫生和档案管理等为主要内容，先后与农村改水工作人员和水厂（站）管理人员座谈交流，查阅改水项目档案资料，抽查60处项目工程，并走访300家用户，对60家水厂出厂水或末梢水水样进行微生物检测。在数据分析的基础上，形成了《北京市2019年度农村改水项目评估评价报告》。报告显示：2019年度农村改水任务基本完成，农村饮用水水质卫生状况显著改善，达到预期目标。

（郭三余）

【饮水健康培训与宣传】8月26日，针对新冠肺炎疫情防控工作实际，市改水办邀请中国水利水电科学研究院专家，以新村镇供水设计规范、水质净化处理和消毒工艺选型、改水项目评估评价标准等为主要内容，采取网络培训的方式，对区农村改水办主任（负责人）、工程技术和财务人员共50余人进行了专业培训。以"共促健康饮水，共享健康生活"为主题，制发饮水健康指南1万册、无纺布宣传手提袋1万个、饮水健康宣传毛巾1万盒。

（郭三余）

【调查农村饮用水水质卫生】9月至12月，市农村改水办以农村水厂（站）建设和营运、水源类型及其卫生防护、输水管网卫生、水质净化处理、配水管网及附属设施卫生、水质卫生检测（包括氟化物、砷、硝酸盐、氨氮、总硬度、铅、六价铬、铁、锰等理化指标超标项目和国家关注的重点指标）及卫生许可审批等为主要调查内容，采取调查问卷、查阅档案、访谈管水负责人、水质检测、现场查看和数据录入分析等方式，对10个农村改水项目区的380家农村水厂（站）进行水质卫生调查，形成《北京市农村饮用水水质卫生现状调查报告》。报告指出：部分农村水厂（站）建设时间过长，管网老化严重，漏损率高，供水保障程度不高；部分农村水厂（站）存在水源保护

不到位、消毒工艺选择不科学、运行不规范、水质卫生总硬度偏高等水质保障薄弱环节；单村水厂（站）存在无人管、不会管和机制不全问题，运行维护薄弱。建议采取加强部门联动、加大农村改水项目建设力度、提升水质保障水平、提高基层人员管护能力、推进专业化运维管护等干预措施。

（郭三余）

【加强农村改水项目管理】年内，市农村改水办采取严格立项审查指导、加强工程项目质量督导和开展项目竣工验收检查等办法，组织协调顺义、通州、昌平、大兴、房山、门头沟、怀柔等农村改水项目区开展农村饮水健康行动。全年完成3类农村改水项目771个，其中风险管理项目159个、水质消毒项目598个、水质净化处理项目14个，涉及378个自然村，受益人口531233人。昌平区、大兴区和门头沟区采取政府购买第三方服务方式，实施全区域消毒设备维修养护，实现全区农民受益。

（郭三余）

基层卫生

【概述】2020年，北京市基层卫生工作以新冠肺炎疫情防控为重点，以打赢疫情防控阻击战为目标，全人员、全方位、全领域、全流程参与疫情防控工作。同时，全力保障辖区居民基本医疗服务需求，促进医疗和预防有机融合，履行"健康守门人"职责。此外，按照《加强首都公共卫生应急管理体系建设3年行动计划（2020—2022年）》要求，加强基层医疗卫生体系建设，筑牢基层卫生服务网底。

据市社区卫生工作统计资料，至年底，全市正常运行的社区卫生服务中心343个、社区卫生服务站1602个、村卫生室2281个。社区卫生服务机构在岗职工40332人，村卫生室医务人员3048人。全市社区卫生服务中心（站）总诊疗6001.7万人次，占全市医疗机构诊疗总量的31.1%；因受疫情影响，社区卫生服务诊疗总人次比上年减少1160.2万人次，同比下降16.2%；社区卫生服务中心（站）医师日均担负诊疗15.1人次，社区卫生服务机构为居民提供出诊服务16.7万人次。

2020年，全市4万名社区卫生人员全部参加疫情防控，14.3万人次参加卡口检查站疫情防控值守，10.9万

人次参加流行病学调查，管理密切接触者和高风险人员10.8万人次，集中或居家隔离医学观察485.7万人次，管理辖区内工地、楼宇、集体单位等3.2万个。

（禹震）

新冠肺炎疫情防控

【重点人群分类管控】年内，北京市对密切接触者、高风险人员、返（来）京人员、居家或集中隔离人员、出院治愈患者等重点人群实施分类管理，社区医务人员对集中隔离观察点进行疫情防控知识培训和指导，并开展巡查。截至12月31日，累计管理高风险人员10.8万余人，对集中、居家隔离人员进行医学观察485.7万人次，医务人员零感染。同时，建立"白名单"制度，将隔离观察点结束医学观察人员及本市各定点医院出院复诊核酸检测阴性人员信息，整理形成"白名单"，推送给铁路、民航和市公安局网安部门，协助此类人员在"北京健康宝"小程序中的风险等级由"红码"调整为"绿码"，方便出行。截至12月31日，累计传递全国新冠肺炎确诊和疑似病例数据、可

能密切接触者数据319批次，累计形成"白名单"1036条，推送266批次。

（禹 震）

【疫情防控筛查】年内，全市社区卫生服务机构执行就诊患者预检分诊、发热筛查、人员登记及转诊跟踪管理，对就诊患者进行体温检测，排查流行病学史；并与街乡、村居委会工作人员一道，在路口、关卡等检查站点值守，严防疫情输入。截至12月31日，累计预检分诊5859.3万人次，14.3万人次参加3003个公路卡口检查站值守。

（李君念）

【助力复工复产】社区医务人员对辖区集体单位、楼宇等复工复产单位开展防控培训和指导监督，对中小学、幼儿园相关人员进行消毒和防护知识培训。截至12月31日，累计管理复工复产工地、办公楼宇、企事业单位3.2万个，动用基层医务人员21.2万人次。为做好施工现场疫情防控、劳务人员返京、防疫物资筹集、建筑垃圾消纳4个协调机制专班工作任务，市卫生健康委与各区卫生健康委建立联系人制度，并向市住房城乡建设委报送相关情况。同时，为进一步做好本市冰鲜冷冻食品疫情防控过程商品流通、市场监管、人员健康管理、市场健康自助申报、医学巡查等工作，市卫生健康委配合市联防联控机制市场防疫组制定了《冰鲜冷冻食品市场健康申报与医学巡查工作机制》。

（李君念）

【建设发热筛查哨点】为进一步促进社区卫生服务机构发挥"哨点"和"探头"作用，提升基层医疗机构传染病预警报告能力，市卫生健康委制定了《北京市社区卫生服务中心发热筛查哨点基本标准》。对16个区服务常住人口在5万以上的社区卫生服务中心和乡镇建制的社区卫生服务中心按设置标准建设发热筛查哨点。全市234个社区卫生服务中心发热哨点于年底前全部建成。

（宗保国）

【落实院感防控措施】为确保基层医疗机构和就诊患者安全，全市社区卫生机构全面落实院内感染防控措施，在机构门诊和候诊大厅实行人员限流控制人员密度，采取设置1米线、加大座椅间距、摘门帘、常通风、勤消毒等措施；优化诊疗流程，严格实施预约就诊，严格执行诊室诊疗"一医一患"；通过信息化手段，实现极简开药、线上开药、无接触取药。通过采取一系列院感防控综合举措，最大限度降低交叉感染风险。

（宗保国）

【基层核酸检测】年内，基层卫生机构组织开展核酸检测标本采集，对重点区域、重点人员做到应检尽检，确保做到早发现、早报告、早隔离、早治疗。此外，紧急建设核酸检测信息采集和预约系统，引导居民有序检测。在北京通"京心相助"APP推出"核酸检测"程序，实现个人信息自助登记、标本条形码关联、检测阳性结果报警、个人检测结果查询与"健康宝"信息对接等功能，提高核酸检测工作效率及管理水平。依托114预约挂号统一平台，推出核酸检测预约功能，满足居民核酸检测预约需求。

（禹 震）

【智能体温计应用及管理】为及时发现各部门、各单位后勤保障人员的健康问题，做好发热人员早发现、早管理，卫生系统各单位食堂及保洁等后勤工作人员统一佩戴智能体温监测计。市卫生健康委对224家单位的智能体温计进行监测与管理，制定了《北京市卫生健康委佩戴式体温监测设备管理办法》，规范体温监测设备的使用和管理。根据市政府北京市防疫智能体温计实施专班日报，市卫生健康委日活率每天维持在100%，排名第一。

（顾 菲）

【完善基层疫情防控制度与管理】年内，为有效防控新冠肺炎疫情，市卫生健康委制定下发了《关于加强基层医疗卫生机构新型冠状病毒感染的肺炎疫情防控工作的通知》《关于做好社区（村）疫情防控人员培训的通知》《关于做好社区（村）疫情防控指导工作的通知》《关于做好儿童和孕产妇新型冠状病毒感染的肺炎疫情防控工作的通知》《关于对肺炎流行期间极高风险人员进行排查与健康管理的通知》《关于做好农村地区新型冠状病毒感染肺炎疫情防控工作的通知》《关于发挥社区卫生服务机构作用做好新冠肺炎出院患者管理工作的通知》《关于基层医疗卫生机构在新冠肺炎疫情防控中分类精准做好工作的通知》等文件，并加大监督指导力度，多次组织市社管中心工作人员、专家、行政管理人员，采取"四不两直"方式，根据不同时期、不同工作重点，检查16个区社区卫生服务机构新冠肺炎防控措施、隔离点管理、密接人员管理以及常态化防控工作。

（李君念）

社区卫生

【为老年人送药上门】2月29日，市卫生健康委联合医疗保障局和民政局印发《关于为老年人"送药上门"工作的通知》，为65岁以上诊断明确、病情稳定的家医签约老年慢性病患者提供送药上门服务。截至12月31日，社区卫生服务机构为老年人送药上门59.5万人次，累计提供长处方服务512.0万人次。同时，为诊断明确、病情稳定、长期服用同种药品的签约居民提供3个月长处方服务。

（朱文伟）

【优质服务基层行】7月，市卫生健康委启动2020年度"优质服务基层行"活动，并开展专题培训。各区对照标准自评自查，按时复核申报。通过省级复核后，全市16个区共有42个社区卫生服务中心、9个乡镇卫生院达到国家推荐标准；63个社区卫生服务机构达到基本标准，其中社区卫生服务中心43个、乡镇卫生院20个。

（李君念）

【规范开展基本公共卫生服务】9月11日，市卫生健康委与市财政局、中医局联合印发《关于做好北京市2020年基本公共卫生服务项目工作的通知》，明确年度工作任务。并按期实现电子健康档案建档率≥80%、高血压患者规范管理率≥60%、2型糖尿病患者规范管理率≥60%、适龄儿童国家免疫规划疫苗接种率≥90%、严重精神障碍患者健康在册管理率≥85%、肺结核患者管理率≥90%、传染病和突发公共卫生事件报告率≥95%、新生儿访视率≥85%、儿童健康管理率≥97%、儿童系统管理率≥95%、早孕建册率≥85%、产前健康管理率≥85%、产后访视率≥85%、孕产妇系统管理率≥97%、老年人健康管理率≥70%、老年人中医药健康管理率≥65%、0～36月儿童中医药健康管理率≥65%的任务目标。

在各区自评的基础上，综合平时工作、基本公共卫生信息系统数据比对、第三方满意度调查等结果，市卫生健康委完成了2019年度基本公共卫生服务自评。并针对自评及全市评价中发现的问题，开展基本公共卫生服务培训，提升服务质量。

（宗保国）

【启动社区医院建设】为推动构建优质高效的医疗卫生服务体系，优化医疗卫生资源配置，提升基层医疗卫生服务能力，9月16日，市卫生健康委印发了《2020年北京市社区医院建设实施方案》，在全市开展社区医院建设工作。至年底，完成区级评价。

（李君念）

【完善家医签约服务绩效管理】10月，市卫生健康委下发《2020年北京市家庭医生签约服务绩效评价工作方案》及《北京市家庭医生签约服务工作绩效评价指标（2020年版）》。新版家庭医生签约服务绩效评价指标体系将家庭医生签约服务奖励机制纳入考核范围。经调查，家庭医生签约服务满意度88.1分，较上年提高6个百分点。

（朱文伟）

【家医签约服务网格化责任制管理】年内，市卫生健康委在全市推行家庭医生签约服务网格化责任制管理。在村（居）委会公示家庭医生团队信息及负责区域，夯实家庭医生团队对网格内居民健康管理责任。家庭医生团队全部融入辖区社区管理网格，实现与村（居）委会疫情防控工作无缝对接，统筹社区防控与健康管理工作，当好健康"守门人"。截至12月底，全市共组建5158个家庭医生服务团队，较上年增加近350个。

（朱文伟）

【增加家医签约服务供给】为增加家庭医生签约服务供给，北京市允许二、三级医疗机构符合条件的医务人员为属地居民提供签约服务，并研究社会资本办医疗机构提供签约服务政策。年内，在海淀区试点二级医院和非公立医疗机构参与家庭医生签约服务工作。截至12月底，全市家庭医生签约794.1万人，总签约率36.9%，重点人群签约率90%以上。65岁以上老年人签约207万人，签约率较上年提高了7.1个百分点。

（朱文伟）

【加强社区卫生服务机构建设】根据《加强首都公共卫生应急管理体系建设三年行动计划（2020—2022年）》中"完善基层公共卫生预防控制体系"要求，市卫生健康委开展社区卫生服务机构规划与标准化建设，形成了《社区卫生服务机构设置规划及建设标准》初稿。按照每个街道（乡镇）至少设1个社区卫生服务中心的标准，年底前，计划新建、改建的16个社区卫生服务中心全部开工建设。

（李君念）

【调整家医签约服务费标准】年内，市卫生健康委在完成相关测算基础上，初步拟定将家庭医生签约服务费提高至120元/人·年，并由医保基金、基本公共卫生服务经费和个人付费共同分担。

（朱文伟）

【基层卫生综合评价及绩效考核】年内，为实施基层卫生综合评价及绩效考核，在贯彻落实中央和市委市政府为基层减负的精神指导下，按照市卫生健康委的工作安排，科学设置考核指标，合理制定考核细则，并将考核指标和细则纳入市卫生健康委对各区卫生健康工作考核指标体系，切实减轻基层负担。

（宗保国）

农村卫生

【**定向免费培养乡村医生**】年内，市卫生健康委继续委托首都医科大学开展乡村医生岗位人员订单定向免费培养（三年全日制医学大专学历），招生计划150名并向生态涵养区倾斜。同时，做好首届乡村医生岗位人员订单定向免费培养毕业生安置，本着促进毕业生留得下、用得上、干得好的原则，7月2日，市卫生健康委印发《关于做好乡村医生岗位订单定向免费培养毕业生安置使用管理和规范化培训工作的通知》，提出妥善安置就业岗位、实施人职前教育、规范化培训和落实岗位待遇等政策措施。

（李志敬）

【**强化低收入村和偏远山村巡诊**】7月，市卫生健康委印发《关于做好2020年农村地区巡诊工作的通知》，明确提出巡诊工作范围、内容、方式及要求。自8月起，北京市老医药卫生工作者协会组织市属医院退休专家112人，涉及中医、呼吸、心内、神内、骨科、消化等专业，面向远郊区低收入村及所在乡镇开展巡诊服务21次，低收入群众受益3000余人。同时，远郊区乡镇社区卫生服务中心针对辖区人口较少的偏远山村开展每周一次巡诊服务，全年共服务4万余人次。

（李志敬）

【**京医老专家支援生态涵养区**】为引导优质医疗资源下沉农村基层，提升生态涵养区乡村医疗卫生服务能力，市卫生健康委开展京医老专家支援生态涵养区基层卫生服务试点项目，组织市属医院退休医学专家每周固定到乡镇卫生院，以出诊、巡诊、带教、讲座等形式提供医疗卫生服务，促进农村居民就近享受高水平医疗服务，带动乡镇医务人员能力提升。年内，面向门头沟区、密云区和怀柔区3个乡镇卫生院开展了试点工作。

（李志敬）

【**"同心卫生室"建设**】年内，市卫生健康委在2019年与市委统战部开展低收入村"同心卫生室"硬件建设的基础上，面向105个"同心卫生室"加强能力建设。发挥乡镇社区卫生服务中心作用，加强对"同心卫生室"业务管理与技术指导，结合绩效管理进行定期指导与考核；加强乡村医生业务知识与技能培训，结合乡村医生年龄及身体条件等状况，开展灵活多样的培训；创造条件吸引乡村医生岗位定向培养毕业生到"同心卫生室"提供服务。

（李志敬）

【**更新低收入村巡诊车**】年内，在市委统战部支持下，市卫生健康委启动对低收入村开展巡诊的乡镇社区卫生服务中心更新巡诊车，确保巡诊工作安全有序进行。年底前，完成巡诊车状况摸底调查，确定更新车辆目标和数量。

（李志敬）

【**村卫生室满意度调查**】年内，市卫生健康委委托北京永润禾咨询有限公司对12个涉农区（海淀区、丰台区、门头沟区、房山区、大兴区、通州区、顺义区、昌平区、怀柔区、平谷区、延庆区、密云区）进行村卫生室和乡村医生认知度、使用度和满意度调查。综合对村卫生室的调查结果看，平谷区、海淀区、丰台区得分较高；综合对乡村医生的调查结果看，海淀区、丰台区、昌平区得分较高。

（李志敬）

【**乡村医疗卫生政策研究**】年内，市卫生健康委委托市社区卫生协会、市健康促进会开展乡村医疗卫生政策研究，包括乡村一体化管理研究和村级医疗卫生机构建设研究。至年底，相关研究进展顺利，完成乡村一体化管理研究报告。

（李志敬）

中医工作

【**概况**】2020年，全市有中医类机构1216个，占全市医疗机构总数的11.01%。中医类医院229个，其中，三级32个、二级39个、一级153个、未评级5个、公立51个、民营178个、中医180个、中西医结合45个、民族医4个。中医类医院实有床位25620张，占全市医院实有床位的21.47%。中医类别医师2.2万人，占全市医师总数的20.11%；中医门急诊服务4583万人次，占全市医疗机构总诊疗量的25.16%。中医类医院出院32万人次，占全市医疗机构出院总量的12.38%。

加强中医药发展法制政策保障。《北京市中医药条例》经市人大常委会审议通过并颁布，制定《中共中央、国务院关于促进中医药传承创新发展意见》北京实施方案，启动《健康北京中医行动》编制工作。

推进中医药服务能力建设。持续开展重点专科辐射工程，加强中医医疗质量管理，推进中医护理服务能力、基层中医药服务能力、北京中医药服务对外辐射能力建设。结合新冠肺炎疫情，适时开展北京中医健康乡村（社区）、中医健康养老工程、名中医身边工程、中医治未病健康促进工程，促进中医药优质资源下沉基层。

强化中医药传承创新和人才培养。深化北京中医药薪火传承"3+3"工程建设，推进中医药继续教育改革和中医住院医师规范化培训；按需分类培养人才，组织北京市第二批中药骨干人才线上理论培训，组织第四批全国优才和全国中医临床特色技术传承骨干人才培训项目年度考核。

推进中医药文化建设和对外合作交流。开展北京中医药文化资源调查工作；组织第十二届地坛中医药健康文化节，首次推出"中医云展平台"；发挥首都中医药资源优势，10余个委办局及学会、协会、社会联合搭建"北京远程健康服务"线上平台，实现中医药服务世界；举办2020中国国际服务贸易交易会中医药板块，推出中医主题日，举办第五届海外华侨华人中医药大会。

（诸远征）

新冠肺炎疫情防控

【开展新冠肺炎中医药科研】1月30日，市中医局印发《北京市防治新型冠状病毒感染的肺炎中医药科研工作方案》，在全市新冠肺炎定点医院启动了新冠肺炎中医药科研工作。所有病例均入组记录，并开展大数据分析研究。初步研究表明，与单纯西医治疗相比，中西医结合治疗新冠肺炎能够缩短疗程、降低患者住院天数和病毒转阴天数。

在市中医药科技发展资金项目中设置新冠肺炎防治中医药应急科研专项，首批"银丹解毒方在中西医结合救治新冠肺炎危重症的临床研究""基于数据库的中西医结合治疗新型冠状病毒肺炎的循证医学研究""'克冠方'在新型冠状病毒肺炎中西医结合救治中的临床疗效观察研究""北京地区新冠肺炎中医证候特点及传变规律研究""新型冠状病毒肺炎恢复期中医药综合干预方案专家共识"5项入选，投入50万元专项科研经费。

（刘 楠）

【中医药新冠肺炎防治知识专项培训】2月至8月，市中医局依托继续教育平台（中医在线服务号）组织"北京中医药新冠肺炎防治知识公共课"培训，设立通识类、实践类、经典类、杂病类、全科类、西学中类6类课程，上线115个课件，形成"六位一体"系列学习课程，同时推出定点医院中医药专家包区指导多学科查房授课直播，全面提升中医药防治能力、科研能力及应急管理能力。北京地区中医机构、定点医院、综合医院、社区卫生服务中心近7万人240万人次在线学习，另有河北、天津等省市1.4万名学员注册学习。

（刘骅萱）

【健全中西医协同救治新冠肺炎患者机制】在全市定点医院收治病区派驻中医师，并设立临床、科研、管理"三岗"人员。在定点医院建立中西医双组长双查房制和三类三步骤（"普通型、重型、危重型"及"院、区、市"）精确治疗定案制，保证24小时提供中药饮片煎煮服务。6月11日，新发地疫情发生后，在地坛医院专门开辟中医病区，对收治患者实施以中医为主导的多学科治疗。按机构分区域，实施中医呼吸病专家包区指导机制，指导和监督定点医院落实中医药救治方案。完善急危重症中医药救治机制，组织中西医专家每日会诊，给予中药汤剂、穴位敷贴等治疗，取得较好疗效。制定中医药康复和护理方案，对出院患者进行中医药康复和护理指引。

（林文慧）

【制定、推广中医药防治新冠肺炎方案】为指导临床合理应用中医药防治新冠肺炎，市中医局组织专家先后制定了五版《北京市新型冠状病毒肺炎中医药防治方案》，特别是针对密切接触者、有慢性基础病以及儿童等重点人群提出了不同预防方案。同时，建立了社区临床治疗员、预防保健员、宣传科研员的"三员"工作机制，实现社区管理的集中医学隔离观察人员预防性投药率100%，社区防控中医药培训、宣传人群100%覆盖。社区重点人群中医药预防服务168.16万人次，二级以上公立中医医院提供中医药预防饮服务累计受益163.07万人次；为小汤山医院建设项目提供中药预防饮15000人份，建筑工人无一例出现不适。

（林文慧）

【建立新冠肺炎疫情社区中医药防控体系】疫情期间，市中医局围绕区域资源、治疗预防、临床科研、宣传培训4个一体化的工作目标，建立市、区两级专家指导联动机制和"三员"工作机制，组建3个市级专家指导组、48个区级专家指导组、981名社区"三员"，按职能分工，落实市、区、社区三级联动。

发挥中医药对疫病预防的优势，结合疫情阶段划分，根据不同人群的暴露程度，为10类人群投药2544976人次，直接受益363568人。推出预防新冠病毒系列动画，开展社区中医药预防保健知识宣传，覆盖人群972.59万人。

（岳松涛）

【完成6种抗疫中药制剂的应急备案】为了发挥中医药在疫情防控中的作用、推进临床成果转化，按照北京市药监局《关于对新型冠状病毒感染肺炎疫情防控用医疗机构制剂实施应急审批的公告》，市中医局组织北京市新冠肺炎定点医院及支援武汉的中医医疗机构紧急开展相关研究，研发体现中医药特色优势、临床一线治疗新冠肺炎的经验方，转化为医疗机构制剂。年内，6种抗疫中药（北京中医医院的苍麻化毒颗粒、清肺解毒颗粒，西苑医院的化湿败毒颗粒，北京中医药大学第三附属医院的清瘟止咳颗粒、桔杏君子颗粒，地坛医院的银丹解毒方）取得治疗新冠肺炎的备案批准。

（江南）

【中医药参与新冠肺炎救治成效显著】北京市中医药参与新冠肺炎患者治疗率90.78%，总有效率87.46%。其中，危重型患者中医药治疗率81.63%，使用中药汤药的比例为93.75%，中医药治疗有效率96.25%。

（林文慧）

中医医政管理

【开展"冬病夏治三伏贴"服务】7月至8月，在全市开展中医药"冬病夏治三伏贴"工作。市中医局严格"三伏贴"全过程管理，包括对项目的临床应用管理、收费管理、备案管理、规范操作等，强化对"冬病夏治三伏贴"服务不良行为的监管。同时，要求各区卫生健康委落实属地主管部门的主体责任，做好组织和落实工作，确保全市中医药"冬病夏治三伏贴"工作顺利开展。全市927家医疗机构开展三伏贴工作，其中公立医院81家、社区卫生服务机构718家、社会办医疗机构128家。

（林文慧）

【建设中医药健康文化体验馆】为探索建立中医药健康文化指导下的现代健康生活方式和健康生活社区，推动中医药健康养生文化的创造性转化、创新性发展，市中医局开展了北京中医药健康文化体验馆试点建设。10月2日，001号体验馆在地坛中医药文化节正式开馆，集中西医检测、健康管理、文化科普、互动体验于一体，为群众提供科学、权威、综合、便捷的中医药健康生活指导服务。至年底，全市陆续建成并开放了32家体验馆。

（林文慧）

【强化中医医疗机构院感防控】加强归口管理机构院感防控工作，市中医局组建近百名专业人员赴16家归口管理机构作为督导员开展驻院督查。每天驻院12小时，巡查6次，随查随拍照随指导整改，每日汇总通报督查问题及整改情况，对高风险问题主管领导、责任科室负责人和具体责任人予以通报，并开展督查结果横评，提升督导效果。强化全市中医医疗机构院感防控管理，通过建立工作台账、督导检查、约谈整改等措施，加大整改不到位机构的惩处力度。加强对一级及以下中医医疗机构恢复开诊前的指导检查以及事中事后检查，指导中医医疗机构推进诊疗服务有序开放，并组织互联网诊疗试点，减少患者现场跑动，降低院感风险。

（诸远征）

【出台《北京市中医药条例》】制定《北京市中医药条例》为本市加快推进的防疫立法工作之一。疫情期间，市人大主管负责人带队多次实地调研和座谈，加强对中医药立法方向的指引；市人大、市司法局及市政府相关部门围绕立法关键问题多次协商形成共识，将中医药防治新冠肺炎的好经验予以固化；市人大、司法局、卫生健康委和中医局联合组成专班，完成草案初稿并对条款逐一推敲斟酌，先后形成20余个版本，并向社会公开征求意见。最终，《北京市中医药条例》由北京市第十五届人民代表大会常务委员会于11月27日发布，自2021年5月1日起施行。

（诸远征）

【制定促进中医药传承创新发展北京实施方案】为落实《中共中央、国务院关于促进中医药传承创新发展的意见》，对中央意见予以细化实化，明确具体措施和实施路径，解决北京中医药发展的突出问题，市中医局积极制定北京实施方案。方案立足首都城市战略定位，弘扬中医药文化，坚持中医药科技创新，推动中医药走向世界，争创国家中医医学中心，在中医药医疗服务、教育、科研、产业、文化发展上提出更高标准，破解中医药传承不足、创新不够、作用发挥不充分等问题，促进本市中医药事业产业高质量发展。经过两次市政府专题会研究讨论、3次征求各委办局和16个区政府意见，北京实施方案于2021年1月5日市政府常务会审议通过。

（诸远征）

【推进审批制度改革】年内，精简中医医疗机构、中医师的相关许可事项内部流程，压缩政务服务事项办理时限，完成压缩时限12%的要求；精简政府服务事项申报材料，完成市政务服务局提出的精简20%的要求。除个别事项对场地有特殊要求外，市中医局将绝大多数政务服务事项均纳入政务服务大厅一站式办理。实现全部事项在政务服务大厅委托受理，大部分事项在政务服务大厅授权办理。

（诸远征）

【中医药监督执法】 针对年初关于小儿推拿乱象报道的非良性舆情，市中医局开展小儿推拿机构检查，对涉嫌违法违规的予以立案处理并移送市场监督管理部门。暗访实施备案制的中医诊所依法执业情况，检查是否存在违规宣传及超诊疗范围执业行为，结果未发现违规违法行为。全年本市中医医疗机构行政处罚66件，涉及14个区57家单位，共计罚款162000元，没收违法所得3535.22元，警告29户次，责令改正46户次。

（诸远征）

【京津冀中医药协同发展】 继续推进京廊中医药协同发展"8·10"工程和京衡中医药协同发展名片工程。基本完成京廊中医药协同专科、医联体、传承基地、健康乡村等重点项目，着重完成京廊中医药适宜技术人才遴选和培养；推进京衡共建10个"1+1"（即1家北京中医医院和1家衡水市中医医院）中医综合医联体建设，远程开展京衡中医药人才培养和交流，推进衡水医康养一体化服务建设。

（诸远征）

【中医药扶贫】 北京市承担5个省19家贫困县中医医院、民族医医院的对口帮扶任务，包括内蒙古7家、青海2家、新疆4家、西藏5家和甘肃1家。支援医院与受援医院建立了帮扶机制，以问题为导向，根据受援医院的功能定位、建设发展实际，结合当地群众健康状况、疾病谱和医疗服务需求开展多种形式的对口帮扶，通过抓管理、强学科、传技能、育人才、扩成效，全方位提高受援医院的管理水平及中医药服务能力。双方签订了年度对口帮扶责任书，对口帮扶相关经费共266.65万元；支援医院派驻62人，其中专业技术人员55人，诊治门急诊患者19004人次、出院患者1176人次；培训当地医务人员6725人次，接收住院医师规范化培训4人，培训医师43人（不含规培人员），培训其他专业技术人员12人，减免相关费用19.6万元；支援建成地市级以上中医重点专科1个，通过帮扶新开设科室10个，受援医院新增中医医疗技术36项，大部分支援医院与受援医院建立了远程医疗信息服务系统。

（林文慧）

【国家基本公共卫生中医药健康管理项目】 年内，全市接受中医药健康管理服务的65岁及以上常住居民1545804人，中医药健康管理服务率65.25%；接受中医药健康管理服务的0～36个月儿童437606人，中医药健康管理服务率77.42%。完成目标人群覆盖率达到65%的指标。

（林文慧）

【北京名中医身边工程】 年内，市中医局深入推动"北京名中医身边工程"，组建的390支名中医专家团队每周到全市333个社区卫生服务中心（乡镇卫生院）出诊，并开展团队式"师带徒"，培养基层中医骨干人才。至年底，名中医专家团队累计出诊21384天，接诊患者210653人次，开具处方198288张，开具治未病处方44475张，基本实现了基层百姓就近享受优质中医药服务的目标。

（林文慧）

【中医治未病健康促进工程】 年内，市中医局继续推进北京中医治未病健康促进工程，3228名中医师组建的302个中医药治未病服务团队，通过"首都中医治未病"微信公众服务号管理干预高血压、糖尿病等慢性病患者，传播中医药治未病健康知识。至年底，已管理226677名慢性病患者等重点人群。试点开展中医药治未病服务项目价格改革，突破"中医治未病"收费空白。

（林文慧）

【固化中医健康乡村（社区）工作模式】 领军人才团队驻村驻社区工作模式进入常态化，居民的知晓度、参与度明显提高。年内，60支市、区两级团队共驻村驻社区194次，派出947人次，开展科普宣教110次，发布科普知识92篇，接受慢性病预约769人，重点监测3090人次，服务百姓18946人次。完成第一批35个试点基地的中医健康指数调查，调查结果显示，通过开展健康乡村（社区）试点建设，居民整体健康素养明显提高。

（林文慧）

【中医健康养老身边工程】 年内，实现了中医药健康养老身边工程全市覆盖。设立了中医院、社区卫生服务机构、养老服务机构等152个试点单位，试点单位根据机构性质分别设立诊疗区、调理区和咨询区，提供相应的中医药健康养老服务；组建了152个中医健康养老联合体，辐射152个中医药健康养老服务圈。全年试点单位服务老年人2937708人次，提供免费中医体质辨识服务136071人、上门诊疗服务12039人、上门体检10685人。医养联合体转诊老年人12652人次，分诊转回（康复治愈）281人次，为778

名托底老人开展护养工作。遴选13项中医药适宜技术，培养基层骨干1300余人。建立中医健康养老护理员师资培训基地，1198名中医健康养老护理员师资、6834名中医健康养老护理员通过资格认证。

（林文慧）

【中医医疗质量管理】 年内，各中医医疗质控中心积极推进行业标准、规范、指南及专家共识等的制定，开展病种质控检查、中药饮片抽样点评、病案检查与首页督查等现场检查与业务指导，组织医院感染防控、病理诊断与技术、中医病案管理、护理管理等岗位培训，推广适宜新技术、特色疗法。

（诸远征）

【中医护理服务能力建设】 年内，市中医局通过开展"一证一品"专科护理示范病房建设、中医护理专科团队下基层、中医护理门诊建设、护理病历检查等，形成中医护理专科服务品牌，提升基层医院中医护理服务能力，并试点开展中医医院护士规范化培训。

（诸远征）

【重点专科辐射工程】 年内，市中医局通过1+X+N（即1家医院可设立X个首都核心专科，辐射N个首都区域专科）和区域特色重点专科建设，完善诊疗规范、临床路径，整理推广名老中医经验，围绕中医治疗优势病种强化专科间合作，提升疗效。至年底，已建设92个区域特色重点专科。

（诸远征）

中医科教工作

【北京远程健康服务平台建设】 疫情期间，市中医局联合10余个委办局和相关部门成立中医药国际化专班，建设北京远程健康服务平台。北京贸促会、医药行业协会参与，14家中药生产经营企业及京东等物流企业加入。线上75家北京中医类别医疗机构，近千名中医药专家互联网线上远程咨询，与线下32个海外中医诊所相结合，中药企业线上门店与其海外实体店相结合。4月2日，远程服务平台正式上线，实现"五个一点"服务，即一点了解北京方案、一点学会居家防护、一点找到三甲医院、一点找到专家咨询、一点配送中药服务。合作的14家中药企业覆盖26个国家37个城市，166个海外网点、32家海外诊所，为海外人士提供服务。首次实现由政府主导，多部门、全行业参与的全面资源整合。

（岳松涛）

【北京中医药文化资源调查】 年内，北京中医药

文化资源调查项目办对东城、石景山、昌平等试点区开展项目中期督导，对2019年立项的48个项目开展问卷调查。6月18日，召开项目中期总结视频会，将48个项目分类归入10个专班，各专班汇总、梳理该领域的调查成果，并指导或承担各区相关领域调查工作。10月12日，召开北京市传统知识收集整理暨中医药文化资源调查培训会，启动2020年度北京中医药文化资源调查项目申报。共计58个项目入选，13个区的区域文化资源调查工作陆续启动。

（江 南）

【新批北京市中医药科技发展资金项目】 9月10日，经过材料申报及答辩、专家评审等环节，市中医局对5类250个北京市中医药科技发展资金项目立项并下拨经费507万元，以科技引领和支持中医药发展。

（刘 楠）

【第十三届北京中医药文化宣传周】 10月2日，第十三届北京中医药文化宣传周暨第十二届地坛中医药健康文化节在地坛公园开幕。文化节以弘扬传统文化、共享健康生活为主题，以"传承中医精华、保健康迎小康"为目标，首次推出中医云展平台，实现VR展示、互动看展等在线功能，配合文化节实体展出内容，推出中医药学术板块、中医药文化板块、中医药服务板块、中医药抗疫板块、中医药扶贫板块、中医药经贸板块6个板块共20大类的线上中医药主题展。启动位于地坛公园养生园内的首家北京中医药健康文化体验馆，配套的"本草小象中医药健康服务平台"微信小程序也同步上线。文化宣传周期间，依托"名中医身边工程"项目，100余支名医团队开展了中医药下基层健康咨询服务活动。

（刘 楠）

【应对秋冬季新冠肺炎疫情全员培训】 10月20日，市中医局启动北京市中医药行业应对秋冬季新冠肺炎疫情全员培训，以"十必培""十必考"为主要内容，采用线上、线下相结合的方式，将培训内容分层、分级、分模块，针对不同人群实施培训。委托北京中医药学会线下举办骨干师资培训班，为各区、各中医医疗机构培养600余名秋冬季新冠肺炎疫情防治的"十大骨干""十大师资"；依托中医在线服务号的继续教育平台设立"疫情防控专项培训"专栏，下设"后勤保障人员疫情防控专题课""基层医疗卫生机构中医药防控知识专项培训""国家中医药管理局中医药专业人员疫病防治全员培训"等专项，线上培训3.6万人。

（刘骅萱）

【增选青年岐黄学者】 10月20日，国家中医药管理局开展青年岐黄学者申报推荐工作，市中医局经组

织申报、专家评审、公示等程序推荐曲淼等10名青年岐黄学者候选人。12月31日，经国家中医药管理局逐级推荐、专家遴选、公示等程序，宣武医院曲淼、北京中医医院徐佳、首都医科大学高伟、北京大学医学部叶敏被确定为国家中医药管理局青年岐黄学者支持项目人选。

（刘骅萱）

【培训中医师健身气功社会体育指导员】 10月至11月，市中医局和市体育局联合主办两期北京市中医师健身气功社会体育指导员培训班，全市200余名执业中医师参加培训。学员培训和考试合格后，可获得健身气功社会体育指导员资格。本次培训在兼顾功法技能的基础上，更加侧重对健身气功理论的学习。

（刘　楠）

【考核中医药传承"双百工程"学员】 年内，市中医局对北京中医药传承"双百工程"2名延期结业的学员进行结业考核。完成结业资格审核、继承实绩考核、门诊实践技能考核、结业论文查重与评阅，于11月10日召开结业考核专题报告会，完成门诊技能答辩和结业论文答辩，2名学员通过考核。至此，207名继承人中累计有195名继承人结业出师，12名继承人因退出学习、结业考核不合格未能出师。

（刘骅萱）

【验收"3+3"工程两室一站】 11月25日，市中医局召开北京中医药薪火传承"3+3"工程两室一站验收评审会，验收2017年立项的9个两室一站。9个室站负责人分别从学术继承平台建设、特色服务平台建设、人才培养平台建设、学术交流平台建设、文化展示平台建设、条件保障等方面汇报答辩，专家组根据两室一站验收评价要素和指标体系对各室站建设任务完成情况、经费使用情况、建设工作中的亮点、创新点进行评价打分，并为室站建设指出不足和下一步努力的方向。经过3年建设，9个室站均取得一定成果，全部通过验收，其中王乐亭、李新吾、冯泉福、郝万山4个室站成绩突出，获得优秀。

12月10日，召开北京中医药薪火传承"3+3"工程两室一站分站验收评审会，验收2013至2017年立项的21个两室一站分站。各分站负责人分别从学术继承、人才培养、基层服务等方面汇报答辩，专家组根据分站验收评价要素和指标体系对各分站进行评价打分。21个分站全部通过验收，其中金世元名老中医工作室中国中医科学院中药资源中心分站获得优秀。

（刘骅萱）

【中医住院医师规范化培训体系建设】 年内，市中医局组织北京市中医住院医师规范化培训"优秀带教

老师""优秀科室主任""优秀住培管理工作者""先进基地"评选。开展中医住院医师规范化培训基地管理和动态调整，北京中医药大学东直门医院入选国家住院医师规范化培训重点专业基地；北京中医药大学房山医院入选第三批国家级中医住院医师规范化培训基地，北京市国家级中医住院医师规范化培训基地增至9家。12月1日，举办2020年度北京市中医住院医师规范化培训开学第一课，提出北京市中医住培工作新要求，指导住培学员践行如何学医、行医、为医。

（岳松涛）

【验收全国（基层）名老中医药专家传承工作室】 12月18日至25日，市中医局对2016年立项的5个全国名老中医药专家传承工作室、2016年和2017年立项的11个全国基层名老中医药专家传承工作室进行验收。全部项目通过验收，其中李萍萍、闫慧敏、高利、吕培文全国名老中医药专家传承工作室及韩臣子全国基层名老中医药专家传承工作室成绩优秀。

（刘骅萱）

【第二期仲景国医研修班】 年内，京豫宛合作举办"仲景书院"第二期仲景国医研修班。100名学员采取线上线下相结合的方式集中理论培训2次，每次集训10～14天，邀请知名中医专家授课，并建立了学员资料库、教学专家库和教学资料库。

（刘骅萱）

【新增"3+3"工程传承室站及分站】 市中医局于2007年启动北京中医药薪火传承"3+3"工程，抢救挖掘名老中医药专家学术思想、培养优秀传承人才，以3年为一个建设周期滚动建设。年内，北京中医药大学东直门医院等8个单位的9个项目申报"3+3"工程室站建设。最终，市中医局决定立项秦伯未名家研究室、周绍华名老中医工作室、彭建中、王道坤、刘根尚名医传承工作站、李贵明、胡天宝、张克镇基层老中医传承工作室和李经纬人文学术传承工作室。至此，累计建立"3+3"工程两室一站168个，基层老中医传承工作室89个，人文学术和中医文化类传承工作室3个，同时，新增室站分站16个，其中京外新增分站2个，至此，共建立室站分站110个。

（刘骅萱）

【中医药继续教育改革】 年内，在全市建立分层分类、逐级筛选的中医药继续教育课程遴选推优机制，遴选新增优秀项目40个，举办精品讲座60场。全年累计完成继续教育项目200余项，为92万余人提供线上学习服务，视频累计播放240余万次。

（岳松涛）

【中医住院医师规范化培训】 年内，市中医局继

续推进中医住院医师规范化培训工作，实施正面引导+负面清单管理，启动师资分级培养管理项目，加强课程建设、标准研究。完成990名学员理论考核和实践技能考核，1063名新招录学员进入基地培训。

（岳松涛）

中医对外交流与合作

【**与巴西里约市线上交流传统医学抗疫经验**】2月至7月，市中医局多次与巴西里约市开展线上传统医学抗疫经验交流，与巴西里约州议会卫生委员会、巴西克鲁兹基金会等就传统医学抗疫合作进行了线上研讨。北京市中医局、中国医药保健品进出口商会、北京中医医院、北京同仁堂（集团）有限责任公司等单位参与研讨。从中医药防治、科研、培训及国际合作多个角度介绍了本市中医药参与新冠疫情防控的工作模式和工作思路。相关专家分别从新冠肺炎的中医药临床分类及救治方法、北京对巴西的防疫合作思路两个方面介绍了中医药在疫情防治中发挥的作用。

（高　亮）

【**与埃塞俄比亚交流传统医学**】4月8日，市中医局与埃塞俄比亚创新与技术部共同召开学术视频会议，中方介绍了中医药在抗击新冠肺炎疫情中的作用。之后，双方签订《传统医药合作谅解备忘录》，市中医局将组织北京中医药专家为埃方提供中医药防疫指导，双方还将共同开展植物药方面的研究，并加强在传统医学领域的合作。

（刘　楠）

【**服贸会公共卫生防疫专区中医药专题展区**】9月4日至9日，市中医局承办2020年中国国际服务贸易交易会公共卫生防疫专区中医药专题展区。接待观众近3万人次，体验1万余人次，洽谈1000余场，签约2项，签约额约700万美元。

参加本次展览的北京同仁堂（集团）有限责任公司被评为线下（线上）优秀展位，北京身心康科技有限公司被评为线上优秀展位。会议期间，举办了中医药健康产业国际智库论坛、中医药国际发展北京论坛及中医药主题日启动仪式暨第五届海外华侨华人中医药大会3场活动，来自海内外多个国家和地区、国际组织的专家与学者，围绕中医药产业化发展创新之路、中华文化自信与多元包容魅力等议题进行研讨；倡议成立中医药名医故里文化传播与国际产业联合体，发布《让中医药走向世界联合行动倡议书》，助力中医药服务贸易发展。经过专业机构评审，再次被评为优秀板块与专区。

（高　亮）

【**第五届海外华侨华人中医药大会**】9月6日，举行2020年中国国际服务贸易交易会中医药主题日启动仪式暨第五届海外华侨华人中医药大会。国家中医药管理局党组书记余艳红、副局长孙达，商务部部长钱克明，北京市副市长卢彦等出席启动仪式。北京同仁堂国药有限公司分别与科大讯飞股份有限公司和用友网络科技股份有限公司签订了《智慧中医项目》和《企业数字化运营平台》合作项目。20名来自10余个国家的华侨华人中医药代表参加了线下活动，全球2万余人通过网络视频观看活动直播。

（江　南）

【**中意科技抗疫云端交流**】12月17日，市中医局组织中意携手·科技抗疫云端交流活动。此次活动为第十四届北京—意大利科技经贸周的重点活动，首都医科大学、中国医学科学院、北京协和医院、北京中医医院、意大利坎帕尼亚大区民防局、意大利国家癌症研究所、萨勒诺欧洲生物医学研究所、以岭药业、北京四环生物制药有限公司、博奥生物集团有限公司等20名中意嘉宾在线上发言。围绕公共卫生应急管理、中西医结合诊疗方案、新冠肺炎治疗的发展与标准化、新冠病毒感染者拭子基因组新近研究等议题进行了交流和探讨。本次活动在新浪科技、微赞直播、新科技等平台推出，总计22.91万人观看。

（高　亮）

卫生应急

【概述】2020年，北京市卫生应急系统把新冠肺炎疫情防控工作作为首要任务，推进院前急救服务保障管理，圆满完成各项卫生应急保障任务。全年报告突发公共卫生事件6起，均为一般级别，报告发病107人，死亡1人，未发生特别重大、重大、较大级别突发公共卫生事件。6起事件中，流感样病例聚集疫情1起，发病69人；水痘2起，发病35人；流行性出血热1人（死亡）；霍乱1人；炭疽1人。未发生公共场所危害健康事故和医疗机构放射事件，突发公共卫生事件网络直报率、报告及时率、规范处置率均100%。元旦、春节、五一等重要节日和全国两会、清明祭扫、高考等重要活动期间，全市启动卫生应急机制，强化应急值守，完成突发事件紧急医疗救援任务3545起，出动车辆4067车次，转送伤员6064人次，圆满完成各项突发事件紧急医疗救援任务。

（赵亮宇）

卫生应急体系建设

【公共卫生应急知识竞赛】9月15日至10月15日，市卫生健康委会同北京社区健康促进会和驻京部队某部，在全市举办2020年首都公共卫生应急知识竞赛线上有奖答题活动。此项活动以热点的话题、丰富的内容和新颖的形式吸引网民参与。据统计，答卷总浏览量24万人次，提交答卷19万份，其中有效答卷16万份。答题活动在互联网"云端"给网民上了卫生应急知识素养课，取得了良好的社会宣传效益。11月6日，市卫生健康委召开答题活动总结会，抽取了卫生健康系统类卷、首都百姓类卷和部队官兵类卷的一、二、三等奖。市疾控中心、市卫生健康监督所、北京急救中心、市红十字会紧急救援中心和北京社区健康促进会共80余人参加。

（赵亮宇）

【检查指导机场口岸疫情防控工作】11月19日，市卫生健康委副主任、一级巡视员李彦梅，副主任高坚、张华一行到首都国际机场检查指导机场口岸疫情防控工作。委领导一行察看了市卫生健康委机场工作专班的办公场所，前往北京急救中心新冠肺炎专项转运组驻地慰问了一线工作人员，并在中国服务大厦召开座谈会。座谈会上，机场工作专班汇报了口岸疫情防控情况，北京急救中心汇报了疫情以来新冠肺炎相关人员的闭环转运情况，首都机场集团紧急医学救援中心介绍了相关应急工作开展情况。委领导强调，机场工作专班要加强与首都严格进京管理联防联控协调机制驻首都机场口岸入境管理联防联控指挥部其他单位的沟通与协调，做到人员全链条、全闭环管理，共同扎紧境外输入疫情防控安全网。

（赵亮宇）

【应急管理培训】12月10日至11日，市卫生健康委举办2020年北京市应急管理培训班，邀请清华大学应急管理研究基地主任、中国社会风险评估研究中心主任彭宗超教授，全国政协委员、中国医院协会副会长方来英等公共卫生领域专家学者授课。既从宏观上对新时期、新形势下的公共卫生体系建设、卫生应急工作、院前急救体系建设进行介绍讲解，同时也对近期新颁布的《北京市突发公共卫生事件应急条例》、市委市政府印发的《关于加强首都公共卫生应急管理体系建设的若干意见》《加强首都公共卫生应急管理体系建设三年行动计划（2020—2022年）》和市政府办公厅《关于加强本市院前医疗急救体系建设的实施方案》等法规政策文件进行解读宣贯。另外，还邀请专家"外脑"介绍5G通信技术在卫生应急领域的应用场景。市卫生健康委、市中医局、市医管中心有关处室负责人，全市各三级医院卫生应急工作主管领导或处室负责人，市疾控中心、北京急救中心、市卫生健康委宣传中心、市红十字会血液中心主管领导及相关部门负责人，各区卫生健康委卫生应急工作主管领导及科室负责人，各区疾控中心、区卫生健康监督所、区急救分中心负责人以及新闻媒体的记者共100余人参加培训。

（赵亮宇）

院前医疗急救

【专题研究调度院前医疗急救工作】1月3日，副市长卢彦赴市卫生健康委专题研究调度院前医疗急救体系建设相关工作，推进院前医疗急救改革。市卫生健康委、市人力社保局、市财政局、市规划自然资源委、市红十字会等部门汇报了院前医疗急救统一呼叫号码、统一指挥调度、人力资源保障及绩效管理、财政保障机制、空间布局规划和999平稳过渡转型等改革情况。北京急救中心和市红十字会紧急救援中心汇报了平稳过渡期相关工作推进情况。卢彦强调了下一步仍需加强的工作包括：稳妥推进"两统一"工作，继续完善规划方案，建立健全财政保障机制，加强人才队伍建设和绩效管理，加快推进公共场所自动体外除颤仪（AED）等急救设施设备配置，研究非急救服务开展的渠道和路径，尽快形成系列改革方案，确保改革过渡期各系统稳定。

（赵亮宇）

【启动院前医疗急救"两统一"】7月28日，市卫生健康委会同市红十字会、市财政局印发了《北京市院前医疗急救统一呼叫号码统一指挥调度工作方案》，正式启动"统一呼叫号码、统一指挥调度"工作。999中心首批20个车组、培训合格的121名人员纳入120系统统一指挥调度，整体工作运行平稳，人员队伍稳定。

（赵亮宇）

【建立急救与非急救分类服务监管体系】市卫生健康委委托北京医学会组织专家研究论证，听取北京急救中心、市红十字会紧急救援中心意见后，8月17日，会同市红十字会印发了《院前医疗急救与非院前医疗急救分类救护的指导意见（修订版）》，进一步明确急救与非急救服务的业务范畴和相关职责，推进急救服务和非急救服务的剥离。

（赵亮宇）

【召开院前医疗急救设施专项规划建设工作会】8月20日，市卫生健康委会同市规划自然资源委，组织市、区有关部门召开全市院前医疗急救设施专项规划建设工作推进视频会。会议介绍了市卫生健康委会同市规划自然资源委联合印发的《北京市院前医疗急救设施空间布局专项规划（2020年—2022年）》，按照规划和相关建设标准，2022年底前完成急救设施建设和调整，充实急救人员，其中2021年底前完成总任务量70%；西城区、朝阳区、房山区及昌平区汇报交流本区的工作。会议要求各区有关部门要协同合作，统筹推进规划落实工作，建立工作台账，加强督导检查，确保如期、保质、保量完成既定目标。

（赵亮宇）

【院前院内急救医疗信息衔接平台建设】8月27日，市卫生健康委组织北京急救中心及人民医院召开院前院内急救医疗信息衔接平台建设座谈会。会上，

通过5G技术展现基于信息化平台实现院前医疗急救指挥调度中心、医院及救护车间信息共享，使医院第一时间了解患者信息，及时做好接诊准备，提升救治效果。

（赵亮宇）

【召开院前医疗急救专项规划建设推进会议】9月4日，市卫生健康委组织北京急救中心和各区卫生健康委赴海淀区黑龙潭急救工作站观摩学习，并召开推进院前医疗急救规划建设工作专题会，下发《北京市卫生健康委关于推进院前医疗急救设施专项规划建设的工作方案》，进一步推进院前医疗急救设施空间布局专项规划的落实，细化部署相关工作。

（赵亮宇）

【市人大代表调研社会急救能力建设情况】10月16日，市人大教科文卫办公室组织部分常委会委员和市人大代表到地铁大兴机场线草桥站，调研本市社会急救能力建设情况。市卫生健康委、市交通委有关领导和负责人参加。调研组考察了AED等急救设施设备配置、工作人员急救培训和应急救护流程等；召开座谈会，就建立健全公共场所急救设施设备配置标准、推进地铁站配置AED、扩大社会急救培训范围、加强心肺复苏和AED使用等急救知识普及、鼓励引导社会力量参与社会急救能力建设等提出了意见和建议。

（赵亮宇）

【研讨院前医疗急救工作站基本标准和绩效考核指标】10月21日，市卫生健康委组织北京急救中心及东城、朝阳、丰台、房山、通州5个区卫生健康委和院前急救服务机构，召开本市院前医疗急救工作站基本标准和绩效考核指标研讨会。会议就本市院前医疗急救工作站基本标准（征求意见稿）和相关年度考核指标进行解读讨论，听取各方意见。

（赵亮宇）

【李伟调研院前医疗急救体系建设情况】11月11日，市人大常委会主任李伟带队，部分常委会人员到丰台区调研院前医疗急救体系建设情况。市人大常委会副主任侯君舒、秘书长刘云广，丰台区委书记徐贱云，丰台区人大常委会主任张巨明，市卫生健康委副主任张华参加调研。调研组到丰台区医疗急救管理中心，视察中心运行管理和丰台区院前医疗急救体系建设情况；到新发地急救工作站和南苑急救工作站，调研急救站点建设、人员和车辆配置、日常工作流程、突发事件应急保障等情况。李伟指出，要将加强院前医疗急救能力建设作为强化首都公共卫生应急管理体系建设的重要内容，以满足群众对及时、高效的院前医疗急救服务需求为目标，完善急救网络布局，提升

设施设备配置水平，提高急救质量和效率。

（赵亮宇）

【启动"警医联动"】 为落实公安部和国家卫生健康委关于健全完善道路交通事故警医联动救援救治长效机制的工作要求和部署，提高道路交通事故伤员救援救治效率，最大限度减少伤亡率和伤残率，市卫生健康委联合市交管局制定了加强本市道路交通事故警医联动救援救治措施。11月25日，市卫生健康委与市交管局在国家体育场西侧广场共同主办"警医联动"启动仪式，市卫生健康委副主任张华出席并对院前急救机构、相关医院提出工作要求。启动会上，北京急救中心与市交管局签署了警医联动信息互通机制协议书，市卫生健康委为"警医联动医疗急救绿色通道医院"授牌。第一批授牌的交通事故综合救治医院39家，这些医院依托道路交通事故社会救助基金，在院内推行急诊急救一体化建设，建立院前院内一体化绿色通道，所有交通事故的伤者都将第一时间获得抢救治疗。

（赵亮宇）

【推进院前医疗急救体系建设】 11月26日至27日，市卫生健康委向市人大常委会报告2020年本市完善院前医疗急救服务体系、提高急救服务能力和水平的进展情况。市卫生健康委副主任张华从加强顶层设计、紧盯重点问题、完善运行机制及加强新冠肺炎疫情防控4个方面汇报院前医疗急救体系建设进展情况，分析存在的问题和不足，提出未来工作措施，并现场回答了人大代表询问。本市院前医疗急救体系建设得到了常委会委员和代表们的高度评价和认可。

（赵亮宇）

【院前急救进社区主题宣传活动】 12月12日，市卫生健康委应急办、北京急救中心、石景山区政府鲁谷街道办事处联合主办的"院前急救进社区——北京市院前医疗急救主题宣传活动"在石景山区军休第五修养所举办。活动通过实际操作、答题游戏、专家授课等多种形式向社区群众传授院前急救知识和技能；北京急救中心专业培训讲师现场教授社区群众急救包扎的科学知识和操作，并演示和指导AED的使用。

（赵亮宇）

【验收院前院内急救医疗信息衔接平台项目】 12月15日，市卫生健康委在宣武医院召开北京急救中心承建的院前院内医疗急救信息衔接平台验收会，市卫生健康委信息统计处、应急办、医政医管处、市医管中心医疗护理处、人民医院、宣武医院相关领导及验收专家参加会议。项目验收专家组一致认为项目达到预期目标，具备上线运行条件，符合最终验收要求，

同意通过验收。同时指出要加强信息系统管理与数据安全，构建医疗数据结构化与标准化，加大力度推广实现全市网络化覆盖，进一步探索急救平台联通与信息数据集成；优化院前院内衔接流程，融合5G通信技术，实现院前院内急救体系一体化建设目标。

（赵亮宇）

【验收卫生应急指挥调度系统】 12月25日，由市卫生健康委应急办牵头、北京急救中心承办的全市卫生应急指挥调度系统终验会在市卫生健康委突发公共卫生事件应急指挥中心召开。该项目旨在构建一个覆盖市区两级卫生健康行政部门、各级医疗机构、各级公共卫生机构的综合性卫生应急指挥平台。专家评审小组一致认为项目达到预期目标，系统运行稳定，项目管理规范，符合最终验收要求，同意通过验收。该项目完成建设目标，实现了全市卫生系统首次应急指挥调度联通，在市卫生健康委统筹调度工作时发挥了作用。该项目将继续增加系统功能，最终实现全市医疗机构、医疗资源整合调度，发挥院前急救在卫生系统内的桥梁作用，实现应急指挥调度系统网络、数据互通的目标。

（赵亮宇）

卫生应急保障

【召开信访医疗保障工作协调会】 1月13日，市卫生健康委召开信访医疗保障工作协调会。北京急救中心汇报了本市信访医疗保障工作的基本情况；市卫生健康委肯定了北京急救中心、航天总医院、丰台区南苑医院等单位在信访医疗保障工作中所做的工作，并指出面对新形势、新任务要积极调整工作思路，逐步推行驻地医院承担信访医疗保障任务；与会人员就如何更好地满足本市院前医疗急救及信访医疗保障需求进行了交流和探讨。

（赵亮宇）

【"健康高考"应急保障】 年内，市卫生健康委精心组织，及早行动，安排全市医疗急救力量为各高考点提供医疗急救保障服务，为"健康高考"保驾护航。成立高考医疗急救保障工作领导小组，主管委领导任组长；制定《北京市卫生健康委员会2020年高考医疗急救保障工作方案》；将全市所有考点的医疗急救保障工作责任落实到人，要求各考点急救保障人员主动提前与考点负责人进行工作对接；要求北京急救中心在高考期间在其指挥中心增设"高考专席"，优先调度急救力量满足与高考相关的急救呼叫需求；要求疾控机构提前强化针对性的健康宣教，促成考生以最佳状态迎考。

（赵亮宇）

科研与教育

【概述】2020年，北京市医疗卫生机构新立项科研课题5876项，获科研经费264856.82万元；有国家临床医学研究中心23个、国家重点实验室4个。首都卫生发展科研专项支持110家医疗卫生机构407个项目开展心脑血管、肿瘤、神经系统等34个西医和中医学科领域的研究，全年财政资助经费6000万元。向基层推广普及医疗卫生技术85项。国家住院医师规范化培训基地33个，协同医院17家。获批国家和市级继续医学教育项目2926项，完成流行性感冒和鼠疫防治、心理健康知识、新冠肺炎诊疗方案全员培训；开展各类基层卫生人员培训4万余人次，以岗位胜任力为导向的毕业后教育体系和继续医学教育体系不断完善。全市未发生实验室生物安全重大事件。

（宋 玫）

科研管理

科研项目管理

【临床研究项目备案】8月31日，市卫生健康委印发《关于做好医疗卫生机构临床研究项目备案管理的通知》，启动临床研究项目备案工作。年内，共备案130项临床研究项目，包括政府部门、院级、社会组织及企业立项资助项目。

（白 冰）

【首发专项立项与培训】年内，市卫生健康委确立并启动实施2020年首都卫生发展科研专项407项，其中重点攻关项目57项、自主创新项目260项（含转化项目41项）、基层普及项目35项、青年优才项目55项。本轮支持财政经费12005.61万元。

11月5日，举办首发专项实施与质量控制培训班。培训内容包括：高水平临床研究标准、临床研究项目管理理论、项目的组织管理、临床研究数据采集与管理、临床研究实施过程中常见问题及应对建议、不同设计类型临床研究质量控制要点、伦理审查与知情同意等。本年度首发专项新立项项目负责人、项目骨干以及承担单位管理人员500余人参加培训。

（王 岩）

【推动首发专项项目转化落地】11月，市卫生健

康委启动首发专项成果转化与推广项目。委托第三方成果转化服务公司，为经首都转化医学创新大赛筛选并获首发专项立项支持的51个创新项目提供成果转化服务，项目涵盖28家医院及医学科研机构、24个专科应用方向。通过线上问卷及座谈走访等形式，调研各项目创新转化现状，并根据调研结果优选出20个重点项目，一对一沟通项目进展，定制转化方案。协同医院科研管理部门，通过创新培训、专题研讨、产学研精准对接等方式，共同链接创新转化产业链条资源，推动创新项目成果转化落地。

（王 岩）

【2018年首发专项稽查】年内，市卫生健康委启动2018年度首发专项项目稽查工作。根据《首都卫生发展科研专项管理办法》及首发专项三级质量控制体系要求，进行分层系统抽样选定稽查项目92项。26家北京市临床研究质量促进中心经培训合格的人员组成稽查小组，到项目承担单位及部分项目合作单位开展现场稽查。通过稽查发现，92个项目研究实施趋于规范，质量管理体系逐渐完善，实施方案设计、履行伦理审查要求、落实知情同意原则、实施临床研究注册、建立项目质量管理体系等方面较2016年均有进步。约谈17项存在问题较多的项目，重点审核项目整改方案，确定处理意见。最终确定继续开展研究项目5个；继续开展研究，限期整改项目43个；暂停研究，限期整改项目39个；终止研究项目5个。

（王 岩）

【支持市属医学科研院所公益性科研项目】年内，市卫生健康委持续支持市属医学科研院所公益发展改革试点项目17项，市财政经费共投入9618.24万元。建立了儿童疑难重症病原高通量测序平台、肝癌标志物检测蛋白质芯片平台、阻塞性睡眠呼吸暂停低通气综合征注册研究平台、眼部影像—全身健康大规模人群队列等；制定了远程缺血预适应治疗脑血管疾病、青光眼人工智能行业应用、婴幼儿辅食添加营养等指南；建立了肺炎链球菌特异性抗体检测方法，建立并整合了鼠疫、炭疽、Q热、鹦鹉热、兔热病、鼻疽、类鼻疽等病原体核酸检测方法；编写了鼠疫消毒技术方案，肺炭疽样品采集、运送、实验室检测、监测与

疫情处置等技术方案，并在市、区疾控中心应用。

（白　冰）

科创中心建设与成果管理

【出台医疗卫生机构研究创新功能28条措施】12月30日，市卫生健康委与教委、科委、经信局、财政局、人力社保局、商务局、医保局、药监局、中医局等十部门联合印发《北京市关于加强医疗卫生机构研究创新功能的实施方案（2020—2022年）》，从激发创新活力、建设创新策源地、促进信息资源共享、提升产业支撑能力、加强创新投入、创新组织管理6个方面提出28条改革措施，为全市医疗卫生机构加强研究功能、提升研究创新实力提出路径和目标。

（王　岩）

【加强研究型病房建设】年内，北京市稳步推进研究型病房建设，在提升临床研究能力、加速医药产品创新、服务本市医药健康企业、应对重大公共卫生挑战、人才团队建设等方面取得成效。研究型病房建设被纳入《北京市关于全面深化改革、扩大对外开放重要举措的行动计划》和《中国（河北）自由贸易试验区大兴机场片区（北京大兴）第二批制度创新清单》。

（王冯彬）

【促进科技成果转化】北京大学第三医院、积水潭医院、天坛医院、友谊医院、市神经外科研究所、市心肺血管疾病研究所、市肿瘤防治研究所入选2020年度北京市科技成果转化平台建设专项（高校院所技术转移能力建设方向），卫生健康系统入选单位占总入选数的1/6强。全年立项并资助33家单位的64个项目，辐射本市300余家基础单位。

（王冯彬）

医学伦理管理

【加强干细胞临床研究管理】2月、4月、11月、12月，市卫生健康委联合市药品监管局开展国家干细胞临床研究机构备案及项目备案初审，佑安医院及其传染科项目备案成功。至年底，北京地区国家干细胞临床研究备案机构共有13家，成功备案的干细胞临床研究项目共有9项。

（白　冰）

【加强医学伦理管理】7月，聚焦医学科技热点、重大医学科技问题、重点疾病方向、区域伦理委员会建设及伦理审查互认等，市卫生健康委持续立项支持10个伦理管理与审查质量提高项目。

12月1日，市卫生健康委召开医学研究伦理审查能力建设工作会暨学术研讨会，宣告成立北京市医学伦理审查互认联盟，发布了老年、精神、儿童及CAR-T细胞免疫疗法临床研究4项伦理审查指南。

（白　冰）

实验室生物安全管理

【实验室生物安全培训】年内，市卫生健康委开展"个人防护装备穿戴""新型冠状病毒实验室和医护人员个人防护要求"等全员培训，共培训24.7万名医务人员。针对新冠病毒核酸检测，组织各区卫生健康委、区卫生监督所、定点医院、后备医院、新冠病毒核酸检测机构开展4次线上工作会暨培训会。9月22日，举办线下市级师资培训，强调实验室生物安全管理要求，强化生物安全意识。

（白　冰）

【加强实验室生物安全管理】围绕新冠疫情防控，市卫生健康委印发了强化四方责任、定点医院临床实验室生物安全防护指南、新冠病毒核酸检测实验室生物安全评估、生物样本资源管理、菌（毒）种及样本运输管理等文件，强化实验室生物安全管理。启用北京市疫情防控临床研究管理与服务信息系统，开展病原微生物实验室和实验活动备案。年内，共备案生物安全一级实验室1700个，涉及571家单位；生物安全二级实验室2150个，涉及664家单位。

（白　冰）

【实验室生物安全专项督查】年内，市卫生健康委布置了7次实验室生物安全监督检查，累计监督检查2186次，针对新冠病毒核酸检测机构监督检查485次。监督检查（含自查）覆盖一级和二级实验室共2857个、三级实验室18个，二级以上实验室实现督查全覆盖。

（白　冰）

【高致病性病原微生物运输行政审批】年内，市卫生健康委办理并发放《可感染人类的高致病性病原微生物菌（毒）种或样本准运证书》（市内运输）2989份、跨省运输初审82份。

（白　冰）

医学教育

毕业后医学教育

【住院医师规范化培训】全市有住院医师规范化培训专业32个，其中临床医学（含临床和口腔）专业29个、技术类专业3个；西医住院医师规范化培训基地33个、协同医院17家，专业基地324个，3年共培训14990人。招收2020级住院医师1624人，其中全科100人、儿科59人、精神科57人、妇产科78人、其他紧缺专业240人。在培8599人，其中住院医师4153人、专业硕士学位研究生4446人。

（石菁菁）

【动态管理住院医师规范化培训基地】年内，市卫生健康委加强培训基地动态管理，开展培训基地评审和再认定。新评审重症医学专业基地17个；其他专业基地5个，即全科、皮肤科、外科（神经外科方向）、口腔全科和住院药师，其中合格4个、书面评审不通过（住院药师）1个。复评培训基地1个（医院管理）、专业基地7个[外科（神经外科方向）3个、全科4个]，合格4个，4个全科基地基本合格。对74个专业基地进行再认定，其中合格73个、限期整改1个。对9个全科基地协同医院进行动态评估，其中基本合格5个、不合格4个。12个专业基地成为国家首批重点专业基地，入选数量居全国首位。

（石菁菁）

【住院医师理论和临床实践能力考核】年内，住院医师规范化培训（原第一阶段）结业理论笔试和临床实践能力考核共6797人次，其中理论考试31个专业3356人次、临床技能考核32个专业3441人次。理论考试及格3212人，临床技能考核及格3263人，总通过率91.4%。第二阶段技能考核47个专业2048人，及格1718人，通过率83.9%。发放住院医师规范化培训合格证书（原第一阶段）3127个（累计22868个），第二阶段合格证书1686个（累计15711个）。

（石菁菁）

【落实指导医师培训三年实施方案】年内，按照《北京市住院医师规范化培训指导医师培训实施方案（2018—2020）》，市卫生健康委开展市级师资培训24项，培训指导医师4805人次，专业基地覆盖面93.1%，培训人数比上年增加8.43%。方案实施3年，共开展市级师资培训80项，培训指导医师11576人次，专业基地覆盖100%。

（石菁菁）

【接收对口支援地区代培住院医师】年内，住院医师规范化培训基地接收对口支援的新疆、西藏、贵州和河北省雄安新区代培住院医师106人，其中西医101人、中医5人，新疆5人、西藏10人、贵州70人、雄安新区21人。在培代培住院医师325人。36名代培住院医师（西医31人、中医5人）完成培训并考试合格获得培训证书。

（石菁菁）

【完善公共课程体系】年内，市卫生健康委完善毕业后医学教育公共课程体系，开设专业公共课，增加院感防控、新发突发传染病防治和新冠防控等，共计开展649节课程，24795人次参加学习。

（石菁菁）

【公共卫生医师规范化培训】年内，全市公共卫生医师规范化培训开设7个专业，培训基地招收2020级公共卫生医师规范化培训11人。在培医师22人。

（石菁菁）

【专科医师规范化培训】2020级专科医师规范化培训招录194人。有专科医师规范化培训基地77个，在培专科医师478人。

（石菁菁）

继续医学教育

【新冠肺炎防治全员培训】1月19日至9月14日，市卫生健康委开展各版（共8版）新冠肺炎防治知识全员必修项目培训。学员登录北京市继续医学教育数字学习平台进行在线学习，并将培训与继续教育考核达标挂钩。1496658人次参加培训。

（冯 雷）

【儿科、精神科转岗培训】市卫生健康委先后印发《关于开展2020年精神科医师转岗培训工作的通知》《关于开展2020年儿科医师转岗培训工作的通知》《关于公布2019年精神科医师和儿科医师转岗培训合格人员名单的通知》。1月21日，召开北京市2020年精神科医师转岗培训启动会暨2019年转岗培训总结会。年内，全市精神科医师转岗培训共招收12个区47人，31人取得转岗培训合格证书；儿科医师转岗培训招收8个区19人，其中18人取得转岗培训合格证书。

（冯 雷）

【心理健康全员培训】1月24日至10月31日，市卫生健康委开展心理健康知识全员培训。学员登录北京市继续医学教育数字学习平台进行在线学习，并将培训与继续教育考核达标挂钩。252451人参加培训。

（冯 雷）

【在岗非卫生专业人员新冠防护知识培训】2月21日至26日，市卫生健康委开展在岗非卫生专业技术人员新冠肺炎防护知识培训。学员为在本市各级各类医疗卫生机构工作的非卫生专业技术人员，包括护工、保洁、食堂等后勤人员，以及其他不具备卫生专业技术资格且不纳入继续医学教育管理的临时聘用人员。登录北京市继续医学教育数字学习平台进行线上学习，学习结束后记录个人学时。254089人参加培训。

（冯 雷）

【紧缺专业人才培训】9月，市卫生健康委完成首批紧缺专业人才临床药师培训的招录，共招录35人。

（石菁菁）

【医防融合培训】12月1日，市卫生健康委印发《北京市医防融合培训方案（2020年—2022年）》。医防融合培训的对象主要为二、三级医疗机构拟晋升副高职称的内科类（包括内科、儿科、急诊科、全科、感染科）医师、急救中心拟晋升副高职称的临床医师和疾控中心拟晋升副高职称的公共卫生医师。医防融合培训分为3个模块：公共卫生应急能力、临床诊疗和院感防控能力、院前医疗急救能力。培训对象在指定的培训基地通过课程学习、实操培训和顶岗锻炼等形式完成不少于6个月的培训。完成培训并考核合格后可获得北京市医防融合培训证明，作为本人晋升副高级职称的重要依据。

（石菁菁）

【继续医学教育项目和学分管理】年内，市卫生健康委公布2020年北京市第一、二批继续教育项目2926项，其中国家级1241项、市级1685项。申报2021年继续医学教育项目1823项。审核并公布全国性社团组织在京举办的省级一类学分项目和在京申报并许可发放证书的备案项目共177项、临时项目4项。督查15家单位18项继续教育项目（国家级10项、市级8项），督查合格率100%；学分审验129家医疗卫生机构，抽审6380人，审验合格6295人，合格率98.67%。

（冯雷）

基层卫生专业技术人员培训

【基层卫生人员培训】全年本市培训社区卫生技术人员3万余人次，其中全科医生转岗培训372人。开展社区卫生人员继续医学教育必修课151个模块187个课程453学时，参加培训30957人。开展社区卫生服务机构医防融合岗位练兵活动，全市22754名医护人员参加了每周一次的线上答题。

（王凯峰）

【乡村医生岗位培训】全年本市培训在岗乡村医生3200人，共计162学时。培训重点为全科医学相关知识和内科常见疾病的临床诊疗、中医适宜技术治疗常见病。

（王凯峰）

【免费定向培养乡村医学生】年内，市卫生健康委依托首都医科大学为农村地区培养医学生，共招收三年制临床医学（乡村医生）专业143人。

（王凯峰）

【培养区级医院学科骨干】年内，全市招录104名区级医院学科骨干到三级医院进行一对一导师制培养。

（王凯峰）

【助理全科医师规范化培训】年内，继续开展助理全科医师规范化培训。招录159人，在全科医师培训基地接受为期2年的规范化培训。同时，138人完成培训回到农村偏远地区医疗卫生机构，成为助理执业医师。

（王凯峰）

综合监督

【概述】2020年，北京市卫生健康监督工作以新冠肺炎疫情防控为核心，依法开展监督执法检查。先后开展了对医疗卫生机构、新冠肺炎疫情集中隔离点、实验室生物安全等专项监督执法，对第三方核酸检测机构进行驻场式监督管理，打击黑诊所、非法小诊所、非法行医，警示约谈和通报存在问题的医疗卫生机构。共监督检查单位44.2万户次，行政处罚13069起，罚款2195.70万元，没收违法所得203.97万元。启动"信用+综合监管"试点，开展医疗卫生服务多元化监管，整合行政审批、行政执法、行政处罚、投诉举报、打击非法行医等信息，建立"监督执法一张图"综合监管平台，提升智慧监管水平。会同市生态环境局和城市管理委建立医疗废物监管信息共享机制，开展联合监督检查，保证新冠肺炎疫情期间全市医疗废物收运和处置的安全稳定运行。开通48种消毒产品生产备案行政许可绿色通道，压缩备案时间，缓解了消毒剂产品供应紧张局面。落实行业综合监管职责，牵头完成国家卫生健康督察组对北京医疗卫生行业综合监管督察的迎检工作，配合有关部门完成中央第一生态环境保护督察组对本市督察的迎检工作。

（靳大力）

新冠肺炎疫情防控

【精准监督执法】新冠肺炎疫情期间，市、区两级卫生健康部门开展全市卫生健康监督执法检查，重点对医疗卫生机构的消毒隔离、院感防控、实验室生物安全、学校及公共场所疫情防控措施落实情况等进行监督检查。市卫生健康委参加本市新冠肺炎疫情防控工作领导小组工作会议和院感防控调度会200余次，落实市领导指示和会议要求，及时调整卫生监督工作重点，开展精准监督执法。

（苏承馥）

【诫勉约谈问题单位】根据市新冠肺炎疫情防控领导小组及医疗保障组、大数据分析统计组等提供的病例线索，采用"四不两直"方式开展病例核查。根据核查结果，对77家医疗卫生机构负责人、办医主体负责人和属地区政府负责人进行了诫勉约谈。

（苏承馥）

【驻场式监督第三方检测机构】丰台区新发地农贸产品批发市场聚集性新冠肺炎疫情发生后，市卫生健康委对第三方核酸检测实验室开展了驻场式监督。全市共向55家第三方核酸检测实验室派驻监督员39人，并协调津、冀两地向支持北京开展核酸检测的5家机构派驻了监督员。

（苏承馥）

【建立疫情防控动态监督机制】年内，市卫生健康委建立了医疗卫生机构疫情防控动态监督机制，对全市2840个诊所及1789个门诊部实行分片包干监督检查，并督促单位签订疫情防控责任落实承诺书。

（苏承馥）

【检查集中隔离医学观察点】年内，市卫生健康委对全市新冠肺炎疫情集中医学观察隔离点开展督导检查199户次，对集中隔离观察点的新冠肺炎疫情防控、涉疫废弃物处置、集中空调系统、公共用品消毒、生活饮用水卫生管理等开展监督检查。

（苏承馥）

综合监督体系建设

【举办健康监督能力建设高级研修班】8月至10月，市卫生健康委委托清华大学继续教育学院举办卫生健康监督能力建设高级研修班，邀请清华大学、中国科学院、中央党校等机构的知名专家授课。培训主要内容包括："十四五"规划解读、疫情下的公共管理思考、疫情给中国带来的挑战和机遇、大数据时代的智慧城市建设、领导者公共管理能力建设等15门课程。

市、区两级卫生健康监督人员共60人参加培训，同时邀请天津市、河北省、河北省雄安新区卫生健康监督人员参加。

（丁大鹏）

【卫生监督执法实践培训】9月至11月，市卫生健康委在北京大学口腔医院、北京妇产医院、北京中医医院、北京大学第三医院、医科院整形医院、北京友谊医院6家医院开展了卫生监督执法实践培训，240名市、区两级卫生健康监督所执法人员参加。培训内容根据相关医院专业优势和监督机构所需而设置，主要包括器械消毒及消毒效果管理、临床用血管理、中医中药监管、职业健康防护、医疗美容诊疗、传染病预防控制及疫情报告等。培训形式分为集中授课和现场观摩。

（丁大鹏）

【首席卫生健康监督员候选人培训】11月30日至12月1日，市卫生健康委举办全市首席卫生健康监督员专题培训班。国家卫生健康委、市中级人民法院、北京市疾控中心等单位的专家讲授了《中华人民共和国基本医疗卫生与健康促进法》《医疗机构依法执业自查管理办法》《集中空调通风系统卫生规范》，并对行政败诉案例进行了解析。54名首席卫生健康监督员候选人参加了培训。

（靳大力　刘忠良）

综合监督行政执法

【综合监督执法检查】全年监督检查医疗卫生机构81795家382583家次；行政处罚13069起，罚款2195.70万元，没收违法所得203.97万元；向公安部门移送案件20起。全市共有卫生健康监督员1133人。

（苏承馥）

【联合监督执法检查】年内，市卫生健康委与市商务局、市场监管局、城管局、住建委等部门开展联合监督执法检查，共检查单位4723家次。针对检查中发现的疫情防控问题，均已现场提出整改意见，并督促其整改到位。

（苏承馥）

【医疗废物专项执法检查】年内，开展全市医疗卫生机构医疗废物专项执法检查，共检查15188家次，发现违法行为329项，责令整改274家次，警告324家次，罚款90家次34.3万元。

（苏承馥）

医疗废物管理

【召开医疗废物监管协调会】7月24日，市卫生健康委会同市公安局、生态环境局召开医疗废物管理协调会，明确在疫情防控期间将医疗废弃物分为新冠医废、一般医废和重点管控生活垃圾3类，并明确了各部门的职责分工。

（靳大力　刘忠良）

【调查评估医疗废物集中收运体系建设】8月17日，市卫生健康委印发《关于开展医疗废物集中收运体系建设调查评估工作的通知》，会同市生态环境局对各区医疗废物集中暂存点建设情况、医疗废物收运体系运行情况和医疗废物管理情况开展调查评估。

（靳大力　刘忠良）

【强化疫情期间医疗废物管控】年内，市卫生健康委与市生态环境局建立疫情期间医疗废物联合监管体系，强化信息共享、统筹协调、联防联控。对全市新冠肺炎定点医院、发热门诊、密接人员集中隔离点的医疗废物和"重点管控"生活垃圾进行科学分类，督促相关单位落实各项管理措施，保证全市医疗废物和"重点管控"生活垃圾及时清运和处置。

（靳大力　刘忠良）

药械管理

【概述】2020年，市卫生健康委作为北京市新冠疫情防控工作领导小组物资保障组成员参与物资统筹调配和市场防疫指引组工作。同时，完成落实国家药品集中采购、短缺药品保供稳价、乙类大型医用设备许可等工作，完善全市药学质控体系建设，开展全市持有麻醉药品和第一类精神药品购用印鉴卡的各级各类医疗机构专项检查。5月29日，市卫生健康委、市经济信息化局等8部门印发《北京市关于完善国家基本药物制度的实施意见》，规定本市基本药物目录与国家基本药物目录保持一致，共有药品685种。截至12月，许可医疗机构乙类大型医用设备配置66台。完成2017～2019卫生健康网公示乙类大型医用设备许可70个。

（刘清华）

新冠肺炎疫情防控

【做好疫情防控物资保障】为有效应对新冠肺炎疫情，精准调配医用应急防护物资，市卫生健康委第一时间从全系统抽调工作人员，组成医疗物资保障组，协调市商务局、市药监局等部门共同开展医用物资保障工作。相继起草了《新型冠状病毒肺炎疫情期间本市医疗卫生机构医药物资保障工作流程》《医用防护物资调拨组工作流程》等，组建数据统计、物资调拨2个工作小组，建立重要医用物资使用监测信息系统，设立物资调拨台账，预判物资需求，提出储备建议。截至年底，参加北京市医药物资储备联席会议133次，累计向全市医疗卫生机构（含援鄂医疗队、来返京人员集散点、集中隔离点及入境口岸前线指挥部等疫情防控重点单位）拨付防疫物资2302次710.7万件。

（夏　欢）

【做好市场防疫指引工作】6月11日，新发地聚集性疫情发生后，市新冠肺炎疫情防控办公室成立了市场防疫组，市卫生健康委承担市场防疫指引组的任务。完成全市对市场、超市、美容美发、餐饮等行业从业人员的核酸检测，并从6月26日24时开始，对供应本市生活用品的外省司机实行免费核酸检测服务。截至12月31日，累计核酸检测22397人次，发现阳性1人。

新发地、京深市场等地物资以及从这些市场流出的物资被封存后，市场防疫组协调疾控中心，及时拟定相关物资处置意见，为领导决策提供支撑。

为让百姓吃上放心菜、放心肉，以及推进市场、餐饮服务等行业防疫安全，防疫组协调疾控中心及时推出了8个市场消毒微视频，通过各种媒体进行宣传，并推送给市市场监管局发送到执法人员和经营者手中，共同做好市场防疫工作。

（夏　欢）

药事管理

【落实国家药品集中采购】市卫生健康委与医保、药品监管等部门协同联动，推进全市2019年国家药品集中采购"4+7"试点以及第二批国家药品集中采购和使用的衔接。2020年4月25日零时起，全市2599家医保定点医疗机构同步完成信息系统切换。至年底，国家集中采购药品超过14.7亿片（支、粒），涉及药品金额8.9亿元。

（杨　旸）

【做好短缺药供应】5月14日，市卫生健康委会同市发展改革委、市经信局等9部门联合印发《北京市进一步做好短缺药品保供稳价工作实施方案》。按照"分级应对、分类管理、会商联动、保障供应、平稳价格"的原则，进一步完善本市短缺药品保供稳价体系和工作机制，实现短缺药品在注册、生产、采购、价格等方面信息联通共享，分析预判药品短缺形势与趋势，多部门政策统筹、协作配合、有效联动。新冠肺炎疫情期间，根据诊疗方案推荐用药的变化和临床需求，对相关药品开展使用监测。

（杨　旸）

【规范麻醉药品和精神药品使用管理】8月10日，市卫生健康委下发《关于进一步加强麻醉药品和精神药品使用管理的通知》，确保临床合理使用及安全管理。同时，加强使用监管，开展全市持有麻醉药品和第一类精神药品购用印鉴卡各级各类医疗机构专项检查，约谈管理较差的单位，并责令限期整改。全市共检查医疗机构631家，市卫生健康委对40家医疗机构进行了抽查。

（唐红伟）

【提高药学服务能力】在前期处方点评的基础上，推进三级医院处方前置审核，并于11月在海淀区实施社区处方前置审核试点，为推动家庭药师服务奠定基础。同时，鼓励医院开展药物综合评价，并推进评价结果共享。

（杨　旸）

医疗器械管理

【加强医用设备监督管理】推动中关村科技创新产品采购使用。按市政府要求，市科委、药监、财政、医保共同推动中关村科技创新产品的使用，召开科技创新产品使用线上推介会议，包括市属等不同级别200余家医院参与。

强化医院医用装备建设，加强医院医学装备管理指导，促进医院建设发展，夯实医疗卫生服务能力基础建设，提升医学装备使用能力、效率及管理水平。10月20日，转发国家卫生健康委规划司出台的县级医院医学装备全程管理指南（第一版）。

（唐红伟）

【参加第三届进博会】市卫生健康委牵头成立了医疗器械及医药用品交易分团，于11月5日至10日到上海参加第三届国际进口博览会。展会期间，在市医保局、药监局和医管中心、各医疗机构及直属单位的共同努力下，共签订84份协议，签约金额2.17亿美元。为市属医院医疗质量提升、学科发展提供了支撑，也展示了北京医疗卫生资源优势和引入创新高科技产品的诚意。

（周宝晖）

【优化乙类大型医用设备审批制度】年内，落实管理制度，完成4期乙类大型医用设备评审，并网上公示。截至12月，许可医疗机构乙类大型医用配置66台；完成2017年至2019年以来卫生健康网公示许可70个。

强化监督管理，定期督导，上下联动，指导区卫生健康委加强大型医用设备监管，对已配置的乙类大型医用设备，按区域开展配置与使用监督检查。

做好服务社会工作。对社会办医在指标范围内，实行告知承诺制度，并全面推进，得到各方认可。

（唐红伟）

食品安全标准管理与监测评估

【概述】2020年，北京市食品安全标准工作持续推进信息化建设，提高食品安全管理与服务能力，提升食品安全标准与监测评估水平。在全市开展了食品标准宣传专题活动。完善风险监测体系构建，提升风险监测技术能力，建立风险评估人才队伍。全市完成食品企业标准备案477份。

（张　婷）

食物消费量调查

【食物消费量调查】年内，市卫生健康委组织市疾控中心和有关区疾控中心于2020年8月至2021年5月在怀柔区开展食物消费量调查，在东城、西城、海淀、朝阳等区开展反式脂肪酸消费量调查。

（王　玮）

食品安全标准管理

【全程网办食品企业标准备案】4月，市卫生健康委印发新一版《北京市食品企业标准备案办法》。自6月1日起，本市食品企业标准备案工作全程网办，无须提交纸质材料，实现企业标准备案"零跑路"。企业在北京市食品安全标准管理系统提交文本，填写告知承诺书，符合备案条件的一个工作日即可完成备案，标准文本即时可下载并向社会公开。一旦发现企业标准有问题且拒不改正的，可注销备案并通报监管部门。

（张　婷）

【加强企业标准备案后管理】5月，为加强食品企业标准备案后管理，市卫生健康委印发《关于对中医药研究类企业食品企业标准备案进行核查的通知》，本市各级备案机构对中医药研究类企业已经备案的食品企业标准进行全面核查。发现企业标准违反法律法规、食品安全标准的，告知企业改正，不予改正的注销备案。全年注销企业48个。

（张　婷）

【跟踪评价食品安全】市卫生健康委为食品安全国家标准跟踪评价协作组牵头单位。11月11日，根据《肉及肉制品食品安全标准跟踪评价工作方案》，市卫生健康委牵头召开肉及肉制品、粮食及粮食制品标准协作组培训研讨会。会上，介绍了2019年跟踪评价工作，各省就2019年跟踪评价工作进行经验交流。同时，探讨了2020至2021年跟踪评价工作的重点及工作方式：一是要发挥各省优势，开展交流学习，加强培训；二是尚未完成问卷调查的省采用新版问卷继续开展调查，已完成的，选取有价值的题目开展深入研究；三是邀请国家食品安全风险评估中心专家指导协作组工作；四是深入企业调研，开展标准宣贯培训和问题搜集，为企业提供优质服务；五是按协作组工作方案要求提交本省年度跟踪评价报告。

（张　婷）

【食品安全宣传培训】年内，市卫生健康委委托北京市餐饮协会、北京市茶业协会、北京市豆制品协会、北京市调味品协会等开展食品安全国家标准宣传贯彻活动。各行业协会针对各自行业企业共宣传相关法律法规和国家标准17项，进社区10次，编写《北京市居民大豆食品消费状况及科学消费指引》，宣传1590余人次。

开展食源性疾病防控科普宣传，制作食品安全与营养健康系列动画片5期，在爱奇艺、腾讯视频网站以及约6500块楼宇电视屏幕上播出；发放预防食源性疾病宣传折页约20种近63万份。

12月，推出食品安全标准大课堂。针对百姓日常生活中的食品安全与健康问题，委托科信食品与营养信息交流中心围绕营养标签、添加剂、污染物标准及食源性疾病相关问题，挑选出公众关注度较高的10个话题，邀请专家讲解，形成10个科普短视频，发布在官方网站、微博、公众号。旨在普及食品安全与健康知识，提升百姓食品安全与健康素养。

（张　婷）

【制定冷链食品相关规定】年内，市疾控中心负责全市冷链食品相关新冠病毒核酸检测数据汇总，制定了《冷链食品、环境及从业人员新冠病毒核酸常态化监测指引》《学校疫情防控指引》《进口冷链食品家庭采购加工食用指引》《冷链食品从业人员工作与居家个人防护指引》《超市新冠肺炎疫情常态化防控工作指引》《进口冷链食品防疫指引》6项指引，开展新冠肺炎疫情期间合理营养、食品安全系列科普宣传，公众号阅读、观看量100余万次。

（张　婷）

【征集食品安全地方标准立项建议】年内，市卫生健康委公开征集北京市食品安全地方标准制（修）订立项建议。未收到立项建议。

（张　婷）

食品安全风险监测评估

【食品安全风险评估】年内，市卫生健康委建立了食品安全风险评估中"危害识别"和"危害特征描述"（即危害评估）的技术方法，并完成食品中污染物邻苯二甲酸酯（DEHP）、药食同源桔梗、罗汉果、蜂蜜、薏苡仁、杜仲叶、中药附子等物质的危害评估报告。市卫生健康委组织协调市疾控中心成功申请市科委食品安全技术保障项目"食品污染物危害评估与食源性疾病监测评价关键技术研究——食品污染物危害评估技术"，获市科委300万元经费支持。

12月，市卫生健康委组建食品安全风险评估专家委员会，并对区疾控中心、高校60余名骨干进行了北京市食品安全风险监测评估工作职能、国家食品安全风险监测评估政策以及食品安全风险监测评估原理方法案例方面的培训，提高风险评估及分析研判能力。

（张 婷 王 玮）

【食品安全风险监测】年内，市卫生健康委发布《2020年北京市食品污染及有害因素监测方案》和《2020年北京市食源性疾病监测方案》，开展相应食品安全风险监测工作。将食品安全风险监测列入市政府2020年重要民生实事项目，市、区疾控机构食品相关部门全年监测各类食品样品约4800件，监测数量比上年增加约20%，超额完成市政府民生实事项目计划任务。建立全市食品安全风险监测虚拟专用网络，实现了食品安全风险监测系统通过VPN+CA数字证书登录。开展水产品诺如病毒专项监测和芝麻酱生产过程监测等，上报食品安全隐患信息1份。

（张 婷）

【研制食品安全监测新技术】年内，市卫生健康委共建立3500余种化学危害物质的液相色谱高分辨质谱数据库，以及不同食品基质中蓖麻毒素纳米可视化快速检测技术，开发了剧毒鼠药的表面增强拉曼光谱快速检测技术，可用于食品安全应急监测或者食品安全事件的快速筛查。优化加工肉制品中β受体激动剂、动物性食品中氟苯尼考和氟苯尼考胺等检测方法，承担食品中砷的测定、食品中氯酸盐和高氯酸盐的测定两项国家标准的制定工作。

（张 婷）

老龄健康

【概述】2020年，北京市老龄工作贯彻落实党中央、国务院关于积极应对人口老龄化国家战略的决策部署，构建养老、孝老、敬老政策体系和社会环境。拟订医养结合的政策、标准和规范，建立和完善老年健康服务体系，推进医养结合。推进老年友善医院的创建，新创建友善医疗机构182家，累计创建253家。启动老年医学科多学科门诊服务模式及服务规范研究项目，开展老年健康服务示范基地建设，上线"北京市老年人健康关爱平台"，组织老年人健康素养调查，开展老年健康宣传周、敬老月系列宣传活动。

市老龄协会发挥议事协调作用，研究把握本市人口老龄化发展趋势，努力营造养老、孝老、敬老的社会环境，积极开展老年人疫情防控专题宣传和老年疫情防控心理疏导。开展人口老龄化国情市情教育，开通微信公众号"乐享银龄"，开展2020年度北京市"孝顺榜样"评选命名活动，举办孝老爱亲文化宣传系列活动和老年人文体活动，解决老年人运用智能技术困难，举办"我教老人用手机"系列活动。开展百岁老人课题研究和建立本市老龄事业财政投入资金统计大口径机制研究。挖掘整合社会资源，积极开展线上线下老年人普法宣传教育、加强涉老舆情监测、壮大老年人权益保护组织、开展老年人安全风险防范专项行动和老年维权实证研究，做好困难老年人法律援助与法律帮扶、组织开展老年人家庭法律服务。推动老年友好宜居环境建设和老龄健康产业发展，落实市委改革办对《关于加强老年人照顾服务完善养老体系的实施意见》的督察意见。

截至2020年底，北京市常住60岁及以上老年人口429.9万人，占全市常住人口的19.6%；65岁及以上人口291.2万人，占全市常住人口的13.3%。80岁及以上户籍老年人口63.3万人，占全市户籍人口的4.5%；100岁及以上户籍老年人1438人，较2019年增加392人。

（黄晶晶 赵琳琳）

新冠肺炎疫情防控

【发布《致全市老年朋友的一封信》】2月1日，市老龄办、市老龄协会向全市老年人发出倡议，倡导老年人遵守疫情防控要求、不造谣不信谣不传谣、注重自身防护、共同抗击疫情。《北京日报》《北京社区报》、央广网、健康北京、北京广播电视台、首都之窗网站等媒体，通过官网、客户端、公众号等刊发或播放。

（赵琳琳）

【开展老年心理关爱行动】年内，北京社会生活心理卫生咨询服务中心通过热线电话、宣传手册、心理讲座等多种形式宣传抗击新冠疫情知识。全年共接听老年心理健康热线3000余个，平均接听时长30分钟，线上危机干预5例。编发《老年人保持良好心态，科学防控战胜疫情》等图文并茂的心理健康宣传册20000余册。2月起，联系北京体育广播《老年之友》刊播防疫节目，组织20余位心理专家录制了111期"心理防疫百问百答"，循环播出市疾控中心录制的抗疫知识宣传片，涉及消毒知识、隔离知识、发热门诊就医知识等内容；制作防控疫情特别节目13期，包括疫情防控小知识、养老院的防疫故事、我的抗疫日记等。在疫情防控常态化下，为减轻疫情对老年人的心理影响，8月至12月，在中山公园五色土西配殿创建了"老年心理健康智能化体验馆"，共接待老年人3000余人。11月，举办"弘扬抗疫精神，护佑心理健康"知识讲座。

（赵琳琳）

老龄工作统筹协调

【落实市委改革办督察督办工作】2月，市老龄办向市卫生健康委、市民政局、市金融监管局、市农业农村局和市医疗保障局印发《关于落实市委改革办〈关于加强老年人照顾服务完善养老体系的实施意见〉督察意见的通知》；3月，制定整改落实方案；4月底，将落实督察意见开展情况上报市委改革办；5月15日，市委改革办督察组到市老龄协会督察整改落实情况，给予肯定。市老龄协会将市委改革办反馈的整改审核意见通报市卫生健康委、市民政局、市金融监管局和市医疗保障局，继续做好督导推动工作。

（赵琳琳）

【老龄健康信息协同与决策支持平台建设】为融合全市涉老数据，为老龄工作科学决策、精准服务、精细管理提供数据支持，年内，启动北京市老龄健康信息协同与决策支持平台建设。5月，市老龄协会与市卫生健康委信息统计处、市经信局大数据建设处、评审中心和大数据中心等部门沟通对接，完善项目建设方案。6月，向市经信局正式申报项目。7月，市经信局回函同意，报市财政局审核。11月27日，市财政局下达资金。年底，通过公开招标确定项目相关服务单位。

（赵琳琳）

【老年宜居环境建设】年内，以办理政协北京市第十三届委员会第三次会议提案为契机，推动老年宜居环境建设。市老龄协会7次与党派和有关部门就相关问题沟通交流；2次召开学习交流会，邀请清华大学建筑学院专家讲授老年宜居环境相关知识；调研15次，并撰写调研报告。7月9日，参加首都老年宜居环境建设线上交流研讨会。市卫生健康委党委委员、市老龄办常务副主任、市老龄协会会长王小娥在会上作

了"构建老年友好宜居环境，提升老人安全幸福指数"主旨演讲。7月14日，全国老龄办党组成员、中国老龄协会副会长吴玉韶到朝阳区劲松街道劲松北社区，调研社会力量参与老旧小区综合整治工作，对劲松北社区的"全龄型"改造给予肯定。推动老旧小区综合整治适老化与无障碍的落实，会同市住房城乡建设委、市残联研究起草《关于老旧小区适老化改造和无障碍建设指导意见》，推进老旧小区适老化改造的政策宣传。

（赵琳琳）

【全国智慧康养大会老龄健康产业发展论坛】9月7日，作为2020年中国国际服务贸易交易会康养板块的2020全国智慧康养大会开幕。老龄健康产业发展论坛为大会主论坛之一，以"创新康养服务模式，促进老龄产业发展"为主题，由市老龄办指导，市老龄协会、北京商报社主办，市卫生健康委党委书记、主任雷海潮出席会议并致辞，多名专家、学者在论坛上就如何推进医养康结合工作、推进老龄健康产业发展进行了交流。

（赵琳琳）

【王建军调研本市老龄工作】10月25日，国家卫生健康委党组成员、全国老龄办常务副主任、中国老龄协会会长王建军，老龄健康司司长王海东到北京市顺义区调研老龄工作，慰问老年人和老龄工作者。在"全国敬老文明号"顺义区80后义工社，听取开展爱老、助老活动的情况，实地察看了社区社会组织孵化、科技助老、隔代学习、社区助老助残志愿服务项目。王建军强调应该发挥志愿者和社会组织作用，解决老年人在智能技术面前遇到的困难，保障信息时代老年人的合法权益。市卫生健康委党委委员、市老龄办常务副主任、市老龄协会会长王小娥，顺义区委常委、常务副区长、区老龄委主任支现伟陪同调研。

（常　勇）

【召开首届京津冀老龄事业协同发展研讨会】12月3日，北京市老龄办发起，北京市、天津市、河北省三地老龄办联合主办的"科学筹划'十四五'，积极应对人口老龄化"——首届京津冀老龄事业协同发展主题研讨会在京召开。国家卫生健康委老龄健康司副司长蔡菲，北京市卫生健康委党委委员、市老龄办常务副主任王小娥，河北省卫生健康委二级巡视员尹文晶，天津市卫生健康委老龄健康处副处长郭宁分别致辞。中国老龄协会、清华大学、北京大学、中国人民大学、南开大学和河北大学的老龄工作研究专家学者进行演讲，以京津冀协同养老为核心主题进行探讨及展望，为推动京津冀老龄事业发展提供经验和想

法。北京市、天津市、河北省三地老龄办，北京市老龄委成员单位，各区老龄办和卫生健康委，京津冀三地老龄工作研究的专家学者约150人参加了研讨会。线上直播有14.1万人参与。

（黄晶晶）

老龄健康服务体系建设

【老年医学科多学科门诊服务模式及服务规范研究】4月9日，市卫生健康委启动老年医学科多学科门诊服务模式及服务规范研究项目，将加强老年医疗机构和学科建设纳入工作重点，推动实现全市二级及以上综合医院设立老年医学科的医疗机构比例达到30%的目标；鼓励有条件的二、三级医院设立面向老年疾病的多学科门诊，为老年人提供一站式门诊服务。该项目委托中国老年医学学会开展，遴选解放军总医院第二医学中心、北京协和医院、海淀区中关村医院、北京市第二医院等医疗机构开展试点，重点将围绕解决老年人多病共存、多诊室就医、多重用药等问题开展，通过多学科门诊建设提高老年医学科服务质量，提升老年人看病就医感受。

（杨　凯）

【召开老年健康服务示范基地建设研讨会】4月22日，市卫生健康委召开老年健康服务示范基地建设工作研讨会。会议以视频形式召开，北京社区健康促进会及与会专家围绕老年健康服务示范基地建设项目，结合北京实际，就促进老年健康服务和创新策略进行研讨，对下一步工作推进重点以及示范基地未来承担的任务等提出了意见和建议。北京社区健康促进会领导及部分社区卫生服务和老年健康服务专家参加会议。

（杨　凯）

【召开北京市老龄健康工作会】5月9日，以视频会议形式召开2020年北京市老龄健康工作会。会议解读了本年度北京市老龄健康工作重点任务，要求各区尽快进入工作角色，充分发挥老龄委和老龄办的统筹平台，完善制度体系建设，加强委内统筹，按照2020年老龄健康工作要点落实各项任务。各区汇报了区级老龄工作机制建立情况，交流和探讨各区老龄健康工作。市老龄协会相关处室负责人、各区卫生健康委主管主任和科室负责人等参加了会议。

（黄晶晶）

【老年健康服务示范基地建设】6月4日，市卫生健康委印发《关于开展北京市老年健康服务示范基地建设工作的通知》。在全市遴选部分社区卫生服务中

心开展北京市老年健康服务示范基地建设，示范开展包括老年健康教育、预防保健、疾病诊治、康复护理、长期照护、安宁疗护的综合连续全流程老年健康服务。

（杨　凯）

【老年友善医疗机构建设】6月11日，市卫生健康委印发《关于开展2020年老年友善医疗机构建设工作的通知》，在全市各级综合医院、中医（中西医结合）医院、康复医院、护理院、社区卫生服务中心等医疗机构开展老年友善医疗机构建设工作。制定《2020年北京市老年友善医疗机构评价标准（试行）》，按照老年友善医疗机构建设工作的老年友善文化、老年友善管理、老年友善服务、老年友善环境4个方面内容，针对社区卫生服务中心设置了65项指标，其他医疗机构设置了77项指标。老年友善文化、老年友善管理、老年友善服务、老年友善环境4个单项评价得分均不低于满分值80%的，可获评老年友善医疗机构。目标为各区综合医院、中医（中西医结合）医院、康复医院、护理院、基层医疗卫生机构创建成为老年友善医疗机构的比例不低于50%。老年友善医疗机构评价分年度实施，实行动态管理，自公布之日起有效期3年。各区卫生健康委要对已建设成为老年友善医疗机构的单位持续督导，市卫生健康委将不定期抽查，并根据具体情况动态调整名单。

（李　晋）

【北京市老年健康宣传周活动】8月24日至30日，在全市开展2020年老年健康宣传周系列活动，主题是"提升健康素养，乐享银龄生活"。宣传老年健康政策，主要包括《健康北京行动（2020—2030年）》老年健康促进行动、老年人常态化疫情防控和老年人健康服务等；宣传老年健康科学知识，重点解读老年健康核心信息、老年失能预防核心信息，以及《中国公民健康素养——基本知识与技能》等。宣传周期间，市、区卫生健康委，相关医疗卫生机构通过线下、线上多种形式，宣传普及老年健康政策和科学知识，促进老年人健康习惯养成及健康素养提升。在北京市卫生健康委官网、官方微博、歌华有线主页健康板块、北京健康科普抖音号和各级医疗机构微信公众号、官方微博等，发布老年健康主题公益视频1部、老年健康教育flash短视频3部，解读北京市老年人免费健康服务政策、讲解新冠肺炎疫情防控知识和老年健康核心信息。制作老龄健康大讲堂线上课程，内容涉及老年人疫情防控、健康管理、中医养生、膳食营养、合理用药、心理调适等。各区围绕宣传主题和老年健康需求，通过多种形式开展宣传活动。全市共完成线下

义诊咨询4900人次，各类老年健康知识讲座1290人次，各级医疗机构为老年人健康体检21450人次，微信、微博、公众号信息推送10万人次。

（黄晶晶）

【召开老龄工作培训会】10月19日至20日，市老龄办召开2020年北京市老龄工作培训会，邀请老龄专家解读新时代老龄工作发展形势、积极应对人口老龄化中长期规划和北京市"十四五"时期老龄事业发展规划编制工作。市老龄委部分成员单位交流了制定《北京市积极应对人口老龄化实施方案》、养老服务发展、老年宜居环境建设、老年维权和老年大学建设情况。市卫生健康委党委委员、市老龄办常务副主任、市老龄协会会长王小娥强调，要充分发挥老龄委的统筹协调作用，提高对老龄工作的认识水平；遵循"三大"原则，开展"大教育""大宣传""大培训"；按照"三个面向"，即要面向党政干部、面向老年人、面向青少年全面开展；继续全力做好老年群体疫情防控；妥善解决养老机构老年人看病拿药等问题；完善老年社会保障制度，扎实推动老年健康服务水平。市老龄委各成员单位联络员，市卫生健康委、市老龄协会、各区卫生健康委、各区老龄事业发展中心负责人参加会议。

（黄晶晶）

【老年人健康素养调查】11月18日，市卫生健康委召开老年人健康素养调查工作启动会。调查采用多阶段分层整群随机抽样的方法，随机抽取东城、朝阳等8个区32个街道/镇、乡/村，共计128个居委会或村作为调查点；调查对象为常住6个月及以上、年龄大于或等于60岁的老年人，听力和视力正常，同意参加调查的老年人。调查问卷涵盖基本人口学信息、慢性病患病和服药依从性、健康素养评价、日常生活能力和自我认知评估等内容。

（田 青）

【出台建立完善老年健康服务体系实施方案】12月9日，市卫生健康委出台《北京市关于建立完善老年健康服务体系的实施意见》，构建包括健康教育、预防保健、疾病诊治、康复护理、长期照护、安宁疗护的老年健康服务体系。基本建立公平可及、综合连续、覆盖城乡、就近便利的老年健康服务体系。

（杨 凯）

医养结合服务

【孙春兰调研医养康养结合工作】1月9日，国务院副总理、全国老龄工作委员会主任孙春兰在北京市调研医养康养结合工作，强调要加快构建居家社区机构相协调、医养康养相结合的养老服务体系，使广大老年人享有健康快乐的晚年。孙春兰充分肯定了北京市的做法和经验，要求以基层为重点，完善养老服务标准和工作规范，发挥医院和基层医疗卫生机构的作用，推动家庭医生签约服务落到实处，加强疾病预防和健康促进，提高老年人生活质量和健康水平。

（田 青）

老龄政策研究

【百岁老人调查】年内，市老龄协会开展"百岁老人调查"课题研究，旨在通过调查百岁老人的生活质量、健康状况和家庭、社会支持状况，为完善百岁老人关爱服务提供决策参考和政策建议。5月，完成北京市"百岁寿星"生活状况及其需求调查问卷设计，开展预调查。受新冠肺炎疫情影响，调查主要采取线上问卷形式。6月至8月，正式开展线上问卷调查，内容包括百岁老人基础信息、饮食与健康状况、社会参与情况、养老服务需求、满意度评价及对养老有关的问题和建议6个方面。课题组调查百岁老人1010人，完成有效调查问卷填写512人。撰写《北京市"百岁寿星"生活状况及其需求调查报告》，为相关高龄政策的出台提供理论依据和决策参考。

（赵琳琳）

【发布《北京市老龄事业发展报告（2019）》】10月18日，市老龄办、市老龄协会发布了《北京市老龄事业发展报告（2019）》。报告以2019年北京市老年人口数据为基础，分年龄、性别、地区对老年人口情况进行全方位、多角度分析，阐述老年社会保障、老年健康服务、养老服务、老年消费市场、老年宜居环境、老年人社会参与、老年优待与权益保障等多方面政策及实践，反映本市老龄事业取得的成效。报告显示，截至2019年底，全市常住老年人口371.3万人，占常住总人口的17.2%；户籍老年人口367.7万人，占户籍总人口的26.3%。在60岁及以上户籍人口中，男性174.8万人、女性192.9万人，60～64岁114.9万人、65～69岁95.7万人、70～79岁94.0万人、80～89岁56.2万人、90岁及以上老人6.9万人；百岁老年人1046人，首次突破千人。16个区中，60岁及以上户籍人口排在前三位的是朝阳区、海淀区和西城区，分别为62.5万人、54.1万人和42.9万人。2019年北京市户籍居民平均期望寿命82.31岁。

（赵琳琳）

【编制"十四五"老龄事业发展规划】年内，市卫生健康委牵头市老龄委成员单位编制《北京市"十四五"时期老龄事业发展规划》。12月，完成第一轮征求老龄委各成员单位的意见。

（赵琳琳）

【编制应对人口老龄化实施方案】年内，由市发展改革委、市老龄办、市老龄协会牵头成立了编制专项工作组，共同起草编制《北京市积极应对人口老龄化实施方案》。编制工作方案经两轮修改，报请市政府审定通过。

（赵琳琳）

老年权益保障

【老年人权益保护普法】年内，围绕老年人关心的热点难点问题，市老龄协会开展线上"以案说法"教育活动。讲解常见侵权行为的法律关系和依法维权的方式方法等，并通过微信、邮箱、电话等多种方式解决老人提出的关于赡养、遗嘱、诈骗等法律问题。疫情防控期间，加强防范各类诈骗的普法教育。3月起，总结老年人上当受骗的13种常见类型，提出防骗策略并通过电视和网络媒体宣传；5月起，针对诈骗金额较大、范围较广、受害人较多、新类型的诈骗案例，编写保健品诈骗、微信群荐股型诈骗、贷款型诈骗、消费返利型诈骗、养老服务型诈骗5个类型的诈骗案例故事，制作成PPT和视频，通过各大媒体和老年人法律援助服务相关公众号宣传。3月，开展老街坊互帮互助专项行动，发展线上维权服务组织，在朝阳区、海淀区等条件成熟的社区和组织中开设16个老年人法律互帮互助群，在群中开展法律知识普及、法律咨询、协助调解民间纠纷等工作，通过互帮互助巩固老年人法律安全防线。6月至12月，组织老龄工作者、各类养老服务从业人员及老年人服务志愿者举办老年维权知识培训，线上线下宣传培训讲座77场，惠及2190人次，现场咨询106人次，向部分养老机构、养老照料中心、社区等发放维权宣传材料，公众号发布50余篇维权宣传图文信息。针对《民法典》中涉老重要条款编制专项普法宣传教材，录制了系列课程视频。8月，举办线上《民法典》老年知识竞赛活动。律师深入社区、公园等老年人集中场所宣传《民法典》法律常识与维权知识，以"公益集市"形式开展普法宣传教育、法律咨询、法律援助，发放宣传材料，开展健康筛查、认知障碍症初筛等活动。与市律师协会联合召开《民法典》与老年人维权交流座谈会，开展利用《民法典》保障老年人合法权益的调研。

（赵琳琳）

【老年人法律援助】年内，采取"律师+社工师"双专业团队服务模式，为因权益被侵害而陷入生活困境的老年人提供法律援助与养老帮扶。5月26日至27日，市老龄协会组织老年维权服务项目一线服务律师召开老年人法律咨询与援助工作研讨会，汇总分析法律咨询与援助，分享办案、咨询及预防纠纷经验，就社区居家医养服务、政府购买居家养老服务、机构养老制度、老年法学、老龄金融、老年人公证、失独老人养老、老龄产业、成人监护、以房养老以及与当下老龄法治发展新趋势等有关的重点、难点、热点问题进行研讨。截至12月底，通过微信、电话、现场咨询、上门服务等方式开展法律咨询3275人次，为老年人解答法律问题，提供法律服务；办理102名老年人的法律援助申请，帮助老年人通过法律途径维权；通过邮件、微信等方式为21名老年人提供代写法律文书服务，提供案件咨询；通过网上立案、邮寄立案、居间协调、视频调解等方式为老年人解决纠纷，走出法律困境。

（赵琳琳）

【老年人家庭法律服务】7月，市老龄协会出台《2020年北京市老年人家庭法律服务项目实施方案》，向本市有需求的老年人家庭提供法律咨询、风险评估、法律援助、法律帮扶、公益遗嘱等服务，明确服务内容、服务流程、服务组织方式和安排及保障措施。在西城区、朝阳区试点开展项目服务，在部分社区和场所建立老年人家庭法律服务站，走进社区开展专项普法宣传教育、法律援助、案件咨询等服务。拓展服务资源，与北京阳光老年健康基金会（中华遗嘱库）等社会组织合作，向老年人家庭提供公益遗嘱服务。

（赵琳琳）

【建立老年人权益保护与服务资源联合体】年内，市老龄协会联合市社会组织发展服务中心共同发起建立老年人权益保护与服务资源联合体，旨在为老年人提供权益保护知识培训，组织经验分享会、专题培训等活动，提升成员单位在老年人权益保护和服务工作中的能力；建立老年人侵权线索发现和报告制度，做到侵权行为尽早发现、尽早报告、尽早干预；召开成员单位联席会议，促进成员之间的信息互通、资源共享；为成员单位所服务的老人提供免费法律咨询、法律援助和法律帮扶等。10月22日，举办联合体启动仪式暨老年人权益保护圆桌论坛，联合体成员单位签约授牌。截至12月底，联合体招募到48家公益服务组织。

（赵琳琳）

【涉老侵权实证研究】年内，市老龄协会围绕涉老侵权热点、难点问题开展实证研究，内容涵盖本市老年人权益保护现状普查、老年人精神赡养权益保护、老年人金融权益和金融福祉保护等，为老年人权益保护工作提供理论与实践指导。开展涉老侵权风险防范与干预路径研究项目调研，根据涉老公开案件和本市存在涉老侵权风险的各领域情况，针对涉老风险的特征与存在的问题提出解决路径，探索建立有效的涉老风险防范与干预机制，为涉老侵权风险防范与干预提供建议。

（赵琳琳）

老龄宣传

【命名北京市"孝顺榜样"】7月20日，市老龄办向各成员单位、各区卫生健康委（区老龄办）印发《关于开展2020年度"孝顺之星"和"孝顺榜样"命名工作的通知》，从91名候选人中评出10人，以市政府名义命名马辉、丛聪、朱瑜琪、李婷婷、李菡、张志华、金亚军、高丽芳、曹立根、葛继10人为2020年度北京市"孝顺榜样"。同时，拍摄制作北京市"孝顺榜样"命名活动主题宣传片《爱要大声说出来》，讲述6名奋战在抗疫一线的医护人员、警察、普通人与父母长辈互动的故事。11月，市老龄办、市老龄协会的宣传片参与市委网信办、千龙网举办的第一届"京彩"网络正能量精品评选活动。经网络投票和专家评审，被评为优秀"网络正能量音视频"作品共10件。

（赵琳琳）

【敬老爱老助老评选表彰推荐工作】8月3日，市卫生健康委、市老龄办向各成员单位、各区卫生健康委（各区老龄办）印发通知，动员申报全国"敬老文明号"和"敬老爱老助老模范人物"。经初步审查、专家评审、社会公示等，共推荐31个集体和47名个人参加评选。12月14日，经国家卫生健康委、全国老龄办批准，北京市公共交通控股（集团）有限公司电车客运分公司第九车队6路等北京市31个集体被授予全国"敬老文明号"，张四怀等47人被授予全国"敬老爱老助老模范人物"。

（赵琳琳）

【评选"2020敬老得福·北京最美太极老人"】8月至10月，市老龄协会联合市武术运动协会举办"北京最美太极老人"展示评选活动。全市3338名"太极人"报名参加评选，其中90岁以上高龄老人15人，参赛年龄最长者96岁。活动评选出最美太极寿星、最美

太极老人等奖项。

（赵琳琳）

【"心中的歌儿唱给党"中老年合唱大赛】市老龄协会支持"北京大妈有话说"新媒体平台，举办"心中的歌儿唱给党"建党99周年中老年合唱大赛。8月至11月，全市3000余人参与，评选点击量252万。比赛分为海选、复赛、决赛3个阶段，8支队伍分获冠、亚、季军。

（赵琳琳）

【敬老月活动】9月25日，市老龄办印发《关于深入开展2020年全市敬老月活动的通知》，要求市老龄委成员单位、各区卫生健康委（区老龄办）开展主题为"弘扬养老孝老敬老传统，共建共享老年友好社会"的敬老月活动。10月，市、区、街乡、社区（村）开展走访慰问、老年文体、心理咨询、读书讲座、困难帮扶、为老服务等各类活动共771项。开展第三届全国"敬老文明号"和"敬老爱老助老模范人物"推荐评选活动，推荐31个集体申报全国"敬老文明号"、47人申报全国"敬老爱老助老模范人物"；开展2020年北京市"孝顺榜样"评选命名活动，发掘10名在疫情防控工作中表现出孝老爱亲的先进典型，以市政府名义命名；拍摄主题宣传片《爱要大声说出来》，在北京日报抖音客户端、学习强国、人民日报客户端、央视频、BTV北京时间、腾讯视频、爱奇艺、哔哩哔哩等平台做重点推荐；市老龄办联合北京城市广播在"副中心之声"栏目开播敬老月特别节目——"暖心重阳俏夕阳"，邀请市民政局、公安局、城市管理委、教委等市老龄委成员单位，围绕养老服务、老年维权、老年宜居环境、老年大学建设等宣传解读相关政策。

（黄晶晶　赵琳琳）

【第八届北京老年节短视频大赛】9月，市老龄协会以"美好健康·风华生活"为主题，联合首都精神文明办、市民政局等部门，委托市老龄产业协会，举办第八届北京老年节短视频大赛，鼓励老年人紧跟时代潮流，学习使用智能手机新功能。从60个入围作品中评选出歌舞、体育、技艺一等奖各1名，二等奖各2名，三等奖各3名，优秀奖各9名。获奖者年龄最大95岁，获奖作品包括独唱、合唱、舞蹈、乐器弹奏、书法、手工艺、模特秀、空竹、舞龙、太平鼓等。

（赵琳琳）

【人口老龄化国情市情教育】年内，市老龄协会与市老年学学会、市委党校社会学教研部、北京社会生活心理卫生咨询服务中心、"北京大妈宣传队"、北京广播电视台"老年之友"栏目等机构联系，筹备建

设人口老龄化国情教育基地。组织人口老龄化国情教育大讲堂，9月，在市卫生健康委离退休干部工作培训会上以"积极应对人口老龄化，构建北京养老孝老敬老政策体系和社会环境"为题授课；11月，为中央和国家机关离退休干部人口老龄化国情教育大讲堂录制《疫情常态化下的北京老龄工作》视频并授课。10月28日，在全网公映人口老龄化国情教育影片《一切如你》，展现老年人积极乐观的生活态度，传递孝老爱亲的浓郁家庭氛围。

（赵琳琳）

【开通市老龄协会微信公众号"乐享银龄"】10月，市老龄协会开通"乐享银龄"微信公众号，开展人口老龄化国情市情教育，宣传北京惠老政策，展示北京老龄事业发展成就，助力老龄宣传工作。10月至12月，公众号用户近6000人，发布文章100余篇，阅读量近4万。

（赵琳琳）

【解决老年人运用智能技术困难】针对疫情期间老年人因不会使用智能手机扫"二维码"而出行难等问题，市老龄办、市老龄协会发出《数字时代，与您同行——智慧助老行动倡议书》，呼吁政府部门、行业窗口和全社会关心、关注数字时代下的老年人需求。10月底至12月底，开展"智慧助老行动·我教老人用手机"系列活动，组织社会组织和志愿者通过在社区开设课堂、培训骨干力量、开发教学小程序等方式，教老人使用手机。其中，委托中国老年学和中国老年医学学会开发"我教老人用手机"微信小程序，开设了微信、支付宝、外卖跑腿、医院挂号等12门网上课程。"乐享银龄"微信公众号推广该小程序的文章，仅10天累计阅读量便达到1.4万。

（赵琳琳）

【新时代"二十四孝"故事选编】年内，市老龄协会委托北京安馨养老人文关怀研究院开展新时代首都北京"二十四孝"故事选编工作，从历年"孝星""孝顺榜样""北京榜样""北京少年·孝心榜样"等案例中进行遴选。12月，初步选出24个代表性案例，并为每个案例提炼了四字标题及300字左右的故事梗概和主题配图，讲述平凡人物的"孝亲敬老"故事。

（赵琳琳）

妇幼健康

【概述】2020年，北京市孕产妇死亡率、婴儿死亡率和5岁以下儿童死亡率分别为4.34/10万、1.98‰和2.66‰，北京市严重出生缺陷发生率持续保持较低水平，妇幼健康主要健康指标达到世界发达国家水平。孕产妇系统管理率99.01%。宫颈癌早诊率97.7%，乳腺癌早诊率80%。0～6岁儿童健康服务率98.35%。北京市持续优化妇幼健康服务，推进婚前孕前保健一键预约、一站服务、一证共享。在全国率先建立出生缺陷综合防治多元保障机制，将25个病种纳入出生缺陷综合防治保障范围。实现全市孕期营养保健全覆盖，为近10万孕产妇进行心理筛查。实施母婴安全标化行动、多科行动及分钟行动，为36家医疗机构配备新生儿转运暖箱。对16万余名新生儿进行疾病筛查，为100余万名0～6岁儿童开展5类重点疾病筛查并推进"六统一"。建设爱婴医院111家、爱婴社区327个。深入推进儿童早期综合发展服务，在4个区开展青少年健康夏令营，建设6个多学科更年期保健专家工作室。编制妇幼健康核心信息，利用新媒体技术开展生命全周期主题宣传，点击量达560万次。

（张　杨）

新冠肺炎疫情防控

【做好母婴新冠病毒感染防控】为做好疫情期间母婴安全保障工作，1月23日，印发《北京市卫生健康委员会关于切实做好母婴新型冠状病毒感染的肺炎防控工作的通知》。要求各单位高度重视疫情期间母婴安全保障工作，落实好疫情防控各项措施；严格值班值守，留足配强在岗人员，配齐防护用品、治疗药品和相关设备；在门急诊实行预检分诊制度，发现疑似病例立即按流程送到定点医院诊断治疗；提高诊断和报告意识，加强流感样病例和不明原因肺炎病例的监测；严格按照标准预防原则，防止医院感染事件发生；以孕产妇和婴幼儿家长为重点人群，多种形式宣传传染病防控知识。

（周彦华）

【妊娠合并新冠病毒感染管理】1月29日，市卫生健康委印发《加强北京市妊娠合并新型冠状病毒感染管理办法（第一版）》。一是明确定点机构，结合各区定点医院，指定本区定点产前检查、分娩机构；二是保障设施人员，创造独立进出通道，落实院感防控要求，做好助产人员安排，设置隔离病区病房；三是明确发热孕妇及疑似患者、确诊孕产妇患者及急诊临产孕妇的接诊、转诊流程；四是做好产后保健，基层医疗卫生机构保健人员做好产后访视及人员的防护工作；五是强化信息报送，发现疑似、确诊孕产妇，医院产科质量管理办公室及时报送；六是加强业务管理，组织市、区级危重孕产妇抢救专家组对危重孕产妇会诊及抢救。

（周彦华）

【疫情期间保障儿童和孕产妇安全】市卫生健康委于2月2日印发《关于做好儿童和孕产妇新型冠状病毒感染的肺炎疫情防控工作的通知》，2月10日印发《关于加强新冠肺炎疫情防控期间孕产妇疾病救治与安全助产工作的通知》，部署儿童和孕产妇新冠肺炎疫情防控工作。一是向家长及孕产妇普及疫情防控知识，指导落实居家防控措施。二是发挥基层网底在儿童、孕产妇新冠病毒感染疫情防控中的作用，全面掌握辖区内儿童、孕产妇信息，会同村（居）委会等部门实施群防群治、联防联控。三是加强辖区管理，做好辖区妇幼保健机构防控工作。四是与市教委及时沟通，部署托幼机构防控工作，指导园区预防性消毒工作。五是充分发挥信息化技术和新媒体作用，借助"互联网+医疗健康"优势，对儿童和孕产妇开展疫情防控健康教育和科普宣传，及时开展孕妇学校等线上科普工作。

（周彦华）

【疫情期间儿童服务管理】疫情期间，为加强危重新生儿转会诊工作，保障儿童安全，北京市提出系列保障措施。一是2月2日《关于印发新型冠状病毒感染的肺炎防控期间北京市危重新生儿转会诊工作流程（第一版）的通知》，明确解放军总医院第五医学中心为疑似和确诊母亲分娩的危重新生儿转诊机构，并由6家市级危重新生儿救治中心负责转运支持和技术支援储备；明确疑似和确诊患者所娩危重新生儿的转诊流程，加强转出机构与转诊机构沟通联络机制。二是加强信息管理，及时收集汇总疑似及确诊产妇所娩危重新生儿信息，指导基层医疗卫生机构做好出院后健康宣教与保健服务。三是调整儿童保健门诊，暂停新生儿访视、儿童健康体检，通过微信、电话、视频等方式在线咨询和指导。四是指导各妇幼保健院以孕产妇和婴幼儿家长为重点人群，充分利用微信、微博等

多种媒体形式，宣传疫情防控知识，做好有效防护措施，预防疾病传播。

（金英楠）

【分流复兴医院孕产妇】2月3日，复兴医院受疫情影响不能正常接诊。市卫生健康委指导西城区卫生健康委组织工作专班，制定实施方案，协调落实对接助产机构，确保建档孕产妇的正常产检及安全分娩。西城区内转诊指定北京大学第一医院、北京大学人民医院、北京友谊医院和宣武医院4家市级危重孕产妇救治中心，需转西城区外的由市卫生健康委统筹协调。西城区卫生健康委牵头建立分流孕产妇专项日报、会商等工作机制，及时沟通协调存在的问题；针对分流孕产妇个案信息，做好孕产妇与对接机构的有效衔接，解决分流孕产妇产前检查、住院分娩和产后保健等全过程就诊需求。建立工作团队，由专人对接每名孕产妇，负责沟通指导与心理疏导；将高危孕产妇安排到市级危重孕产妇救治中心分娩，保障母婴安全。对不配合分流的孕产妇及时沟通解释，减轻其焦虑，指导其避免因担忧、恐惧而延误就诊。

（周彦华）

【疫情期间孕产妇服务】2月11日，市妇儿工委办公室、市卫生健康委、市妇联联合印发《关于做好新型冠状病毒感染肺炎疫情防控期间孕产妇服务工作的通知》。一是发挥组织优势，加强协同服务。发挥妇儿工委办公室议事协调职能，推动成员单位共同解决疫情期间孕产妇的实际困难。优先保障妇幼健康服务机构防疫物资配备，优先保障疑似和确诊孕产妇收治。二是整合信息资源，加强网上服务。利用北京市卫生健康委官方网站、北京妇幼健康服务微信公众号等线上平台，对孕产妇开展疫情防控健康教育和科普宣传。三是做好联防联控，加强关爱服务。调动社会组织与巾帼志愿者力量，为居家隔离期间有需求的孕产妇提供订单式服务。会同村（居）委会实施群防群治、联防联控，加强孕妇产检及就医的健康指导宣教。

（周彦华）

【开通线上孕妇学校】疫情期间，为满足孕产妇对孕期保健知识的需求，市卫生健康委、北京妇幼保健院组织制作北京市孕妇学校课程，并于2月28日正式开通线上孕妇学校。线上孕妇学校课程涵盖孕前、孕期分娩、产后的15门标准化课程及孕产妇疫情防控等系列课程。所有课程都由国家或北京市级专家审核和讲授。课程同时在市卫生健康委官方网站、首都女性终身学习平台、歌华有线平台上线。

（周彦华）

妇女保健

【召开母婴安全保障工作会】1月8日，市卫生健康委召开母婴安全保障工作会。会议通报2019年北京区域母婴安全评价结果及孕产妇死亡病例市级评审结果，为2019年度北京市孕产妇"零死亡"的区卫生健康委、孕产妇救治勇于担当团队、孕产妇安全质量控制突出贡献专家颁发纪念杯。市卫生健康委、市中医局、市医管中心，各区卫生健康委，市、区妇幼保健院，全市助产机构相关负责人约230人参加会议。

（周彦华）

【启动"绿芽行动"】1月21日，市妇儿工委、市卫生健康委、市民政局、市财政局、市总工会、团市委、市妇联七部门联合启动"绿芽行动"，推动各区实现婚姻登记和婚前医学检查一站式服务。一是便民利民，创新实现婚姻登记、婚前医学检查及孕前优生健康检查"三个一"服务（即一键式方便服务、一站式规范服务、一证式优惠服务）。二是提升素养，推广婚前医学检查"六应该、六知晓"（即应该双方负责、应该健康检查、应该降低风险、应该安全避孕、应该科学备孕、应该阻断传播，知晓服务政策、知晓服务准备、知晓服务时间、知晓服务内容、知晓服务流程、知晓服务结果）核心信息。三是严格管理，落实婚前医学检查、孕前优生健康检查"六统一"（即统一机构设置、统一人员配备、统一服务流程、统一清单管理、统一绩效考核、统一配套政策）要求。

10月28日，市妇儿工委办公室、市民政局、市卫生健康委联合召开北京市"绿芽行动"督导工作会，市妇儿工委办公室、市卫生健康委、市民政局相关领导，以及西城、朝阳、海淀、丰台、延庆区妇儿工委、民政局、卫生健康委部门主要领导30余人参会。5个区妇儿工委、民政局、卫生健康委汇报本区一站式服务前期工作情况及按照年底前完成倒排推进工作计划。会议要求各区、各部门统筹协调，配合解决重点问题，尽快完成一站式服务的具体时间节点，完善服务，加强宣传，有效提升婚检率。

（周彦华）

【召开孕产妇安全电视电话会】4月1日，市卫生健康委召开北京市孕产妇安全季度形势分析电视电话会，部署2020年第二季度区域母婴安全重点工作。提出"3×3"工作举措，启动三步互查（即自查、互查、反馈），实施三大行动（即分钟行动、多科行动、标化行动），建立三大制度（即病例研讨、演练评价和指导帮扶制度），保障孕产妇安全。市、区卫生健

康委，市、区妇幼保健院负责人参加会议。

6月28日，再次召开北京市孕产妇安全工作电视电话会。市产科质量控制中心办公室总结上半年孕产妇安全工作情况，分析发现的薄弱环节及问题。市卫生健康委通报妇幼健康工作部分重点指标完成情况，并就疫情防控期间孕产妇安全保障提出要求。市卫生健康委党委委员、中医局局长屠志涛通报孕产妇安全风险点互查结果，总结全市4月27日至5月22日对16个区卫生健康委、区妇幼保健院、近120家助产机构开展的助产机构日查、妇幼保健院旬查和区卫生健康委月查情况，并就问题导向台账化、监督检查常态化、保障安全责任化提出要求。

（周彦华）

【更年期保健专家工作室建设】4月13日，市卫生健康委印发《关于开展更年期保健专家工作室建设的通知》，在全市范围内开展更年期保健专家工作室建设。形成更年期保健支援与帮教机制；确定北京协和医院、北京大学第一医院、人民医院、北京大学第三医院、世纪坛医院、北京妇产医院组成专家团队；确定东城、朝阳、海淀、房山、大兴、昌平区妇幼保健院作为首批建设单位，先期开展更年期保健服务；制定《北京市更年期保健门诊评估标准》，从设施设备、人员设置、制度建设、服务提供、管理内容5个方面提出16条建设标准；建设单位与专家团队共同建立工作室；制定《北京市更年期保健专家工作室双向评估标准》，并于11月至12月组织专家团队通过现场查看门诊建设情况、阅评工作资料、调查工作人员等方式，对6个专家工作室进行双向绩效评估。

（张 杨）

【建立出生缺陷综合防治多元保障机制】为引导家庭科学孕育和养育健康新生命，健全出生缺陷防治体系，4月20日，市卫生健康委、中国银行保险监督管理委员会北京监管局联合印发《关于建立北京市出生缺陷综合防治多元保障机制的通知》。一是明确工作目标，引导个人提高对出生缺陷的认识和风险防范意识，建立政府、家庭和其他组织风险共担的多元保障机制；二是明确工作原则，加强政策保障，坚持创新发展，转变服务模式；三是明确保障机制，政府保基本，个人保补充，多元广参与；四是明确受益人群，在本市参加婚前医学检查、孕前优生健康检查、增补叶酸、早孕建册、孕产期保健、产前筛查、新生儿疾病筛查等并按照医学建议完成系列服务的孕产妇所娩活产儿均为受益人群；五是明确保障病种，纳入出生缺陷综合防治保障病种共25种；六是明确方案实施，市卫生健康部门确定承办保险机构，北京银保监

局监督管理承办保险机构的险种开发和运营。出生缺陷综合防治多元保障机制有利于加强和创新社会治理，构建覆盖城乡居民，涵盖婚前、孕前、孕期、新生儿各阶段的出生缺陷防治体系，提高出生人口素质及健康水平。

（周彦华）

【助产机构孕期营养门诊全覆盖】7月27日，市卫生健康委印发《关于加强孕期营养工作的通知》。在全市实施孕产期营养保健服务提升行动，推进助产机构全面覆盖、专业人员全员参与、孕期营养全程筛查，标化筛查项目、诊疗内容、营养门诊标准及营养门诊示范单位标准，推动多科联合、信息联通、区域联动。

（周彦华）

【召开孕产期心理保健推进会】9月27日，市卫生健康委召开北京市孕产期心理保健工作推进线上会议，研究本市孕产期心理保健服务中关于人员资质、隐私保护、信息联通等管理存在的问题，讨论孕产妇心理保健转会诊流程优化及管理要求中关于提高早孕期筛查率、加快信息系统建设、推进孕产妇精神心理专科门诊建设、提升人员队伍技能水平等工作。市卫生健康委妇幼健康处、北京妇幼保健院、市精神卫生保健所、北京大学第六医院、回龙观医院、安定医院、解放军第七医学中心，西城、丰台、房山、通州区妇幼保健院相关负责人参加会议。

（周彦华）

【辅助生殖工作】9月27日，市卫生健康委印发《北京市人类辅助生殖技术随机抽查实施方案》，明确工作原则、抽查对象、抽查安排、抽查内容、抽查纪律等。依托北京市人类辅助生殖技术质量控制中心专家，联合卫生健康监督所对人类辅助生殖机构16项人类辅助生殖技术、9项精子库随机抽查重点内容，随机抽查北京家圆医院、北京美中宜和北三环妇儿医院、北京大学人民医院、北京家恩德运医院。发布《辅助生殖理性十问》，让需要了解助孕技术的群众更加理性、科学地选择正确的方法，促进生殖健康。

（周彦华）

【计划生育技术服务高危病例演练】11月4日至5日，市卫生健康委举办全市计划生育技术服务高危病例演练。参加机构由区卫生健康委带队，每个机构分别派出一、二、三线医生各1名，16个区共110余人参加演练。演练分病例演练与操作演练。病例演练分为3组，演练人员根据病例摘要，根据专家提问和病例发展进程，在1小时内完成一份完整病例推演；操作考核根据专家给出的既定病例，在20分钟内完成从术

前预案制定、交代病情、术前准备、洗手、消毒、羊膜腔内注射环节等系列操作。通过实战式、接近实际病例状态的演练，增强全市计划生育服务机构的救治能力，提高对高危病例的管理及处理能力。

（张 杨）

【流产后关爱知识竞赛】11月27日，北京市举办流产后关爱（PAC）主题知识竞赛。竞赛线上线下同步开展，全市16个区及经济技术开发区以区为单位参赛，队员由一医一护组成，8000余人线上观赛。竞赛分成果汇报、知识问答和情景模拟3个环节。成果汇报显示各区对PAC工作非常重视并有创新举措，石景山区有专项工作经费保障，朝阳区、大兴区将工作纳入妇幼绩效考核；知识竞赛环节中，一些题目紧扣国际国内最新要求，队员回答准确率高；情景模拟环节由17名选手抽签形成4个小组，分饰医患角色，模拟咨询场景。通过竞赛，参赛人员深入理解PAC工作重要性及关键技巧。本市将继续提高PAC机构覆盖率，推进标准化流程，促进工作更加精准，保护女性生殖健康。

（张 杨）

【召开危重孕产妇救治年度工作总结会】12月9日，市卫生健康委、市产科质量控制中心召开北京市危重孕产妇救治中心及会诊指定医院年度工作总结会。会议通报2019、2020年度危重孕产妇救治中心及会诊指定医院绩效完成情况，反馈飞行检查及现场质控结果；11家市级危重孕产妇救治中心汇报本单位工作完成情况、存在的问题和下一步工作计划；总结2020年北京市危重孕产妇救治工作，并对2021年工作任务提出要求及建议。本市11个危重孕产妇救治中心及6家会诊指定医院共40余人参加会议。

（周彦华）

儿童保健

【爱婴医院复核与爱婴社区建设】5月，市卫生健康委印发《关于开展2020年爱婴服务管理工作的通知》，启动全市爱婴医院复核与爱婴社区建设工作。通过机构自评、区级评估和市级评估，最终确定111家医疗机构为北京市爱婴医院，13个社区卫生服务中心通过了2020年全市爱婴社区评估，全市共有爱婴社区327个。

（金英楠）

【新生儿疾病筛查管理】6月，市卫生健康委重新制定《北京市新生儿疾病筛查管理办法》。明确各类疾病筛查工作流程和筛查阳性儿童转诊途径，强调新生儿疾病筛查中心业务与管理职责，明确诊断和治疗

机构工作职责，规范新生儿遗传代谢病筛查实验室基本条件和管理要求。12月，完成新生儿耳聋基因筛查实验室质控，提升新生儿耳聋基因筛查实验室质量和同质化管理水平。

（金英楠）

【规范市级危重新生儿转运设备】7月，市卫生健康委印发《关于进一步做好危重新生儿转运救治工作的通知》，落实首都公共卫生应急管理体系建设三年行动计划，进一步提升本市危重新生儿救治能力。制定北京市危重新生儿转运救治设备配备标准，指导各区急救中心（站）配备新生儿转运车辆与设备。

（金英楠）

【儿童早期发展服务人才建设】9月至12月，北京市以儿童口腔保健、眼和视力保健、心理保健为重点，举办8期儿童保健培训班，各区妇幼保健院和社区卫生服务中心等儿科、儿童保健科医务人员500余人次参加培训。系列儿童保健培训帮助基层医务人员掌握不同年龄儿童生理和心理发育特点，提升儿童生长发育、常见病筛查和儿童早期发展等服务能力。

（金英楠）

妇幼卫生综合管理

【提升危重孕产妇和新生儿救治能力】为进一步完善危重孕产妇和新生儿转会诊服务网络，强化市级危重孕产妇和新生儿救治中心对口帮扶作用，3月，市卫生健康委印发《北京市危重孕产妇救治工作评估方案》和《北京市危重新生儿救治工作评估方案》，明确市级危重孕产妇和危重新生儿救治中心转会诊工作，以及对基层医疗机构技术指导与业务培训职责，提升基层医疗机构救治能力，有效保障母婴安全。

（周彦华　金英楠）

【启动新一轮妇幼保健院评审】3月，市卫生健康委印发《关于启动2020年妇幼保健院评审工作的通知》，启动新一轮妇幼保健院评审工作，并于12月完成房山区妇幼保健院的现场评审。在妇幼保健院评审工作中，明确评审周期、评审流程、专家库组建、评审工具和结果应用等，加快推进妇幼保健院标准化建设和规范化管理，促进保健与临床融合发展，全面提高妇幼保健院管理水平和服务质量。

（金英楠）

【召开"十三五"妇幼保健工作总结会】5月22日，市卫生健康委召开"十三五"时期妇幼保健工作总结会。市卫生健康委党委委员、中医局局长屠志涛出席会议并讲话，指出要逐步提升公共卫生防控应急能

力，抓牢妇幼健康网底建设；以目标、问题和需求为导向开展妇幼保健工作，实现服务网格化、标准化和数据化；加强对多学科融合、风险防控、技术创新、绩效考核、大数据应用上的支持和投入，实现妇幼保健从治病模式向健康模式转变，谋划好"十四五"妇幼健康事业发展。北京妇幼保健院围产保健、儿童保健、妇女保健、群体信息管理、妇幼健康教育工作负责人围绕科学制定北京市"十四五"妇女儿童发展规划，促进首都妇幼健康工作满足新时期、新发展、新需求，及省级妇幼保健机构各部门主要职能，总结"十三五"工作成效及存在问题，提出"十四五"工作展望，探讨推进个性化、精准化妇幼健康服务，以及为妇幼人群提供全链条、全周期的保健服务，以大数据为依托实现个体诊疗与群体保健工作相衔接。

（张杨）

【启动"互联网+妇幼健康教育"项目】6月1日，市卫生健康委启动2020年"互联网+妇幼健康教育"项目。市卫生健康委联合北京广播电视台、腾讯健康开展"互联网+妇幼健康"宣传活动，以优化妇幼健康服务的全过程、全周期、全方位为目标，开展6个主题宣传活动，主要包括孕产期保健、预防出生缺陷、儿童生长发育与营养、青春期保健和更年期保健等。通过腾讯视频、今日头条、第一视频等平台现场直播，普及科学孕育知识，传播妇幼保健技能。

（周彦华）

【"与爱同心·为爱同行"婚前孕前保健宣传活动】为广泛宣传婚前医学检查和孕前优生健康检查的重要性，实施预防为主、关口前移，8月25日，北京市举办"与爱同心·为爱同行"婚前孕前保健主题宣传活动。国家卫生健康委妇幼健康司司长宋莉、市妇儿工委办公室常务副主任刘玲、市卫生健康委党委委员、市中医局局长屠志涛，顺义区委常委、常务副区长支现伟等出席，市（区）卫生健康委、妇幼保健院负责人等70余人参加。宣传活动采取线上和线下相结合方式，宣传婚前孕前保健"六应该、六知晓"健康知识及出生缺陷综合防治多元保障机制等惠民政策，提高群众自觉参与婚前孕前保健的意识。

（周彦华）

【预防出生缺陷日主题宣传活动】9月，市卫生健康委举办以"同心抗疫·护佑新生"为主题的2020年中国预防出生缺陷日宣传活动，加强出生缺陷防治知识普及和宣传教育。同步推出婴幼儿健康素养"八知八会"核心信息，征集2020年北京市儿童健康促进绘画比赛作品。

（金英楠）

【第三届妇幼健康科普大赛】10月30日，市卫生健康委会同北京妇幼保健院、北京妇幼保健与优生优育协会联合举办"关注生命全周期·服务健康全过程"2020年第三届北京市妇幼健康科普大赛决赛。16支代表队近百名参赛者参加市级决赛。决赛采取"线上+线下"相结合方式，全程运用直播技术，通过各区卫生健康委、妇幼保健院公众号等平台前期预热，提升社会化宣传效果和覆盖面。大赛最终评选出一等奖1个、二等奖2个、三等奖3个、优秀奖10个、优秀组织奖6个。

（周彦华）

【启动妇幼保健机构绩效考核】11月，市卫生健康委制定《北京市妇幼保健机构绩效考核实施方案》。从2021年起，在全市各级妇幼保健机构开展绩效考核，落实深化医改重点工作任务，完善妇幼健康服务体系，到2023年基本建立较为完善的妇幼保健机构绩效考核体系。

（金英楠）

【妇幼保健院高质量服务"七五"行动】12月29日，市卫生健康委印发《北京市妇幼保健院高质量服务"七五"行动工作方案（试行）》，推进妇幼保健院以妇女儿童健康需求为导向，通过改变服务模式、改进服务质量和改善服务环境等，从妇幼健康服务时效性、便捷性、舒适性、安全性、有效性、多元性和公平性7个方面进行全方位提升。首次评估于2021年6月前完成，由市卫生健康委进行评估结果确认与公布。

（金英楠）

职业健康

【概述】2020年，北京市职业健康工作在指导用人单位防控新冠肺炎疫情的同时指导帮扶企业复工复产；推进健康企业管理，帮助60家小微企业改善工作条件，400家规模企业列入创建健康企业范围，提升职业健康管理水平；市、区联动，高标准、高起点推进尘毒危害专项治理和监督执法，实现了职业病危害因素检测、评价率等7个100%，下达执法文书811份，罚款169.4万元，责令停止作业19家。强化监测，重点职业病监测覆盖率100%，职业病诊断机构履职率100%。加强宣传，强化用人单位责任意识，重点企业职工参与线上答题11万人次，600家企业参加北京人民广播电台《健康北京》栏目和企业管理者推进健康网络咨询服务。职业卫生监管执法能力培训100人次，有效促进全市职业健康监管能力的提升。

（安洪卫）

职业卫生调查与研究

【职业健康检查机构备案管理】1月1日，本市施行《北京市职业健康检查机构备案管理办法》，为保护用人单位职工健康、规范职业健康检查机构工作、提升本市职业健康管理水平提出新要求。

（杜金颖）

【尘肺病防治攻坚行动】4月，为加强尘肺病预防控制和尘肺病患者的救治救助工作，市卫生健康委等10个部门联合制定《关于印发尘肺病防治攻坚行动方案》，经筹划组织和精确指导，在全市和重点地区发起攻坚行动，用1年时间摸清用人单位粉尘危害基本情况和报告职业性尘肺病患者健康状况。本市纳入治理范围的用人单位粉尘危害申报率、粉尘浓度定期检测率、劳动者职业健康检查率、全员劳动者培训率均为100%。初步建成市、区两级职业病防治技术支撑网络，职业病防治技术支撑能力有很大提升，尘肺病患者的救治救助水平明显提高。并形成《北京市尘肺病防治攻坚行动自查报告》，上报国家卫生健康委。

（李东明）

【夏季防暑降温工作】6月至8月，为做好本市高温季节防暑降温工作，有效预防和控制中暑事件的发生，确保广大劳动者生命健康，市卫生健康委印发了《关于做好2020年夏季防暑降温工作的通知》。从加强组织领导、明确责任主体、遵守作业时间、强化防暑措施、严格监督管理等方面对全市作业单位和监管部门提出要求。

（李东明）

【尘毒危害专项治理评估验收】8月至9月，为控制和消除矿山、冶金、化工等行业领域尘毒危害，保护劳动者职业健康，市卫生健康委印发《粉尘专项治理"回头看"》和《矿山、冶金、化工等尘毒危害专项治理评估验收工作》的通知。经市、区两级行政和监督管理部门以及用人单位的努力，通过听汇报、查资料、现场看等方式，围绕职业健康7个指标（职业病危害项目申报率，职业病危害因素定期检测、评价率，接触职业病危害的劳动者在岗期间职业健康检查率，企业主要负责人、职业健康管理人员和接触职业病危害的劳动者培训率，危害严重岗位劳动者个人防护用品配备率，职业病危害因素告知，建立健全职业卫生管理制度）是否达到100%进行了全面评估，历时2个多月，圆满完成任务，评估验收报告上报国家卫生健康委。

（李东明）

【提升职业病防治能力建设】9月至12月，市卫生健康委印发《北京市职业病防治能力提升项目实施方案》等3个方案，进一步提升北京市职业病防治技术支撑能力，提高北京市职业健康监督执法水平，同时，助力首都尘肺病康复能力建设。

（李东明）

职业病监测

【重点职业病监测】7月，市卫生健康委印发《2020年北京市重点职业病监测项目工作方案的通知》，从监测目标、范围、内容与方法、职责分工与管理等方面提出要求。同时，为提高监测数据的真实性、准确性和可靠性，配套出台重点职业病监测质量控制与评估办法，从监测业务培训、监测过程管理、职业健康检查个案上报、监测工作质量抽查、职业健康检查机构质量考核、职业病诊断机构质量评估等多环节多层次确保监测质量。

（吴 强）

【放射卫生等技术服务机构质量评估】为加强放射卫生、职业卫生技术服务机构管理，促进机构管理标准化、制度化、规范化建设，建立稳定的质量控制评价标准，11月，市卫生健康委印发《开展放射卫生等技术服务机构质量评估工作的通知》，建立放射卫生技术服务质量控制中心和职业卫生技术服务质量控制中心，对相关技术服务机构进行质量评估管理，推进全市相关机构工作规范化、标准化。

（吴 强）

职业病防治

【推动用人单位复工复产和职业健康管理】2月27日，市卫生健康委印发《关于进一步推动用人单位落实复工复产疫情防控和职业健康管理措施的通知》。严密防范复工复产期间疫情扩散蔓延风险，进一步推动用人单位严格落实复工复产疫情防控和职业健康管理措施。

（吴 强）

【《职业病防治法》宣传周活动】4月21日，全国第十八个《职业病防治法》宣传周来临之际，市卫生健康委印发《2020年职业病防治法宣传周活动方案和推荐活动用语的通知》，以线上为主、线下为辅方式，开展主题为"职业健康保护·我行动"的灵活多样的宣传、咨询活动。

（吴 强）

【督促指导用人单位开展职业健康培训】为进一步推动用人单位落实职业病防治主体责任，提高职业健康防护意识，5月12日，印发《北京市卫生健康委员会关于进一步督促指导用人单位开展职业健康培训工作的通知》，指明并规范培训内容标准，开发在线培训课件，既满足用人单位需求，也防止人群聚集，达到疫情防控要求。

（吴 强）

【帮扶小微企业职业病防治】为加强小微企业职业卫生基础管理，引导、帮助小微企业自觉提升职业病危害防护能力，9月，市卫生健康委印发《2020年小微企业职业病防治帮扶工作方案》。通过技术服务机构和相关专家上门服务方式，从开展企业主要负责人、职业健康管理人员专题培训，现场职业危害因素辨识，警示标识设置，档案建立及规范管理等方面入手，使企业达到职业卫生管理标准化、职业健康培训全员化、档案管理规范化，从而实现本市小微企业常态化、规范化管理。

（吴 强）

【职业健康监管与执法能力培训】10月，市卫生健康委举办两期职业健康监管与执法能力培训班，16个区卫生健康委、各区卫生健康监督所及区疾控中心106人参加培训。培训班聘请专家从重点行业职业病危害辨识、放射卫生的监督管理、职业卫生监督检查要点等职业卫生日常管理监督重点进行培训，并组织参训人员到大兴陶瓷耐高温制品公司进行现场职业危害因素辨识与防护教学。

（安洪卫）

人口监测与家庭发展

【概述】2020年，北京市积极开展人口监测与家庭发展工作，重点推进婴幼儿照护服务，提升计划生育服务管理水平，加强出生人口监测调研，优化计划生育便民服务，加大计划生育奖励扶助力度。受疫情等因素影响，全市常住人口出生16.12万人，比上年下降26%，其中二孩及以上占38%，出生性别比108.04，户籍人口符合政策生育率99.54%。全年办理二孩以内生育登记164651例，其中一孩101589例、二孩59821例，多孩3241例，户籍人口97894例、流动人口66757例，互联网及手机端办理74365例、现场办理90286例。0.4万对夫妻办理《独生子女父母光荣证》，40.8万人领取独生子女父母奖励费2223.08万元，6.77万人领取独生子女父母退休一次性奖励及配套奖励7068.26万元，为13.9万名符合计划生育奖励扶助、特别扶助群众发放扶助金51026.39万元，计划生育特殊家庭慰问扶助投入各项资金7127.95万元。

（王星麟　葛纪军　肖　利）

人口监测与生育政策研究

【编写科学育儿指导用书】1月，市卫生健康委组织编写录制《有苗不愁长，小儿不难养——0～3岁婴幼儿家庭养育指导用书》及视频课件。指导用书共7个篇章101个主题，包括营养与喂养、常见病、日常护理与保健、心理与行为发育、计划免疫与预防接种、安全（预防伤害）与急救、中医等。11月，指导用书及视频课光盘由人口出版社正式出版。

（黄志华）

【示范性托育机构标准研究及评选课题研究】4月13日，市卫生健康委启动示范性托育机构标准研究及评选课题承接单位公开征集工作，同时委托会计师事务所对课题开展全过程监督管理和效益评估。5月19日，专家对申报项目书评审，确定首都师范大学入选。7月，开展课题中期评估。11月底，首都师范大学提交结题报告，结合国内相关工作经验和北京市托育机构实地调研结果，明确北京市示范托育机构的评价要点、指标，为北京市示范性托育机构创建工作提

供了依据。

（黄志华）

【托育机构监管工作规范研究】4月13日，市卫生健康委启动托育机构监管工作规范研究课题承接单位公开征集工作，同时委托会计师事务所对课题开展全过程监督管理和效益评估。5月19日，确定北京大学入选。8月，开展课题中期评估。11月底，北京大学提交结题报告，参照并比较了美国、加拿大、澳大利亚、英国、日本、韩国、新加坡，以及中国香港、台湾、上海、南京、浙江等地的具体规定，结合北京实际，提出了北京市托育机构监管工作规范建议。

（黄志华）

【托育机构普惠性标准研究】4月13日，市卫生健康委启动托育机构普惠性标准研究课题承接单位公开征集工作，同时委托会计师事务所对课题开展全过程监督管理和效益评估。5月19日，确定国家发展改革委社会发展研究所入选。9月，开展课题中期评估。11月底，国家发展改革委社会发展研究所提交结题报告，根据托育机构实地调研并参考相关研究，提出北京市普惠性托育机构的指标体系、认定标准和北京市发展普惠性托育的政策建议等。

（黄志华）

【婴幼儿发展测评与评估课题研究】4月13日，市卫生健康委启动婴幼儿发展测评与评估课题承接单位公开征集工作，同时委托会计师事务所对课题开展全过程监督管理和效益评估。5月19日，确定妇幼健康研究会入选。9月，开展课题中期评估。11月底，妇幼健康研究会提交结题报告，通过对北京市婴幼儿照护需求调查、北京市婴幼儿发育水平及主要照护人养育能力测评、比较不同养育的婴幼儿发育能力等，提出了北京市开展婴幼儿照护工作的意见和建议。

（黄志华）

【婴幼儿照护服务设施配置指标研究】4月13日，市卫生健康委启动婴幼儿照护服务设施配置指标研究课题单位公开征集工作，同时委托会计师事务所对课题开展全过程监督管理和效益评估。5月19日，确定北京市建筑设计研究院有限公司入选。7月，开展课

题中期评估。11月底，北京市建筑设计研究院有限公司提交结题报告，根据对北京市托育机构的调研及相关建设标准，提出了北京市婴幼儿照护服务设施配置指标建议。

（黄志华）

【托育机构专业人才标准研究】4月13日，市卫生健康委启动托育机构专业人才标准研究课题单位公开征集工作，同时委托会计师事务所对课题开展全过程监督管理和效益评估。5月19日，确定清华大学入选。8月，开展课题中期评估。11月底，清华大学提交结题报告，根据对北京市托育机构的调研及相关从业人员的访谈，结合国内外研究和经验，提出了北京市托育机构专业人才标准建议。

（黄志华）

【调研婴幼儿照护服务】8月3日，市卫生健康委、市计生协会与陈江和基金会相关负责人调研走访大兴区礼贤镇礼贤家园和采育镇青春幼儿园，了解相关村（居）儿童早期发展工作开展情况，并就贯彻落实《北京市人民政府办公厅关于促进3岁以下婴幼儿照护服务发展的实施意见》、推进社区儿童中心建设和农村地区婴幼儿早期发展工作等问题，与大兴区卫生健康委、计生协会及相关镇、村负责人座谈。

（黄志华）

【完善计划生育奖励扶助政策】8月28日，市卫生健康委副主任高坚带领人口家庭处、财务处负责人，与市财政局副局长王华伟、社保处负责人就完善计划生育奖扶政策经费保障问题专题座谈。市财政局原则同意政策优化思路、方向，给予支持。9月1日，市卫生健康委人口家庭处负责人就政策内容、风险防控等事项赴国家卫生健康委请示、汇报。国家卫生健康委相关处室领导对北京市优化、简化群众办事程序与流程，优化部分计划生育奖励与扶助认定条件等调整方案给予肯定，希望北京市完善全面二孩政策背景下计划生育政策前后衔接，解决好历史遗留问题，为全国做出示范。

（葛纪军　王星麟）

【召开计划生育相关政策研究风险评估会】9月7日，市卫生健康委召开计划生育相关政策研究风险评估会，对部分计划生育独生子女父母奖励、扶助政策进行调整前的调研与风险评估。4名特聘专家，市卫生健康委相关处室负责人，朝阳、丰台、昌平卫生健康委人口家庭科的代表参加了会议。

（葛纪军）

【召开托育工作专题培训会】9月8日，为统筹做好疫情常态化防控形势下托育相关工作，市卫生健康委召开全市托育工作专题培训会，部署疫情中托育机

构复托工作，开展托育相关政策培训。会上，委人口家庭处部署托育机构复托相关工作，市卫生健康监督所学校卫生监督科就托育机构卫生监督、北京妇幼保健院儿童保健科就托幼机构卫生保健工作、委人口家庭处就托育机构登记和备案相关政策进行了培训。16个区卫生健康委及北京经济开发区社会事业局分管人口家庭工作的主管领导、相关科室负责人及各区卫生健康监督所参加了培训。

（黄志华）

【印发托育机构登记和备案实施细则】9月28日，市卫生健康委、市委编办、市民政局和市场监督管理局联合印发《北京市托育机构登记和备案实施细则（试行）》，明确本市托育机构登记和备案的相关规定，加强对托育机构的规范管理。《实施细则》明确了卫生健康、编制、民政和市场监管等部门在托育机构登记和备案各项工作中的职责分工；规定了事业性质、社会服务机构性质、营利性3类托育机构的登记流程及要求，托育机构备案流程及所需材料，托育机构备案信息公开的方式和方法等。《实施细则》的施行，对指导各区做好工作，推动建立健全备案登记、信息公示等制度，加强托育机构监督管理，促进婴幼儿照护服务高质量发展具有重要意义。

（黄志华）

【召开婴幼儿照护服务发展论坛】10月29日，市卫生健康委召开2020年婴幼儿照护服务发展论坛。国家卫生健康委人口监测与家庭发展司司长杨文庄，中国计生协专职副会长姚瑛、中国关心下一代工作委员会儿童发展研究中心主任张侃、市政府副秘书长陈蓓、市卫生健康委一级巡视员高小俊出席论坛。论坛采取线上线下相结合的方式，加强了婴幼儿照护服务相关行政部门、研究机构和托育机构之间的沟通和交流。主论坛围绕养育照护与儿童早期发展、婴幼儿照护服务发展现状与前景、托育服务规范化发展等主题展开，勾勒出首都婴幼儿照护服务发展的标准体系雏形；分论坛围绕社区科学育儿支持、多元化托育模式培育、托育机构规范化运营管理等热点问题，邀请全国各地托育机构代表分享经验和交流。

（黄志华）

【托育服务供给状况调查】11月11日至30日，北京市开展了托育服务供给状况调查。调查采取分层抽样与PPS抽样结合的形式，从托育机构服务资源及供给能力、托育机构服务发展状况等对全市托育机构摸底，为全面了解本市托育机构服务供给现状、建立完善服务供给体系提供了参考。

（黄志华）

【启动示范性托育机构创建工作】为落实《北京市人民政府办公厅关于促进3岁以下婴幼儿照护服务发展的实施意见》，规范发展多种形式的婴幼儿照护服务机构，12月30日，印发《北京市卫生健康委员会关于开展示范性托育机构创建工作的通知》，启动北京市示范性托育机构创建工作。创建工作按照机构申报、区级评审推荐、市级复核确定的程序进行。本市符合条件的托育机构及含有一定规模托班的幼儿园均可申报。通过复核且公示无异议的托育机构将被确定为北京市托育服务示范单位，并根据工作实际，在政策、项目等方面给予一定倾斜。

（黄志华）

家庭发展

【计划生育奖扶特扶金申报年审和发放】1月16日至2月28日，市卫生健康系统开展本年度计划生育奖励扶助、特别扶助申报年审工作。2020年，全市享受奖励扶助、特别扶助近14万人，比上年增长10.4%。

截至7月31日，全市农村部分计划生育奖励扶助金、特别扶助金全部足额发放到位。国家、市、区三级财政共拨付资金5.1亿元，享受到扶助的群众13.9万人。

（葛纪军）

【纪念国际家庭日】5月15日，第27个国际家庭日。市卫生健康委围绕"守护家庭健康，助力健康中国"的主题，开展系列纪念活动。一是完成主题宣传北京分会场活动的组织工作，通过对社区工作人员、医护家庭等抗击疫情事迹的宣传，展现本市家庭从容面对疫情、积极投身抗疫的家国情怀；二是开展幸福家庭大讲堂主题宣传，利用网络宣传平台开展儿童防疫科学知识普及；三是动员各区开展主题纪念活动，东城、海淀、怀柔、平谷等区开展了丰富多样的宣传和服务活动。

（肖　利）

【快乐骑行圆梦之旅】圆梦女孩志愿活动是促进出生人口性别结构平衡的重要举措，为创新和深化关爱女孩行动，扩大媒体传播效能，在疫情防控常态化、即将迎来开学季之际，市卫生健康委通过拍摄6岁女孩高若溪快乐骑行的圆梦之旅，展示了积极健康的家庭教育理念，从关爱女孩健康成长的角度，提升女孩自信心，突破自我，释放潜能，向社会传播关爱女孩成长成才、促进社会性别平等的观念，引导全社会关注女孩生存环境，营造有利于女孩发展的良好舆论氛围和社会环境，帮助女孩改善生活现状，实现人

生梦想。同时，结合《首都市民卫生健康公约》，将其中科学健身、文明礼仪、保护环境的理念融入片中，提升公众健康文明素养。

（肖　利）

【全国计划生育优质服务先进单位创建活动】年内，下发《北京市卫生健康委员会关于印发北京市全国计划生育优质服务先进单位创建活动实施方案的通知》，开展全国计划生育优质服务先进单位创建活动。9月18日、22日，市卫生健康委副主任高坚带队，全国计划生育优质服务先进单位创建活动领导小组对申报先进单位的朝阳区、海淀区进行现场评估。经市级推荐和国家公示等环节，朝阳区、海淀区最终确立为全国计划生育优质服务先进单位。

（黄志华）

【跨省托管，圆梦女孩】10月11日，第九个国际女童日，主题是"我的声音，我们平等的未来"。市卫生健康委拍摄了一部微视频，通过记录在新冠疫情期间被确诊为急性髓细胞性白血病的12岁女孩小嘉（化名）的故事，体现在跨省托管模式下，京保双方通过优势医疗资源下沉、创新管理等方式，不断扩大区域医疗合作，缩小医疗服务落差，响应国家关于京津冀协同发展的战略布局，实现北京儿童医院的部分疏解功能。同时，宣传京津冀医疗协作，让小嘉实现了健康梦想，也让更多的患儿能够和普通孩子一起期待更加美好的未来。

（肖　利）

【家庭婴幼儿照护知识云竞赛】10月17日至31日，为普及科学育儿知识，提高家庭育儿水平，市卫生健康委举办"科学育儿，当满分父母"2020年北京市家庭婴幼儿照护知识云竞赛。竞赛采取线上观看科学育儿短视频后答题的方式进行，奖品为市卫生健康委组织编写的科学育儿指导用书和配套光盘一套。此次竞赛共有14280个家庭参与，其中6057个家庭获得满分。

（黄志华）

【婴幼儿照护服务专题培训】11月2日至12月12日，市卫生健康委举办了3期婴幼儿照护服务专题培训班，各区卫生健康委、妇幼保健院、卫生健康监督所负责托育工作及托育机构负责人参加。邀请国家卫生健康委、中国教育科学研究院、中国疾控中心妇幼保健中心、首都师范大学、华东师范大学、首都儿研所、朝阳区妇幼保健院、上海市早教中心等婴幼儿照护方面专家和学者，通过讲座、经验分享、分组讨论和实操练习相结合的形式，从政策法规、标准规范、专业技能和个人能力等方面进行了培训，提高了基层行政管

理人员对婴幼儿照护服务工作的管理能力和托育机构的规范化服务水平。

（黄志华）

【关爱幼童主题直播访谈节目】为保护和关爱儿童身心健康，改善女童福祉，培养女童自尊心和自信心，11月20日世界儿童日到来之际，在市卫生健康委指导下，北京广播电视台做了3期主题直播访谈节目，内容涉及家庭婴幼儿科普、京津冀三地如何协同圆梦女孩健康成长等。访谈嘉宾包括北京儿童医院血液肿瘤科副主任医师王凯、北京口腔医院预防科主任医师刘敏、北京妇产医院护理部主管护师刘宏。

（肖利）

【推荐第九届中华人口奖】年内，市卫生健康委下发通知，要求各区依据《中华人口奖评奖办法（2019年修订版）》推荐第九届中华人口奖候选人。通过自下而上逐级推荐的方式，推荐北京市荣誉奖、科学技术奖、工作奖候选人分别为海淀区原人口计生委艾莉华、海淀区卫生健康委王伟丛和石景山区八宝山街道办事处沈志湘。

（肖　利）

【改革协管员队伍管理】年内，市卫生健康委落实《北京市城市协管员队伍管理体制改革实施方案》要求，做好本系统两支流动人口计划生育协管员、计划生育宣传员协管员队伍下沉整合到街道（乡镇）规范管理。同时，开展全市协管员队伍统计，配合市协管员队伍规范管理工作联席会议办公室做好各项改革工作。

（蒋新宁）

【计划生育历史资料数字化建设】年内，市卫生健康委以昌平区为试点，后扩展至东城、丰台、延庆

3个区，将2005年以来的计划生育奖励扶助、特别扶助纸质档案电子化，并汇入北京市全员人口管理系统，为提升放管服工作质量提供支持。

（葛纪军）

【人口与家庭信息化项目】在2019年度人口与家庭信息化项目清单的基础上，市卫生健康委进一步完善计划生育利益导向、母婴设施建设、托育工作信息化建设和顶层设计方案，并完成计划生育利益导向事项全市通办的系统升级。

（葛纪军）

【提高计划生育特殊家庭服务保障】北京市一贯重视对计划生育特殊家庭的扶助关怀，在逐步提高特扶金发放标准、落实国家各项政策措施的基础上，结合首都实际，不断创新工作内容，提高保障力度。年内，实现了"特殊家庭联系人制度、优先便利医疗、家庭医生签约服务"3个全覆盖，并同步升级原有信息系统，为落实3个全覆盖提供保障。

（葛纪军　王星麟）

【推进母婴设施建设】年内，北京市将母婴设施建设融入到文明城市创建等相关工作中。截至年底，全市交通枢纽、商业中心、医疗机构、旅游景区及游览娱乐等公共场所应配置母婴室531家，已配置母婴室531家，配置率100%。其他已配置母婴室的公共场所如工会服务站、街道社区、银行、政府机构办事大厅等400家，已配置母婴设施的用人单位1958家，持续更新高德和百度地图母婴室位置信息，实现700余家公共场所母婴设施电子化搜索，推进母婴设施服务的精准化和便捷性。

（蒋新宁）

公众权益保障

【概述】2020年，北京市卫生健康新闻宣传工作按照"坚定信心、同舟共济、科学防治、精准施策"总要求，坚持抗击疫情与舆论引导"两条战线"同时抓、齐部署，宣传舆论工作紧贴疫情防控发展变化，以强信心、暖人心、聚民心为出发点，以宣传舆论助力疫情防控，全年发布疫情通报信息343条，连续参加北京市新冠肺炎疫情防控工作新闻发布会197场。出台《关于发展医务社会工作的实施意见》，逐

步在全市医疗卫生机构推进医务社会工作，促进医患和谐。

（毕天琦）

新闻宣传

【新冠肺炎疫情防控新闻宣传】年内，市卫生健康委先后制定宣传制度15项，健全联席会议、新闻发

布、宣传口径管理、媒体采访、舆情收集研判处置、互联网舆论引导、网络新闻发言人、科普宣传、典型宣传等工作机制。新冠肺炎疫情发生后，研究制定疫情防控宣传工作方案，成立新闻宣传与健康宣教分组，有序组织信息发布、媒体采访、舆情监测、科普宣传等工作，主动引导舆论走向。利用北京市新冠肺炎疫情防控工作新闻发布会平台，解读政策，回应关切。全年共发布疫情通报343条，参加市级新闻发布会197场。组织专家编制防控指引79条，在移动电视平台滚动播放。加强部门协同联动，与市委宣传部、市网信办、市公安局、市科委、市环保局、市外事办公室、团市委、地铁公司、公交公司等单位协调配合，把疫情通报和专家科普知识以矩阵式发布传播，形成宣传合力。组织境内外媒体采访300余人次，邀请专家召开专题媒体科普沟通会3次，组织媒体集中到医疗机构采访21次。紧跟疫情发展形势，科学研判，有策划、有重点、分步骤进行主动宣传：第一阶段，针对报告病例主要为京外输入及本土传播病例情况，动态发布疫情通报，重点解读"四方"责任、社区防控等防控政策，普及科普知识，发布发热门诊分布信息，消除公众恐慌情绪，增强公众防护意识和能力。第二阶段，针对输入病例较多情况，重点加大对市委市政府防控政策和医疗救治服务保障措施的解读，加大对涉外人员较多单位、区域和人群的健康科普；随着境外输入病例明显减少，直到零增长阶段，突出"外防输入、内防反弹"中心任务，重点宣传解读常态化疫情防控"三防、四早、九严格"政策，形成不懈怠、不松劲的氛围。第三阶段，针对新发地聚集性疫情，动态发布疫情信息，第一时间发布核酸检测机构名单，深入开展健康科普，及时回应网络谣言，确保正面声量占据网络舆论主流。

（毕天琦）

【"保障和改善民生"专题新闻发布会】1月15日，市卫生健康委联合市政府新闻办召开北京市第十五届人民代表大会第三次会议"保障和改善民生"专题新闻发布会。市卫生健康委主任雷海潮介绍了北京医耗联动综合改革工作成效。改革实施以来，分级诊疗效果持续向好，医药费用得到持续控制，改善医疗服务得到持续加强，医疗服务补偿结构持续优化，药品集中采购试点和医用耗材联合采购效果明显，各方反映良好。20余家中央、市属媒体参与报道。

（毕天琦）

【参加市两会"市民对话一把手"直播节目】1月16日，市卫生健康委党委书记、主任雷海潮参加北京市两会"市民对话一把手"直播访谈节目，介绍北京

医耗联动综合改革半年的工作成效。

（毕天琦）

【第六届"首都除夕护卫健康"主题宣传活动】1月20日至2月8日，市卫生健康委在春节期间开展第六届"首都除夕护卫健康"主题宣传活动。利用新浪官方微博、微信、今日头条、抖音短视频等平台，及时、全面、真实地反映全市卫生健康系统干部职工的敬业风貌。春节期间，全系统共发稿件（图片、视频）6000余篇，累计阅读量2.8亿人次。

（毕天琦）

【《医院安全秩序管理规定》媒体沟通会】7月1日，市卫生健康委联合市人大、市公安局及相关医疗机构，组织中央、市属核心媒体召开实施《医院安全秩序管理规定》媒体沟通会。市卫生健康委新闻发言人高小俊解读了《医院安全秩序管理规定》有关情况，要求各级医疗卫生机构全面开展安检工作、全面加强警务室建设、全面推进信息平台建设。北京友谊医院副院长李昕介绍相关工作开展情况，通过扎扎实实地维护好医院安全秩序，为广大患者和医护人员提供更加安全有序的就诊环境。20余家中央、市属媒体进行了宣传报道。

（毕天琦）

【"8·19致敬医者"主题宣传活动】8月13日至20日，市卫生健康委举办2020年中国医师节"8·19致敬医者"主题宣传活动。围绕"弘扬抗疫精神，护佑人民健康"主题，在官方微博开设"8·19致敬医者"话题，组织各单位利用新媒体平台展现庆祝医师节活动，分享医务人员的感人故事，进一步弘扬抗疫精神，营造尊医重卫的良好氛围。活动期间，微博话题讨论近5000条，阅读量累计1027万人次。

（毕天琦）

【健康报北京记者站工作会】11月9日，市卫生健康委召开2019年度健康报北京记者站工作会。会上，总结2019年度北京记者站工作，并通报表彰2019年度北京记者站优秀记者、通讯员。邀请健康报社闫立新、闫龑围绕宣传策划与新媒体作用等进行了培训。北京记者站50余人参会。

（毕天琦）

【培训市卫生健康系统网络宣传员】11月16日，市卫生健康委举办2020年市卫生健康系统网络宣传员培训班，50名市级网络宣传员参加了培训。培训班邀请市委网信办王泱泱讲授网络评论、网络舆论引导技巧等，网络宣传员围绕工作中的经验做法和存在的问题进行了交流探讨。

（毕天琦）

构建和谐医患关系

【医务社工工作媒体沟通会】10月26日，市卫生健康委召开北京市医务社工工作媒体沟通会。市卫生健康委新闻发言人、一级巡视员高小俊解读了《关于发展医务社会工作的实施意见》，市委社工委市民政局、首都儿科研究所、清华长庚医院、北京大学第六医院相关负责人介绍了本单位工作情况。10余家中央、市级媒体参会并进行了宣传报道。

（毕天琦）

【医务社工培训暨试点部署会】11月9日，市卫生健康委召开北京市医务社会工作培训暨试点工作部署会。市卫生健康委一级巡视员高小俊、市委社工委市民政局二级巡视员张强分别讲话。市卫生健康委解读了《关于发展医务社会工作的实施意见》，部署了医务社会工作试点工作；首都儿科研究所、北京大学第六医院、清华长庚医院介绍了工作经验，北京春苗基金会介绍了基金会医务社会工作实务。市中医局、医管中心、老龄协会，各区卫生健康委，各三级医院，相关直属单位，部分区属二级医院和社区卫生服务中心共150余人参会。

（毕天琦）

【"生命与医学"科学倡导】年内，依托市卫生健康委宣传中心，利用品牌活动开展好新闻、杏林杯、春雨榜评比活动，以"生命与医学"科学倡导为主题，围绕疫情防控，推广传播优秀作品；利用国际护士节、中国医师节等，结合疫情防控典型人物，持续与北京广播电视台合作，制作播出《生命缘》《医者》等人文医学电视纪录片，利用融媒体平台传播，引领公众在经历疫情考验进入常态化疫情防控后，学会科学对待医学、理性看待生命，正确认知和理解生命与医学的内涵。

（毕天琦）

国际和港澳台交流

【概述】2020年，市卫生健康委统筹做好疫情防控常态化下各项卫生健康国际和港澳台交流工作，与法国、以色列等国家签署了3项合作协议，推动与法国、以色列等国家的国际合作项目，通过国际合作提升急救医学等重点学科建设和人才培养水平，为2022年北京冬奥会医疗服务提供人才保障。与中国香港卫生署和医院管理局续签了4项合作协议，推动疫情常态化防控合作。

开展疫情防控国际合作。编写了289期《新冠肺炎境外疫情参考》，组织相关人员参加10余场国际抗疫线上会议，分享相关经验和做法。协调接收印尼、埃及等国家华人华侨为本市捐赠的防护物资和消毒品等。为驻外外交人员提供11次远程紧急救治和疫情防控指导，向境外华人宣传抗疫信息；向境外通报输入病例和密切接触者情况，协助做好疫情防控和排查。

继续深化与"一带一路"沿线国家卫生健康合作。重点支持6个优质项目，对项目实施、监测、评估和成果推广进行全流程管理，打造了一批品牌项目。

推动港澳台卫生健康事业共同发展。举办京港洽谈会卫生健康专题活动、京台科技论坛基层卫生健康分论坛，分享内地防控经验，探索疫情防控常态化下的医疗卫生合作。

做好援外医疗队疫情防控和抗疫国际合作。强化防疫物资储备和各项保障，开展疫情防控培训，与受援国分享本市新冠肺炎救治经验。

规范涉外综合管理。做好长期因公出访团组在外人员的日常管理和人文关怀。规范引导系统相关单位开展线上国际合作交流活动。举办法语、日语小语种培训班和英语高端培训班共5期，培训150余人次，充实医学外语人才储备。

（鲍 华）

新冠肺炎疫情防控国际合作

【分析研判境外疫情】3月10日至12月25日，市卫生健康委每日编写《新冠肺炎境外疫情参考》，共计编写289期。摘编分析境外疫情重点国家的最新动态、政策动向和对华舆情信息等，为本市开展核酸检测、调整出入境政策等重点工作提供借鉴。

（刘 畅）

【国际抗疫交流合作】年内，市卫生健康委组织本市疫情防控一线管理者和专家18人次，参加"城市对抗新冠肺炎疫情全球虚拟峰会2020""城市气候领导联盟（C40）中国城市经验分享"等10场国际线上会议，向相关国家和地区、驻华使团等分享本市防控策略、检测手段和治疗方法等。邀请以色列卫生部副总司长在2020年中国国际服务贸易交易会——首都国际公共卫生论坛上作专题演讲，学习借鉴以色列疫情防控体系和应对策略。

（刘　畅）

【防范境外输入风险】年内，市卫生健康委向驻外外交人员提供11次远程紧急救治和疫情防控指导，有效保障他们的身体健康。组织翻译《对境外华人的健康提示》，并通过外事渠道向境外华人推广宣传。向13个国家和地区通报境外输入病例和密切接触者情况，协助相关部门和国家/地区做好疫情防控和排查。

（刘　畅）

国际交流与合作

【政府间交流与合作】1月7日，市卫生健康委国际合作处处长、二级巡视员鲍华与英国皇家全科医师学院代表团会谈，探索在卫生政策、老龄健康服务体系建设、全科医师和护理人才培训等领域的合作。

1月20日，市卫生健康委与法国驻华使馆举行合作谅解备忘录签署仪式。法国驻华大使罗梁和市卫生健康委二级巡视员郑晋普代表双方签约。双方将继续巩固发展原有合作项目，如中法急救医学合作中心、人员交流与学术研讨等；将深化拓展卫生健康多领域合作，鼓励双方政府机构和公私立医疗卫生机构签署协议或工作计划，开展具体合作。

12月9日，为落实中以两国政府间创新合作计划，以色列驻华使馆和北京友谊医院签署了《中以应急急救培训中心合作协议》，在友谊医院建立了中以应急急救培训中心，为国内培养急救管理人才及技术骨干，提升城市应急处置能力，为2022年北京冬奥会储备专业人才。

（刘　畅）

【"一带一路"国际合作和WHO合作中心项目】3月，市卫生健康委编制本市2020年推进共建"一带一路"工作要点及重点任务清单（卫生健康部分），明确推进全市卫生健康"一带一路"国际合作的工作目标和任务。年内，市卫生健康委继续申请市财政专项资金，重点支持相关单位开展"一带一路"卫生国际合作和WHO合作中心示范项目。委托北京大学作为第三方机构，从系统申报的15个一类项目和12个二类

项目中，遴选出6个优质项目（北京预防医学会的中斯不明原因慢性肾病现场流行病学培训课程模块构建与研发项目、北京儿童医院的中国儿童用药临床综合评价体系开发项目、首都儿科研究所的协助WHO促进区域健康儿童保健服务项目、北京地坛医院的COVID-19与HIV治疗关怀"一带一路"国际经验交流项目、北京胸科医院的WHO最新耐药结核病治疗指南的引进和推广项目、北京口腔医院的中药骨碎补活性成分柚皮苷靶向纳米粒复合3D打印支架促成骨研究项目）重点支持，并实现项目实施、监测、评估和成果推广的全流程管理。北京预防医学会"中斯不明原因慢性肾病现场流行病学培训课程模块构建与研发"、北京儿童医院"中国儿童用药临床综合评价体系开发"等成为品牌项目。

（周雪莹）

港澳台交流与合作

【京台合作】10月21日，市卫生健康委与台湾华夏医师协会在京举办第二十三届京台科技论坛基层卫生健康分论坛。本届论坛设立北京、台湾两个分会场，采取线上线下相结合的方式，京台两地专家、学者和基层卫生工作者70余人共同分享了基层抗疫经验。

（王　峰）

【京港合作】11月19日，在第二十三届北京·香港经济合作研讨洽谈会上，市卫生健康委与香港卫生署共同举办以"凝聚京港防疫智慧，共抗全球疾病威胁"为主题的京港卫生健康合作专题活动，京港两地医疗卫生机构高层管理者、业内专家等近100人参加。两地专家分别介绍了完善疾病监测预警机制、提高医疗救治能力、加强应急物资保障等方面的经验和做法以及未来计划等。研讨会后，市卫生健康委分别与香港卫生署、香港医院管理局续签合作协议，并与香港致远基金会签署合作备忘录；北京市医院管理中心与香港医院管理局续签合作协议。根据合作协议内容，京港两地将推动疫情防控常态化合作，共同打造更加优质高效的卫生健康服务体系。

（王　峰）

援外医疗

【援几新老医疗队交接】年内，市卫生健康委与中国驻几内亚使馆、几内亚卫生部和中几友好医院多次沟通，研判几内亚出入境管理规定、中国入境管理规定和国际航班情况，制定科学安全的轮换方案。争

取几方豁免新队员14天的集中医学观察。向医疗队出入境的上海市、天津市防控机构，以及过境的法国驻华使馆发函，各方均提供了细致的安排和明确的政策指导。在第27批医疗队因飞机故障和核酸检测原因滞留毛里塔尼亚期间，协调中国驻毛使馆和中国援毛医疗队给予协助。医疗队全体队员历经36天，于10月16日返回北京。快速妥善处理第28批援几内亚医疗队队员小刚在几不幸去世的事件，做好遗体转运、荣誉称号申报、抚恤等各项善后工作，得到了国家卫生健康委的肯定和家属的认可。

（刘　畅）

【中非友好医院建设试点项目】 年内，市卫生健康委持续推进全国中非友好医院建设试点项目。血液透析中心、远程医学平台和发展评价等项目进展良好。血液透析中心建设项目购置75万元的血液透析设备和耗材，为开展床旁血透项目打好基础；在市卫生健康委机关和宣武医院增设远程医学平台终端，实现远程医学平台网络的进一步延伸；发展评价专家组到各项目执行单位访谈，完成相关评估报告，为下一阶段项目实施提供参考。

（刘　畅）

【防控物资和后勤保障】 年内，市卫生健康委分5批向援几内亚医疗队和中几友好医院发运价值近300万元的急需防疫物资和设备，至少可供医疗队和中几友好医院使用至2021年6月。同时，积极协调市财政局为医疗队拨付8个月的生活补贴（约4万美元），使医疗队伙食和生活物资得到保障。

（刘　畅）

【技术培训和指导】 年内，市卫生健康委及时分享国内最新防控和诊疗指南，以及境外相关科研成果和学术文章。在远程医学平台上提供近100部疫情防控和健康科普视频，援外医疗队了解国内最新做法和经验，并同步与几内亚相关人员分享。本市专家、援鄂医疗队队员通过远程医学平台对医疗队进行多场新冠肺炎防控和诊疗技术培训。完善远程医学平台心理咨询模块，实时了解队员心理健康状况，安排专家为医疗队员进行心理疏导，保证队员身心健康。

（刘　畅）

【分享抗疫实践】 年内，市卫生健康委邀请童朝晖教授、庞星火副主任等本市医疗专家和防控专家，与几内亚国家卫生安全署、中几友好医院、东卡医院等多家医疗卫生机构专家连线，分享新冠肺炎救治经验，对重症病例进行会诊并提出治疗建议；与中国驻几内亚使馆视频连线，介绍国内外疫情防控最新情况、疫情传播特点和发展趋势，并回答使馆、中资机构和华人华侨的提问，为做好"双稳"工作发挥作用。

（刘　畅）

外事综合管理

【因公出访团组和人员管理】 2月7日，市卫生健康委印发《关于做好突发公共卫生事件一级响应期间因公出入境相关工作的通知》，调整卫生健康系统各单位年度因公出访计划，减少跨境人员流动。北京市突发公共卫生事件一级应急响应启动后，对全系统正在境外执行因公出访任务的82个团组100人进行梳理；同时，要求各出访单位对在外人员建立"点对点"的日常联络机制，加强日常管理和人文关怀，助力"双稳"工作。

（刘　婧）

【国际会议管理与服务】 6月8日，市卫生健康委发文对卫生健康系统单位参加线上外事活动提出要求，指导各单位增强责任意识，规范审批程序，严格执行请示报告制度，强化对线上外事活动的管理。审核各单位专业人员参加线上国际会议等学术交流活动11人次。

举办的主要国际会议包括：8月28日至29日，北京同仁医院主办第六届国际神经感染免疫暨脑血管病高峰论坛；9月19日至20日，北京友谊医院主办2020国际肝移植麻醉高峰论坛；9月23日，北京儿童医院主办"一带一路"国家药品临床综合评价体系建设交流会；12月14日，北京地坛医院主办第二届亚太地区艾滋病治疗与预防国际论坛。

（王　峰）

【境外非政府组织管理】 12月，市卫生健康委审核无烟草青少年行动基金（美国）北京代表处、乔治全球健康研究院（澳大利亚）北京代表处和国际奥比斯（美国）北京代表处3家境外非政府组织的年度工作总结和下年度工作计划。审核了英国贝利·马丁基金会、美国慈善援助基金会、瑞士诺和诺德血友病基金会的临时活动备案。

（刘　畅）

【国际语言环境建设】 年内，市卫生健康委完成8种语言的《医疗卫生服务手册》初稿。该手册是使用双语对照的指读式医疗手册，是提供应急情况下医患交流的工具，可用于在没有专业翻译的情况下，实现医生与患者间双向有效沟通，服务2022年冬奥会医疗卫生保障工作。举办法语、日语小语种培训班和英语高端培训班，进一步充实医学外语人才储备。

（周雪莹）

大型活动医疗卫生保障

【概述】2020年，市卫生健康委完成北京市两会、全国两会、2020年中国国际服务贸易交易会、随专机协助中国公民回国、纪念全民族抗战爆发83周年活动、中央领导人向人民英雄纪念碑敬献花篮、全国双拥模范城（县）命名暨双拥模范单位和个人表彰大会等医疗卫生保障工作。历次任务，市卫生健康委专门成立重大会议活动医疗卫生保障工作领导小组，由市卫生健康委主任、市卫生健康委党委书记、副主任钟东波任组长，副主任高坚任副组长，成员由各相关处室、医疗卫生保障单位主要负责人组成，强化组织领导和统筹协调，圆满完成任务。此外，市卫生健康委还承担了多次全国人大常委会、市委全会、北京国际电影节，金融街论坛，中关村论坛和市领导外出调研考察等110余场次的重要会议活动的医疗卫生保障工作。

（袁 华）

【北京市两会医疗卫生保障】1月10日至17日，召开北京市两会。市卫生健康委成立领导小组，制定疫情防控和医疗卫生工作方案及应急预案，做好疫情防控和医疗保障工作。从安贞、朝阳、积水潭、友谊等医院选派29名医务人员和4辆救护车，承担会场和住地医疗保障任务。各应急后备医院24小时备勤。市、区疾控中心开展传染病监测和风险评估，加强服务保障人员健康监测，举办培训和健康宣教，配合医疗组开展流行病学调查及处置。市、区卫生健康监督所对会场及住地开展公共场所卫生、生活饮用水安全及疫情防控措施监督检查，对发现的问题提出整改意见。

（袁 华）

【随专机协助中国公民回国医疗卫生保障】按照国务院应对新冠肺炎疫情联防联控机制医疗救治组和中央保健办的工作安排，2月至6月，市卫生健康委共选派60名医护人员乘包机赴意大利、西班牙、英国、美国、加拿大、印度、巴基斯坦和非洲国家，执行随专机接中国同胞回国医疗卫生保障任务。

（袁 华）

【全国两会医疗卫生保障】5月21日至28日，全国两会在北京召开。作为疫情防控组的成员单位，市卫生健康委成立了领导小组，制定疫情防控和医疗卫生工作方案及应急预案，做好相关会场及住地的疫情防控和医疗保障工作。会前，选派33名医务人员、7辆救护车负责7个住地人员的新冠病毒核酸采样及检测工作；市、区疾控中心开展传染病监测和风险评估，人员培训和健康宣教，对住地重点人员开展诺如病毒检测，疫情监测与应急处置等工作；市、区卫生健康监督所负责25个住地的公共场所卫生、生活饮用水安全及疫情防控措施监督检查。会议期间，从10家医疗机构选派28名医生、28名护士、17名司机，配备17辆救护车，组建10个住地医疗组和6个应急转运医疗组，执行医疗保障任务，共接诊1247人次；各应急后备单位24小时备勤；市、区疾控中心选派28人在25个住地开展人员健康监测，配合医疗组开展流行病学调查及处置等工作，累计健康监测148900人次；市、区卫生健康监督所选派27人住会，现场快速检测样品3666件，对发现的问题提出整改意见。

（袁 华）

【纪念抗战爆发83周年活动医疗卫生保障】7月7日，纪念全民族抗战爆发83周年活动在北京抗日战争纪念馆举行。市疾控中心选派专业人员执行现场环境预防性消毒任务；世纪坛医院选派2名医生、2名护士、1名司机，配备1辆救护车，执行现场医疗保障任务；北京急救中心选派1辆负压救护车组承担现场转运任务。世纪坛医院为就近应急医院，佑安医院为传染病后备医院，开通绿色就诊通道。

（袁 华）

【服贸会医疗卫生保障】9月4日至9日，2020年中国国际服务贸易交易会在北京举办，这是全球新冠肺炎疫情持续蔓延之际举办的第一个国家级大型展会。市卫生健康委作为疫情防控和医疗保障组的牵头单位，成立了以副市长卢彦任组长的领导小组，制定了疫情防控和医疗保障工作方案及应急预案。市卫生健康委开展疫情风险评估，根据国内疫情低、中、高风险等级提出3种办会模式，在官网发布会展、餐饮、空调、交通、个人防护等17个疫情防控指引；开展集中核酸检测16173人，环境核酸检测3112个点位；为服贸会工作人员、服务保障人员、志愿者、参展商接种新冠疫苗1637人次；坚持中西医并重，为服务保障人员提供1.5万人份中药预防饮，提高自身免疫力，降低病毒感染风险。开幕式期间，选派15名医护人员、3名疾控人员，配备3辆救护车，承担疫情防控和医疗保障任务。展会期间，选派76名医护人员、26名疾控人员、7名卫生监督人员、96名疫情防控志愿者，配备17辆救护车，开展疫情防控和医疗保障工作。

（袁 华）

【**中央领导人向人民英雄纪念碑敬献花篮活动医疗卫生保障**】9月30日，中央领导人向人民英雄纪念碑敬献花篮活动在天安门广场举行。北京急救中心选派6名医生、6名护士、3名司机，配备3辆负压救护车，承担现场医疗保障任务；市疾控中心选派2名专业人员进行疫情防控指导。同仁医院为应急转诊医院，地坛医院为传染病后备医院，开通绿色就诊通道。

（袁 华）

【**招募冬奥会和冬残奥会兴奋剂检查工作人员**】9月，市卫生健康委印发《关于招募北京2022年冬奥会和冬残奥会场馆兴奋剂检查工作人员的通知》。9月至10月，组织北京冬奥会和冬残奥会场馆兴奋剂检查工作人员招募工作。经推荐、面试，共招募兴奋剂检查工作人员110人，拟由冬奥组委培训后参加冬奥会医疗保障工作。

（杨 琴）

【**全国双拥表彰大会医疗卫生保障**】10月20日，全国双拥模范城（县）命名暨双拥模范单位和个人表彰大会在京西宾馆举行。市卫生健康委选派北京急救中心1名医生、1名护士、1名司机，配备1辆负压救护车，承担应急转运任务。世纪坛医院为就近应急医院，地坛医院为传染病后备医院，开通绿色就诊通道。

（袁 华）

【**相约北京系列赛事医疗卫生保障**】年内，市卫生健康委组织牵头保障医院与相约北京系列赛事场馆进行专项对接，制定场馆医疗保障方案；组织保障人员开展院前急救培训；顺利完成第十四届冬运会高山滑雪比赛医疗保障任务。

（罗培林）

【**指导延庆区做好赛事准备工作**】年内，市卫生健康委积极推进冬奥医疗服务保障中心建设；指导延庆区开展冬奥保障赛公共卫生风险评估，指导制定延庆赛区医疗卫生保障方案及应急预案，组建造雪医疗服务保障团队。

（罗培林）

健康扶贫与支援合作

【**概述**】2020年，为打赢脱贫攻坚战，市卫生健康委贯彻落实市扶贫支援办要求，聚焦建档立卡贫困户基本医疗有保障目标，深入实施精准健康扶贫行动，着力提升受援医疗机构诊疗服务能力和地区卫生事业整体发展水平。年内，市卫生健康委与宁夏回族自治区卫生健康委续签帮扶协议，赴京外开展高层调研、考察对接4次，组织健康义诊帮扶活动3次，举办河南、湖北水源区卫生骨干培训班2个。全市卫生健康系统各单位共选派988人次赴受援地帮扶，在当地开展专业技术培训83547人次，输出医疗技术1162项，帮助完善管理制度2108项，为受援地贫困群众义诊诊75036人次，接收来京进修医护骨干3308人次，采购消费扶贫农副产品3856.4万元，推动了对口帮扶困旗县如期全部脱贫摘帽。

（罗香葆）

健康扶贫

【**向乌兰察布捐赠疫情防控物资**】为共同应对新冠肺炎疫情，助力北京帮扶贫困地区打赢疫情防控阻击战和脱贫攻坚战两个战役，提高防控人员自身防护水平，3月12日，市卫生健康委协调北京社区健康促进协会向内蒙古自治区乌兰察布兴和县捐赠口罩30000个，价值10万余元。

（罗香葆）

【**公布医疗机构帮扶京外单位名单**】为加强常态化疫情防控，减少外地患者往来风险，同时进一步方便新疆、西藏、青海、河北、内蒙古等受援地患者就近就诊，5月18日，市卫生健康委在北京市疫情防控新闻发布会上，公布了《2020年北京医疗机构帮扶京外医疗单位名单》。全市卫生健康系统向新疆、西藏、青海、河北、内蒙古、河南、湖北、宁夏、辽宁9个省100余个市县派驻了医疗队或医疗人员，在当地开展门诊坐诊、手术带教、远程会诊、人才培养等诊疗服务和技术帮扶。帮扶专家涵盖内科、外科、儿科、妇产科、眼科、骨科、护理等多个专业科室，能够为受援地区百姓提供较为全面的医疗保障。

（罗香葆）

【召开健康扶贫工作推进会】为落实市委、市政府扶贫攻坚决策部署要求，助力受援地如期高质量打赢健康扶贫攻坚战，6月5日，市卫生健康委召开2020年度全市健康扶贫工作视频会。市卫生健康委主任雷海潮、市扶贫支援办副主任汪兆龙出席并讲话，市纪委监委驻市卫生健康委纪检监察组副组长马峥出席，市卫生健康委副主任李彦梅主持会议。

（罗香葆）

【市扶贫办调研对接消费扶贫】为贯彻习近平总书记关于消费扶贫讲话精神，进一步深化消费扶贫"进医院"活动，7月28日，市扶贫支援办智力支援处处长周健到市卫生健康委，就市属医疗卫生单位消费扶贫开展调研对接。市卫生健康委扶贫合作处处长罗香葆，市医管中心医疗护理处副处长刘立飞、基础运行处李方亮和财务资产处周小平等参加会议。市卫生健康委介绍了消费扶贫工作进展情况、存在困难和下一步工作设想，市医管中心交流了消费扶贫"进医院"落实情况。市扶贫支援办处长周健针对"扶贫智能专柜布设""采购物业服务""数据报送平台建设"以及爱心卡办理等事项作了具体说明。

（罗香葆）

【召开三级医院对口帮扶贫困县医院视频会】8月13日，市卫生健康委召开2020年三级医院对口帮扶贫困县县级医院视频工作会，总结健康扶贫工作，交流典型经验，结合脱贫攻坚任务目标和健康扶贫工作新形势，部署2020年相关工作。会上，医政医管处总结健康扶贫工作，阜外医院、朝阳医院分别介绍健康扶贫经验和做法。市卫生健康委、市医管中心相关处室负责人，阜外医院、朝阳医院主管领导及相关部门负责人在主会场参会；有关区卫生健康委主管委领导及相关科室负责人、有关三级医院主管领导及相关部门负责人在各区分会场参加会议。

（罗培林）

【举办扶贫支援干部培训班】9月7日至8日，市卫生健康委举办2020年度北京市卫生健康系统扶贫支援干部培训班。邀请国家卫生健康委扶贫办专职副主任曾云光和北京市扶贫支援办副主任汪兆龙，围绕全国和北京市脱贫攻坚总体形势，健康扶贫政策历史沿革、当前健康扶贫工作基本模式、重点任务、特色案例以及与乡村振兴战略有效衔接等进行了讲解。全市卫生健康系统50家单位的95名健康扶贫干部参加了培训。

（罗香葆）

【北京医疗专家赴兴安盟义诊培训】为做好京蒙医疗卫生帮扶工作，10月20日至21日，市卫生健康委率优质医师资源到内蒙古兴安盟开展草原义诊培训活动。市卫生健康委扶贫合作处处长罗香葆，北京医师协会监事长赵涛，兴安盟卫生健康委主任朱宝江、副主任徐志新及相关科室负责人参加。来自北京医疗机构的精神、感染、妇幼等专业6名专家，分别在兴安盟第二人民医院、第三人民医院和盟妇幼保健院开展义诊培训活动。共接诊132人次，解决疑难病症17例，培训150余人次。

（罗香葆）

【赴巴东开展健康扶贫】为落实南水北调对口协作任务要求和北京对口支援湖北省巴东县医疗卫生人员培训任务，11月2日至4日，北京市卫生健康委组建医疗队赴巴东县人民医院开展卫生专业技术提升培训和义诊活动。8名医疗专家分别来自中日友好医院、协和医院、人民医院、友谊医院、天坛医院、清华长庚医院、北京电力医院7家医院。活动期间，医疗专家围绕病因起源、治疗方案、治疗过程，对来自全县各医疗机构的业务院长、医务科长、骨干医生共120余人，开展了10场专业知识培训，教学查房、会诊带教130余人次，为220余名患者提供了医疗服务。

（罗香葆）

【援青医疗队开展健康扶贫新模式】为进一步做好青海玉树健康扶贫工作，不断提高贫困人口医疗保障水平，切实解决"因病致贫、因病返贫"问题，年内，北京援玉医疗队在玉树推出"1+1+5"健康扶贫新模式，即由每一位北京援青医生与当地卫生院一位医生结成对子，帮扶5户建档立卡户。援青医生根据贫困户健康状况，每月一次电话随访并填写随访表，每季度一次家庭随访，了解帮扶对象情况。采用这一健康扶贫新模式，在提高基层医疗服务能力的同时，解决语言不通的问题，为建档立卡贫困患者解决健康问题提供保障。

（罗香葆）

支援合作

【第十批援疆干部赴和田】根据市委组织部新冠肺炎疫情期间援派干部分批到岗要求，3月22日，市卫生健康系统选派的第十批59名援疆干部中的17名队员（3名管理干部、市属医院11名医生、朝阳区援墨玉县人民医院和墨玉县妇幼保健院的2名副院长、平谷区援洛浦县人民医院的1名副院长）从北京出发赴新疆和田执行卫生健康援疆任务，另有1名队员从天津出发赴和田。3名管理干部分别是市急救中心党委副书记、纪委书记张莉，任和田地区卫生健康委副主任、和田地区人民医院党委副书记、副院长；市医管中心三级调研员罗小军任兵团第十四师昆玉市卫生健康委副主任；市疾控中心陈东任兵团第十四师昆玉市疾控中心综合业务科科长；管理干部任期为3年。其他专业技术干部分别在和田地区人民医院、和田地区妇幼保健院、和田县人民医院、墨玉县人民医院、墨玉县妇幼保健院、洛浦县人民医院、兵团第十四师昆玉市人民医院执行卫生援疆任务，任期1年。

4月22日，市卫生健康系统选派的第十批援疆干部中的41名队员（均为专业技术干部。含朝阳区、怀柔区选派的援墨玉县人民医院和墨玉县妇幼保健院的医生，平谷区、通州区选派的援洛浦县人民医院的医生，大兴区、市属医院选派的援和田县人民医院的医生，海淀区、昌平区、房山区援兵团第十四师昆玉市人民医院的医生）赴和田执行卫生健康援疆任务。

（胡　兰）

【**第九批第二期援藏干部赴拉萨**】7月31日，在市卫生健康委的统一组织协调下，由市医管中心和东城区、门头沟区、顺义区卫生健康委选派的32名医疗队员作为第九批第二期援藏干部从北京出发到拉萨执行援派任务。市卫生健康委副主任李彦梅送行并到拉萨安排交接工作，同时对完成1年援派任务的第九批第一期援藏干部进行期满考核。本期34名医疗队员中，由市医管中心选派19人（包括上期留任的2人）到拉萨市人民医院执行为期1年的"组团式"援藏任务；由东城区、门头沟区、顺义区卫生健康委选派的15人，分别赴当雄县、堆龙德庆区、尼木县人民医院执行为期1年的援派任务，主要工作是开展智力援助、实施惠民工程、助力提升当地医疗卫生水平。

（胡　兰）

【**第四批第二期援青干部赴玉树**】8月20日，根据市委组织部和市卫生健康委要求，由大兴区选派的1名专业技术干部、丰台区选派的2名专业技术干部、石景山区选派的2名专业技术干部从北京出发到青海玉树，与第四批第一期援青干部轮换并执行援派任务。5名专业技术干部任期1年，主要工作是开展智力

援助、实施惠民工程、帮助提升当地医疗卫生水平。

（胡　兰）

【**赴凉山调研艾滋病防治**】为落实《北京市卫生健康委　凉山州人民政府对口支援艾滋病防治和健康扶贫攻坚行动合作协议》要求，9月23日至27日，市卫生健康委巡视员郑晋普带领扶贫合作处和疾控处及佑安医院、地坛医院、市疾控中心等10人赴四川凉山州，调研美姑、越西两县艾滋病防治和健康扶贫工作。调研组先后与凉山州政府，美姑、越西两县政府及所属医疗卫生机构座谈交流，了解帮扶需求。走访越西县人民医院，了解艾滋病防治工作开展情况并为当地疾控、社区卫生服务机构、乡镇卫生院和村卫生室人员，开展艾滋病防治、慢性病管理、重大传染病防控等培训。协调北京社区健康促进会购买《全科诊疗常规》240套，赠送给贫困地区基层医务人员。北京佑安医院与美姑县人民医院签署了远程医疗合作协议。

（罗香葆）

【**赴乌兰察布举办新冠肺炎疫情防控知识培训**】11月24日至25日，市卫生健康委组织传染病防控领域相关专家，赴乌兰察布市举办新冠肺炎疫情防控知识培训。来自北京市疾控中心、北京市医院感染管理质控中心及北京地坛医院等疫情防控专家，结合乌兰察布市实际情况，从新冠病毒感染诊疗进展及临床启示到今冬明春传染病疫情防控形势和预防控制措施等方面，举办6场专业知识培训，全面讲解流行病的预防、检测、救治、流行病学调查等知识，并分享了新冠肺炎疫情防控经验。来自各旗县市区、市直卫生健康行政部门、疾控中心及各类医院相关医务人员400余人参加培训。

（罗香葆）

【**召开北京高原适应研究康复中心工作会**】12月4日，市卫生健康委会同市扶贫支援办在宣武医院召开高原适应研究康复中心工作会，研究《进一步推进高原中心有关任务分工方案》，做好高原中心实体挂牌筹备事宜。北京高原适应研究康复中心项目工程建设、设备配置、专家团队组建等基本完成。会议要求：市卫生健康委要协调西城区卫生健康委明确一名北京回民医院联系人，与宣武医院做好对接，推进中心医疗服务收费审批，研究挂牌具体流程等；市卫生健康委要指导宣武医院和小汤山医院做好工作手册、技术手册等运营准备工作。

（罗香葆）

信息化与统计管理

【概述】2020年，为打好新冠肺炎疫情防控阻击战，北京地区卫生健康信息化领域及时开展疫情防控的信息化支撑和网络信息安全保障，支持了疫情防控工作。同时，完成了"十三五"时期卫生健康行业网络安全和信息化总结，完成北京市智慧城市建设2020—2022纲要的需求对接。从宏观、中观和微观层面不断完善市卫生健康委内网络安全和信息化制度规范建设，通过制度建设进一步统一思想，明确信息化项目建设工作职责和市卫生健康委处室之间工作边界。在2019年开展的信息互联互通中个人隐私保护研究的基础上，起草了医疗影像数据共享标准规范。

（臧萝茜）

信息化管理

【疫情防控信息化支撑】市卫生健康委制发了《关于进一步加强北京新型冠状病毒肺炎疫情防控网络安全和信息化支撑的通知》，加强行业网络安全和信息化对疫情防控的支撑力度。自1月24日，市卫生健康委组织信息企业及保障单位共20余家，紧急开发新建20个业务信息系统、升级改造6个信息系统、打通5个信息交换接口、开展4个互联网信息服务、进行16个系统云部署。各区组织辖区医疗卫生机构使用系统和信息报送，支撑了疫情防控综合决策、医疗物资管理、社区防控、医疗救治、疫苗接种、安全维稳等工作，参与多部门疫情联防联控。通过紧急开展行业信息化建设应用，减轻基层单位多头报表的负担，形成了疫情防控大数据体系和数据应用闭环，为疫情防控的迅速反应、及时处置、精准施策提供支撑，为各级领导决策提供辅助支持。

（臧萝茜）

【行业关键信息基础设施建设】疫情期间，为弥补行业不能安全迅速发布、获取、传递公共卫生突发事件指令和信息等薄弱环节，按照国家开展新型基础设施建设战略部署要求及平战结合工作原则，行业重点单位应实现互联网、专网（政务外网和医疗业务网）、密网全覆盖（公立医疗机构和市、区卫生健康部门）。6月，在政务外网体系框架下，市卫生健康委会同市经信局组织各区及有关三级医院完成覆盖全市一、二、三级医疗卫生机构和公共机构2000余家的卫生健康行业业务网的组网任务。开展北京地区行业信息资源梳理，市卫生健康委配合有关部门启动了北京健康行业云建设的准备工作，提供了卫生健康系统相关业务需求。

（臧萝茜）

【大数据应用计划】年内，市卫生健康委加大推进相关业务系统在北京市大数据平台上完成"上链""交钥匙"和"数据挂接"力度。6月，完成第一轮信息系统"交钥匙"和"数据挂接"任务。8月至12月，根据市大数据平台考核指标要求，市卫生健康委完成全部职责目录（295条）、数据目录（381条）及信息系统（82个）"交钥匙"等工作。

（臧萝茜）

【电子病历、电子医学影像共享工程二期建设】7月16日，北京市电子病历、电子医学影像共享（二期）建设项目整体方案获得市经信局批复。全市电子病历、电子医学影像共享工程由市医保局牵头，结合医保整体改造项目推进，市卫生健康委负责需求及使用。9月4日，因市政府专题会要求，依托市医保局牵头的健康云建设，将电子病历、电子医学影像汇聚覆盖到该项目中，市卫生健康委从建设单位转为信息需求方。

（臧萝茜）

【基层医疗服务与公共卫生项目】年内，市卫生健康委组织开展北京市基层医疗服务与公共卫生项目系统开发、基层医疗卫生机构接入、自建区数据导入、6个业务系统（基层医疗公卫、妇幼、计免、精防、30家医院电子病历、中医馆）打通，以及2000余家基层医疗卫生机构电子健康档案的共享汇聚与数据质控。12月2日，该系统完成项目终验，完善和提升了行业基层医疗与公共卫生信息化水平。

（臧萝茜）

【疫情数据统计分析辅助决策】年内，市卫生健康委组织开展疫情数据统计分析。截至12月22日，完成《我市二级及以上医疗机构诊疗工作量及外地患者接诊情况统计日报》《二、三级日常医疗服务恢复情况日报》《驻京军队医院发热门诊及外地患者接诊情况报告》等报告共1005份，提供疫情决策平台所需的诊疗工作量和定点医疗机构发热门诊量与外地患者数据、急诊接诊人次、抢救床位留观床位使用率情况表等数据材料1960余份。定期检索追踪国内外学术文献，形成《全球疫情趋势预测与应对追踪简报》27期。就全市防控体系的部门联动、联防联控，发热门诊、外地患者及境外来（返）京人员等疫情防控决策，医疗机构风险防范、百姓就医引导等便民惠民措施的落地等提供了1.35亿条数据和分析材料。

（臧萝茜）

【完善信息化制度规范体系建设】年内，市卫生健康委完成"十三五"时期卫生健康行业网络安全和信息化总结；初步提出"十四五"时期行业发展的基本框架思路，完成了《北京地区"十四五"时期卫生健康行业网络安全和信息化发展规划（初稿）》；完成北京市智慧城市建设2020—2022纲要的需求对接。从宏观、中观和微观层面不断完善委内网络安全和信息化制度规范建设，起草《网络安全和信息化工作领导小组职责分工方案》《信息化项目管理办法》等系列规范，明确信息化项目建设工作职责。在2019年开展的信息互联互通中个人隐私保护研究的基础上，完成了对医疗影像数据共享标准规范的初步起草任务。

（臧萝茜）

【疫情防控中的"互联网+"健康医疗信息服务】疫情防控期间，各有关区及部分医疗卫生机构依托信息新技术和自身业务优势，开展互联网诊疗业务、互联网医院试点准备、互联网健康服务咨询（包括中医药健康咨询）、"互联网+"智慧家医服务试点、5G支持的院前急救试点和远程会诊服务、智能机器人的手术应用和智慧送药到传染病房、智能疫情导诊等服务。依托在京优势资源，开展行业卫生健康信息化战略合作，组建了卫生健康行业信息新技术创新应用专委会和网络安全、医院信息化、医院新技术创新、区域信息新技术应用4个行业性的信息新技术创新应用中心。

（臧萝茜）

【行业网络信息安全】疫情防控期间，市卫生健康委制发了《关于进一步加强疫情防控期间卫生健康行业网络信息安全工作的紧急通知》和《关于加强疫情防控新阶段卫生健康行业网络信息安全工作的通知》，对疫情防控期间行业网络信息安全工作多次部署、强调和提示，防范行业网络信息安全风险。组织协调市属医院疫情期间暂时使用北京市公务员邮箱，并对邮箱使用加强技术管理。依托中国信息安全测评中心的国家优势资源，对建设防控信息系统的20余家

团队开展网络信息安全审核，对全市所有发热门诊、定点医院和重点直属单位的网站、互联网系统、外网邮箱开展远程安全监测。组织30家重点保障单位接入市公安局的北京市网络信息安全态势感知平台，实时全程监测。根据国家卫生健康委、公安部等要求，组织行业医疗卫生机构完成相关网络信息安全风险的排查和整改，完成全国两会期间及服贸会期间网络信息安全的现场检查、值守、攻防演练组织配合等，保证了行业在整个疫情防控及重大活动期间的网络信息安全。

（臧萝茜）

【梳理信息安全风险点】疫情防控以来，市卫生健康委在推进疫情防控工作的同时注重工作风险点梳理，针对风险点开展有效防控措施。针对项目建设廉政风险、行业网络信息安全风险、疫情个案信息泄露风险的3类风险点，规范信息化建设工作流程，同步接受纪检监察和安全、网安、公安等部门监督，开展网络信息安全技术保障，厘清特事特办与临时搭车的职责界限，处置紧急情况维护防控大局，注重疫情防控与平战结合推进等工作措施，有效防控风险点。对疫情期间紧急开发的20个系统中具有平战结合长期应用价值的7个系统完成备案立项，并将4个系统纳入后期财政资金支持范畴。

（臧萝茜）

统计管理

【修订卫生健康统计调查制度】5月25日，市统计局同意市卫生健康委制发《北京市卫生健康统计调查制度（2020—2021统计年报和2021—2022定期统计报表）》。该调查制度合并了原《北京市卫生和计划生育统计调查制度（2018—2019统计年报和2019—2020定期统计报表）》《北京医耗联动综合改革报表制度》《北京市卫生健康科研统计调查制度（2019年统计年报）》，并作了修改。6月，市卫生健康委将制度下发各区卫生健康委、各有关统计调查单位。

（刘　颖）

【协助北京市第七次全国人口普查】5月，市第七次全国人口普查领导小组印发北京市第七次全国人口普查领导小组成员单位职责分工和工作方式，市卫生健康委为领导小组成员单位。6月，市第七次全国人口普查领导小组办公室、市卫生健康委联合印发《关于做好北京市第七次全国人口普查工作的通知》，要求各区认真做好人口普查相关数据提供以及与数据有关的工作，并协助做好医疗机构相关人员的普查登

记。8月，市卫生健康委印发《关于协助做好医疗机构相关人员普查登记有关事项的通知》，市属、区属医院（院区）确定了普查工作联络人。9月1日起，在市卫生健康委门户网站首页链接北京市第七次全国人口普查专题网站。5月至11月，市卫生健康委累计提供普查工作所需数据上百万条。

（刘　颖）

【填报卫生机构人力基本信息调查表】6月，市卫生健康委部署《北京市卫生机构人力基本信息调查表》填报工作。除村卫生室外的各级各类医疗卫生机构在7月至8月完成新流入人员信息维护，补充完善新增的行政级别、行政职务、人才层次等统计指标；9月起，按月更新各单位人员变动信息。截至9月底，

1000余家医疗卫生机构更新了人力资源信息库。

（刘　颖）

【部署统计年报及定期统计工作】12月24日，市卫生健康委召开2020年卫生健康统计年报及2021年定期统计工作部署会，对各区卫生健康委、经济技术开发区社会事业局部署2020年统计年报及2021年常规统计、医改监测、疫情防控监测等工作。25日，市卫生健康委印发《北京市2020年卫生健康统计年报及2021年定期统计工作方案》。29日，市卫生健康委线上召开全市医疗卫生机构2020年卫生健康统计年报及2021年定期统计工作培训会，对报表指标、数据质控等进行培训，全市近300家医疗卫生机构在线参加了培训。

（刘　颖）

财务、审计与价格管理

【概述】2020年，北京市卫生健康财经工作结合卫生健康中心工作，在做好新冠肺炎疫情防控基础上，稳步推进预算管理、价格管理，完善经济政策，健全财经制度，强化财经监管，提升财经工作水平，充分运用财政、价格等方面的综合保障政策，促进卫生和健康系统的建设发展。

（韩　月）

疫情防控相关工作

【落实新冠疫情防治医务人员相关待遇】年内，落实本市一线医务人员临时性工作补助、卫生防疫津贴、核增一次性绩效工资等待遇政策，累计发放一线医务人员临时性工作补助、卫生防疫津贴、一次性绩效工资及慰问补助7.19亿元。

（余易清）

【设立新冠病毒核酸检测项目】年内，市卫生健康委协调市级相关部门为公立医疗机构设立新冠病毒核酸检测医疗服务价格项目，为市、区疾控机构设立新冠病毒核酸检测行政事业性收费项目，同时明确经费保障方式。协调市财政做好本市"应检尽检"人员新冠病毒核酸检测费用的保障和结算工作。

（韩　月）

【落实新冠疫情期间经费保障】年内，市卫生健康委会同市财政局落实疫情期间经费保障。及时将中央

预拨地方疫情防控资金9.3亿元分配至相关区及疫情防控单位；争取市财政疫情防控资金1.06亿元，主要用于市疾控中心购置实验室及网络安全设备、检测试剂和耗材、移动式车载P2+微生物检验试验车，并为市急救中心采购负压救护车等；利用亚投行贷款12.48亿元支持新冠肺炎防控及突发公共卫生事件处置能力提升，包括新冠肺炎防控试剂及装备、疾控体系能力提升、改造定点医院发热门诊及病房和负压病房建设等。

（李立国　刘抗抗）

卫生总费用核算

【卫生筹资总额及构成】2019年，北京市卫生筹资总额2964.81亿元，按可比价格计算（下同），比2018年增长17.73%。卫生费用的各项筹资来源中，政府、社会、个人现金卫生支出分别是703.21亿元、1850.52亿元、411.08亿元，分别占总费用的23.72%、62.42%、13.86%。与2018年相比，个人现金卫生支出比重下降了1.76个百分点，政府现金卫生支出和社会现金卫生支出比重分别升高0.53和1.24个百分点。

（谢　超）

【卫生总费用指标评价】2019年，北京市人均卫生总费用13766.77元，比2018年增加17.76%，略高于卫生筹资总额17.73%的增长。全市卫生总费用占GDP比重8.38%，比2018年升高0.83个百分点。卫生消费

弹性系数反映卫生总费用增长与GDP增长之间的关系，2019年卫生消费弹性系数2.91，即北京市地区生产总值每增长1%，卫生总费用增长2.91%。

2019年，北京市政府卫生支出703.21亿元，比2018年增长20.40%，高于卫生总费用的增长。政府卫生支出占卫生总费用、地方财政一般公共预算支出、GDP的比重分别为23.72%、8.54%和1.99%，3项指标比2018年分别上升0.53、1.15、0.24个百分点。社会卫生支出1850.52亿元，比2018年增长20.11%；其中商业健康保险费有较明显增长，增长25.95%。个人现金卫生支出411.08亿元，比2018年上升4.44%。居民人均个人现金卫生支出占人均消费支出、人均可支配收入的比重分别是4.44%、2.82%，与2018年相比分别下降了0.12、0.09个百分点。

（谢 超）

【卫生总费用机构流向】按全口径核算，2019年北京市卫生总费用机构流向构成中，医院、基层医疗卫生机构、药品及其他医用品零售机构、公共卫生机构、卫生行政和医疗保险管理机构、其他卫生机构分别占62.58%、10.19%、21.19%、4.11%、1.17%、0.76%。

2019年，流向基层医疗卫生机构费用增长为9.35%，其占总量的比重连续5年增长，2019年达10.19%。流向公共卫生机构费用增长为12.50%，连续4年增长。其中，疾病控制机构的费用增长较快，比2018年增长33.05%，妇幼保健机构、采供血机构、急救机构费用增长略缓，增长分别为13.10%、17.66%、15.82%。

（谢 超）

财务管理与审计

【公立医疗机构经济管理年活动】7月，市卫生健康委印发《北京市"公立医疗机构经济管理年"活动实施方案》，明确工作任务及时间安排，指导市医管中心和区卫生健康委制定所属单位实施方案及评价体系。根据政府会计制度要求，组织专家对公立医院经济管理绩效考评指标体系进行修订，并开展市、区属二级及以上公立医院2019年、2020年考评。

（李立国）

【疾病应急救助相关工作】北京市自2014年建立疾病应急救助基金以来，累计投入4500万元。至11月底，累计为97家医疗机构申请的3103名患者核销欠费3094.20万元。年内，完成2019年下半年和2020年上半年疾病应急救助基金的审核，当年市财政已向医疗机构核拨疾病应急救助基金316.08万元，用于核销267人

次患者欠费。

（王雪阳）

【开展医疗机构拒收现金集中整治工作】发挥人民币现金支付的兜底保障作用，12月25日，市卫生健康委印发《关于持续做好北京地区医疗机构整治拒收人民币现金有关工作的通知》。要求医疗机构设置人工现金收费窗口，优化楼层间现金收费服务窗口分布，在醒目位置张贴提供现金收费服务的标识，提供现金收费和退费服务，建立安全有效的技防、物防和人防措施，保障现金收费窗口及周边秩序的安全可靠。

（王雪阳）

【加强与改进政府采购三年专项行动】12月，市卫生健康委制定《北京市卫生健康系统规范和加强政府采购管理三年专项行动实施方案》，围绕国家"横向到边、纵向到底、上下联动、齐抓共管"的要求，从开展自查自纠、依法从严采购等12个方面明确了工作任务，开展全系统规范和加强政府采购管理三年专项行动工作。

（谢 超）

【预算完成情况】2020年决算显示，市、区两级医疗、卫生健康、科研、教育和行政机构全年总收入1384.91亿元，较上年减少4.60%。其中，各项事业收入888.59亿元，比上年减少13.41%；财政基本经费补助收入226.09亿元，比上年增长7.43%；财政项目经费补助收入240.53亿元，比上年增长29.32%。全年总支出1358.00亿元，比上年减少4.96%。其中财政拨款支出459.59亿元、非财政拨款支出898.41亿元。

（刘抗抗）

【中央转移支付资金管理】2020年，北京市收到中央转移支付卫生健康项目资金21.15亿元。专项转移资金主要用于：新冠疫情防控临时性补助、患者救治及疫情防控物资采购，继续开展艾滋病防控、结核病防控及扩大免疫规划等疾病预防控制工作，开展职业病防治、重点危险因素监测、妇幼卫生监测等基本公共卫生服务项目，补助实施基本药物的基层医疗卫生机构与村卫生室，支持卫生健康人才培养、医疗卫生机构能力建设等医疗服务与保障能力提升项目，对计划生育奖励、特别扶助政策予以补助等。

（刘抗抗）

【资产管理】年内，市卫生健康委依法依规处置113批次2338件总值5040万元的资产。协助办理市应急局调入价值116万元的无形资产。规范部分单位资产管理，解决多个历史遗留问题。

（贺时浩）

【**预算绩效管理**】年内，落实市财政局年度预算绩效考评工作任务，市卫生健康委完成99个预算项目的绩效自评，评价项目数量超过部门项目总数的20%，涉及金额20.48亿元。开展住院医师规范化培训、儿童保健管理等项目实施重点绩效评价，通过以评促改提升单位绩效管理理念和能力。根据市财政局的《市级财政支出成本预算绩效分析操作流程》，选取院前急诊急救服务项目开展成本绩效分析，并形成报告。

（谢　超）

【**内部控制建设**】8月，市卫生健康委完成机关2019年度内部控制风险评估，并组织所属单位开展2019年度部门内部控制报告编报工作。41家单位内部控制评价结果：16家单位为"良"，24家单位为"中"，1家单位为"差"。

（王雪阳）

【**财务收支审计和专项审计**】年内，市卫生健康委对儿童保健管理、儿童疾病与保健管理两个项目实施重大政策措施落实情况审计；对所属7家单位开展2018—2019年预算执行审计，3家单位开展审计整改追踪审计，2家单位开展主要领导离任审计，审计资产共计22.83亿元，提出审计建议54条；对2020年京交会北京市筹办与服务保障工作的经费使用情况同步开展审计监督，保证活动经费合法、依规使用。同时，市卫生健康委配合市审计局开展2019年预算执行情况和决算草案审计等，配合审计署北京市贯彻落实国家重大政策措施情况审计组完成专项审计工作。

（林　军）

【**机关财务管理**】年内，市卫生健康委统筹疫情防控、事业发展和机关运行经费，实行"快审急办、严审慎办"，着力提高经费保障效能，全年经费支出10.44亿元。对防控疫情刚需经费、重点项目经费，紧前预判、及时保障；对央补专项经费实行统一纳入年度预算、统一报销支付流程、统一跟踪问效的三统一管理。强化内控建设，突出资金安全管控，接受市纪委、审计局、财政局审计检查，无违反财经规制事项。

（王　庆）

价格管理

【**新增医疗服务项目价格政策**】年内，市卫生健康委核定公布结核感染T细胞检测、超声高频外科集成系统辅助操作、移动式机器人辅助下肢步行训练、电磁导航支气管镜实时定位等14项新增医疗服务价格项目规范，124项已公示新增医疗服务项目价格。

（韩　月）

【**调整政府定价医疗服务项目价格**】年内，市卫生健康委配合市医保局，对临床非手术类、临床物理治疗类、临床诊断类等1767项未与国家规范2012版对接的项目，开展规范调整测算分析及风险评估，形成初步调整方案。协调价格管理部门完善政策，会同市医保局研究完善本市医疗服务价格动态调整工作机制，与市医保局联合印发《关于制定互联网复诊项目价格和医保支付政策的通知》，与市医保局、市人力社保局联合印发《关于规范调整氨基酸测定等医疗服务价格项目的通知》《关于规范调整经皮冠状动脉支架置入术价格项目的通知》。启动医疗服务价格项目备案工作，完善特需及放开医疗服务价格项目管理政策。

（韩　月）

干部人事管理

【**概述**】2020年，在新冠肺炎疫情防控期间，市卫生健康委摸查统筹了卫生健康系统人员力量，落实关心关爱医务人员政策，全力支持保障疫情防控工作；落实干部选拔工作，推进公务员职务与职级并行制度，完成公务员招录、遴选和军转安置工作，开展直属单位领导班子和领导干部考核测评，推进领导干部报告个人有关事项填报、因私出国（境）、兼职等干部监督工作，加强干部队伍建设；推动市血液中心、市急救中心绩效管理试点，调整优化市卫生系统职称结构比例，抓好重点人才培养，做好人才服务；统筹推进对口支援干部选派工作，援疆、援藏、援青医疗队克服疫情影响，完成各项任务。截至年底，市卫生健康委和市中医局、市医管中心、市老龄协会共有所属事业单位72家，在职人员5.26万人，其中编制内3.61万人。

（于俊燕）

干部管理和培训

【**建立新冠肺炎防治工作组后备人员库**】年初，市卫生健康委第一时间建立了北京市新冠肺炎防治工作组后备人员库。全年累计调动一委三局（市卫生健康委、中医局、医管中心、老龄协会）及直属单位240余名政治素质过硬、业务能力突出的干部作为后备力量，统筹安排人员参与疫情防控专班工作。

（徐 佳）

【**举办突发公共卫生事件应急管理培训班**】10月12日至16日，市委组织部、市卫生健康委在市委党校二分校联合举办突发公共卫生事件应急管理暨深化医改专题培训班，邀请国家卫生健康委、北京大学、协和医学院、中央党校等专家，以医疗卫生服务体系构建、突发公共卫生事件监测预警体系建设、应急管理能力提升等为主题授课。市级有关单位主管领导，各区主管区级领导，市卫生健康委、市中医局、市医管中心、市老龄协会领导及各处处长，市卫生健康委直属单位主要负责人，各区卫生健康委主要负责人，市属医院主要负责人等147人参加培训。

（胡 兰）

【**举办中青年干部能力提升培训班**】10月26日至28日，市卫生健康委在市委党校二分校举办中青年干部能力提升专题培训班，围绕党史、国史学习，青年干部在重大疫情和工作岗位中提升统筹决策、驾驭全局、调查研究、依法行政、组织协调、分析处理突发性事件能力开展培训。一委三局、市卫生健康监督所和纳入工资规范的事业单位的65名学员参加了培训。

（胡 兰）

【**招考和遴选公务员**】10月，按照市委组织部《北京市各级机关2020年度考试录用公务员公告》要求，市卫生健康委完成了面向社会公开招考公务员工作。为市卫生健康委机关招录综合管理类公务员6名、市中医局招录综合管理类公务员2名、市卫生健康监督所招录行政执法类公务员2名。其中，首次为市卫生健康委机关和市中医局定向选调应届优秀大学毕业生各1名。

12月，按照市委组织部《北京市市级机关公开遴选公务员公告》要求，市卫生健康委完成公务员遴选工作，面向基层单位遴选15名公务员。其中，委机关8名、市中医管理局1名、市卫生健康监督所6名。

（赵君华）

【**召开市卫生健康委干部宣布大会**】11月27日，市卫生健康委召开干部宣布大会，副市长卢彦参会。会议宣布了市卫生健康委领导的任免决定。市卫生健

康委、市中医局、市医管中心、市老龄协会领导班子成员，直属单位党政主要负责人，委机关各处室主要负责人参加会议。

12月8日，市卫生健康委召开干部宣布大会，会议由市委组织部部务委员、行政干部处处长朱洲主持。宣布任命钟东波为中共北京市卫生健康委员会书记、北京市卫生健康委员会副主任（兼）。

（于俊燕）

【**河北省挂职干部到岗**】年内，河北省选派2名行政干部到北京市卫生健康委科教处、北京急救中心挂职。11月25日，在市卫生健康委召开河北挂职干部对接会，挂职干部正式到岗。

（胡 兰）

专业技术人才队伍建设

【**25人入选享受政府特殊津贴**】4月，市卫生健康委推荐63人申报北京市享受政府特殊津贴人选。其中市疾控中心庞星火等25人入选。

（刘琳琳）

【**19人入选百千万人才工程**】4月至6月，市卫生健康委组织有关单位开展百千万人才工程推荐工作。23人申报百千万人才工程国家级人选、26人申报百千万人才工程市级人选。其中7人入选国家级百千万人才工程、12人入选市级百千万人才工程。

（刘琳琳）

【**增加卫生系统高级职称岗位**】5月28日，市人力社保局和市卫生健康委印发《关于调整优化北京市卫生系统职称结构比例的通知》，增加本市卫生系统高级职称岗位，服务首都公共卫生应急体系建设。一是单独设置疾控机构高级职称比例，突出对疾控机构能力建设的支持，将市、区疾控中心高级职称比例分别提高18个百分点，支持疾控机构科学配备高层次专业人才队伍；二是聚焦基层一线，突出对社区卫生服务人才职业发展的支持，将基层社区卫生中心的高级职称比例提高9个百分点，支持基层一线吸引储备一专多能的社区公共卫生人才，加强社区卫生服务机构的专业力量；三是发挥医疗卫生学科优势，突出对市属卫生医疗机构的学科支持，将三级医院的高级职称比例提高8个百分点，支持三级医院吸引储备高层次专业人才，加强优势学科建设。

（王 宗）

【**专业技术职务任职资格考试与评审**】7月30日，市卫生健康委印发《关于2020年度卫生管理研究专业

技术职务任职资格考试与评审工作有关问题的通知》《关于2020年度北京市卫生系列高级专业技术职务任职资格评审工作的通知》，部署本年度卫生管理研究专业技术职务任职资格考试与评审工作以及卫生系列高级专业技术职务任职资格评审工作。

11月9日至25日，市卫生健康委组织2020年度高级职称答辩评审，新增疫情防治工作加分项。4291人申报卫生系列高级专业技术职务任职资格，经学科组答辩评议和高评会评审，通过3201人，通过率74.60%；92人申报卫生管理研究专业高级职称，通过68人，通过率73.91%。一线人员862人，通过710人，通过率82.37%；其中援鄂医疗队35人，通过率100%。

（王　宗）

【护士执业资格考试】按照全国护士执业资格考试部署，9月12日至15日，北京考区4630名考生分4天8个轮次完成考试，通过率57.07%。

（王　宗）

【卫生专业技术资格考试并入下一年度】根据全市疫情防控需要，9月，市卫生健康委印发《关于将北京地区2020年度初中级卫生专业技术资格考试并入下一年度开展的通知》，同时明确"今年卫生专业考生在明年考试通过，可以从今年12月聘任"的优惠政策。

（王　宗）

【接收大中专院校应届毕业生1410人】年内，市属医疗卫生机构共接收大中专院校应届毕业生1410人，其中医药护技及相关专业人员占97.3%，硕士研究生及以上学历占54.0%。引进非北京生源应届毕业生489人，硕士研究生及以上学历占99.4%。

（刘琳琳）

机构编制管理

【市计生协会列入群众团体序列】4月9日，市委编办印发《关于同意将北京市计划生育协会列入群众团体序列的函》，同意将北京市计划生育协会列入群众团体序列，由市卫生健康委代管。

（王　宗）

【市委编办领导到市卫生健康委调研】4月16日，市委编办副主任左铭飞到市卫生健康委调研。主要针对新冠疫情防控，了解本市疾病防控体系存在的短板、漏洞以及需要加强的环节，在完善重大疫情防控体制机制、健全公共卫生应急管理体系方面需要的政策支持等。市卫生健康委副主任李彦梅、安学军及有关处室负责人参加调研。

6月4日，市委编办主任李世新到市卫生健康委调研，听取市卫生健康委对事业单位改革的意见。主要包括：委所属事业单位的基本情况；按照中央关于深化事业单位改革的一系列精神，委所属事业单位存在的突出问题及对下一步改革的基本考虑；对全市事业单位改革、管理的意见和建议。市卫生健康委主任雷海潮、副主任李彦梅及有关处室负责人参加调研。

（王　宗）

2020年委管处级干部任免情况

王敬媛　任市卫生健康委体制改革处副处长、三级调研员

孙振革　任市中医局规划财务处二级调研员，免去其市中医局规划财务处处长职务

韩向锋　任市老龄协会组织人事处二级调研员

周正强　任市老龄协会政策法规处二级调研员

李德娟　任市卫生健康委体制改革处处长、二级巡视员

郭子侠　任市卫生健康委食品安全标准处处长、二级巡视员

鲍　华　任市卫生健康委国际合作处（港澳台办公室）处长、二级巡视员

臧萝茜　任市卫生健康委信息统计处二级巡视员

刘凤婷　任市卫生健康委工会二级巡视员

李亚京　任市卫生健康监督所党委书记、所长、二级巡视员

严　进　任市卫生健康委信息统计处处长，免去市卫生健康委人口监测与家庭发展处处长职务

王开斌　任市卫生健康委安全保卫处处长，免去市卫生健康委综合监督处处长职务

吴　娅　任市卫生健康委人口监测与家庭发展处副处长，免去市卫生健康委妇幼健康处副处长职务

刘　艳　任市卫生健康委安全保卫处副处长，免去市卫生健康委公众权益保障处副处长职务

贾健民　任市卫生健康委安全保卫处一级调研员

唐汉禹　任市卫生健康委安全保卫处三级调研员

曲士博　任市卫生健康委安全保卫处四级调研员

张建利　免去市社区卫生服务管理中心主任职务（退休）

高　路　任市卫生健康委发展规划处（首都医药卫生协调处）处长（试用期1年）

黄若刚　任市卫生健康委疾病预防控制处（公共卫生管理处）处长（试用期1年）

谷　颖　任市卫生健康委财务处（审计处）处长（试用期1年）

张　宇　任市卫生健康委体制改革处副处长（试用期1年）

韩　立　任市中医管理局规划财务处处长（试用期1年）

诸远征　任市中医管理局医政处（基层卫生处）副处长（试用期1年）

齐　沧　任市老龄协会资金监管处副处长、二级调研员

彭天雅　任市卫生健康委食品安全标准处一级调研员

王荣杰　任市卫生健康委扶贫协作与支援合作处一级调研员

李新平　任市卫生健康委干部人事处（人才处）一级调研员

刘　颖　任市卫生健康委医政医管处（社会办医服务处）二级调研员

况海涛　任市卫生健康委政策法规处三级调研员，免去副处长职务

李志敬　任市卫生健康委基层卫生健康处三级调研员

贺时浩　任市卫生健康委财务处（审计处）三级调研员

王　宗　任市卫生健康委干部人事处（人才处）三级调研员

张秀芬　任市卫生健康委机关党委（党群工作处）三级调研员

乔正国　任市卫生健康委体制改革处四级调研员

朱薇薇　任市卫生健康委体制改革处四级调研员

张　瑞　任市卫生健康委疾病预防控制处（公共卫生管理处）四级调研员

王同国　任市卫生健康委医政医管处（社会办医服务处）四级调研员

刘瑞森　任市卫生健康委医政医管处（社会办医服务处）四级调研员

杨　琴　任市卫生健康委医政医管处（社会办医服务处）四级调研员

刘福森　任市卫生健康委爱国卫生运动推进处（健康促进处）四级调研员

顾　菲　任市卫生健康委基层卫生健康处四级调研员

朱文伟　任市卫生健康委基层卫生健康处四级调研员

刘忠良　任市卫生健康委综合监督处四级调研员

王雅祺　任市卫生健康委综合监督处四级调研员

杜金颖　任市卫生健康委职业健康处四级调研员

孔京生　任市老龄协会秘书处二级调研员，免去市卫生健康委干部人事处（人才处）处长职务

童朝晖　任市呼吸疾病研究所所长（试用期1年）

杜　红　免去市卫生健康委疾病预防控制处（公共卫生管理处）副处长、二级调研员职务（退休）

彭天雅　免去市卫生健康委食品安全标准处一级调研员职务（退休）

李新平　免去市卫生健康委干部人事处（人才处）一级调研员职务（退休）

张志伟　免去市卫生健康委卫生应急办公室（突发公共卫生事件应急指挥中心）四级调研员职务

蔡　杰　任市中医管理局规划财务处三级调研员

祝　静　任市中医管理局医政处（基层卫生处）三级调研员

祁秋菊　任市中医管理局办公室四级调研员

李　勇　任市老龄协会纪委书记、纪检工作处长、一级调研员

冯海军　任市老龄协会组织人事处处长、一级调研员

胡淑英　任市老龄协会资金监管处二级调研员

王立志　任市卫生健康监督所卫生行政许可科一级调研员

段长霞　任市卫生计生热线（12320）服务中心主任、一级调研员（相当于事业单位五级职员）

刘　剑　任市卫生健康委离退休干部服务中心四级调研员（相当于事业单位六级职员）

张　鹏　任市农村改水项目领导小组办公室四级调研员（相当于事业单位六级职员）

郭三余　任市农村改水项目领导小组办公室四级调研员（相当于事业单位六级职员）

王一波　任市卫生健康委机关后勤服务中心四级调研员（相当于事业单位六级职员）

李志强　任市卫生健康委机关后勤服务中心四级调研员（相当于事业单位六级职员）

龚伟明　任市计划生育服务指导中心（市计划生育药具管理站）三级调研员（相当于事业单位六级职员）

刘云梅　任市计划生育服务指导中心（市计划生育药具管理站）四级调研员（相当于事业单位六级职员）

陈福东　任市计划生育服务指导中心（市计划生育药具管理站）四级调研员（相当于事业单位六级职员）

陈婷方　任市计划生育服务指导中心（市计划生育药具管理站）四级调研员（相当于事业单位六级职员）

梁惠茹　任市卫生健康委信息中心（市卫生健康委政策研究中心）三级调研员（相当于

　　　　事业单位六级职员）

唐　宏　任市卫生健康委财务处（审计处）副处长（试用期1年）、二级调研员

王同国　免去市卫生健康委医政医管处（社会办医服务处）四级调研员职务

郝士军　免去北京卫生职业学院副院长职务（退休）

任向群　任市卫生健康委信息中心（市卫生健康委政策研究中心）四级调研员（相当于事业单位六级职员）

党群工作

【概述】2020年，市卫生健康委围绕新冠肺炎疫情防控大局，全力抓好党的建设、精神文明建设、统一战线、共青团以及机关工会的各项工作，为首都卫生健康工作高质量发展凝心聚力、保驾护航。

（柴卫红）

党建工作

【党员捐款支持新冠肺炎疫情防控】2月27日至3月3日，市卫生健康委党委组织全系统党员自愿捐款支持疫情防控工作。18251名党员自愿捐款共计181.52万元。其中，北京同仁医院急诊科主任医师许政刚捐款10万元，北京口腔医院器械科修理室助理工程师王二民捐款5万元，两人均为退休老党员。

（韩　瑾）

【部署全面从严治党工作】6月5日，市卫生健康委党委以视频形式召开2020年度全面从严治党工作会。市卫生健康委党委委员、驻委纪检监察组组长张靖明传达中纪委和市纪委相关会议精神，市卫生健康委副主任李彦梅部署2020年从严治党工作。市卫生健康委主任雷海潮回顾了全系统2019年重点任务完成情况，并结合当前疫情防控形势，从继续抓好常态化疫情防控工作、加强公共卫生应急管理体系建设、努力建设高素质卫生健康人才队伍、继续推进"解放思想、改革创新"实践行动、改善党建工作中的短板弱项、不断推进全面从严治党责任落实等方面提出了要求。

（徐立稳）

【调研民营医院党建工作】10月27日，市卫生健康委副主任李彦梅带领市卫生健康委调研组到北京三博脑科医院、北京美中宜和妇儿医院调研民营医院党建工作。三博脑科医院党总支重点介绍了"四个坚持""五个强化"的民营医院党建工作经验，美中宜和妇儿医院党支部介绍了党员带头参加疫情防控工作的事迹，海淀区委卫生健康工委、北京非公立医疗机构协会介绍了推进民营医院党建工作的思路和措施。市卫生健康委相关业务处室一同参与调研，在了解民营医院发展和党建工作情况的同时，对医院发展建设中遇到的问题给予指导和支持。

（徐立稳）

宣传工作和精神文明建设

【追授杨文"首都健康卫士"称号】2019年12月25日，民航总医院副主任医师杨文在正常诊疗过程中，因遭受患者家属的恶性伤害因公殉职。经首都卫生健康系统精神文明建设协调委员会集体研究、市卫生健康委党委审议，2020年1月，追授杨文"首都健康卫士"特殊荣誉称号，并颁发奖杯和证书。

（柴卫红）

【举办"最美奋斗者"先进事迹报告会】1月10日至14日，市卫生健康委"最美奋斗者"先进事迹报告团先后走进部分高校、医院巡回报告，弘扬卫生与健康工作者"敬佑生命、救死扶伤、甘于奉献、大爱无疆"的职业精神。报告团由北京儿童医院超声科名誉

主任贾立群，北京友谊医院肝病内科副主任、北京热带医学研究所肝病中心联合党支部书记丛敏，北京市神经外科研究所神经病理室医师刘幸，北京协和医院妇产科病房护士长卢凌组成，他们分别讲述了"最美奋斗者"贾立群、李桓英、王忠诚、林巧稚4位医学大家感人的故事。市卫生健康委将报告团实况录像编辑制作成光盘，供各单位学习。

（张正尤）

【刘云军被评为首都道德模范】2月17日，首都精神文明建设委员会授予西城区广外医院院长刘云军第七届首都道德模范称号，北京大学口腔医院护理部主任李秀娥获第七届首都道德模范提名奖。

（张正尤）

【发布《争做文明健康好市民倡议书》】3月3日，市卫生健康委与首都文明办联合发布《争做文明健康好市民倡议书》。《倡议书》从讲文明树美德、讲卫生美家园、讲科学严防范3个方面向市民发出倡议，让市民从身边做起，养成文明健康生活习惯，共同打赢新冠肺炎疫情阻击战，建设美好家园。

（张正尤）

【获评2019年北京市百姓宣讲工作奖项】3月12日，市委宣传部、首都文明办、市委讲师团印发《2019年度北京市百姓宣讲工作表彰通报》，市卫生健康委"我和我的祖国"主题宣讲团被评为优秀宣讲团，朝阳医院王洋、博爱医院宋宜川、世纪坛医院屈晓霞、市疾控中心张勇、佑安医院孔文君、望京医院姜韫霞、北京儿童医院梁源被评为优秀宣讲员，宣武医院的短视频《超声"神探"华扬》获评优秀短视频，朝阳医院杨舒玲被评为百姓宣讲工作优秀组织员。

（张正尤）

【向首都博物馆捐赠抗疫物证及影音资料】3月19日，根据市委宣传部的有关通知要求，市卫生健康委印发《关于征集新冠肺炎疫情防控物证资料的通知》。截至12月28日，17家医疗卫生机构向首都博物馆捐赠抗疫物证及相关影音资料2339件（套），包括签名队旗、回京绶带、机票、请战书、感谢信、防护服、工作日记、奖章、手绘作品等物证资料，是北京卫生健康系统抗击新冠肺炎疫情工作的重要见证。

（张正尤）

【汇编《"学习强国"学习平台抗疫先锋报道集锦》】4月29日，市卫生健康委编印《"学习强国"学习平台抗疫先锋报道集锦》400册，分发给市卫生健康委、市中医局、市医管中心、市老龄协会领导班子成员和机关各处室，以及各市属医院、直属单位和市援鄂医疗队队员，同时报送市委、市人大、市政府、

市政协领导。该书精选"学习强国"学习平台的《抗疫英雄谱》和《最美逆行者》专栏1～4月的报道共79篇，被首都博物馆收藏。

（张正尤）

【通报2019年北京卫生健康系统主题宣讲活动情况】5月25日，市卫生健康委印发《关于2019年北京卫生健康系统"我和祖国共成长"主题宣讲活动情况的通报》，授予北京朝阳医院等25个单位为先进单位，王洋等23人为优秀宣讲员，杨舒玲等45人为优秀组织工作者，《以歌为医》等40篇作品被评为优秀故事。

（张正尤）

【"北京榜样致敬抗疫英雄"活动】6月9日，为广泛传递榜样精神和力量，致敬抗疫白衣天使，市卫生健康委与首都文明办举办了"北京榜样致敬抗疫英雄"活动。市援鄂医疗队临时党总支书记刘颖接受了"北京榜样"、北京靓诺派时装有限公司董事长苑永萍赠送给全体医疗队员的138张"最美天使卡"（凭此卡该公司为每名队员量身定做1套时装）；队长刘立飞回顾了医疗队连续奋战65天的援鄂历程和难忘故事；"北京榜样"、北京朝阳医院急诊科副主任唐子人等5位医疗队队员接受了北京榜样组委会赠送的"学榜样我行动"纪念品。

（张正尤）

【北京卫生健康系统主题宣讲活动决赛】8月7日，市卫生健康委举办2020年北京卫生健康系统"守护人民健康，决胜全面小康"主题宣讲活动决赛。预赛选出的21名优秀选手参加决赛。宣武医院神经内科病区护士长阮征等4人获一等奖，北京积水潭医院急诊科主任赵斌等7人获二等奖，北京积水潭医院脊柱外科住院医师李星野等10人获三等奖。

（张正尤）

【柴嵩岩、魏文斌被评为"最美医生"】8月19日，第三个中国医师节。中宣部、国家卫生健康委联合发布2020年"最美医生"事迹，由市卫生健康委推荐的91岁的北京中医医院妇科主任医师柴嵩岩，北京同仁医院副院长、眼科主任魏文斌被评为"最美医生"，受到中宣部、国家卫生健康委表彰。

（张正尤）

【北京市卫生健康系统获全国抗疫表彰】9月8日，全国抗击新冠肺炎疫情表彰大会表彰1499名抗击新冠肺炎疫情先进个人、500个先进集体、200名优秀共产党员、150个先进基层党组织。北京市卫生健康系统20名个人、5个集体及5名共产党员、1个基层党组织受到表彰。其中，北京朝阳医院副院长童朝晖、呼吸科医生孙兵、急诊科副主任唐子人，北京地坛医

院感染中心主任医师蒋荣猛、重症医学科主任刘景院、医院感染管理处处长卢联合、感染中心总护士长文静，北京友谊医院护理部主任骆金铠、北京佑安医院院长金荣华、内科总护士长郭会敏、退休返聘医师李素英、感染中心二科主任梁连春、北京中医医院院长刘清泉、北京世纪坛医院呼吸与危重症医学科副主任丁新民、北京安定医院临床16病区主任西英俊、北京天坛医院副院长周建新、北京小汤山医院综合内科副主任王一书、市疾控中心副主任庞星火、北京全球健康中心办公室主任杨鹏、市卫生健康委医政医管处副处长陆珊为全国抗击新冠肺炎疫情先进个人；北京地坛医院党委、北京市援鄂医疗队、北京佑安医院党委、市疾控中心党委、北京小汤山定点医院临时党委为全国抗击新冠肺炎疫情先进集体；北京地坛医院蒋荣猛、市疾控中心副主任庞星火、北京佑安医院郭会敏、李素英、北京中医医院刘清泉为全国优秀共产党员；北京地坛医院党委为全国先进基层党组织。

（柴卫红）

【"守护人民健康，决胜全面小康"主题巡讲】9月14日至25日，市卫生健康委在全系统开展"守护人民健康，决胜全面小康"主题巡讲活动。从51个单位推荐的126名选手中选拔出17名优秀宣讲员，组建"守护人民健康，决胜全面小康"主题宣讲团，走进北京积水潭医院、航空总医院、市红十字血液中心、市卫生健康委等10家单位开展巡回宣讲。宣讲员讲述了在抗击新冠肺炎疫情、健康扶贫和日常医疗救治服务中亲历、亲为、亲闻的感人故事。

（张正尤）

【医疗救治和院感防控组获市级表彰】9月29日，召开北京市抗击新冠肺炎疫情表彰大会。市新冠肺炎疫情防控工作领导小组医疗救治和院感防控组被评为北京市抗击新冠肺炎疫情先进集体。医疗救治和院感防控组副组长、市卫生健康委主任雷海潮上台领奖，市卫生健康委系统180名先进个人、29个先进集体和16名优秀共产党员、7个先进基层党组织受到表彰。

（韩瑾）

【刘立飞等9人入选市级宣讲团】截至10月26日，由市卫生健康委推荐的9名优秀宣讲员入选市委宣传部、首都文明办、市委讲师团组建的各类市级宣讲团。其中，市医管中心医疗护理处副处长刘立飞、宣武医院神经内科病区护士长阮征、同仁医院急诊科主管护师马磊、市疾控中心传染病地方病控制所主管医师刘白薇、同仁医院呼吸与危重症医学科主任医师金建敏、市红十字血液中心献血服务二科检验技师米振兴入选北京市"众志成城，共抗疫情"宣讲团，朝阳

医院急诊科副主任唐子人入选北京市"北京榜样"宣讲团，积水潭医院创伤骨科副主任医师孙旭、西苑医院急诊科主治医师付妍入选北京市冬奥宣讲团。

（张正尤）

【追授仝小刚"首都健康卫士"称号】仝小刚，男，54岁，宣武医院普外科副主任医师、中国第28批援几内亚医疗队队员。9月15日，赴几内亚执行援助任务。10月16日，突发疾病，经救治无效，在工作岗位殉职。10月27日，市卫生健康委、市人力社保局追授仝小刚"首都健康卫士"称号。

（柴卫红）

【吴浩入选全国抗疫先进典型事迹报告团】由市卫生健康委推荐的丰台区方庄社区卫生服务中心主任吴浩入选由中宣部组建的全国抗击新冠肺炎疫情先进典型事迹报告团。10月23日、29日，在全国卫生健康社会宣传与文化建设工作会和中央电视台演播室作了题为"一往无前，义无反顾"的报告。

（张正尤）

【4个单位获评全国文明单位】11月20日，经市卫生健康委推荐，宣武医院、北京大学肿瘤医院、北京妇产医院、市卫生健康委党校4个单位被中央精神文明建设指导委员会授予第六届全国文明单位称号，北京朝阳医院等10个单位经复查确认继续保留全国文明单位称号。

（柴卫红）

【表彰"应急先锋·北京榜样"】12月11日，市应急办、市应急局、首都文明办、团市委主办2020年市应急先锋榜样人物颁奖典礼。由市卫生健康委推荐的北京中医医院党委副书记、院长刘清泉获"应急先锋·北京榜样"年榜人物；市医管中心医疗护理处副处长、市援鄂医疗队长刘立飞，北京地坛医院感染中心主任医师、国家感染病质控中心办公室主任蒋荣猛，市疾控中心传染病地方病控制所副科长贾蕾获"应急先锋·北京榜样"周榜人物。市疾控中心应急办公室、北京急救中心120调度指挥中心被评为"应急先锋号"，北京口腔医院口腔修复工艺制作中心（天坛部）被评为"青年安全生产示范岗"；市卫生健康委被评为"应急先锋·北京榜样"先进典型推选活动优秀组织单位。

（张正尤）

【市卫生健康系统59个单位获评首都精神文明先进单位】12月11日，经市卫生健康委推荐，北京市疾病预防控制中心等32个单位被首都精神文明建设委员会授予2018—2020年度首都文明单位标兵称号，北京市红十字血液中心等27个单位被授予2018—2020年度

首都文明单位称号。其中，市疾控中心、北京急救中心、协和医院、中日友好医院、北京医院、医科院阜外医院、医科院肿瘤医院、医科院整形外科医院、广安门医院、望京医院、西苑医院、北京大学第三医院、友谊医院、朝阳医院、北京儿童医院、地坛医院、佑安医院、航天中心医院、北京市卫生计生热线（12320）服务中心、市卫生健康委党校、市卫生健康委信息中心、安贞医院、宣武医院、北京大学第一医院、首都儿科研究所、北京大学肿瘤医院、北京妇产医院北京妇幼保健院、东直门医院、人民医院、北京大学口腔医院、石景山区卫生健康委、门头沟区卫生健康委为首都文明单位标兵，市红十字血液中心、市卫生健康监督所、北京卫生职业学院、北京医学会、天坛医院、同仁医院、积水潭医院、清华长庚医院、复兴医院、垂杨柳医院、航空总医院、华信医院、京煤集团总医院、回龙观医院、北京中医医院、胸科医院、安定医院、小汤山医院、中国中医科学院眼科医院、海淀区卫生健康委、朝阳区卫生健康委、怀柔区卫生健康委、大兴区卫生健康委、通州区卫生健康委、丰台区卫生健康委、平谷区卫生健康委、密云区卫生健康委为首都文明单位。

（柴卫红）

【**"2020北京榜样"年榜特别奖和年榜人物**】12月29日，市委宣传部、首都文明办主办的"2020北京榜样"颁奖典礼在北京电视台举行。其中，市援鄂医疗队获得"2020北京榜样"年榜特别奖，北京地坛医院重症医学科主任刘景院获得"2020北京榜样"年榜人物，北京中医医院院长刘清泉、北京佑安医院感染综合科主任梁连春、北京安定医院心理病房主任西英俊获得"2020北京榜样"年榜提名人物，广安门医院内分泌科主任医师全小林、北京协和医学院药物研究所在读博士后朱灏宇获得"2020北京榜样"周榜人物。

（张正尤）

【**5家单位和7人获"双优"称号**】12月29日，市委宣传部、市人社局、市政研会联合印发《关于表彰第十五届北京市思想政治工作优秀单位、优秀思想政治工作者的决定》，市卫生健康委党委推荐的5家单位和7名个人受到表彰。其中，市疾控中心、安定医院党委、市老龄协会组织人事处、北京卫生职业学院、市卫生计生热线（12320）服务中心被授予北京市思想政治工作优秀单位称号；市疾控中心免疫预防所所长、党支部书记吴疆，市红十字血液中心献血服务一科党支部书记、副科长江峰，首都儿科研究所科研一党支部书记尹德卢，小汤山医院康复中心党支部书

记、科护士长张雪芬，安贞医院急诊危重症中心党支部书记、副主任米玉红，朝阳医院援鄂医疗队临时党支部书记、内科护士长刘小娟，北京中医医院教育处副处长兼教育党支部书记王红梅被授予北京市优秀思想政治工作者称号。

（张正尤）

【**9人被评为"中国好医生、中国好护士"**】截至12月31日，由市卫生健康委推荐的地坛医院感染中心主任医师、国家感染性疾病质量控制中心办公室主任蒋荣猛，北京老年医院内科总护士长纪冬梅，市疾控中心传染病地方病控制所副所长贾蕾，北京急救中心东站副主任韩鹏达，友谊医院感染内科主管护师吴正芳，清华长庚医院重症医学科副主任周华，地坛医院感染性疾病诊治与研究中心副主任陈志海，丰台区方庄社区卫生服务中心主任吴浩，生前系宣武医院普外科副主任医师全小刚共9人被中央文明办、国家卫生健康委评为"中国好医生、中国好护士"。

（张正尤）

共青团工作

【**培训团干部暨"青年文明号"号长**】10月29日至30日，市卫生健康委团委举办2020年团干部暨"青年文明号"号长培训班。采取领导干部授课、专家辅导、分组研讨、现场教学等多种形式开展培训。市卫生健康委各直属单位、市医管中心及所属各医院、各区卫生健康委的73名团委书记、副书记参加了培训。

（周也青）

【**第五届中国青年志愿服务项目大赛**】12月4日，在第五届中国青年志愿服务项目大赛暨2020年志愿服务交流会上，由市卫生健康委团委推荐的地坛医院"救"在您身边应急志愿服务项目、同仁医院"为EYE同行"儿童青少年防控近视志愿服务项目、小汤山医院药+志愿服务项目、回龙观医院"爱北京·逛北京"住院休养员逛京城志愿服务项目、北京中医医院和硕书香进病房——住院患者免费图书借阅项目获第五届中国青年志愿服务项目大赛金奖，首都儿科研究所"同心筑童梦·健康扶贫211"贫困儿童筛查救助项目获银奖，友谊医院芳香舒压呵护服务项目获铜奖。

（周也青）

【**北京市志愿服务项目大赛**】12月21日，北京市志愿服务联合会印发《关于公布2020年北京市志愿服务项目大赛获奖项目的决定》。由市卫生健康委团委

推荐的友谊医院芳香舒压呵护服务项目、回龙观医院"爱北京·逛北京"住院休养员逛京城志愿服务项目、北京中医医院和硕书香进病房项目、小汤山医院药+志愿服务项目、同仁医院"为EYE同行"儿童青少年防控近视志愿服务项目5个项目获得金奖，北京急救中心120急救辅助志愿者项目、北京卫生职业学院"守护凡星"关爱自闭症儿童志愿服务项目、朝阳医院"守护天使"——司堃范爱心工作室等5个项目获得银奖，天坛医院"欢乐进病房"志愿服务项目、小汤山医院打造病房暖心"微"服务——爱心理发与床旁伴读志愿服务项目、世纪坛医院世纪夕阳红党员专家义诊服务队等13个项目获得铜奖。

（周也青）

其他工作

【召开党外人士通报会】1月3日，市卫生健康委党委召开党外人士通报会。市卫生健康委主任雷海潮从深化医药卫生体制改革、推进京津冀协同发展、维护首都卫生健康系统和谐稳定、全面加强党的建设等方面通报了市卫生健康委2019年度主要工作情况和2020年重点任务，并就下一步工作征求与会代表意见。市属医疗卫生机构各民主党派支部负责人、党外市级政协委员、人大代表，北京党外高级知识分子联谊会理事50余人参加。

（张秀芬）

【思想政治工作中级专业职务评审】8月31日，召开市卫生健康委思想政治工作中级专业职务评审委员会会议。在参评资格审核、论文审阅、论文答辩、小组评审的基础上，中级评委会对申报中级、高级思想政治工作专业职务人员进行评审和票决，同意吴强、苏昕取得政工师任职资格，同意推荐陈曦、宫小飞、朱文慧参加高级政工师任职资格评审。经市卫生系统思想政治工作高级专业职务评审委员会评审、市思想政治工作专业职务评定工作领导小组办公室审核，陈曦、宫小飞、朱文慧取得高级政工师任职资格。

（柴卫红）

市卫生健康委党政领导名单

钟东波	党委书记、副主任（兼）（11月起）
李彦梅（女）	党委委员、副主任，一级巡视员
张靖明	党委委员、驻委纪检监察组组长，一级巡视员
高 坚（女）	党委委员、副主任
安学军	党委委员、副主任
张 华	党委委员、副主任
李 昂	党委委员、副主任（5月起）
石 红（女）	副主任（挂职1年）
潘苏彦（女）	党委委员
屠志涛	党委委员
王小娥（女）	党委委员
郑晋普	二级巡视员
高小俊	一级巡视员（7月起）

市中医局领导名单

屠志涛	局长
罗增刚	副局长
李德娟（女）	副局长（11月起），二级巡视员（5月起）

市医管中心党政领导名单

潘苏彦（女）	党委书记、主任，一级巡视员（9月起）
刘建民	党委常委、副主任
谢向辉	党委常委、副主任（11月起）
边宝生	一级巡视员
吕一平（女）	一级巡视员
徐长顺	二级巡视员

市老龄协会党政领导名单

王小娥（女）	党委书记、会长
孙立国	党委副书记、副会长
白 玲（女）	党委委员、副会长
李 勇	党委委员、纪委书记兼纪检工作处处长

各区卫生健康工作

 东城区

【概况】户籍人口出生5853人，其中男婴3040人、女婴2813人，出生率5.95‰；死亡7448人，死亡率7.57‰；自然增长率−1.62‰。因病死亡7173人，占死亡总人数的96.31%。死因顺位前十位依次为：心脏病，恶性肿瘤，脑血管病，呼吸系统疾病，损伤和中毒，内分泌、营养和代谢疾病，消化系统疾病，神经系统疾病，泌尿、生殖系统疾病，精神和行为障碍。户籍人口期望寿命84.26岁，其中男性82.04岁、女性86.46岁。

【改革与管理】年内，编制完成东城区公共卫生防控救治能力建设实施方案，提出并落实2020至2022年城市传染病救治网络完善、推进公共设施平战两用改造等4个方面17项任务。编制完成《东城区"十四五"时期卫生健康事业发展规划》，发展目标是：卫生健康服务体系结构不断优化，公共卫生应急管理机制更加健全，医疗卫生服务体系建设更加完善，现代医院管理制度建设取得明显进展，健康城市建设继续保持全国领先，区属医院特色专科发展不断提升。完成国家和北京市第二批药品耗材集中采购工作，区属公立医疗机构全部参加。开展健联体试点调研。东城区被国家卫生健康委推荐为公立医院综合改革真抓实干成效明显拟激励支持地方。协和医学院全国首个全科医学临床教学基地落户东花市社区卫生服务中心；以北京医院"专全科结合"为试点，采取"一对一"结对方式，提升基层科研能力。探索医院和社区卫生服务"院办院管"模式，和平里医院与和平里社区卫生服务中心形成服务、责任、利益、管理共同体，实现区域内医疗资源共享。东直门医院儿科、妇科等专家到和平里医院出诊，提升医院科室建设和医疗服务质量。持续推进医联体建设和考核工作，全年6个综合医联体下转患者5671人次、上转患者4531人次，754人次专家到基层开展带教帮扶，129人次医务人员在医联体内完成进修学习。推进区医疗影像诊断中心和医学检验（病理）中心工作：放射诊断中心与5家医疗机构签订远程放射会诊合作协议，诊断中心完成X线诊断256人次；远程心电诊断中心完成北区33个社区卫生服务站的设备接入和培训，完成120例远程心电诊断；检验中心与7家医疗机构签订合作协议，完成社区标本检测51例、细菌培养鉴定及药敏检测200例、生物监测300例，社会办医疗机构常规标本检测1530例；建设临床基因扩增实验室，完成新冠核酸检测21851例。

人才队伍建设。立足东城"医药人才发展高地"计划，组建"博医东城"医学博士联盟，遴选13个博士工作站并授牌，探索博士工作站运行机制，激发系统内博士人才潜力。做好人才培养项目申报，委属单位4个项目共获资助6万元。依托区人才公租房惠才政策，通过积分排名方式解决系统14家单位62名人才的住房需求。

10月26日，隆福医院完成三级甲等中西医结合医院评审。12月4日，鼓楼中医医院晋升为三级中医医院。

【社区卫生】全区规划建设10个社区卫生服务中心、48个社区卫生服务站，正式运行8个社区卫生服

138

务中心、53个社区卫生服务站，全部为政府办机构。社区卫生系统编制1553人，在岗职工1476人，其中在编1245人。总诊疗232万人次，门急诊231.2万人次，提供长处方服务18.1万人次，较上年增长17.94万人次。组建243个全科团队，累计签约29万人，平均每个团队签约1193人，签约率36.51%，重点人群签约率95.79%。建立城乡居民健康档案67.5万份，规范化电子档案建档率85%；65岁以上老年人健康管理6.7万人，健康管理率71.44%；高血压管理60320人，规范管理率65.3%；糖尿病管理29224人，规范管理率65.3%。二、三级医院下社区医生56人，社区上转患者18390人次，医院下转患者3030人次。

【疾病控制】传染病防治。传染病发病3708例。乙类传染病发病658例、死亡10例，乙类传染病发病率前三位的是肺结核、痢疾、梅毒。结核病发病185例，性病（淋病、梅毒）发病201例，艾滋病发病25例、死亡1例。无狂犬病和人感染H7N9禽流感发病。手足口病发病47例，布病发病1例。

新冠肺炎疫情防控。采取"三防四早九严格"控制新冠肺炎疫情，经历了防国内输入、复工复产、防境外输入、新发地聚集疫情阶段，过渡到常态化防控阶段。完成流行病学调查、密切接触者判定及管理、实验室检测、疫源地消毒、健康教育、医疗机构培训及督导、热线咨询及防控信息报送。东城区现住址确诊病例19例（均为轻症）、境外输入2例（均为轻症），无症状感染者1例，复阳5例，排查163例，完成新冠肺炎流行病学调查201例，密接协查及相关疫源地处理93起，完成各类采样14613件，其中各类人群11224件、环境3053件、食品336件。截至年底，累计管理密切接触者753人、次密493人、一般接触者397人，密接采样1391人次。调查处理新冠肺炎聚集性疫情6起。指定普仁医院作为区收治新冠肺炎患者第一批定点医院，共设10个病房14张病床；确定第六医院北新桥院区作为区第二批定点医院。

慢病防治。完成北京市社区脑卒中高危人群随访2926人，随访率91.7%，其中死亡25人。完成本市户籍肿瘤患者社区随访2376例，失访196例，失访率7.6%。落实城市癌症早诊早治项目，全区完成问卷评估1314例，筛出高危974例，高危检出率74.1%；临床筛查536例，临床筛查完成率89.33%。心血管病高危人群早期筛查与综合干预项目，7个社区卫生服务中心完成初筛6278人，初筛完成率89.7%；筛出高危1555人；3家基地医院完成高危检查1127人，高危筛查完成率64.4%。持续开展慢病适宜技术推广，新增高血压自我管理小组6个、糖尿病患者同伴支持

小组8个，社区覆盖率分别为81.9%和42.4%。围绕全民健康生活方式行动，开展"餐饮减油盐、百姓更健康"健康营养午餐征集活动、"万步有约"职业人群健走激励大赛、"科学健骨，预防跌倒"健康骨骼专项行动等。以东城区牙防办为依托，开展"微笑少年"学校口腔健康促进活动、"健康从牙开始"社区口腔健康促进活动。新增健康生活方式指导员270人，有10家机构通过了市级健康示范机构验收，其中健康示范社区6家、健康示范餐厅2家、健康示范食堂2家；新增健康步道2条、学校健康食堂3家。

精神卫生。在册严重精神障碍患者3684人，正常管理2722人，失访148人，拒访76人，住院738人。报告患病率4.493‰，在册患者规范管理率93.35%，在册患者规律服药率90.20%，面访率93.21%，免费服药2452人，免费服药政策惠及率66.56%。其中6类重性精神障碍患者2846人。在管居家患者中，规律服药2689人、间断服药3人、不服药96人。

学校卫生。全区中小学生99410人。视力检查48023人，视力不良34947人，检出率72.77%；营养检查48029人，营养不良3575人，检出率7.44%；肥胖检查48029人，检出6723人，检出率14%；贫血检查47962人，检出1324人，检出率2.76%；恒牙龋齿检查48024人，检出13974人，检出率29.10%。处理中小学暴发疫情3起，其中流感2起、水痘1起。

计划免疫。接种免疫规划疫苗12种110560人次、非免疫规划疫苗26种135390人次，共报告疑似预防接种异常反应127例。外来务工人员接种含麻疹成分疫苗143人次、A+C群流脑疫苗142人次。接种免费流感疫苗101046人（其中老人32901人、学生59958人、保障人员2533人、医务人员2399人、教师3255人），自费29464人。应急接种麻风疫苗45人次、麻腮风疫苗52人次、水痘46人次。

职业卫生。有职业病危害因素工业企业24家，职工3349人，接触有害因素人员360人，实际体检365人。开展放射诊疗的医疗机构145家，接触放射危害人员1150人，实际体检1148人。接报职业病1例，为石棉所致肺癌间皮瘤；接报疑似职业病2例，其中疑似苯中毒1例、疑似电光性眼炎1例。接报农药中毒3例。

食品卫生及生活饮用水监测。全年完成6类15种201件样品的27类化学污染物监测。食品微生物及致病因子监测采集样品6类12种300件，致病菌检出率2%，其中中式凉拌菜检出率25%。食源性疾病主动监测148例，检出致病菌17株，沙门菌、副溶血性弧菌、致泻性大肠埃希菌和空肠弯曲菌的检出率分别为

2.70%、0、2.70%、6.09%。肠道病毒监测148件，诺如病毒检出率27.03%，轮状病毒检出率0.68%。全年采集水样376件，其中市政末梢水216件、高层建筑二次供水160件，检测项目35项，合格率100%。全年抽取二次供水单位10家，随机抽检现场制售水机5台，15件样品合格率100%。

健康促进。全区医疗机构二、三级网络共完成线下健康大课堂617场、线上健康大课堂379场，线上线下咨询368场。截至年底，累计创建健康示范社区83个、健康家庭895个、健康示范单位15家、健康示范食堂30家、健康示范餐厅19家、健康促进医院27家，辖区所有中小学校均获得北京市健康促进学校称号，建成健康主题公园2个、健康步道7条。培养家庭保健员503人。年内，35家单位被评为北京市控烟示范单位，1076户家庭成功申报无烟家庭。

【综合监督】公共卫生监督。辖区内公共场所1640个，量化分级1500个。公共卫生监督12458户次，监督覆盖率98.82%，合格率86.54%；行政处罚1052户次，罚没款105.39万元。

生活饮用水卫生监督1624户次，监督覆盖率99.89%，合格率95.48%；行政处罚77户次，罚没款13.10万元。学校卫生监督499户次，监督覆盖率99.46%，合格率97.79%，给予警告行政处罚18户次。放射卫生监督193户次，覆盖率99.32%，合格率94.87%；行政处罚7户次，罚没款30.30万元。职业卫生监督4户次，覆盖率100%，合格率100%。

医疗卫生监督1696户次，监督覆盖率100%，合格率97.49%，行政处罚39户次，罚没款23.70万元。96户次医疗机构积分219分。处理医疗专业投诉举报案件105起，其中涉及非法行医50起，给予行政处罚20起，罚没款22.99万元。北京御景阁诊所未按规定及时采取防控措施给予吊销医疗机构执业许可证的行政处罚，对陈林叶伪造医学文书及有关资料案依法给予吊销其医师执业证书的行政处罚。办理医师多点执业1094件。传染病防治和消毒产品卫生监督3268户次，监督覆盖率100%，合格率98.35%，行政处罚40户次，罚没款5.90万元。

【妇幼健康】无孕产妇死亡。新生儿死亡4人，死亡率0.68‰；婴儿死亡6人，死亡率1.03‰；5岁以下儿童死亡11人，死亡率1.88‰。东城区助产机构围产儿出生缺陷发生率27.4‰，主要出生缺陷前五位是先天性心脏病、副耳、多指（趾）、先天性膈疝、尿道下裂。

【老龄健康】全区60岁以上户籍老年人305637人，占户籍人口的32%；80岁以上户籍老年人52794人，占户籍人口的5%；百岁及以上户籍老年人464人。

医养结合。不断完善老年健康服务体系建设，以托底、扶助老年弱势人群为重点，依托东城区老年健康服务指导中心，联合辖区二级及以上中医、中西医结合机构探索医养结合服务方式。东城区作为第一批国家级医养结合试点区，成功创建4种医养结合模式：紧密型医养结合体模式、医养融合模式、医养联盟共同体模式、居家养老模式，并入选2020年《全国医养结合典型经验》。依托东城区医养护一体化智慧平台，对东城区托底、扶助老年人开展入户评估，依据评估结果将老人分型，开展精准入户医疗服务，已有4800名托底、扶助老人纳入平台管理。隆福医院为北京市首批安宁疗护示范基地，东城区汇晨老年公寓（隆福医院嵌入式）被确定为国家卫生健康委首批老龄健康医养结合远程协同服务试点机构，东城区被市卫生健康委推荐为老年人失能（失智）预防干预试点区。

老年友善医疗机构建设。继续推动东城区国家级医养结合试点区建设，将老年友善医院建设全覆盖纳入区折子工程。年底，辖区北京医院、协和医院、同仁医院、北京中医医院、隆福医院、和平里医院、鼓楼中医医院、东城区第一人民医院、普仁医院、北京市第六医院，以及朝阳门、建国门、和平里、天坛、东花市、龙潭、体育馆路、永外等社区卫生服务中心成为老年友善医疗机构。朝阳门和东花市社区卫生服务中心被确定为北京市老年健康服务示范基地。

年内，围绕"弘扬养老孝老敬老传统，共建共享老年友好社会"主题，全区各街道举办200余场敬老月活动，25000余人次参与。

【计生服务】实施东城区计划生育特扶家庭"十到人"暖心服务项目，明确区、街道和社区的服务责任，为特殊困难家庭提供基本的生活、养老照料、医疗服务、保险保障以及精神慰藉和心理疏导服务。拓宽政府购买服务帮扶范围，对失独家庭开展家政服务、体检服务、住院护理补贴险服务。

生殖健康。10月10日，东城区婚登婚检一站式服务正式启动。全年婚前检查率45.49%，疾病检出率2.07%。东城区妇幼保健院为免费孕前优生健康检查定点医院，全年孕前优生筛查482对，咨询964人，发放婚育包1810个。举办线上孕妇课堂22场，线上大讲堂2场，线下大讲堂2场，宣传日活动21场，受众共270579人次。

计生关怀。全年独生子女父母奖励7178人42.61万元，独生子女父母年老时一次性奖励3842人384.2万元。办理户籍人口一孩生育服务登记3968例、二孩生育服务登记1917例、再生育行政确认91例，流动人口一孩生育服务登记621例、二孩生育服务登记322例、再生育登记8例。

明确区属公立医院为特扶家庭提供挂号、就诊、转诊、取药、收费、综合诊疗等优先便利服务。东城区计生协会承担中国计生协会项目试点建设任务，承建东城区家庭服务阵地建设，服务内容包括父母专业学校、家庭托育服务咨询、青少年心理健康教育。以东城区家庭健康指导中心为依托，开展儿童早期健康发展示范项目，开办儿童早期健康发展各类课程，累计开设公益课程160次，受益婴幼儿家庭7053人次。

【医疗工作】区属医院全年出院40408人次，病床使用率64.60%，平均住院日12.53天。住院手术11741人次。医护比1∶1.13。

医疗质量管理。完善东城区质控中心体系建设，新建东城区医疗整形美容、体检等8个质量控制和改进中心，并开展相关专业培训和指导。

对口支援。新增结对医院、卫生院9家；派出35人到受援地区健康帮扶，接收受援地跟岗锻炼107人次；累计为受援地医疗机构开展专业医疗技术培训106场，受益1991人次；为受援地百姓义诊111次，受益8000余人次；购买受援地农特产品203.99万元。怀柔区3个社区卫生服务中心与东城区3个社区卫生服务中心对接，接收6名基层医疗机构管理人员到本区社区卫生服务机构进行为期2个月的进修培训。

中医工作。北京市首个中医药文化传承工作室——张其成中医药文化传承工作室在鼓楼中医医院成立；全国名老中医药专家肖承悰传承工作室分站落户东城；启动中医专科分级管理示范基地建设，鼓楼中医医院成为中医专科分级管理示范基地。

血液管理。转变献血单位的管理模式，由分散式献血单位管理模式转变成区域划分式管理模式。协调解决北京站地区和雍和宫两个献血点用电问题。区内8个街头采血点（采血车）、1个献血小屋，全年采血85363单位。辖区医院全年用血53480单位。

【WHO城市卫生发展合作中心工作】WHO北京东城城市卫生发展合作中心成立于1996年4月。年内，推动合作中心对外交流与合作，与WHO驻华代表处、国家及市卫生健康委国合处保持工作沟通。

【信息化建设】全年信息化建设总投入1362万元。建设东城区卫生健康委一体化健康展控中心，实现东城区人口健康信息平台、和平里医院远程会诊系统、社管中心远程会诊系统、社管中心示教系统的综合展示，以及集中统一管理、调度、指挥。建设东城区社区卫生智慧健康小屋，配置多种智能健康检测设备及多元化健康服务套餐，依托"互联网+"技术，在4个社区卫生服务中心实现以社区居民服务链、智能设备互联网和健康小屋生态群为主要内容的"三个一"服务。东城区医学影像协同业务平台正式运行，实现北京市第六医院与部分区属医院和社区卫生服务机构间远程影像诊断和会诊功能。东城区医疗检验平台主要功能全部建设完成，实现普仁医院与2个社区卫生服务中心间检验资源共享互认。建设以和平里医院为核心、下接和平里社区卫生服务中心的紧密型医联体信息系统，实现行政管理和协同业务的信息化支撑。

【经费管理】全年卫生系统总收入570602万元，其中财政拨款209635万元、事业收入355866万元；预算总支出547554万元。

【基本建设】全年基建总投资17703.27万元，其中财政投入17343.76万元、单位自筹359.51万元。改善社区卫生服务中心（站）医疗用房，完成交道口社区卫生服务中心、东四三条社区卫生服务站标准化建设；改善朝阳门、建国门、永外、东花市社区卫生服务中心，民安、多福巷、东华门、花园、韶九、和平里中街社区卫生服务站医疗用房环境。

【东城区卫生健康委领导】工委书记、主任：王建辉；副书记：张家惠；副主任：冯巧云、吴礼九、王旭红、秦志轶、周英武、李志安（挂职）。

（撰稿：李　曼　审核：王旭红）

西城区

【概况】辖区户籍人口出生率7.32‰，死亡率13.67‰，自然增长率-6.3‰。因病死亡10603人，占死亡总数的96.03%。死因顺位前十位依次为：恶性肿瘤，心脏病，脑血管病，呼吸系统疾病，损伤和中毒，内分泌、营养和代谢疾病，消化系统疾病，神经系统疾病，精神障碍，泌尿、生殖系统疾病。户籍人口期望寿命84.26岁，其中男性81.88岁、女性86.66岁。

【改革与管理】继续医耗联动综合改革，改善群众就医体验。持续推进分级诊疗，建设国务院城市医联体试点。推进辖区所有二级及以上医疗机构全部实行非急诊全面预约就诊。落实康复治疗师转岗和康复试点建设，确定展览路医院和广外医院为康复试点建设单位。推进复月、宣回两个国家级紧密型医联体试点，完善工作协作机制，健全组织管理，探索6个一体化（管理一体化、医疗一体化、公共卫生一体化、健康信息一体化、医联体品牌一体化、医保一体化），促进优质医疗资源上下贯通。试点建设健康服务联合体，制定实施意见和工作方案，实施月坛健联体试点建设，为试点地区居民提供生命全周期的健康服务。

制发《加强西城区公共卫生应急管理体系建设三年行动计划（2020—2022年）》，制定改革完善疾病预防控制体系、改革完善应急医疗救治体系、建立健全公共卫生应急管理保障支撑体系、建立健全突发公共卫生事件应急指挥体系4类28项重点任务。

社区卫生体系建设持续落实"两个允许"（允许医疗卫生机构突破现行事业单位工资调控水平，允许医疗服务收入扣除成本并按规定提取各项基金后主要用于人员奖励）政策，合理确定绩效工资总量，在原有基层医疗卫生机构绩效工资政策基础上，核定基层医疗卫生机构绩效工资总量，建立动态增长机制，与区域公立医院绩效工资水平相衔接。制定《西城区家庭医生签约服务绩效考核奖励办法》，在区级绩效考核基础上，根据签约服务人数按年补助签约服务费，家庭医生签约经费的70%左右经专项考核后用于家庭医生团队人员奖励。建立收支结余可分配机制，在财政对基层医疗卫生机构保障范围和水平不降低的基础上，允许其将医疗服务收入扣除成本并按规定提取各项基金后主要用于人员奖励，提取比例为80%。

人才队伍建设与人才引进。正式启动第二批中医药传承工程，46名中医药师通过跟师学习、独立临床实践、理论学习，不断提升中医药专业素养。西城区2020年度青年科技人才（科技新星）培养项目立项30项。参加北京市卫生健康人才骨干培训11人，展览路医院申报中医药传统技能传承工作室建设。首都卫生发展科研专项立项7项。完成北京大学医学部第三期全科医生师资骨干培训项目，31名学员获得结业证书。

【社区卫生】规划设置社区卫生服务中心15个、服务站82个；运行社区卫生服务中心12个、服务站80个。卫生技术人员1865人，其中医生601人、全科医生424人、护士528人。全年门诊302.87万人次、家庭医生上门服务1.57万人次。家庭医生签约42.8万人，签约率37.61%；重点人群签约29.4万人，签约率97.79%。203名二、三级医院专家下社区出门诊，累

计门诊1596人次，举办健康教育讲座6场次，会诊16人次，上转患者9589人次、下转4900人次。居民个人电子健康档案98.61万份，建档率86.73%，使用率58.8%。培养合格家庭保健员500人。

年内，完成全新的社区卫生管理和综合服务信息系统建设，集中部署在区卫生健康数据中心，实现各社区卫生服务机构互联互通。在全部社区卫生服务中心推广预约诊疗服务，开展分时段预约。优化诊疗服务流程，开展诊前服务，通过健康自助检测区开展健康咨询、健康信息采集、自助检查、健康指导等服务。完成家医定向分诊系统建设，居民每次就诊由自己的家庭医生接诊，实现医患固定。全区15个社区卫生服务中心均实施"智慧家医"模式，上线使用家医APP，均能提供线上检验检查结果查询、移动支付和儿童计划免疫线上分时段预约服务。

【疾病控制】传染病防治。法定传染病发病6402例，发病率563.06/10万。乙类传染病发病867例，发病率76.25/10万，死亡15例，发病前三位为肺结核、梅毒和痢疾；丙类传染病发病5535例，发病率486.81/10万，死亡4例。报告肺结核469人，新登记管理肺结核患者191人，其中本市152人、外地39人。5种性病报告新发病776例，其中现住址为西城区403例；报告新发艾滋病200例，累计管理艾滋病患者1294例。手足口病报告82例，发病率7.21/10万。

新冠肺炎疫情防控。全年全区报告新冠肺炎确诊病例63例（其中重型死亡3例、轻型21例、普通型39例）、阳性检测5例（死亡2例）。成立工作专班，形成"一办十二组"（专班办公室、医疗保障组、监测流调组、核酸检测组、社区防控组、集中隔离点组、复工复产组、舆情监测组、市场防控组、爱国卫生组、社会稳定组、物资保障和转运组、疫苗接种组）的疫情防控领导体系，承担区医疗保障和公共卫生应急协调组工作职责，对全区的疫情防控工作进行统筹协调、技术支持和防控指导。区政府、区卫生健康委两级医用防护物资保障累计调拨物资29类219种1258962件，接受捐赠51种294797件。区定点医院为回民医院，按市级要求仅接收轻症病例，共接诊病例33例，均治愈出院。区属二级及以上综合医院均设置发热门诊，德胜和广外社区卫生服务中心建成方舱式发热筛查哨点。开展流行病学调查29503人次，共调查本区确诊病例63例、排查疑似病例633例，管理密切接触者2080人。全年累计启用过28个疫情定点机构，累计完成对5667人的集中隔离医学观察任务。核酸检测应检尽检和愿检尽检累计完成160余万人次。辖区核酸检测能力从疫情初期的5家增至26家，完成2个区级核

酸检测基地建设，检测能力达到52874例/日。统筹协调辖区医疗机构和第三方检测机构核酸检测力量，在45小时内完成全区113万余人的全员检测任务。360支家庭医生团队全部下沉社区，与辖区居委会无缝对接，共同开展居家观察人员健康监测和服务，开展社区疫情防控指导和培训，对各渠道排查和报告的发热人员建立管理台账，给予健康指导。协助街道加强疫情高发区抵京人员管理，累计排查疫情高发区抵京人员3750人，居家医学观察176522人次，健康评估400人次，对治愈后患者健康追访784人次，对五类人员监测60576人次。

慢病防治。巩固国家级慢性病综合防控示范区成果，继续开展全民健康生活方式行动，申请创建示范机构7家，其中示范餐厅2家、示范食堂2家、示范社区3家，并通过市级验收。培训健康指导员100人。在全民健康生活方式日、高血压日、世界卒中日、联合国糖尿病日开展主题宣传活动。开展"三减三健"专项活动，组织社区、学校、单位开展各类专项活动240余场次。在15个街道新增15支共计270人的毛巾操队，4年间累计成立54支队伍1230人。持续开展高血压患者自我管理小组（15个）及糖尿病同伴支持（15个）活动。在2个机关企事业单位建立健康自我管理小组，组织健康讲座和健步走活动。开展心血管病高危人群早期筛查与干预，高危人群初筛1024人，检出高危231人，长期随访2331人。脑卒中高危人群随访2966人。城市癌症早诊早治评估问卷1530人，筛查高危883人，完成高危临床检查516人。肿瘤患者随访3256人。

精神卫生。全区精神障碍患者5955人，其中严重精神疾病4886人，报告患病率4.144‰。社区管理患者3572人，住院患者947人。社区坚持治疗患者4258人。免费服药患者3203人。

计划免疫。免疫规划疫苗19种接种200585人次，报告接种率99%以上；非免疫规划疫苗接种150143人次。发生AEFI78例，其中一般反应50例、异常反应25例、偶合症3例。应急接种麻风、麻风腮和水痘3种疫苗274人次。外来务工人员接种麻风疫苗1328人次、流脑疫苗1050人次。9月24日至12月31日，全区累计接种流感疫苗218523人，其中招标疫苗162458人（学生91519人、60岁以上老年人59341人、保障人群475人、医务人员6199人、中小学教师4898人、其他人群26人），自费疫苗56065人；60岁以上老年人接种率83.68%，中小学生接种率92.57%。

职业卫生。全区接触有毒有害物质作业单位88家，接触职业危害因素职工1749人，实际体检1036人。有放射诊疗医疗机构单位140家、放射卫生技术服务机构3家，监督覆盖率100%。实施行政处罚7起，罚款3.2万元。报告职业病3例，其中煤工尘肺新病例1例、硅肺死亡病例1例、石棉肺晋级病例1例。尘肺新病例回访率100%。对辖区职业病报告单位开展职业病报告工作督导和信息档案核查4次。

食品卫生及生活饮用水监测。食品污染物及有害因素监测115件，检出异常样品3件（莜麦菜样品中检出丙环唑1件、百菌清1件、多菌灵1件）；食品微生物及其致病因子监测110件，检出异常样品10件（为调理肉制品）；检出阳性菌株12株（单核细胞增生李斯特菌10株、小肠结肠炎耶尔森菌2株）。接到4起疑似食源性疾病报告，确认食源性疾病事件1起。全年开展市政供水监测8次，采集水样184件，检测项目33项，合格率100%。二次供水监测2次，采集水样80件，检测项目34项，合格率100%。

健康促进。充分利用新媒体传播手段，加大爱国卫生运动和健康促进宣传。组织各街道、各社区引导居民通过家园APP、社区通、微信、微博、抖音、头条等新媒体平台，收听收看防控新冠肺炎疫情的健康宣传知识，在公共场所、社区等区域内张贴健康宣传海报，利用各类户外电子宣传屏、楼宇电视等媒介滚动播放健康宣传视频。进入疫情防控常态化后，采取新媒体与传统媒体相结合，统筹线上线下、新闻宣传和社会宣传，利用各类卫生宣传日、健康北京宣传周、组织专项宣传活动等方式，宣传20项健康北京行动、公共卫生知识、健康科普知识、首都市民健康公约、健康文明法规条约等，增强群众的健康意识，掌握健康技能，养成健康文明的生活习惯。利用"西城健康教育"官方微博和微信公众号共发布信息3391条，累计阅读量385万。辖区各级医疗机构举办线下健康大课堂1405场，受众3.36万人次；线上健康大课堂503场，受众3111.08万人次。组织居民健康素养线上竞赛行动。设计"提'素'大比拼"微信小程序，组织、动员居民参与全市性竞赛答题，号召全区居民利用常设的"健康小课堂"微网页进行碎片化学习，增强居民对健康素养知识和技能学习的趣味性和互动性。

【综合监督】公共卫生监督。有各类公共场所经营单位1734户，监督11578户次，监督覆盖率99.48%，合格率97.29%，行政处罚220户，罚款29.8万元。

医疗卫生监督。有医疗机构621家，监督4050户次，合格率99.55%。实施行政处罚16户次，罚没款10.55万元。有传染病与消毒单位653家，监督11945户次，合格率99.20%，行政处罚73起，罚款3.30万元。

以疫情防控为重中之重，先后开展冬春季传染病防治等专项10余项、打击"黑诊所"专项整治等专项行动6个，以及医疗机构口腔放射诊疗专项行动。联合公安、市场监管部门（工商、食药、物价）等开展8次联合执法行动，对于查证的确切线索立案调查2起。开展公共卫生专项治理，包括环境秩序建设、公共场所从业人员健康管理、集中空调通风系统、职业卫生等专项检查工作，同时配合属地各部门完成"扫黑除恶"专项治理、"地下旅店"疏解整治、多部门防疫联合检查、"接诉即办"联动、城市建设专项体检、预付费领域专项整治等综合整治工作。年内，办理医师多点执业1266人次。

【妇幼健康】无孕产妇死亡。新生儿死亡12人，死亡率1.24‰；婴儿死亡18人，死亡率1.86‰；5岁以下儿童死亡25人，死亡率2.58‰。新生儿出生缺陷发生率31.14‰，出生缺陷前五位是先心病、外耳及其他畸形、隐睾、肾积水、其他肾脏异常。

【老龄健康】全区常住人口110.6万人，户籍人口148.6万人。60周岁及以上老年人287321人，占常住人口26%，占户籍人口19%；80周岁及以上73166人，占常住人口6.6%，占户籍人口4.9%；百岁以上老年人249人。

投入运营的各类养老服务机构86家，其中区级养老机构2家、街道养老机构11家、街道养老照料中心25家、社区养老服务驿站48家。医养结合养老机构8家。印发《西城区关于支持养老机构和养老驿站疫情防控工作的通知》，指导社区卫生服务中心与驻区的各养老机构（包括养老服务驿站）建立医养结合的服务关系，实现社区卫生服务中心（站）与辖区内的养老机构（包括养老服务驿站）100%建立对接关系；养老机构与社区卫生服务中心（站）建群，实现健康防疫宣传和导医转诊等功能；无内设医疗机构和院内无医疗专业人员的养老机构，当院内老人出现健康问题时能24小时获得专业医疗指导。推进养老服务设施与附近医疗机构签订医养结合协议，至年底，运营的养老机构与附近医疗机构签约率达100%；辖区的48家养老服务驿站中，39家养老服务驿站与附近医疗机构签订医养结合协议。

年内，积水潭医院、北京市第二医院、瑞安康复医院，以及新街口、椿树、大栅栏、德胜、广内、牛街、陶然亭等社区卫生服务中心共10家医疗机构完成创建老年友善医疗机构任务。全区23家机构获评友善医疗机构，比率63.9%。确定德胜、广内、牛街、新街口4个社区卫生服务中心为北京市老年健康服务示范基地。德胜社区卫生服务中心被评为全国敬老文明

号。开展"十四五"规划思路研究，提出提高社会保障能力、健全养老服务体系完善健康支持体系、建设老年友好宜居环境、扩大老年人社会参与、健全老年人权益保障机制、丰富老年人精神文化生活、推进老龄事业重点工程等8个方面的建议。

【计生服务】西城区避孕药具发放网点共708处，其中24小时发放网点240处。全年发放避孕药14142板、避孕套326.4万支，为医疗机构提供宫内节育器2000套。

计生关怀。全年发放扶助金4076.64万元。独生子女父母一次性经济帮助173人173万元。为特扶人员发放"两节"慰问金440.22万元。中秋、国庆等节日慰问466.38万元。

暖心计划。年内，区计生协与中国人寿保险北京分公司联合开展意外伤害保险，为特扶人员3924人缴纳安康保险费15.70万元。联合北京创意集品公司，为15个街道特扶家庭举办制作"剪纸风格软陶夜灯"手工活动24场，共800人参加。

3岁以下婴幼儿服务。西城区摸底辖区婴幼儿托育机构情况，梳理任务分工。加强与市场监管局、编办、消防、教委等部门的数据交换和信息对接，建立婴幼儿托育机构档册，做好婴幼儿托育机构备案准备。截至年底，西城区注册的婴幼儿托育机构40余家。

【医疗工作】全年出院452369人次，病床使用率65.44%，平均住院日8.01天。住院手术253049人次。医护比1：1.25。

对口支援。西城区健康扶贫对口帮扶河北省张北县和阜平县，共派出卫生技术人员48人，其中13个月4人、7个月8人、1至6个月36人；对口帮扶内蒙古喀喇沁旗和鄂伦春旗，共派出卫生技术人员33人，其中13个月3人、7个月6人、1至6个月24人。在生态涵养区支援协作工作中，派驻门头沟区医师765人次，门急诊患者2547人次、住院患者925人次，门头沟区通过简易转诊患者3人次；培训医务人员386人次，接收门头沟区进修15人次。

中医工作。试点建设北京中医药文化体验馆，新街口和展览路社区卫生服务中心为建设单位。优化各病区优势病种诊疗方案，加强临床路径管理，提升临床路径入组率和完成率，鼓励中药饮片使用，发挥中药治疗疾病的特色优势。持续开展冬病夏治"三伏贴"工作，全区96家医疗机构共贴敷18562人。中医药文化节期间，辖区7家中医院和15个社区卫生服务中心完成线上宣传，展现本区突出的中医药文化特色。广安门中医院专家团队利用西城区名中医身边工

程15个团队，在各社区举办"服务百姓健康行动"大型中医义诊宣传。

血液管理。全年本区献血需求7722单位，完成献血9159.90单位，全市排名第一。受新冠疫情影响，街头无偿献血24477人次44420.35单位，比上年下降42.17%。开展血费直接减免工作，全年辖区各医院返还血费79人次3.22万元。

【信息化建设】区财政对区属医疗机构全年信息化建设总投入3800万元。推动"互联网+医疗健康"便民服务。上线"健康西城"2.0版，并入驻西城家园平台，为居民提供预约挂号、家医服务、检查检验结果推送、健康档案查询、健康教育等线上健康服务。推进西城区互联网诊疗平台建设，在区属医院及社区试点推进互联网诊疗服务。

【经费管理】全年卫生健康系统总收入613460.86万元，其中一般公共预算财政拨款233047.04万元、政府性基金预算财政拨款12373.99万元、事业收入361928.91万元、其他收入6110.92万元；总支出615745.68万元，使用非财政拨款结余2398.40万元。计划生育财政总投入4439.55万元。

【基本建设】全年建设批复总投资1267.17万元，全部为财政投入。基本建设项目8个，新建项目2个。第二医院装修改造项目、回民医院远程会诊中心项目基本完工，等待竣工验收。

推进广外、天桥和金融街3个无实体的社区卫生服务中心建设，广外和天桥社区卫生服务中心取得立项审批手续，开始招投标；金融街社区卫生服务中心完成装修方案编制及立项申报审批。

【西城区卫生健康委领导】工委书记、主任：陈新；副书记：安梅；副主任：郭燕葵、宋青、李冬梅（自2月）、吴惠忠、卢勇（自6月）。

（撰稿：马 蕊 审核：郭燕葵）

朝阳区

【概况】辖区户籍育龄妇女475867人，其中已婚育龄妇女272186人。户籍人口出生12539人，出生率8.78‰，死亡率7.36‰，人口自然增长率1.42‰。因病死亡15392人，占总死亡人数的96.59%。死因顺位前十位依次为：恶性肿瘤、心脏病、脑血管病、呼吸系统疾病、损伤和中毒、内分泌、营养和代谢疾病、消化系统疾病、神经系统疾病、泌尿、生殖系统疾病、精神和行为障碍。户籍人口期望寿命82.91岁，其中男性80.71岁、女性85.19岁。

【改革与管理】持续推进4个紧密型医联体建设。建立基层绩效工资增长和家庭医生签约服务奖励机制。新增1处国际医院选址，组建以中日友好医院为牵头单位的国际医疗联合体。

人才队伍建设与人才引进。组织两批公开招聘工作，其中第一批招聘58人、第二批招聘完成现场审核237人。辖区有226人通过卫生系列高级专业技术职务任职资格评审。51868人完成驻区及直属医疗机构新冠肺炎防治知识全员必修培训，参加率99.43%。

【社区卫生】辖区有社区卫生服务中心52个，其中政府办35个、社会办17个；有社区卫生服务站187个，其中政府办138个、社会办49个。新建朝阳区汇星苑社区卫生服务站。51个社区卫生服务中心、187个社区卫生服务站实现标准化建设。家庭医生服务签约1287549人，签约率38.62%。二、三级医院对口支援门诊服务24225人次，开展健康教育34次，组织专业讲座18次。双向转诊上转患者104286人次、下转患者1510人次。全区建立健康档案2852507份，全部为电子健康档案，建档率85.56%。

【农村卫生】无村卫生室，有乡村医生13人。组织13名乡村医生开展临床见习、传染病、生物安全、中医适宜技术等在职岗位培训，全部通过北京市统一理论考试。

【疾病控制】传染病防治。报告传染病18种23145例，报告发病率666.43/10万，比上年下降70.25%；报告死亡率0.81/10万，比上年下降53.12%。乙类传染病发病率100.55/10万，发病率居前三位的为肺结核、梅毒、淋病，死亡人数前三位是肝炎、艾滋病、肺结核。确诊肺结核1166例，发病率33.57/10万。报告5种性病2453例，其中梅毒865例、淋病391例、尖锐湿疣244例、生殖道沙眼衣原体感染932例、生殖器疱疹21例，发病率70.63/10万，无死亡。报告HIV/AIDS现住病例506例，比上年减少35.38%，发病率14.57/10万，死亡18人。调查处置手足口病和疱疹性咽峡炎聚集性疫情35起、集中发热事件22起、急性胃肠炎疫情123

起（其中40起由诺如病毒感染引起）。无就诊狂犬病病例。

新冠肺炎疫情防控。建立联防联控、群防群治防线，及时调查处置新冠肺炎聚集性疫情，有效防控新冠肺炎疫情。截至年底，朝阳区累计确诊78例，境外输入关联病例2例，排除疑似病例233例，无症状感染者7例。观察密切接触者4742例。安排"医护防"团队24小时驻点对隔离在管人员进行健康监测、健康指导、心理疏导、核酸检测，累计集中隔离管理入境人员6886人。提升核酸检测能力，实现二、三级综合医院核酸检测能力全覆盖，共有31个单位具备核酸检测能力，日检测能力约8万份样本。做好疫苗接种准备工作，采取"1+43+N"（即1个临时接种点、43个街乡接种点和N个临时接种队）的模式，多措并举做好新冠疫苗接种宣传、动员和筹备工作。

慢病防治。新建高血压、糖尿病患者自我管理小组46个，体重控制小组45个，防跌倒干预小组36个，培养各类组长150余人，开展各种小组活动800余次。组织全民健康生活方式活动及高血压、糖尿病、肿瘤防治等慢病宣传，组织活动95次，媒体宣传100余次。新培训健康指导员204人，组织活动100余场；定期督导113个健康示范机构及25条健康步道、28个健康小屋、9个健康主题公园、3条健康一条街；开展"万步有约"职业人群健走活动，28个单位640人参加。开展脑卒中高危人群筛查4239人及队列人群随访2845人。

精神卫生。辖区精神分裂症患者服药率91.90%，面访率89.18%。重性精神疾病患者免费体检3855人。重性精神障碍患者建档13948人，其中京籍患者13286人，报告患病率4.016‰，在册规范管理率94.78%，病情稳定率98.88%，规律服药率86.72%。发放贫困诊疗费补助1505人次87.93万元。9259人通过免费服药资格审核，投入经费987.23万元，免费服药政策惠及率66.38%。10480名严重精神障碍患者监护人申请看护管理补贴，看护补贴申请率84.82%，发放补贴2178.93万元。对552名免费服药患者开展血药浓度检测。

学校卫生。全区中小学生199743人，身高检查103500人，其中上等36796人、下等1972人；体重检查103500人，其中上等40207人、下等2074人；视力检查103485人，检出视力不良63966人；营养状况检查103502人，其中肥胖15130人、营养不良8806人；贫血检查103417人，检出贫血1081人；沙眼检查103502人，未检出沙眼；龋齿检查103510人，检出龋齿21857人。

计划免疫。常规免疫接种疫苗862454人次，其中基础免疫499756人次、加强免疫362698人次；本市户籍儿童接种500573人次、流动儿童接种361881人次。疫苗报告接种率99%以上。接报AEFI 1421例，其中一般反应897例、异常反应225例、偶合症282例、心因性反应17例。水痘、麻风、麻风腮分别应急接种322人次、678人次、239人次。接种流感疫苗460013人，其中免费290865人、自费169148人。

职业卫生。完成国家重点职业病监测及风险评估。区内有毒有害工业企业337家，职业病与健康危害因素监测系统共报告职业病21例，其中尘肺病死亡2例、尘肺病复诊5例、尘肺病晋级1例，新发职业病11例，诊断非职业病2例。完成职业病鉴定3例。完成职业性放射性疾病监测、医疗机构医用辐射防护监测及非医疗机构放射性危害因素监测。完成辖区86家医疗机构基本信息填报、15家医疗机构31台次放射诊疗设备性能检测及场所防护检测、3家非医疗机构场所防护监测、职业性外照射个人剂量监测8257人次。

健康促进。开展国家卫生区、全国健康促进区和国家健康区三区联创工作，被正式命名为国家卫生区。南磨房、太阳宫及来广营乡被命名为2020—2022年国家卫生乡。推进平房等16个地区创建北京市卫生乡工作。朝阳区成功创建全国健康促进区，经验在全国推广。举办健康教育培训8场，覆盖健康教育专兼职人员1035人次；线上线下健康知识讲座818场，覆盖人群7.23万人次；公众咨询活动539场，覆盖人群23.35万人次；微博发送信息3487条，覆盖532.12万人次；微信推送文章551篇，覆盖80.86万人次；完成健康科普视频5个。健康素养线上竞赛行动在线学习32292人。完成三里屯幼儿园、枣营幼儿园、团结湖第一幼儿园3所健康促进幼儿园试点北京市验收。举办公筷行动主题宣传、农村居民健康素养促进行动、"健康北京周"主题宣传活动。完成劲松、大屯、南磨房、左家庄、东坝等14个街乡居民健康素养监测。推选2019年度首都控烟先进集体6家、先进个人14人。创建北京市无烟家庭3680家、控烟示范单位55家。完成区政务服务管理局、区残联北京市"无烟党政机关样板建设"评估验收。全区无烟医疗机构443家。完成12座院内户厕改造，全区无害化卫生户厕覆盖率100%。成立区疫情防控工作领导小组爱国卫生运动工作组，落实《朝阳区深入开展新时代爱国卫生运动3年行动方案》《朝阳区筒子楼环境卫生专项整治行动方案》等。

【综合监督】公共卫生监督。公共场所卫生许可证应监督单位7555户，比上年增加4.95%。其中旅店业1014户，文化娱乐场所278户，公共浴室77户，理发店、美容店5647户，游泳场馆252户，展览馆、博物馆、美术馆、图书馆10户、商场、书店275户，候车场所2户。监督覆盖率99.68%，完成监督23959户次。公共场所卫生行政处罚1609件（不做处罚7件），罚款109.76万元。

医疗卫生监督。应监督检查1707户，覆盖率99.88%，合格率97.32%，处罚211件，罚没款121.25万元。取缔无证行医47户次，行政处罚47件，罚没款100.09万元，其中没收违法所得21.3万元。计划生育监督检查83户，覆盖率98.81%，合格率100%。未发现非医学需要胎儿性别鉴定和选择性别人工终止妊娠等违法违规行为。

【妇幼健康】常住产妇25564人，其中本市户籍13691人；常住活产25938人、户籍活产13903人、剖宫产率41.70%。无孕产妇死亡。常住孕产妇系统管理率99.05%，户籍孕产妇系统管理率98.98%。孕产妇住院分娩率100%。常住高危孕产妇管理率99.50%，户籍高危孕产妇管理率99.43%。全区0~6岁在册儿童18.93万人，其中户籍儿童12.49万人。新生儿疾病筛查率100%、听力筛查率98.53%。围产儿出生缺陷发生率35.19‰，出生缺陷发生居前五位的是先天性心脏病、外耳及其他畸形、多指（趾）、隐睾、肾积水。常住5岁以下儿童死亡率2.20‰，户籍5岁以下儿童死亡率2.80‰；常住婴儿死亡率1.62‰，户籍婴儿死亡率2.01‰。0~6岁儿童健康管理率97.58%，系统管理率96.26%。

【老龄健康】全区常住人口中60岁及以上人口为708869人，占20.5%，65岁及以上人口为492775人，占14.3%。区内有养老机构77家、老年驿站172家、医养结合机构46家。老年健康宣传周活动期间，举办线上线下健康知识讲座80余场，10000余人次老人参加；义诊体检60余场，直接受益老人3000余人。北京市第一中西医结合医院确定为朝阳区老年健康和医养结合服务指导中心；六里屯、小红门、太阳宫、孙河、安贞和东风6个社区卫生服务中心成功创建北京市老年健康服务示范基地；23个社区卫生服务中心被评为老年友善医疗机构，全区共有35家老年友善医疗机构。依托43个社区卫生服务中心建立了老年健康服务中心。在太阳宫和香河园2个国家老年人心理关爱项目点启动心理健康评估项目，为30.9万名老年人提供健康管理服务，老年人健康管理率73.7%；为21.4万名老年人提供医养结合服务，医养结合服务率50.8%。

【计生服务】婚检9228人，婚检率36%；检出疾病359人，疾病检出率3.89%。

辖区农村计划生育家庭奖励扶助9510人、独生子女伤残特扶4167人、独生子女死亡特扶3232人、计划生育手术并发症特扶1人，共16910人，累计发放奖特扶金7740余万元；为计生特殊家庭发放生日慰问金147.98万元，为失独人员办理安欣计划保险646.4万元、住院护理补贴保险96.96万元，为失独、伤残、低保家庭办理安康计划意外伤害保险18.46万元，为失独家庭和享受一次性经济帮助的独生子女意外伤残家庭发放中秋节日慰问金55.59万元。

【医疗工作】辖区医疗机构总诊疗34388317人次，其中医院19797493人次、社区卫生服务机构11883274人次、门诊部及以下2707550人次；出院532615人次，其中医院（不含护理院）526309人次、社区卫生服务机构6130人次、护理院176人，平均住院日8.9天；全区医疗机构门诊32608740人次、急诊1709829人次、家庭卫生服务69748人次。区级（6家）医疗机构门诊1615754人次、急诊189091人次、家庭卫生服务77人次、出院28133人次，平均住院日10.9天，床位使用率59.2%，床位周转15.46次，医护比1∶1.13，死亡率1.73%，住院手术8623人次。委托区医学会医疗事故技术鉴定3例，完成鉴定1例。

对口支援。区属医疗机构选派50名医疗卫生专家分赴新疆、河北、内蒙古等地工作，其中长期9人、中长期2人、短期39人。接收79名基层卫生技术人员到朝阳区医疗机构进修学习。组织80余名卫生管理专家、150余名医疗专家赴结对帮扶地区开展业务培训、学术讲座、病例讨论、教学查房等活动700余次，受益5000余人；捐赠医疗物资价值约18万元。

中医工作。将中医药救治工作纳入全区疫情防控，中医医师参加救治方案制定，全程进行中医药预防性投药。有3批基层中医传承工作室和4个名老中医站（夏玉清、安阿玥、郭霞珍、王友仁名老中医工作站）专家基层带徒；5名双语专家共授课18次，完成2020年师承学员出师考核，38名中医专业学术经验继承人参加考核，13名中药特色技术传承工程学员通过考核出师。区中医协会录制中医药继续教育网络课程100余学时；组织12个社区卫生服务中心成功申报北京中医药大学丹心计划培养基地；举办中药饮片质量责任师培训班，120人入选朝阳区中药饮片质量责任师团队。启动首期"西学中"培训班，线下培训1次，线上培训300学时。对接区教委对217所中小学开展中医药文化科普宣传，74.57%中小学校开展中医药文化进校园工作。推进北京民俗文化馆（东岳庙）、朝阳区三里屯第二社区卫生服务中心北京中医药健康文化体验馆建设。举办第五届驻华使节健康日系列活动。朝阳区中医协会由3A级社团晋级为4A级。

血液管理。全年自愿无偿献血36290单位，比上年下降27.1%。其中街头献血13346单位，比上年下降37.0%；团体献血22944单位，比上年下降19.9%。采血点9个。全年医疗用血79150单位，比上年下降24.7%，成分输血率100%。血浆73190单位，比上年下降16.2%。自体输血32595单位，自体输血率29.2%。

急救工作。推进辖区急救工作站建设，本区9个部门联合下发《北京市朝阳区急救站建设实施方案》。依托区属医疗机构建设急救站点，通过市级验收13个；新增负压救护车6辆。通过持续增组建站、精细管理、优化排班，年底院前急救呼叫满足率提升到97.12%。利用三级急救网络各专业资源，组建40人综合类紧急医学救援队伍。参与救治全区各类突发事件23件次，其中Ⅲ级1起、Ⅳ级4起。

【信息化建设】全年投入2800万元，完成北京市卫生健康系统软件正版化专项工作、数字化流行病学调查系统升级改造、朝阳区社区卫生业务能力提升信息化支撑服务、朝阳区区域卫生信息化建设—院前急救网络信息二期平台建设等46个项目验收，完成全模式综合管理信息平台（朝阳区紧急医疗救援中心三级急救网络系统）维护、朝阳区卫生资产管理系统运维服务、朝阳区卫生数据中心核心服务外包、朝阳区卫生信息化运行维护—社区卫生信息化建设巡检服务等

20个运维项目。

【经费管理】全年卫生系统总收入784731.2万元，其中财政拨款239167.8万元、业务收入545563.4万元；总支出754537.4万元。

【基本建设】新建、扩建项目7个，其中朝阳医院东院区建筑面积20万平方米、安贞东方医院建筑面积21万平方米、垂杨柳医院改扩建工程10.9万平方米、和平医院改扩建工程8965平方米、双桥医院改扩建工程周转房项目8300平方米、双桥医院普通病房改造成为传染病病房工程6023平方米、六里屯社区卫生服务中心呼吸机依赖患者康复中心装修工程3072平方米。区卫生健康委投入安全隐患维修改造资金1200万元，项目涉及直属单位12家，包括委机关消隐工程和外管线及道路改造工程，北京市第一中西医结合医院污水处理站改造工程、液氧罐更新改造工程、视频监控系统改造工程，第三医院污水处理站改造工程，宣教中心综合改造工程，医管中心监控工程，疾控中心核酸实验室改造工程，崔各庄第二中心污水改造工程等15项。接收小区卫生配套用房2处，建筑面积约700平方米。

【朝阳区卫生健康委领导】党委书记、主任：李靓；副主任：肖志锋、杨宏杰、张瑞、王乃锋、刘旭（挂职）。

（撰稿：姚　雯　孙　悦　审核：张　瑞）

海淀区

【概况】全区户籍人口出生15572人，出生率6.46‰；户籍人口死亡12639人，死亡率5.24‰；人口自然增长率1.22‰。因病死亡12227人，占死亡总数的96.74%。死因顺位前十位依次为：恶性肿瘤，心脏病，脑血管病，呼吸系统疾病，内分泌、营养和代谢疾病，消化系统疾病，损伤和中毒，神经系统疾病，泌尿、生殖系统疾病，精神障碍。户籍人口期望寿命83.04岁，其中男性80.74岁、女性85.41岁。

【改革与管理】完善海淀区公共卫生应急管理体系，加速推进发热哨点、发热门诊、负压病房、方舱实验室等设施建设，建设形成公共卫生应急事件医用物资储备库。探索公立医院综合改革，发挥公立医院党委领导作用，健全激励有效、精准高效的投入机

制，继续推进上地医院、中关村医院等区属公立医院运行管理提质增效系列改革。推广家庭医生签约服务，启动社区卫生网格化管理服务。落实医疗卫生行业综合监管制度改革，开展"信用+综合监管"工作，推进以信用为基础的医疗服务多元化监管体系建设。

医联体建设。建立"6+5"医联体服务网络，涵盖6个综合医联体和5个专科医联体。推进紧密型医联体建设，形成以航天中心医院、西苑医院、海淀医院、世纪坛医院为核心，带动永定路、双榆树、温泉、羊坊店社区卫生服务中心发展的试点。

有区属三级医院2家（海淀医院、北京市中西医结合医院）、二级医院6家（中关村医院、羊坊店医院、区妇幼保健院、四季青医院、上地医院、区精神

卫生防治院）。

【社区卫生】辖区建成社区卫生服务中心50个，其中政府办28个、社会办22个；社区卫生服务站194个，其中政府办128个、社会办66个。建立居民个人健康档案2672142份，建档率82.54%。其中，电子健康档案2543945份，电子建档率78.58%；动态使用的电子健康档案1254267份，档案动态使用率41.47%。

【农村卫生】涉农地区主要有7个镇：四季青镇、海淀镇、东升镇、温泉镇、西北旺镇、上庄镇和苏家坨镇。设置社区卫生服务中心（乡镇卫生院）9个、社区卫生服务站58个、村卫生室8个，基本形成以社区卫生服务机构为主、村卫生室为辅的覆盖方式。8个村卫生室均为村办村管，辖区社区卫生服务中心（乡镇卫生院）对其进行业务指导。在岗乡村医生71人，技能操作培训及考试全部合格。

【疾病控制】传染病防治。乙类传染病报告1984例，死亡17例。乙类传染病发病率61.29/10万，发病率前三位为肺结核（21.78/10万）、痢疾（14.18/10万）和梅毒（9.85/10万）。

新冠肺炎疫情防控。海淀区报告新冠肺炎确诊病例82例、无症状感染者4例、死亡4例、重症19例。对海淀区366例确诊病例及疑似病例开展流行病学调查，追踪管理密切接触者4289人次，发现全市首例无症状感染者，区疾控中心累计核酸检测4.3万件。

慢病防治。全年完成国家慢阻肺监测430人。全民健康生活方式行动完成4家示范餐厅和4家示范食堂的创建，并接受市级验收。国家级慢性病综合防控示范区复审，开展覆盖辖区29个街镇的慢性病及其危险因素监测，收集调查问卷5812份，采集并化验血样5800份。

学校卫生。有中小学校（包括分校）194所，其中192所学校参加体检。在校生267790人，实际体检258293人。中小学生肥胖检出率14.42%，营养不良检出率5.08%，视力不良检出率63.75%，贫血检出率0.92%，恒牙患龋率16.54%，恒牙充填率69.36%。

计划免疫。全区共有预防接种单位111个。全年接种第一类疫苗17种846113人次、第二类疫苗56种774264人次。应急接种麻腮风、水痘等5种疫苗2120人次。报告疑似预防接种反应277例，其中一般反应109例、异常反应64例、偶合症97例、心因性反应7例。

职业卫生。对各级医疗机构放射诊疗设备进行监测，医用辐射设备合格率由2013年的65.7%提高到100%。完成海淀区31家非医疗机构放射性危害因素监测调查，完成率97%。配合市疾控中心完成8家非医用辐射机构放射性职业病危害因素检测，完成率

100%。

食品卫生及生活饮用水监测。食品食源性致病菌监测采集样品95件，监测项目16项320项次。食品化学污染物及有害因素监测采集样品179件，其中自采自检50件、采集送外区检测129件，检测项目99项1499项次；接受外区送检样品207件，检测项目13项880项次。其中1件鸽子肉样品氟苯尼考胺超标。开展扩大监测，超市售卖凉拌菜中食源性致病菌监测采集样品60件，监测项目10项600项次；生畜禽肉中兽药残留监测采集60件，监测项目9项540项次。开展市政水、二次供水、农村自备井水等监测，设置市政水监测点34个、二次供水监测点10个，农村自备井按要求开展枯丰水期监测。

健康促进。全年举办11场区级健康讲座，学校、机关、农村、社区、企业等受众2501人次。利用媒体发布信息42篇、原创微博525条，转发微博1427条，共计粉丝20881人。定期质控和管理2018年安装的200个健康教育宣传栏。结合创建国家卫生区和全国健康促进区工作，完成对45家医疗机构、27个街镇、335个社区、23家机关单位、5家大型企业、169所中小学的培训和督导，完成7个街镇14个居委会1243份成人烟草监测的调查问卷。

【综合监督】公共卫生监督。辖区内公共场所3477户，应量化公共场所100%完成量化分级。监督检查22694户次，覆盖率100%，处罚821户次，罚没款96.77万元。

医疗卫生监督。对区内1233家医疗机构监督检查28180户次，覆盖率100%，处罚100户次，罚没款157.20万元。对市血液中心、各临床用血医疗机构监督检查80户次，传染病防治检查32736户次。

【妇幼健康】全区有19家助产机构，25355名孕妇分娩25899名新生儿，分娩量呈现下降趋势，剖宫产率38.79%。辖区孕产妇死亡2人，死亡率12.84/10万。新生儿死亡12人，死亡率0.77‰；婴儿死亡24人，死亡率1.54‰；5岁以下儿童死亡29人，死亡率1.86‰。新生儿出生缺陷576人，缺陷发生率22.24‰，主要出生缺陷为先天性心脏病、外耳及其他畸形、多指（趾）、隐睾、其他肾脏畸形和尿道下裂。

管理辖区0～6岁儿童142393人，儿童保健覆盖率98.32%，系统管理率97.16%。0～6岁儿童肥胖发生率2.74%。托幼园所在册儿童65745人，系统管理率98.83%。

开展"海淀区0～3岁托育机构现状及发展趋势研究""海淀区母婴设施建设现状调查及落实创文指标督导项目"。全区应配置母婴室场所157个，已配置母

婴室166个，母婴设施占地总面积940平方米。

【老龄健康】全区常住人口313.2万人，其中60周岁以上老年人57.8万人，65岁以上40.9万人。

老年健康服务。有养老服务机构65家，老年驿站60家，医养结合服务机构29家。确定中关村医院为海淀区老年健康指导中心，开展老年医学各类人才培训工作。承担4项国家级试点工作，包括推进医养结合试点、安宁疗护试点、老年人认知障碍管理和心理关爱项目、实施失能老年人综合评估与健康服务试点项目。组织13家医疗机构完成老年健康服务示范基地评审，落实老年医疗服务优待政策，全区18家二级及以上综合医院全部实现为老年人提供挂号、就医等便利；14家医院成立老年医学科，开设老年科病床484张。完成25家老年友善医院创建工作，共建设老年友善医疗机构32家，占全区应建机构的51.6%。

【计生服务】辖区婚检率37.8%。北京市海淀区妇幼保健院为免费孕前优生健康检查定点机构。

计生关怀。符合计划生育奖励扶助政策57530人，总发放金额7764.95万元。其中独生子女父母奖励发放金177.28万元，农村部分计划生育家庭奖励839.16万元，计划生育家庭伤残、死亡特别扶助金4098.26万元。发放独生子女父母一次性经济帮助金144万元，独生子女特扶家庭养老帮扶金915.7万元。计生家庭意外伤害保险投保115.91万元，继续"暖心计划"保险，投入90余万元支持镇街开展计生特殊家庭帮扶活动。

【医疗工作】区属医院全年出院51563人次，病床使用率59.15%，平均住院日10.10天。住院手术20336人次。医护比1∶1.18。全年献血26681人次38899.65单位，其中街头献血12548人次22494.7单位、团体献血14133人次16404.95单位。

对口支援。年内，完成对新疆、内蒙古、河北、湖北、四川等8个贫困地区99家医疗机构的对口支援任务。健康扶贫协作中突出"组团式"帮扶、精准培训、实地交流三大抓手，坚持以"提高受援单位管理水平、技术水平、重点科室服务能力"为核心的帮扶方向，有效提升受援地区整体医疗服务水平。共派出医务人员127人次，培训153场次1269人次；在京培训专业技术人才100人次，在京（通过网络）培训支援技术人才362人次；开展义诊会诊6928人次，救治贫困人口4526人次。与受援医院搭建远程会诊平台，开展联合远程会诊。航天中心医院与受援医院组织远程诊疗服务49次、远程培训3次；区妇幼保健院与受援医院开通远程诊疗服务，会诊29人次。

中医工作。开展海淀区名老中医药专家学术经验传承工作，22名传承人完成为期3年的学习并通过第三年度考核。开展中医经方培训暨中医经方读书会活动，190余人参加；全年线上授课31次，读书辅导及专题讲座10次，累计培训7000人次。建设海淀区艾灸工作室，评选蓟门里等6个社区卫生服务中心为海淀区示范艾灸工作室，清河等13个社区卫生服务中心及站为海淀区艾灸工作室。

【信息化建设】区属单位全年信息化建设总投入286.2万元。投入使用的智慧卫生一期各模块运行高效，区域卫生及公共卫生平台、医疗联合体平台已提交第三方测试，公卫平台妇幼保健系统具备初验条件；海淀医院自筹资金项目完成终验；智慧卫生二期进展顺利，区精神卫生防治院信息化建设项目通过项目初验；羊坊店医院项目的门诊、住院等核心模块上线运行稳定；上地医院项目、中关村科学城科技应用场景智能语音项目及区域影像平台提升项目公开招标。继续加强医疗机构信息互联互通，构建区域整体医疗模式，完成69家非区属社区机构政务云集中部署，集中部署率达96%。完善智慧卫生项目顶层设计及项目管理，召开区属医院及社区医疗机构座谈会，编制智慧卫生"十四五"规划；拟订《智慧卫生项目建设管理办法》，规范区属各单位项目立项、审批、验收、测评、等级保护等。

【经费管理】年度收入总计796252.64万元，其中本年收入762006.10万元、使用非财政拨款结余（即用事业基金弥补收支差额）23251.65万元、结转和结余10994.89万元。全年支出765982.10万元，结余分配4586.06万元，年末结转和结余25684.48万元。

【基本建设】在建项目7项，建筑面积307601平方米；全年基建总投资87792万元，全部为财政资金。其中，医院建设4项，建筑面积294766平方米，资金86477万元，分别为海淀医院改扩建医技综合楼项目、北部医疗中心项目、海淀医院改造项目、苏家坨中心医院建设项目；社区卫生服务中心项目2项，建筑面积5000平方米，资金815万元，分别为永丰新H地块社区医疗服务中心、翠湖新增D21地块社区医疗服务中心；卫生院建设1项，建筑面积7835平方米，资金500万元，为上庄卫生院建设工程。开展海淀区雪亮工程卫生机构视频监控联网项目工作。

【海淀区卫生健康委领导】工委书记：甄蕾；主任：李劲涛；副书记：李劲涛、黄雪松；副主任：张宇光、桂小海、张寰、赵成芳、王凯。

（撰稿：刘春红　审核：马向涛）

丰台区

【概况】辖区出生7467人，出生率6.44‰；死亡9750人，死亡率8.41‰；人口自然增长率–1.97‰。因病死亡9472人，占死亡总人数的97.15%。死因顺位前十位依次为：心脏病，恶性肿瘤，脑血管病，呼吸系统疾病，内分泌、营养和代谢疾病，消化系统疾病，损伤和中毒，神经系统疾病，传染病，精神障碍和泌尿、生殖系统疾病。户籍人口期望寿命82.71岁，其中男性80.26岁、女性85.32岁。

【改革与管理】持续深化医疗卫生改革，直属公立医院全部完成公立医院章程的制定。11月30日，区委区政府印发《加强丰台区公共卫生应急管理体系建设三年行动计划（2020—2022年）》；12月8日，区卫生健康委印发《加强丰台区公共卫生应急管理体系建设三年行动计划（2020—2022年）实施方案》。

结合居民疾病谱及死因顺位等，构建"1+1+N"（即1家三级医院+1家二级医院+社区医院）的纵向紧密型专科医联体建设模式，制发《丰台区紧密型专科医联体管理办法（暂行）》，形成以统筹规划、稳步推进为原则，以自主申报、专家评审、公平竞争、择优立项、动态管理为工作机制的专科医联体管理机制。试点6个紧密型专科医联体，包括北京天坛医院丰台区急诊抢救诊疗中心（丰台医院）、北京天坛医院丰台区神经外科诊疗中心（丰台医院）、北京天坛医院丰台区神经病学全程慢病管理诊疗中心（南苑医院）、北京天坛医院丰台区神经病学中西医结合诊疗中心（丰台中西医结合医院）、北京天坛医院丰台区脑血管病诊疗中心（铁营医院）、中国康复研究中心丰台区骨与关节康复诊疗中心（铁营医院）。已建立医联体合作关系78个，其中包含9家社会办医疗机构。区内23个社区卫生服务中心全部加入医联体。

年内，长辛店社区卫生服务中心更名为丰台社区卫生服务中心，南苑社区卫生服务中心更名为和义社区卫生服务中心。8月31日，丰台中西医结合医院正式接管中国北方车辆研究所职工医院，将原中国北方车辆研究所职工医院设置为丰台中西医结合医院槐树岭院区。9月30日，丰台区新建5家急救站全部通过北京市卫生健康委验收，10月1日正式开通运行。

【社区卫生】有社区卫生服务中心23个，其中区政府办13个，正常运行21个；社区卫生服务站157个，其中区政府办60个，正常运行146个。完成21个社区卫生服务中心及139个社区卫生服务站的标准化建设。全区社区卫生服务机构在岗4526人，其中卫生技术人员3472人，包括全科医生503人、护士902人。

全年社区卫生服务机构门诊778.2万人次、急诊5500人次、出诊6718人次。家庭医生签约71.89万人，签约率35.50%；其中重点人群签约38.50万人，签约率97.78%。建立居民个人健康档案163.81万份，建档率80.89%；其中电子健康档案162.39万份，建档率80.19%，电子健康档案使用率55.91%。

与市区10家二、三级医院签订对口支援协议，支援专家涵盖内科、外科、妇科、儿科等主要专业。全年上转患者98943人次，其中执单上转87828人次，向医联体大医院转诊11379人次；下转4742人次，其中执单下转4617人次，医联体大医院下转925人次。

【农村卫生】村卫生室16个，均为村办，覆盖率100%。乡村医生岗位217个，其中乡村医生143人、执业（助理）医师74人。全年诊疗1.86万人次。岗位培训1次。

【疾病控制】传染病防治。报告乙类传染病2003例，死亡22例，发病率排在前三位的是流行性感冒、其他感染性腹泻病和肺结核，发生急性胃肠炎疫情44起。HIV感染者2347例，AIDS病例1119例，其中新增HIV/AIDS 189例，死亡4例。报告手足口病239例、布病1例。

新冠肺炎疫情防控。1月21日，丰台区报告首例新冠肺炎确诊病例。1月23日，确定丰台区中西医结合医院作为新冠肺炎定点救治医院。1月28日，丰台区首个集中隔离观察点启用。6月11日，北京市报告本地新增新冠肺炎确诊病例1例，锁定疫源地为新发地市场。6月12日，对市场及周边12个小区实施封闭管控，72小时内完成牛羊肉综合大厅916人、新发地市场1.1万人、周边小区4.4万名居民核酸筛查。6月15日，国家疾控中心、江苏省和河南省疾控中心、北京市各区疾控中心相关专业人员驰援丰台区；确立北京市丰台区南苑医院为新冠高风险人员定点救治医院。8月6日，丰台区在院新冠肺炎病例清零。10月26日，丰台医院、南苑医院、丰台区中西医结合医院被确定为区级核酸检测基地。年内，全区报告新冠肺炎确诊病例274例，其中重型4例、普通型214例、轻型56例；报告无症状感染者23例，完成流行病学调查658次。启用集中隔离点45个，累计接收集中隔离观察13360人。完成区级定点收治机构、高风险人员定点医院改造建设和医护人员配备，累计诊断收治确诊、疑似、无症状感染者315人，收治高风险人员489人，1名患者成为全市首例捐献血浆的新冠肺炎痊愈患者。在全市率先全面推行"双专员""双进入"机制，社区卫生服务中心主任进入街乡镇，兼职担任街乡镇主任（乡镇长）助理，408名专业医务人员进入社区（村），兼职担任社区（村）居（村）委会主任助理、公共卫生委员会副主任委员，基本实现街乡镇、社区（村）全覆盖，同时由社区卫生服务机构主任及家庭医生分别担任街乡镇、社区（村）公共卫生专员，在社区（村）、各机关企事业单位及非公组织配备专职或兼职健康专员，充分发挥卫生服务机构专业优势，提升基层公共卫生治理能力，持续做好常态化疫情防控。

慢病防治。新建19个健康示范社区和4家健康示范餐厅食堂、1家健康超市。在全区免费开展心血管病高危人群筛查、癌症早诊早治、脑卒中筛查和窝沟封闭预防龋齿等民生工程。完成城市和农村癌症早诊早治临床筛查906例，完成990名居民的心血管病初筛调查和251名高危对象的临床筛查、2740人长期随访，完成3797例肿瘤患者的社区随访。

精神卫生。在册严重精神障碍患者8265人，报告患病率3.926‰。在册患者规范管理率94.79%，在册患者规律服药率87.62%，在册精神分裂症服药91.74%，在册患者面访率86.63%。免费服药政策惠及率77.19%。监护人看护管理补贴累计申请6426人，监护人补贴申领率85.26%。

学校卫生。完成13所近视监测点3540名学生的筛查，其中6岁儿童近视率9.16%、小学生近视率37.66%、初中生近视率76.10%、高中生近视率82.18%、职高生近视率70.20%，总近视率55.85%，较上年下降1.8个百分点。学校暴发流感疫情3起43例。幼儿园急性胃肠炎暴发疫情1起35例。

计划免疫。基础免疫接种132652人次，加强免疫接种108385人次；流动人口基础免疫接种74303人次，加强免疫接种46419人次。应急接种3种疫苗42人次。计划外疫苗24种，接种321712人次。接种不良反应报告61例，其中计划内疫苗43例、计划外疫苗18例。流感疫苗免费接种171183人，其中60岁以上老年人86657人、中小学生79456人、保障人群335人；自费接种73813人。

职业卫生。职业病网络报告4例，其中尘肺新发1例、尘肺晋级1例、尘肺复诊1例、排除尘肺1例。疑似职业病11例。

食品卫生。食源性致病菌监测采样157件，检出沙门菌1件、单核细胞增生李斯特菌3件。食品中化学污染物及有害因素监测样品301件，合格率100%。食源性疾病监测标本224件，检出阳性标本11件。报告单核细胞增生李斯特菌感染病例2例，其中右安门医院1例、佑安医院1例。

生活饮用水监测。5个农村环境综合整治建制村水质合格率100%。

健康促进。中共北京市丰台区委直属机关工作委员会、北京市丰台区总工会联合印发《丰台区健康促进机关创建工作方案》，推进健康促进机关的创建工作。培养家庭保健员800人。全区有控烟示范单位82家。控烟监督检查4087户次，不合格108户次；处罚个人66人，罚款3300元；处罚单位37家，罚款17.60万元。接投诉举报323件，办结323件。

【综合监督】公共卫生监督。有公共场所2609户，监督检查11769户次，监督覆盖率99.85%，合格率91.98%。实施行政处罚858起，罚没款75.88万元。量化分级2148户，量化率89.99%。

医疗卫生监督。有医疗卫生机构526户，监督检查3702户次，监督覆盖率97.53%，合格率98.84%；行政处罚27起，罚没款15万元。医师多机构备案2155人。处罚无证行医16户次，罚没款67.93万元。

【妇幼健康】常住孕产妇死亡1人，死亡率7.56/10万；新生儿死亡15人，死亡率2.01‰；婴儿死亡23人，死亡率3.08‰；5岁以下儿童死亡25人，死亡率3.35‰。围产儿出生缺陷发生率16.83‰，主要出生缺陷为外耳及其他畸形、先天性心脏病、多指（趾）。

【老龄健康】全区常住人口中60周岁及以上老年人口478986人，占常住人口23.7%；其中65岁以上老年人320020人，占常住人口15.8%。

全区养老服务机构43家，养老中心28家，老年驿站68家。65岁及以上接受健康管理老年人167900人，管理率70.84%。为符合条件的居家养老老年人签订居家医养结合协议1238人，提供肌肉注射、管道护理、伤口护理、健康教育、心理咨询、健康管理等上门服务17558人次。10月20日，西罗园、王佐镇等10个社区卫生服务中心通过市级老年示范基地验收。11月26日，宛平社区卫生服务中心、铁营医院等11家医疗机构通过市级老年友善医疗机构验收。

举办丰台区"孝顺之星"命名活动，评选出64名

"孝顺之星"。围绕"孝顺之星"命名活动，以"孝亲敬老"为主题，开展主题宣传周活动，活动期间组织各类活动160余场次。

【计生服务】区妇幼保健院为婚前、孕前健康检查定点医院。全年结婚登记中初婚8798人，婚检5135人，婚检率58.37%，疾病检出率7.58%。孕前优生健康检查3915人，孕检率37.53%；检出异常1533例，异常检出率39.16%。个体化指导婚前、孕前优生健康检查的夫妇，并提供免费叶酸。指导孕前检查异常的夫妇进行相应的检查或治愈后再备孕；对疑难症不能确诊者，转诊至相应机构进一步诊治。

全年计划生育家庭奖励合计5895.82万元，其中独生子女父母奖励14158人79.57万元；独生子女父母年老时一次性奖励4150人415万元；独生子女父母一次性经济帮助181人181万元；农村部分计划生育家庭奖励扶助8057人1691.97万元；独生子女家庭特别扶助4541人3528.29万元。

"真情关怀·暖心行动"发放慰问金399.4万元。1997名计划生育家庭特殊扶助人员及2544名计划生育家庭伤残扶助人员按1户2名联系人的原则，建立日常联络和沟通。开展丰台区第十二届"幸福家庭之星"评选，5个乡（镇）共推选出"幸福家庭之星"60户。开展第九届"幸福宝宝大赛"，20个街（乡镇）109个家庭参加。申报北京市"暖心计划"保险项目，男满60岁、女满55岁可领取养老保险金2900元。

【医疗工作】区属医院全年出院20206人次，病床使用率45.63%，平均住院10.4天。住院手术6088人次。医护比1∶1.25。

对口支援。与河北省涞源县，内蒙古扎赉特旗、林西县，青海省治多县共建立结对协作关系37个，向受援地区派驻医疗卫生技术人员68人次，接收受援地区59名医务人员来京进修学习。丰台区5家医疗机构与房山区18家社区卫生服务机构形成对口协作关系。

中医工作。继续落实21个社区卫生服务中心的名中医身边工程。培训健康养老护理员100人。持续开展高层次人才扎根基层五联动项目。完成南苑医院和蒲黄榆社区卫生服务中心两家中医药健康文化体验馆的建设。依据《丰台区国家中医药综合改革试验区工作方案》，推进丰台区中医药博物馆二期建设工程。开展丰台区中医药文化资源调查。基层医疗卫生机构中医诊疗量占基层医疗卫生机构诊疗总量百分比达到27.79%。开展丰台区第二批老中医药专家学术经验继承工作，进入到第三年学术经验传承阶段。12月11日，市中医局组织专家对丰台区进行全国基层中医药工作先进单位复审验收。

血液管理。全区设街头采血点6个，采血屋2个、采血车1辆、采血方舱3个。全年采血39332.2单位，其中全血38745.2单位、成分血587单位。全年供血39782.5单位。区属医院用全血604单位，悬浮红细胞1541.5单位、报废251单位，悬浮少白红细胞29单位、报废12单位，血小板130治疗量，血浆62400毫升、报废4600毫升；自体采血411单位。

【信息化建设】全年区属单位信息化建设总投入2000余万元。完成铁营医院康复数字化管理系统、精神病防治院新院信息化建设、马家堡社区卫生服务中心HIS切换及智能取药柜等新建项目，完成社区管理中心丰台"身边家医"系统，纸质病案数字化项目等重点项目。

区域性项目中，北京市基层医疗与公共卫生管理服务信息系统项目（CIS）完成更新上线，全区23个社区卫生服务中心及其下属站完成升级改造；丰台区人口健康平台项目在继续增量数据数量、持续提升数据质量、推广应用功能使用的同时，二期建设完成区级信息化评审及财政评审。

【经费管理】全区卫生系统经费收入553375.85万元，其中财政拨款206241.19万元、事业收入334686.38万元、其他收入12448.28万元。经费支出548710.38万元，其中基本支出398826.31万元、项目支出149884.07万元。

【基本建设】丰台医院提质改建项目主体结构封顶，二次结构完成30%；3月25日，北京口腔医院迁建项目实现复工复产；丰台区中西医结合医院二期工程完成可研报告评估。区精神病防治院选址地点确定为丰台区王佐镇GZ-2地块。

【创建国家卫生区】5月26日，丰台区召开创建国家卫生区启动大会。9月10日，印发《丰台区深入持久开展新时代爱国卫生运动，全面助力国家卫生城区创建3年行动方案》。成立爱国卫生运动暨创建国家卫生区工作领导小组，推进基层爱国卫生运动组织建设，形成常态化工作机制，丰台区各社区（村）、机关企事业单位和非公组织共建立20688个爱国卫生组织机构。

全面开展筒子楼简易楼治理工作。制定《丰台区在筒子楼简易楼开展爱国卫生运动的工作方案》，实施66个"三无小区""失管小区"专项治理。按照"四有一无"标准，治理地锁，拆除违法建设，改善小区环境。总投资1.2亿元，精细化整治提升75条背街小巷的环境。5964条背街小巷纳入专业化管理，实现背街小巷全过程、全时段、全覆盖监管。

开展21次周末卫生日活动，社区党员、居民、志愿者24万人次参与，清理大街小巷3.4万条，清理垃圾超4500吨。推动农村旱厕改造，落实病媒生物防制工作，加强食品行业监管，指导新发地市场整治环境秩序，拆违4.5万平方米，安装各类道路标识、标志牌177个，优化撤除隔离护栏3974米，粉刷、修补墙面9965平方米。

【**丰台区卫生健康委领导**】党委书记、主任：刘婉莹；副书记：谷守贺；副主任：曹苁、牛仓林、刘鹏（自9月）。

（撰稿：米 兰 审核：项 娜）

石景山区

【**概况**】本区户籍人口出生2476人，出生率6.36‰；死亡3175人，死亡率8.15‰。死因顺位前十位依次为：恶性肿瘤，心脏病，脑血管病，呼吸系统疾病，内分泌、营养和代谢疾病，消化系统疾病，损伤和中毒，神经系统疾病，泌尿、生殖系统疾病，精神和行为障碍。人均期望寿命82.62岁，其中男性79.81岁、女性85.76岁。

【**改革与管理**】9月25日，按照区委组织部《关于调整部分单位党组织及党组设置的通知》，撤销中共北京市石景山区卫生健康委员会党组；成立中共北京市石景山区卫生健康委员会，统一管理卫生健康系统党组织，隶属于区委，由区委组织部代区委进行管理，原中共北京市石景山区卫生健康委员会机关委员会自然撤销。9月，中共北京市石景山区卫生健康委员会，被中共北京市委授予北京市先进基层党组织，石景山区卫生健康委被中共北京市委、北京市人民政府授予抗击新冠肺炎疫情先进集体。

首钢医院被确定为全国"互联网+护理服务"试点单位，通过线上APP的方式，开展医院社区一体化的延续护理模式，全年服务264人次。持续推进3个区域医联体建设，开展预约诊疗、双向转诊、技术帮扶、人才培养等工作，同步推进儿科专科医联体建设。

全区26个医疗质控中心开展新任期选举，并新增门诊、病理、心血管介入、感染性疾病科4个质控中心，开展院感专项督导检查、药品带量采购、病案管理等各类医疗质量专项检查，举办急诊研讨会、京西口腔学术年会、抗菌药物管理、即时检验规范化应用项目等学术交流活动。

准入管理。完成医疗机构登记注册10家，中医诊所备案2家，机构注销21家。办理执业医师首次注册51人次、变更注册265人次，多执业机构备案323人次；护士首次注册28人次，重新注册10人次，延续注册126人次，变更注册140人次，更换主要执业机构189人次，注销2人次，多执业机构备案49人次。

【**社区卫生**】运行社区卫生服务中心10个、站39个。社区卫生服务机构全年诊疗221.68万人次，占全区总诊疗量的35.82%。返聘专家80人，其中高级职称30人、中级职称50人，专家共计出诊16020天，门诊294372人次，带教1717人次，宣教32372人次，健康咨询66649人次，查房5691人次，培训187人次。至年底，家庭医生签约226190人、签约率39.68%，其中重点人群签约127539人，签约率95.56%。全区居民个人电子健康档案464408份，电子建档率81.48%。高血压健康管理44617人，规范管理32530人，规范管理率72.91%；血压达标27917人，血压控制率62.57%。糖尿病健康管理21953人，规范管理16509人，规范管理率75.20%；血糖达标13205人，血糖控制率60.15%。老年人健康管理47347人，健康管理率71.7%；老年人中医药健康管理44538人，健康管理率67.48%。完成0～36个月儿童中医药健康管理10596人，健康管理率78.8%。

年内，区卫生健康委启动2020年度石景山区重要民生实事第9项——"病有所医"项目，为全区36个社区卫生服务机构进行无障碍设施建设，同时对金铸阳光苑和西黄村社区卫生服务站进行标准化装修改造，并于11月竣工。

【**疾病控制**】传染病防治。甲类传染病发病1人。乙类传染病发病378人，死亡5人，发病率前三位的疾病为肺结核、痢疾和梅毒。布病发病2人。甲、乙类传染病报告发病率73.68/10万。结核病患病150人，其中新发病129人，死亡1人。性病新发病97例，无死亡。艾滋病患者785人，其中新发病43人，死亡22人。

新冠肺炎疫情防控。1月27日，启动第一家集中隔离健康监测点（万商如一酒店），全年累计启动9家集中隔离观察点。组建9支疫情期间复工复产技术指导组，从2月底至3月底，每日对辖区内复工复产单位疫情防控工作开展技术指导，共指导单位2463家。4月19日起，对40余所中小学进行开学复课前疫情防控评估。疫情期间，构建"医院、社区、家庭"和"线上互动、线下互补"为基础"三横两纵"的中西医结合防疫工作格局。一是以定点医院为核心整合区域中医类医疗机构技术力量，将"临床诊疗+课题科研"医研合一，提升定点医院的中西医结合救治能力；区定点医院建立中西医协同工作机制、中医西医双查房工作制度，新冠肺炎救治组设置中医、西医双组长。二是发挥社区卫生服务中心中医科力量，预防为主、收治为辅，对重点人群中药预防性投药，为新冠肺炎密接人员、重点地区返京人员、一线医务人员、一线防控人员、复产复工人员等10类重点人群提供中药预防饮93281剂。三是面向各街道社区家庭和居民，将"科普传播+养生保健"宣教合一，利用家医团队和中医诊所，向社区居民提供居家预防和治未病保健知识。全年新冠肺炎确诊病例19人（其中重型1人、普通型12人、轻型6人），其中死亡1人。调查处置确诊病例、疑似病例、抗体阳性等183起相关疫情。管理确诊病例、无症状感染者的密切接触者296人，其中转确诊4人；管理次级密切接触者99人、疑似病例的密切接触者389人。累计排查医院重点病例305例，其中确诊12例（含转外区2例，境外输入1例）。

学校卫生。全区中小学生35038人。年内接报1起10例以上集中发热疫情。

慢病防治。开展北京市脑卒中高危人群随访干预项目，完成随访285人，其中死亡1人。开展心血管病高危人群早期筛查与综合干预项目，完成初筛调查2928人、高危调查149人。开展城市癌症早诊早治工作，对五大高发癌症（肺癌、乳腺癌、结直肠癌、肝癌、上消化道癌）进行危险因素评估，完成居民问卷调查及高危人群评估1561人，筛查出肺癌等各类高危人群845人次，完成各类临床筛查292人次，其中筛查肺癌94人次、乳腺癌154人次、肝癌30人次、上消化道癌9人次、结直肠癌5人次。

计划免疫。12种计划内疫苗接种81315人次，不良反应报告20例；23种计划外疫苗接种75029人次（包括本地和流动人员），不良反应报告7例；应急接种疫苗2种527人次。流动人员计划内疫苗接种31321人次。接种流感疫苗61770人，其中免费接种45655人，包括学生20508人、60岁以上老人22203人、保障人员453人、医务人员1458人、中小学教师1033人，自费接种16115人。

职业卫生。重点职业病监测共提交24个用人单位

3545人的职业健康检查信息，其中岗前体检25人、在岗体检3501人、离岗后体检19人。区职业病报告网上报疑似职业病5例（疑似电光性眼炎3例、疑似苯中毒2例）、尘肺病3例。

精神卫生。全区在册严重精神障碍患者2775人，报告患病率4.654‰；在册患者规范管理率94.9%，在册患者服药率93.59%，在册患者规律服药率90.97%，精神分裂症患者服药率93.49%，在册患者面访率92.02%；免费服药1920人，免费服药率69.19%。

食品卫生及生活饮用水监测。区疾控中心共监测201件化学污染物和215件食品微生物样品，其中6件婴幼儿面条超过国际食品法典委员会和欧盟DON限量值，在2件外卖配送餐中分别检出沙门菌和单核细胞增生李斯特菌，并在现场制售的1件熟肉制品、3件凉拌菜和1件凉皮中检出单核细胞增生李斯特菌。监测二次供水和末梢水共168件，均合格。

健康促进。健康促进学校49所，健康促进医院22家，控烟单位20家，无烟医疗机构22家。

口腔卫生。推进"儿童乳牙口腔保健与健康促进项目"等各项口腔公共卫生服务，全年窝沟封闭预防龋齿项目覆盖50所学校2989名儿童，牙齿6249颗；氟化泡沫服务幼儿园58所2144人次。

【综合监督】公共卫生监督。辖区内公共场所902户，量化分级97.20%。生活饮用水635户，学校卫生98户。开展经常性监督检查7651户次，覆盖率100%，合格率96.72%；处罚211起，罚款13.91万元。

医疗卫生监督。监督检查6880户次，覆盖率100%，合格率93.88%；处罚59起，罚没款11.11万元。打击非法行医，取缔黑诊所5个，处罚4起，罚没款11万元。

【妇幼健康】户籍人口出生2415人。无孕产妇死亡；新生儿死亡4人，死亡率1.62‰；婴儿死亡7人，死亡率2.83‰；5岁以下儿童死亡12人，死亡率4.85‰。新生儿严重出生缺陷发生率3.44‰，主要为唐氏综合征、肢体短缩畸形、脐膨出、无脑儿。

【老龄健康】年底，辖区常住人口57万人，其中户籍人口38.9万人。常住人口中60周岁及以上老年人口9.2万人，占16.14%；80周岁及以上户籍老年人口2.07万人，占户籍人口的5.32%；百岁以上户籍老年人20人。全区有养老服务机构17家、社区养老服务驿站40个，其中医养结合养老机构6家。实现区内9个社区卫生服务中心与57家养老机构对接，签约率100%。在6个社区卫生服务中心开展老年友善工作试点，金顶街社区卫生服务中心被市卫生健康委评为北京市老年健康服务示范基地，首钢医院入选北京市首批安宁

疗护工作示范基地。

【计生服务】全年婚检1987人，其中初婚婚检1980人，初婚婚检率52.80%；疾病检出率1.11%，其中初婚疾病检出率0.91%。区妇幼保健院（辖区免费孕前检查定点医院）在区婚姻登记处设置婚前保健服务中心，8月3日起正式开展一站式婚前检查服务，免费孕前检查629对。

落实计生政策。全年发放独生子女父母奖励费5536人31.67万元，独生子女父母一次性奖励1895人189.5万元，一次性经济帮助57人55.5万元，特别扶助金1697人1305.68万元。

强化避孕药具服务。开展免费避孕药具项目评估暨满意度调查，掌握药具运行情况。全区药具发放网点192个，其中24小时免费自助发放机62个，发放药具760箱。

【医疗工作】全区公立医院医疗费用减少15.88%，药占比（不含中药饮片）30.78%，百元医疗收入（不含药品收入）中消耗的卫生材料费为31.11元。

对口支援。辖区内有16家医疗卫生机构参与对口帮扶工作，构建了区卫生健康委、二、三级医院和社区卫生服务机构三级扶贫网络。对青海省称多县、河北省顺平县、内蒙古宁城县和莫旗4个贫困地区开展帮扶，并依托信息化手段，开展远程教学、培训、会诊等，加强受援地学科建设。全年派出医疗卫生技术人员45人，接收来京进修53人；举办各种培训90余次，培训2700余人次。投入扶贫资金437万元，为4地基层卫生院购置超声设备、生化分析仪、康复训练仪等医疗设备。

中医工作。中医传承工作室建设：名中医传承工作室建设项目共遴选32名市、区级名中医专家作为指导老师，建设32个工作室，遴选继承人56人。按照每年每个工作室建设经费3万元、继承人经费1万元的标准，共拨付经费152万元。中医健康文化馆建设：确定广宁社区卫生服务中心和北京首颐中医医院为北京中医药健康文化体验馆试点建设单位。体验馆依托互联网、人工智能等信息化技术，传播中医药知识和健康养生理念。

血液管理。全年无偿献血11866.5单位，其中辖区69家单位团体无偿献血3776.2单位、街头采血8090.3单位。医疗用血11157.5单位。组织动员6名新冠肺炎康复患者参与捐献活动，其中3人捐献血浆600毫升。

【经费管理】全年收入202363.92万元，其中财政拨款48132.03万元、事业收入38031.14万元；总支出199665.58万元。

【石景山区卫生健康委领导】党委书记、主任：葛强；党委副书记、副主任：臧铁青；副主任：张雪飞。

（撰稿：王　芹　审核：王　磊）

门头沟区

【概况】辖区户籍人口出生率6.91‰，死亡率8.71‰，自然增长率–1.80‰。因病死亡2150人，占死亡总人数的96.98%。死因顺位前十位依次为：心脏病，恶性肿瘤，脑血管病，呼吸系统疾病，消化系统疾病，内分泌、营养和代谢疾病，损伤和中毒，神经系统疾病，传染病，泌尿、生殖系统疾病。户籍人口期望寿命81.70岁，其中男性79.10岁、女性84.49岁。

【改革与管理】医联体建设。区内有2个区域医联体、1个紧密医联体。区域医联体成员单位17家，其中三级医院1家、二级医院3家、一级医院13家。

人才队伍建设与人才引进。年内，区卫生健康监督所招录行政执法公务员2人。事业单位招录33人，其中硕士研究生8人、本科生25人。引进检验科副主任医师1人。2名医学检验技术专业专科医学定向生回区工作。

【社区卫生】有社区卫生服务中心11个，其中政府办9个、社会办2个；社区卫生服务站25个，其中政府办20个、社会办5个。卫生人员717人，其中医生255人、全科医生118人、护士204人。全年门诊877674人次，上门服务793人次。有6个中心、11个站完成标准化建设。家庭医生签约133360人，签约率38.19%；重点人群签约80706人，签约率94.12%；65岁及以上老年人签约44538人，签约率92.79%。二、三级医院对口支援社区卫生350人；上转患者43793人次，下转16人次。居民个人健康档案249859份，建档率71.55%，使用率52.99%，健康档案电子化率100%。

【农村卫生】有村卫生室147个，其中村办146个、私人办1个。通过巡诊及邻村提供服务的方式，实现村级医疗卫生服务全覆盖。全年诊疗71014人次。乡村医生119人，当年考核合格的乡村医生112人，培训

1295人次。与首都医科大学合作，定向培养乡村医生2人。

【疾病控制】传染病防治。乙类传染病发病396例，死亡4例，发病率居前三位的疾病为肺结核、痢疾、梅毒。结核病报告190例，其中新发病139例；艾滋病登记现住病例163例，其中新发病24例；性病新发病166例。人畜共患疾病（布病）发病1例。

新冠肺炎疫情防控。截至2021年2月，辖区累计新冠肺炎确诊病例5例，均为轻症。管理密切接触者237人、次级密切接触者270人。出动流调人员1716人次，完成流行病学调查216人次。

慢病防治。高血压患者规范管理18913人，规范管理率73.67%；糖尿病患者规范管理9438人，规范管理率76.08%。

精神卫生。有精神障碍患者2105人，报告患病率5.43‰。6类严重精神障碍患者1798人，其中在管患者1728人，规范管理患者1717人，严重精神障碍在册规范管理率95.49%。免费服药患者1160人。

学校卫生。10月，区卫生健康委、区教委对8所中小学校、托幼机构的2201名6～18岁学生和儿童进行近视抽样调查。检出视力不良1458人，检出率66.24%；近视1145人，佩戴角膜塑形镜26人，近视率53.20%。

计划免疫。计划内疫苗接种13种75482人次，不良反应报告24例；计划外疫苗接种21种56135人次，不良反应报告12例。应急接种水痘疫苗19人次、麻风腮疫苗1人次；流动人员接种麻风疫苗10人次、流脑疫苗11人次。流感疫苗接种37245人，其中免费疫苗31443人、自费疫苗5802人。

职业卫生。有接触毒害物质单位44家，职工3349人。全年职业健康监督执法230家次，检测34家。应体检职工614人，实检614人。新发职业病560例，均为尘肺；尘肺晋级20例，疑似尘肺25例；死亡60例。

食品卫生及生活饮用水监测。开展食品安全风险监测245件。监测食源性腹泻病例172例，进行沙门菌、副溶血性弧菌、志贺菌、致泻性大肠埃希菌、耶尔森菌、空肠弯曲菌、肠出血性大肠埃希菌O157∶h7、创伤弧菌检测，检出致病菌阳性25例。抽样66例粪便标本进行诺如病毒、轮状病毒检测，检出阳性14例。城市末梢水、二次供水、自建供水、农村集中供水、农村学校供水等水质监测228件，合格225件。

健康促进。全区17家医疗机构举办线下健康大课堂132场，受众5771人次；线上健康大课堂34场，受众3437人次。通过门头沟疾控官方微信平台进行"无烟家庭"创建和评选活动，有607个家庭参与"无烟家庭"创建，并在创建成功后参与每日打卡及控烟知识学习。创建控烟示范单位12家。开展"万步有约"职业人群健走激励大赛，各部委、区总工会等40余家单位987名职工参加，组建71支参赛队伍。截至6月（按照北京市政府《关于向街道办事处和乡镇人民政府下放部分行政执法权并实行综合执法的决定》，自7月1日起，原由卫生健康部门行使的控制吸烟、除四害等方面的全部行政处罚权下发至街道办事处和乡镇人民政府），控烟监督检查1766户次，行政处罚22家，罚款3050元。培养家庭保健员400人。

【综合监督】公共卫生监督。有公共场所408家，量化分级408家。经常性监督检查407家，合格率77.2%；处罚112家（有证单位93家、无证单位19家），罚款6.90万元。

医疗卫生监督。医疗机构监督检查1029户次，覆盖率100%，合格率99.90%；处罚1起，罚款3万元。传染病和消毒监督检查837户次，覆盖率100%，合格率95.81%；处罚35起，罚款3.70万元。开展打击非法行医巡查31次，联合公安、市场管理等部门执法19次；接到并处理相关投诉举报13起，取缔非法行医黑诊所和黑摊点7家，做出行政处罚4起，罚没款共计138410元，加处罚款3万元。办理医师多点执业43人。

【妇幼健康】无孕产妇死亡。新生儿死亡1例，死亡率0.57‰；婴儿死亡4例，死亡率2.28‰；5岁以下儿童死亡4例，死亡率2.28‰。户籍围产儿1763例，发生出生缺陷5例，出生缺陷发生率2.84‰。出生缺陷为副耳3例、并指（趾）1例、尿道下裂1例。

【老龄健康】常住人口34.4万人，其中60岁以上8.1万人，占23.55%；65岁以上4.8万人，占13.95%。户籍人口25.47万人，其中60岁以上7.29万人，占28.62%；80周岁及以上1.017万人，占3.99%；百岁以上老年人22人。

有养老机构11家、医养结合机构2家，建设完成养老服务驿站3所。依托区中医医院建成区级老年健康服务指导中心。养老机构食堂全部达到"阳光餐饮"建设要求。在龙泉镇水闸西路社区和大峪街道新桥社区实施老年人心理关爱项目试点。京煤集团总医院开设老年医学科和面向老年疾病的多学科MDT门诊。京煤集团总医院及斋堂、大台、东辛房、潭柘寺、妙峰山社区卫生服务中心共6家医疗卫生机构创建老年友善医疗机构并通过市级验收。东辛房社区卫生服务中心被评为北京市老年健康服务示范基地及全国"敬老文明号"。

落实养老机构床位运营资助、养老照料中心建设补助、养老服务运营补贴等扶持政策，共发放养老驿站建设补贴283万元，驿站流量补贴160万元，养老机构运营补贴230.28万元，为养老机构和驿站发放疫情期间运营补助资金135.65万元，为王平镇养老照料中心发放设备补贴37万元。投资64.92万元，为全区2.88万名70周岁及以上老年人投保意外伤害保险。春节期间，为全区196名高龄困难老年人发放慰问金11.76万元。举办第五届"情系敬老情，夕阳展风采"老年健身操舞比赛、第五届"庆重阳"老年人象棋比赛和第33届"金秋杯"老年门球赛。

【计生服务】生殖健康。婚检率62.70%，疾病检出率1.62%。孕前优生健康检查515对，免费孕前优生健康检查率100%。在青少年中开展生殖健康问卷调查，进入学校或通过线上教育为青春期学生举办生殖健康教育培训5场。开展育龄妇女人流术后关爱活动，生殖健康教育率100%。

计生关怀。全区享受奖扶、特扶2761人，其中享受奖扶1856人、死亡特扶365人、伤残特扶540人。新增奖扶对象353人，退出39人；新增死亡特扶42人，退出9人；新增伤残特扶41人，退出8人。7月，奖励扶助和特别扶助金全部发放到位，共1150.56万元。年内，开展一次性家庭救助和一次性经济帮助工作，审核通过一次性家庭救助12例、一次性经济帮助11例，共发放资金17万元。

【医疗工作】区属医院全年出院43944人次，病床使用率71.73%，平均住院日9.32天。住院手术8926人次。医护比为1∶1.16。

对口支援。门头沟区对口支援内蒙古察哈尔右翼后旗、武川县，河北省涿鹿县，西藏拉萨市堆龙德庆区，共7家医疗卫生单位与受援地14家单位签署结对帮扶协议；选派20名专业技术人员赴受援地区支援，接收来京进修学习60人；拨付帮扶资金90万元，其中疫情防控资金60万元、北京名医助力传染病防控项目15万元、武川县贫困卫生室建设费用10万元、堆龙德庆区远程影像费用5万元。西城区派驻门头沟区医师765人次，接待门急诊患者2547人次、住院患者925人次，培训区医务人员386人次，接收进修15人次，通过简易转诊至西城区患者3人次。

中医工作。有区级师承指导老师5人、继承人19人，继承人跟师学习774天、总结典型医案157篇。中医适宜技术罐诊罐疗技能培训2次8学时，参加培训50余人次。

血液管理。区属医院全年用血2112单位，自体输血265例472单位。区内采血点1个，受疫情影响，共出车5次，采血139单位。

【信息化建设】区属单位信息化建设投入1400万元。推动"智慧医疗便民服务自助平台"在区中医医院、京煤总医院、区妇幼保健院等医疗机构投入使用。全区5家医院、11个社区卫生服务中心及站完成医保脱卡结算和HIS信息系统改造升级，实现医保患者脱卡扫码就医服务。区域人口健康信息平台进一步完善相关功能和数据。完成区医院与西藏堆龙德庆医院的远程影像项目一期。区中医医院完成信息系统网络安全三级等保测评，并通过互联网医院复诊医保验收，成为门头沟区首家"互联网+"医保服务定点医疗机构。

【经费管理】全区卫生系统总收入166865.20万元，其中财政拨款58060.16万元、事业收入100980.09万元、其他收入7824.95万元。总支出159875.91万元，其中基本支出130773.79万元、项目支出29102.12万元。

【基本建设】全年基建总投资617万元，其中财政投入606万元、单位自筹11万元。新建、扩建医疗用房480平方米，区中医医院发热门诊正在建设中，其他建设项目均已完工。各卫生院共投入建设资金334万元，重点针对各单位用电安全及设施进行改造或修缮工作。

【门头沟区卫生健康委领导】工委书记：王锡东；工委副书记、主任：野京城（5月退休）；主任：陈立栋（自6月）；工委副书记：陈立栋（自5月）、宋利宁；副主任：齐桂平、王俊义（至6月）、王辉、杨立新、高姗（自7月）、史保鑫（自11月）、叶纯（10月退休）。

（撰稿：张　莹　审核：杨立新）

房山区

【概况】户籍居民死亡6129人，死亡率7.27‰。死因顺位前十位依次为：心脏病，恶性肿瘤，脑血管病，呼吸系统疾病，内分泌、营养和代谢疾病，损伤和中毒，消化系统疾病，神经系统疾病，泌尿、生殖系统疾病，传染病。

【改革与管理】1月，北京中医药大学房山医院脾胃病科牵头成立北京中医药大学首批专科（专病）中西医结合胰腺炎专病联盟，同时风湿内分泌科等15个科室加入北京中医药大学专科（专病）联盟共22个。

8月，良乡医院综合病区更名为老年医学科，同时保留原有干部保健职能；10月，成立全科医学科，与神经内科二病区合署办公。

区第一医院感染性疾病科护士长马雪莲获得全国抗击新冠肺炎疫情先进个人荣誉称号，区第一医院获得北京市抗击新冠肺炎疫情先进集体荣誉称号。

【社区卫生】运行社区卫生服务中心25个、站179个，其中，政府办社区卫生服务中心23个、站170个，社会办社区卫生服务中心2个、站9个。卫生专业技术人员1980人，其中医生872人（全科医生430人）、护士531人。门诊服务4033313人次，上门服务16352人次。社区卫生服务中心标准化建设占比100%，社区卫生服务站标准化建设占比98.3%。常住人口家庭医生签约率36.64%。对口支援专家门诊服务2125人次、会诊57人次，开展健康教育27场、专业讲座29场。上转患者139977人次，下转患者341人次。建立居民个人健康档案1074671份，建档率81.86%，其中电子健康档案建档率80.89%，健康档案使用率53.76%。

【农村卫生】村卫生室484个，全部为村办。区首席专家1人、健康管理专家3人、业务骨干80人。返聘退休高级职称8人、中级职称16人到社区卫生服务机构工作。拥有执业医师、助理执业医师、乡村全科助理执业医师资格107人，60岁及以下276人。全年社区卫生服务机构总诊疗4069821人次。年初有注册乡村医生714人，695人完成全年培训任务。基本公共卫生相关知识和技能培训包括卫生管理相关政策、流行病学基本知识、健康教育和健康促进、传染病和突发公共卫生事件、居民健康管理、卫生监督协管、个人防护操作、医疗废物处理等岗位培训37学时理论知识学习，以及80学时的临床进修；同时，完成北京市全员必修课新冠肺炎诊疗方案全员培训等8个课程36学时学习任务，完成乡村医生岗位技能休克、自发性气胸、气道异物、心脏骤停等9项急、危、重症急救技术与转诊注意事项等内容的培训及考试。年内，32名乡村医生报名乡医全科执业助理医师考试，实际参加技能考试28人，技能考试通过25人；25人参加理论考试，16人通过理论考试并获得乡医全科执业助理医师资格证书。

【疾病控制】传染病防治。法定传染病报告2866例，发病率231.50/10万；死亡7例，其中肝炎3例、肺结核3例、出血热1例。乙类传染病报告发病883例，发病率71.32/10万，发病率前三位的为肺结核、梅毒、肝炎。丙类传染病发病1983例，发病率160.18/10万，发病率前三位的疾病为流行性感冒、其他感染性腹泻病、手足口病。全年狂犬疫苗接种门诊处置犬咬伤21795人。

新冠肺炎疫情防控。新冠肺炎确诊病例20例，无重症及死亡病例；无症状感染者2例，均为武汉来京人员；疑似病例11例，其中排除8例，确诊3例。密接573人，均进行流行病学调查。管理次密接1433人，均集中隔离。1月28日，长阳结核病防治所作为房山区收治新冠肺炎患者的医院，接诊治疗新冠肺炎轻症病例。6月24日，房山区派出20名医护人员支援丰台区，进行为期3天的核酸采集工作。11月，良乡医院建成区级核酸检测基地，日均核酸检测能力单采单检3000例样本。

精神卫生。全区6类重性精神障碍患者4783人，报告患病率4.02‰。在册规范管理率94.92%，精神分裂症服药率89.44%，在册规律服药率82.08%，面访率93.35%，免费服药2966人。

学校卫生。中小学生74149人，体检36235人，其中营养不良检查36235人，检出营养不良3239人（8.94%）；肥胖检查36235人，检出肥胖6412人（17.70%）；检查视力36220人，检出视力不良21357人（58.96%）；沙眼检查36235人，未检出沙眼；口腔检查36083人，龋患8126人（22.52%），龋齿充填率26.74%；缺铁性贫血检查36169人，检出贫血579人

（1.60%）。受疫情影响，未完成全体学生体检。

计划免疫。常规接种疫苗473948人次，其中一类疫苗296750人次、二类疫苗177198人次。流动儿童一类疫苗接种69325人次，接种率在99.50%以上。外来务工人员接种A+C群流脑疫苗418人次、麻风疫苗467人次。应急接种麻风疫苗、麻风腮疫苗、水痘疫苗共42次430人次。确诊麻疹2例、百日咳1例、水痘435例、流行性腮腺炎96例，AFP 2例。接种流感疫苗131067人（不含燕山），其中招标疫苗接种113173人（学生45847人，接种率61.65%；60岁以上老年人64514人，接种率43.66%；保障人群226人，医务人员1435人，中小学教师1151人），自费疫苗接种17894人。

职业卫生。全区接触毒害物质单位372家，职工7451人。全年监督298户次，职工体检7451人。新发职业病114例，其中电焊工尘肺5例、煤工尘肺99例、其他尘肺病2例、水泥尘肺7例、硅肺1例。

生活饮用水监测。集中式供水单位327户、二次供水单位287户、涉水产品生产厂家19户、现场制售饮用水机备案526台。监督覆盖100%，监督频次2.34。全年培训10次3540人次。

健康教育与健康促进。4月，开展"公筷行动"宣传活动，征集以"用公筷，更有爱"为主题的优秀作品35件。6月至7月，开展社区健康大课堂优秀师资评选活动，最终，在市级评选中获两个三等奖和一个纪念奖。7月21日至31日，健康科普作品征集活动，共收集视频类和平面类健康科普作品44件。9月28日至10月16日，经抽样，在5家企事业单位、2所中学和1个街道开展居民健康素养监测，共收集问卷539份。9月28日至10月28日，组织居民参加北京市健康提素活动，注册55989人，竞答33263人，人数位居全市第一位。年内，开展世界无烟日、世界环境日、世界卫生日、全民健康生活方式日、全国高血压日等卫生日宣传活动以及"健康北京周"主题宣传活动，广泛普及健康知识。

【综合监督】公共卫生监督。被监督单位5103户，监督检查14854户次，监督覆盖率99.96%，合格率96.71%。行政处罚580件，罚款47.39万元，没收违法所得2.9万元，撤销立案218件。

医疗卫生监督检查。医疗卫生机构987个，监督检查2602户次，监督覆盖率100%，合格率99.28%。立案查处违法行为14起，罚款18000元。6月至12月，监督检查医疗美容机构13户次、设有医疗美容科的医疗机构1户次、美容美发场所1225户次。调查核实非法医疗美容线索24户次，立案查处无证开展医疗美容的个人2起，罚没款6000元。立案查处医疗美容机

构聘用非卫生技术人员1起，罚款3000元；立案查处非法开展从业人员健康体检的医疗机构2起，罚没款25994元。

【妇幼健康】孕产妇7506人，系统管理率99.40%，住院分娩率100%，剖宫产率49.15%，无孕产妇死亡。两癌筛查10142人，筛出乳腺癌9人、宫颈癌2人。

新生儿死亡12人，死亡率1.58‰；婴儿死亡20人，死亡率2.63‰；5岁以下儿童死亡25人，死亡率3.29‰。0～6个月婴儿母乳喂养率91%。新生儿疾病筛查7714人，筛查率99.52%；出生缺陷发生率34.75‰，主要是先天性心脏病、多指（趾）、副耳等。0～6岁儿童70766人，系统管理率96.75%。

【老龄健康】辖区65岁及以上老年常住人口160677人。

有18家医养结合机构。组织医养结合机构全面开展医疗卫生服务质量检查，规范开展医养结合机构内部医疗卫生服务。

开展敬老月系列活动。以"弘扬养老孝老敬老传统，共建共享老年友好社会"为活动主题，开展系列宣传活动。各乡镇、街道公共法律服务站组织法律服务人员深入社区、养老福利机构、养老服务驿站，开展老年人法律维权讲座和咨询，普及相关法律知识，保护老年人合法权益。围绕老年人"不会用、不敢用、不想用、不能用"智能手机的问题，以社区、村为单位组织工作人员、在职党员及志愿者开展"我教老人用手机"活动，为老年人普及智能机、网络诈骗及电子通信诈骗相关知识。

【计生服务】婚前医学检查11790人，婚检率89.17%；疾病检出率12.15%。开展婚前教育服务，指导新婚夫妇优生、优育、优孕。同时，做好"婚育健康服务包"的接收、管理和发放，全年发放4164个、调入4950个。

11月10日，由北京市卫生健康委主办，市计划生育服务指导中心、北京广播电视台城市广播、房山区卫生健康委共同承办了北京市"幸福家庭大讲堂"走进房山——"抓住养生好时机 助您平稳过冬"活动。

计生关怀。符合计划生育奖励扶助政策7210人，发放标准2100元/人，总计1514.10万元；符合伤残扶助政策663人，发放标准7080元/人，总计469.40万元；符合特别扶助政策756人，发放标准8640元/人，总计653.18万元。

【医疗工作】区属医院全年出院10.14万人次，病床使用率56.23%，平均住院日11.5天，全年住院手术26455人次。

12月20日，区第一医院国家标准化心脏康复中心

建设单位正式挂牌，标志着房山区首家医院心脏康复平台的启动。

对口支援。选派3名医生作为北京市第十批援疆干部赴新疆开展为期1年的医疗技术支援任务。区第一医院对河北曲阳开展帮扶工作，7月31日派出第四批4人到曲阳开展为期3个月的支援任务，9月17日派出第五批2人到河北省曲阳县开展为期13个月的帮扶工作。

中医工作。2月20日，市中医局批准建立王惠英、李乃卿名医传承工作站北京中医药大学房山医院分站，并于6月12日和7月31日举办分站揭牌和收徒仪式，现场收徒共22人。8月，同意建立刘大新、金明全国名老中医传承工作室北京中医药大学房山医院分站、申春悌全国名老中医传承工作室、邵素菊邵氏针灸流派传承工作室，并于10月9日举办刘大新、金明全国名老中医传承工作室分站拜师揭牌仪式，现场收徒共8人。组织"名家云授课""春苗云答辩"等，推进落实各级工作室站、春苗培育计划等人才培养工作。发挥北京名中医身边工程及区级中医专家工作室作用，有序推进"夏耘计划"，使全区中医药服务全面规范。北京中医药大学房山医院在原15个专家团队的基础上，新组建9个名中医专家团队，共计24个名中医专家团队，与社区卫生服务中心做好对接工作；团队融入护理专业人员，全面规范社区卫生服务中心的中医护理操作，提高基层中医药服务能力。

血液管理。全年举办大型献血活动32次，13个乡镇、37个区属委办局、25个中央市属厂矿、4所大学参加。全年献血9369单位，其中团体无偿献血6387单位、街头无偿献血2982单位，基本实现采供平衡。为群众报销血费20人次10354.55毫升11390元。

【信息化建设】区域LIS系统建设，完成所有社区、站检验检查系统与基层诊疗系统、公共卫生系统对接及系统建设，完成区属二、三级医院LIS数据采集。区域安全系统建设，完成所有安全设备的调试，完成远程数据备份（灾备系统）、数据库及系统应用系统双活部署；完成区域卫生平台、基本诊疗、公共卫生等系统安全等保测评与备案，并通过安全等保三级测评。完成远程会诊平台的部署与系统培训；视频会议系统完成24个社区卫生服务中心、4家区属医院、4家非区属医院的部署，包括区卫生健康委共33个点位，并正式上线运行。银医合作项目，完成各医院自助设备的安装和区域主索引平台的搭建，利用主索引平台建设了房山区大数据医疗平台，"健康房山"APP完成区属医院建设。

【经费管理】卫生事业费129752.22万元，其中专项经费42939.48万元、中医事业费4617.32万元、社区卫生服务机构补助费39570.86万元。卫生事业费总收入512853.22万元、总支出531985.15万元，其中医疗单位收入321894.66万元、支出331265.35万元。计划生育财政总投入3199.92万元。

【基本建设】区中医医院迁址新建项目，新院区位于良乡新城组团14街区，规划用地面积102130平方米，总建筑面积172334平方米，拟建床位1000张。完成可研报告，开始征地拆迁工作。

西潞街道社区卫生服务中心建设项目，拟建于西潞街道苏庄村，用地面积3500平方米，总建筑面积5000平方米，计划投资2400万元。完成地块测绘工作，开始编制项目建议书（代可研）。

社区卫生服务中心（站）维修改造项目，完成河北、良乡地区、韩村河、长阳等13个社区卫生服务中心（站）的维修改造工程，投资共1708.17万元。

定点医院病房改造项目，完成房山区定点医院的装修改造，改造建筑面积4148.12平方米，总投资243.96万元。

无障碍环境建设项目。1月7日，制定区卫生健康委无障碍环境建设2019—2021年行动方案，下发至各医疗机构。1月17日，38家医疗机构完成无障碍环境建设信息系统基本信息录入，其中需整改的医疗机构36家。4月15日前，完成36家需整改的医疗机构系统建账工作。至年底，完成无障碍环境建设信息管理系统内29家医疗机构的整改，其余7家医疗机构均已开工。

房山区结核病防治所加药改造工程及二次污水处理系统改造工程，总投资70.53万元。

【房山区卫生健康委领导】工委书记、主任：杨冬立；工委副书记、副主任：张文艳；副主任：邱珍国、郑红蕾、武维锋。

（撰稿：任晓雅　审核：张卫新）

通州区

【概况】辖区户籍人口出生率9.05‰、死亡率6.65‰、自然增长率2.39‰。因病死亡5197人，占死亡总人数的96.01%。死因顺位前十位依次为：恶性肿瘤，心脏病，脑血管病，呼吸系统疾病，损伤和中毒，内分泌、营养和代谢疾病，消化系统疾病，神经系统疾病，泌尿、生殖系统疾病，传染病。户籍人口平均预期寿命81.16岁，其中男性78.94岁、女性83.44岁。

【改革与管理】为进一步完善重大疫情防控体制机制，推动通州区建立体系健全、权责清晰、运转高效、保障有力的现代化公共卫生应急管理体系，通州区卫生健康委牵头开展"建立突发公共卫生事件联防联控常态化工作机制"的改革，制定印发了《关于加强通州区公共卫生应急管理体系建设的实施方案》《通州区加强公共卫生应急管理体系建设三年行动计划（2020—2022年）》。方案提出"改革完善疾病预防控制体系""继续夯实基层公共卫生网底""健全重大疫情救治体系""完善公共卫生应急管理体制机制""强化科技支撑"，确保联防联控常态化工作机制不断完善。并设定了工作目标：到2022年，全区公共卫生管理领域突出短板基本补齐，各方面体制机制更加完善，集预防、控制、救治、保障于一体的公共卫生应急管理体系基本成形，"通武廊"公共卫生应急联防联控机制进一步完善；到2025年，全区突发公共卫生事件防控能力全面提升，疾病防控、医疗救治、综合保障体系健全有力，城市副中心公共卫生应急管理达到国内先进水平；到2035年，全面建成与国际一流的和谐宜居之都示范区、新型城镇化示范区、京津冀区域协同发展示范区相适应的公共卫生应急管理体系。

北京潞河医院增加执业地址，变更为通州区新华南路82号、翠屏西路43～45号、玉带河西街14号楼、张家湾镇后坨村186号；通州区老年病医院主管单位由区卫生健康委变为北京潞河医院，机构地址变更为通州区西集镇郎东村559号北楼、运河西大街240号东北角；通州区潞城镇潞城社区卫生服务中心（通州区潞城卫生院）增加执业地址，变更为通州区潞城镇水仙东路，胡各庄大街9号院14号楼一层108、110、113、115房间，含英园一区9号楼三层、四层；通州区新华街道社区卫生服务中心增加执业地址，变更为通州区运河东堤东侧运潮减河南侧交汇处3号楼1层东侧、4号楼1层、5号楼1层北侧；通州区宋庄社区卫生服务中心（通州区宋庄卫生院）更名为通州区宋庄镇宋庄社区卫生服务中心（通州区宋庄卫生院）；通州区马驹桥镇马驹桥社区卫生服务中心（通州区第二医院）增加机构名称通州区马驹桥社区医院。

医联体及专科联盟建设。一是打造以潞河医院、东直门医院通州院区、友谊医院通州院区、人民医院通州院区为核心医院，22家社区卫生服务中心和部分社会办一级医院，按照服务半径，建立片区制医联体合作模式。医联体内依托通州区分级诊疗平台实现多发病、慢性病的基层首诊，双向转诊，重点畅通慢性期、恢复期患者向下转诊渠道，逐步实现医联体内的有序转诊；落实核心医院为基层医院预留号源、医联体内检查检验结果共享，完善治疗—康复—长期护理服务链。二是构建以通州区中西医结合医院为中心、各社区卫生服务中心共同组成的连续性康复医疗服务体系，开展学科技术支持、双向转诊，逐步吸纳三级医院康复科，促进分级诊疗制度有效落实。建立患者双向转诊绿色通道，使上级医院下转的康复患者得到规范化康复诊疗服务；同时，负责接诊基层医疗卫生机构上转的康复患者，并将联合区残联共同开展区内社区康复和家庭康复服务工作。

人才队伍建设与人才引进。年内，通过公开招聘、高级人才引进、外区调入、军转干部安置、随军家属安置、医学定向生分配等途径共引进191人，其中硕士研究生学历95人、博士研究生11人、中级职称8人、副高级职称3人、正高级职称2人。为33名紧缺适用人才发放特殊津贴51.65万元，为2017至2019年132名"两高"人才入选者（其中"灯塔"人才2名、"运河"人才130名）拨付2020年度奖励扶持经费710万元。

【社区卫生】社区卫生服务中心（站）89家，其中政府办77家、社会办12家；卫技人员2743人，其中执业（助理）医师1031人（含全科医师531人），包括公共卫生类别93人；注册护士842人。全年诊疗

4325176人次，其中家庭卫生服务1109人次。家庭医生累计签约常住人口609251人、签约率36.4%，其中重点人群签约262240人、签约率97%。

三级医院支援社区工作。友谊医院通州院区建立了医联体双向转诊机制，并向辖区内各成员单位（社区卫生服务中心）投放专家号源；东直门医院通州院区和潞河医院分别对各成员单位进行调研，以需求为导向，制定了年度医联体工作实施计划、医联体工作手册及医联体医疗风险防范和分担工作方案。东直门医院通州院区的心、脑、肺病重点专科诊疗优势辐射基层，定期安排医师至基层合作单位出诊、查房、带教，加强心脑绿色通道建设，推广专科优势病种特色诊疗技术，提升基层专科诊疗服务能力。受疫情影响，全年核心医院下转患者4604人次，基层医疗机构上转患者44人次。

全区共建立居民电子健康档案1365274份，电子健康档案建档率81.5%，其中动态使用健康档案619524份、档案使用率45.4%。

6月30日，通州区三级急救网络初步建成，9家社区急救站完成建站筹备工作。

【农村卫生】辖区村卫生室346家，覆盖率73.62%，达到一刻钟卫生服务圈。全年诊疗305386人次。乡村医生451人，岗位培训5061人次。年内，对全体乡村医生开展线下培训，并组织60岁以下的乡村医生到社区卫生服务中心进行践习、实习。

【疾病控制】传染病防控。乙类传染病发病1564人次，死亡5人，发病率前三位的疾病为肺结核、梅毒、肝炎。结核病患病916人，其中新发病437人，死亡2人。艾滋病、淋病、梅毒共报告发病499人，死亡3人。艾滋病随访且存活2125人，新增181人，死亡1人。狂犬病发病1人，死亡1人；手足口病发病261人，布病发病10人。

新冠肺炎疫情防控。建立常态化疫情防控和战时疫情防控两套机制；发挥监测哨点作用，强化多部门联防联控机制；做好新冠肺炎确诊病例及无症状感染者的流行病学调查，并加强密接、次密接、一般接触者，以及中、高风险地区流入人员的跟踪管理及采样工作；做好流感疫苗和新冠肺炎疫苗的接种工作。截至年底，通州区累计确诊病例20例（其中普通型15例、轻型5例），无症状感染者1例，疑似病例86例（排除83例，转为确诊3例）；境外输入确诊病例9例（其中普通型7例、轻型2例），无症状感染者1例。累计管理密接人员953人、次密接372人。

慢病防治。全区管理高血压患者98915人，其中规范管理70505人，规范管理率71.28%；管理糖尿病患者42051人，其中规范管理30033人，规范管理率71.42%。

精神卫生。全区共检出精神障碍患者3981人，报告患病率2.52‰，其中六类重性精神障碍患者3514人。全区共随访14898人次，其中家庭访视（包括视频访视）4537人次、门诊访视5649人次、电话访视4712人次，危险度评估14898人次。在册管理率94.64%，在册规范管理率93.57%，规律服药率85.36%，面访率87.01%。全区免费服药患者2892人，其中领取免费药物2298人、办理补助594人，免费服药办理率72.64%。

学校卫生。全区中、小学生95375人，受新冠疫情影响，部分学校没有完成学生体检工作。实际体检45045人，检出肥胖8644人、营养不良2856人、超重7084人；视力不良体检44992人，检出视力不良30175人；龋齿体检44890人，检出龋患6414人；沙眼衣原体检44917人，检出沙眼9人；贫血体检44917人，检出贫血1100人。未发生传染病及集体食物中毒等重大公共卫生事件。

计划免疫。北京市免疫规划疫苗13种，接种634049人次，报告疑似预防接种异常反应病例75例；非免疫规划疫苗26种，接种339413人次，报告疑似预防接种异常反应病例39例。应急接种疫苗6种，接种148人次。流感疫苗接种134180人。

职业卫生。全区接触毒害物质单位数105家，职工6444人；全年新增职业病15例，其中职业性尘肺病13例、职业性肿瘤1例、职业性耳鼻喉口腔疾病1例。

食品卫生。全年食品污染物及其有害因素监测共采集并检测14类305件样品，其中化学污染物及有害因素监测共采集11类135件样品，检测指标42项；食品微生物及其致病因子监测共采集3大类170件样品，检测指标15项。共发现3起食品安全风险隐患：包括学生餐中蜡样芽孢杆菌超标1起、市售豆及豆制品抽样中沙门菌超标1起、单核细胞增生李斯特菌超标1起。3项隐患情况均及时向市疾控中心、区卫生健康委提交了食品安全风险隐患报告和预警，建议有关部门及时采取措施，保障食品安全，减少食源性疾病发生。

生活饮用水监测。监测生活饮用水样品278件9452项次，其中城市市政供水出厂水4件、末梢水110件、城市市政二次供水66件、农村集中式供水88件、农村学校集中式供水10件，每件样品检测34项指标，水样总体合格率81.7%，不合格项目主要是砷、氟化物、锰。城市市政供水系统、二次供水设施水质良好，农村自建集中式供水水质仍无明显提升。农村饮用水存在氟、砷超标问题，以及偶发的微生物污染和感官性状超标安全风险。

健康促进。有市级健康示范食堂1家、区级健康步道4个、区级健康知识一条街6条、区级健康小屋3个。培养家庭保健员800人。有无烟机关76家、无烟医疗机构567家、无烟学校376家。

自7月1日起，原由卫生健康部门行使的控烟行政执法权下放至各街道办事处和乡镇人民政府行使。1月至6月，区卫生监督所开展控烟监督2596户次，其中不合格33户次。共计罚款32起，其中处罚单位3户次，罚款1.2万元；处罚个人29人次，罚款1450元。7月至11月，辖区属地共开展联合执法17次，检查单位2274家，行政指导、提示、整改336余次，下达责令改正通知书6次，劝阻吸烟行为53起，查处违规吸烟问题22起，罚款1100元。

【综合监督】公共卫生监督。辖区内公共场所2034户，应量化1889户，已量化分级1628户。全年监督2017户，合格2898户次，合格率89.97%；行政处罚328起，累计处罚10.6万元。生活饮用水被监督单位486户，监督476户；合格808户次，合格率97.82%；行政处罚27起，累计罚款7.7万元。学校卫生被监督单位143户，监督143户；合格188户次，合格率99.47%。行政处罚11起，均为警告。

医疗卫生监督。传染病消毒被监督单位596户，监督589户，监督覆盖率98.83%，合格率97.62%；共处罚68起，罚款5.8万元。放射卫生被监督单位62户，监督62户，监督覆盖率100%，合格率87.1%；共处罚8起，罚款0.5万元。医疗机构被监督单位578户，监督537户，监督覆盖率92.91%，合格率98.79%；共处罚18起，罚款0.75万元。血液管理被监督单位9户，监督覆盖率100%，合格率100%。共查处非法行医案件51件，罚没款151.63万元，其中罚款104.4万元，没收违法所得47.23万元。开展医师多点执业医疗机构12家，注册多地点执业的医师122人，办理医师多点执业495人次。

【妇幼健康】辖区无孕产妇死亡；新生儿死亡9人，死亡率1.23‰；婴儿死亡14人，死亡率1.90‰；5岁以下儿童死亡21人，死亡率2.85‰。新生儿出生缺陷发生率28.81‰，主要出生缺陷病种为先天性心脏病、多指（趾）、肾积水、马蹄内翻足和单发腭裂。

【老龄健康】年底，全区常住人口1822075人，其中60周岁及以上老年人口302087人，占常住人口的16.6%。户籍人口819912人，其中60周岁及以上老年人口206492人；80周岁及以上老年人口27299人。百岁以上老年人108人，其中户籍百岁老人32人。

老年健康服务。10月，北京友谊医院通州院区和通州区梨园卫生院通过北京市老年友善医院专家组验收，成为老年友善医院。全区老年友善医院3家。老年人健康管理率70%。

社会保障体系建设。通州区玉桥街道玉桥北里社区入选第三届全国"敬老文明号"，潞城镇李静和梨园镇马淑苹分别获得全国"敬老爱老助老模范人物"荣誉称号。1月，由通州区卫生健康委、通州区民政局、通州区老龄事业发展中心、通州区老年协会共同主办，北京幸福亿家健康管理服务有限公司承办了通州区首届老年书法绘画笔会，50余名老年书画爱好者参加，展示了100余幅书法、绘画作品。

【计生服务】年内，通州区婚检率88.27%（6564/7436），疾病检出率3.35%。通州区妇幼保健院为辖区备孕夫妇3223人提供免费孕前优生健康检查服务。

计生关怀。符合计划生育奖励扶助政策16206人，发放扶助金3403.26万元；符合计划生育伤残扶助政策764人，发放扶助金540.912万元；符合计划生育特别扶助政策825人，发放扶助金712.8万元；共计4656.972万元。享受独生子女父母奖励17671人，奖励费103.292万元；享受独生子女父母年老时1000元一次性奖励3040人，奖励费304万元；享受独生子女发生意外伤亡对其父母的经济帮扶60人，帮扶金51.9万元。享受独生子女低保家庭补助794人，发放补助金10.77万元。慰问特殊困难计生家庭476户，发放慰问金71.4万元。享受区级特别扶助对象825人，发放扶助金198万元。

【医疗工作】区属医院全年出院93889人次，病床使用率55.51%，平均住院日8.1天（不含精神专科医院），住院手术50477人次，医护比1∶1.04。

对口支援。7月23日至28日，内蒙古科右中旗疾控中心14人到通州区疾控中心进行进修学习；7月和9月，接收内蒙古翁牛特旗和科右中旗疾控中心各1人进行1个月的进修学习。8月24日，区卫生健康委员会副主任陈长春带队，由北京潞河医院、东直门医院通州院区、通州区妇幼保健院、通州区中西医结合医院4家医院卫生专家组成的12人扶贫义诊队伍，到内蒙古通辽市奈曼旗、兴安盟科右中旗、赤峰市翁牛特旗开展义诊咨询活动。10月21日至23日，派出2人赴西藏拉萨市城关区开展健康扶贫，介绍通州区新冠疫情防控经验；10月，援助内蒙古兴安盟科右中旗、西藏拉萨市城关区、湖北武当山疾控中心应急装备及宣传品等物资共计11.07万元。全年扶贫消费共17笔26.89万元。

中医工作。完成第二批通州区运河中医药薪火传承工程基层中医传承工作室建设项目遴选工作，确定13个工作室建设项目，共25名继承人；建立北京中医药大学东直门医院通州院区刘景源工作室。北京市基层中医药服务能力提升工程"十三五"行动计划期间，22家社区卫生服务中心能够提供中药饮片等6类以上中医药技术服务。

血液管理。区内有采血点7个，其中固定采血点4个、临时采血点3个，献血屋1个、方舱1个、献血车5个。通州中心血站全年采血100570.5单位，其中全血84992单位、机采血小板15578.5单位。供应全血5单位、红细胞类血液91389单位、临床用冰冻血浆83019.5单位、机采血小板16308单位。其中向区属医院供应红细胞11580单位、机采血小板2821单位、血浆9678单位。

11月26日至27日，由国家卫生健康委脑卒中防治工程委员会主办的2020年脑卒中大会暨脑卒中防治工程总结会上，北京潞河医院被授予国家高级卒中中心单位。

【信息化建设】通州区全民健康信息化项目自2013年启动以来，建立了覆盖全区各级医疗卫生服务机构和管理机构的卫生信息专网，建设了牛堡屯区域卫生信息云数据中心主云房。搭建了以区域全民健康信息平台为核心的资源整合与互联互通体系。整合完善了以电子健康档案为核心的数据资源库，并形成了综合管理决策支持库。逐步完善全区医疗卫生信息互联互通机制，为慢病管理、绩效考核、健康服务等方面提供信息化支撑。建设了新社区医疗卫生管理信息系统、家庭医生服务信息化应用、分级诊疗信息系统、远程视频会议系统、卫生行政办公管理系统、绩效考核管理系统、区域影像系统等医疗卫生业务应用。其中远程医疗信息化应用是通州区全民健康信息化的重点内容，在数据中心建设区域远程影像库，以及覆盖各医疗机构的远程视频系统，支撑远程视频会议、远程影像诊断、远程会诊交流等业务应用；为深化应用，重点加强远程医疗的智能化水平，完善面向医疗机构、面向患者的远程医疗服务。

【经费管理】全年全区卫生系统总收入687472.24万元，其中财政拨款及业务收入219499.32万元；总支出697972.36万元。卫生事业专用基金15466.95万元。

【基本建设】全年基建总投资33406.2万元，其中财政投入30342.19万元，单位自筹3064.01万元。中西医结合医院工程（北大人民医院通州院区）位于通州

区漷县镇中心区，于2014年8月开工建设，占地面积9.80万平方米，建筑面积12万平方米，床位800张，概算批复金额8.2亿元，全部为区自筹。至年底完成五方验收，进行专项验收。年内完成投资18580万元。潞河医院分院（含郎府卫生院）工程位于通州区西集镇中心区，于2017年3月开工建设，占地面积1.87万平方米，建筑面积1.68万平方米，床位259张，概算批复金额1.08亿元，全部为区自筹。至年底已整体完工。年内完成投资1642万元。

北苑街道社区卫生服务中心装修改造工程，建筑面积2797平方米，地上3层地下1层，至年底已完工。新华街道社区卫生服务中心装修改造工程，建筑面积1500平方米，年底已投入使用。中仓街道社区卫生服务中心装修改造工程，建筑面积1132.97平方米，使用面积970平方米，至年底已完工。玉桥街道社区卫生服务中心装修改造工程，建筑面积1672.62平方米，至年底已完工。

【推进环球影城项目】为协调解决北京环球影城度假区及员工宿舍急救服务项目办理工商营业执照和医疗机构执业许可证问题，8月6日，区卫生健康委主任白玉光一行到环球影城项目现场，与环球影城项目运营负责人和北京和睦家医疗负责人共同研讨解决园区配套医疗机构设置问题。9月，区卫生健康委牵头组织相关委办局召开环球影城项目推进会，区卫生健康委副主任徐娜和区商务局、市场监管局、公安分局、规自委、生态环境局、文旅区管委会及项目方（北京和睦家医院）相关负责人参加会议，提供有效解决方案，推进北京环球影城度假区医疗卫生服务配套建设。

【通武廊首届基层中医药创新与发展论坛】12月12日至13日，由北京市通州区、天津市武清区、河北省廊坊市卫生健康委员会主办，通州区中医协会承办的通武廊首届基层中医药创新与发展论坛暨通州区第二届基层中医药创新与发展论坛在北京城市副中心举办。本次培训共计200余名专业技术人员参加，培训内容重点针对国医大师临床经验分享、中医康复、小儿推拿、辅灸、耳穴治疗分享等临床应用。

【通州区卫生健康委领导】工委书记、主任：白玉光；副书记：刘亚兰；副主任：李凤苹、陈长春、谭丽、李文龙、徐娜、王峰（自11月）。

（撰稿：李 珺 审核：李文龙）

顺义区

【概况】辖区户籍人口66.2万人，户籍育龄妇女13.7万人，其中已婚育龄妇女10.5万人。户籍人口出生5862人，出生率8.85‰；户籍人口死亡4494人，死亡率6.82‰；人口自然增长率2.03‰。因病死亡4261人，占总死亡人数的94.82%。死因顺位前十位依次为：心脏病，恶性肿瘤，脑血管病，呼吸系统疾病，损伤和中毒，内分泌、营养和代谢疾病，消化系统疾病，神经系统疾病，传染病，泌尿、生殖系统疾病。户籍人口期望寿命81.04岁，其中男性78.55岁、女性83.58岁。

【改革与管理】《顺义区医疗卫生服务水平提升三年行动计划（2018—2020）》6个方面34项任务中，30项完成或基本完成，部分重点基础设施建设在加快推进中。

根据《关于加强顺义区"十四五"规划分领域前期研究课题管理工作的通知》精神，区卫生健康委联合首都医科大学公卫学院孟开教授团队共同开展"十四五"时期顺义区推进"健康顺义"建设思路与措施的研究工作。

合作共建顺义区新型社区医疗卫生体系。9月22日，正式启动考核工作。在完成修订工作方案及指标体系基础上，10月22日，区卫生健康委印发《开展2019年度合作共建北京市顺义区新型社区医疗卫生体系考核工作的通知》并召开专题会议，明确职责分工、考核程序，统一考核标准与口径，同时委托北京北询信息咨询服务有限公司完成第三方满意度评价。现场考核完成后，于12月形成《2019年度合作共建顺义区新型社区医疗卫生体系考核评价报告》。

自2013年起，顺义区探索实施公立医院法人治理结构改革试点。2013年11月，北京中医医院顺义医院正式挂牌。2015年，先后启动顺义妇儿医院与北京儿童医院、顺义空港医院和顺义二院与原凤凰医疗集团的合作共建，实行理事会领导下的院长负责制。通过建立紧密、深度的合作关系，移植、引进先进的管理理念和运行模式，逐步实现从组织结构、诊疗规范、专（学）科建设到理念、文化等方面全方位的对接和融合，有效带动合作共建单位的快速发展。

4月25日，北京儿童医院顺义妇儿医院将预防接种工作与城区社区卫生服务中心预防保健中心进行正式交接。7月6日，北京中医医院顺义医院PCR方舱实验室通过验收。7月30日，北京儿童医院顺义妇儿医院顺利通过三级医院现场评审。11月18日，区疾控中心搬迁新址并举行揭牌仪式。12月16日，区监督所搬迁新址并举行揭牌仪式。12月21日，区域内首家甲状腺疾病诊治中心MDT门诊在北京儿童医院顺义妇儿医院举行揭牌仪式。

【社区卫生】辖区内有社区卫生服务中心26个、社区卫生服务站（运行）174个，均为政府办机构。编内、编外卫生技术人员共计2156人，其中全科医生578人、中医医生160人、注册护士626人。全年门诊2656910人次，家庭医生上门服务1163人次。全区完成社区卫生中心（站）标准化建设。

辖区常住人口签约443688人，家庭医生签约率32.6%。重点人群签约212977人，签约率96.7%。组建家医服务团队373个。建立健康档案（均为电子档案）1008096份，占总人口的77.3%；健康档案使用353035份。

二、三级医疗机构对口支援社区11人，全年门诊556人次，健康教育讲座23场。

社区基本药物采购。26个卫生院采购药品5400个品规，到货总金额5.42亿元，其中基本药物2.72亿元。

【农村卫生】有村卫生室199个，其中120个为政府购买服务的村卫生室，79个为个体村卫生室。全区医疗机构覆盖率100%。有乡村医生121人，全年考核培训50余次。

【疾病控制】传染病防治。乙类传染病报告9种739例，发病率60.67/10万，同比下降16.06%；发病居前三位的是肺结核、梅毒和病毒性肝炎，占80.65%。丙类传染病共报告6种2590例，发病率212.64/10万，同比下降74.81%；发病居前三位的是流行性感冒、其他感染性腹泻病和手足口病，占98.57%。结核病、性病、艾滋病患病共1421例，其中新发病325例。人畜共患疾病共发病180例。

新冠肺炎疫情防控。6月，新发地疫情后，区疾控中心成立石门专班组对全区农贸市场开展每日核酸采样检测。6月18日，区疾控中心流调组成员对重点人员开展核酸检测采样工作。全区确诊新冠肺炎48例，其中境外输入20例；管理密切接触者2587人、次密接3350人。处置外籍货航阳性病例38例，涉及密接1人。

计划免疫。免费疫苗接种303824人次，其中本市65岁以上老人23价肺炎疫苗6473人次、适龄儿童免疫规划疫苗297351人次。儿童免疫规划疫苗接种率，基础免疫、加强免疫报告接种率均99%以上，本市儿童出生1个月内、流动儿童居住2个月内建卡、建证率均99%以上。AAA级门诊3个、AA级门诊15个、A级门诊8个，另有2个其他预防接种门诊，承担区内疫苗接种工作。全年报告疑似预防接种异常反应173例，其中一般反应142例、异常反应25例、偶合症6例。

慢病防治。正式启动公共卫生—慢病管理GIS信息化系统建设。管理高血压患者66502人，其中规范管理42135人，规范管理率63.36%；血压达标50335人，血压控制率75.69%。管理糖尿病患者29694人，其中规范管理19262人，规范管理率64.87%；血糖达标19712人，血糖控制率66.38%。

精神卫生。精神障碍患者4707人，其中严重精神障碍患者3474人。累计申请长期免费服药患者2442人，其中享受老政策572、新政策1870人，年内新增338人。全年发放免费药品519万元。

学校卫生。中小学生76414人，体检69171人。视力不良检出率57.56%，肥胖检出率21.35%，营养不良检出率7.02%，缺铁性贫血检出率6.88%，学生恒牙患龋率14.09%，恒牙龋均0.27，恒牙龋齿填充率37.69%。

职业卫生。全年调查接触重点职业病危害因素的企业84家，接受职业健康检查5782人，发现职业禁忌证4人（噪声3人，电焊烟尘1人）；疑似职业病2人，均为噪声聋；接触重点职业病危害因素以噪声最多，占77.17%，其次为苯、电焊烟尘和其他粉尘等。职业卫生行政处罚3起，均为一般程序，罚款13万元。

健康促进。年内，通过健康促进区建设市级验收评估。开展"食在健康"专项行动。通过顺义健康教育官方微信、顺义区数字化健康科普传播平台传播优秀健康科普文章30篇。举办区级健康科普讲师评比活动，收到参赛作品34个。顺义区2020年健康提素线上学习竞答活动，4万余人参与，获得北京市健康提素工作优秀组织奖。开展社区健康教育与健康促进，举办专题讲座1623场，直接受众7万余人次；宣传咨询活动232场，直接受众2.2万人次。开展新冠疫情防控健康教育，印制疫情防控类折页、海报、指引31种48.4万份；利用公交车身、LED电子屏等400余个户外

宣传点位，每日滚动播放新冠防控知识5.65万次；在区疾控中心官方微信、顺义健康教育官方微博发布健康科普知识，在区疾控中心微信公众号设置"新冠肺炎"专区版块，开发消毒液配比计算器小程序；对2500余家企业开展复工复产指导。

【综合监督】公共场所应监督2252户，实监督1901户，监督覆盖率84.41%，监督频次1.73；抽检155户，合格145户；处罚302起，罚款71000元；受理公共场所举报投诉88件，办结率100%。公共场所应量化数1922户，量化1846户，量化比例96.05%。

应监督各类供水单位1305户，实际监督1570户次，合格率92.35%。供水单位双随机户数729户，开展双随机548户，双随机监督覆盖率75.17%。接到饮用水投诉88起，均办结。审批发放生活饮用水卫生许可326个，其中农村饮用水卫生许可100个。

医疗卫生监督。全区有医疗机构741个，监督检查739个，覆盖率99.73%；有效监督1755户次，合格1704户次，合格率97.09%。一般程序处罚16起，罚款5.69万元。计划生育专业监督检查22户次，合格20户次，合格率90.91%；实施行政处罚2户次，罚没34.20万元。

控烟。累计监督检查1252户次，责令整改40户次，处罚5户次，罚款2200元。接报控烟投诉89起，办结率100%。

【妇幼健康】辖区活产5862人。产前检查率99.97%，早检率99.29%，孕产妇系统管理率98.72%，早孕建册率92.50%，高危妊娠管理率100%，住院分娩率100%。7天内产后访视率99.43%。5岁以下儿童死亡率2.22‰，婴儿死亡率1.54‰。0~6岁儿童健康管理率97.72%，系统管理率95.65%，新生儿访视率96.52%，纯母乳喂养率72.59%。发放叶酸876人，健康教育876人，叶酸服用率98.82%，随访率100%，叶酸服用依从率80.97%。住院分娩的孕产妇接受艾滋病、梅毒、乙肝检测率100%，其中感染梅毒3例、感染乙肝病毒1057例，新生儿105例均接种乙肝免疫球蛋白。

【老龄健康】全区常住人口1324044人，60岁及以上218751人，占16.5%。全区户籍人口664499人，60岁及以上167509人，占25.2%；80岁及以上18831人，占2.8%；百岁及以上老年人22人。

辖区有养老机构17家、养老驿站48家，其中4家内设医务室。65岁以上老年人建立档案8.1万份，家庭医生签约79809人，健康管理老年人64689人，健康管理率71.88%。核发市级高龄津贴、失能老年人补贴、困难老年人生活补贴7877.45万元，在市级基础上核发

区级高龄津贴975.56万元。累计完成25家老年友善医疗机构建设。年内，对60周岁及以上独居老人和90周岁及以上高龄老人的巡视探访、家政服务工作共完成电话巡访3.8万人次，累计服务时长36.7万分钟，上门服务约8万人次，累计服务逾15万小时。全区评选出181名"孝顺之星"和422名"寿星"。开展老年人专项维权宣传活动86场次，现场提供法律援助咨询232人次，发放各种宣传材料2万余份，举办法治讲座17场，入户法治宣传9次。

【计生服务】全区办理两孩以内生育登记服务实行网上登记和现场登记两种方式。办理一孩生育登记2888例、二孩生育登记2530例、北京市再生育确认180例，为流动人口办理生育登记服务单3560例、再生育服务单56例。

生殖健康。婚检4342人，婚检率67.65%，疾病检出率10.30%。顺义区妇幼保健院为孕前优生健康检查单位。年内，孕前优生筛查、检查等项目惠及3800余人，筛查出具有高风险因素405人，给予一对一个性化指导服务。

计生关怀。共有奖扶对象10120人、特扶对象1115人。市、区两级发放奖励扶助金3339.6万元，发放特别扶助金1156.86万元。落实对低保独生子女家庭专项救助金34.48万元、独生子女意外伤残或死亡的一次性经济帮助18万元。

【医疗工作】全区医疗机构门诊661.02万人次，急诊44.77万人次。出院6.52万人次，床位使用率二级及以上医疗机构为56.93%、一级医疗机构为4.17%，平均住院日二级及以上医疗机构为8.92天、一级医疗机构为14.16天。全年住院手术2.16万人次。

对口支援。年内，派出61名东西部扶贫协作专业技术人才，其中河北省沽源县20人、张家口市万全区13人，内蒙古通辽市科左中旗12人、赤峰市巴林左旗9人，西藏拉萨市尼木县7人。接收进修学习70人，其中沽源县21人、万全区12人、科左中旗15人、巴林左旗17人、尼木县5人。

血液管理。全年采集血液13717.7单位，其中团体无偿献血7590.7单位、街头采集6127单位；临床用血7349单位。1月20日起，辖区内3家临床用血机构落实《北京市无偿献血者临床用血费用直接减免工作实施方案》，全年报销、减免血费98人次67155元。

【信息化建设】北京通"基本卡"健康卡项目。建设顺义区智慧医疗便民服务平台、统一支付结算平台。4月15日，与北京银行签署项目需求确认书；8月10日，完成平台内八大系统平台定制开发；8月15日，完成电子健康卡平台第三方检测；8月19日，顺义中医医院完成APP、电子健康卡HIS改造；至年底，开展联调测试优化。

健康服务信息系统项目。通过公开招标采购，由卫宁健康公司建设一期项目，为本区高端人才、高管人员、处级以上干部3000余人提供健康管理和医疗服务。2月，完成招投标；5月，签订政府采购合同；6月，项目正式启动。

区平台信息安全等级保护加固项目。项目预算175万元，完成项目技术方案的制定及其他评审材料，在通信网络安全、区域边界安全、计算环境安全、安全管理中心等方面能够符合等级保护三级要求。

基层医院病历信息系统二期项目。针对社区基层医疗机构2013年建设的电子病历系统进行升级改造，在原有基础上建设云EMR项目，电子病历系统应用由原有的26个中心扩展覆盖至27个一级医疗机构和172个社区卫生服务站，实现基层医疗机构电子病历系统全覆盖。

顺义区疫情防控工作信息系统建设。该系统实现了新冠疫情信息、医用物资信息、发热筛查留观人员信息、密接人员信息、医疗废物动向信息、高风险人群管理等重要疫情防控数据实时采集与上报，快速形成统计数据与图表分析。

【经费管理】全年收入593656.82万元，支出539126.48万元。收支结余154356.84万元，结余分配12373.41万元，年末结转和结余141983.43万元。

【基本建设】区疾控中心及卫生监督所迁建项目。建筑面积30688平方米，总投资15720万元，其中市财政11003万元、区财政4717万元。12月24日，完成工程竣工备案。

区妇幼保健院改扩建工程。占地面积33490平方米，总建筑面积74711平方米，其中改建部分面积34712平方米、扩建部分面积39999平方米。2019年4月19日，正式开工建设。至年底，基本完成建筑结构施工，装饰工程完成约50%，安装工程完成约70%。改建部分计划待扩建部分完成并投入使用后实施。

顺义区中医医院迁建工程。占地面积59471.68平方米，总建筑面积137500平方米，主要建设医疗综合楼、液氧站、污水处理站、锅炉房和中药制剂楼，项目总投资97379万元。2016年12月8日，开工建设。至年底，已完工，并完成人防验收和单位工程质量竣工验收。

【顺义区卫生健康委领导】工委书记：王新兵（自10月）；主任：董杰昌（至8月）、于宝鑫（自8月）；工委副书记：黄建柏；副主任：陈雪清、陈豪、张斯民（自12月）。

（撰稿：孙海英 审核：吴迪祥）

大兴区

【概况】户籍人口出生5614人，出生人口性别比为106.9。办理北京市一孩登记3596例、二孩登记3314例，三孩及以上再生育确认231例。辖区户籍人口出生率10.35‰，死亡率6.14‰，自然增长率4.21‰。因病死亡4292人，占死亡总人数的94.35%。死因顺位前十位依次为：心脏病，恶性肿瘤，脑血管病，呼吸系统疾病，损伤和中毒，内分泌、营养和代谢疾病，消化系统疾病，神经系统疾病，泌尿、生殖系统疾病，传染病。户籍人口期望寿命81.49岁，其中男性78.97岁、女性84.09岁。

【改革与管理】完善区内一、二级医院参与的"健康大兴"APP。依托"1+N+X"慢病管理团队、对口支援等工作机制，强化优质资源下沉。区卫生健康委兼顾二、三级医院学科和区位优势，统筹政府办和非政府办优质医疗资源，建立综合医联体5个，以同仁医院南区、区人民医院、广安门医院南区、区中西医结合医院和仁和医院为核心医院，合作医院覆盖全区24家基层医疗机构。建立区属医院与三甲医院专科医联体，区内二、三级医院与协和、安贞、儿童等医院建立专科医联体16个，建立区域康复专科医联体、高血压专病医联体各1个。

人才队伍建设与人才引进。区卫生健康委所属事业单位引进博士后1人、京外高级人才1人；事业单位调入6人；公开招聘103人，其中本市应届毕业生39人、往届毕业生21人，外埠应届毕业生43人。公务员选调生2人，公务员调入2人；公务员公开招聘6人，其中本市往届毕业生3人、外埠应届毕业生3人。建立优秀人才评选培养机制，17人获评大兴区"新国门"领军人才、7人获评第二批大兴区优秀青年人才。出台《大兴区医疗卫生高端和紧缺学科人才扶持奖励办法（试行）》，选拔培育紧缺学科人才318人。

1月7日，经区编办《关于整合精神卫生类事业单位的批复》文件，区精神卫生保健所、区精神疾病农疗康复中心、区老年病院整合并入大兴区心康医院。2月，亦庄镇社区卫生服务中心、庞各庄镇中心卫生院、采育镇中心卫生院在2020年"优质服务基层行"活动中获得国家卫生健康委、国家中医药局通报表扬。5月14日，大兴区人力社保局、财政局、卫生健

康委员会联合印发《北京市大兴区完善基层医疗卫生机构绩效工资政策保障家庭医生签约服务工作实施方案》，推进分级诊疗制度建设。

年内，大兴区人民医院党委书记马秀华获评全国先进工作者，大兴区人民医院感染内科护士郑梦梦获评全国抗击新冠肺炎疫情先进个人。

【社区卫生】社区卫生服务中心20个，其中政府办19个、社会办1个；社区卫生服务站115个，其中政府办111个、社会办4个。在岗卫生技术人员2790人，其中医生1125人、全科医生344人、护士989人。全年门急诊312.37万人次，出诊服务1765人次，出院1704人次。社区卫生服务团队新签约26.01万人，累计签约60.07万人，签约率35.09%；其中重点人群签约26.75万人，重点人群签约率97.45%。二、三级医院支援社区6976人次。双向转诊上转患者2.43万人次、下转379人次。

截至年底，建立居民电子健康档案134.21万份，常住居民建档率78.39%，抽测使用率76.67%。

【农村卫生】村办村卫生室184个（含新建的5个村卫生室），其中私人办2个。乡村医生203人。全年诊疗23299人次。乡村医生238人次参加岗位培训，包括理论和实践技能培训、临床进修及全员培训；28人完成基层卫生人才能力提升线上培训，7人参加乡村医生岗位胜任能力提升培训班。

【疾病控制】传染病防治。乙类传染病发病1342例，死亡11例，发病率前三位的疾病为肺结核、梅毒和肝炎。报告结核病557例，5种性病发病708人；艾滋病（含HIV感染者）患病1666人，其中新发病例137人，死亡14人。人畜共患疾病发病8例，其中布病7例、黑热病1例。

新冠肺炎疫情防控。1月11日，区疾控中心接报并处置北京市首起新冠肺炎疫情；1月20日，大兴区发布确诊2例新冠病例。立即启动应急机制，开展现场流行病学调查、标本采集和检测、密切接触者管理、消毒处置、健康宣教、社区防控指导、对封控小区开展解封评估等各项防控措施。针对患者活动轨迹复杂的实际问题，创新性建立以区疾控中心为技术核心，公安、属地多部门协作的流调溯源线索追踪"大

兴经验"，在全市推广。全年确诊107例（普通型72例、轻型35例）、无症状感染者7例，无死亡病例，其中武汉输入相关病例40例、境外输入3例、新发地聚集性疫情相关病例71例。设置隔离点22个，派驻医务人员200余人，管理各类密切接触者4271人。在新发地疫情期间，开展大规模核酸检测，共出动医务人员13017人次。至年底，区内二、三级公立医院均具有核酸检测能力，12小时内可出具检测结果。发热门诊增至5家，建成16个社区卫生服务中心发热哨点，发热门诊接诊4.6万人次，社区卫生服务机构预检分诊416.52万人次，实时追访监测发热患者、使用退热止咳类药品等重点人员9万人次。

慢病防治。全区开展慢性病患者自我管理小组60个，辖区村/居委会的高血压患者自我管理小组覆盖率83.17%、糖尿病患者同伴支持小组覆盖率43.76%。农村癌症筛查完成10591人，胃肠镜检完成442人，发现病例39人，检出率8.82%。城市癌症筛查完成498人，其中肺癌筛查186人、乳腺癌筛查143人、肝癌筛查31人、消化道癌症筛查69人、直肠癌筛查69人。

精神卫生。登记在册严重精神障碍患者6124人，患病率3.41‰。落实监护补贴申领和免费服药政策，在册患者规范管理率97.66%，规律服药率84.41%，患者面访率91.12%；免费服药4189人，免费服药政策惠及率68.40%。

学校卫生。有中小学生88915人，应体检82204人，实检80077人。视力不良检出率52.89%，营养不良检出率3.90%，肥胖检出率21.94%，缺铁性贫血检出率0.86%，恒牙龋齿检出率15.69%。

计划免疫。计划内疫苗接种13种457989人次，报告AEFI 91例；计划外疫苗接种26种345461人次，报告AEFI 47例；应急接种疫苗3种407人次。免费接种流感疫苗123228人次。外来务工人员接种麻风疫苗24人次、麻风腮疫苗128人次、A+C群流脑疫苗149人次。

病媒生物防制。监测大兴国际机场周边地区成蚊密度，为1.02只/灯·小时，同比上升1%。开展鼠、蟑螂、蚊、蝇等病媒生物密度监测，鼠密度为0，与上年持平；蟑螂密度为0.012只/张·夜，比上年下降38.60%；成蚊密度为0.91只/灯·小时，比上年上升28.20%；蝇密度为2.37只/笼，比上年上升54.90%。

职业卫生。全区接触毒害物质单位374家，职工5735人。2019年7月至2020年7月，开展为期一年的矿山、冶金、建材、化工等行业领域尘毒危害专项执法，检查49次，检查用人单位42家，实施行政处罚4起（其中罚款3起16万元）。9月7日至17日，分9期组织22个属地374家台账企业的847人进行职业健康培训，台账企业参训率100%。职工应体检5735人，实检5735人。新发尘肺病1例，为煤工尘肺；新发呼吸系统职业病1例，为哮喘。

食品安全监测。食品安全风险因素监测样品385件，进行药物残留、矿物油、金属元素、真菌毒素、食品添加剂、营养素、致病微生物等220余项指标的实验室检测。监测结果显示，食品安全状况总体良好，未检测到超出国家食品安全标准的指标。

生活饮用水监测。城乡居民生活饮用水水质监测338件，其中城市居民生活饮用水184件、农村居民生活饮用水154件，合格率97.18%，超标项目涉及总大肠菌群和总硬度。在农村环境综合整治专项工作中，完成44个建制村生活饮用水采样监测，均合格。

健康促进。创建健康单位8个、健康社区271个、健康家庭272个。申创北京市控烟示范单位12家，并通过验收评估。自7月，控烟监督执法检查下沉至各属地。1至6月，控烟监督检查各类场所1634户次，处罚48起，下达责令改正通知书55份，罚款1.32万元。处理12345转来控烟相关投诉举报101起，处理及时率100%，解决率100%。以基层单位、社区站医生为主要师资举办健康知识讲座641场，受众20753人次。同时，利用微信、微博等开展宣教。全年培养家庭保健员800人。

【综合监督】公共卫生监督。公共场所1459户，量化分级1374户，其中A类171户、B类1024户、C类178户、不予评级1户。经常性监督5123户次，覆盖率99.88%，合格率85.06%，处罚379户次，罚款51.70万元。控烟执法监督检查1645户次，不合格104户次，行政处罚48户次，罚款1.32万元。生活饮用水单位849户，经常性监督1211户次，覆盖率99.65%，合格率97.94%，处罚95户次，罚款17.86万元。学校卫生单位221户，经常性监督766户次，覆盖率99.76%，合格率98.96%，处罚20户次，均为警告。

医疗卫生监督。医疗卫生监督检查8077户次，覆盖率100%，合格率97.70%，处罚185户次，罚没款42.58万元。查处非法行医31起，其中取缔6户、立案处罚25户，罚款110.60万元，没收违法所得2.08万元，没收违法药品200余千克、器械230余件。以涉嫌非法行医罪向公安机关移送案件2起，向人民法院申请强制执行11起，申请执行金额135.91万元。办理医师多点执业624人次。

【妇幼健康】出台《大兴区危重孕产妇救治工作绩效考核评估方案》和《大兴区危重新生儿救治工作绩效考核评估方案》，完善区级危重孕产妇和新生儿转会诊服务网络。推进区域母婴安全保障筑基行动，绩效评价取得全市第一名。完善孕期心理筛查网络，社区建立母子健康档案时即开展心理筛查指导工作，做好孕早期心理筛查，做到早发现早干预。

常住孕产妇13111人，其中本市户籍7547人、外地户籍5564人，系统管理率99.55%，住院分娩率100%，无孕产妇死亡。新生儿死亡6人，死亡率0.78‰；婴儿死亡11人，死亡率1.43‰；5岁以下儿童死亡15人，死亡率1.96‰。推进出生缺陷一级预防，新生儿出生缺陷发生率26.44‰，主要出生缺陷为外耳其他畸形、先心病、多指（趾）。0～6岁儿童82105人，系统管理率95.33%。发现神经心理发育迟缓阳性833人，确诊133人；先天性心脏病99人，先天性髋关节脱位37人。

落实两癌筛查与长效体检工作。全年筛查乳腺癌67137例、宫颈癌66663例，确诊宫颈癌前病变102例、宫颈癌4例、乳腺癌17例，均规范管理。

【老龄健康】根据大兴区第七次全国人口普查公报显示，辖区常住人口中，60岁及以上人口284051人，占15.4%；65岁及以上人口183825人，占10.0%。

组建17家基层医疗机构与42家养老机构医养结合对接。开展老年健康宣传周活动，举办健康大课堂639场，开展咨询宣传536场，组建老年人防跌倒毛巾操队伍89支2000余人。落实基本公共卫生服务项目，65岁及以上老年人结核症状筛查21166人，未发现肺结核患者；为老年人免费流感疫苗接种50788人，为65岁及以上老年人免费接种23价肺炎球菌疫苗5823人；脑健康体检9000人（痴呆风险筛查）；为86431名65岁及以上老年人开展一次免费体检、健康评估和指导，老年人健康管理率60%；构建中医药健康养老服务体系，为90万人次提供中医药健康养老服务。家庭医生团队323支，为老年人提供签约服务，运用微信、手机APP等建立家医互动沟通渠道；落实老年人医疗服务优待政策，所有医疗机构为老年人建立预约挂号就医绿色通道和无码通道，使老年人在社区可预约二、三级医院号源，并享受"三优先"服务；3个社区卫生服务中心创建北京市老年健康服务示范基地，11个社区卫生服务中心被评为北京市2020年老年友善医疗机构。在4个镇街16个社区村开展老年人健康素养调查。建设2家中医药文化体验馆，为老年人提供健康养生科普体验式服务。正常运营的养老机构40家，设置养老床位9062张，通过内设医疗室或与医疗机构签约，使养老机构内老年人医疗服务全覆盖；正常运营的社区（村）养老服务驿站135家；医养结合机构19家；长子营镇中心卫生院通过流动医疗车巡诊服务方式为10个养老驿站开展家庭巡诊服务67次，服务1850人。中医健康养老护理员培训80人。

改善老年人居住环境，推进老旧小区综合治理、美丽乡村建设、老楼加装电梯等行动。举办第29届大兴区重阳节"康乐杯"老年人象棋赛。命名大兴区"孝顺之星"100名，1个单位（大兴区清源街道老年协会）被评为全国"敬老文明号"，2人（徐增凤、李和平）被评为全国敬老爱老助老模范人物。

【计生服务】全员婚前检查8325人，婚检率86.92%，同比提高30.63个百分点；检出疾病1569人，疾病检出率18.85%。大兴区妇幼保健院为免费孕前优生健康检查定点医院，全年为940对夫妇提供免费孕前优生健康体检服务。

计生关怀。符合计划生育奖励、扶助政策12331人，奖励扶助总金额326.71万元。独生子女父母奖励31260人，共260.49万元。市级独生子女家庭奖励扶助金每人每月175元，特别扶助金伤残类每人每月590元，死亡类每人每月720元，其中奖励扶助5385人1130.85万元、伤残扶助689人487.81万元、死亡扶助542人468.29万元。市级三项扶助发放资金总计2086.95万元，其中市级财政1773.91万元、区级财政313.04万元。区级特别扶助包括8个子项目，共扶助2376人（户），总金额839.85万元。伤残扶助每人每月350元，共903人375.41万元；死亡扶助每人每月350元，共578人234.43万元；伤残类一方死亡存活方再享受每人每月350元，共33人13.62万元；死亡类一方死亡存活方再享受每人每月350元，共14人49350元；伤残养老补助每人每月200元，共444人101.96万元；死亡养老补助每人每月200元，共400人93.50万元；子女死亡家庭抚慰金每户30000元，共2户6万元；死亡家庭户再生育子女补偿金每户50000元，共2户10万元。其他区级奖励包括一次性1000元奖励3323人，共332.3万元；一次性5000元经济帮助16人，共8万元。镇、村二级出资277.51万元，为计划生育家庭3.15万户10.63万人办理计划生育家庭意外伤害险和女性两癌险，理赔590笔120万元。与北京京安公益基金会合作争取公益扶助金180.4万元，有66户因车祸致独生子女家庭成员死亡的家庭享受扶助。

【医疗工作】区属医院全年出院49436人次，病床使用率65.7%，平均住院7.93天。住院手术17696人次。医护比1：1.36。

对口支援。继续对内蒙古、宁夏、青海、湖北等地对口帮扶。区卫生健康委主管领导带队，区人民医院心内科、院感疾控科、妇产科、院前急救等重点科室医疗骨干11人赴内蒙古突泉县医院开展为期5天的义诊、带教。区人民医院医疗骨干14人赴宁夏固原、湖北十堰茅箭等地开展义诊、带教。推进京津冀协同发展，广安门医院南区呼吸、内分泌等科室医疗骨干赴河北香河支气管哮喘医院坐诊、会诊、讲座。年内，共派出援建干部及专技人员42人，接收受援地区进修学习44人。区内20家医疗机构结对帮扶受援地52家医疗机构，实现内蒙古3个受援地基层医疗机构结对全覆盖。向受援地调拨款物折合104万元。广安门医院南区雷剑被评为全国脱贫攻坚先进个人，区卫生健康委郑德禄、郭勇、刘佩琳被评为北京市脱贫攻坚先进个人。区人民医院妇产科、区中西医结合医院骨伤科、区中医医院骨一科、青云店镇中心卫生院、亦庄医院、采育镇中心卫生院获北京市事业单位脱贫攻坚集体奖励，区卫生系统共89人获北京市事业单位脱贫攻坚个人奖励。

中医工作。全区有市级及以上重点（含区域特色）学科6个。继续建设大兴区中医专家学术经验传承工作室11个，培养学员16人。8月13日，区卫生健康委委托区中医质控中心邀请北京中医药大学基础医学院王新佩教授举办"经方的临床应用"公开课，以提高全区第一批中医专家学术经验继承工作室继承人的专业知识水平及能力。通过网络视频培训形式，培训基层中西医人员和村卫生室人员中医药适宜技术588人次。委托关爱未来（北京）健康管理服务中心开展大兴区第一批中医健康护理员培训，共培训80人。

血液管理。区内固定采血点1处、临时采血点2处。依托区人民医院完成大兴区中心血库建设（取得血库执业许可，尚未开始采血）。辖区全年采血20782.65单位，其中团体献血11865单位。全年供血（红细胞类）13384单位。

【信息化建设】区卫生健康委全年信息化建设投入2190万元。建成具有大兴特色的"1+N+10"医疗服务信息化体系，即搭建1个平台、统一N个标准、实现10项智慧服务。推动"互联网+"信息惠民工程，完成区域人口健康信息平台二期项目建设，新建合理用药监测、区域检验中心、区域电子病历、统一支付四大应用系统。"健康大兴"APP线上预约挂号180余万人次，上下联动双向转诊1.4万人次，远程医疗会诊9万余次。通过区域人口健康信息平台建设，开展始于"负一岁"的全生命周期医疗健康信息服务。

区人民医院智能医院信息化建设项目投入2000万元，完成8个分项目终验及10个分项目初验。通过核心设备升级、虚拟化扩容、安全体系建设等基础硬件建设，增加了网络架构的稳定性、可靠性、安全性；通过集成平台、人力系统、急诊临床信息系统等建设，实现了数据与集成平台的共享。

广安门医院南区信息化建设投入443万元，完成输血管理与微生物系统等临床业务系统建设，完成传染病上报、患者分时段预约挂号等系统改造。

8月，区人民医院、广安门医院南区均通过了电子病历应用水平分级评价四级评审。9月，大兴区卫生健康委获评国家卫生健康委2019年度国家医疗健康信息互联互通标准化成熟度测评四级甲等。

【经费管理】全年卫生系统总收入601406.56万元，其中财政拨款234419.46万元、事业收入356125.03万元；总支出606230.67万元，其中财政支出233645.18万元。

【基本建设】全年基建投资41050万元，其中财政投入40418万元、单位自筹632万元。新建、扩建医疗用房29017平方米，全部完工。西红门医院改扩建项目、旧宫医院改造项目、长子营卫生院住院楼改造提升项目竣工。

【创建国家卫生区】建立部门领导、分级负责、条块结合、以块为主的领导体系，定期召开大兴区创建国家卫生区工作推进会，完善创卫工作领导小组成员，建立由区委书记、区长共同担任组长，区4套班子领导担任副组长的创建国家卫生区领导小组，成员包括96家创卫成员单位的主要领导。细化责任分工，下设创卫办公室和7个专项工作组，完成卫生镇创建工作目标。年内，11个创建镇全部通过了市级技术评估，全区14个镇实现北京市卫生镇全覆盖。黄村、瀛海、安定、采育4个镇达到国家卫生镇标准。

在市容环境卫生方面，做到环卫作业精细化管理，环卫设施平稳运行，背街小巷整体提升，秩序乱点建账整改，市政道路巡查改善，垃圾分类常态化，生活垃圾有效处理，建筑垃圾严格处理，基础设置规范。在环境保护方面，持续深化"一微克"行动，持续落实噪声控制措施，持续加强集中式饮用水水源保护区监管，医疗废弃物统一由专业机构处置。

【大兴区卫生健康委领导】党委书记、主任：李爱芳；副主任：牛祥君、王艳颖、郑德禄、王明杰、张颖。

（撰稿：周海清 郑泽一 审核：李爱芳）

昌平区

【概况】户籍人口出生率8.43‰，死亡率6.46‰，自然增长率1.98‰。因病死亡4032人，占死亡总数的95.00%。死因顺位前十位依次为：心脏病，恶性肿瘤，脑血管病，损伤和中毒，呼吸系统疾病，内分泌、营养和代谢疾病，消化系统疾病，神经系统疾病，泌尿、生殖系统疾病，传染病。户籍人口期望寿命81.59岁，其中男性79.25岁，女性84.06岁。

【改革与管理】4月25日起，昌平区执行第二批国家药品集中采购使用结果和配套政策。10月1日，昌平区相关医疗机构全面执行人工晶体类医用耗材联合带量采购结果和配套政策。11月14日起，昌平区执行第三批国家药品采购首年采购。自第三批国家药品集中采购开始，采购工作常态化制度化。

截至年底，区内各级各类医疗机构1112家，其中营利性医疗机构561家、非营利性医疗机构551家，村卫生室231家。8月14日，昌平区医院启用新门急诊综合大楼，增加建筑面积59522平方米。

医联体建设。共有4个区域医联体、4个紧密医联体，以及精神、康复、骨科、胃肠和肝胆5个专科医联体。区域医联体成员单位43家，其中三级医院12家、二级医院8家、一级医院19家、医务室4家。社区卫生服务机构达到全覆盖。全年各医联体共上转患者67905人，下转患者10697人。大医院下派专家6690人次，诊治患者17141人次；接收进修20人，开展带教、培训、讲座102次，培训1716人次；检查检验结果互认498例；远程会诊41例。

医师多点执业机构备案覆盖率100%，备案1044人。

人才队伍建设与人才引进。事业单位招聘151人，其中公开招聘122人、定向生27人、退役大学生1人、总会计师1人，大专及以下学历42人、本科学历57人、硕士41人、博士11人，非北京生源45人（含不占进京指标的优秀博士研究生10人）。受疫情影响，招聘时首次采用线上视频面试方式。

【社区卫生】有社区卫生服务中心18个、站114个，均为政府办。卫生人员1671人，其中医生584人（其中全科医生319人）、护士482人。全年门诊2979560人次，上门服务1327人次。社区卫生中心（站）全部实现标准化建设。家庭医生签约率37.45%。

上转患者11.80万人次，其中向医联体内大医院上转5.58万人次；下转患者3911人次，其中由医联体内大医院下转3492人次。居民电子健康档案184.5万份，建档率85.16%。

【农村卫生】注册村卫生室230个，均为村办。在岗乡村医生160人。制订市、区两级培训计划，包括理论培训、技能操作、临床进修和必修课。完成市级理论培训37学时、技能培训34学时；临床进修每人不低于80学时；必修课25学时；区级培训每月1期。培养家庭保健员1600人。

【疾病控制】传染病防治。乙类传染病发病1570例，死亡6例，发病前三位为肺结核、梅毒和痢疾。结核病新发病685人，死亡1例；性病发病531例；随访管理的艾滋病病毒感染者和病例共1987例，其中新报告205例，死亡55例。手足口病报告237例，布病2例，无狂犬病和人禽流感报告病例。

新冠肺炎疫情防控。全区累计报告新冠肺炎确诊病例76例，其中本土34例、境外输入42例，普通型36例、轻型38例、无症状感染者2例，无死亡病例。管理密切接触者2105人，疑似病例转为确诊38人。截至年底，共设置21个集中隔离点，累计隔离观察14008人次。调派区疾控中心、社区卫生服务中心和二、三级医院共28家医疗机构610名医务人员8443人次开展驻点保障。区组建新冠疫情应急小分队，共出动1876组5719人次，开展流调、消毒、采样等工作。

慢病防治。管理高血压患者65239人，其中规范管理45116人；管理糖尿病患者28517人，其中规范管理21258人。完成心血管病高危人群早期筛查1009人，高危筛查257人，短期随访232人，长期随访3241人；完成北京市脑卒中高危人群随访干预项目，电话随访1354人，成功随访1282人；完成北京市肿瘤患者社区随访项目，肿瘤患者社区随访1650人，其中成功随访1518人；完成肺癌早诊早治项目，肺癌筛查343人，其中年度筛查111人、基线筛查232人。

精神卫生。在册严重精神障碍患者7710人，其中6类及强制上报严重精神障碍患者7037人，报告患病率3.41‰。在册规范管理率94.81%，规律服药率86.43%；在册精神分裂症患者服药率91.17%，规律服药率85.81%；在册患者规范面访率91.46%。免费服药4521人，政策惠及率64.25%；监护人看护补贴申领5225人，申领率90.85%。

学校卫生。全区中小学生80197人，第一学期完成体检35222人。

职业卫生。全区接触毒害物质单位395户，职工7595人。全年监督429户次，体检7595人。新发职业病1例，为水泥尘肺。

食品卫生及生活饮用水监测。完成食品污染及有害因素监测样品248件2742项次，其中化学污染物及有害因素监测样品133件2392项次、食品微生物及其致病因子监测115件350项次。8件食用油样品中检出3-MCPD酯（0.21~4.08mg/kg），8件食用油样品检出2-MCPD酯（0.21~2.10mg/kg），6件食用油检出缩水甘油酯（1.14~3.63mg/kg）。生活饮用水监测297件，检测项目包括微生物指标、毒理指标、感官性状和一般化学指标等共41项。主要问题为总大肠菌群、氟化物、硝酸盐氮存在超标现象。13个城市末梢水水质监测点共检测水样78件，合格率100%。

健康促进。开展线下健康大课堂104场，受众5000余人次；线上200余场，受众30万余人次。12月30日，小汤山镇通过了北京市国家卫生镇检查评估。全年开展各类宣传活动5场，利用微信公众号和微博发布控烟知识，创建无烟家庭2100余家，创建第三批北京市控烟示范单位16家。

【综合监督】公共卫生监督。监督单位2796户。量化分级：A级293户、B级2011户、C级7户，不予评级20户。开展日常性卫生监督7980户次，覆盖率100%，合格率98.54%，处罚163起43.32万元。

医疗卫生监督。监督医疗机构1065户，监督覆盖率100%，合格率99.12%，处罚39起14.85万元。与公安、市场监管、城管等部门及各镇政府开展打击无证行医联合执法活动14次，共取缔无证行医27户次，实施行政处罚30起，罚没款132万元，没收药品822千克、医疗器械8800余件。移送公安部门涉嫌非法行医犯罪案件1起。从事计划生育服务的医疗机构28户，监督检查79户次，覆盖率100%。

【妇幼健康】户籍人口剖宫产率36%，孕产妇死亡率17.02/10万。户籍新生儿死亡5人，死亡率1.05‰；婴儿死亡11人，死亡率1.98‰；5岁以下儿童死亡27人，死亡率3.07‰。0~6岁散居儿童80528人，健康管理79699人，健康管理率98.97%；系统管理78180人，系统管理率97.08%。新生儿出生缺陷发生率35.9‰，主要出生缺陷病种为先天性心脏病、外耳其他畸形、隐睾、多指（趾）。

【老龄健康】辖区常住人口中，60岁及以上老年人口26.8万人，占比12.4%，其中京籍15.7万人；80岁及以上老年人23017人，其中京籍18511人；百岁及以上老年人口69人，其中京籍29人。

老年健康服务。养老机构44家，镇街养老照料中心13家，社区养老服务驿站88个，养老总床位15753张，每千人养老机构床位达8张。康复医院4家（小汤山康复医院、北大医疗康复医院、泰康燕园康复医院、昌平区南口医院），疗养院1家（小汤山锡昌疗养院），有康复医学科的医疗机构30家。全区康复床位1282张，每千人口康复护理床位0.6张。

社会保障体系建设。老旧小区综合整治项目经市、区两级政府批复，共涉及22个项目420栋楼，建筑面积193.17万平方米，已开工16个项目。清理整治和建设提升街巷4条。既往多层住宅增设电梯任务开工20部，完工10部；新开工28部电梯，其中3部基本完工。对全区养老机构无障碍环境设施摸排点位、建立台账，对4处无障碍设施不完善的情况进行了整改；公园增装健身器材300余套、座椅324个、石桌石凳38套、便民衣架76个，修建无障碍通道40余米。昌平公园、亢山公园、赛场公园修建了空竹活动场地及其他健身活动场地，昌平公园健身步道完工。8月，开展老年健康宣传周活动，举办健康知识讲座80余场，提供测血压、血糖等义诊服务26000余人。

【计生服务】完成国家卫生健康委托育服务供给状况调查。有0~3岁婴幼儿42400人，其中户籍12700人。运营托育机构27家。对区财政全额承担或部分承担的计划生育协管员队伍进行梳理整合，将镇街计划生育流动人口协管员整合为城市综合协管员（社会服务）；取消村（社区）计划生育宣传员队伍，将其职能并入村（社区）公共卫生委员会；取消村（社区）计划生育专干工作补贴。

生殖健康。婚前医学检查2352人，婚检率48.28%，其中检出疾病786人。孕前优生健康检查873人。乳腺癌筛查5173人，确诊乳腺癌2例；宫颈癌筛查4864人，发现宫颈癌前病变1例。

计生关怀。办理生育登记16800例，其中户籍人口4917例。符合农村计划生育家庭奖励扶助政策13738人，奖扶金发放标准为每人每年2460元、深山区女儿户每人每年2700元；独生子女伤残特别扶助991人，每人每年8280元；独生子女死亡特别扶助902人，每人每年9840元；3项扶助共计发放扶助金5091.17万元。符合独生子女父母奖励对象25205人，发放奖励费146.20万元。符合独生子女父母年老时一次性奖励对象4878人，发放奖励费487.80万元。完成独生子女父母一次性奖励1000元的资格审核6896人。符合独生子女父母年老一次性1万元经济帮助对象71人，发放帮扶金71万元。元旦、春节慰问计划生育困难家庭280户，送慰问金28万元。完成68户独生子女意外家庭季度走访慰问，发放慰问金21.8万元。

政府出资102.6万元，为888名失独和999名独生子女伤残家庭成员投保住院护理补贴保险。市计生协会出资114042元，开展失独家庭秋季走访慰问活动。政府出资30万元，对独生子女伤残家庭进行困难救助和慰问，为73户有特殊困难的独生子女家庭给予困难帮助。年内，取消政府补贴，居民自愿投保，完成意外伤害保险12.45万份，女性两癌保险5.78万份，男性安康保险2.37万份，比上年节约区补贴资金197.7万元。为60周岁以上、未得到过"关爱计生特困家庭"项目一次性慈善经济帮助的失独人员（40户62人）给予每人5000元一次性慈善经济帮助，因低保户、低收入户、重特大疾病等造成生活困难的失独家庭（17户22人）和独生子女伤残家庭（20户36人）给予每个家庭3000元一次性慈善经济帮助，合计发放救助金42.1万元。

【医疗工作】辖区医疗机构全年出院38031人次，病床使用率72.16%，平均住院日23.95天（不含精神专科医院）。住院手术10643例。医护比1∶1.55。

对口支援。选派23名医生到受援地区支援，其中支援13个月以上5人、6个月以上1人、支援2至6个月17人，专业涵盖内、外、妇、儿、中医、口腔、检验、影像等14个专业。为受援单位提供远程医疗服务562人次，会诊453人次，救治贫困人口3213人次。接收医疗骨干进修110人。举办学术专题讲座59期，培训专业技术人才218人次。与河北省尚义县、内蒙古太仆寺旗和阿鲁科尔沁旗、青海省曲麻莱县医疗机构新签或续签结对帮扶协议6份。向受援地区捐赠价值7.8万余元的口罩、防护服、酒精等防疫物资。昌平区非公有制医疗机构协会非公口腔医疗专家50余人次完成尚义县500余名、阿鲁科尔沁旗1400余名适龄儿童的口腔检查和口腔涂氟及窝沟封闭；在太仆寺旗宣传口腔卫生知识，为尚义县下马圈乡卫生院捐赠牙椅1台（价值约1.3万元）。动员所属单位通过双创中心、扶贫832平台采购扶贫产品，全年完成交易132.60万元。

中医工作。9月7日，成立国家级名老中医高才达工作室霍营社区卫生服务中心分站；至年底，高才达到分站出诊3次，诊疗49人次；社区医师赴顺义区中医医院学习7次。9月19日，昌平区第三期西医学中医班在南口医院开班，招收学员92人，其中社区服务中心42人、公立医院15人、民营医疗机构35人。11月21日，中药骨干人才培养项目（提升班）开班；12月，完成理论培训、实践技能培训及考核。

血液管理。区属医院全年用血4425单位，自体输血197人234单位。区内有采血点4处，其中献血方舱2个、采血车2辆。

【信息化建设】信息化建设总投入1210万元。健康昌平APP注册用户33.32万人，通过APP进行预防接种和儿童体检预约服务41.1万人次。4月，开发昌平区核酸检测预约系统，居民通过APP预约核酸检测4.9万人次，反馈核酸检测结果66.5万人次。5月，开发昌平区社区卫生预检分诊系统，登记30.9万人次。5月，开发昌平区核酸采样检测登记系统，为18个社区卫生机构开展核酸采样工作提供信息化支撑，核酸采样71.5万人次。

【经费管理】全年卫生系统总收入555951.71万元，其中财政拨款185132.73万元、事业收入365862.86万元；总支出578049.97万元。计划生育投入5393.60万元。

【基本建设】全年基建总投资17692万元，其中财政投资15608万元、自筹2084万元。新建、扩建医疗用房104363平方米，其中完工93906平方米。全区18个社区卫生服务中心、114个社区卫生服务站共有医疗用房111950平方米。

【秦素萍、张继涛获得"全国抗击新冠肺炎疫情先进个人"称号】新冠肺炎疫情期间，昌平区医院内科副主任、医务科副科长、主任医师秦素萍是昌平区新冠肺炎定点医院隔离病房负责人，每天带领团队对患者进行全面评估，确保患者管理到位、医疗救治有序、医护杜绝感染。期间经历大小抢救4次，患者均转危为安。在隔离病房4周，两次提交申请，要求继续坚守"阵地"。最终带领医护团队完成了昌平区本地确诊病例及疑似病例的双清零工作。

昌平区疾病预防控制中心免疫预防科张继涛担任区疾控中心疫情小分队第13组组长，从事新冠肺炎确诊病例现场流行病学调查、隔离点巡查和消毒、确诊病例家中终末消毒等工作；并在新国展对回国人员进行登记转运，对不明原因死亡尸体消毒处理；新发地暴发新冠肺炎疫情后，前往新发地进行环境核酸采集。

9月，秦素萍、张继涛被党中央、国务院授予"全国抗击新冠肺炎疫情先进个人"称号。

【昌平区卫生健康委领导】党委书记、主任：蒋玮；副书记：石彩红；副主任：左晨、沈茂成、谭光剑、杨杰。

（撰稿：安　红　审核：左　晨）

平谷区

【概况】辖区户籍人口出生率9.34‰，死亡率7.94‰，人口自然增长率1.4‰。死亡3236人，其中因病死亡3025人，占死亡总数的93.48%。死因顺位前十位依次为：脑血管病，心脏病，恶性肿瘤，呼吸系统疾病，损伤和中毒，内分泌、营养和代谢病，消化系统疾病，神经系统疾病，泌尿、生殖系统疾病，传染病。户籍人口期望寿命80.30岁，其中男性77.80岁、女性82.96岁。

【改革与管理】推进以北京友谊医院平谷医院为核心医院、区疾控中心为指导、大华山镇和马昌营镇社区卫生服务中心为组成单位的紧密型县域医共体建设试点。以居民健康为中心，发挥三级医院优质医疗资源优势，促进医疗卫生工作重心下移和资源下沉，健全维护公益性、调动积极性和保障可持续的运行机制，改善和优化服务流程，提升基层服务能力和医疗服务体系整体效能，更好实施分级诊疗，满足群众健康需求。

分级诊疗制度建设。发挥三级医院专业技术优势及带头作用，区级医院专家下基层门诊和技术指导帮扶已成常态，分级诊疗转诊渠道日益顺畅。加强社区卫生机构能力建设，改善就医环境，全区医疗卫生服务能力不断提升，群众就医流向逐渐发生变化。

人才队伍建设与人才引进。年内，引进非京源应届硕士研究生22人，其中区医院12人、区中医医院7人、区妇幼保健院2人、区疾控中心1人。与首都医科大学合作，为社区卫生服务机构培养本科定向医学生9人，其中临床医学专业4人、预防医学专业5人。签约培养20名临床医学（乡村医生方向）专业专科定向生。

9月18日，区卫生健康委召开慢性病防控体系建设推进会，建立六大慢病防控中心。11月1日，平谷区应急指挥中心在社会服务中心正式投入使用。

12月18日，区卫生健康委与联影公司签订合作协议，在人工智能医疗影像领域开展临床研究合作，共同开发具有自主知识产权、对行业发展有带动性、前瞻性的人工智能在医疗中的应用技术，促进双方的科研、开发和技术转移转化工作。

【社区卫生】有社区医疗卫生服务中心18个、社区卫生服务站129个，均为政府办。卫生技术人员1476人，其中医生797人、全科医生332人、护士205人。全年诊疗157.87万人次，其中门诊157.23万人次，包括全科124.85万人次、中医13139人次。有2个社区卫生服务中心未达到业务用房面积，46个社区卫生服务站未达到标准化建设。家庭医生签约7.79万户16.07万人，签约率35.2%。二、三级医疗机构下基层83人，接诊4315人次，健康宣教1420人次，专科培训146人，技术指导198人，临床带教218人。建立电子健康档案371789份，建档率80.5%。

【农村卫生】全区规划村级医疗机构200个，覆盖率100%。全年诊疗1689971人次。在岗乡村医生169人，通过乡村医生全科助理医师考试10人。基层卫生人员培训182学时。

【疾病控制】传染病防治。乙类传染病发病502例，死亡1例，发病率前三位的为痢疾、肺结核、肝炎。结核病新发病112例、性病新发病82例、HIV阳性病例新增6例。人畜共患疾病发病48例。

新冠肺炎疫情防控。无发病及无症状感染者。隔离396人，调查密接88人、次密接300人。检测148709人次，检测外环境49800个点位。

慢病防治。截至年底，高血压健康管理45867人，其中规范化管理31767人，规范管理率69.3%；血压控制29998人，控制率65.4%。糖尿病健康管理17856人，其中规范化管理12506人，规范管理率70%；血糖控制10848人，控制率60.8%。

精神卫生。全区在册精神障碍患者3462人，其中6类重性精神障碍2232人。报告患病率4.844‰；规范管理2127人，在册患者规范管理率95.30%；在册患者服药率83.33%，在册患者规律服药率81.00%，在册精神分裂症服药率82.82%；在册精神分裂症规律服药率80.56%；面访率93.77%。新建档患者28人，按流程纳入规范化管理。免费体检492人，体检率22.04%。享受免费服药患者2478人。符合监护补贴申请条件2152人，累计申请1923人，申请率89.36%。

学校卫生。全区学生30213人，体检29846人，沙眼检出率0.02%，视力不良检出率63.09%，恒牙龋齿患病率13.09%，恒牙龋均为0.25，恒牙龋齿填充率

各区卫生健康工作

61.97%，缺铁性贫血检出率2.00%，营养不良检出率12.57%，肥胖检出率19.89%。学生沙眼、视力不良、口腔健康、营养不良、肥胖等常见病干预覆盖率100%，学校卫生工作视导率100%，学生健康档案信息化管理率100%。

计划免疫。全区一类疫苗接种10.41万人次，报告接种率100%；二类疫苗接种6.68万人次。接种流感疫苗59125人，其中中小学生19229人（接种率56.73%）、60岁以上老人36167人（接种率48.67%）、保障人群162人、医务人员903人、中小学校教师472人、其他31人，自费接种2161人。

职业卫生。全区接触毒害物质单位22家，职工953人。存在职业危害的用人单位149家。全年监督检查372户次，下达监督意见书272份，责令整改通知书43份。立案45起，其中一般处罚1起，收缴罚款5万元；警告44起。职工应体检953人，实检953人，无新发职业病。

食品卫生及生活饮用水监测。食品微生物及其致病因子监测样品100件，未发现异常值。食品化学污染物及有害因素监测样品226件，未发现异常值。食源性疾病病原学监测生物样本60件，检测5种食源性致病微生物，结果均为阴性。散发疑似食物中毒病例5例。城市末梢水监测70件、二次供水监测40件，检测项目33项，合格率100%；农村集中式供水监测样品128件，检测项目33项，合格率100%；学校生活饮用水监测10件，检测项目33项，合格率100%；农村折子工程检测267件，检测项目32项，合格率98.13%。

健康促进。举办健康大课堂160场次，10805人次参加。继续开展"全民健康生活方式行动"健康示范机构和健康支持性环境创建，创建示范餐厅2家、示范食堂2家。累计创建九大支持性环境145个，其中健康示范社区18个、健康示范单位14家、健康示范食堂22家、健康示范餐厅19家、健康步道3条、健康主题公园3处、健康一条街2条、健康小屋18个、健康学校46所。赴机关单位、学校、宾馆、饭店、娱乐场所等开展控烟监督执法检查，抽查重点单位556户次，发现6户单位存在违法行为，下达责令改正通知书4份，一般程序2起，罚款0.4万元；处罚个人4起，分别罚款50元。

【综合监督】公共卫生监督。有公共场所681户，已量化分级622户。监督检查1799户次，监督覆盖率100%；行政处罚94起，其中简易程序处罚79起、一般程序处罚15起，罚款2.1万元。

医疗卫生监督。检查医疗机构276家，其中三级2家、二级4家、一级18家、未定级252家；血液管理4家、母婴保健11家、放射卫生32家。共检查医疗机构1091户次，监督覆盖率100%，合格率99%；母婴保健和计划生育15户次，血液管理4户次，放射卫生51户次。发现医疗机构违法行为7起，一般程序处罚5起、简易程序2起，罚款9500元，没收违法所得23.54万元。医疗机构不良执业行为计分20起28分。取缔无证行医8起，实行行政处罚9起，罚款8.45万元，没收违法所得24.42万元。医师多机构备案120人次。

【妇幼健康】无孕产妇死亡。新生儿死亡5人，死亡率1.22‰；婴儿死亡10人，死亡率2.43‰；5岁以下儿童死亡12人，死亡率2.92‰。新生儿出生缺陷发生率25.55‰，主要出生缺陷为先心病、多并指（趾）、小耳和外耳畸形。

【老龄健康】全区常住人口467331人，其中户籍人口408645人。常住人口中，60周岁及以上老年人107972人，占23.1%；80周岁及以上老年人13239人，占2.83%。户籍人口中，60周岁及以上老年人103555人，占25.34%；80周岁及以上老年人13096人，占比3.2%；百岁以上老年人14人。

老年健康服务。全区投入运营的养老机构33家，床位5810张，入住3100余人，千人养老床位14.1张；社区养老服务驿站55家，全年为居家养老老年人提供服务20万人次；老年餐桌27家，为老人提供助餐服务2万人次。41家养老服务机构通过与社区卫生服务中心签约或自建医务室实现医养结合；依托台湾安泰模式医养联动培训学，采用线上培训方式，共培训居家护理人员30人次、养老机构护理员270人次；为居家老年人提供上门更换胃管、尿管服务165人次；65岁及以上老年人健康管理46595人，老年人健康管理率70.56%，接受医养结合服务30465人。

社会保障体系建设。享受老年人养老服务综合津贴补贴2.1万人，其中享受困难老年人服务补贴1216人、享受失能老年人护理补贴7361人、享受高龄老年人津贴12478人，累计为24.2万人次老年人发放津贴补贴7046.61万元。享受城乡居民养老保险待遇4.8万人，共支出养老金51291万元；享受老年无保障福利养老金3.16万人，共支出城乡无保障养老金30407.29万元。城乡居民老年人参加基本医疗保险9.55万人，其中免费参保1.81万人。为1168名老年人发放终末期肾病肾透析、恶性肿瘤等7类特殊病门诊起付线补助115.08万元。城乡低保、低收入家庭中老年人医疗救助2163人次，发放救助金670万元。

【计生服务】生殖健康。开展婚登婚检一站式服务，婚检率显著提升。婚前检查和免费孕前优生健康检查3039人次，婚检率57.27%。两癌筛查、长效体检和妇女病筛查共35339人次，妇女病筛查率80.18%。举办妇幼健康教育线上、线下讲座38场，6879人次参与。

计生关怀。全区符合计划生育奖励和扶助政策6713人，发放资金1425.46万元。独生子女父母奖励费（无业、离下岗人员）每月5元，奖励2900人，总计15.89万元；农村部分计划生育家庭奖励扶助2940人，每人每月175元，发放617.4万元；独生子女伤残家庭特别扶助162人，每人每月590元，发放114.70万元；独生子女死亡家庭特别扶助226人，每人每月720元，发放195.26万元；独生子女父母一次性1000元奖励485人，发放48.5万元；独生子女父母一次性经济帮助9人，发放9万元。失独家庭生活补助金226人，每人每月1170元，发放317.30万元。为124名失独父母健康体检，支出26.41万元。

年内，积极推进"幸福家庭"活动。落实计划生育家庭保险工作，建立健全计生家庭意外伤害保险、女性安康保险、男性安康保险运行机制。继续加强与保险公司合作，发动计生家庭积极参保。指导乡镇（街道）制定优惠政策，使计生家庭参保率在95%以上。继续实施"暖心计划"，为孤寡老人发放暖心卡226人。

【医疗工作】全年全区门诊3343009人次，急诊242850人次。出院38894人次，病床使用率58.2%，平均住院日9.9天。住院手术11798人次。医护比1：0.93。

对口支援。东城区二、三级医院对口支援本区二、三级医院和相关卫生院，支援42人822天，门急诊3821人次。区卫生健康委选派专业技术人员到河北省保定市望都县、内蒙古乌兰察布市商都县对口帮扶，其中支援望都县11人，接收进修培训学习18人；支援商都县11人，接收进修培训学习15人。

中医工作。平谷区中医医院建有黄丽娟、周德安、金世元名中医工作站分站，开展师承工作。推广基层中医药适宜技术，建有马昌营社区服务中心、独乐河社区服务中心两个中医体验馆，全区老年人中医健康管理43551人，管理率66%；0~36个月儿童接受中医药健康管理11100人，管理率77%；进入33所中小学校开展中医药文化宣传。

血液管理。全年区属医疗机构用悬浮红细胞3820单位、机采血小板689单位、血浆1552单位。无偿献血3203人4078单位。区内采血点设在华联购物中心广场外。中心血站于10月9日开始独立采血，于12月1日开始供血业务。

【信息化建设】全区卫生健康信息化建设总投入384.8万元，主要用于落实区政府重点工作，共建京津冀基层医学影像人工智能中心，完成北京市基层医疗与公共卫生管理服务信息系统项目，建立全生命周期健康数据库，建立公共卫生综合监督指挥中心。开展远程医疗6915人次。

【经费管理】全年卫生系统总收入305326.0万元，其中财政拨款106956.50万元，事业预算收入188878.04万元。总支出307912.82万元，其中行政支出34677.85万元、事业支出266421.30万元。

【基本建设】全年基建总投资15791万元，全部为财政投入。新建、扩建医疗用房40219平方米，已基本完成，区妇幼保健院迁建工程完成40%。新建、改造发热门诊3家，建设方舱CT 3间，建成18个社区卫生服务中心发热筛查哨点。

【平谷区卫生健康委领导】党委副书记、主任：金大庆；副主任：张玉国、张友、孔祥增、崔瑞刚。

（撰稿：张　娣　审核：马卫东）

 # 怀柔区

【概况】辖区户籍人口出生率8.64‰，死亡率7.37‰，自然增长率1.27‰。因病死亡1969人，占死亡总人数的93.10%。死因顺位前十位依次为：脑血管病，恶性肿瘤，心脏病，损伤和中毒，呼吸系统疾病，消化系统疾病，内分泌、营养和代谢疾病，泌尿、生殖系统疾病，神经系统疾病，传染病。户籍人口期望寿命80.43岁，其中男性78.41岁、女性82.57岁。

【改革与管理】持续建设3个医联体：怀柔医院医联体、怀柔区中医医联体、怀柔区口腔医联体。

人才队伍建设与人才引进。年内，区属卫生健康系统公开招聘在编人员32人，其中引进非京生源毕业生25人。招聘额度管理医务人员85人，其中引进非京生源毕业生3人。录用研究生学历选调生1人。接收首都医科大学及北京卫生职业学院毕业定向生共55人。

【社区卫生】有社区卫生服务中心16个、站52个，均为政府办。卫生人员979人，其中执业（助理）医师439人、注册护士240人。全年门诊1372736人次，上门服务2050人次。社区卫生服务中心和站全部完成标准化建设。家庭医生签约服务140954人，签约率33.40%；重点人群签约95593人，签约率97.77%。受疫情影响，二、三级医院共支援社区11人，门诊服务72人次。16个社区卫生服务中心上转患者44340人次，接收上级医院下转患者339人次。建立居民电子健康档案339608份，建档率80.48%，使用率44.11%。

【农村卫生】有村卫生室269个，其中村办249个、私人办20个。全区284个行政村，政府购买服务的村卫生室206个、社区卫生服务中心和站覆盖的34个（其中城中村7个）、邻村机构覆盖18个、拆迁11个、空白村15个，村卫生室覆盖率94.5%。全年诊疗84714人次。有乡村医生268人，年内参加流感、新冠肺炎相关培训8次，参培率100%，合格率100%。

【疾病控制】传染病防治。报告法定传染病2533例，比上年下降72.63%；报告发病率587.03/10万，比上年下降73.74%。报告乙类传染病354例，比上年下降21.85%；报告发病率82.04/10万，比上年下降25.02%；报告死亡5例，死亡率1.16/10万，病死率1.41%。报告发病率居前三位的为梅毒（24.10/10万）、肺结核（23.87/10万）、痢疾（20.16/10万）。报告肺结核103例；性病135例，其中梅毒104例、淋病28例、艾滋病3例（HIV 7例不纳入统计）；肺结核和艾滋病均报告死亡2例。报告手足口病24例。

新冠肺炎疫情防控。全区累计报告新冠肺炎确诊病例8例、无症状感染者1例；追踪管理本地病例密接128人次、次密接68人次、重点人群299人次，均采取居家或集中隔离医学观察；追踪管理外区/外省病例在怀柔密接105人次、次密接175人次、一般接触者10人次、重点人群47人次，均采取居家或集中隔离医学观察。集中隔离观察武汉返怀人员64人、境外返怀人员156人。全年开展流行病学调查2614人次。

慢病防治。管理高血压患者33563人，其中规范管理23473人；管理糖尿病12339人，其中规范管理8784人。6个社区卫生服务中心应随访脑卒中高危人群1074人，完成随访1047人。新创建全民健康生活方式行动示范餐厅、示范食堂、示范超市各2个，新建健康步道1条。新成立社区高血压自我管理小组14个，糖尿病自我管理小组16个、功能单位自我管理小组2个，均开展6次活动。全区医疗机构共报告急性心脑血管事件656例。在16个社区卫生服务中心完成125例结直肠癌高危人群结直肠镜检查。完成怀柔区户籍现

患肿瘤患者随访960例。

精神卫生。在册管理严重精神障碍患者2136例，其中6类重性精神障碍患者2059例。严重精神障碍者报告患病率5.16‰，在册规范管理率94.05%，在册患者规律服药率85.21%，在册精神分裂症患者服药率87.86%；见面访视率95.08%。为1676名符合条件的患者免费发放抗精神病药品，门诊免费服药惠及率78.46%。1820名严重精神障碍患者监护人申领监护人看护管理补贴。

计划免疫。免疫规划疫苗接种129021人次，其中常规免疫规划疫苗接种79564人次、免费流感疫苗接种49369人次；非免疫规划疫苗接种55365人次；麻风腮、麻风、水痘、应急接种和医务人员接种1308人次。报告疑似预防接种异常反应56例。19家单位外来务工人员接种麻疹、流脑疫苗88人次。

职业卫生。区内有职业病危害因素用人单位220家，职工26541人，接触职业病危害因素11423人。完成131家企业10种重点职业病监测和职业健康风险评估，13家小微企业200人尘肺病主动监测，尘肺病哨点医院筛查1761人；4321名工人累计职业健康检查6612人次，未检出职业禁忌证。2家职业健康检查机构共受理职业健康检查用人单位326家，应检5648人，实检5648人。新发职业病2例，其中电焊工尘肺一期1例、职业性化学性中毒1例（为职业性急性重度中毒肝病）。

食品卫生。完成食品安全风险监测259件，其中，食品中化学污染物及有害因素监测样品104件，合格103件；微生物及其致病因子监测样品125件，合格125件。食源性疾病监测腹泻病例便样品238件，特定病原体检出阳性标本27件，阳性率11.34%；抽取90件标本进行诺如病毒及轮状病毒检测，检出阳性标本9件，阳性率10%。

生活饮用水监测。共采集监测335户次365件水样，合格354件；其中市政末梢水120户次120件，合格率100%；二次供水30户次60件，合格率100%；出厂水3户次3件，合格率100%；农村集中式供水112户次112件，合格率91.07%；农村学校内自建设施供水10户次10件，合格率100%；农村环境综合整治饮用水监测60户次60件，合格率98.33%。监测宾馆酒店、理发场所、超市、医院候诊室、行政办公楼和影剧院等6类场所15户次，监测样品114件项次，合格率100%。监测公共场所集中空调通风系统6套，监测样品193件项次，合格159件项次。

健康促进。通过国家卫生区3次复审调研（4次命名），建成国家卫生镇5个、北京市卫生镇9个，北京

市健康社区（村）140个、北京市健康单位32个、怀柔区健康单位2个，北京市控烟示范单位37个。完成400名家庭保健员强化培养。控烟监督检查1176户次，行政处罚18起，其中个人14起、单位4起，共计处罚17700元。

【综合监督】公共卫生监督。辖区内公共场所1046户，全年量化分级538户，其中A级49户、B级489户。经常性监督检查1040户，覆盖率99.43%，合格率83.8%，处罚247起，罚款2.1万元。

医疗卫生监督。辖区内医疗机构471户，经常性监督检查456户，覆盖率96.82%，合格率99.65%，处罚75起，罚款9.5万元。全年打击非法行医摸排8400余户次，查处无证行医案件7件，罚款6.1万元，加处罚款3万元，没收违法所得0.82万元。办理医师多点执业79个。

【妇幼健康】辖区孕产妇死亡1人，孕产妇死亡率40.32/10万；无新生儿死亡；婴儿死亡2例，死亡率0.81‰；5岁以下儿童死亡5例，死亡率2.02‰。新生儿出生缺陷发生率31.22‰，主要出生缺陷病种是先天性心脏病、外耳其他畸形、多指（趾）、肾积水。

【老龄健康】户籍人口28.7万人。其中，60周岁及以上老年人7.2万人，占25.09%；80周岁及以上老年人0.99万人，占3.45%；百岁以上老年人4人。

全区有养老机构21家，其中公办13家（公建民营区级机构1家，公办民营镇乡敬老院6家）、民办8家。有养老服务驿站101个。医养结合机构5家（养老机构开设医疗机构2家，医疗机构开展养老服务3家）。

年内，确定杨宋镇社区卫生服务中心为北京市老年健康服务示范基地。6个社区卫生服务中心和2家民办医疗机构创建成为老年友善医疗机构。开展怀柔区"孝顺之星"及全国敬老爱老助老评选活动。"温暖重阳"，走访慰问高龄特困老年人170人，重点是13名百岁老人及高龄特困老人，发放慰问金11.50万元、慰问品9.54万元。

【计生服务】落实《怀柔区独生子女家庭特别扶助工作实施意见》，建立失独家庭扶助制度和独生子女伤残、死亡家庭经济帮助制度。由区级安排专项资金，为失独父母每人每月发放200元护理补贴，独生子女死亡当年为其父母发放每人2500元一次性安抚金；失独父母入农村养老保险给予入保基数50%补贴；独生子女发生意外伤残致使基本丧失劳动能力或者死亡，其父母不再生育或者收养子女的，女方年满55周岁、男方年满60周岁给予每人5000元的一次性经济帮助。

建立计生特殊困难家庭帮扶机制。开通医联体转诊绿色通道，在区医联体18家医疗机构设置计划生育特殊家庭服务窗口，计划生育特殊困难家庭成员凭北京市计划生育特殊困难家庭扶助卡可优先就诊，发生危重病时医联体内优先安排层级转诊。指定区级2家定点医疗机构为计生特殊家庭就医提供便利。建立计生特殊家庭双岗联系人制度，全面掌握计划生育特殊困难家庭情况，建立电子台账，实行动态维护。建立完善生活和精神关怀机制，利用传统节假日开展慰问活动，从物质和精神上给予计划生育特殊困难家庭帮助和慰藉。加强计生特殊家庭医生签约服务，以计生特殊家庭为重点服务对象，推动家庭医生优先签约，实现应签尽签。

推进婴幼儿照护服务发展。加强与区机构编制、民政、市场监管等部门沟通联系，了解掌握注册登记与托育相关的机构信息；加强与注册机构的沟通对接，了解运营现状及发展计划，建立台账，加大婴幼儿照护服务发展相关政策规定和备案程序及条件的宣传。参与国家托育服务供给状况调查项目，全面摸排辖区托育服务资源和供给能力。参加市卫生健康委家庭婴幼儿照护知识云竞赛，发动适龄家庭与群众参与，怀柔区获优秀组织奖。

生殖健康。婚检率80.76%，疾病检出率1.28%。为4000人提供孕前优生宣传、咨询服务；依托区妇幼保健院为16个镇乡、街道的1123名待孕夫妇提供免费孕前优生健康检查及评估建议。

计生关怀。符合计划生育奖励及扶助8793人次，发放扶助金2331.72万元。独生子女父母年老时一次性奖励362人，共36.2万元；一次性经济帮助37人，共18.5万元。符合本市农村计划生育家庭奖励扶助7934人，按每人每年2100元标准发放；特别扶助368人，按每人每年8640元标准发放；伤残扶助491人，按每人每年7080元标准发放；共计2331.72万元。怀柔区独生子女家庭特别扶助制度惠及计生特困家庭512人，兑现护理补贴、养老保险补贴、一次性安抚金和一次性经济帮助共计117.97万元。

17971户计划生育家庭投保意外伤害保险，投保总额172.82万元；全年理赔159.62万元，赔付率92.36%。15463人次投保女性四癌保险，投保总额162.63万元；全年理赔87万元，赔付率53.50%。5739人投保男性安康保险，投保总额114.68万元；全年理赔63万元，赔付率54.94%。

【医疗工作】区属医院全年出院24115人次，病床使用率54.74%，平均住院日11.9天。住院手术8060人次。医护比1∶0.8。

对口支援。怀柔区扶贫协作和支援合作帮扶河北省丰宁县、怀安县，内蒙古四子王旗、科左后旗，河南省卢氏县，青海省杂多县。11家医疗卫生机构与受援地区21家医疗卫生机构建立结对帮扶关系。选派23批共136名医务人员分赴丰宁县、怀安县、四子王旗、科左后旗、杂多县健康扶贫。选派11名技术骨干赴受援地区开展为期3个月至1年的出诊、查房、带教、手术、进村义诊等。接收39人到本区进修学习。举办远程视频培训会6期，培训受援六地医务人员825人次。本区与东城区卫生健康委对口支援工作顺利；与海淀区卫生健康委共同推动两区卫生健康系统结对协作，区疾控中心、区监督所前往两地对接开展交流。

中医工作。区中医医院依托北京中医医院国家级名老中医工作室建立5个分站；北京中医药薪火传承"3+3"工程室站分站建设项目依托首都医科大学中医药学院，成立高忠英名老中医工作室怀柔区雁栖医院分站。开展名老中医学术继承和中医药人才培养，参与老中医药专家或主要学术继承人医案、教案、诊疗和教学视频等基本素材搜集与整理，将名老中医药专家学术思想、临床经验、特色疗法和名方验方应用于临床，通过学术继承工作带动学术提升；开展名老中医公开课线上线下培训17次，参加培训1000余人次。开展基层常见病、多发病中医适宜技术推广，中医适宜技术培训基地举办培训16次，培训基层卫生技术人员100人，培训内容为中医适宜技术在脑血管病康复中的合理应用、头针治疗中风、腹针疗法治疗产后腰痛、中药熏洗、铍针疗法、骨科整脊手法、皮内针等。

血液管理。区属医院全年用红细胞2686单位、血浆1094单位、血小板232单位，自体输血459单位。区内有采血点1个（万达小屋）、采血车1辆，全年采血2823单位。

【信息化建设】区属单位全年信息化建设总投入479万元。改造怀柔区人口健康信息平台，增加二级医疗机构实时数据查询功能，方便管理部门实时监控分析医疗机构门急诊量、住院量、手术量等数据。完成16个社区卫生服务中心"身边医生"APP平台建设，家庭医生可以与居民交流，居民可以查询本人健康档案基本信息，可在线预约咨询和健康管理，居民对家庭医生签约服务的知晓率及满意度逐步提升。

【经费管理】全年全区卫生系统总收入317528.14万元，其中财政拨款150095.46万元、业务收入164705.79万元；总支出299855.65万元。提取卫生事业专用基金1337.55万元，支出243.66万元。

【基本建设】基建全年完成总投资27980万元，其中市级资金27000万元、区级资金980万元。按疫情防控要求，新建怀柔区定点医院隔离病区4280平方米，工程投资4078万元；区中医医院改扩建发热门诊1111.32平方米，其中改造北病房楼一层777.49平方米、扩建333.83平方米，投资870万元；区妇幼保健院改造发热门诊114平方米，投资110万元。

【怀柔区卫生健康委领导】党委书记、主任：杜秉利；副主任：王爱军、王月军、张来军、于永武（兼）。

（撰稿：王利东　审核：王月军）

密云区

【概况】全区常住人口52.77万人，其中户籍人口44.06万人。全年出生3805人，出生率8.67‰；死亡3199人，死亡率7.29‰；人口自然增长率1.38‰。死因顺位前十位依次为：脑血管病，恶性肿瘤，心脏病，呼吸系统疾病，损伤和中毒，消化系统疾病，内分泌、营养和代谢疾病，神经系统疾病，泌尿、生殖系统疾病，传染病。户籍人口期望寿命80.34岁，其中男性78.13岁、女性82.70岁。

【改革与管理】11月11日，区政府与北京大学第一医院签订深度融合统筹共建密云区医院（简称密云院区）协议，在前期签署框架协议的基础上，就实施层面的合作管理模式、人员派出方式、医疗服务模式、人才培养模式和运营支持模式等进行了约定。按照协议内容，密云区医院行政领导班子由北京大学第一医院全面接管，负责院区各项工作管理；中心院区的职能部门对应密云院区的各职能部门；由中心院区选派科室主任担任密云院区相应科室负责人，并统筹协调中心院区和密云院区的医疗工作；中心院区派驻各临床医技科室业务骨干开展带教指导工作；密云院区与中心院区实行双向转诊，共享大型高端检查设备和检验项目结果互认，部分疑难危重病患享受内部转诊绿色通道。

年内，区卫生健康委继续巩固医改成果，诊疗结构趋于合理。推进居民社区首诊、转诊工作，居民通过社区卫生服务中心向区医院、区中医医院转诊469人次。推进二级医院非急诊全面预约，建立"健康密云"APP，同时开通电话预约、医院自有APP预约等多种方式，4家二级医院预约就诊率持续保持在95%以上。实现区域检验、放射诊疗互认，以区域医疗中心检验科为依托，建立区域临床检验中心，区域临检中心接收各成员单位送检标本37070份，惠及群众28557人，送检金额225.77万元。24家公立医疗机构稳步推进"4+7药品带量采购"工作。

【社区卫生】有社区卫生服务中心19个、站20个，其中鼓楼街道太扬家园社区卫生服务站、檀营世济社区卫生服务站为民办非营利性医疗机构，其余均为政府办非营利性医疗机构。全年门急诊198.49万人次，家庭卫生服务0.55万人次。39个社区医疗机构共有卫生技术人员1269人，其中执业（助理）医师550人、注册护士295人。19个社区卫生服务中心继续开展家庭医生式签约服务模式，家庭医生签约182249人，一般人群签约率35.83%，重点人群签约率96.87%。通过合并、标记、清除等方式进一步规范居民健康档案，截至年底，全区建立健康档案40.98万份，其中规范化电子建档31.52万份。

【农村卫生】全区有农村卫生室385个，其中村办255个、私人办128个、乡镇卫生院设点1个、其他1个。在岗乡村医生442人，全年诊疗30.96万人次。继续落实乡村医生岗位人员薪酬保障政策和村级医疗机构运行经费保障政策，为全部政府购买服务的村级医疗机构缴纳医疗责任保险。

2020年，开展政府购买服务乡村医生聘任工作。共聘任321名乡村医生，分布在262个村281个卫生室。协助首都医科大学招录15名乡村医生定向生；首批定向培养17名毕业生进入岗前培训，经过2年规范化培训并获得乡村执业助理医师资格后，将进入村卫生室工作。

【疾病控制】传染病防治。报告乙、丙类传染病14种4675例，法定传染病死亡1例（肺结核）。报告乙类传染病9种956例，发病率193.13/10万；报告丙类传染病5种3719例，发病率751.31/10万。全区报告流行性感冒2865例，发病率578.79/10万，同比下降36.75%。接报猩红热3例。接诊腹泻2236人次，其中细菌性痢疾141例、其他感染性腹泻818例。手足口病发病20例。报告急性出血性结膜炎1例。继续开展第四轮艾滋病综合示范区创建工作，完成基础信息收集，探索并完善社会组织参与艾滋病防治工作模式，新报告现住址为密云区的感染者14例，流调率100%。共接报现住址为密云区的性病病例139例，诊断符合率100%。报告疑似和确诊肺结核179例，确诊肺结核102例，收治92例。布病监测共采集血清标本400份，阳性16件；接到布病病例报告2例。

新冠肺炎疫情防控。全区核酸采样387602人，环境检测样本20811件，居家健康监测10459人，流调2691人，集中隔离密接、次密接1147人。132人核酸采样流调队驰援朝阳区、顺义区和大兴区。投资2730万元完成区内3家二级医院发热门诊建设和18个社区卫生服务中心建设发热筛查哨点及区域影像系统，加强发热患者筛查的源头管理。实现社区卫生服务中心拍片，上级专家诊断出报告的区域协同医疗模式。3家二级医院建设方舱CT，实现发热门诊患者与普通患者分离检查，投资1189万元采购CT机3台。采购新冠肺炎核酸检测耗材及防控物资2258万元，核酸检测设备1698万元。

慢病防治。组织19家单位60支队伍906人参加北京市"万步有约"健走激励大赛，密云区被评为全国优秀健走示范区。继续推广防跌倒毛巾操，共覆盖19个镇街400余人。利用全国高血压日、世界卒中日等开展宣传活动。建立高血压自我管理小组23个230人、糖尿病同伴支持小组25个250人、功能单位自我管理小组4个40人，累计开展干预活动500场。脑卒中高危人群随访1179人，质控70人。开展全民健康生活方式行动，成功创建健康步道1个。开展"三减三健"专项行动，累计宣传124场，受众23300人次。

精神卫生。区、镇街两级落实多部门综合管理机制，组织政法、民政、残联、公安等部门参加的区级精神卫生工作联席会，继续落实部门间信息共享机制。全区在册患者2489人，正常管理2427人（其中住院145人），拒访42人，失访20人。访视10520人次。严重精神障碍患者免费体检1170人。累计办理免费服药1963人，实际享受免费药物1766人，全年投药金额377.98万元。

学校卫生。完成近视调查2329人，筛查出视力不良1462人，检出率62.8%，筛查出近视1089人，近视率46.8%；常见病和健康影响因素问卷网上调查1594人；完成6所学校36间教室物质环境监测。指导4所学校做好学校健康食堂创建工作。国家级学校卫生物质环境抽检，对12所中小学校12间教室进行物质环境监测，监测结果均合格。

计划免疫。全区22个免疫预防接种门诊均达到北京市免疫预防接种门诊规范建设标准。全年常规免疫规划疫苗接种132032人次，第二类疫苗接种70733人次，应急接种46人次，外来务工人员接种3151人次，免费流感疫苗接种74122人次。接报疑似预防接种异常反应61例。3个狂犬病免疫预防接种门诊共接诊动物致伤5557人。

职业卫生。有职业危害企业270户。利用职业病宣传周活动进工厂、进医院、进社区等开展宣传活动。全年接报非职业性一氧化碳中毒41起，均为散发病例。开展尘肺病回顾性调查，随访尘肺患者35例。接到尘肺病、农药中毒、疑似职业病等报告表5类343张。

放射卫生。全年检测31台医用诊断设备，检测合格率100%。放射工作人员个人剂量监测47家单位265人1055人次，未发现超剂量照射。继续开展密云区天然本底辐射检测工作，其中生活饮用水检测2次、土壤检测1次、大气检测4次。

地方病防治。对十里堡镇等5个镇街开展学生及孕妇家中食用盐碘含量监测，共抽查食盐样品300份，碘盐覆盖率99%、合格碘盐食用率97%；开展儿童碘营养状况调查200人，育龄妇女尿碘监测200人，孕妇尿碘监测200人，男性尿碘监测200人。对历史饮水型氟中毒病区改水后的3个镇4个自然村的饮用水进行枯水期和丰水期水氟含量监测，共监测水样8件，结果全部小于1.2mg/L。氟斑牙病情监测调查33人，无氟斑牙患病。

健康教育与健康促进。开展"互联网+健康教育+X"健康教育工作，通过微信360平台和360网站发布疾病预防控制、健康教育类信息199条。举办健康知识讲座43场，受益1841人次。组织3所健康促进幼儿园家长开展线上健康知识大课堂活动5场，共492名家长参加；开展"保护视力，拥有美丽的眼睛"30天亲子健康行为打卡活动、《儿童健康习惯养成绘本》幼儿健康行为干预活动。开展健康素养监测，完成调查问卷2307份。开展"健康提素"线上竞答，完成16910人。

【综合监督】被监督单位2997户，其中公共场所1013户、生活饮用水681户、学校卫生135户、传染病与消毒579户、医疗机构528户、职业卫生2户、放射卫生47户、血液管理4户、计划生育8户。共监督检查12584户次，监督覆盖率99.65%，其中公共场所监督3927户次、生活饮用水监督1178户次、学校卫生监督345户次、传染病与消毒监督4385户次、医疗机构监督2578户次。职业卫生监督检查156户次。行政处罚918起，其中警告668起、罚款250起，共计罚金26.42万元，没收违法所得5.73万元。其中，公共场所警告316起，罚款32起7.10万元；生活饮用水警告199起，罚款6起2.40万元；传染病与消毒警告85起，罚款13起4.05万元；医疗机构警告22起，罚款5起1.30万元；职业卫生警告39起，罚款1起3万元；控烟处罚179起，罚款2.47万元；放射卫生警告7起，罚款3起1.20万元；无证行医罚款11起4.90万元，没收违法所得5.73万元。

【妇幼健康】全区孕产妇5394人，活产5448人。高危孕产妇管理4547人，管理率100%；系统管理5159人，系统管理率95.64%。无孕产妇死亡。5岁以下儿童死亡8例，死亡率2.1‰；婴儿死亡6例，死亡率1.58‰。6岁以下儿童28988人，保健管理28503人，儿童保健覆盖率98.33%，0～2岁在册儿童13481人，系统管理12888人，系统管理率95.60%。新生儿访视率99.37%。

全年筛查宫颈癌10876人、筛查乳腺癌11085人，确诊宫颈癌0人、乳腺癌20人。避孕长效措施体检2410人。全年免费发放叶酸1283人7914盒。

【老龄健康】全区常住人口中60岁及以上人口122106人，占23.1%。其中65岁及以上人口80135人，占15.2%。

强化医疗和养老机构合作，提高养老机构提供基本医疗服务能力。年内，通过市级验收，鼓楼街道社区卫生服务中心和太师屯镇社区卫生服务中心成为北京市老年健康服务示范基地和北京市老年友善医疗机构。

依托社会福利中心、老年驿站、社区卫生服务中心，为辖区内和养老机构入住的老年人进行基本健康体检和接种疫苗。年内，为33448名老年人免费体检，为24469名老年人免费接种流感疫苗。

敬老月期间，开展"温暖关怀暖人心"慰问活动。10月21日至23日，慰问18名百岁老人，涉及11个镇街，每人500元慰问金。联合司法部门为老年人提供法律援助服务，做好涉老案件的警情、案情统计分析与调查研究，建立信息发布预警机制。依托各级法律援助机构和基层法律援助工作点以及"老年维权示范岗""老年优待服务窗口"，开展形式多样的宣传活动和志愿服务活动，方便老年人获取所需的法律服务。

【计生服务】巩固新一轮全国计划生育优质服务先进单位的创建成果，确保各项计生政策有效落实。加强京津冀流动人口服务管理协作，做好流动人口现居住地的计划生育服务管理工作，指导镇街为流动人口办理两孩以内生育登记和再生育服务登记，全面维护独生子女家庭合法利益，做好奖励扶助工作。严格落实婚前保健各项制度，在民政局婚登处设立咨询处，推进免费婚检工作。全年登记结婚7842人，婚检2805人，婚检率35.77%。其中初婚登记3752人，婚检2660人，婚检率70.90%。

【医疗工作】区属医疗卫生单位48家。全区医疗机构门诊417.31万人次、急诊32.03万人次、留观5.62万例、出院3.66万人次、床位使用率52.71%，平均住院日8.44天，住院手术11547例。

对口支援。年内，区医院选派骨科等7个专业的8名骨干医师到河北省承德市滦平县人民医院开展医疗帮扶，接收来院进修医务人员10人。继续做好对青海玉树八一医院、宁夏同心县医院的对口支援工作。

血液管理。全年采集血小板14990单位、全血6799.3单位。密云、怀柔及市区医院临床总供血14416单位，其中全血5单位、红细胞7188.5单位、血小板896.5单位、血浆6326单位。

【信息化建设】继续完善密云区人口健康信息平台建设，已从24家医疗机构抽取电子病历数据4895214条，抽取健康档案数据406121份；为各医疗机构提供电子病历和健康档案共享查询14428次。基于平台建设的区域LIS系统、双向转诊系统等运行平稳，至年底，区域LIS系统为辖区居民提供65176人次195517次转检服务，双向转诊系统为居民提供277次下转服务、1321次上转服务。开展"健康密云"APP和"密云家医"建设项目，其中，"健康密云"APP自年初上线后累计注册、绑定284398人，APP应用预约挂号2195383人次、电子报告查询146187人次、诊间处方查询39321人次；"密云家医"基于《关于推进家庭医生签约服务的指导意见》为社区卫生服务中心提供家医签约服务，截至年底，注册692人、移动端建档3215人次、移动端签约15938人次、体检789人次、慢病随访7395人次。建设密云区域影像系统，实现基层检查、上级专家出报告的区域协同医疗模式，截至年底，影像诊断中心出具影像诊断报告4397人次。

【经费管理】全年总收入291571.7万元，其中医疗收入199230万元，财政补助收入76338.5万元；总支出313385.6万元，其中业务支出269576.9万元。

【密云区卫生健康委领导】党委书记、主任：王文平；副书记：曲永亮；副主任：张利、郑春、郑艳菊。

（撰稿：邢　颖　审核：张　利）

延庆区

【概况】辖区出生率9.11‰，死亡率7.12‰，人口自然增长率1.99‰。因病死亡1888人，占总死亡人数的91.61%。死因顺位前十位依次为：脑血管病，恶性肿瘤，心脏病，损伤和中毒，呼吸系统疾病，内分泌、营养和代谢疾病，神经系统疾病，消化系统疾病，泌尿、生殖系统疾病，肌肉骨骼系统和结缔组织疾病。人均期望寿命80.30岁，其中男性78.67岁、女性82.01岁。

【改革与管理】落实医耗联动综合改革任务，全年医药费用降低11.2%，次均门诊费用增长16.9%，次均住院费用上涨3.1%。区域临床检验中心、区域远程医学影像系统全年服务22045人次。

人才队伍建设与人才引进。在编卫技人员1873人，其中执业（助理）医师969人、注册护士585人、药剂人员139人、检验人员100人、其他技术人员80人。正高级职称80人，副高级职称201人，中级职称824人，初级及以下768人；博士学历3人，硕士学历177人，本科学历1236人，大专及以下457人。年内公开招聘专业技术人员35人，其中研究生13人、本科20人、大专2人。

【社区卫生】社区卫生服务中心16个，其中政府办15个、社会办1个；社区卫生服务站53个，全部为政府办。卫技人员在岗792人，其中医生405人（其中全科医生237人）、护士177人。全年门诊1156242人次，上门服务5460人次。社区卫生服务中心标准化率62.5%，其中A类5个、B类3个、C类8个；社区卫生服务站达标率100%，其中B类3个、C类50个。家庭医生签约157507人，签约率44.12%，其中重点人群签约87500人，签约率96.24%。建立健康档案224866份，建档率64.62%，使用率60.12%，其中电子档案建档率64.62%。

【农村卫生】村卫生室179个，全部为村办，服务覆盖率100%。乡村医生240人，人均岗位培训143学时。

【疾病控制】传染病防治。乙类传染病发病9种229例，无死亡，发病居前三位的是肺结核、肝炎和痢疾。性病新发病60例；艾滋病患病63例，其中新发病7例、死亡1例；结核病新发病65例。布病发病3例，无狂犬病、人禽流感等其他人畜共患疾病报告。

新冠肺炎疫情防控。制定实施院感防控"八措施"，在全市率先实现医疗机构"一米线"全覆盖。

在4家二级医院建成核酸检测实验室，累计核酸采样检测19.4万人次。储备300人的后备流调队伍、1442人的核酸采样队伍、257人的疫苗接种队伍。共报告新冠肺炎确诊病例1例（轻症），无症状感染者1例。开展流行病学调查63起，集中医学观察1524人次。

慢病防治。成立高血压自我管理小组30个、糖尿病同伴支持小组25个。培养全民健康生活方式指导员300人。脑卒中高危人群随访983人。户籍肿瘤患者随访714例。

精神卫生。在册严重精神障碍患者1910人，报告患病率5.04‰，其中6类严重精神障碍患者1656人。免费服药1273人，免费发放药品15000人次，免费服药率66.61%。在册患者规范管理率91.80%，在册患者规律服药率76.89%，精神分裂症在册服药率84.09%，在册患者面访率95.96%，监护人看护管理补贴申领率91.56%。

地方病防治。监测居民碘盐300份，监测育龄妇女、孕妇、成年男子、小学生尿碘共500件，全区无地方性氟中毒、碘缺乏病报告。

学校卫生。因疫情原因，未开展中小学校学生体检工作。未发生集体食物中毒等重大事件。

计划免疫。接种第一类疫苗12种71803人次，第二类疫苗21种46748人次。医务人员接种麻风疫苗62人次。流动人口接种麻风疫苗和A+C群流脑疫苗各36人次。接种流感疫苗30442人次，其中学生免费接种11657人，接种率50.37%；60岁以上老人免费接种16167人，接种率38.03%；保障人员接种27人；医务人员接种656人；中小学教师接种405人；自费接种1530人。接种不良反应发生率36.21/10万人次，调查处理疑似预防接种异常反应26例，其中一般反应18例、异常反应7例、偶合反应1例。

职业卫生。全区接触毒害物质单位102家，全年监督321户次，警告12户次，其中一般程序处罚1户次，罚款1万元。职工应体检1183人，实体检1183人，无新发职业病。

食品卫生及生活饮用水监测。检测生活饮用水样品430件，合格率94.9%，主要超标为农村生活饮用水的微生物指标。检测食品化学污染物及有害因素、微生物及其致病因子及食源性疾病监测样品共计487件，其中1件肉类制品中检出单核细胞增生李斯特菌、13件食源性疾病监测样本中检出致病菌。

健康促进。5个国家卫生乡镇创建单位（张山营镇、大榆树镇、旧县镇、香营乡、珍珠泉乡）、4个北京市卫生乡镇创建单位（康庄镇、延庆镇、沈家营镇、井庄镇）通过市级暗访检查。儒林街道、百泉街道、香水园街道启动北京市卫生街道的创建。完成农村户厕改造8490户，无害化卫生户厕覆盖率98.49%。培养家庭保健员400人。全区控烟示范单位23家，其中年内新创建北京市控烟示范单位8家、无烟家庭559个，公共场所吸烟处罚的执法权下放至街乡镇。

【综合监督】公共卫生监督。辖区有公共场所507个，量化分级455个，其中A级226个、B级184个、不予评级45个。日常监督1333户次，监督覆盖率79.61%，合格率92.35%；"双随机"监督387户次，监督覆盖率68.01%，合格率90.73%；处罚115件，罚没款1.3万元。

医疗卫生监督。日常监督954户次，监督覆盖率98.15%，合格率98.9%；"双随机"监督50户次，监督覆盖率15.35%，合格率100%；处罚12件，罚款0.9万元，对44家医疗机构下达不良执业行为积分通知书。本区医师多机构备案78人次。计划生育服务监督检查10户次，监督覆盖率100%，合格率100%。

【妇幼健康】孕产期保健。无孕产妇死亡。常住孕产妇2813人，孕产妇系统管理率98.67%，住院分娩率100%。高危产妇2369人，高危孕产妇管理率99.91%。助产机构剖宫产1241例，剖宫产率46.32%。

儿童保健。新生儿死亡4例，死亡率1.52‰；婴儿死亡6例，死亡率2.28‰；5岁以下儿童死亡6例，死亡率2.28‰。新生儿出生缺陷发生率19.96‰，出生缺陷前三位依次为副耳、隐睾、多指（趾）。辖区0～6岁儿童17956人，系统管理率95.72%，贫血患病率3.19%。6个月内母乳喂养率71.02%。

【老龄健康】全区户籍人口289464人，其中60周岁及以上老年人71885人，占户籍人口的24.83%；80周岁及以上老年人9441人，占户籍人口的3.26%；百岁以上老年人13人。

老年健康服务。区内有养老服务机构22家；养老服务驿站20家，其中新建3家。创建老年友善医院2家，老年友善医疗机构11家。养老服务机构与医疗机构签约服务率100%。385名在职医务人员加入社区志愿服务队伍，96名乡村医生加入慈善志愿服务队伍，为居家老年人提供健康服务。

社会保障体系建设。区内有113家老年幸福餐桌、21个社区老年配餐站。为102户城乡特困、低保、低收入老年人家庭进行适老化改造，关爱帮扶3000名农村高龄、独居、困境老年人，对4000名独居、高龄、空巢老年人进行生活关注。为13630名老年人发放养老服务、失能护理补贴、高龄津贴3599.94万元，为3015名享受城乡特困和低保待遇的老年人购置意外伤害保险。评选"诚孝之星""最美夕阳"标兵各10名，

7家敬老爱老助老为老服务先进单位。

【计生服务】生殖健康。婚检率51.88%，疾病检出率4.82%。免费孕前优生健康检查定点医院1家，开展免费孕前优生健康检查724人，孕前优生健康检查率32.15%，孕前优生咨询724人次。开展育龄妇女生殖健康服务10万人次。

计生关怀。符合计划生育奖励扶助政策24364人，奖励总额1050.58万元。其中独生子女父母奖励19979人119.87万元，独生子女父母一次性奖励1557人155.70万元，独生子女意外伤残、死亡一次性经济帮助14人14万元，独生子女死亡特别扶助174人150.34万元，独生子女伤残特别扶助113人80万元，农村部分计划生育家庭奖励扶助2527人530.67万元。

为计划生育家庭投保意外伤害保险、女性两癌特别关爱保险、家庭劳动力综合意外伤害保险、家庭子女综合保险和男性安康保险共46123份，合计投保199万元，其中13个乡镇街道补贴共计18万元。开展"人道惠民——关爱失独家庭"活动，为118名69周岁及以下失独家庭投保住院护理补贴保险；慰问70周岁及以上失独家庭33人，慰问金3.3万元。为143名独生子女父母办理农村独生子女父母养老保险补贴，补贴金额14300元。慰问173名失独人员。

【医疗工作】全年出院18125人次，病床使用率45.43%，平均住院日7.94天（不含精神专科医院）。住院手术5443人次。医护比1：1.03。

对口支援。与河北省宣化区、怀来县，内蒙古乌兰察布市兴和县签订帮扶协议，派出专家3批37人次，诊治患者320人次；举办卫技人员在线培训班1次，受益280人。免费接收42名医护人员进修学习；向兴和县、宣化区、怀来县捐赠价值73万元的医疗设备、办公用品及生活慰问品；利用与兴和县蒙中医院建立的医学影像远程诊疗和会诊平台，服务9261人次。

中医工作。12名社区卫生服务中心医师继续中医药学术经验继承工作。建成5个市级传承工作室分站。举办"腰痛的针刺治疗"中医适宜技术班，57名医师参加。全区应用中医适宜技术53项。10月10日，健康中国北京延庆中医行动暨延庆区第三届本草文化节开幕。

血液管理。区属医院全年用血3547单位，其中悬浮红细胞3187单位、机采血小板360单位，自体输血137人3069.5单位。区内有采血点1个、采血车1辆，全年采血3990单位，其中成分血1283单位、全血2707单位；全年供血4107单位，其中悬浮红细胞3747单位、机采血小板360单位。

7月24日，北京中医医院延庆医院警务工作室揭牌。至此，全区实现二级医院警务工作室全覆盖。

【信息化建设】全年信息化建设投入650万元。完善"延庆健康通"平台，提供非急诊预约，开辟核酸检测专门预约通道并提供线上查询功能，新增医保卡移动结算功能。区医院建成急诊急救管理和网络安全信息系统，实现急诊预检分诊、抢救医护一体工作站、留观电子病历等全面信息化；建成移动护理项目，实现移动护理、护理管理及继续教育、科研等全面信息化；完成19个临床科室无线网络和移动4G卡（物联网卡）全覆盖。区中医医院信息系统达到二级等保水平，电子病历应用达到3级水平。

【经费管理】全年区卫生系统收入228899.37万元，其中财政拨款114216.94万元、业务收入104760.7万元；总支出217287.15万元。计划生育财政总投入1547.97万元。

【基本建设】基建总投资21180万元，全部为财政投入。新建、扩建医疗用房1120平方米，完成区医院发热门诊改造和16个社区卫生服务中心发热筛查哨点的建设。

【冬奥会医疗卫生保障】冬奥会医疗保障中心建成投入使用，采取分时、分类、分区管理，"点对点"封闭运行等措施，完成常态化疫情防控形势下国家雪车雪橇中心场地预认证、国际冬季单项体育联合会来访考察的医疗卫生保障。

【陈丽娟获得全国抗击新冠肺炎疫情先进个人】新冠肺炎疫情暴发后，延庆区医院感染疾病科护士长陈丽娟是第一位接触延庆区首位高度疑似患者的医务人员，从接收患者到发热留观病房、患者转院、再到终末消毒，连续工作近70小时。医院组建援鄂医疗队，成立院内支援小组，她对医护人员进行了穿脱个人防护用品的集中培训及一对一指导。在做好科室管理的基础上，协助医院完成对增设的发热隔离病房的改造和设置，加班加点完善发热门诊和留观病区的感控流程、区域设置、消毒隔离，确保发热门诊隔离区一线工作人员安全。2020年9月，被中共中央、国务院、中央军委授予"全国抗击新冠肺炎疫情先进个人"称号。

【延庆区卫生健康委领导】党组书记、主任：尹文强；副书记：林永生；副主任：薛亚春、王留忠、刘惠军。

（撰稿：龚 伟 审核：刘凤云）

三级医院工作

北京医院

【基本情况】职工中编制内人员2599人、合同制人员669人，正高级职称228人、副高级职称288人、中级职称1287人、初级职称1236人。执业医师831人、注册护士1349人。护理人员中具有大专及以上学历者占98.67%、本科及以上占72.79%，有专科护士275人。重症医学床位31张。

年底医院固定资产净值193744.87万元，其中医疗设备净值63301.36万元，有乙类医用设备15台。全年医院总收入381521.61万元，其中医疗收入230525.71万元。医院占地面积22893.8平方米、建筑面积56374平方米。

医院牵头的医联体为北京医院医联体。

依托在医院的质控中心有：国家呼吸病医疗质量控制中心、国家老年医学中心、北京市输血质控中心。

【医疗工作】全年出院40087人次，床位周转36.05次，床位使用率74.82%，平均住院日7.33天。卫技人员与开放床位之比为0.43：1，执业医师与床位之比为0.76：1，病房护士与床位之比为1.24：1。住院手术17742例，其中三级手术占37.3%、四级手术占29.0%，日间手术3941例，剖宫产率29%。开展临床路径的科室25个，病种230个，入径率93.1%，完成率98.0%。全年临床用血总量17516单位，自体输血876人次1667单位。预约挂号占门诊总人次的93.5%。本地医保门诊829253人次、次均费用592元，医保出院21745人次、次均费用26534元；异地医保出院7543人次、次均费用32139.34元。医院药占比36.04%，门诊药占比50.87%、住院药占比22.25%。门诊抗菌药物处方比例5.35%，急诊抗菌药物处方比例27.08%，住院患者抗菌药物使用率40.22%，抗菌药物使用强度38.75DDD。

对口支援单位包括西藏二院、平谷中医院、鄂尔多斯市中心医院、伊金霍洛旗人民医院。扶贫协作单位为贵州大方县人民医院、西藏阿里革吉县人民医院。

【科研工作】全年获批立项科研项目109项，其中国家级18项（国家自然科学基金项目6项、国家重点研发专项课题12项）、省部级20项（北京市自然科学基金项目4项、北京市科委项目1项、国家卫生健康委员会项目4项、中央保健专项资金项目3项、北京市卫生健康委8项）、局级18项（中国医学科学院各类项目15项、北京市中医管理局项目3项）、社会团体项目53项，共获资助经费10106.545万元，医院匹配经费1024.5万元。年底在研课题288项，年内结题147项。获奖成果1项（2020年华夏医学科技奖科普奖1项）。获专利22项。

国家级重点专科：心血管内科、呼吸与危重症医学科、神经内科、泌尿外科、中医科、老年医学科、医学影像科、药学部、国家卫生健康委临床检验中心、国家卫生健康委北京老年医学研究所（重点实验室）、临床护理。北京市重点专科：妇产科。实验室、研究中心：国家老年医学中心、国家老年疾病临床医学研究中心、国家卫生健康委北京老年医学重点实验室、北京市临床检验工程技术研究中心、新发突发传染病领域北京临床医学研究中心、药物临床风险与个体化应用评价北京市重点实验室。

【新冠肺炎疫情防控】按照国家卫生健康委要求，紧急组建北京医院援鄂抗疫国家医疗队，派遣由临床科室、医技科室、护理人员、管理人员组成的151人队伍先后分三批驰援武汉。医疗队快速建立北京医院工作模式，建立MDT团队，形成每日联合会诊机制，构建具有北京医院特色的医疗救治体系。针对每一位患者的病情，医疗队按照"一人一策"原则精准施治，开展了呼吸支持、抗病毒、抗炎、抗凝和中医药等多种治疗，提高治愈率，降低病亡率，医疗队共收治危重症患者100人，平均年龄61岁，最大年龄92岁，圆满完成收治任务。北京医院援鄂抗疫国家医疗队及医疗队员先后获国家级和省部级集体奖项5个、个人奖项14个。

推进核酸检测实验室建设，提升新冠病毒核酸检测能力，获批北京市卫生健康委新冠病毒核酸检测资格，并通过人员、设备的投入，大幅度提升检测标本数量，缩短检测时间。积极申报并成为华北地区国家公共检测实验室，每日最高检测能力1万人次。北京新发地疫情和东北疫情时，组织专家和核酸采样队进行支援。

筑好院内疫情防控第一道防线，及时启动并改造发热门诊，建设"三区两通道"发热隔离病房，完成预检方舱、挂号方舱、采样方舱和方舱CT的建设并投入使用。根据疫情防控工作变化，落实患者入院流调工作，优化诊区和病房布局，不定期开展覆盖全院职工的线上线下培训。

【115周年院庆】2020年是医院建院115周年，先后开展了一系列庆祝活动，包括"热爱医院，继往开来"文化展示主题活动、"亲爱的北京医院我想对你说"主题征文活动、"北京医院十佳青年"和"北京医院优秀青年"评选活动、庆祝建院115周年升国旗仪式等，并制作"碧血丹心映华年，精诚大医写传奇"等建院115周年纪念短片3个，通过微信公众号、官网等专题栏目进行宣传。9月25日，举行建院115周年发展大会。

【H7医院管理高峰论坛】9月26日，由健康报社、北京医院共同主办的"2020 H7 SUMMIT医院管理高峰论坛"在京召开，主题为"规范、谋新、突破——现代公立医院高质量发展与创新"。共同发起论坛的7家医院的管理者，国内医疗卫生行业的专家、学者，以及相关部门代表一起探讨新环境下公立医院谋求高质量发展过程中的变与不变，为中国医院管理提供新的理论视角和实现路径。该论坛由北京医院、华中科技大学同济医学院附属同济医院、解放军总医院、中南大学湘雅医院、上海交通大学医学院附属瑞金医院、四川大学华西医院、中山大学附属第一医院7家医院共同发起，北京医院担任2020年轮值主席。

【院领导】党委书记：奚桓；院长：季福绥；副书记：季福绥、李赵城；副院长：杜元太、孙红、黄贵平、姚德明。

（撰稿：郝金娟　审核：孙　可）

中日友好医院

【基本情况】职工中编制内人员2691人、合同制人员488人、派遣人员831人，正高级职称207人、副高级职称306人、中级职称1499人、初级职称1279人。执业医师1408人，注册护士1748人。护理人员中具有大专及以上学历者占97.66%、本科及以上占81.59%，有专科护士299人。重症医学床位85张。

年底医院固定资产净值156200.17万元，其中医疗设备净值51479.02万元，有甲类医用设备1台、乙类医用设备13台。全年医院总收入528570.82万元，其中医疗收入389861.6万元。医院占地面积119968.37平方米、建筑面积190803.22平方米，租用面积13430.76平方米。

医院牵头的医联体包括呼吸、疼痛、中西医结合肿瘤、护理、肛肠、毛发、上颈椎、儿童生长发育、肝病、介入超声、口腔医学与口腔美容、国际医疗、超声可视化针刀技术13个专科专病医联体（成员单位2000余家）。是北京市朝阳区东部医联体（区域综合医联体）的核心单位，成员单位有22家基层医疗机构。

医院为北京市疼痛治疗质量控制和改进中心主任委员单位，并设有WHO戒烟与呼吸疾病预防合作中心。

【医疗工作】全年出院70733人次，床位周转38.81次，床位使用率68.21%，平均住院日6.44天。卫技人员与开放床位之比为1.87：1，执业医师与床位之比为0.79：1，病房护士与床位之比为0.48：1。住院手术43566例，其中三级手术占37.3%、四级手术占20.2%，日间手术4178例。剖宫产率49.8%，新生儿死亡2人、围产儿死亡3人。开展临床路径的科室38个、病种138个，入径率52.33%，完成率61.92%。全年临床用血总量27758单位，自体输血587人次1130单位。预约挂号占门诊总人次的96%。本地医保门诊1557996人次、次均费用743.80元，医保出院52906人次、次均费用25022.35元；异地医保出院17827人次、次均费用29272.89元。

医院药占比33.08%，其中门诊药占比46.35%、住院药占比22.39%。门诊抗菌药物处方比例6.18%，急诊抗菌药物处方比例36.32%，住院患者抗菌药物使用率41.95%，抗菌药物使用强度为43.83DDD。

健康扶贫单位包括拉萨市八廓街道社区卫生服务中心、安徽省金寨县人民医院。卫生健康援藏单位为西藏自治区第二人民医院。中组部援疆干部单位有新疆医科大学第八附属医院、新疆生产建设兵团医院。中组部博士服务团单位为新疆生产建设兵团第九师医院、青海省人民医院。京蒙省际对口支援单位为内蒙古自治区土默特右旗医院、内蒙古医科大学附属医院。北京市城乡医院对口支援单位为顺义区医院、怀柔妇幼保健院。国家医疗队巡回医疗项目有：陕西省榆林市星元医院、神木市医院、清涧县人民医院、子洲县人民医院。人才培养重点专项有中组部西部之光访问学者项目、国家卫生健康委和贵州省卫生健康委联合培养的黔医人才计划、中央和国家机关工委定点扶贫县骨干培养项目。

【科研工作】全年获批立项科研项目40项，其中国家级30项（科技部重点研发计划项目1项、科技部重点研发计划项目5项、国家自然基金重点项目1项、国家自然基金专项项目1项、国家自然基金面上项目16项、国家自然基金重大研究计划培育项目1项、国家自然基金青年项目5项）、省市级10项，共获资助经费4468万元。年底在研课题119项，年内结题53项。获奖成果3项。获专利19项。

【实现业财互联互通】以业财融合为切入点，提升财经信息化服务能力。推进财务信息互联互通建设，实施预算与财务核算一体化整合，构建预算核算一体化管理模式，优化业务层面控制流程。通过信息系统加载支出控制，加强合同实时监控；完善临床科室成本核算数据治理与展示功能；启动综合收费平台建设，方便线上缴费，提高服务水平；非医保患者门诊、住院医疗电子票据上线应用，提升患者就医感受。

【大型医疗设备监管平台建设】构建基于物联网的大型医疗设备监管体系，通过设备采集器+信息系统的方式，打通院内九大信息系统，建立信息化管理平台，提取设备信息、使用信息、收费信息、工作日志等，对设备使用次数、检查时长、检查部位、费用、功能运用等情况进行采集和分析，实现50万元以上大型设备实时监管。

监管可追溯到单台、单人、实时；监管指标涵盖效率、效益、质量等多项指标。通过监管掌握医院、科室、各类设备的使用情况，提升科室工作效率、降低运行成本、缩短预约时间，最大程度提升服务患者能力。

【信息化医疗设备共享】利用共享的思维，对全院同类设备进行统筹管理，消除设备需求的局部紧张或浪费情况。通过物联网+信息化的手段实现自助式共享，先后实现了呼吸机、手术室腔镜共享。呼吸机共享通过加装采集器等物联网硬件，实时采集设备使用状态；开发手机APP，通过APP扫码进行借用、消毒、归还等操作。全年共享呼吸机使用时长15200小时，共享腔镜使用3389次。进一步探索建设通用类设备单中心或多中心的自助式信息化共享模式。

【首届樱花中西医结合论坛】12月23日，召开首届樱花中西医结合论坛。论坛邀请中西医结合领域院士、国医大师、岐黄学者等出席，国家卫生健康委、北京中医药大学、世界中医药学会联合会、中国北京同仁堂（集团）有限责任公司、中国中医科学院等相关单位的专家、领导出席。论坛期间举办了中西医结合医学中心指导专家委员会的专家聘任仪式，聘请5名院士、3位国医大师，以及首都国医名师、岐黄学者等院内外中医专家作为指导专家委员会的专家。举行了相关战略合作协议签约仪式，将共同推动高层次人才培养、专著出版、新药开发、成果转化等工作。

【静脉血栓栓塞症防治能力建设】根据国家卫生健康委《关于同意开展加强肺栓塞和医院内静脉血栓栓塞症防治能力建设项目》的精神和要求，由中日友好医院牵头在全国范围内开展肺栓塞和深静脉血栓形成防治能力建设项目（VTE项目）。规范我院内VTE的临床管理，构建各级医院内VTE防治管理体系，制订有效的预防方法和策略，改善患者预后，提高医疗质量，保障住院患者医疗安全，降低VTE导致的疾病负担，从而提升我国肺栓塞和深静脉血栓的综合防治水平。全国有21个省、自治区、直辖市成立了VTE防治区域联盟，1000余家医院报名参与建设，191家单位接受了专家评审。各级医院的防治意识和防治水平均有显著提升，特别是大多数三级医院在

VTE防治的组织管理与制度建设方面已具备基础，并通过信息化方式进行VTE风险评估和预防，进一步提升了VTE防治水平。

【《综合医院突发急性呼吸道传染病临床防控培训教程》】8月，医院出版《综合医院突发急性呼吸道传染病临床防控培训教程》，内容涵盖医疗、院感、护理三个方面，围绕院内防控结构、疑似患者诊疗、急性危重症流程、重点环节应急预案、正常医疗活动安排、院内消毒隔离流程、医务人员防护措施等关键问题给出了一系列示范方案。该书被国家卫生健康委国际司作为政府抗疫佐证提交给WHO。

【新冠肺炎疫情防控】1月1日起，先后派出6批共164人的国家援鄂抗疫医疗队。在全国抗击新冠肺炎疫情表彰大会上，医院的曹彬、詹庆元、孙菁、夏金根、贾红兵获评全国抗击新冠肺炎疫情先进个人。中日友好医院援鄂医疗队第一临时党支部获评全国抗击新冠肺炎疫情先进集体及全国先进基层党组织。

【国家呼吸医学中心】7月8日，国家卫生健康委发布《国家卫生健康委关于设置国家呼吸医学中心的通知》，以中日友好医院为主体设置国家呼吸医学中心、以广州医科大学附属第一医院为主体设置国家呼吸医学中心（广东），共同构成国家呼吸医学中心。

【院领导】党委书记：宋树立；院长：周军；副书记：刘鹏；副院长：高海鹏、彭明强、丁晶宏、崔勇、曹彬、刘勇。

（撰稿：王燕森　审核：宋树立）

中国医学科学院北京协和医院

【基本情况】职工中编制内人员4355人、合同制人员1357人，正高级职称337人、副高级职称478人、中级职称1539人、初级职称1849人。执业医师1553人，注册护士1953人。护理人员中具有大专及以上学历者占98.16%、本科及以上占79.83%，有专科护士435人。重症医学床位95张。

年底医院固定资产净值579440万元，其中医疗设备净值78067万元，有甲类医用设备2台、乙类医用设备30台。全年医院总收入729167万元，其中医疗收入504647万元。医院占地面积115089.83平方米、建筑面积522590.9平方米。

医院牵头的医联体为北京协和医院医联体。

依托在医院的国家级及市级质控中心有：国家麻醉专业质控中心、国家病理专业质控中心、国家超声诊断专业质控中心、国家重症医学专业质控中心、国家急诊专业质控中心、国家整形美容专业质控中心、国家病案管理专业质控中心、国家放射影像专业质控中心（筹建）、国家罕见病专业质控中心（筹建）、国家核医学专业质控中心（筹建）、北京病理专业质控中心、北京急诊专业质控中心、北京临床营养专业质控中心、北京放射治疗专业质控中心、北京超声诊断专业质控中心。WHO国际分类家族中国合作中心设在本院。

年内，经国家卫生健康委综合评议，医院妇产科和麻醉科被评为2020年度住院医师规范化培训重点专业基地。

【医疗工作】全年出院7.36万人次，床位周转36次，床位使用率57.62%，平均住院日5.9天。卫技人员与开放床位之比为1.85∶1，执业医师与床位之比为0.76∶1，病房护士与床位之比为0.63∶1。住院手术36697例，其中三级手术占35.3%、四级手术占49.4%。剖宫产率41.2%，无孕产妇、新生儿死亡，围产儿死亡8人。开展临床路径的科室23个、病种50个，入径率26.76%。全年自体输血1340人次4342.5单位。预约挂号占门诊总人次的94.95%。本地医保门诊919032人次、次均费用699元，医保出院21187人次、次均费用22527元；异地医保出院25305人次、次均费用24689.75元。

医院药占比28.59%，其中门诊药占比34.59%、住院药占比19.81%。门诊抗菌药物处方比例2.51%，急诊抗菌药物处方比例27.85%，住院患者抗菌药物使用率34.91%。抗菌药物使用强度36.86DDD。

对口支援的单位有：河北省平山县人民医院、西藏自治区那曲地区聂荣县人民医院、内蒙古自治区托克托县医院、国家巡回医疗队（安徽省阜阳市人民医院、阜阳市第二人民医院、阜阳市中医院、界首市王集镇陆集村卫生院、太和县双庙镇卫生院、阜南县王家坝镇卫生院）。与国家卫生健康委卫生应急办公室党支部结对，定点帮扶陕西省子洲县毛圪台村党支部。

【科研工作】全年获批立项科研项目221项，其中国家级76项、省部级56项，共获资助经费19548.12万元，医院匹配经费1682.45万元。年底在研课题570项，年内结题128项。获奖成果4项（中华中医药学会科学技术奖二等奖1项、华夏医学科技奖二等奖1项、中华医学科技奖三等奖1项、青年科技奖1项）。获专利496项。

设有疑难重症及罕见病国家重点实验室、国家妇产疾病临床医学研究中心、国家皮肤与免疫疾病临床医学研究中心、转化医学国家重大科技基础设施、骨骼畸形遗传学研究北京市重点实验室、创新药物临床药代药效研究北京市重点实验室、核医学分子靶向诊疗北京市重点实验室、侵袭性真菌病机制研究与精准诊断北京市重点实验室、过敏性疾病精准诊疗研究北京市重点实验室。

7月，获批第一批北京市研究型病房示范建设单位；9月底，签订任务书并获得1000万元专项经费。10月21日，获科技部批准建设疑难重症及罕见病国家重点实验室，医院首个国家重点实验室落户。

【新冠肺炎疫情防控】1月26日，医院派出由21名医务人员组建的国家援鄂抗疫医疗队，承担武汉同济医院中法新城院区重症病房患者救治任务。2月，派出第二、三批援鄂抗疫国家医疗队共162名队员赴武汉。5月5日，国务院联防联控机制第100场新闻发布会上，医院系统介绍医疗队援鄂抗疫工作。5月21日，医院互联网诊疗服务正式上线。9月8日，全国抗击新

冠肺炎疫情表彰大会在北京人民大会堂举行，医院党委获全国抗击新冠肺炎疫情先进集体、全国先进基层党组织称号。

【国合智库人才网】年内，医院完成国合智库换届重组及职能调整，遴选智库成员72人，设立科室联络员组、专员组及小语种组，构建以点带面辐射全院的外事工作网络，遴选10人参加芝加哥大学国际医学教师培训项目。

【全国三级公立医院绩效考核排名第一】8月，国家卫生健康委办公厅发布《关于2018年度全国三级公立医院绩效考核国家监测分析有关情况的通报》，医院总分958.2分（满分1000分），在全国参评的2398家公立医院中排名第一。

【协作体系建设】年内，医院建设云上协和，推进"互联网+医疗健康"便民惠民服务，搭建多级互联远程疫情防控体系，常规远程会诊千余例，覆盖全国26省。成立新加坡Tessa—协和专项基金，与日本东大医学院签署合作协议。与中建、华为战略合作，推进转化医学综合楼"百年工程"建设及医院数字化转型。接待港澳来宾67人次。调研澳门离岛医疗综合体合作项目。加入中非对口医院合作机制。

【院领导】党委书记：吴沛新；院长：张抒扬；副书记：柴建军；副院长：韩丁、吴文铭、杨敦干、彭斌。

（撰稿：王子姝　审核：袁海鸿）

中国医学科学院阜外医院

【基本情况】职工中编制内1795人、合同制1778人（含派遣制人员1715人），正高级职称156人、副高级职称234人、中级职称1050人、初级职称1575人。执业医师815人，注册护士1708人。护理人员中具有大专及以上学历者占98.4%、本科及以上占51.3%，有专科护士263人。重症医学床位225张。

年底医院固定资产净值303747.16万元，其中医疗设备净值41499.44万元，有乙类医用设备13台。全年医院总收入482880.14万元，其中医疗收入326575.27万元。本部阜成门院区占地面积55300平方米、总建筑面积159349平方米，门头沟西山院区一期占地38780平方米、建筑面积37517平方米。

医院牵头与北京水利医院、西城区展览路医院

（北京第一康复医院）、复兴医院、西城区广外医院、北京大学肿瘤医院组建了心血管专科医联体。依托国家心血管病中心，开展心血管专病医联体建设工作，组建高血压专病医联体、心血管代谢专病医联体、心力衰竭专病医联体。

依托在医院的国家级及市级质控中心有：国家心血管病医疗质量控制中心、国家心脏移植医疗质量控制中心、国家先心病介入医疗质量控制中心、国家心律失常介入医疗质量控制中心、北京市心血管介入质量控制和改进中心、北京市医院后勤管理质量控制和改进中心。

【医疗工作】全年出院45557人，床位周转35.71次，床位使用率68.75%，平均住院日7.1天。卫技人

员与开放床位之比为2.40：1，执业医师与床位之比为0.72：1，病房护士与床位之比为0.59：1。住院手术9660例，其中三级手术占2.89%、四级手术占96.81%，日间手术613例。开展临床路径的科室36个，病种141个，入径率99.4%，完成率98.0%。全年临床用血11710单位，自体输血6243人次13637单位。门诊全部实现预约挂号。本地医保门诊279474人次、次均费用786元，医保住院12013人次、次均费用48973元；异地住院直接结算21974人次、新农合跨省结算19人次，次均费用67580元。

医院药占比14.74%，其中门诊药占比46.43%、住院药占比9.36%。门诊抗菌药物处方比例0.73%，急诊抗菌药物处方比例4.5%，住院患者抗菌药物使用率32.91%，抗菌药物使用强度为37.4DDD。

年内，对口支援内蒙古呼和浩特市第一医院、西藏自治区人民医院，扶贫协作内蒙古兴安盟科尔沁右翼中旗人民医院。

【科研工作】全年获批立项科研项目83项，其中重点研发计划项目4项、国家自然科学基金31项、北京市级基金22项，获资助9608.5万元。年底在研课题301项，年内结题162项。年内获奖成果4项，其中省部级3项：中华医学科技一等奖、二等奖、三等奖各1项，分别为"主动脉夹层微创治疗关键技术体系的建立及国内外推广""冠心病规范化介入诊疗体系的建立和转化推广""中国心力衰竭全程、综合防控体系建设"；华夏医学科技三等奖1项。获授权发明专利27项、实用新型专利95项。

有5个重点实验室，其中国家重点实验室1个（心血管疾病国家重点实验室）、省部级重点实验室4个（国家卫生健康委心血管病再生医学重点实验室、国家卫生健康委心血管药物临床研究重点实验室、心血管植入材料临床前研究评价北京市重点实验室、心血管疾病分子诊断北京市重点实验室）。

【新冠肺炎疫情防控】作为无发热门诊的心血管专科医院，48小时内建成2个筛查诊室，建立"主检医师、核酸检测和筛查医护"3支队伍。加强门急诊预检分诊，坚持非急诊全面预约，严格发热人员筛查管理；住院患者全预约制，原则上取消病区探视和住院家属陪护；落实分区管理机制，建设筛查诊室和应急诊室，病房设置应急过渡间，实现患者分类筛查、分级救治。

6月，新发地疫情发生，医院建立核酸采样点，新冠核酸检测能力从200例/天提升到2000例/天。9月，应用核酸快速检测技术，保证应急重症患者的快速排查、救治需要，实现应检尽检人员全覆盖、愿检尽

人员及时保障。

年内，医院派出核酸检测队员276人次，完成核酸采样任务21528人次，检测8353人次。

【心外三尖瓣成形技术创新与应用研究】年内，孙寒松教授团队从微创治疗的理念入手，创新开发出心外三尖瓣成形技术。该技术适用于因瓣环扩大而导致的功能性三尖瓣反流病变。此技术不使用体外循环，在心脏跳动情况下借助固定器固定心脏，从心外膜游离、环缩三尖瓣瓣环，并使用人工成形环进行固定，以达到缩小三尖瓣环、减少三尖瓣反流的目的。由于避免了术中体外循环损伤，术后无须长期抗凝治疗，该技术可降低围术期并发症发生率，促进患者术后恢复。相关病例总结发表在*Annals of Thoracic Surgery*杂志。

【推进交叉学科建设】年内，医院耳鼻喉科和肾内科相继开科；申报临床学科建设相关项目3项，获经费7200万元；完成核医学科、肺血管与血栓学科发展论证，推进PET-CT及热室工程改造项目立项、新设心肌病病区和肺血管与血栓病区。10月，医院通过市卫生健康委增设"肾内科"诊疗科目评审验收。

【创新诊疗服务模式】3月12日，医院通过北京市医保局互联网复诊在线医保报销现场认证，成为北京首家实现"互联网+医保"验收的三级甲等医院。年内，医院开通"在线问诊、复诊续方、电子处方外延、医保脱卡结算、药品快递到家"等多项线上服务，组建互联网诊疗质量管理小组，保证患者享受到与线下同质化的医疗服务。

【信息化建设】推动临床系统全面智能化，实现自主知识提示、质控规则核查、漏诊智能纠错。在北京市病案首页督导检查中，首页正确率70.83%，超过北京市三级医院平均水平30个百分点。推进智能监控系统建设，有效控制漏费及多收情况发生。构建抗生素智能监管一体化平台，监控患者用药情况和医生抗生素使用行为。

【落实国家冠脉支架集中招标采购工作】9月10日，召开药品和高值医用耗材集中带量采购工作座谈会，国家心血管病中心主任、医院院长胡盛寿参会并发言。年内，医院4次建言北京市医保局冠脉支架集采后医保基金支付标准与可行性基金补偿方案，推动北京市医保中心对冠脉支架置入术手术费价格调整及DRG病种（FM19）组实际付费政策落地。

【绘制全球首张成年人心脏单细胞图谱】胡盛寿与王利教授课题组合作，对21422个成人心脏组织细胞进行单细胞测序和分析，在世界上首次系统绘制了成年人心脏的单细胞图谱。该研究阐述了心房心肌细

胞与心室心肌细胞的差异性，预测了心肌细胞与非心肌细胞的相互作用网络，发现了肥厚型心肌病与扩张型心肌病的特征基因。通过比较安装左心室辅助器心衰患者与正常对照心肌细胞的表达谱，发现多个与心衰治疗反应及预后相关的特征性基因，并定义了一个全新的心衰治疗效果衡量指标——恢复系数。

【绘制中国心血管病危险因素"新地图"】胡盛寿与李静教授团队牵头"心血管病高危人群早期筛查与综合干预项目"，调查中国大陆31个省（直辖市、自治区）252个区县，共计超过98万人的12种常见心血管病（CVD）危险因素，发现CVD风险分布有明显的地区差异，高危人群的检出率在区县之间可相差14倍；CVD危险因素在人群中的分布存在聚集性，且地理分布特征各异；CVD危险因素的分布差异或与不同地区环境特征和发展水平有关。

【获批CNAS动物实验机构】3月19日，获得中国合格评定国家认可委员会（CNAS）颁发的《实验动物机构认可证书》，成为我国第八家获CNAS实验动物机构认可的机构，也是我国首家通过认可的医院系统动物实验机构，获认可的能力范围包括普通环境的猪、犬、兔、豚鼠、羊、牛的相关动物实验。4月16日，获得CNAS颁发的《ISO 15189实验室认可证书》，成为国内首家检验—分子—病理整体通过CNAS ISO 15189质量体系认可的心血管医学实验室。

【中国心脏大会】9月7日至13日，国家心血管病中心、中国循环杂志社、北京楷祺心血管公益基金会联合主办的中国心脏大会2020暨第五届中国血管大会暨第一届中国健康生活方式医学大会采用线上线下相结合的形式举办。会上，国家心血管病中心成立国内首个健康生活方式医学中心。同步召开第一届中国健康生活方式医学大会，国家心血管病中心主任、医院院长胡盛寿作"健康生活方式医学——让医学回归生活"主旨演讲。

【健康宣传】11月，阜外医院微信公众号、心脏康复中心《小程序——心脏康复患者教育知识库》在2020年健康北京科普作品征集大赛中分别获得新媒体形态作品类官方微信优秀作品奖、其他新媒体形态作品（H5、小程序、APP等）类优秀作品奖。12月15日，中国循环杂志社主办的"阜外说心脏"入选国家新闻出版署数字出版精品遴选推荐计划。

【中国基层高血压防控大会】12月26日，由国家心血管病中心、国家基层高血压管理办公室、北京楷祺心血管公益基金会联合主办的中国基层高血压防控大会开幕。会议发布了《国家基层高血压防治管理指南2020版》和《中国高血压患者健康教育指南》；启动了由国家卫生健康委疾病预防控制局指导，国家心血管病中心、阜外医院牵头的高血压、高血糖、高脂血症共管项目和中国居民心血管病及危险因素调查项目。

【院领导】党委书记：郑哲；院长：胡盛寿；副书记：李天庆；副院长：樊静、赵韡、李志远、李庆印、杨伟宪；总会计师：王晓飞。

（撰稿：潘伊明　审核：刘怡华）

中国医学科学院肿瘤医院

【基本情况】职工中编制内人员1498人、合同制人员1075人，正高级职称187人、副高级职称259人、中级职称759人。执业医师696人，注册护士941人。护理人员中具有大专及以上学历者占98.4%、本科及以上占59.5%，有专科护士79人。重症医学床位15张。

年底医院固定资产净值59699万元，其中医疗设备净值50250万元，有甲类医用设备3台、乙类医用设备24台。全年医院总收入416280.78万元，其中医疗收入256592.98万元。医院占地面积90854平方米、建筑面积187393平方米。

医院牵头联合国内70余家省、市级医院成立肿瘤防治专科医联体。

依托在医院的国家级及市级质控中心有：国家肿瘤专业医疗质量控制中心、北京市肿瘤治疗质量控制和改进中心。

7月22日，住院综合楼竣工并投入使用。

【医疗工作】全年出院38724人次，床位周转29.28次，床位使用率46.11%，平均住院日5.80天。卫技人员与开放床位之比为1.52：1，执业医师与床位之比为0.44：1，病房护士与床位之比为0.69：1。住院手术16170例，其中三级手术占26.38%、四级手术占67.94%，日间手术623例。开展临床路径的科室16

个，病种115个，入径率95.99%，完成率99.61%。全年临床用血总量8256单位。预约挂号占门诊总人次的86.92%。本地医保（职工医保）门诊213034人次、次均费用2759元，医保（职工医保）出院9815人次、次均费用26487元；异地医保出院18676人次、次均费用34466元。医院药占比43.24%，其中门诊药占比48.01%、住院药占比38.08%。门诊抗菌药物处方比例0.22%，急诊抗菌药物处方比例17.48%，住院患者抗菌药物使用率30.04%，抗菌药物使用强度为26DDD。

对口支援中国医科大学第一附属医院、内蒙古自治区肿瘤医院、青海省肿瘤医院，扶贫协作内蒙古自治区化德县医院。

【科研工作】全年获批立项科研项目203项，其中国家级49项（国家自然科学基金39项、重点研发计划项目1项、重点研发计划课题4项、科技创新2030项目1项、科技创新2030课题1项、科技基础资源调查专项3项）、省市级27项，共获资助经费23903万元，医院匹配经费35万元。年底在研课题680项，年内结题207项。获奖成果6项，其中国家级1项（国家科技进步二等奖）。获专利授权41项。

有国家级重点学科5个（肿瘤学、细胞生物学、病理与病理生理学、麻醉学、影像诊断与核医学）、国家临床重点专科3个（肿瘤科、胸外科、医学影像科）、北京市重点学科1个（流行病与卫生统计学）。国家级、市级实验室有：重点分子肿瘤学国家重点实验室、癌发生及预防分子机理北京市重点实验室、抗肿瘤分子靶向药物临床研究北京市重点实验室、中国医学科学院肺癌转化研究重点实验室、中国医学科学院肿瘤基因组生物学重点实验室、中国医学科学院肺癌微创治疗研究重点实验室、中国医学科学院消化道肿瘤药物基因编辑筛选与研发重点实验室（培育）、中国医学科学院恶性肿瘤与微生物组学重点实验室（培育）、中国医学科学院全国癌症大数据分析与应用重点实验室（培育）。设有国家恶性肿瘤临床医学研究中心和中国医学科学院肿瘤精准医学研究中心。

【新冠肺炎疫情防控】1月29日，医院派出4人到湖北武汉参加新冠病毒实验室检测工作。6月，新发地聚集性疫情发生后，医院派出10批共300余人次的核酸采样医疗队，在大兴区和朝阳区多个社区共采集样本36245人份。研究员吴晨被评为全国抗击新冠肺炎疫情先进个人。

【医科院肿瘤医院河北医院建设】1月21日，医科院肿瘤医院河北医院建设项目开工推进会在廊坊开发区举行，项目正式进入实施阶段。11月24日，河北省卫生健康委批复设立医科院肿瘤医院河北医院，定位为三级甲等肿瘤医院，计划总投资94.6亿元，共设计2600张床位。

【医科院肿瘤医院辽宁医院建设】6月2日，国家发展改革委与国家卫生健康委印发《关于区域医疗中心试点项目有关事项的通知》，依托医科院肿瘤医院，中国医科大学第一附属医院创建国家肿瘤区域医疗中心建设方案获得批复。该项目利用医科院肿瘤医院优势资源，通过专家指导、人员培训、技术引进、平台共建、联合开发等帮扶合作形式，实现医疗服务、技术能力与科研转化的同质化，建设医科院肿瘤医院辽宁医院。

【获批北京市首批研究型病房示范建设单位】7月13日，医院获批北京市首批研究型病房示范建设单位。医院全面布局建设研究型病房，将药物临床试验研究中心搬迁至新住院综合楼北楼10层，临床研究病房随即投入使用，为各专业开展肿瘤注册临床研究等提供支持。

【全国三级肿瘤专科医院绩效考核排名第一】7月1日，国家卫生健康委办公厅发布《关于2018年度全国三级公立医院绩效考核国家监测分析有关情况的通报》，医院在全国三级肿瘤专科医院中排名第一，监测等级为专科医院最高等级A等。在肿瘤专科医院涉及的25项国家监测指标中，有15项指标取得满分。

【中国肿瘤登记平台投入使用】7月1日，以医院为依托单位的国家癌症中心中国肿瘤登记平台一期正式投入使用，这是我国首个有自主知识产权的肿瘤登记系统。平台采取国家—省—市—县—乡五级管理，按照工作性质设立管理机构、登记处和上报机构。截至年底，平台创建注册使用机构49102家，收集数据1000万余条。医院肿瘤登记办公室出版《中国肿瘤登记年报》13本，推动19个省、市、自治区发布区域肿瘤负担基础数据。

【就业扶贫合作】8月7日、8日，医院分别与山西省大同市人民政府、临汾市大宁县人民政府签署了就业扶贫合作框架协议，提供部分务工岗位（护工、保洁、保安等）给大同市、大宁县贫困务工人员。

【院领导】院长：赫捷；党委书记：张勇；副书记：付凤环；纪委书记：王峥；副院长：石远凯、蔡建强、刘芝华、高树庚。

（撰稿：关 乐 滕 菲 审核：李 宁 喻 达）

中国医学科学院整形外科医院

【基本情况】职工中编制内人员476人、合同制人员413人,正高级职称49人、副高级职称74人、中级职称192人、初级职称404人。执业医师256人,注册护士264人。护理人员中具有大专及以上学历者占99%、本科及以上占64%,有专科护士5人。

年底医院固定资产净值13158.69万元,其中医疗设备净值4924.33万元,有乙类医用设备1台。全年医院总收入69873.53万元,其中医疗收入45891.15万元。医院占地面积62922.65平方米、建筑面积37236.33平方米。

医院牵头分别与甘肃省人民医院、河北医科大学第二医院、沧州市中心医院、吉林大学第一医院、武汉市第五人民医院、泰安市中心医院、黑龙江省医院、海南省第五人民医院成立医联体。

医院为北京市医疗美容质控中心主任委员单位。

4月,制定《中国医学科学院整形外科医院学术道德与科研诚信管理办法(试行)》《中国医学科学院整形外科医院中国人类遗传资源管理细则》和《中国医学科学院整形外科医院中国人类遗传资源申报服务指南》,成立医科院整形外科医院人类遗传资源管理委员会。年内,制定医院《实验室生物安全管理细则》。

【医疗工作】全年出院6744人次,床位周转27.56次,床位使用率46.22%,平均住院日4.93天。卫技人员与开放床位之比为2.86∶1,执业医师与床位之比为1.117∶1,病房护士与床位之比为0.57∶1。住院手术6405例,其中三级手术占35.6%、四级手术占8.7%,日间手术179例。开展临床路径的科室18个,病种9个,入径率99.32%,完成率17.33%。全年临床用血78单位,自体输血13人次20单位。预约挂号占门诊总人次的85.68%。

医院药占比4.73%,其中门诊药占比4.75%、住院药占比4.7%。门诊抗菌药物处方比例2.15%,急诊抗菌药物处方比例2.01%,住院患者抗菌药物使用率56.54%,抗菌药物使用强度25.78DDD。

对口支援内蒙古莫力达瓦达斡尔族自治旗人民医院。7月30日,医院1名副主任医师赴西藏自治区人民医院开展援藏工作1年。11月15日,医院与海南省第五人民医院签署医联体合作协议。

12月14日,医院4名教授被聘为北京协和医学院首批临床医学教授。

【科研工作】全年获批立项科研项目28项,其中国家级2项、省市级2项,共获资助经费1543.18万元。年底在研课题109项,年内结题9项。获专利28项。

有医科院颅面先天畸形发病机制研究重点实验室、医科院体表组织器官再造重点实验室。

【唇腭裂治疗技术】基于尹宁北"生物力学仿生修复技术体系"的"口内切口入路的隐性唇裂修复术"被编入2020年《中国唇腭裂治疗指南》。宋涛关于唇腭裂正颌治疗中的"RED正颌牵引器械"投入市场并开展成果转化,预计年产值2000万元。

【耳畸形治疗技术】继续开展婴幼儿耳畸形的早期干预及系统性治疗。应用自主研发具有专利的耳郭畸形助长矫正器进行先天性耳畸形的早期非手术治疗,治疗患者约300例;配合耳畸形矫正术的综合治疗,包括耳畸形术前准备及术后辅助塑形,治疗患者约100例。继续向基层医院推广,举办讲座及专业培训约300人次,完成耳畸形助长矫正器改良1次。

【内窥镜隆乳技术】10月,举办八大处乳房整形国际论坛暨内窥镜隆乳培训班,累计培训9000余人次;12月,发布2020版《硅胶乳房假体隆乳术临床技术指南》,总结隆乳手术的基本原则并提出简明实用的建议。

【新冠肺炎疫情防控】6月,组建核酸采样专业队伍,执行石景山区卫生健康委、大兴区卫生健康委、丰台区卫生健康委以及医科院的采样任务,共派出9批260人次医务人员,累计工作200余天。调派6批次临床护士,完成石景山区高风险人员集中医学观察隔离点防控任务。8月底,医院新冠病毒核酸检测实验室通过验收,在石景山区专科医院中率先开展核酸检测工作,完成新冠病毒核酸检测9382人份。医院李革红被评为北京市抗击新冠肺炎疫情先进个人。

【全国出生缺陷防治人才培训】9月至11月,医院作为全国出生缺陷防治人才培训项目北京地区协同培训机构,先后对4批共30名出生缺陷防治人才进行整形外科常见出生缺陷畸形及其外科治疗的理论授课与实地培训。

【院领导】党委书记：王宝玺；院长：蒋海越；

副书记：王晓芳；副院长：栾杰、尹宁北。

（撰稿：林 含 审核：蒋海越）

中国中医科学院西苑医院

【基本情况】职工中编制内人员849人、合同制人员744人，正高级职称158人、副高级职称184人、中级职称476人、初级职称638人。执业医师532人，注册护士460人。护理人员中具有大专及以上学历者占97%、本科及以上占48%，有专科护士460人。重症医学床位32张。

年底医院固定资产净值61775.29万元，其中医疗设备净值16906.43万元，有乙类医用设备5台。全年医院总收入182530.61万元，其中医疗收入150561.66万元。医院占地面积69500平方米，其中医疗区占地面积43122平方米，医疗用房建筑面积约92000平方米。

牵头海淀中医专科医联体、京津冀专科联盟。参加肿瘤专科医疗体、海淀中医健康养老联合体（北部）、北京市专科联盟。

【医疗工作】全年出院13631人次，床位周转27.6次，床位使用率55.7%，平均住院日7.55天。卫技人员与开放床位之比为2.58：1，执业医师与床位之比为0.94：1，病房护士与床位之比为0.93：1。住院手术3673例，其中三级手术占36.78%、四级手术占35.18%，日间手术358例。开展临床路径的科室22个，91个中医病种、115个西医病种，入径率64%，完成率91%。全年临床用血7308单位。预约挂号占门诊总人次的92.91%。本地医保门诊1283251人次、次均费用819.96元，医保出院9217人次、次均费用20827元；异地医保出院2255人次、次均费用25258.12元。

医院药占比60.3%，其中门诊药占比69.0%、住院药占比26.1%。门诊抗菌药物处方比例2.78%。

对口支援宁夏回族自治区石嘴山市中医院。扶贫帮扶内蒙古化德县中蒙医院、库伦旗蒙医院，山西五寨县中医院，河北阜平县中医医院。医院派出4批共8名驻点扶贫干部赴山西省五寨县中医院、内蒙古库伦旗蒙医院和化德县中蒙医院、河北省阜平县中医医院继续开展扶贫工作。赴受援医院调研与巡回医疗4次。驻点干部围绕医院管理、学科专科建设、人才培养等抓实健康扶贫，帮扶阜平县中医医院开设县域内第一个脑病专科病区，为受援医院打造老年病多

学科、脑病专科、呼吸急危重症诊疗、心血管诊治等多支医疗技术团队等。在山西省开展中药材产业扶贫，5个定制药园（3130亩）采购70097千克。捐资300万元，采购农产品80余万元。

【科研工作】科研投标385项，中标86项。课题经费新增合同额8311.2万元，到位7745.5万元；结题44项。申请专利9项，授权专利9项。获各级科技奖项7项，其中北京市科学技术进步一等奖1项。

有国家中医心血管病临床医学研究中心、中药临床疗效和安全性评价国家工程实验室。心血管病、脾胃病、老年病、血液病、痹病、儿科、中药临床药理、中药药理8个国家中医药管理局级重点学科通过年度评审。

【新冠肺炎疫情防控】分3批派出18名医护专家援鄂67天。6名专家援外61天，救治境外中资企业确诊患者332人，协助救治华人华侨19人。派出专家赴新疆、大连、绥芬河指导抗疫。派出医护人员到海淀区、大兴区等社区开展全员核酸采样3万余人次。启动公共卫生防控及应急救治能力建设项目2项，核酸检测39467人次，转运发热患者417人次。医院获评全国抗击新冠肺炎疫情先进集体，3人分别被评为全国优秀共产党员、全国抗击新冠肺炎疫情先进个人。

【危急重症救治】急诊实现完全电子化病历；强化相关科室卒中评估能力；与3家社区推进联合救治卒中患者工作，使卒中患者DNT时间稳定在40分钟左右。不断提高胸痛救治效率，开展针对全院医护和医疗辅助人员相关培训，完成对核心科室和社区的培训，与北京体育大学签订急性胸痛联合救治协议，以绿色通道建设作为重点，开展全员演练，优化流程，院前急救工作站抢救急危重患者近600人次。

【人才工作】1个团队入选国家中医药管理局中医药传承创新团队，1人当选国家中医药管理局岐黄工程首席科学家，1人入选百千万人才工程国家级人选，1人当选国家中医药管理局青年岐黄学者，1人获得国家自然科学基金优秀青年科学基金项目支持，2人入选中国中医科学院"培优计划"博士后。完成第四批

中医临床优才6人结业考核，进行第六批师承人员结业考核。

【国际合作】医院为83个驻外使领馆提供中医药健康咨询和疫情防控建议，开展国际抗疫经验交流分享22场次，境外参与近10万人次。面向"一带一路"沿线国家，立项商务部援外线上培训5项，针对印度尼西亚、孟加拉及蒙古等国需求，开展线上"发展中国家新冠肺炎等传染病中西医结合防控高级人才研修班"。围绕中医药防治新冠肺炎主题，申报中国中医科学院"一带一路"国际合作专项4项。分别与乌克兰东方医学协会和埃及中国大学签署合作备忘录。

【院领导】党委书记：张允岭；副院长：张允岭（常务）、史大卓、徐凤芹、李浩（至11月）、刘辉、李秋艳；纪委书记：温艳东。

（撰稿：陈　晋　审核：张允岭）

中国中医科学院广安门医院

【基本情况】职工中编制内954人、合同制669人，正高级职称182人、副高级职称223人、中级职称504人、初级职称401人。执业医师616人，注册护士481人。护理人员中具有大专及以上学历者占98%、本科及以上占59%，有专科护士98人。重症医学床位21张。

年底医院固定资产净值18746.2万元，其中医疗设备净值14178.7万元，有乙类医用设备5台。全年医院总收入224115.56万元，其中医疗收入189009.55万元。医院占地面积42714平方米、建筑面积137062.5平方米。

医院牵头的医联体有32个，牵头的专科联盟2个、加入1个。

为北京市中医临床路径与诊疗方案质控中心、北京市中医血透质控中心主任委员单位。

【医疗工作】全年出院14132人次，床位周转22.5次，床位使用率69.2%，平均住院日11.2天。卫技人员与开放床位之比为0.78∶1，执业医师与床位之比为0.91∶1，病房护士与床位之比为0.52∶1。住院手术4267例，其中三级手术占27.6%、四级手术占2.8%。开展临床路径的科室14个，病种37个，入径率35%，完成率30%。全年临床用血1251单位，自体输血40人次185单位。预约挂号占门诊总人次的92.26%。本地医保门诊1183472人次、次均费用790元，医保出院9565人次、次均费用22016元。

医院药占比68.93%，其中门诊药占比77.73%、住院药占比32.33%。门诊抗菌药物处方比例1.51%，急诊抗菌药物处方比例9.18%，住院患者抗菌药物使用率47.08%，抗菌药物使用强度43.01DDD。

对口支援内蒙古自治区林西县中医院、巴林右旗蒙医医院。扶贫帮扶山西五寨县中医院、五寨县胡会乡，河北阜平县中医院。

【科研工作】全年获批立项科研项目80项，其中国家级23项（科技部国家重点研发计划项目1项、课题2项，国家自然科学基金项目20项）、省市级14项、北京市级课题17项、中国中医科学院级课题26项，共获资助经费3151.93万元，医院匹配经费1868.69万元。年底在研科研课题305项，其中国家级课题100项、省部级课题55项、北京市级课题53项、中国中医科学院课题97项。45项课题通过结题验收。

以第一完成单位获奖7项，包括2019年度中国中医科学院科学技术奖二等奖和三等奖各1项、2020年度中华中医药学会学术著作奖一等奖和二等奖各1项、2020年度中国中医药研究促进会科技进步二等奖2项、2020年度全国创新争先奖1项。参与获奖5项，包括2020年度中华中医药学会科学技术奖一等奖2项、2020年度中国中西医结合学会科学技术奖一等奖、二等奖、三等奖各1项。

获得发明专利3项、软件著作权1项，获得北京市药监局传统工艺制剂备案号1项。发布指南、标准各1项。签署技术转让合同1项，转让金额600万元。

有国家中医药管理局三级实验室5个：肿瘤细胞生物学实验室、分子生物学实验室、糖尿病血管功能检测实验室、心血管病症结合关键技术实验室、临床免疫（艾滋病）实验室。

【互联网诊疗】3月3日，经市中医管理局审核批准，医院成为北京地区首家开展互联网诊疗服务的中医院。3月6日，互联网诊疗平台正式开通，实现网上就诊与药品配送一体化服务。5月26日，医院通过了北京市医疗保险事务管理中心审核验收，成为北京市基本医疗保险"互联网+"医保服务定点医疗机构。6月2日，医院互联网医疗医保服务正式上线，为参保人员提供北京市基本医疗保险"互联网+"医保服务，持北京市医保卡的患者可在医院互联网诊疗服务中实现挂号费、药费医保报销结算。

【广安门医院大兴生物医药基地】11月4日，广安门医院大兴生物医药基地主体结构封顶。项目建成后，将是集粉碎、萃取、提纯、过滤、干燥、洗剂、丸剂、片剂、灌装、分装、物流配送等功能的综合性生产车间。

【新冠肺炎疫情防控】1月25日，在国家中医药管理局、中国中医科学院的统筹安排下，医院遴选医疗、护理骨干加入首批国家中医医疗队驰援武汉。国家中医医疗队接管金银潭医院南一病区42张病床，累计收治重症、危重症患者158人，治愈出院140人。指导东西湖方舱医院452名患者，将军街路卫生院、张家墩社区、马池墩社区210名患者的中医药救治。

5月2日，受国家卫生健康委、国家中医药管理局及中国中医科学院委派，由副院长刘震任领队，急诊科主任齐文升、呼吸科主任李光熙、心血管科副主任张振鹏、肾病科副主任医师路晓光、急诊科主治医师杨金亮和医师石嘉恒组建中医国际医疗专家组，作为组长单位赴沙特执行抗疫任务，采用纯中医方案1个月内实现366例病例全清零。

9月8日，在全国抗击新冠肺炎疫情表彰大会上，医院获全国抗击新冠肺炎疫情先进集体奖；仝小林院士、急诊科主任齐文升、主治医师杨金亮获评全国抗击新冠肺炎疫情先进个人。

【中国医院协会中医医院分会第六届年会】11月6日、7日，由中国医院协会中医医院分会承办，广安门医院、广东省中医院协办的中国医院协会中医医院分会第六届年会暨2020年中医医院院长论坛和中医医院分会换届大会在北京召开。广安门医院党委书记王笑频当选中国医院协会中医医院分会第二届委员会主任委员。

【院领导】党委书记：王笑频；院长：胡元会；副书记：胡元会；副院长：花宝金、杨睿、吕文良、刘震；纪委书记：梁军。

（撰稿：尹璐　高学成　审核：王笑频）

中国中医科学院望京医院

【基本情况】职工中编制内人员675人、合同制人员510人，正高级职称92人、副高级职称130人、中级职称437人、初级职称508人。执业医师401人，注册护士516人。护理人员中具有大专及以上学历者占98%、本科及以上占60.5%，有专科护士73人。重症医学床位13张（ICU7张、CCU6张）。

年底医院固定资产净值23242万元，其中医疗设备净值6780万元，有乙类医用设备3台。全年医院总收入81760万元，其中医疗收入79862万元。医院占地面积50826平方米、建筑面积76136平方米。

医院牵头与河北衡水武强县中医院结成京衡中医综合医联体。牵头望京医院与邢台市中医骨科专科联盟、望京医院与固安县中医院骨科专科联盟。

为北京市中医病理质控中心主任委员单位。

【医疗工作】全年出院11710人次，床位周转15.4次，床位使用率58.2%，平均住院日13.9天。卫技人员与开放床位之比为1.37：1，执业医师与床位之比为0.53：1，病房护士与床位之比为0.41：1。住院手术

4831例，其中三级手术占15.8%、四级手术占24.8%。开展临床路径的科室11个，病种22个，入径率90%，完成率92%。全年临床用血2262单位，自体输血282人次337单位。预约挂号占门诊总人次的51.7%。本地医保门诊（城镇职工）533554人次、次均费用634元，本地医保门诊（城镇居民）36965人次、次均费用379元。本地医保出院9637人次、次均费用29455元；异地医保出院1009人次、次均费用28539元。

医院药占比41.8%，其中门诊药占比54.7%、住院药占比23.4%。门诊抗菌药物处方比例6.24%，急诊抗菌药物处方比例23.46%，住院患者抗菌药物使用率47.96%，抗菌药物使用强度为44.1DDD。

与山西五寨县中医院、河北阜平县中医院、西藏聂荣县藏医医院开展扶贫协作，对口支援宁夏固原市中医院。5月，选派1名业务骨干挂职山西五寨县中医院副院长、1名专家驻点技术扶贫。8月，派出专家巡回诊疗队赴五寨县中医院开展为期1周的医疗巡回诊疗活动，巡诊280余人次，举办适宜技术培训2期。

9月，五寨县中医院通过二甲医院等级评审，医院完成了五寨县中医院扶贫目标。全年采购五寨县农产品共106万元。派出儿科医师每月赴河北阜平县中医院儿科指导工作，派出康复科治疗师1名开展驻点帮扶工作1年。3月，向西藏那曲市聂荣县藏医院捐赠扶贫专项资金30万元；7月，组织扶贫医疗队赴藏巡诊。落实北京—宁夏中医药对口支援合作，11月，组织专家到固原市中医院开展义诊、查房、培训等提高中医药服务能力的帮扶活动。11月，与邢台市中医院结成骨科专科联盟，帮扶邢台市中医院骨伤科的发展；12月，在邢台市主办2020年京津冀中医药协同发展高峰论坛。与衡水武强县中医院签订2020年医联体合作协议，选派专家团队定期开展坐诊、疑难病例讨论、教学查房及学术讲座等帮扶工作。选派第十批援疆干部赴新疆维吾尔自治区第三人民医院援疆。

【科研工作】全年获批立项科研项目26项，其中国家自然科学基金3项、国家中医药管理局2项、北京市卫生健康委2项、北京市科委1项、北京市中医管理局6项，共获资助经费1295万元，医院匹配经费322万元。年底在研课题27项，年内结题8项。获奖成果6项，其中中国中西医结合学会科学技术奖1项、中华中医药学会科学技术奖3项、中国中医科学院科学技术奖2项。获专利16项，其中发明专利2项、实用新型专利12项、软件著作权2项。

有国家临床重点专科4个（骨伤科、肾病科、脾胃病科、康复科），国家中医药管理局重点学科2个（中医骨伤科学、中西医结合临床），国家中医药管理局重点专科10个（骨伤科、肾病科、脾胃病科、呼吸科、风湿病科、肿瘤科、康复科、急诊科、临床药学科、重症医学科），北京市中医重点专科3个（针灸科、妇科、护理），北京市中医诊疗中心2个（骨伤科、儿科）。拥有中药药理（骨伤）实验室、生物力学实验室、中医正骨技术北京市重点实验室、筋伤治疗手法重点研究室。

【核酸检测实验室建设】4月16日，开始筹划核酸标本方舱采集处建设工作，22日开始运行。6月，决定将骨研所病理PCR实验室改建为核酸检测实验室。经过调试改造建设，完成核酸检测实验室的增项和生物安全环境评估，通过了新冠肺炎核酸检测实验室验收，是中国中医科学院第一个获得新冠病毒检测资质的实验室。7月，核酸检测实验室投入使用。12月，增加1台核酸扩增仪。

【新冠肺炎疫情防控】组建应急核酸采样队，根据市卫生健康委要求，完成大兴区、朝阳区等城区的核酸采样工作11次，共派出医护人员310人次，采集核酸10万余人次。

8月，选派3名医师组成中医医疗专家组，加入国机集团赴伊拉克工作组，在国机集团伊拉克卡尔巴拉炼厂项目营地开展新冠肺炎疫情救治和防控工作。经过27天救治，累计诊疗新冠患者123人，经中医治疗后全部转阴。

【院领导】院长：朱立国（至10月）、李浩（自11月）；党委书记：贾忠武（至9月）、朱立国（自9月）；副院长：俞东青、赵勇、高景华；纪委书记：薛侗枚。

（撰稿：姜韫霞　审核：丁品胜）

中国中医科学院眼科医院

【基本情况】职工中编制内人员185人、合同制人员360人，正高级职称37人、副高级职称43人、中级职称145人、初级职称252人。执业医师161人，注册护士186人。护理人员中具有大专及以上学历者占100%、本科及以上占74.73%，有专科护士15人。

年底医院固定资产净值4252.69万元，其中医疗设备净值1157.73万元，有乙类医用设备2台。全年医院总收入46303.10万元，其中医疗收入34555.42万元。医院占地面积33000平方米、建筑面积18500平方米。

医院牵头京津冀中医眼科医联体、全国中医眼科医联体，以及京津冀中医药协同发展眼科专科联盟。

9月，中国中医科学院正式批复《中国中医科学院眼科医院（中国中医科学院眼科研究所）主要职责、内设机构和人员编制规定》并执行，内设管理机构18个（原有职能处室13个）；财政补助事业编制190名，其中领导班子职数9名，内设管理机构正副职领导职数48名；为公益二类事业单位。

8月，眼一科主任、第三党支部书记接传红获评"首都中医榜样人物"。9月，党委书记高云获中共北京市委、北京市政府颁发的北京市抗击新冠肺炎疫情先进个人称号。11月,医院获第六届全国文明单位称号。

【医疗工作】全年出院7344人次,床位周转21.54次,床位使用率72.57%,平均住院日10.84天。卫技人员与开放床位之比为1.33∶1,执业医师与床位之比为0.48∶1,病房护士与床位之比为0.54∶1。住院手术8292例,其中三级手术占65.91%、四级手术占24.25%。开展临床路径的科室8个,病种13个,入径率61.42%,完成率99.06%。预约挂号占门诊总人次的90.86%。本地医保门诊194302人次、次均费用749元、医保出院4412人次、次均费用18230元;异地医保出院1219人次、次均费用21255元。

医院药占比43.82%,其中门诊药占比52.55%、住院药占比30.85%。门诊抗菌药物处方比例2.20%,住院患者抗菌药物使用率14.75%,抗菌药物使用强度为5.71DDD。

对口支援与扶贫协作的单位有:山西五寨县中医院、五寨县人民医院,西藏双湖县藏医院,河北阜平县中医院,湖北竹山县人民医院、乘马岗镇卫生院,贵州乌蒙腾菌业有限公司。

11月14日至15日,医院作为中华中医药学会眼科协同创新共同体挂靠单位,受邀参加陕西省榆林市中医医院共同体成员挂牌仪式,挂牌仪式后开展学术讲座、义诊、带教等活动。

年内,医院加强急诊急救平台建设,聘用急诊科负责人,选派骨干2人外出进修;配置128排256层高端CT,日均检查量约100人次,开展冠脉CTA、灌注检查、能谱扫描、复杂三维重建等检查,缓解疫情防控常态化下影像诊断的压力。

【科研工作】本年度获批立项科研项目14项,其中科技部国家重大研发专项下课题1项、国家自然科学基金2项、国家中医药管理局项目1项、首发专项4项、北京市中医局中医药科技发展资金项目4项、中国民族医药学会科研项目2项。共获经费资助577.25万元,医院匹配经费51.63万元。年底在研课题57项,年内结题1项。获奖成果3项,获专利1项。

有1个国家临床重点专科(中医眼科),4个国家中医药管理局重点专科(消渴目病科、目系眼病科、内障眼病科、外障眼病科),1个国家中医药管理局三级实验室,1个国家区域中医(眼科)诊疗中心,4个北京市重点专科(中医眼科特色诊疗中心、针灸科、护理、治未病)。

12月,针灸科、中医护理成为石景山区医学重点专科,分别获得50万元经费资助;感染成为石景山区医学重点扶持专科,获得20万元经费资助。

自2018年起开展角膜安颗粒院内制剂研发,2020年,获批发明专利1项,申报中国中医科学院优势病种—医院制剂—新药研发专项14项,5项课题拟立项。

【新冠肺炎疫情防控】实行三级预检分诊闭环管理,规范和细化就诊患者筛查、发热患者转诊工作流程。采取网格化管理,开展院内巡查督导,在原有实验室基础上新建核酸检测实验室,坚持落实人员分类管理。落实属地疫情防控部署,选派医疗队参加石景山区定点医院新冠肺炎患者救治工作,派出17批核酸采样队到中高风险地区完成采样42058人次。

【中医眼科循证平台建设】成立工作组及专家咨询委员会,建立协调管理机制,完成2个优势病种循证能力现状评估报告、3个临床实践指南初稿、4个优势病种(儿童近视、年龄相关性黄斑变性、视网膜静脉阻塞、糖尿病黄斑水肿)临床研究方案的制订及论证,并开展多中心RCT临床研究。

【中华护理学会眼科专科护士临床实践基地建设】9月16日,通过中华护理学会眼科专科护士培训教学基地初审,成为中华护理学会眼科专科护士临床教学基地。10月19日至11月15日,作为首批中华护理学会眼科专科护士临床实践基地,完成对来自全国各地的10名学员的培训。

【首届中西医综合防控儿童青少年近视百望山论坛暨视觉健康管理研讨会】1月11日,由中华中医药学会、中国中医科学院、中国中医科学院眼科医院共同主办,中华中医药学会眼科分会、中华中医药学会中医眼科协同创新共同体承办的首届中西医综合防控儿童青少年近视百望山论坛暨视觉健康管理研讨会在北京召开,论坛主题为"心明眼亮,光明未来"。国家中医药管理局、教育部、国家卫生健康委、国家市场监督管理总局、中国关心下一代工作委员会、中国标准化研究院、北京市疾控中心以及中华中医药学会、中国中医科学院相关部门领导,全国中医、中西医眼科专家,全国各类视觉健康相关企业负责人,健康报等新闻媒体界人员等100余人参加会议。

【传承国医大师唐由之教授学术思想系列活动】12月16日,中国中医科学院成立65周年之际,医院举办传承国医大师唐由之教授学术思想系列活动,弘扬唐由之精神。中国中医科学院党委书记查德忠、首都国医名师庄曾渊、北京同仁医院教授邱礼新,以及中国中医科学院眼科医院领导班子、唐由之教授在京弟子等100余人参加了活动。

【院领导】党委书记:高云(自7月);院长:高云(至6月);纪委书记:闫飞雪;副院长:亢泽峰、李静、谢立科。

(撰稿:陈结凤 审核:高 云)

北京大学第一医院

【基本情况】职工中编制内人员3448人、合同制人员163人，正高级职称271人、副高级职称357人、中级职称1328人、初级职称1422人（初级职称及以下1655人）。执业医师1091人，注册护士1818人。护理人员中具有大专及以上学历者占97.25%、本科及以上占50.11%，有专科护士441人。重症医学床位82张。

年底医院固定资产净值103306.32万元，其中医疗设备净值21898.60万元，有乙类医用设备16台。全年医院总收入478972.16万元，其中医疗收入343262.33万元。医院占地面积115800.82平方米、建筑面积268132.74平方米。

医院牵头西城区综合医联体，成员包括护国寺中医医院、北京市第二医院、北京市肛肠医院、西城区什刹海社区卫生服务中心、西城区西长安街社区卫生服务中心、西城区德胜社区卫生服务中心；同时牵头儿科联盟（宁夏儿童医院）、男科联盟（西宁市第一人民医院）。

承担国家冠心病介入专业质控中心和国家门诊专业质量控制中心工作，并设有WHO妇儿保健研究培训合作中心。

年内，儿科获批中国医师协会首批国家住院医师规范化培训重点专业基地，住院医师结业考试总体通过率位列北京第二。

【医疗工作】全年出院65733人次，床位周转36.02次，床位使用率63.04%，平均住院日6.65天。卫技人员与开放床位之比为1.81∶1，执业医师与床位之比为0.60∶1，病房护士与床位之比为0.73∶1。住院手术42770例，其中三级手术占25.73%、四级手术占26.90%，日间手术3106例。剖宫产率42.19%，无孕产妇死亡，新生儿死亡14人、围产儿死亡21人。开展临床路径的科室26个，病种287个，入径率77.41%，完成率92.86%。全年临床用血54972.50单位，自体输血2909人次1303.60单位。门诊全部实现预约挂号。本地医保门诊（职工和居民医保）1152622人次、次均费用595元，医保出院（职工和居民医保）26207人次、次均费用23513元；异地医保出院实时结算12773人次、次均费用36383元。

医院药占比（不含国家谈判药物）29.27%，其中门诊药占比40.39%、住院药占比17.23%。门诊抗菌药物处方比例5.96%，急诊抗菌药物处方比例15.48%，住院患者抗菌药物使用率47.76%，抗菌药物使用强度为41.93DDD。

对口支援与扶贫协作的单位共有10家，分别为援疆援藏援蒙4家（石河子大学医学院第一附属医院、西藏自治区人民医院、内蒙古包头医学院第一附属医院、内蒙古北方重工业集团有限公司医院）；对口帮扶贫困县县医院3家，为临泉县人民医院、兰考县中心医院、永和县人民医院；北京市城乡对口支援3家，为密云区医院、密云区妇幼保健院、大兴区中西医结合医院。此外，还参与国家卫生健康委指派项目2项，分别为国家卫生健康委国家医疗队（巡回永和县人民医院、大宁县人民医院）和国家卫生健康委"健康快车"（巡回河南三门峡）。

【科研工作】全年获批立项科研项目144项，其中国家级73项，省市级39项，共获资助经费12315.41万元，医院匹配经费780.13万元。年底在研课题496项，年内结题225项。获奖成果3项，其中北京市科学技术奖2项。获专利授权43项。

有国家皮肤与免疫疾病临床医学研究中心、国家卫生健康委员会肾脏疾病重点实验室、教育部慢性肾脏病防治重点实验室、北京市皮肤分子生物学重点实验室、北京市泌尿生殖系疾病（男）分子诊治重点实验室、北京市神经系统小血管病探索重点实验室、北京市儿科遗传性疾病分子诊断与研究重点实验室、北京市妊娠合并糖尿病母胎医学研究重点实验室。

年内，医院获得北京大学2020年度教学科研单位重点任务和常规科研任务考评优秀。国家自然科学基金申报数及获批数再创新高，获批53项，其中赵明辉获批牵头重大项目，张宁、李若瑜分别获批重点项目，周绪杰获批优秀青年科学基金，刘新民获批牵头国家重点研发计划项目，王贵强获批牵头两项国家重点研发计划"抗击新冠"应急专项，崔一民获批国家万人计划重点领域创新团队，霍勇获得国家第二届创新争先奖。

【新冠肺炎疫情防控】1月26日、2月1日、2月8日，医院派出3批共135人组成的援鄂抗疫国家医疗队到武汉一线承担危重患者的救治。72天累计收治患者115例，治愈出院100例，医务人员零感染。

在首都疫情防控工作中，医院派出多位专家支援定点医院参与患者救治，与浙江省医疗队共同合作开展核酸检测工作，同时派出多批次医疗队员支援北京大规模核酸采样。发热门诊24小时运行。

医院多位专家作为国家级专家组成员参与抗疫工作。李六亿作为院感专家先后赴湖北、黑龙江、吉林、新疆、云南等地开展疫情防控，参与医疗队员院感培训、方舱医院流程设计、定点医院改造改建、国家层面政策制定等工作；王贵强作为医疗救治专家参与了数十场新闻发布会及国际间经验交流，并全方位参与了医疗救治、诊疗方案编写、科技攻关等工作；王广发作为医疗救治专家在疫情初期即赴武汉，随后又赴辽宁参与疫情防控工作。急诊科4名医护人员随同外交部赴境外参与驻外人员的疫苗注射工作。

做好常态化疫情防控，在各院区严格规范设置预检分诊点，增设信息化检测设施，搭建方舱保证"应检尽检"，确保入院人员测温登记无盲点、安全检查无漏点。

医院援鄂抗疫国家医疗队获"全国抗击新冠肺炎疫情先进集体""全国卫生健康系统新冠肺炎疫情防控工作先进集体""时代楷模"荣誉称号。刘新民、王贵强、李六亿、王玉英、马靖获评全国抗击新冠肺炎疫情先进个人，马靖、王广发、王芳、李六亿获评全国卫生健康系统新冠肺炎疫情防控工作先进个人，王玉英、赵秀莉获评全国三八红旗手，刘新民、李六亿、王玉英、王贵强获评"中国好医生、中国好护士抗疫特别人物"，张红获评抗疫巾帼先锋。

【密云院区建设】11月11日，北京大学第一医院与密云区政府深度合作签约仪式暨深度融合学科对接启动会召开。密云院区立足"医疗先行，学科统筹"，将与中心院区"国家任务，学术引领"、大兴院区"国际视野，北大模式"，形成一院三址、一体两翼，共同打造"医学中轴线"。

【院领导】党委书记：潘义生；院长：刘新民；副书记：刘新民、杨柳、张静；纪委书记：程苏华；副院长：王鹏远、王平、李海潮、杨莉、孙晓伟；总会计师：李敬伟。

（撰稿：戚　晴　审核：张　静）

北京大学人民医院

【基本情况】职工中编制内4461人、合同制1973人，正高级职称320人、副高级职称392人、中级职称1254人、初级职称2399人。执业医师1245人，注册护士1951人。护理人员中具有大专及以上学历者占97.1%、本科及以上占44.4%，有专科护士334人。重症监护病房床位87张，其中ICU32张、CCU21张、EICU和TICU共8张、MICU17张、NICU9张。

年底医院固定资产净值88438.65万元，其中医疗设备净值33484.70万元，有乙类医用设备13台。全年医院总收入417111.27万元，其中医疗收入349880.58万元。医院占地面积59044.5平方米、建筑面积165954.53平方米。

截至年底，医院分别与西城区、海淀区、丰台区和房山区20多家医院签订了妇产科、内分泌科、心血管内科、疼痛医学科专科医联体协议；与103家非政府医联体联盟成员单位签订协议；以医联体为平台，共建立21家对接单位。

医院为北京市医院感染管理质量控制和改进中心主任委员单位。

【医疗工作】全年出院5.68万人次，床位周转34.8次，床位使用率68.6%，平均住院日7.8天。卫技人员与开放床位之比为2.24∶1，执业医师与床位之比为0.86∶1，病房护士与床位之比为0.70∶1。住院手术25897例，其中三级手术占34.08%、四级手术占33.69%，日间手术1732例。剖宫产率38.7%，无孕产妇、新生儿死亡，围产儿死亡5例。开展临床路径的科室35个，病种431个，入径率81.01%，完成率53.75%。全年临床用血90698单位，自体输血271人次1400单位。预约挂号占门诊总人次的94.34%。本地医保门诊1115623人次、次均费用544元，医保出院25173人次、次均费用28508元；异地医保出院15811人次、次均费用48262元。

医院药占比41.24%，其中门诊药占比52.52%、住院药占比32.54%。门诊抗菌药物处方比例6.09%，急诊抗菌药物处方比例13.69%，住院患者抗菌药物使用率33.51%，抗菌药物使用强度为62.95DDD。

对口支援河北医科大学第二医院阜平医院、河北省怀安县医院、江西省于都县人民医院。

8月6日，医院互联网诊疗系统上线。

【科研工作】全年获批立项科研项目420项，经费2.22亿元。其中，国家自然科学基金项目52项，经费2553.6万元；国家重点研发计划项目（课题）14项，经费6678.32万元；国家科技重大专项1项，经费126.15万元。医院匹配经费1694.04万元。年底在研课题900项，年内结题332项。

医院拥有国家血液系统疾病临床医学研究中心、国家创伤医学中心，教育部创伤救治与神经再生重点实验室、教育部移动数字医院系统工程研究中心，丙型肝炎和肝病免疫治疗、造血干细胞移植治疗血液病研究、风湿病机制及免疫诊断、视网膜脉络膜疾病诊治研究、骨与软组织肿瘤研究、肝硬化肝癌基础研究、急性心肌梗死早期预警和干预、结直肠癌诊疗研究、女性盆底疾病研究9个北京市重点实验室，睡眠医学、免疫性疾病体外诊断、非酒精性脂肪性肝病诊断3个北京市国际科技合作基地，北京糖尿病领域临床医学研究中心。"临床医学"入围"一流大学一流学科"建设学科。拥有检验科、重症医学科、骨科、妇科、心血管内科、血液科、胸外科、内分泌科、呼吸内科、急诊科、皮肤科、泌尿外科、普通外科、眼科、肿瘤科、风湿免疫科、感染病科、专科护理18个临床重点专科。

【新冠肺炎疫情防控】组建134人的医疗队，于1月26日、2月1日、2月7日分三批驰援武汉，承担新冠肺炎重症患者的救治工作，并于4月6日完成任务返回北京，全体队员零感染。4月20日，重症医学科主任安友仲再次接到国家卫生健康委紧急任务，随"中央指导组赴西南地区工作组"前往西南边境；7月18日，肝病研究所教授饶慧瑛受国家卫生健康委委派，赴乌鲁木齐指导当地核酸检测工作；11月22日，检验科主任王辉受国家卫生健康委委派，赴满洲里指导当地核酸检测工作。北京启动突发公共卫生事件一级响应后，医院实施门（急）诊疫情防控管理，病房实行封闭管理，严把患者入院关口；做好各类人员每日健康上报工作，妥善处理疫情应急突发事件，提高核酸检测能力，组建新冠疫苗接种队，建立疫情防控安全屏障。

9月8日，医院援鄂抗疫医疗队获"全国抗击新冠肺炎疫情先进集体""全国卫生健康系统新冠肺炎疫情防控工作先进集体"称号，姜保国、安友仲、朱凤雪、王雯、王秋被评为全国抗击新冠肺炎疫情先进个人。曹照龙、王泠被评为全国卫生健康系统新冠肺炎疫情防控工作先进个人，高燕入选一线医务人员抗疫巾帼英雄谱。

【国家创伤医学中心及教育部创伤救治与神经再生重点实验室】国家创伤医学中心推进国家创伤区域医疗中心的设置工作，指导网格化创伤救治体系建设及各级创伤中心的建立；10月，举办首届国家创伤医学中心学术年会暨第四届国际急危重症论坛；撰写并发布13项团体标准，推动创伤救治的标准化和规范化建设。教育部创伤救治与神经再生重点实验室召开学术委员会会议，进一步凝练研究方向，稳步推进建设。学术带头人姜保国获评第十三届光华工程科技奖及教育部"长江学者"特设岗位。团队成员黄伟被评为北京市优秀青年人才。

【干细胞成果转化奖】中国细胞生物学学会每年以"干细胞成果转化奖"表彰1位干细胞研究临床或产业转化方面取得突出成就的专家，2020年该奖授予医院血液科教授黄晓军，表彰其为"我国最具国际影响力的临床血液病专家之一，他针对造血干细胞移植中的世界性难题——供者来源匮乏问题，创建成熟完善的单倍型移植技术，突破移植的国际困境，引领骨髓移植进入'人人有供者'的人类医学新时期"。

【科技部科技创新2030——"新一代人工智能"重大项目】胸外科王俊院士团队的"医疗行为多维度感知关键技术及应用研究"获得科技部科技创新2030——"新一代人工智能"重大项目资助。项目聚焦医疗行为差错难以杜绝、流程繁琐难以优化的难题，创新应用人工智能技术，对涉及4类场景的25种医疗行为进行细粒度的合规化评价和人机协同场景下的流程优化，拟产出可于三甲医院落地应用的医疗行为多维度感知系统，在实际临床过程中起到监督、引导、辅助、预警的作用。

【系统性红斑狼疮免疫诊断和治疗方法研究】年内，医院栗占国课题组的"系统性红斑狼疮早期诊断和免疫治疗的研究与应用"项目获高校科技进步一等奖。该项目在系统性红斑狼疮（SLE）致病机制、早期免疫诊断和新型治疗方法三方面取得一系列原创性成果，发现了东亚SLE人群易感和病情密切相关的基因位点；研究巨细胞病毒导致SLE的分子机制，为精准诊断和靶向治疗提供了实验依据；研究和建立了新的SLE免疫诊断方法，并用于临床诊断、病情活动判断及指导治疗；利用低剂量白介素-2治疗取得显著疗效；优化了免疫抑制剂治疗SLE的方案，使其更为安全有效。这些研究共发表论著300余篇，主要成果刊登在《自然·医学》《风湿病年鉴》及《细胞》子刊等。以项目为依托承办全国性研修班40余次，培训医生5000余人次，建立的免疫诊断方法和新型免疫治疗策略在临床应用，使系统性红斑狼疮患者的早期诊断率和治疗效率显著提高。

【研究型病房建设】在通州院区和白塔寺院区完成研究型病房的基本建设，包括专用研究型病房50张床位、共用研究型病房100张床位，并完成了临床研究相关设施、设备的购置，研究团队的组建完善，支撑平台及转化平台的建设，管理制度、绩效考核制度的完善。

【院领导】院长：姜保国；党委书记：赵越；副院长：张俊、刘玉兰、王建六、李樹、王天兵；副书记：陈红松、郭静竹；纪委书记：苏茵；总会计师：邓连府。

（撰稿：张瑞琨　审核：邓连府）

北京大学第三医院

【基本情况】职工中编制内3086人（包括首都国际机场院区、北方院区、中央党校院区及第二门诊部人员，下同）、合同制3177人，其中正高级职称318人、副高级职称444人、中级职称1453人、初级职称1632人。执业医师1951人，注册护士2539人。护理人员中具有大专及以上学历者占85.9%、本科及以上占39.6%，有专科护士1336人。重症医学床位150张。

年底医院固定资产净值153827.08万元，其中医疗设备净值55631.79万元，有甲类医用设备1台、乙类医用设备20台。全年医院总收入618641.75万元，其中医疗收入525767.41万元。医院本部占地面积66094.09平方米、业务用房建筑面积201795.87平方米。

牵头成立骨科、超声诊断科、消化科3个跨区域专科联盟。截至年底，骨科专科医联体合作医院74家，超声肌骨专科医联体合作医院75家，消化科专科医联体合作医院160家。

依托医院的各级质控中心共有11个，其中国家级3个（国家产科专业医疗质量控制中心、国家康复医学专业医疗质量控制中心、国家辅助生殖技术质量管理专家组组长单位）、北京市级4个（北京市人类辅助生殖技术质量控制和改进中心、北京市职业健康检查和职业健康监护质量控制和改进中心、北京市药学质量控制和改进中心、北京市临床麻醉质量控制和改进中心）。

【医疗工作】全年出院105034人次，床位周转48.66次，床位使用率65.23%，平均住院日5.02天。卫技人员与开放床位之比为2.90∶1，执业医师与床位之比为0.90∶1，病房护士与床位之比为0.51∶1。住院手术60095例，其中三级手术占42.31%、四级手术占32.15%，日间手术14326例。剖宫产率45.74%，孕产妇死亡1人、新生儿死亡19人、围产儿死亡32人。开展临床路径的科室37个，病种543个，入径率99.08%，完成率94.15%。全年临床用血总量17403.5单位，自体输血3937人次8867.72单位。预约挂号占门诊总人次的94.61%。本地医保门诊1742894人次、次均费用539.8元，医保出院72545人次、次均费用17475.07元；异地医保出院18735人次、次均费用35347.36元。

医院药占比28.86%，其中门诊药占比39.96%、住院药占比18.44%。门诊抗菌药物处方比例5.27%，急诊抗菌药物处方比例15.30%，住院患者抗菌药物使用率34.63%，抗菌药物使用强度为37.05DDD。

医院先后派出10余支医疗队参与完成"组团式"援藏、贫困县帮扶、对口支援、巡回医疗等各级各类医疗支援任务。城乡对口支援单位有北京市延庆区医院（北京大学第三医院延庆医院）、延庆区妇幼保健院，内蒙古自治区赤峰市医院、赤峰学院附属医院4家；贫困县帮扶单位有山西省大宁县人民医院、甘肃省环县人民医院、北京大学第三医院崇礼院区（原河北省张家口市崇礼区人民医院）3家。全年对口支援完成门急诊6100余人次，手术820例，开展新技术78项。

援疆、援藏支援单位有西藏自治区人民医院、新疆医科大学附属第一医院、乌鲁木齐市妇幼保健院和新疆维吾尔自治区第三人民医院4家。年度巡回医疗单位有内蒙古自治区赤峰市巴林右旗医院、巴林左旗医院、赤峰市医院、赤峰学院附属医院以及赤峰市妇产医院5家。年内，巡回医疗工作完成门急诊2546人次，开展手术/有创操作101例，开展新技术新业务8项，义诊2475人，制定或修订规章制度26项、诊疗常规20项，协助开展或申报科研项目3项。

参加延庆冬奥村综合诊所筹建，派驻医疗队进驻延庆区医院协助完成国家雪车雪橇中心预认证保障工作，派驻医疗组跟随外交部分别赴非洲、日本参加新冠疫苗接种医疗保障工作。

4月，院长乔杰入选2020年美国人文与科学院院士。在7月公布的全国首次三级公立医院绩效考核结果中，在全国1289家综合医院中排名第四。中国医学科学院"中国医院科技影响力排行榜"综合排名第六，骨外科学名列第一。复旦大学中国医院综合排名第十一，专科声誉排名第十，其中生殖医学、临床药学蝉联第一。8月，妇产科专业基地成为国家级住院医师规范化培训重点专业基地。

【科研工作】全年获批立项科研项目206项，其中国家级77项、省市级57项，共获资助经费12100万元，医院匹配经费4447万元。年末在研课题638项，年内结题266项。获奖成果6项，其中省部级4项，包括中华医学科技奖三等奖3项、高等学校科学研究优秀成果奖科技进步二等奖1项。219项专利获授权。专利转让/转化9项，其中7项抗疫相关专利获得授权，2项消毒装置相关专利完成转化签约。

有国家级重点学科10个：运动医学、外科学（骨科）、外科学（泌尿外科）、内科学（肾病）、内科学（心血管病）、内科学（血液病）、妇产科学、儿科学、皮肤病与性病学、眼科学；北京市重点学科2个：外科学（普通外科）、神经病学（神经内科）；国家级临床重点专科20个：骨科、药剂科（临床药学）、病理科、专科护理、检验科、消化科、妇科、儿科、职业病科、耳鼻喉科、呼吸与危重症医学科、神经内科、普通外科、泌尿外科、眼科、麻醉科、康复医学科、成形科（整形外科）、运动医学科、心血管分子生物学与调节肽重点实验室。年内新增北京市临床重点专科建设项目2个：检验科、感染疾病科。

有教育部重点实验室1个：辅助生殖；国家级临床研究中心1个：妇产疾病；教育部工程研究中心1个：骨与关节精准医学；国家卫生健康委重点实验室1个：心血管分子生物学与调节肽；北京市重点实验室8个：磁共振成像设备与技术、脊柱疾病研究、生殖内分泌与辅助生殖技术、心血管受体研究、运动医学关节伤病、幽门螺杆菌感染与上胃肠疾病、眼部神经损伤重建保护与康复、神经退行性疾病生物标志物研究及转化。

【国家援鄂医疗队】1月26日至2月7日，医院组建援鄂国家医疗队，分三批共137人赴武汉参加抗疫工作。院长乔杰、副院长沈宁带队，独立、整建制接管同济医院中法新城院区西区病房，承担重症患者抢救任务。截至4月4日病房关闭，援鄂医疗队累计收治患者189人，其中病危病重患者161人。

3月10日，习近平总书记到武汉视察抗疫工作，院长乔杰作为10名医疗专家之一，在火神山医院受到总书记接见。"90后"党员吴超、王奔共同执笔，代表北京大学3家附属医院援鄂医疗队的34名"90后"党员给习近平总书记写信，表达了"90后"一线人员不怕苦、不怕牺牲的坚定信心；并在3月15日收到总书记回信，总书记称赞他们以实际行动证明新时代青年是有理想、有本领、有担当的一代。

9月8日，全国抗击新冠肺炎疫情表彰大会上，国家援鄂抗疫医疗队获评全国抗击新冠肺炎疫情先进集体，中共中央宣传部授予国家援鄂抗疫医疗队"时代楷模"称号；25人次被评为全国抗击新冠肺炎疫情先进个人、全国卫生健康系统新冠肺炎疫情防控工作先进个人、全国三八红旗手等。

【实行医疗空间七天全开放】为满足群众就医需要，医院自3月24日起实行"五天工作制，医疗空间七天全开放"，减少人员聚集，提升服务能力。各分院区实施联动，梳理调整门急诊、住院、手术等多个流程。周末门诊量、手术量分别同比增长34%和180%。9月至12月，门诊量为2019年同期的96%，出院人次、手术例次分别同比增长2.8%和8.7%。

【优化急诊急救中心建设】医院成立专项管理团队，优化胸痛中心、卒中中心、创伤中心、危重孕产妇救治中心、危重儿童和新生儿救治中心五大急诊急救中心建设，实行急诊风险分区管理，规范服务流程，实现智能预问诊，精确患者定位和活动监测，保障急危重患者救治空间。5月，卒中中心被评为北京市优秀静脉溶栓单位和2020年五星高级卒中中心，成为国家卫生健康委脑卒中防治工程委员会认证的心源性卒中防治基地和北京市脑卒中诊疗质量控制和改进中心。9月，胸痛中心正式成为中国胸痛中心认证的胸痛中心单位。

【机器人辅助手术】自8月起，医院泌尿外科、妇科和普通外科对手术室进行适当改造和增容，严格按照人员培训要求和机器人手术资质标准，累计开展达·芬奇机器人辅助手术183例；骨科完成MAKO机器人辅助全髋关节置换术100余例，实现精准治疗、控制损伤、加速康复。单机手术量居国内前五名。

【互联网医院试点医院】3月，医院获批"互联网诊疗"资质，成为北京市6家互联网医院试点医院之一。开展线上办理住院和出院结算服务，实现"病案线上复印+配送到家"和"互联网复诊+药品配送到家"服务；开通核酸筛查门诊线上APP，提供核酸检测预约挂号、开单缴费、结果查询等功能。6月，设立互联网医院办公室，建立互联网诊疗信息管理制度体系。累计注册用户49万人，满分好评率96%。

【医学创新研究院平台建设】5月，在"全国科技工作者日"庆祝暨表彰大会上，北京大学第三医院医学创新研究院团队获得第二届全国创新争先奖。自2019年研究院成立以来，医院不断优化平台顶层设计，成立战略咨询委员会，协同学院路高校创新联盟，整合基础医学、临床医学、转化医学等方面优质资源和技术力量，跨学科、跨领域，提升医院的学科发展与科研创新能力。以创新研究院为依托申报的"北京市示范性研究型病房""2020年首批高精尖产业技能提升培训机构"获批。

【医院集团化发展】7月，兵器工业北京北方医院整体移交，北京大学第三医院北方院区正式揭牌运行；秦皇岛医院开工。11月，海淀北部医学中心建设项目正式开工。12月，崇礼院区被国家体育总局冬季运动管理中心授予"中国冰雪运动员医疗基地"；大兴机场健康管理（体检中心）正式启动。

【院领导】党委书记：金昌晓；院长：乔杰；副书记：刘东明、付卫；副院长：李树强、王健全、付卫、沈宁。

（撰稿：刘温文　刘晓静　审核：金昌晓）

北京大学口腔医院

【基本情况】职工中编制内934人、合同制和派遣制1775人，正高级职称144人、副高级职称203人、中级职称983人、初级职称1124人。执业医师842人，注册护士972人。护理人员中具有大专及以上学历者占61.10%、本科及以上占34.57%，有专科护士91人。重症医学床位8张（复苏室床位）。

年底医院固定资产净值66198万元，其中医疗设备净值17501万元。全年医院总收入139909万元，其中医疗收入112110万元。医院占地面积2.34万平方米、建筑面积8.7万平方米。

医院牵头海淀区口腔专科医联体。

设有国家口腔医疗质量管理与控制中心、WHO预防牙医学科研与培训合作中心。

1月，口腔医学专业获批教育部首批国家级一流本科专业建设点。7月，国家卫生健康委通报2018年三级公立医院绩效考核结果，医院在口腔类医疗机构类别中位列第一。11月，儿童口腔医学线上一流课程、口腔修复学线下一流课程及虚拟仿真实验教学一流课程入选教育部公布的首批国家级一流本科课程。11月14日，复旦版"中国医院排行榜"揭晓，医院连续11年列"专科排行榜"口腔医学专科第一名，在口腔医学"专科综合排行榜"和"专科声誉排行榜"均位列榜首。12月，医学院工会被中华全国总工会评为全国模范职工之家。

年内，院长、党委副书记郭传瑸获得第四届"白求恩式好医生"称号，张学慧获得国家优秀青年科学基金，杨瑞莉获评第五批国家"万人计划"青年拔尖人才，卫彦获得北京市杰出青年中关村奖，李秀娥被评为北京市先进工作者。

【医疗工作】全年出院5122人次，床位周转30次，床位使用率56.7%，平均住院日7.0天。卫技人员与开放床位之比为1.12∶1，执业医师与床位之比为0.39∶1，病房护士与床位之比为0.47∶1（按口腔颌面外科计算）。住院手术4846例，其中三级手术占29.6%、四级手术占0.24%，日间手术13例。开展临床路径的科室13个，病种31个，入径率86.19%。全年临床用血78单位。预约挂号占门诊总人次的91.6%。本地医保门诊294127人次、次均费用445.8元，医保出院1218人次、次均费用19398.7元；异地医保出院2597人次、次均费用24762.1元。

医院药占比2.14%，其中门诊药占比1.08%、住院药占比10.29%。门诊抗菌药物处方比例2.44%，急诊抗菌药物处方比例11.06%，住院患者抗菌药物使用率69.35%，抗菌药物使用强度为53.28DDD。

对口支援呼和浩特市口腔医院、正镶白旗医院。

【科研工作】全年获批立项科研项目56项，其中国家级32项（国家自然科学基金26项、国家重点研发计划课题6项）、省部级16项（北京市科技计划4项、2019年度北京市自然科学基金6项、首发专项6项）、北京大学百度基金1项、北京大学医学部项目7项，共获资助经费4375.6万元，医院匹配经费1269.85万元。年底在研课题135项，年内结题52项。获奖成果6项（2019年度中华医学科技奖三等奖1项，2020年度华夏医学科技奖三等奖1项，2020年度中华口腔医学会一等奖、二等奖、三等奖各1项，2019年度北京医学科技奖二等奖1项）。获专利47项，授权专利53项。

国家级重点学科有：口腔医学（一级学科）、口腔基础医学（二级学科）、口腔临床医学（二级学科）。国家级实验室、研究中心有：国家口腔医学中心、口腔数字化医疗技术和材料国家工程实验室、国家口腔疾病临床医学研究中心、口腔医学国家级国际联合研究中心、全国口腔医疗质量管理与控制中心、国家（口腔）医疗器械质量监督检验中心、国家临床教学示范中心、国家级住院医师规范化培训基地（7个专业基地）、国家医考中心医师资格考试实践技能考试考官培训基地、中国医学科学院口腔医学创新单位、国家药物临床试验机构（口腔）、国家级干细胞临床研究备案机构、全国科普教育基地。省部级实验室、研究中心有：国家卫生健康委口腔数字化医疗技术重点实验室、国家药监局口腔生物材料重点实验室、口腔数字医学北京市重点实验室、北京市国际科技合作基地、北京市科普基地。国家临床重点专科建设项目有：牙体牙髓病科、牙周病科、口腔颌面外科、口腔修复科、儿童口腔科、口腔黏膜病科、口腔正畸科、口腔种植科。

【新冠肺炎疫情防控】先后派出11批次295名核酸检测人员参与北京市市区两级的核酸采样工作，累计采集核酸咽拭子标本7.52万余例。组织编写《新型冠状病毒肺炎口腔医疗机构防护手册》和《口腔门诊感染防控要点问答》。申报疫情防控科技攻关项目6项；申请疫情防护装备专利3项，完成转化。调拨心电监护仪和除颤仪共10台支援湖北武汉，由国家卫生健康委统一调拨到湖北省人民医院使用。

【设置国家口腔医学中心】12月17日，国家卫生健康委正式批准分别以北京大学口腔医院、四川大学华西口腔医院、上海交通大学医学院附属第九人民医院为主体设置国家口腔医学中心。

【援疆援藏工作】7月，选派修复科副主任医师陈立作为国家卫生健康委"组团式"援藏医疗队一员赴西藏自治区人民医院任口腔科副主任，开展为期1年的医疗援藏工作；9月，选派牙周科主治医师黄振作为教育部"第十批援疆干部人才"赴新疆维吾尔自治区人民医院任口腔科副主任，开展为期1年的医疗援疆工作；6月至9月，选派廖宇、薛绯、程灿和张芳4名医护人员赴正镶白旗医院精准扶贫。

【院领导】党委书记：周永胜；院长：郭传瑸；副书记：郭传瑸、张祖燕、张汉平；副院长：李铁军、邓旭亮、蔡志刚、江泳。

（撰稿：王明亮　审核：郭传瑸）

北京大学肿瘤医院
北京肿瘤医院

【基本情况】职工中编制内人员1192人、合同制人员1288人，正高级职称142人、副高级职称239人、中级职称513人、初级职称275人。执业医师673人，注册护士866人。注册护理人员中具有大专及以上学历者占99.65%、本科及以上占69.86%，专科护士174人。重症医学床位8张。

年底医院固定资产净值23662万元，其中医疗设备净值16947万元，有甲类医用设备1台、乙类医用设备15台。全年医院总收入277396.16万元，其中医疗收入224392.49万元。医院占地面积33216平方米、建筑面积71504平方米。

医院牵头成立海淀区肿瘤专科医联体，加入中国医学科学院阜外医院心血管内科专科医联体、北京大学第三医院医疗医联体。

医院为北京市核医学质量控制和改进中心主任委员单位。

5月31日，医院新建的新冠病毒核酸检测实验室获批检测资质。年内，医院基建改造投入7814.58万元，其中自筹资金7768.67万元，财政专项45.91万元。

【医疗工作】全年出院64336人次，床位周转79.55次，床位使用率66.69%，平均住院日3.08天。卫技人员与开放床位之比2.25∶1，执业医师与床位之比0.69∶1，病房护士与床位之比0.65∶1。住院手术8075例，其中三级手术占41.2%、四级手术占41.77%，日间手术438例。开展临床路径的科室21个，病种115个，入径率76.93%，完成率99.49%。全年临床用血总量8881.5单位，自体输血30人次56.6单位。预约挂号占门诊总人次的99.5%。本地医保门诊230379人次、次均费用903.98元，医保出院22789人次、次均费用15327.21元；异地医保出院26318人次、次均费用24183.25元。

医院药占比40.64%，其中门诊药占比46.75%、住院药占比35.59%。门诊抗菌药物处方比例0.68%，住院患者抗菌药物使用率11.28%，抗菌药物使用强度18.92DDD。

对口支援内蒙古自治区包头市肿瘤医院、巴林右旗医院，宁夏回族自治区中卫市人民医院。

【科研工作】全年获批立项科研项目134项，其中国家级课题40项、国家自然基金29项（含国家重大科研仪器研制项目1项、重点项目1项）。获科研项目经费8027万元，医院匹配经费2438.8万元。年底在研课题346项，年内结题90项。

有国家重点学科1个（肿瘤学），国家临床重点专科2个（肿瘤学、病理学），北京市卫生重点学科2个（乳腺癌、胃癌），北京市卫生扶植学科1个（介入医学），首都医学发展科研基金重点学科1个（实体瘤超声诊断）。有恶性肿瘤发病机制及转化研究教育部重点实验室、恶性肿瘤转化研究北京市重点实验室、上消化道肿瘤北京市国际科技合作基地。

年内，获得何梁何利基金科学与技术奖、中国抗癌协会科技奖一等奖、中国肿瘤青年科学家奖、北京大学实验室先进集体、北京大学实验室先进个人各1项；获得由国家科学技术奖励工作办公室登记设立的金桥奖集体二等奖，为国内唯一获集体奖的医疗科研院所单位。获得授权专利21项。签订技术转让合同3项，转让金额4800万元。

【互联网诊疗系统上线】6月，医院互联网诊疗系统上线，集在线咨询、在线复诊、初诊咨询、检查预约、检验预约、线上支付、药品快递、病案复印等为一体，实现线上线下相融合的诊疗服务新模式。年内诊疗40086人次。

【恶性肿瘤发病机制及转化研究科研年会】12月23日至24日，医院在北京主办2020年度恶性肿瘤发病机制及转化研究教育部/北京市重点实验室科研年会。年会由科研管理论坛、第一届创新转化大赛暨科技成果推介会和学术报告论坛三部分组成。基础与临床专家和科研骨干300余人次参加会议。

【中国首个食管癌临床机会性筛查风险预测模型及分级标准】6月5日，国际内镜学领域权威期刊《胃肠内镜学》发表医院柯杨团队题为"食管癌临床机会性筛查风险预测模型的建立与验证：一项中国多中心真实世界研究"的研究报告。研究收集了过万例内镜门诊就诊者的食管癌相关危险因素数据，联合内镜检查与活检病理诊断数据，成功构建并验证了适用于中国人群特点与临床机会性筛查应用场景的食管恶性病变风险预测模型，并提出了适宜的风险分级标准，实现了机会性筛查中的精准转诊，为这一全新筛查模式在中国的建立与推广提供了科学依据和风险分级工具。

【胃肠道肿瘤精准治疗一体化研究体系】11月14日，中国抗癌协会科技奖颁奖仪式在广州举行，医院消化肿瘤内科沈琳教授团队"胃肠道肿瘤精准治疗一体化研究体系"被授予2020年中国抗癌协会科技奖一等奖。项目在*Nature*、*Lancet Oncology*等期刊发表论文100余篇。

【肿瘤防治】完成北京市9个区高危问卷评估11326例，评估出高危7208例，完成临床筛查3738例。北京市农村大肠癌筛查18555例，评估出高危4362例，临床筛查1936例，早诊94例，早诊率95.92%。

【编辑出版】《中国癌症研究》英文杂志刊稿73篇，发行420册；《癌症康复》刊稿114篇，发行8000册。

【院领导】党委书记：朱军；院长：季加孚；副书记：隗铁夫、许秀菊、薛冬；副院长：郭军、沈琳、苏向前、潘凯枫、邢沫。

（撰稿：姚 勇 审核：季加孚）

北京大学第六医院

【基本情况】职工中在编322人、派遣合同制152人，离休和退休151人。正高级职称38人、副高级职称38人、中级职称188人、初级及未定职称210人。执业医师220人，注册护士159人。护理人员中具有大专及以上学历者占99.3%、本科及以上占76.06%，有专科护士34人。

年底医疗设备总值8819.81万元，年内购置医疗设备1945.33万元。全年总收入48163.67万元，其中医疗总收入26509.12万元。海淀院区占地面积1.193万平方米、建筑面积1.669万平方米，北院区占地面积2.444万平方米、建筑面积3.395万平方米。

牵头海淀区精神专科医联体。是WHO北京精神卫生研究和培训协作中心、中国疾病预防控制中心的精神卫生中心。

连续11年获复旦大学中国医院专科综合排行榜和专科声誉排行榜精神医学专科第一，连续6年获中国医学科学院医学信息研究所中国医院及中国医学院校科技量值（STEM）精神病学排行榜第一。

【医疗工作】出院1821人次，床位周转6.72次，床位使用率60.2%，平均住院日31.61天。卫技人员与开放床位之比为1.07∶1，执业医师与床位之比为0.73∶1，病房护士与床位之比为0.36∶1。门诊260671人次，其中普通门诊158555人次、专家门诊77130人次、特需门诊24986人次，工作日平均门诊量881人次。开展临床路径的科室8个，病种5个，入径率80.67%，完成率100%。预约挂号占门诊总人次的83.86%。本地医保门诊161616人次，次均费用722.82元，医保出院601人次、次均费用35460.58元；异地医保出院377人次、次均费用37710.58元。

医院药占比56.51%，其中门诊药占比74.75%、住院药占比6.95%。住院患者抗菌药物使用率0.71%，抗菌药物使用强度为0.087DDD。

对口支援单位有：山东省威海市立三院、山东省烟台心理康复医院、辽宁省丹东市第三医院、武汉市精神卫生中心、大同市第六人民医院、山东省日照精神卫生中心、河南驻马店第二人民医院、浙江省台州市第二人民医院、宁夏宁安医院、宁夏固原精神康复院、江西省九江市第五人民医院、山东省青岛市精神卫生中心、无锡市精神卫生中心、合肥市第四人民医院、厦门市仙岳医院等。扶贫协作单位有：贵州省第二人民医院、青海省第三人民医院、普洱市第二人民医院等。

【科研工作】全年获批立项科研项目53项，其中国家级16项、省市级9项，共获资助经费3437.75万元，医院匹配经费10.48万元。年底在研课题127项，年内结题66项。

精神病与精神卫生学为国家重点学科，精神病科为国家临床重点专科。有国家卫生健康委员会精神卫生学重点实验室、痴呆诊治转化医学研究北京市重点实验室，以及国家精神心理疾病临床医学研究中心。

【新冠肺炎疫情心理救援】 根据不同需求组建不同梯队的心理救援队，开展内、外部培训。协助湖北省撰写各级各类心理干预指南、规范和方案，用于定点医院、方舱医院和隔离点。赴武汉通过调研座谈、实地走访、会诊患者、深入考察、教育培训等方式，在重点人群心理疏导、心理服务体系建设等方面给予指导支持。派出60名医护人员到大兴区、顺义区支援核酸采样工作。组织专家参与各类人群心理疏导工作方案、相关指南等的制订，并通过线上讲座、节目录制、科普文章及书籍撰写、"线上加油站"系列音视频录制等，为各类人群提供心理调适。

在全球抗疫方面，与WHO开展合作分享抗疫经验，翻译国家卫生健康委发布的《新冠肺炎治疗定点医院心理援助与医务社会工作服务工作方案》《针对不同人群的心理危机干预要点》等供国际同行参考借鉴，先后同英国、澳大利亚、智利等国家和地区举办双边或多边经验交流会，并在*Lancet*、*Lancet Child & Adolescent Health*等国际期刊上发表抗疫心理应急响应等文章。

【精神卫生管理】作为国家精神卫生项目办公室，继续承担中央补助地方严重精神障碍管理治疗项目（简称"686项目"）、全国精神卫生综合管理工作、国家严重精神障碍信息系统管理工作，精神卫生管理工作已覆盖全国100%的区县。"686项目"自2004年立项至2020年总投入经费160.42亿元，其中中央投入38.83亿元、地方配套及自筹经费121.59亿元。截至2020年12月底，全国登记在册患者643.06万人，在册患者管理率95.09%，规范管理率88.04%，面访率92.24%，服药率87.79%。

在新冠肺炎疫情期间，收集整理全国心理援助热线咨询前十项常见心理健康问题并给予解答，通过微信公众号推送，发放给各省精神卫生医疗机构，为心理援助热线工作人员提供技术支持。每周定时向各省了解热线服务情况，并上报国家卫生健康委疾控局，截至12月底，全国31省（区、市）及新疆生产建设兵团以公立精神卫生医疗机构和精防机构为主设立了心理援助热线681条，开通热线座席1253个，热线接听人员7641人，接听电话805079次。

【40周年所庆】2020年，北京大学精神卫生研究所（第六医院）建所40周年。开展由国家卫生健康委主办、医院承办的世界精神卫生日主题活动，推出北京大学精神卫生研究所建所40周年暨北京大学精神医学学科成立78周年学术活动月，举办"精神卫生名院行"系列活动，组织在岗及离退休职工编写建所40周年文集《四十载同舟共济，持初心砥砺前行》。

【昌平院区建设】昌平院区建设项目自2009年开

始筹建，2016年初异地扩建工程正式开始施工。2020年7月，昌平院区完成消防验收、规划验收、竣工验收备案手续等，正式投入运行，提供包括门诊、住院在内的全方位精神专科医疗服务。11月30日，完成海淀院区特诊和睡眠医学病区装修并投入使用。

【院领导】党委书记：陈斌斌；院长：陆林；副书记：刘靖；副院长：岳伟华、司天梅、孙洪强、张霞；总会计师：李秀华。

（撰稿：白　杨　审核：陆　林）

北京大学首钢医院

【基本情况】职工中编制内人员971人、合同制人员953人，正高级职称46人、副高级职称144人、中级职称649人、初级职称700人。执业医师449人，注册护士759人。护理人员中具有大专及以上学历者占66%、本科及以上占31%，有专科护士93人。重症医学床位39张。

年底医院固定资产净值48721.24万元，其中医疗设备净值15270.98万元，有乙类医用设备6台。全年医院总收入154920万元，其中医疗收入69132万元。医院占地面积65610.07平方米、建筑面积105450.2平方米。

牵头北京大学首钢医院医疗联合体，包括13家单位（北京康复医院，北京首钢特钢有限公司泰康医院，石景山区古城卫生社区服务中心、金顶街卫生社区服务中心、老山卫生社区服务中心、苹果园卫生社区服务中心，首钢矿山医院，石景山八大处中西结合医院，北京同心医院，石景山区五里坨街道南宫社区卫生服务站、苹果园街道西黄村社区卫生服务站、杨庄社区卫生服务站、金顶街街道赵山社区卫生服务站）。加入的专科联盟4个：陆军总医院（儿科）、解放军总医院（神经内科、眼科、骨科）、北京天坛医院（神经内科）、北京同仁医院（耳鼻咽喉头颈外科）。

【医疗工作】全年出院23661人次，床位周转25.03次，床位使用率59.23%，平均住院日8.73天。卫技人员与开放床位之比为1.65∶1，执业医师与床位之比为0.5∶1，病房护士与床位之比为0.85∶1。住院手术6826例，其中三级手术占36.99%、四级手术占39.01%，日间手术200例。剖宫产率38.4%，无孕产妇、新生儿死亡，围产儿死亡1人。开展临床路径的科室22个，病种132个，入径率47.76%，完成率80.95%。全年临床用血10072单位，自体输血280人次725单位。预约挂号占门诊总人次的57.36%。本地医保门诊435367人次、次均费用639元，医保出院14173人次、次均费用25477元；异地医保出院4090人次、次均费用27636元。

医院药占比41.54%，其中门诊药占比55.73%、住院药占比30.84%。门诊抗菌药物处方比例9.6%，急诊抗菌药物处方比例18.4%，住院患者抗菌药物使用率52.13%，抗菌药物使用强度46.06DDD。

对口支援内蒙古赤峰市宁城县中心医院、内蒙古一机医院、内蒙古四子王旗人民医院。扶贫协作的单位为首钢水钢总医院。

2月4日，组建由12名医疗人员组成的北京大学首钢医院赴石景山区定点医疗队。9月29日，在北京市抗击新冠肺炎疫情表彰大会上，医院党委被评为北京市先进基层党组织；呼吸与危重症医学科主任向平超，检验科主任、输血科主任胡守奎，金顶街社区卫生服务中心主任陈新被评为北京市抗击新冠疫情先进个人。

【科研工作】全年获批立项科研项目48项，其中国家级（国家自然基金）1项、省市级（首发专项项目）2项（院长、胃肠外科首席专家顾晋牵头的重点攻关项目"Ⅱ期结直肠癌复发转移分子机制及预测模型构建——多中心临床研究"，副院长、血管医学科主任王宏宇牵头的自主创新项目"血管结构和功能联合评估对于心脑血管事件预测价值的前瞻性队列研究——北京血管健康分级标准的应用价值研究"）、石景山区科技计划项目课题1项，共获资助经费365万元，医院匹配经费150万元。

年底在研课题120项，年内结题30项。获批北京大学医学部结直肠肿瘤与炎性疾病精准诊治研究中心。通过石景山区医学重点扶持专科肿瘤内科、病理科的验收。继续出版《中华临床医师杂志（电子版）》。

5月25日，院长顾晋、骨科关振鹏团队在《柳叶刀》（*The Lancet*）上发表通讯文章*Caution against corticosteroid-based COVID-19 treatment*，呼吁在新冠肺炎治疗中谨慎使用激素疗法，避免出现激素诱导性股骨头坏死。

【**西藏大学医学院实习生收到习近平总书记回信**】2月21日，藏历新年，中共中央总书记、国家主席、中央军委主席习近平给在医院实习的西藏大学医学院学生回信，肯定他们献身西藏医疗卫生事业的志向，勉励他们练就过硬本领，服务基层人民，并向他们及藏区各族群众致以节日的问候和美好的祝愿。

【**建设石景山区PCCM全区模式**】在呼吸与危重症医学科学科带头人向平超的提议和推动下，在石景山区卫生健康委的支持下，共同发起石景山区国家呼吸与危重症医学科规范化建设项目（PCCM）全区模式的建设。7月29日，举行石景山区呼吸与危重症医学科全区模式启动会。

【**成立肺小结节人工智能多学科门诊**】9月1日，医院举行肺小结节人工智能多学科门诊成立大会。肺小结节人工智能多学科门诊以患者为中心，建立以人工智能为特色、肺小结节为核心的专病跨学科体系，通过多学科专家团队协作和人工智能技术的支持，聚焦以肺结节为主的综合诊断与治疗。

【**院领导**】党委书记：向平超；院长：顾晋；副院长：雷福明、王海英、杨布仁、王宏宇、关振鹏。

（撰稿：何赛男　审核：向平超）

北京大学国际医院

【**基本情况**】有职工1793人，均为合同制，包括正高级职称58人、副高级职称82人、中级职称445人、初级职称870人。执业医师522人，注册护士807人。护理人员中具有大专及以上学历者占100%、本科及以上占72.37%，有专科护士81人。重症医学床位63张。

年底医院固定资产净值30057.08万元，其中医疗设备净值26925.39万元，有乙类医用设备10台。全年医院总收入130891.78万元，其中医疗收入128052.05万元。医院占地面积198000平方米、建筑面积440000平方米。

医院牵头海淀区医联体、昌平区医联体，以及昌平区胃肠专科医联体。

【**医疗工作**】全年出院24384人次，床位周转25.89次，床位使用率57.61%，平均住院日8.14天。卫技人员与开放床位之比为1.6∶1，执业医师与床位之比为0.54∶1，病房护士与床位之比为0.42∶1。住院手术14245例，其中三级手术占21.33%、四级手术占31.99%，日间手术1126例。剖宫产率30.58%，孕产妇死亡1人、围产儿死亡12人，无新生儿死亡。开展临床路径的科室31个，病种151个，入径率16%，完成率95%。全年临床用血18492单位，自体输血542人次1382单位。门诊全面实现预约挂号。本地医保门诊395111人次、次均费用436元，医保出院9553人次、次均费用26954元；异地医保出院3121人次、次均费用25966元。

医院药占比22.88%，其中门诊药占比25.08%、住院药占比21.13%。门诊抗菌药物处方比例4.45%，急诊抗菌药物处方比例33.10%，住院患者抗菌药物使用率43.50%，抗菌药物使用强度为45.37DDD。

【**科研工作**】全年获批立项科研项目3项，其中省市级3项，共获资助经费80万元，医院匹配经费24万元。年底在研课题123项，年内结题12项。获奖成果3项，获专利4项。

皮肤科主任韩钢文作为完成人之一的"皮肤溃疡'慢性难愈'形成机制及中医'清—化—补'干预策略"获中华医学科技奖三等奖，肿瘤内科副主任汤传昊作为完成人之一的"介入微创治疗原发性大肝癌的关键技术创新及基础研究"获北京医学科技奖二等奖。

8月11日，医院一期临床试验研究中心通过市药监局对一期新增专业的监督检查和资格认定并正式运行。

【**新冠肺炎疫情防控**】2月6日，组派20名医护人员驰援湖北；3月31日，完成救治任务。6月18日，调派15名护士支援昌平区核酸采样工作。12月26日，由35名护士组成的支援队到顺义区开展核酸采样工作。

6月18日，医院突发1例新冠肺炎确诊病例后实行封闭管理，对封闭期间626名在院患者保持不间断治疗，严格落实感控措施，快速有效控制疫情。7月2

日，解除封闭管理。

【加强医疗质量与安全管理】9月22日，获得DNV GL集团正式授牌，成为中国第一家同时获得DNV GL国际医院管理认证和感染风险管理认证的医疗机构，也是中国第一家由DNV GL按照管理风险管理标准（CIP）认证的医疗机构。

【标志性疑难技术推广】完善院、科两级医疗质控，建立标准化精细化医疗质量管理体系。心脏中心团队开展了复杂及危重症瓣膜以及冠状动脉搭桥术、首例经远端桡动脉介入诊疗术，开启冠状动脉介入治疗新入路；神经疾病中心联合多学科协作开展右额颞顶开颅、致痫结节切除术，成功救治6岁癫痫患儿；腹膜后肿瘤外科团队完成了34斤巨大肿瘤切除手术；口腔颌面外科联合多学科成功为7岁患儿切除上腭骨巨大肿物。

【信息化建设】4月30日，医院通过市卫生健康委互联网诊疗资质现场验收，取得"互联网诊疗"资质。11月，完成互联网"四甲"评审。12月9日，通过脱卡结算现场业务验收，实现患者通过电子医保码方式快捷就医和结算。

【第一届医疗风险管理国际论坛】11月6日至8日，与北京医院协会、北京卫生法学会共同主办第一届医疗风险管理国际论坛。论坛以"国际标准，中国实践"为主题，旨在推进医疗卫生法治建设、提升医院医疗质量和医疗风险管理水平。除主论坛外，还进行了DNV GL国际医院管理及感控专项认证实践分享主题培训会、多维度患者安全论坛，以及医疗风险控制项目工作坊。

【院领导】院长：陈仲强；党委书记：刘洋；行政院长：俞红霞；副院长：杨雪松、冯岚、梁军；首席财务官：刘珣。

（撰稿：王 迎 审核：俞红霞）

北京中医药大学东直门医院

【基本情况】东城院区职工中编制内754人、合同制934人，正高级职称166人、副高级职称191人、中级职称400人、初级职称293人；执业医师518人，注册护士651人；护理人员中具有大专及以上学历者占93.78%、本科及以上占51.15%，有专科护士138人；重症医学床位36张。通州院区职工中编制内666人、劳务派遣（按合同制管理）239人，正高级职称24人、副高级职称54人、中级职称121人、初级职称453人；执业医师343人，注册护士385人；护理人员中具有大专及以上学历者占95.58%、本科及以上占45.19%，有专科护士58人；重症医学床位16张。

东城院区年底固定资产净值20778.82万元，其中医疗设备净值15774.89万元，有乙类医用设备5台；全年医院总收入142036.40万元，其中医疗收入110441.90万元；医院占地面积32025.89平方米、建筑面积50177.47平方米。通州院区年底固定资产净值147.73万元，其中医疗设备净值124.46万元。有乙类医用设备4台；全年医院总收入75360.59万元，其中医疗收入67375.98万元；医院占地面积50155平方米，建筑面积二期142150平方米、一期33357平方米。

以东城院区为核心医院的医联体协作机构包括和平里医院、鼓楼中医医院、东城区第一人民医院、和平里社区服务管理中心、东城社区管理服务中心。牵头全国中西医结合甲状腺专科医联体（成员单位27家）、基层中医药学科团队专科医联体（成员单位6家），以及脑病、肾病、心血管病、骨伤科、妇科、糖尿病、痴呆、髓系肿瘤、慢性肝病、变态反应疾病等专科（专病）联盟机构。

医院为北京市中医系统影像质控中心主任委员单位，并设有WHO中医适宜技术培训基地。

通州院区牵头的医联体协作机构包括通州区张家湾社区卫生服务中心、台湖社区卫生服务中心、次渠社区卫生服务中心、马驹桥社区卫生服务中心、大杜社社区卫生服务中心、于家务社区卫生服务中心、郎府社区卫生服务中心、梨园社区卫生服务中心、甘棠社区卫生服务中心，以及河北大厂回族自治县中医医院、天津武清区中医医院。

【医疗工作】东城院区全年出院11172人次，床位周转18.0次，床位使用率59.7%，平均住院日13.3天。卫技人员与开放床位之比为2.35：1，执业医师与床位之比为0.87：1，病房护士与床位之比为0.58：1。住院手术3945例，其中三级手术占39.1%、四级手术占29.6%，日间手术63例。开展临床路径的科室24个，病种59个，入径率83.2%，完成率95.0%。

全年临床用血2100单位，自体输血413人次683单位。预约挂号占门诊总人次的52.2%。本地医保门诊818667人次、次均费用746.97元，医保出院8442人次、次均费用30227.0元；异地医保出院1911人次，次均费用28091.83元。

通州院区全年出院11855人次，床位周转19.42次，床位使用率52.28%，平均住院日9.85天。卫技人员与开放床位之比为1.39∶1，执业医师与床位之比为0.57∶1，病房护士与床位之比为0.42∶1。住院手术3884例，其中三级手术占61.23%、四级手术占27.27%，日间手术43例。开展临床路径的科室22个，病种58个，入径率93.98%，完成率98.69%。全年临床用血2485单位，自体输血140人次142单位。预约挂号占门诊总人次的33.45%。本地医保门诊679821人次、次均费用548.88元，医保出院9466人次、次均费用20253.48元；异地医保出院1424人次，次均费用25426.75元。

医院药占比56.60%，其中门诊药占比69.17%、住院药占比26.53%。门诊抗菌药物处方比例2.98%，急诊抗菌药物处方比例21.49%，住院患者抗菌药物使用率41.46%，抗菌药物使用强度为38.9DDD。

东城院区对口支援西藏班戈县藏医院，甘肃定西市中医院，内蒙古多伦县中医院、镶黄旗蒙医医院，新疆医科大学第一附属医院；与山西五寨县开展扶贫协作。

通州院区对口支援新疆洛浦县人民医院，内蒙古奈曼旗蒙医医院、翁牛特旗中蒙医院、兴安盟科右中旗人民医院。

【科研工作】东城院区全年获批立项科研项目105项，其中国家级24项、省市级13项，共获资助经费4018.63万元，医院匹配经费1707.68万元。年底在研课题281项，年内结题125项。获奖成果6项，其中国家级1项（国家科技进步二等奖）。获专利23项。有省部级重点实验室2个（中医内科学教育部重点实验室、中医内科学北京市重点实验室），国家中医药管理局三级实验室2个（中药药理学实验室、神经细胞分子生物学实验室）。

通州院区全年获批立项科研项目4项，其中省市级2项，共获资助经费33万元，医院匹配经费28万元。年底在研课题22项，年内结题5项。

【国家中医热病临床研究基地项目建设】4月27日，医院获批国家中医热病临床研究基地项目，编制床位再增加300张。年内获得北京市规划部门批准，有序推进征地工作。

【成立中医药科研平台】8月7日，医院作为牵头单位联合全国首批14家医疗机构和科研院所，依托中华中医药学会，成立首个全国中医药科技成果转化平台。8月29日，医院作为牵头单位，联合20多个省的40余家高校、科研院所、国家与省部级重点实验室，依托中华中医药学会，成立了中医药防治重大疾病基础研究平台，平台致力于打造中医药基础科学研究领域开放、协作的共同体。

【新冠肺炎疫情防控】1月27日、2月17日，医院分别派出国家中医医疗队支援武汉防治新冠肺炎。4月17日，医院党委书记叶永安受邀出席国务院联防联控机制新闻发布会，就"疫"线阻击战中的中医药临床接受度、治疗效果等回答记者提问。9月8日，在全国抗击新冠肺炎疫情表彰大会上，医院作为国家援鄂抗疫中医医疗队成员获评全国抗击新冠肺炎疫情先进集体。9月29日，在北京市抗击新冠肺炎疫情表彰大会上，医院获评北京市抗击新冠肺炎疫情先进集体。12月22日，北京市劳动模范、先进工作者和人民满意的公务员表彰大会召开，医院援鄂医疗队获"北京市模范集体"称号。

【院领导】党委书记：叶永安；院长：王显；副书记：王显、商洪才、杨晓晖；副院长：商洪才（常务）、杨晓晖、柳红芳、林谦、张耀圣、龚燕冰、戴京璋、吴焕林、高淑瑞、赵炳会；纪委书记：柳红芳。

（撰稿：赵　玲　审核：张　勇）

北京中医药大学东方医院

【基本情况】职工中编制内人员697人、合同制人员937人，正高级职称107人、副高级职称211人、中级职称472人、初级职称818人。执业医师683人，注册护士604人。护理人员中具有大专及以上学历者占99.5%、本科及以上占65.4%，有专科护士85人。重症医学床位33张。

年底医院固定资产净值58906.21万元，其中医疗设备净值15757.76万元，有乙类医用设备7台（含经开区院区2台）。全年医院总收入140084.5万元，其中医疗收入113132.2万元。医院占地面积31232平方米、建筑面积88060.45平方米，另有托管经开区院区占地面积10705.8平方米、建筑面积26181.74平方米。

有北京中医药大学东方医院—丰台区南苑医院紧密专科医联体，并牵头脑病专科联盟、消化病专科联盟、临床药学联盟、肿瘤专科联盟、儿科联盟。

医院为北京市中医病案质控中心、北京中医技术质控中心主任委员单位。

8月19日，呼吸热病科被评为2020年首都中医"三突出"科室。9月8日，和东直门医院组成的国家援鄂抗疫医疗队获评全国抗击新冠肺炎疫情先进集体。9月29日，经开区院区获评北京市抗击新冠肺炎疫情先进集体。12月20日，获得由北京市中医局、衡水市政府共同颁发的京衡中医药协同发展"名片"工程先进集体称号。12月26日，获得由国家卫生健康委医政医管局、人民网·人民健康共同授予的2020年"群众满意的医疗机构"称号。

【医疗工作】全年出院11652人次，床位周转14.64次，床位使用率48.72%，平均住院日11.52天。卫技人员与开放床位之比为1.84:1，执业医师与床位之比为0.80:1，病房护士与床位之比为0.76:1。住院手术2667例，其中三级手术占44.88%、四级手术占12.9%，日间手术233例。开展临床路径的科室17个，病种41个，入径率73.4%，完成率98.65%。全年临床用血4439单位，自体输血9人次17单位。预约挂号占门诊总人次的77.7%。本地医保门诊959733人次、次均费用670元，医保出院8912人次、次均费用23467元；异地医保出院1440人次、次均费用27073元。

医院药占比58.82%，其中门诊药占比67.8%、住院药占比33.35%。门诊抗菌药物处方比例5.8%，急诊抗菌药物处方比例19.7%，住院患者抗菌药物使用率50.3%，抗菌药物使用强度50.83DDD。

扶贫协作的单位有西藏尼玛县藏医院、贵州省遵义市中医院和遵义市卫生健康局。对口支援的单位有宁夏医科大学附属回医中医医院、北京市丰台区右安门社区卫生服务中心和丰台区二七南社区卫生服务中心。

组派巡诊医疗队前往西藏尼玛县藏医院开展义诊巡诊工作，向尼玛县藏医院捐款50万元。向西藏藏医药大学捐赠口罩3万个。向云南双柏县政府捐款30万元，向山西省五寨县定向扶贫捐款200万元。参加北京中医药专家宁夏行，开展义诊、讲座、中医学科建设及人员培训等。接收扶贫、对口支援、合作协作医院免费进修18人次。

全年开展脊柱微创通道下腰椎髓核摘除+内固定融合手术等新技术10项。

【科研工作】全年获批立项科研项目54项，其中国家级4项（国家自然科学基金）、省市级14项（北京市自然科学基金5项、首发专项4项、北京市中医药科技发展资金项目5项），共获资助经费927万元，医院匹配经费567万元。年底在研课题95项，年内结题106项。获奖成果2项，其中中国中医药研究促进会科技进步奖一等奖1项、中华中医药学会科学技术奖三等奖1项。

【感染科用房及实验室建设项目】医院感染科用房及实验室建设项目建筑面积1921.42平方米，总批复概算4000万元。年内，项目主体建设完成。12月16日，生物安全二级实验室（PCR）投入使用。12月28日，首层发热门诊投入使用。

【智慧化医院建设】患者在微信服务号上根据就医身份绑定医保卡或身份证，可以进行预约挂号，号源提前14天线上投放，预约分时就诊，就诊时段精确到半小时以内。公费、自费患者诊疗费用实现线上缴纳。在微信服务号中内嵌"线上复诊"模块，医生在线问诊，药品直接快递到家，满足了部分外地患者在疫情期间持续用药的需求。6月，东方医院智慧医院小程序上线，完善预约就诊流程。

【国际交流合作】与圣彼得堡国立儿科医科大学开展医疗、教育及科研等方面合作。与俄罗斯紧急情况部紧急与放射医学中心签署合作协议，为北京中医药大学俄罗斯紧急情况部紧急与放射医学中心中西医结合临床基地、北京中医药大学俄罗斯儿童医科大学中西医结合临床教育培训基地揭牌。制定新冠肺炎针灸干预指导意见第二版并译成俄文，在圣彼得堡中医中心使用。

【院领导】党委书记：李晨辉；院长：刘金民；副书记：刘金民、郭蓉娟；副院长：王伊光、赵海滨、胡凯文、谢春娥、张涛静、张勉之。

（撰稿：高 聪 审核：曹建春）

北京中医药大学第三附属医院

【基本情况】职工中编制内人员492人、合同制人员418人，正高级职称55人、副高级职称94人、中级职称301人、初级职称348人。执业医师385人，注册护士291人。护理人员中具有大专及以上学历者占97.94%、本科及以上占50.52%，有专科护士30人。重症医学床位11张。

年底医院固定资产净值16161.45万元，其中医疗设备净值5575.56万元，有乙类医用设备2台。全年医院总收入69639.27万元，其中医疗收入60993.32万元。医院占地面积21354.12平方米、建筑面积57524.35平方米。

医院加入了朝阳东部医联体，牵头神经内科专科医联体、骨科专科医联体。

【医疗工作】全年出院6140人次，床位周转12.25次，床位使用率49%，平均住院日13.55天。卫技人员与开放床位之比为1.3∶1，执业医师与床位之比为0.74∶1，病房护士与床位之比为0.56∶1。住院手术2422例，其中三级手术占29.64%、四级手术占42.62%，日间手术145例。开展临床路径的科室20个，病种27个，入径率72.82%，完成率57.3%。全年临床用血1068单位，自体输血48人次139单位。预约挂号占门诊总人次的85.44%。本地医保门诊391149人次、次均费用818元，医保出院3506人次、次均费用27872元；异地医保出院685人次、次均费用27357元。

医院药占比33.51%，其中门诊药占比34.90%、住院药占比30.34%。门诊抗菌药物处方比例6.34%，急诊抗菌药物处方比例22.42%，住院患者抗菌药物使用率68.44%，抗菌药物使用强度69.20DDD。

对口支援内蒙古扎赉特旗蒙医综合医院、西藏自治区申扎县藏医院。11月17日至20日，院长王成祥带队赴贵州省毕节市赫章县中医院、大方县中医院及大方县凤乡卫生院开展精准医疗帮扶活动。

9月，医院张海燕、徐红日、李凛被评为北京市抗击新冠肺炎疫情先进个人。

【科研工作】全年获批立项科研项目38项，其中国家级5项、省市级25项，共获资助经费575万元，医院匹配经费31.92万元。年底在研课题132项，年内结题78项。获奖成果5项。获专利2项。

【改善医疗条件】年内，完成病房教学楼北楼创伤关节科、微创关节科、脊柱科、手足外科、呼吸科、肿瘤血液科，病房教学楼南楼脑病科、心血管内科装修改造，推进病房教学楼南楼一、二层和病房教学楼西楼装修改造工程，改造面积5100平方米，投入资金1428万元。完成医院综合楼装修改造一期主体工程，投入资金1154万元。教育处整体搬迁，调整后教育处、教研室、实训室整体面积293.80平方米，将原教学中心改造为新冠病毒核酸检测实验室。

【开展互联网医疗服务】6月，医院"互联网医疗+医保信息系统"通过北京市医保中心信息部、北京市医保中心大额结算部、首都信息发展公司、朝阳区医保中心信息科联合验收。医院实现自费及公费患者线上初诊、线上复诊、诊后送药到家以及互联网诊疗费用在线分解等功能，有9个临床科室开展互联网诊疗服务。

【建设国家奥林匹克体育中心医疗康复中心】12月10日，医院与国家奥林匹克体育中心合作共建医疗康复中心的签约仪式在国家奥体中心体育场新闻发布厅举行，标志着两家单位合作建设服务保障国家队的医疗康复中心项目正式落地。通过此次合作，医院将开设突出传统中医药与体育特色的运动康复门诊部，包括运动创伤治疗与康复中心和运动恢复中心。组建高水平驻训国家队医务监督、伤病前检查预防、运动前体力提升、运动后体力迅速恢复、运动损伤防治、康复指导医疗团队；建立完善的运动员健康档案管理和运动员运动能力评估体系；发挥中医治未病理念，运用中医传统的诊疗技术，搭建国家队运动员健康管理数据库，帮助运动员消除疲劳、迅速恢复，降低运动员伤病率。

【新冠肺炎恢复期与后遗症中医药干预方案研究项目】9月18日，院长王成祥负责的"基于'新型冠状病毒肺炎病例登记系统'的新冠肺炎恢复期与后遗症中医药干预方案研究"项目启动及专家咨询会在湖北省武汉市召开。

【院领导】党委书记：林建平；院长：王成祥；副书记：王国华、闫英；副院长：徐峰、刘子旺、闫英、白鹏、徐佳、陈卫衡。

（撰稿：安濛茏　审核：马　琨）

北京中医药大学附属护国寺中医医院

【基本情况】职工中编制内人员482人、合同制人员70人，正高级职称36人、副高级职称62人、中级职称186人、初级职称244人。执业医师225人，注册护士189人。护理人员中具有大专及以上学历者占91.5%、本科及以上占53.4%，有专科护士16人。

年底医院固定资产净值4131.69万元，其中医疗设备净值3473.76万元，有乙类海用设备1台。全年医院总收入34640.5万元，其中医疗收入26371万元。医院占地面积5637平方米、建筑面积23215平方米。

医院加入了北京大学第一医院医联体、北京大学人民医院医联体、什刹海社区卫生服务中心紧密型医联体、针灸专科医联体、北京市口腔医院医联体等。

【医疗工作】全年床位周转5.55次，床位使用率61.39%，平均住院日39.9天。卫技人员与开放床位之比为1.37：1，执业医师与床位之比为0.62：1，病房护士与床位之比为0.35：1。住院手术14例。8个科室开展临床路径，病种36个，入径率62.32%，完成率67.88%。全年临床用血38单位。预约挂号占门诊总人次的21.04%。本地医保门诊244172人次、次均费用673元，医保出院1462人次、次均费用34610元；异地医保出院1580人次、次均费用34752.27元。

医院药占比39.7%，其中门诊药占比49.6%、住院药占比16%。门诊抗菌药物处方比例4.0%，住院患者抗菌药物使用率28.4%。

对口支援与扶贫协作的单位有：河北省张北县中医医院，青海玉树州人民医院，内蒙古满洲里中蒙医院、清水河中蒙医院。

实现非急诊全面互联网预约挂号，可精确到30分钟内的分时段诊疗预约。完成互联互通标准化成熟度测评及电子病历系统应用水平分级评价。

肿瘤科团队完成医院首例静脉化疗联合靶向治疗。加强康复科建设，发挥中医综合治疗的作用，让患者得到康复门诊—病房持续治疗。内科病房定位中医心肺康复，开展运动心肺测定及康复项目、感觉神经定量检测，通过推广中医康复技术，加强传承创新成果转化。骨科病房邀请望京医院康复专家指导授课，提升康复理论与技术水平。

【科研工作】全年获批立项科研项目6项，其中省市级（北京中医药大学教育课题）1项，共获资助经费0.5万元；厅局级（北京市中医药科技发展资金项目）2项，共获资助经费6万元；区级2项，共获资助经费24.5万元；北京药学会课题1项，获资助经费0.5万元。年底在研课题32项，年内结题6项。获专利2项。

有国家级重点专科针灸科、国家级临床重点专科针灸科、国家级重点专科骨伤科、北京市级重点专科老年病科。

依托重点专科、西城区中医疑难杂症研究中心课题等，举办"失眠证针药联合诊疗思路与方法"等培训班，北京、内蒙古、河北等地的百余名专业人员参加培训。为落实北京市中医管理局京廊中医药协同发展"8.10"工程，医院宫廷正骨术代表性传承人刘钢开展宫廷正骨特色诊疗技术培训。

【学科联合建设】参与西城区胸痛中心医疗协作。持续加强与北京大学第一医院的协作，聘请北大医院肿瘤科主任吴世凯作为肿瘤科顾问，自8月起每周一次来院定期开展查房、授课；与人民医院开展交流合作。11月，举办针灸专科医联体研讨会及针灸适宜技术撤针培训，西城区15家社区卫生服务中心共30余人参加学习交流。

【医养结合】医院继续与华方、景山尚爱养老院等6家养老机构合作。举办老年病名家讲坛，外请广安门医院、解放军总医院的专家授课，针对糖尿病周围神经病变诊治、实用秋冬养生专题及心脏康复与心肺运动试验等方面培训，并建立老年病治疗学习和交流平台，提高临床医师对老年疾病的诊疗水平，拓展诊疗思路。

【院领导】党委书记：王建华；院长：王慧英；副书记：周京武；副院长：么丽春、刘美华、焦建平、李梅。

（撰稿：杨玉昕　审核：王慧英）

北京中医药大学房山医院

【基本情况】职工中编制内人员456人、合同制人员953人，正高级职称39人、副高级职称68人、中级职称440人、初级职称630人。执业医师398人，注册护士523人。护理人员中具有大专及以上学历者占95.4%、本科及以上占67.5%，有专科护士42人。重症医学床位6张。

年底医院固定资产净值9802.26万元，其中医疗设备净值4383.11万元，有乙类医用设备2台。全年医院总收入70698.53万元，其中医疗收入61502.83万元。医院占地面积3.12万平方米、建筑面积3.26万平方米。

医院牵头房山区中医医院与琉璃河中心卫生院紧密型医联体、房山区中医综合医联体、北京中医药大学中西医结合胰腺炎专病联盟。

【医疗工作】全年出院12557人次，床位周转15.7次，床位使用率46.41%，平均住院日10.90天。卫技人员与开放床位之比为1.53∶1，执业医师与床位之比为0.52∶1，病房护士与床位之比为0.42∶1。住院手术1900例，其中三级手术占40.79%、四级手术占24.63%。剖宫产率51.88%，围产儿死亡2人。开展临床路径的科室18个，病种85个，入径率83.74%，完成率75.63%。全年临床用血1623单位，自体输血6人次16单位。预约挂号占门诊总人次的16.55%。本地医保门诊518164人次、次均费用556元，医保出院5576人次、次均费用14384元；异地医保出院320人次、次均费用9771.37元。

医院药占比54.32%，其中门诊药占比65.21%、住院药占比32.35%。门诊抗菌药物处方比例6.41%，急诊抗菌药物处方比例14.55%，住院患者抗菌药物使用率42.86%，抗菌药物使用强度为48.39DDD。

健康扶贫内蒙古察右中旗医院、新疆和田县维吾尔医院、湖北省巴东县中医医院。

【科研工作】全年获批立项科研项目31项，其中国家级2项、省市级8项，共获资助经费156万元，医院匹配经费56万元。年底在研课题73项，年内结题5项。获专利1项。

年内，国家自然科学基金项目立项2项、首发专项立项2项、北京市中医药科技发展资金项目立项5项，北京中医药大学校级课题立项20项，其中教育类课题1项。北京市科委"首都临床特色应用研究"项目结项3项，北京市中医管理局"北京市中医药科技发展资金"项目结项2项。

有北京市国家重点专科辐射工程首都区域专科脾胃病科、肺病科、内分泌科、结石科，市级重点专科脑病科，市级重点专病糖尿病、结石病。

【重点专科建设】持续加强重点发展方向的投入，重症医学科正式开诊、急诊科扩建完成、新核磁投入使用，服务能力、危重病救治能力提升。加大对各级重点专科的支持力度，予以专项经费支持，优先人员外出培训学习和人才引进，全年送出进修4人；继续优化各科室优势病种，重点专科培育工作；首都区域特色专科结石病科完成2019年度房山区财政项目评价。以MDT为抓手，针对疑难、复杂疾病，全年开展MDT 17次，不断提升临床思维能力。开展新技术新项目24项，其中骨伤科开展了髋关节镜手术。

【新院区建设】年内，完成新院区建设用地钉桩测量、土地勘测定界、地块考古勘探、建设用地青苗清除、工程勘察设计招标、项目可研上报及专家评审，取得市规自委房山分局"多规合一"协同平台初审意见、建设项目选址意见书、建设项目用地预审意见等行政审批文件。项目可研上报市发改委并完成专家评审；项目征占地与阎村镇沟通完毕，办理前期手续。

【信息化建设】继续推进包括医联体分级诊疗平台、手术麻醉系统、药品前置审方系统、病理系统、移动护理系统、心电信息系统6个模块的信息化建设；5月，建设方案与投资计划获得审批；11月末，全部建设项目完成招投标并签署合同；截至12月底，手术麻醉、病理系统进入试运行阶段。5月14日，医院召开医用耗材集约化服务推进会；5月21日，集约化服务平台进入全院试运行阶段；6月21日，医用耗材集约化服务系统正式运行，部分医用耗材降价。

【院领导】党委书记：郭书文；院长：裴晓华（至11月）、孙鲁英（自11月）；副书记：裴晓华（至11月）、孙鲁英（自11月）、张仕萍、栗桂松；副院长：张红、傅春江、杨景柳、毛廷森、张新荣、王辉。

（撰稿：吕英华　审核：傅春江）

首都医科大学宣武医院

【基本情况】职工中编制内人员2240人、编外人员1245人，正高级职称223人、副高级职称355人、中级职称726人、初级职称1960人。执业医师960人，注册护士1465人。护理人员中具有大专及以上学历者占99.86%、本科及以上占66.55%，有专科护士293人。重症医学床位118张。

年底医院固定资产净值370249.34万元，其中医疗设备净值51282.80万元，有甲类医用设备1台、乙类医用设备17台。全年医院总收入340005.21万元，其中医疗收入244213.75万元。医院占地面积75738平方米、建筑面积179821.37平方米。

医院牵头的医联体有2个，其中区域医联体有成员单位11家，神经内科专科医联体有成员单位32家。

依托在医院的质控中心有国家卫生健康委脑损伤质控评价中心、北京市脑卒中诊疗质量控制和改进中心。

【医疗工作】全年出院469000人次，床位周转28.55次，床位使用率66.88%，平均住院日8.60天。卫技人员与开放床位之比为1.74：1，执业医师与床位之比为0.58：1，病房护士与床位之比为0.64：1。住院手术25510例，其中三级手术占30.44%、四级手术占40.36%，日间手术4049例。剖宫产率43.50%，孕产妇死亡1人、围产儿死亡10人。开展临床路径的科室23个，病种298个，入径率91.68%，完成率95.46%。全年临床用血总量8875单位，自体输血1652人次3611单位。预约挂号占门诊总人次的96.53%。本地医保门诊1083640人次、次均费用563.35元，医保出院38036人次、次均费用31806.62元；异地医保出院9382人次、次均费用43760.75元。

医院药占比28.27%，其中门诊药占比47.80%、住院药占比14.08%。门诊抗菌药物处方比例5.99%，急诊抗菌药物处方比例24.20%，住院患者抗菌药物使用率37.20%，抗菌药物使用强度为39.94DDD。

对口支援与扶贫协作的单位有：北京市门头沟区医院、门头沟区妇幼保健院、河北省承德市中心医院、容城县人民医院、内蒙古通辽市医院、包头市中心医院、宁城县中心医院、赤峰市第二医院、宁夏固原市人民医院、西藏拉萨市人民医院、河南省新县人民医院，贵州省贵阳市第三人民医院。

【科研工作】获批立项125项，其中国家级42项（国家自然科学基金37项、国家重点研发计划课题5项）、省市级20项、市局级63项，共获资助经费7398.15万元，医院匹配经费364.15万元。年底在研课题216项，年内结题74项。

医院神经内科、神经外科是国家级重点学科，中医科是北京市重点学科。有国家临床重点专科建设项目6项（神经内科、神经外科、重症监护、老年医学、护理、中西医结合）。有国家老年疾病临床医学研究中心、中国国际神经科学研究所、北京高原适应研究康复中心、北京功能神经外科研究所、北京市脑血管病中心、北京市神经疾病医疗中心、北京市血管超声诊断中心、北京市中西医结合神经病学研究所、北京市中西医结合老年疾病研究所。有国家工程实验室1个（互联网医疗诊治技术国家工程实验室），省部级重点实验室/工程中心8个（神经变性病教育部重点实验室、脑血管病转化医学北京市重点实验室、脑功能疾病调控治疗北京市重点实验室、帕金森病研究北京市重点实验室、磁共振成像脑信息学北京市重点实验室、老年认知障碍北京市重点实验室、低氧适应转化医学北京市重点实验室、北京市神经药物工程技术研究中心），北京市老年病医疗研究中心和北京市老年保健及疾病防治中心设立在院内。

【雄安宣武医院建设】按照京冀两地卫生健康委和雄安新区管委会共同签署的《关于支持雄安新区医疗卫生事业发展合作框架协议》，医院作为北京5个援助雄安新区的医疗卫生机构之一，参与新区医院规划和建设。新建医院占地面积约14万平方米，设置床位1200张，建筑面积28万平方米。向雄安新区管委会申请并获批雄安宣武医院人员编制2606人（含公卫260人）。北京投资部分（一期）进入实质性建设阶段，完成设计施工图、总包招标、土护降竣工验收和地下二层的结构施工。新区投资部分（二期）取得了《项目前期工作函》《设计方案审查意见函》，完成项目设计单位、土护降施工单位、土方监理单位和勘察单位招标工作，完成设计方案BIM模型建模，并通过雄安新区BIM中心3.0审核。

【互联网诊疗服务】医院互联网诊疗服务上线，慢性病、常见病的复诊患者可下载"掌上宣武医院"APP进行在线问诊、复诊预约，医生线上提供诊疗方案、开具处方，患者可选择药品物流配送，可以在家门口用医保卡实现实时结算。全年互联网诊疗咨询10460单，应用手机APP预约挂号9619单，处方开具2918单，药品配送2492单。

【学科建设】加快医院高龄外科中心建设，成立多学科评估和诊疗中心、高龄麻醉手术室，推动老年共病、骨科、普通外科、泌尿外科、介入神经外科在老年外科领域技术和管理能力的提升。整合神经内科、神经外科、神经病理、神经影像等相关学科的优势资源，成立神经系统疑难疾病精准诊疗中心，实现神经系统疑难、罕见病的一站式诊疗。国家老年疾病临床医学研究中心新增山东分中心（山东省立医院）和广州分中心（中山大学孙逸仙纪念医院）；新增中国老年肾脏病联盟，新增27家网络成员单位，覆盖全国31个省、自治区。获批首都医科大学癫痫临床诊疗与研究中心，神经变性病与记忆障碍疾病临床诊疗与研究中心和帕金森病临床诊疗与研究中心通过了中期考核。

【医疗管理新模式】以脑损伤评价推进器官捐献与肾移植工作，开展脑损伤评估，全年共完成器官捐献24例，其中5例达到脑死亡标准；泌尿外科完成肾移植手术124例。推进高龄患者围术期多学科创新管理模式，建立高龄外科专科研究型病房，以骨科为示范，实施"多学科评估+共病管理+外科研究型病房"管理模式；优化APPLE–MDT信息系统，完善远期随访系统；全年高龄外科项目组共完成骨科入组病例评估99例。高龄骨科与麻醉手术科等多学科合作实施加速康复外科计划，成为国家卫生健康委批准的首批全国加速康复外科试点科室。推进单病种智能化、规范化管理，建立基于人工智能的单病种管理系统，对疾病诊疗进行早期识别与预警，对医疗过程行为缺陷进行事中实时、全程干预。继续推进住院患者静脉血栓栓塞症防治，对9000余例患者进行了VTE风险评估，对中、高风险患者及时采取预防血栓形成的各项有效措施。提高罕见病诊治能力，组织相关科室参加全国和北京市罕见病诊疗规范培训。审批通过109项新技术新业务，其中临床88项、医技21项。

【院领导】党委书记：岳小林；院长：赵国光；副书记：赵国光、李嘉、张维、唐毅；副院长：孟亚丰、吴英锋、郝俊巍、卢洁。

（撰稿：鲍月红　审核：赵国光）

首都医科大学附属北京友谊医院

【基本情况】职工中编制内人员3218人、合同制人员1427人，正高级职称263人、副高级职称428人、中级职称814人、初级职称3140人。执业医师1402人，注册护士2189人。护理人员中具有大专及以上学历者占98.2%、本科及以上占57.9%，有专科护士883人。重症医学床位82张。

年底医院固定资产净值183740.53万元，其中医疗设备净值81507.51万元，有乙类医用设备14台。全年医院总收入491570.90万元，其中医疗收入305700.44万元。

占地面积：西城院区91303平方米、通州院区74108.60平方米、顺义院区112518.57平方米。建筑面积：西城院区127334.98平方米（有房产证）+72068.27平方米（无房产证）、通州院区111310平方米、顺义院区241740平方米。

友谊医院医联体有成员单位23个。与北京口腔医院、安徽省砀山县人民医院、内蒙古乌海市人民医院、河北省三河市医院、三河市燕郊人民医院有技术合作项目。

医院为北京市消化内镜质量控制和改进中心、北京市护理质量控制和改进中心、北京市重症医学质量控制和改进中心、北京市麻醉质量控制和改进中心、北京市血液净化质量控制和改进中心主任委员单位。医院热带医学研究所为WHO囊虫病合作中心。

【医疗工作】开放床位2103张，全年出院66344人次，床位周转31.55次，床位使用率64.00%，平均住院日7.5天。卫技人员与开放床位之比为1.033∶1，执业医师与床位之比为0.667∶1，病房护士与床位之比为0.652∶1。住院手术31048例，其中三级手术占42.4%、四级手术占31.3%，日间手术1986例。剖宫产率46.83%，围产儿死亡5人。开展临床路径的科室27个，病种470个，入径率89.69%，完成率99.7%。全年输血11022人次，临床用血红细胞悬液15281单位、血浆13101单位、血小板2838单位，自体输血597人次、1682.1单位。预约挂号占门诊总人次的84.78%。本地医保门诊1867143人次、次均费用467元，医保出院55329人次、次均费用19854元；异地医保出院18人次、次均费用17763.04元。

全年医院药占比31.45%，其中门诊药占比41.17%、住院药占比21.46%。门诊抗菌药物处方比例6.38%，急诊抗菌药物处方比例28.49%，住院患者抗菌药物使用率40.93%，抗菌药物使用强度为34.22DDD。

对口支援与扶贫协作河北省三河市人民医院、三河市燕郊人民医院，内蒙古库伦旗医院，宁夏吴忠市人民医院，北京房山区医院、平谷区医院。

【科研工作】全年获批立项科研项目163项，获资助经费10956万元。其中，国家级61项，获经费3691万元；省市级27项，获经费1288万元；局级75项，获经费5977万元；医院匹配经费721万元。年底在研课题285项，年内结题117项。获中华医学科技奖1项。获专利54项，其中发明14项、实用新型38项、外观设计2项。

医院是国家消化系统疾病临床医学研究中心依托单位。消化内科、临床护理、地方病（热带医学）、普通外科、重症医学科、检验科、病理科、老年医学等临床医学专业获批国家临床重点专科项目。医院拥有北京市重点实验室4个：消化疾病癌前病变实验室、热带病防治研究实验室、肝硬化转化医学实验室、移植耐受与器官保护实验室。

【分院区建设】顺义院区主体工程完成结构封顶；通州院区二期工程取得通州院区规划综合实施方案、多规合一初审意见等相关批复，完成主体工程总承包单位招标。

【科研创新和学科发展】围绕十大学科专项系统，推动学科发展。建立新的学科科技创新综合评价体系，完成2017年至2019年学科评价工作；邀请专家解读STEM榜单评价指标体系，为学科发展提供策略。以临床路径、绿色通道、技术培训为抓手，定标准、出规范，实现消化协同中心6家成员单位医疗同质化；深挖各成员单位亚学科特色，将消化道出血最新的诊疗思想及技术根植北京安贞医院；提升北京世纪坛医院消化科早癌诊疗实力；协助北京同仁医院淬炼以耳鼻喉头颈外科肿瘤同时合并食管癌为特色的科研和临床特色发展方向；提升了北京地坛医院非酒精性脂肪肝、遗传代谢性肝病诊疗能力。联合北京佑安医院、首都儿科研究所、北京地坛医院共同搭建遗传代谢性肝病分子诊断平台。形成科研多中心协作局面。

【推进药物临床实验】被市卫生健康委评定为第一批北京市研究型病房示范建设单位。病房具备开展注册临床研究和研究者发起的各项药械研究的能力，基本实现研究中的优效合作。病房共承担新药临床试验项目70项，其中国际多中心的项目有28项。研究型病房临床实施22项，协议签署26项。

【院领导】党委书记：辛有清；院长：张澍田；副书记：张澍田；纪委书记：李艳红；副院长：谢苗荣（常务）、李昕、王振常、吴静、张忠涛、邓明卓、尤红；总会计师：黄龙梅。

（撰稿：王志奇　审核：梁　丽）

首都医科大学附属北京朝阳医院

【基本情况】医院在编人员3202人、派遣人员1179人，正高级职称266人、副高级职称456人、中级职称1216人、初级职称2125人、未定级136人。本部执业医师1424人，注册护士1840人。护理人员中具有大专及以上学历者占95.43%、本科及以上44.89%，有专科护士277人。重症医学床位124张。

年底医疗设备净值34967.36万元，有乙类医用设备15台。全年医院总收入364800.64万元，其中医疗总收入284111.04万元。医院占地面积114005.06平方米、建筑面积202521.27平方米，租房占地面积32620.85平方米、建筑面积17153.36平方米。

本部牵头的区域医联体成员单位有：三里屯社区卫生服务中心、六里屯社区卫生服务中心、团结湖社区卫生服务中心、八里庄社区卫生服务中心、八里庄第二社区卫生服务中心、呼家楼第二社区卫生服务中心、高碑店社区卫生服务中心、十八里店社区卫生服务中心、武警北京市总队医院、北京中西医结合第一医院（原小庄医院）、北京朝阳中西医结合急诊抢救中心、北京中西医结合第一医院分院（原朝阳区中医医院）。

西院牵头的区域医联体成员单位有：中国医学科学院眼科医院、北京康复医院、玉泉医院、五里坨医院、五里坨社区卫生服务中心、鲁谷社区卫生服务中心、西山社区卫生站、中础社区卫生站、红卫路社区卫生站。

牵头的专科医联体有：朝阳区消化内科医疗联合体、朝阳区超声医学医疗联合体、北京朝阳医院生殖健康专科医联体。加入首都儿科研究所儿科医联体。

国家化学中毒救治基地临床部、北京市多发性骨髓瘤医学研究中心、北京市临床检验中心、北京市法医物证鉴定中心、北京市高压氧治疗研究中心、北京市职业病与中毒医学中心、北京市化学中毒救治基地、北京市职业病诊断质量控制和改进中心、北京市医学检验质量控制和改进中心、北京市门诊质量管理与改进中心均依托在医院。

【医疗工作】全年出院49369人次，床位周转25.94次，床位使用率60.85%，平均住院日8.53天。卫技人员与开放床位之比为2.12：1，执业医师与床位之比为0.75：1，病房护士与床位之比为0.58：1。住院手术25920例，其中三级手术占49%、四级手术占22.75%，日间手术4854例。剖宫产率49.74%，无孕产妇死亡，新生儿死亡1人、围产儿死亡5人。30个科室开展临床路径，病种289个，入径率91.23%、完成率91.13%。全年临床用血总量22319单位，自体输血543单位。预约挂号占门诊总人次的97.53%。本地医保门诊1799826人次、次均费用501.48元，医保出院36324人次、次均费用22834元；异地医保出院6995人次、次均费用32574元。

药占比29.05%，其中门诊药占比39.53%、住院药占比18.43%。门诊抗菌药物处方比例5.43%，急诊抗菌药物处方比例27.78%，住院患者抗菌药物使用率41.19%，抗菌药物使用强度为39.0DDD。

对口支援与扶贫协作的单位有：内蒙古苏尼特右旗人民医院、江西瑞金市人民医院、张家口市第一医院、房山区阎村镇社区卫生服务中心、河北省保定市顺平县医院。年内，派出1人对口支援新疆、1人对口支援西藏、1名博士服务团成员服务甘肃，接收3名西部之光访问学者。

【科研工作】全年获批立项科研项目201项，其中国家级35项、省部级17项、局级64项、横向课题14项、院内项目71项。共获资助经费5645.51万元，医院匹配经费312.7889万元。在研课题495项，年内结题253项。获北京市科学技术奖二等奖1项、北京医学科技奖三等奖1项、华夏医学科技奖三等奖1项、全国妇幼健康科技成果奖三等奖1项。获专利54项。

拥有北京市呼吸与危重症诊治工程技术研究中心、妇产科疾病免疫学转化研究北京市国际科技合作基地、声源定位测试及康复训练北京市国际科技合作基地、间质性肺疾病临床诊疗与研究北京市国际科技合作基地、首都医科大学内科学（呼吸系病）国家重点学科、中西医结合呼吸病北京市重点学科、首都医科大学内科学（呼吸）北京市重点学科、国家临床重点专科8个（重症医学科、麻醉科、心血管内科、职业病科、临床护理专业、呼吸内科、急诊医学科、检验科）、北京市临床重点专科6个（呼吸科、临床心理科、肿瘤科、综合科、SICU、检验科）、心血管疾病生物医学工程教育部重点实验室、高血压病研究北京市重点实验室、心肺脑复苏北京市重点实验室、北京市呼吸和肺循环疾病重点实验室、国家代谢性疾病临床医学研究中心北京分中心。

【新技术准入】85项新技术获得准入（包括63项联合实验室项目）。自主创新项目或对原有技术改进的新技术3项：经皮内镜辅助下经椎间孔腰椎减压融合术解决了同类技术出口神经根损伤的风险、小通道与融合器不匹配等技术难题；腹腔镜下睾丸根治性切除术减少瘢痕，保护腹股沟区神经受损，加速康复；可视化星状神经节阻滞技术主要通过阻滞交感神经，扩张头颈部及上肢等的血管，从而改善循环、调节内分泌及免疫功能。

【产前诊断技术服务】8月5日，医院获批北京市第九家产前诊断中心，开展遗传咨询、B超、生化免疫、细胞遗传4项产前诊断技术服务。截至12月31日，产前诊断门诊共接诊409人次，羊水细胞染色体核型分析77例，产前诊断超声185人次。

【新冠疫苗和药物研究】完成中国科学院和安徽智飞龙科马生物制药有限公司共同研发的新冠疫苗（CHO细胞）的一期临床试验研究。进行科技部科研攻关应急项目"法匹拉韦与磷酸氯喹组合的临床研究"，签署知情同意41例，入组34例，完成24例。

【院领导】党委书记、理事长：张金保；院长：徐建立（自7月）；副书记：张宏家（至9月）、徐建立（自9月）、陈勇、梁金凤；纪委书记：梁金凤；副院长：张宏家（常务，至9月）、高黎、童朝晖、马迎民（至9月）、李德令、李晓北；总会计师：邓亚芳（至8月）、杜敬毅（自8月）；西院党总支书记：马迎民（至9月）。

（撰稿：吴　昊　审核：梁金凤）

首都医科大学附属北京同仁医院

【基本情况】编制内人员3698人、合同制人员54人，正高级职称252人、副高级职称386人、中级职称1495人、初级职称1102人。执业医师1291人，注册护士1553人。护理人员中具有大专及以上学历者占98%、本科及以上占64%，有专科护士234人。重症医学床位60张。

年底医疗设备净值156111万元，有乙类医用设备7台。全年医院总收入342098万元，其中医疗收入234939万元。医院占地面积95905.04平方米、建筑面积340453.26平方米。

医院牵头及加入的医联体有65家，专科联盟有497家。

医院承担国家眼科专业医疗质量管理与控制中心工作，以及WHO防盲合作中心、WHO防聋合作中心工作。

【医疗工作】全年出院73816人次，床位周转49.25次，床位使用率64.96%，平均住院日4.87天。卫技人员与开放床位之比为1.94∶1，执业医师与床位之比为0.81∶1，病房护士与床位之比为0.98∶1。住院手术55550人次，其中三级手术占53%、四级手术占33%，日间手术29327例。剖宫产率43%，围产儿死亡24人。开展临床路径的科室33个，病种109个，入径率89.36%，完成率98.81%。全年临床用血总量12586单位，自体输血102人次327单位。预约挂号占门诊总人次的93.4%。本地医保门诊1050876人次、次均费用514.58元，医保出院36092人次、次均费用15270.60元；异地医保出院15041人次、次均费用16402.37元。

医院药占比24.77%。门诊抗菌药物处方比例4.51%，急诊抗菌药物处方比例23.14%，住院患者抗菌药物使用率26.22%，抗菌药物使用强度为31.17DDD。

对口支援与扶贫协作的单位有：河北省张家口第四医院、新疆乌鲁木齐眼耳鼻喉专科医院、宁夏银川市第三人民医院、江西省赣州市人民医院。年内，完成援疆援藏及精准扶贫任务。深化京张医疗合作，联合举办健康扶贫"耳聪目明"系列活动，为张家口地区150余名贫困患者进行健康扶贫义诊和免费白内障复明手术。

【科研工作】全年立项科研项目100项，其中国家级27项、省部级16项，局级57项。共获资助经费3617.23万元，医院匹配经费489.05万元。获华夏科技奖3项。获专利63项。年内，完成科技成果转化3项，转化合同金额总计180万元。

医院有国家级实验室1个（耳鼻咽喉头颈科学教育部重点实验室）及市级重点实验室5个（北京市眼科学与视觉科学重点实验室、鼻病研究北京市重点实验室、糖尿病防治研究北京市重点实验室、头颈部分子病理诊断北京市重点实验室、眼内肿瘤诊治研究北京市重点实验室），国家重点专科3个（耳鼻咽喉科学重点学科、眼科学国家重点学科、中医眼科学重点学科）。

【亦庄院区二期扩建】作为非首都核心功能疏解和京津冀协同发展的市级重点工程，同仁医院经济技术开发区院区（以下简称"亦庄院区"）扩建工程项目于2016年6月开工建设，2020年9月完成竣工验收，扩建面积152020平方米，床位1400张。2020年初，医院成立二期运维办公室，制订疏解搬迁工作方案，建立工作例会制度和多部门联动机制，开展工作日报、周报，及时协调推进竣工验收与开诊筹备工作。11月20日，医院亦庄院区新门急诊楼正式开诊运行；12月15日，新感染楼投入使用。

【推进学科建设】医院引进人才7人，其中1人为国家杰出青年科学基金获得者；接收应届博士毕业生44名。遴选青年人才58名，评选医疗技术骨干54名。医院获批局级以上人才项目8项，其中国家级3项、省部级4项、局级1项。

【院领导】党委书记：金春明；院长：张罗；副书记：刘雁；副院长：黄志刚、魏文斌、吴建新、王古言；总会计师：萧潇。

（撰稿：郑　洁　审核：张　罗）

首都医科大学附属北京天坛医院

【基本情况】编制内人员2244人，其中正高级职称275人、副高级职称428人、中级职称698人、初级职称782人。执业医师1125人。注册护士1544人（专科护士206人），其中，大专学历585人，占38%；本科及以上学历947人，占61%。重症医学床位120张。

年底医院固定资产净值464847万元，其中医疗设备净值为69509万元，有甲类医用设备1台、乙类医用设备15台。全年医院总收入382151万元，其中医疗收入286432万元。医院总占地面积18万平方米，总建筑面积35万平方米。

建立的医联体3个，包括北京市神经内科医联体、区域医联体和区域紧密型专科医联体。其中，北京天坛医院神经内科专科医联体成员单位29家，区域医联体（北京天坛医院—丰台区医联体）成员单位22家，区域紧密型专科医联体（北京天坛医院丰台区紧密型专科医联体）成员单位4家。北京天坛医院对口支援合作帮扶成员单位2家（张家口市第一医院和内蒙古锡林郭勒盟太仆寺旗医院）。天坛神经系统疾病专科联盟有469家协作医院。

依托在医院的质控中心有：国家神经系统疾病医疗质量控制中心。

【医疗工作】全年出院4.59万人次，床位周转29.39次，床位使用率74.34%，平均住院日9.32天。卫技人员3056人，开放床位1624张，执业医师1125人，病房护士1053人。住院手术30887例，三级手术占23.98%、四级手术占58.92%。剖宫产率45.87%，围产儿死亡6人（3人胎死宫内，3人因畸形引产）。开展临床路径的科室50个、病种214个，入径率45.50%，完成率96.96%。全年临床用血总量9500单位，自体输血224人次697单位。预约挂号占门诊总人次的88.88%。本地医保门诊909314人次、次均费用478元，医保出院16775人次、次均费用29267元。

【科研工作】全年获批立项科研项目116项，其中国家级39项（含国家自然科学基金36项）、省部级18项、局级59项，共获资助经费6750万元。新授权专利156项，其中发明专利2项、实用新型153项、外观设计1项。获得国家科技奖1项，北京市科技奖1项，华夏医学科技奖2项，吴阶平—保罗·杨森医学药学奖1项，其他社会力量设奖6项。其中，王拥军教授团队的项目"脑血管病医疗质量改进关键技术与体系的建立和应用"获国家科技进步奖二等奖，王硕教授团队的项目"脑血管畸形外科治疗脑功能保护创新技术的建立及推广应用"获北京市科学技术奖二等奖。

国家重点学科：神经外科、医学影像与核医学、神经内科。

国家临床重点专科建设项目：神经外科、神经内科、护理学。2011年度国家临床重点专科建设项目——北京天坛医院神经外科，临床护理专业；2012年度国家临床重点专科建设项目——北京天坛医院神经内科。

北京市临床重点专科建设项目有：2018年度北京市临床重点专科卓越项目——北京天坛医院神经内科；2018年度北京市临床重点专科建设项目——北京天坛医院心血管内科，临床心理科，老年医学；2020年北京市临床重点专科建设项目——呼吸内科；2020年省级临床重点专科能力建设项目——神经肿瘤科。

重点实验室、研究中心有：脑血管病转化医学北京市重点实验室、脑可塑性与脑功能重建新技术北京市重点实验室、体外诊断试剂质量控制重点实验室、北京市免疫试剂临床工程技术研究中心、北京市神经介入工程中心、北京市神经系统3D打印临床医学转化工程技术中心、医疗信息化技术教育部工程研究中心、脑血管病转化医学北京市重点实验室、体外诊断试剂质量控制重点实验室、脑肿瘤研究北京市重点实验室、中枢神经系统损伤研究北京市重点实验室、神经电刺激治疗与研究北京市重点实验室、脑肿瘤研究北京市国际科技合作基地。

【院领导】党委书记：路明；院长：王拥军；副书记：王拥军、肖淑萍；纪委书记：肖淑萍；副院长：周建新、张力伟、巢仰云、贾旺、王伊龙；总会计师：刘菊梅。

（撰稿：安帅芸 董 屹 朱丽丽 审核：王拥军）

首都医科大学附属北京安贞医院

【基本情况】编制内人员2190人、合同制人员1874人，正高级职称329人、副高级职称532人、中级职称1494人、初级职称1440人。执业医师1436人，注册护士1768人。护理人员中其有大专及以上学历者占98.3%、本科及以上占71%，有专科护士299人。重症医学床位170张。

年底医院固定资产净值156323.79万元，其中医疗设备净值38215.6万元，有乙类医用设备11台。全年医院总收入497817.79万元，其中医疗收入381469.65万元。

安贞院区占地面积76509.7平方米，建筑面积222535.8平方米。通州院区占地面积300000.78平方米、建筑面积370000平方米。

医院牵头及加入的医联体有：朝阳区北部医联体、通州医联体。朝阳区北部医联体工作：年内，对社区骨干及居民分别进行健康讲座和专业知识培训讲座共27次、受众1838人次，举办讲座37人次、受众1867人次。心内、疼痛等科室专家在各个医联体社区出门诊511人次、诊治患者2354人次。接收急诊、高血压、口腔、ICU、超声等专业共12名社区医师来院进修。4月、9月，在社区开展13场义诊、2场讲座，参加专家30人次，听众890人次，测血压520人次，测血糖500人次，发放宣传手册2000册。定期在各个社区卫生服务中心开展义诊咨询和社区百姓健康讲座。年内社区上转患者411人次，医院下转社区患者111人次。与朝阳急诊抢救中心建立心脏大血管转诊绿色通道，上转80人次，下转170人次。通过PACS影像传输会诊系统，医院影像科为崔各庄等社区远程会诊相关影像资料100例。医务处组织10个专业专家（药事、医疗质量、医疗基本技能、院感、护理、检验、放射、超声、康复、口腔）对所属9家社区卫生服务中心分别进行年终质控与绩效考核。通州医联体工作：负责潞城、甘棠社区卫生服务中心医疗及管理工作，参与社区日常事务管理，门诊、讲座、带教查房。截至年底，指导门诊15次，诊疗患者150人次；带教查房10次；参与培训讲座5人次，听讲座120人次。

【医疗工作】全年出院48656人次，床位周转30.2次，床位使用率55.02%，平均住院日6.7天。卫技人员与开放床位之比为2.17∶1，执业医师与床位之比为0.87∶1，病房护士与床位之比为0.64∶1。住院手术33538例，其中三级手术占17.7%、四级手术占72.9%，日间手术6864例。剖宫产率54.1%，孕产妇死亡1人（非北京市户籍，非北京市常住人口）、围产儿死亡2人。开展临床路径的科室46个，病种56个，入径率15.30%，完成率97.12%。全年临床用血总量24619单位，自体输血7851人次19598.5单位。

预约挂号占门诊总人次的98.24%。本地医保门诊1090866人次、次均费用724元，医保出院20608人次、次均费用41732元；异地医保出院18806人次、次均费用70011元。

医院药占比25.86%，其中门诊药占比61.13%、住院药占比12.22%。门诊抗菌药物处方比例5.77%，急诊抗菌药物处方比例21.60%，住院患者抗菌药物使用率31.16%，抗菌药物使用强度为38.42DDD。

对口支援与扶贫协作的单位有：唐山市曹妃甸区医院、张家口市第一医院、大厂回族自治县人民医院（合作医院），阿鲁科尔沁旗医院（精准帮扶），拉萨市人民医院、和田县人民医院，昌平区医院，青海省心脑血管病专科医院（帮扶支援）。

与唐山市曹妃甸区医院、张家口市第一医院、大厂回族自治县人民医院成为合作医院。选派心内科和心外科两位专家常驻张家口第一医院开展诊疗服务。开展新的高难度手术，如急性主动脉夹层手术、多瓣膜置换加射频消融手术、冠脉搭桥加瓣膜成形手术、急诊冠脉搭桥手术、杂交大血管手术、微创手术等。通过教学查房、讲课、手术帮扶指导等提高当地心脏外科的专业水平。心内科方向门诊量200人次/月，完成心律失常射频消融术100余例，查房12次/月，累计诊疗患者1000余例，科室讲座培训20次，主办心血管学术会议2次。12月18日，与大厂县人民医院签署技术合作协议，确定在心内科、耳鼻喉科、口腔科、眼科、麻醉科等方向开展合作。继续执行对口帮扶协议的内容，年内派驻心内科专家3人次、妇产科专家1人次、呼吸内科专家1人次，各位专家在帮扶期间共诊疗184人次，手术406例，会诊及疑难病例讨论38例，教学查房40次，学术讲座42次，远程医疗5人次，业务培训20次，手术示教398次，下乡义诊2次。同阿鲁科尔沁旗医院一起帮扶双胜、罕苏木、苏木等乡镇卫生院，定期到所在的乡镇卫生院义诊，针对建档立卡贫困户，进行针对性帮扶。接建远程会诊平台，远程会诊患者5例。

【科研工作】全年获批立项科研项目70项，其中国家级20项、省市级7项，共获资助经费5793.9万元，医院匹配经费96万元。年底在研课题263项，年内结题192项。获奖成果5项（北京市科学技术进步奖一等奖1项："急性冠脉综合征关键诊疗技术创新与推广应用"，北京市科学技术进步奖二等奖2项："复杂性冠心病外科治疗的创新技术建立及推广应用"和"体外膜氧合生命支持关键技术创新及临床推广应用"，中华医学科技二等奖1项："嗅觉障碍性疾病的创新诊疗技术的建立及推广和应用"，北京医学科技三等奖1项："风湿性瓣膜病二尖瓣成形术的临床研究与推广应用"）。获专利10项（其中，发明专利5项，为"藏红花素在预防和治疗胸主动脉夹层/主动脉瘤中的应用""青藤碱在预防和治疗胸主动脉夹层/主动脉瘤中的应用""区分主动脉瘤/主动脉夹层和急性肺栓塞的血清标记物及其应用""血管紧张素Ⅱ用于改善大分子药物或药物载体的心脏递送"和"小檗碱在降低硝酸酯类药物耐药性中的应用"；实用新型专利5项，为"适用于双位快速检测的试剂盒""一种嗅觉检查装置""一种用于开胸手术的心脏辅助器械""一种适用于内镜胆道取石的网兜"和"一种心脏辅助器械"）。

国家级、市级重点学科、专科、实验室、研究中心等有：国家重点学科（教育部）：心血管内科；北京市重点学科（市教委）：心血管外科；国家临床重点专科建设项目（卫生健康委）：心脏外科、心血管内科和老年病科；教育部重点实验室：心血管重塑相关疾病重点实验室和心血管疾病生物医学工程；北京市重点实验室（市科委）：胎儿心脏病母胎医学研究重点实验室、上气道功能障碍相关心血管疾病研究北京重点实验室和冠心病精准治疗北京市重点实验室；国家级临床医学研究中心：国家心血管疾病临床医学研究中心；北京市工程中心（市科委）：北京市大血管外科植入式人工材料工程技术研究中心和北京市心脑血管医疗技术与器械工程技术研究中心；教育部工程研究中心：心血管诊疗技术与器械工程技术研究中心。

【新技术项目管理】年内，修订北京安贞医院《医疗技术管理委员会章程》和《新技术新项目申报流程》。梳理北京安贞医院技术名录，完成心室辅助技术、人工髋关节置换技术、人工智能辅助诊断技术3项重点医疗技术的备案工作。开展新技术、新项目10项，包括：非妇科液基细胞学检查与诊断、抑制素B测定、抗米勒管激素、脂蛋白相关磷脂A2测定（连续监测法）、VAP血脂亚组分检测（连续密度扫描法）、氧化型低密度脂蛋白（OX-LDL）测定、超声引导动静脉内瘘经皮腔内血管成形术、酒精Marshall静脉消融术、肥厚型梗阻性心肌病室间隔消融、智能6分钟步行监测分析系统。均通过技术委员会、伦理委员会审查。向北京市卫生健康委申请临床医院病理基因扩展检验技术新增检验资质。

【加强医技科室管理】年内，完成了17、18导管室C型臂及发热门诊CT的卫生审查、建设项目竣工卫生验收及《放射诊疗许可证》登证工作，在建设项目环保设施验收平台进行了备案。梳理总结5年内北京安贞医院辐射安全管理情况，完成了《辐射安全许可证》校验。配合朝阳分局完成了医院放射性物品从业人员详细信息统计表。向北京市药品监督管理局申请将《放射性药品许可证》变更为第三类，经书面材料申请及现场评价，1月31日获批。制订并下发《北京安贞医院新型冠状病毒感染的肺炎临床实验室工作方案》，发热门诊核酸实验室及研究所核酸实验室二部于11月完成改造。因新冠疫情原因，医院继续开展团体无偿献血工作，并制定《北京安贞医院疫情期间团体无偿献血启动预案》，年内共组织6932人登记团体无偿献血。申报急诊绿色通道输血管理项目，制定合理流程并进一步简化、细化流程；建立急诊绿色通道用血质量控制体系，合理安排血液库存，建立血液库存动态预警；医院范围内大力宣传无偿献血，制定合理的医院团体无偿献血动员及管理措施，确保血液资源补充及时有效。

【妇幼工作】年内，制定北京安贞医院孕产妇救治流程，并根据实际情况修改、更新3次，协助组织抢救妊娠合并主动脉夹层孕产妇4例，组织专家30人次赴下级医院抢救或会诊19例。接收其他机构转入孕产妇25例。组织多学科危重病例月研讨会，涵盖科室11个，讨论病例包括羊水栓塞、脓毒血症、脂肪肝等14个危重病例，并依据讨论结果制定北京安贞医院危重症应急预案。组织危重孕产妇会诊84例，每例平均会诊科室6.3个，疫情期间接收地坛医院原下级转诊机构：和睦家医院、明德医院、美中宜和医院危重孕产妇。召开5岁以下儿童死亡评审会3次。全年5岁以下儿童死亡23人，评审结果均为不可避免死亡。母婴保健技术服务执业许可证（计划生育）于12月31日到期，11月30日专家组来院进行计生验收，医院在各个方面均完成考核指标。完成"朝阳区妇幼健康工作绩效考核及三网监测质控"工作。

【改善运营联合深层治理】年内，推进医院经济管理年活动，执行经济运营月度分析，分步实施绩效分配改革，强化信息化建设，提升管理效能。开启"互联网诊疗"线上复诊一站式服务，开展新技术、新项目10项，增加物价收费备案22项。医院作为北京市医管中心智慧财经试点单位，承担了预算管理、支出控制、会计核算、薪酬管理、成本会计一体化等财经管理六大功能模块试点建设任务。研发系统接口92个；改进各模块功能566项；建立ODR清洗等规则307项；规范ODR字典对照规则3104个；标化自动凭证生成规则200项；改进了科研预算控制组合策略，整理了人员字典库，内置了差旅费报销控制细则等。推进全面预算管理等信息化建设，进一步完善组织体系和管理规范，年初导入预算初始化数据；完善报销权限、流程，嵌入风险防控点；全面推行标化经济事项表单，明确单据应载明的相关信息；统一报销、审批流程。上线自动对账模块，归纳、整理预算项目1046个；年初下达各科室预算数，强化支出控制。日常支出均纳入预算管理，预算追加或调整均执行规定审批流程，实现了"无预算，不支出"的管理目标。所有收费窗口均实现银联卡、微信、支付宝、京医通等多种支付方式。建立经济运营分析例会制度，分别对导管室、心外5A、整形激光、核医学、妇产科、眼科、耳鼻喉科、消化内科、口腔科等多个科室进行临床调研，年内下科室调研10余次，形成分析报告，帮助科室改善经济运营状况。设立成本分析专题，通过临床调研，统计数据分析，最终形成成本分析报告，为医院管理提供数据支撑。

【院领导】党委书记：纪智礼；院长：张宏家；副书记：袁飞；常务副院长：周玉杰；副院长：高岩、孔晴宇、侯晓彤；总会计师：王成。

（撰稿：丁红雨　审核：陈晶晶）

首都医科大学附属北京佑安医院

【基本情况】编制内人员1139人、合同制人员383人，正高级职称135人、副高级职称193人、中级职称522人。执业医师435人，注册护士608人。护理人员中具有大专及以上学历者占98.21%、本科及以上占69.81%，有专科护士87人。重症医学床位22张。

年底医疗设备净值21623.92万元，其中乙类医用设备4台；年内新购医用设备13347.65万元。医院总收入175059.10万元，其中医疗收入（含药品）95926.06万元。

医院占地面积53074.55平方米、建筑面积79758.89平方米。

医院牵头及加入的专科联盟有266个。

【医疗工作】全年出院14723人次，床位周转20.02次，床位使用率66.2%，平均住院日12.15天。卫技人员与开放床位之比为1.65：1，执业医师与床位之比为0.58：1，病房护士与床位之比为0.59：1。住院手术3167例，其中三级手术占22.04%、四级手术占19.32%，日间手术占0.42%。剖宫产率46.77%。开展临床路径的科室12个，病种28个，入径率1.95%，完成率76.57%。全年临床用血总量33813单位，自体输血91人次110.71单位。预约挂号占门诊总人次的80.823%。本地医保门诊262516人次、次均费用1154.66元，医保出院7810人次、次均费用27417.53元；异地医保出院3266人次、次均费用37358.02元。

医院药占比45.52%，其中门诊药占比50.99%、住院药占比41.10%。门诊抗菌药物处方比例3.32%，急诊抗菌药物处方比例4.74%，住院患者抗菌药物使用率48.74%，抗菌药物使用强度为57.6DDD。

对口支援与扶贫协作的单位有：新疆和田地区传染病专科医院、西藏拉萨人民医院、内蒙古呼和浩特市第二医院。

【科研工作】获批局级以上科研课题40项，资助经费2083.60万元。其中，国家重点研发计划项目2项，经费426.00万元；国家自然科学基金8项，经费565.00万元；北京市科技计划8项，经费403.00万元；北京市自然科学基金1项，经费28.00万元；首都卫生发展科研专项5项，经费250.00万元；北京市卫生与健康科技成果和适宜技术推广项目2项，经费83.60万元；市医管中心"扬帆"计划5项、"青苗"计划2项、"培育"计划3项，经费302.00万元；市中医局项目2项，经费16.00万元；首都医科大学科研培育项目2项，经费10.00万元。在研局级以上课题134项，结题局级以上课题41项。全年承接横向课题69项，合作经费993.88万元。

获批专利31项，成果转化6项，转化金额462.40万元。

获得北京市科学技术奖二等奖（第二单位）1项，中华医学科技奖三等奖1项，中国中西医结合学会科学技术奖一等奖1项。

2月，获批北京市临床重点专科卓越项目——感染性疾病科，资助建设经费180.00万元；3月，获批国家干细胞临床研究机构资质。

【新冠肺炎疫情防控】1月21日，收治第一例新冠患者，迅速成立新冠肺炎应急领导小组，启动应急预案，建立新冠肺炎救治体系。制订新型冠状病毒肺炎筛查方案、收治流程、绿色通道；建立人员梯队，制订轮休方案，开展人员培训，紧抓医疗质量管理和病案书写，聚焦重症患者，开展血浆治疗，共投入8个病区209张病床，医务人员470人，派出医疗队5批34人次支援兄弟医院。建立筛查门诊、低风险过渡病区、高风险过渡病区、新冠疑似病区、新冠确诊病区、新冠重症监护病区、新冠核酸检测实验室。共收治确诊病例108例，出院102例，死亡6例；重症病例30例中24例出院，其中4例重症病例使用ECMO。制定佑安中药新冠方3版，中医药治疗率超过92%。快速总结并出版《新发突发传染病医院应急管理》《新型冠状病毒肺炎医院感染防控手册》。疫情期间，完成应急病房楼改造工程，改造面积17889平方米，具备负压床位400张。

【调整机构设置】门诊部调整为一级职能科室；感染中心一科更名为感染与免疫医学科；感染中心二科更名为呼吸与感染性疾病科并下设呼吸门诊；二级职能科室疾病预防控制处归并于医院感染管理处，更名为感染管理与疾病预防控制处；成立临时机构——新院区筹备建设办公室。

引进海外高层次人才自主认定1人（MOOG）。海外留学人员2人。接收博士后进站1人。

【护理工作】继张莉莉母婴阻断护理工作室后，成立邵英HIV阳性家庭护理工作室。与北京美鑫科技有限公司签约，开展"互联网+护理服务"，为居家老人、不方便就医的患者提供专业服务。上报不良事件254例，其中管路滑脱9例、用药错误2例、压疮233例，院内发生14例，意外事件4例，跌倒7例。全年举办国家级继续医学远程教育项目1项：2021-14-02-233（国）肿瘤微创介入护理新模式，培训学员20000余人。接收14名进修护士，以及37名护理专科生的临床实习。

【医学教育】拥有教师282人，其中教授25人、副教授39人。录取统招博士研究生12人、硕士研究生31人。脱产学习9人，院外进修5人。承担首都医科大学临床医学专业、基础医学专业、预防医学专业、口腔医学专业、医学检验专业等传染病学课程教学，国际学院留学生传染病学英语教学，卫生管理专业、医学实验技术专业的临床医学概论课程教学，护理专业临床医学6门课程教学以及研究生7门课程等教学任务。完成1000余名学生的理论授课和临床见习带教3000余学时。"传染病学"课程被评为北京高校"优质本科课程"，"传染病学"慕课获得教育部国家级线上一流本科课程。

【信息化建设】完成突发公共卫生事件应急救治体系应急病房视频会议会诊系统建设，实现院内与院外视频互通。推进"互联网+医疗"建设，获得互联网诊疗资质，开发医院微信服务号逐步拓展线上智慧服务功能应用，实现患者流行病学史承诺书填写、核酸检测预约、开单、缴费、检验结果推送查询等一体化服务功能。通过系统改造实现医保脱卡结算与医保门诊异地实时结算。经过以电子病历为核心的信息系统建设，通过电子病历系统功能应用水平四级评级。

【院领导】党委书记：郑东翔；院长：马迎民；副书记：任静；副院长：向海平、孙桂珍、蔡超、胡中杰；总会计师：张春妮。

（撰稿：袁晓青　审核：马迎民）

北京市结核病胸部肿瘤研究所
首都医科大学附属北京胸科医院

【基本情况】编制内人员913人、合同制人员126人，正高级职称84人、副高级职称106人、中级职称365人、初级职称434人。执业医师223人，注册护士418人。护理人员中具有大专及以上学历者占98.6%、本科及以上占72.5%，有专科护士69人。重症医学床位19张。

年底医院固定资产净值27954.87万元，其中医疗设备净值13087.51万元，有乙类医用设备6台。全年医院总收入97548.86万元，其中医疗收入58182.91万元。医院占地面积120515.07平方米、建筑面积67215.69平方米。

医院牵头北京胸科医院结核病专科联盟。

WHO结核病研究和培训合作中心设在医院。

【医疗工作】全年出院11208人次，床位周转19.71次，床位使用率67.34%，平均住院日12.63天。卫技人员与开放床位之比为1.38∶1，执业医师与床位之比为0.41∶1，病房护士与床位之比为0.518∶1。住院手术1839例，其中三级手术占11.75%、四级手术占79.50%。开展临床路径的科室6个，病种17个，入径率61%，完成率95.78%。全年临床用血总量2690单位。预约挂号占门诊总人次的80.32%。本地医保门诊91824人次、次均费用723元，医保出院3934人次、次均费用32381元；异地医保出院3855人次、次均费用36171元。

医院药占比46%。门诊抗菌药物处方比例16.8%，急诊抗菌药物处方比例16.4%，住院患者抗菌药物使用率40.4%，抗菌药物使用强度为65DDD。

对口支援与扶贫协作的单位有：新疆和田地区传染病专科医院、拉萨市人民医院、青海省第四人民医院、内蒙古阿鲁科尔沁旗医院。

【科研工作】全年获批立项科研项目41项，其中国家自然科学基金面上项目4项、青年科学基金项目2项，北京市自然科学基金面上项目2项、青年科学基金项目1项、市自然科学海淀基金前沿项目1项、市自然科学－市教委联合基金项目1项，共获资助经费991.24万元，医院匹配经费200万元。年底在研课题104项，年内结题25项。获专利22项。

获批北京市临床重点专科感染性疾病科建设项目，目前拥有耐药结核病研究北京市重点实验室1个、结核病临床研究北京市国际合作基地1个。

【总体规划】1月，北京胸科医院危房改建项目被列为2020年北京市重点工程计划的重点推进事项。8月，完成前院区的周转工作，涉及47个部门及科室，职工395人，病床300张，其中还包括了项目实施地域内的弱电安防、供氧管线、污水强电改移、树木移伐及旧建筑物拆除等；完成全院老旧建筑检测，门诊楼装修改造，病案室装修改造，地下管网（天然气）拆改移，危房改建项目周转腾挪一、二病区粉刷，临时停车场工程等。10月30日，医疗综合楼建设项目土护

降工程正式开工。

【互联网诊疗】11月，正式上线开展诊疗工作。针对门诊号源紧缩，为解决慢性病复诊患者挂号难、开药难的问题，推出了代开药服务，依托"互联网+"技术平台，邀请专家开通线上问诊咨询，为患者完成代挂号、开药、缴费、取药、寄药等一系列工作，先后服务患者200余人。

【学科建设】增加中医科康复医学专业，建成呼吸与危重症医学团队；新增设呼吸科门诊、结核病临床试验门诊、肿瘤临床试验门诊、肺癌早筛早诊门诊、结核中医科门诊、肿瘤中医科门诊；临床医技科室开展新技术10项；为乙肝、丙肝等特殊感染住院患者提供胸腔镜手术服务。

【在线参加国际国内学术会议】8月，由医院承办的2020年中华医学会结核病学分会全国结核病学术大会在"云端"召开，注册参会代表3.6万余人，覆盖了我国内地31个省（自治区、直辖市）以及澳门行政区的5136家医疗卫生机构，观看学术报告的总人次达116万。举办第八届全国结核病医院管理与创新论坛、第六届国际结核病论坛。在线组织参加第六届全球洲际结核病样本库年会、WHO西太区国家结核病防治规划管理者会议、遏制结核病传播行动全球感染控制培训、世界胸科大会、耐药结核病指南国际专家研讨会等国际会议。

【生物样本库建设和中国结核病临床试验合作中心工作】生物样本库（RePORT）项目在全球7个国家应用统一的方案收集结核病患者治疗期间的临床样本和临床信息。中国10家结核病医院于2017年加入RePORT项目，2020年9月，完成项目预定的样本量目标，纳入符合条件的初治涂阳肺结核患者180例，收集指定时间点患者血、尿、痰标本2443份。

中国结核病临床试验合作中心（CTCTC）是2013年由北京胸科医院成立的致力于结核病临床试验的研究网络，有26家具备"国家结核病药物临床试验机构"资质的医疗机构参加。年内，CTCTC利用互联网云平台推出"抗结核药物临床研究经典案例回顾与解析"系列讲座，通过回顾与剖析抗结核药物与方案研究各个经典案例，为从事结核病研究的工作人员带来科学理念、研究设计和技巧的提升。

【教育教学管理】通过钉钉在线直播、金牌团队以及少量线下方式开展了多层面的培训讲座。共举办全院性的新冠疫情培训、学术专题讲座、学术沙龙等80余次（其中区县级项目31次），累计参加万余人次。举办2020年国家级、市级继续教育认可项目4项，申报2021年国家级和市级继续教育认可项目25项，国家级和市级备案项目12项。北京胸科医院建立的"全国

结核病远程培训和咨询平台"年内开展国家级远程培训、病例咨询、远程会议等活动150次，在线参与人数约550000人次，在线平台覆盖的单位增至264家。年内招收硕士研究生23人、博士研究生18人。在读全日制研究生104人，在职研究生63人。

【院领导】党委书记：潘军华；院长：李晓北；副书记：庞宇；副院长：李亮、张宗德。

（撰稿：孟纪蕊　审核：李　亮）

首都医科大学附属北京地坛医院

【基本情况】编制内人员1031人、合同制人员373人，正高级职称116人、副高级职称196人、中级职称365人、初级职称588人。执业医师401人，注册护士581人。护理人员中具有大专及以上学历者占97.76%、本科及以上占62.65%，有专科护士80人。重症医学床位20张。

顺义院区编制内人员321人、合同制人员10人，正高级职称1人、副高级职称23人、中级职称120人、初级职称131人。注册护士125人。护理人员中具有大专及以上学历者占94.4%、本科及以上占32%，有专科护士11人。

年底医院固定资产净值82111.13万元，其中医疗设备净值19159.09万元，有乙类医用设备6台。全年医院总收入151722.91万元，其中医疗收入67526.01万元。医院占地面积89670平方米、建筑面积74787平方米。

年底顺义院区固定资产净值18358万元，其中医疗设备净值3140万元。全年顺义院区总收入17499万元，其中医疗收入7251万元。医院占地面积77374平方米、建筑面积39221平方米。

医院牵头的专科联盟有北京地坛医院感染性疾病专科联盟、华北中医肝病联盟。医院召开了地坛感染联盟2020年度学术大会，主题为"'疫'路同行，融创发展"，围绕公共卫生应急体系建设、常态化疫情防控中医院运行、传染病院的"平战结合"等，搭建起交流平台。会议首次采用了线下会议、线上直播的模式，观看人员近2万人次。

承担国家感染性疾病质量控制中心、北京市感染（传染）性疾病治疗质量控制和改进中心以及WHO艾滋病治疗与关怀综合管理合作中心工作。

【医疗工作】全年出院15001人次，床位周转18.57次，床位使用率55.88%，平均住院日11.14天。卫技人员与开放床位之比为1.54：1，执业医师与床位之比为0.53：1，病房护士与床位之比为0.44：1。住院手术2423例，其中三级手术占22.52%、四级手术占17.86%，日间手术39例。剖宫产率72.23%。开展临床路径的科室15个，病种28个，入径率1.28%。全年临床用血总量10156单位。预约挂号占门诊总人次的83.31%。本地医保门诊253421人次、次均费用817.03元，医保出院8463人次、次均费用22238.27元；异地医保出院2979人次、次均费用27946.23元。

全年顺义院区出院958人次，床位周转7.45次，床位使用率33.49%，平均住院日16.88天。卫技人员与开放床位之比为1.98：1，执业医师与床位之比为0.46：1，病房护士与床位之比为1.01：1。住院手术86例，其中三级手术占53.49%、四级手术占0.42%。本地医保门诊77146人次、次均费用54359元，医保出院842人次、次均费用17577.13元；异地医保出院77人次、次均费用18601.43元。

医院药占比41.34%，其中门诊药占比52%、住院药占比31.22%。门诊抗菌药物处方比例3.37%，急诊抗菌药物处方比例10.20%，住院患者抗菌药物使用率41.13%，抗菌药物使用强度为48.56DDD。

顺义院区药占比45.93%。门诊抗菌药物处方比例1.03%，住院患者抗菌药物使用率44.89%，抗菌药物使用强度为49.29DDD。

对口支援与扶贫协作的单位有：西藏自治区拉萨市人民医院、新疆维吾尔自治区和田地区人民医院、四川省凉山彝族自治州越西县第一人民医院。

【科研工作】全年获批立项科研项目62项，其中国家重点研发8项、国家自然科学基金3项、省市级3项，共获资助经费4619.84万元，医院匹配经费1000余万元。年底在研课题397项，年内结题12项。获奖成果3项。获专利25项。

国家级、市级重点学科、专科、实验室、研究中心等有：国家卫生健康委感染病临床重点专科、国家中医药管理局中医传染病重点专科、国家中医药管理局中医肝病重点专科、国家中医药管理局中医药重点学科、国家中医药管理局感染免疫（三级）实验室、新发突发传染病研究北京市重点实验室、首都医科大学传染病研究所、北京市中西医结合感染性疾病研究所。

【新冠肺炎应急工程建设】在医院西侧区域紧急建设300张床位应急病房，2月25日竣工，总建筑面积约15000平方米，主体结构共9个单体，包括主楼及负压机房、垃圾站、液氧站、压缩机房、机电设施用房、污水处理站等附属用房。3月，正式启用收治新冠肺炎患者。为抓好常态化疫情防控工作，为冬春季疫情防控做好准备，进一步落实院感防控要求，医院对西侧应急病区进行了封闭式独立化运行改造，增设方舱CT、方舱实验室、布草消毒方舱，满足隔离区内患者的独立检查、检测、布草洗消需求，避免交叉感染。

【北京市示范性研究型病房】7月，医院获批北京市示范性研究型病房，作为10家示范性单位之一，获批支持建设经费1000万元。该研究型病房旨在充分发挥医院特色医疗资源优势，以感染性疾病（新发突发传染病、肝病、艾滋病等）的特色诊疗技术为基础，搭建感染性疾病全产业链研究及转化技术平台，将极

大地推动医院科技创新与健康科技成果转化，发挥临床研究基地的引领作用，推动医院学科建设。

【电力增容】为保障新冠肺炎疫情救治工作的顺利开展，在国务院督导组及北京市政府的全力支持下，医院电力增容项目按照应急抢险工程火速实施完成。经过市卫生健康委、市医管中心、国网电力公司等多方的组织协调，经过50天的施工建设，于12月11日正式通电运行。解决了医院作为重要用电用户的假双路供电问题，同时增容3200KVA容量，有效缓解医院用电压力，满足医院发展的用电需求。

【互联网诊疗服务】医院与京医通合作搭建互联网诊疗平台，于11月正式上线，开设了肝病、感染病、心内、内分泌4个诊疗专业，涵盖在线挂号、音视频在线咨询、慢病互联网复诊、在线开方、处方缴费、无接触取药、检查自助预约及报告查询等互联网诊疗功能。年内接诊互联网诊疗患者80人次。

【院领导】党委书记：陈航；院长：金荣华；副书记：贾王彦；副院长：成军、李秀兰、陈效友、蒋荣猛；总会计师：吴光清。

（撰稿：姜心言　审核：金荣华）

首都医科大学附属北京儿童医院

【基本情况】编制内人员2304人，合同制人员263人，编制外人员503人；正高级职称206人，副高级职称309人，中级职称698人，初级职称1777人。执业医师912人，注册护士1279人。护理人员中具有大专及以上学历者占97.65%、本科及以上占59.42%，专科护士519人。重症医学床位104张。

年底固定资产净值29589.31万元，其中医疗设备净值23970.41万元，乙类医用设备7台。全年医院总收入278465.54万元，其中医疗收入176113.16万元。医院占地面积7万平方米，建筑面积12万平方米。

医院牵头北京儿童医院医疗联合体、北京市紧密型儿科医联体，以及牵头跨区域专科联盟——福棠儿童医学发展研究中心（北京儿童医院集团）。

承担国家儿科专业医疗质量控制中心（筹建）、北京市儿科专业质量控制和改进中心工作。

【医疗工作】全年出院50409人次，床位周转50.1次，床位使用率81.3%，平均住院日6天。卫技人员

与开放床位之比2.71∶1，执业医师与床位之比1.02∶1，病房护士与床位之比为0.86∶1。住院手术15375例，其中三级手术占38.2%、四级手术占18.49%，日间手术4871例。开展临床路径的科室30个，病种197个，入径率56.95%，完成率89.10%。全年临床用血总量29942.9单位，自体输血408人次860.64单位。预约挂号占门诊总人次的54.47%。本地医保门诊790656人次、次均费用388.84元，医保出院10466人次、次均费用12955.86元；异地医保出院11603人次、次均费用17095.08元。

医院药占比25.38%，其中门诊药占比27.40%、住院药占比23.20%。门诊抗菌药物处方比例15%，急诊抗菌药物处方比例27%，住院患者抗菌药物使用率49%，抗菌药物使用强度为37.71DDD。

对口支援与扶贫协作单位涉及内蒙古自治区赤峰市林西县医院、包头市第四医院、赤峰市宁城县中心医院，北京市大兴区人民医院、顺义区妇幼保健院。

首期"中国儿童健康扶贫计划"圆满收官。2018年，经国家卫生健康委批准，医院制订并牵头实施"中国儿童健康扶贫计划"。5年来，由医院牵头、全国儿童医院共同参与的"中国儿童健康扶贫计划"在四川、西藏、陕西、河南、内蒙古、甘肃、云南、贵州、江西、山西、河北、重庆等10余个省市自治区开展健康扶贫活动，完成贫困地区近10万名儿童疾病筛查与义诊，开展各类复杂疑难手术900余例次；举办各类基层医师培训近2000场，受益20000余人；开展儿童健康宣教活动5000余场，惠及中小学生、教师、家长等10万余人。"中国儿童健康扶贫计划（2021—2025）"将持续提升已脱贫摘帽地区儿童医疗服务能力，巩固脱贫地区发展成果。

【科研工作】全年获批纵向科研项目104项，累计资助经费3963万元。其中国家级项目22项，获批经费909万元，包括国家自然科学基金项目20项、科技部重点研发计划课题项目1项和科技部基地和人才专项1项；省部级项目31项，获批经费770万元；校局级项目51项，获批经费2284万元。医院匹配经费共计659.33万元。年底在研课题259项，年内结题123项。

获得科研奖励2项，其中北京医学科技奖1项、河北省科学技术奖科技进步奖1项；获批专利92项，成功转化专利成果1项，连续5年获得中国医院科技量值（儿科学）第一名。

医院目前拥有国家级学科建设平台5个，包括国家儿童医学中心（北京）、科技部创新人才培养示范基地、国家呼吸系统疾病临床医学研究中心、国家疑难病症诊治能力提升工程项目储备库、国家药品监督管理局药物临床试验机构；省部级学科建设平台7个，包括儿科重大疾病研究教育部重点实验室、儿童耳鼻咽喉头颈外科疾病北京市重点实验室、儿童血液病与肿瘤分子分型北京市重点实验室、儿童慢性肾脏病与血液净化北京市重点实验室、出生缺陷遗传学研究北京市重点实验室、儿童呼吸道感染性疾病研究北京市重点实验室、北京市儿童外科矫形器具工程技术研究中心；国际合作基地3个，包括科技部儿童健康发展国际联合研究中心、科技部儿童重大疾病示范型国际科技合作基地、北京市儿童重大疾病研究国际科技合作基地。

【改革与管理】6月9日，成立急诊外科；7月28日，将肾病科调整为肾病一科、肾病二科和血液净化中心；11月17日，成立医务社会工作部；12月8日，成立运营管理办公室。6月11日起，取消实体就诊卡，推出扩展预约服务时段、退号候补、自助退费、出院带药指导单扫码等服务，落实便民惠民举措；与41家远程医疗合作医院续签协议，开展远程会诊742例，同比增长36.4%；制剂中心完成外迁工作并通过GPP认证，提升院内中医制剂及新药研发生产能力；加强医疗投诉纠纷处理能力，设立"接诉即办"服务中心，开展案例分析督促整改，全年12345"三率"（响应率、解决率、满意率）考核优秀。完成门诊医生站、门诊收费系统、病房收费系统、多功能自助机系统等业务系统改造，保障对接北京医保患者脱卡结算服务。

【治疗国内首例LRBA缺陷伴类炎性肠病】医院急诊科、消化科、血液肿瘤中心、营养科、儿研所肿瘤与免疫研究室等多学科协作成功治疗国内首例LRBA缺陷伴类炎性肠病患儿。患儿1岁，持续腹泻月余并出现中度脱水伴代谢性酸中毒，消化科通过基因检测确认其符合LPS反应性米色锚样蛋白（LPS-responsive beige-like anchor protein，简称LRBA）复合杂合缺陷，国内未见相关文献报道。相关学科组成MDT团队为患儿制订肠内外营养及静脉护理等多项个性化方案。经中华骨髓库等多方努力，患儿找到合适供者为其提供外周血干细胞。3个多月的护理支持后转入血液肿瘤中心移植病房，经专家团队多次讨论确定适合患儿的移植、营养支持和护理方案。9月30日，经历肺炎、免疫性血小板减少等并发症的患儿顺利出院。

【儿童头颈肿瘤综合诊疗体系】11月28日，医院主持的儿童头颈肿瘤综合诊疗体系获2019年北京医学科技奖一等奖。倪鑫教授团队针对儿童肿瘤发病特点，开展了一系列原创性、系统性研究。成立国内首个儿童头颈肿瘤MDT门诊，联合各相关专业为头颈肿瘤患者制订诊疗方案，实现患儿多学科联合诊疗的无缝衔接。以横纹肌肉瘤（RMS）为例，在头颈肿瘤MDT诊疗模式下，中枢侵犯脑膜旁区RMS近期疗效较既往改善明显，两年无事件生存率由14.3%提高到51.9%，两年总生存率由21.4%升高到67.3%，患儿预后得到了有效改善。建立儿童头颈实体肿瘤样本资源和临床数据平台，通过数据挖掘，揭示儿童头颈实体肿瘤发生发展的分子机制，挖掘临床诊治标记物及应用。成功研发基于病理常规技术FISH方法的TERT基因断裂/重排的检测试剂盒，可明确TERT基因断裂能鉴别高危神经母细胞瘤肿瘤亚型，评估患儿预后，提高高危NB肿瘤诊断能力。牵头制定儿童神经母细胞瘤诊疗规范、儿童及青少年骨肉瘤诊疗规范等多项儿童恶性肿瘤诊疗规范，基本完成我国儿童头颈部肿瘤的诊治规范化及标准推广工作，促进我国儿童头颈肿瘤诊治能力水平的提升。

【国家呼吸系统疾病临床医学研究中心】组织全

国儿科相关专业专家制定新冠肺炎患儿诊疗相关中英文专家共识和诊疗建议10部，指导基层儿科医师开展新冠肺炎患儿诊治、疫情期间呼吸系统疾病诊疗等工作；发布《严重急性呼吸系统综合征冠状病毒2感染儿童预防20问》，对儿童日常防护、疾病特点、鉴别诊断等方面进行指导；为全球儿科医生提供参考，引起国际学术界关注。牵头开展儿童新冠病毒感染临床特征及远期预后的多中心临床研究，纳入382名患儿，描述儿童新冠病毒感染的临床特征、影像学表现等，普及新冠病毒肺炎相关知识，为诊治新冠病毒肺炎提供指导。先后牵头新型冠状病毒亚洲专家经验分享会议、中日儿童新型冠状病毒感染经验诊疗交流视频会议和全球儿科新冠论坛，邀请多国专家参会，就新冠肺炎患儿临床特点及诊疗经验在线交流。联合有关单位于2月17日起连续组织10场新冠病毒感染相关公益讲座，宣传科学有效的防控措施，累计受众超过10万人次。

【**北京市医管中心儿科学科协同发展中心**】完善中心制度建设，组织召开年度工作总结会、工作推进会等20余次，组织成员单位赴珠海、济南、深圳等地参加学术论坛、培训等，加大儿科人才培养力度；继续与成员单位进行医疗深度合作，派驻专家到成员单位开展诊疗工作、专题培训等，开展儿科医疗质量控制体系建设研究；加强"儿科专项"全过程管理等工作，举办各类学术交流活动，为成员单位提供实验室资源、样本库及图书馆资源共享服务；提高成员单位教学同质化水平，采取线上线下相结合的方式举办各类教育培训活动，完成儿科转岗医师培训和考核工作。

【**托管医院工作**】年内，顺义妇儿医院成立区域内首家甲状腺疾病诊治中心，开设母胎医学MDT门诊、生殖医学门诊等，持续探索拓展全生命周期健康服务，通过了三级医院现场评审。保定市儿童医院获得河北省卫生健康委批准纳入三级儿童专科医院管理，被评为2020年度省级现代医院管理制度建设样

板；被河北省科学技术协会批准建立科技专家企业工作站。郑州儿童医院重新规划东区医院、东三街医院、南院区、西区医院"一院四区"布局，形成四院区各有重点、功能完善、互为补充、协同发展的新格局。

【**国家儿童区域医疗中心项目**】6月2日，国家发展改革委、国家卫生健康委联合发文，同意首都医科大学附属北京儿童医院郑州医院、首都医科大学附属北京儿童医院新疆医院两个区域医疗中心试点项目方案；10月底，国家区域医疗中心授牌仪式暨座谈会在厦门举行，河南省儿童医院、新疆维吾尔自治区儿童医院分别获颁"国家区域医疗中心（筹建）"牌匾。10月12日，医院与河南省人民政府签署共建"国家儿童区域医疗中心、国家儿童医学中心河南分中心"协议，派驻9名专业骨干在河南省儿童医院担任临床科室特聘主任，多学科知名专家定期赴儿童医院开展学科建设、临床诊疗、科研教学、人才培养等工作。12月19日，医院与新疆维吾尔自治区共同为"国家区域医疗中心"揭牌，北京儿童医院新疆医院建设项目正式启动。

【**国家儿童肿瘤监测中心**】年内，完成儿童肿瘤监测平台一期搭建工作，组织378家监测点上报2017年至2019年历史数据，开展每月常态化病例上报、监测点培训等工作，召开监测点端口对接培训会12次，推进监测点信息化端口对接，撰写《国家儿童肿瘤监测年报2020》及工作简报。2019年，获批国家儿童肿瘤监测中心。开展儿童血液病、恶性肿瘤病例信息登记项目，建立儿童肿瘤登记与监测体系和数据共享机制，逐步在全国建立以医院为基础的儿童肿瘤实时动态监测体系，为国家儿童肿瘤防控工作提供全面、科学、精准的大数据支撑。

【**院领导**】党委书记：张国君；院长、党委副书记：倪鑫；党委专职副书记、纪委书记：丁枭伟；副院长：赵娟、葛文彤、李巍。

（撰稿：刘京艳　审核：倪　鑫）

首都医科大学附属北京口腔医院

【**基本情况**】编制内职工645人、合同制职工581人，正高级职称82人、副高级职称117人、中级职称240人、初级职称665人。执业医师433人，注册

护士414人。护理人员中具有大专及以上学历者占84.54%、本科及以上占32.85%，有专科护士21人。

年底医院固定资产净值8694.37万元，其中医疗设

备净值8376.51万元。医院占地面积24585平方米、建筑面积33314平方米。

牵头首都医科大学附属北京口腔医院口腔专科医疗体，成员单位57家。北京市口腔医疗质量控制和改进中心依托在医院。

【医疗工作】全年出院1392人次，床位周转22.1次，床位使用率40.24%，平均住院日6.82天。卫技人员与开放床位之比为16.25∶1，执业医师与床位之比为6.87∶1，病房护士与床位之比为0.5∶1。住院手术1308例，其中三级手术占21.81%、四级手术占15.94%，日间手术286例。全年临床用血总量286单位。预约挂号占门诊总人次的100%。本地医保门诊414711人次，医保出院814人次，异地医保住院实施结算148人次。

药占比2.6%，其中门诊药占比1.85%、住院药占比13.16%。门诊抗菌药物使用率4.87%，急诊抗菌药物使用率22.63%，住院患者抗菌药物使用率40.99%，抗菌药物使用强度17.9DDD。

对口支援与扶贫协作单位7家，包括京津冀重点合作3家，以及京—乌、京—银、京—沈合作，黔医计划等4家。

【科研工作】全年获批立项局级及以上科研项目41项，其中国家级（国家自然科学基金）项目19项，省部级项目5项，局级项目17项，共获资助经费1453.8万元，医院匹配经费217万元。年底在研课题168项，年内结题55项。获得专利授权18项。

有北京市重点学科2个，为口腔临床医学和口腔基础医学；国家临床重点专科4个，为口腔颌面外科专业、牙体牙髓专业、口腔修复专业、口腔正畸专业；北京市重点实验室1个，为全牙再生与口腔组织功能重建北京市重点实验室；国家临床医学研究中心1个，为北京大学口腔医院国家口腔疾病临床医学研究中心分中心。

【医疗支援】分六批选派31名医务人员赴小汤山医院支援新冠肺炎筛查救治和管理工作，一批6人支援地坛医院筛查救治工作。共派出三批90人次支援丰台区和顺义区核酸采样任务。

【一址多点建设】医院迁建工程于4月10日正式开工。11月，"土护降"工程施工全部完成，质量验收合格。设计工作逐步深化，项目建议书（代可研）通过市政府常务会议，申报项目开办费获批复。与大兴区卫生健康委及西红门镇政府就开设大兴区西红门部签署合作框架协议，首个门诊部——西红门部装修改造完成。

【科研平台建设】进行科研平台改造和扩容，新增实验室面积约2000平方米，为北京市重点实验室开辟专用实验平台约1000平方米。实施青年科研人才储备计划，落实待遇、科研经费、双导师制、双考评制等多方面保障，改善创新后劲不足问题。

【院领导】党委书记：谷水；院长：白玉兴；副书记：吴缦莉；副院长：刘淑敏、刘静明、吴家锋。

（撰稿：李丽璇　审核：白玉兴）

首都医科大学附属北京安定医院

【基本情况】编制内人员924人、派遣制人员100人。正高级职称39人、副高级职称97人、中级职称347人、初级职称421人。执业医师234人，注册护士394人。护理人员中具有大专及以上学历者363人，占92.1%；本科及以上158人，占41.4%。有专科护士31人。

年底医院固定资产净值22251.40万元，其中医疗设备净值5208.54万元，有乙类医用设备2台。全年医院总收入93961万元，其中医疗收入64066万元。医院占地面积19220平方米、建筑面积44042平方米。

医院牵头精神心理医疗服务联合体，以及安定医院联盟。

【医疗工作】全年出院6682人次，床位周转7.93次，床位使用率91.04%，平均住院日38.39天。卫技人员与开放床位之比为0.8∶1，执业医师与床位之比为0.26∶1，病房护士与床位之比为0.38∶1。开展临床路径的科室1个（精神科），病种14个，入径率75.26%，完成率98.96%。预约挂号占门诊总人次的92.7%。本地医保门诊363580人次、次均费用642.40元，医保出院4701人次、次均费用37942.28元；异地医保出院1235人次、次均费用34415.19元。

医院药占比47.19%，其中门诊药占比78.23%、住院药占比6.53%。住院患者抗菌药物使用率3.63%，抗菌药物使用强度为0.86DDD。

对口支援与扶贫协作的单位有：湖北五峰县人民

医院、甘肃渭源县人民医院、青海玉树州第三人民医院。政府指令性合作有：乌鲁木齐第四人民医院、通辽市精神卫生中心、湖南脑科医院、沈阳市精神卫生中心、十堰市中医院、邓州市第三人民医院。

【新冠肺炎疫情防控】医院第一时间开展临床流程再造，加强门诊预检筛查，建立了新冠肺炎患者应急处置、转运等机制、流程，在急诊区域设置隔离病房，先后将3个病区改造为过渡观察病区。开设快速复诊取药门诊。在保证各项防控措施到位情况下，医院努力做到应收尽收、应治尽治，尽可能满足精神障碍患者就诊需求。疫情期间，医院收治精神障碍患者占全市63.2%。快速提升检验能力，建成核酸检测方舱。9月，开展核酸自主检测，实现了"1+3"检查前置。创新优化服务模式，率先开展线上诊疗。将探视方式改为视频探视，有效满足了疫情防控要求下家属探视的需求。发挥心理专业优势，组团参与外派支援。医院充分发挥专业优势，积极承担疫情期间心理危机干预任务，共派出3名专家赴武汉参与医务人员及患者心理干预工作，并派出36人赴北京小汤山医院、9人赴北京地坛医院支援新冠肺炎的筛查救治工作。先后派出百余名医务人员前往丰台区、西城区等，开展核酸检测采样近2万人次。通过远程医疗平台，为国资委驻外央企人员开展心理诊疗服务，受到国资委及驻外央企人员的好评。

【科研工作】全年获批立项科研项目32项，其中国家级3项（国家自然科学基金项目）、省市级4项，共获资助经费2298.6万元，医院匹配经费2106.151万元。年底在研课题84项，年内结题14项。获专利3项，软件著作权7项。

国家级重点学科1个：国家中医药管理局重点学科中医神志病学。国家级重点专科2个：国家中医药管理局重点专科神志病学、国家临床重点专科建设项目精神病学。北京市重点学科3个：精神病与精神卫生学、应用心理学和中西医结合精神疾病。国家精神心理疾病临床医学研究中心1个，精神疾病诊断与治疗北京市重点实验室1个。

【互联网诊疗服务】新冠疫情期间，为保证京外患者得到有效治疗，医院积极开展互联网诊疗服务，成为北京市第一批通过互联网诊疗服务评审的机构，并通过了医保审核。利用信息网络技术，实现了精神疾病线上复诊功能，使复诊患者足不出户即可就医药。截至年底，医院互联网诊疗平台累计注册9210人，接诊11149人次，开具处方7937人次，诊疗范围覆盖全国30个省市，其中京津冀地区患者占58.67%。

【新院区选址】完成了新院区选址，基本完成新院区项目建议书编制，新院区获批床位1000张。

【北京首批示范性研究型病房建设项目】4月，医院获批北京首批示范性研究型病房建设项目。医院创新整合了国家中心、药物临床试验机构、研究型病房三大科研平台优质资源，建立了产学研一体化的临床研究中心，全面提升了新药、新医疗器械及新技术的临床研究和转化应用能力。在"中国脑计划"中，医院牵头组建了多中心、规范化、标准化的国家级临床研究队列，为开展高质量临床研究打下了良好基础。

【成立精准医学中心】医院继续创新药学服务模式，成立北京安定医院—药明奥测精准医学中心，将为精准用药提供有力支撑。

【院领导】党委书记：滕红红；院长：王刚；副书记：孟庆玲；纪委书记：靳雪玮；副院长：李占江、张骏、李晓虹；总会计师：郭敬源。

（撰稿：张纯洁　审核：滕红红）

首都医科大学附属北京妇产医院
北京妇幼保健院

【基本情况】编制内人员1377人，正高级职称114人、副高级职称170人、中级职称483人、初级职称959人。执业医师554人，注册护士713人。护理人员中具有大专及以上学历者占98%，本科及以上占71%，有专科护士146人。重症医学床位60张。

年底固定资产净值31657.46万元，其中医疗设备净值14854.65万元，乙类医用设备1台。全年医院总收入131276.71万元，其中医疗收入91465.14万元。占地面积43661.21平方米，建筑面积71687.92平方米。

医院牵头及加入的医联体有：朝阳区（首都儿科

研究所）儿童医联体，北京妇产医院妇科医联体；专科联盟有：京津冀妇女与儿童保健专科联盟。

为北京市产科质量控制中心主任委员单位。

【医疗工作】全年出院33501人次，床位周转65.44次，床位使用率78.19%，平均住院日4.33天。卫技人员与开放床位之比为2.97∶1，执业医师与床位之比为1.08∶1，妇科系列病房护士与床位之比为0.4∶1，产科病房护士与床位之比为0.45∶1。住院手术23634例，其中三级手术占20.23%、四级手术占14.85%，日间手术2851例。剖宫产率42.14%，新生儿死亡8人、围产儿死亡41人。开展临床路径的科室7个，病种9个，计划性剖宫产入径率26.10%，完成率97.81%；子宫平滑肌瘤入径率78.21%，完成率59.58%；输卵管妊娠入径率41.38%，完成率98.04%；卵巢良性肿瘤入径率32.31%，完成率90.53%；子宫肌腺症入径率69.57%，完成率68.42%；宫颈癌入径率81.52%，完成率60.28%；新生儿感染性肺炎（不应用呼吸机）入径率100%，完成率87.55%；宫腔镜取环入径率100%，完成率90.00%；乳腺癌手术治疗入径率100%，完成率98.84%。全年临床用红细胞1925单位、血浆149500毫升、血小板47治疗量，自体输血77人次302.49单位。预约挂号占门诊总人次的94.40%。北京市医疗保险门诊持卡结算527853人次、次均费用465元，北京市医疗保险住院持卡结算22037人次、次均费用8676元；异地医保出院1926人次、次均费用16005元。

医院药占比19.97%，其中门诊药占比19.08%、住院药占比21.45%。门诊抗菌药物处方比例4.31%，急诊抗菌药物处方比例3.34%，住院患者抗菌药物使用率46.7%，抗菌药物使用强度为23.8DDD。

对口支援单位有：贵州省贵阳市妇幼保健院，雄安新区容城县妇幼保健院，北京市通州区妇幼保健院、平谷区妇幼保健院，江西省赣州市妇幼保健院，西藏自治区拉萨市人民医院。扶贫协作单位有：云南省怒江傈僳族自治州兰坪白族普米族自治县妇幼保健院、青海省玉树州妇幼保健计划生育服务中心、内蒙古自治区呼和浩特市武川县医院。

选派1名中层干部援疆1年，1名专业技术干部援藏1年，1名中层干部赴平谷区人才京郊行1年、1名专业技术干部赴怀柔人才京郊行1年；1名援藏干部完成援助任务回京。完成1名"西部之光"访问学者的学习培养。2人赴青海开展"京青专家服务活动"，1人参加2020年"北京院士专家南阳行"活动。

选派20名医务骨干分3组奔赴小汤山医院，支援境外输入人员疫情防控工作。

【科研工作】全年获批立项科研项目33项，其中国家级5项、省部级6项、局级22项，共获资助经费520万元，医院匹配经费301.38万元。年底在研课题87项，年内结题31项。获专利12项，其中发明1项、实用新型11项。

国家重点专科：妇科、产科；北京市中医管理局中西医结合妇科重点学科；北京市重点扶植学科：生殖医学科；北京市重点建设学科：围产医学部，生殖内分泌医学北京市国际科技合作基地，妇产科超声北京市国际科技合作基地。

【医学教育】承担首都医科大学妇产科及相关学科博士、硕士研究生培养工作，博士后流动分站工作，妇产科学系工作，国家级及北京市妇产科住院医师规范化培训及继续医学教育工作，助产专业培养等多层次教学任务。有教授24人，副教授21人，博士研究生导师18人、硕士研究生导师40人。年内录取研究生52人，其中硕士研究生35人、博士研究生17人。聘请德国专家Alfred Otto Mueck为客座教授。此外，承担协和护理学院、中医药大学、首都医科大学护理学院、北京大学护理学院、儿童医院护校、北京卫生职业学院6个院校护理学授课任务。

【妇幼保健】建立政府保基本、个人保补充、多元广参与的重大出生缺陷保障机制。在全国率先建立北京市出生缺陷综合防治多元保障机制，将25个病种纳入出生缺陷综合防治保障范围。全市设有妇女保健和儿童保健规范化门诊的社区卫生服务中心326家。首批设置6家更年期保健专家工作室。宫颈癌及乳腺癌早诊率分别超过98%、80%。医院成功获批国家更年期特色专科。探索开展出生医学证明签发记录的电子化项目，逐步推进新筛、耳聋基因筛查信息数据的入云工作。研发孕产妇健康素养30条，消除艾、梅、乙母婴传播应知应会10条，早产儿服务核心信息等标准化健康教育资料，推进妇幼健康教育工作规范开展。创建北京市线上孕妇学校，研制标准化教程18个，点击量超过60万次。

【筛查诊区建设】12月，筛查诊区正式投入使用，诊区位于东院区东侧，建筑面积1680平方米，内部有诊室3间、隔离观察室3间、负压手术室2间、负压监护室2间、负压病房1间、CT室1间、PCR实验室1间、常规检验室1间等符合疫情防控要求的基本功能设施。收治范围包括急诊发热患者的"1+3"筛查、隔离留观、急危重症救治、妇产科危急重症伴发热患者或产妇的分娩、手术、重症监护及新生儿救治，普通患者入院前核酸咽拭子采样、核酸检测及CT筛查。整个楼体建设严格按照三区两通道设置。

【成立女性盆底功能障碍诊治中心】北京妇产医

院成立女性盆底功能障碍诊治中心，该中心由产后康复门诊、治疗中心和妇科女性盆底功能障碍诊治中心及女性盆底康复技术培训中心组建而成。下设4个专业学组，盆底疾病康复组工作内容涉及盆底肌康复、慢性盆腔痛康复、外阴白斑治疗、术后快速康复、患者随访；产后整体康复组工作内容涉及产后整体康复、患者随访；盆底重建生殖整形手术组工作内容涉及盆底重建术、抗尿失禁手术、生殖系畸形矫正术、妇科整形美容手术；中西医结合理疗组工作内容涉及中西医结合理疗及相关治疗。

【**院领导**】党委书记：张建；院长：严松彪；副书记：严松彪、刘静；副院长：赵娟、阴赪宏、郝伟。

（撰稿：刘雪姣　审核：严松彪）

首都医科大学附属北京中医医院

【**基本情况**】编制内人员1212人、合同制人员562人，正高级职称145人、副高级职称207人、中级职称566人、初级职称814人。执业医师608人，注册护士543人。护理人员中具有大专及以上学历者占98.83%、本科及以上占63.09%，有专科护士106人。重症医学床位20张。

年底医疗设备净值为25372.81万元，有乙类医用设备5台。全年医院总收入175260.39万元，其中医疗收入126104.95万元。医院占地面积28000平方米、建筑面积56000平方米。

医院牵头及加入的医联体有：北京中医医院与首都儿科研究所附属儿童医院中医儿科医联体、北京市鼓楼中医医院和北京中医医院医疗联合体、北京中医医院与香河县中医医院医疗联合体；专科联盟有：华北区域中医外科专科联盟、华北区域中医皮肤科专科联盟、华北区域中医脾胃病科专科联盟、华北区域中医急诊科专科联盟。依托在医院的国家级及市级质控中心有：北京市中医药剂质控中心、北京市中医急诊及ICU质控中心。

【**医疗工作**】全年出院14445人次，床位周转23.84次，床位使用率66.19%，平均住院日10.23天。卫技人员与开放床位之比为2.41：1，执业医师与床位之比为1.04：1，病房护士与床位之比为0.84：1。住院手术3861例，其中三级手术占56.57%、四级手术占24.73%，日间手术983例。开展临床路径的科室21个，病种125个，入径率100%，完成率98.79%。全年临床用血总量2365单位，自体输血179人次507单位。

预约挂号占门诊总人次的98.51%。本地医保门诊1023360人次、次均费用646元，医保出院10050人次、次均费用23009元；异地医保出院2322人次、次均费用20177元。

医院药占比57.92%，其中门诊药占比70.5%、住院药占比22.88%。门诊抗菌药物处方比例1.31%，急诊抗菌药物处方比例12.60%，住院患者抗菌药物使用率24.36%，抗菌药物使用强度为22.54DDD。

对口支援与扶贫协作的单位有：北京市昌平区天通苑中医医院、顺义区中医医院、延庆区中医医院，内蒙古扎兰屯市中蒙医院、奈曼旗蒙医医院。

【**科研工作**】全年获批立项科研项目82项，其中国家级29项、省市级13项，共获资助经费3313.6万元，医院匹配经费255.5万元。年底在研课题208项，年内结题66项。获奖成果6项。获专利35项。

有皮肤科、脾胃病科、针灸科、心血管科、疮疡外科、肿瘤科、急诊科、护理学8个国家临床重点专科，皮肤科、脾胃病科、针灸科、心血管科、疮疡外科、肿瘤科、急诊科、护理学、临床药学、妇科、骨伤科、心身医学科、肾病科13个国家中医药管理局重点专科，皮肤科、脾胃病科、针灸科、心血管科、疮疡外科、肿瘤科、急诊科、护理学、临床药学、妇科、骨伤科、心身医学科、肾病科、儿科、风湿病科、肛肠科、肺病科、康复科18个北京市中医管理局重点专科，中医皮肤病、中医脾胃病、中医外科、中医急诊（重症医学）4个国家中医药管理局华北区域中医（专科）诊疗中心。

【**中医药传承教育**】继承整理名老中医专家的学术经验和技术专长，开展名老中医学术思想的整理、挖掘、研究工作，相关中医文化产品的整理、保存、传播和名老中医相关诊疗经验成果的转化。通过举办师承大会、学术交流等活动加大传承力度。加快北京中医医院国医大师柴嵩岩办公室的学术研究，做好国医大师柴嵩岩诊疗妇科经验的承传工作。加强教师、导师队伍建设。对带教老师进行培训、遴选、考核、再培训的闭环管理及建设。加强本科生、研究生、规培生的过程培养的考核，重视培养的质量，提高各类学生的中医临床思维能力。

【信息化建设】以3月18日医院互联网诊疗系统正式上线运行为契机，增加内外网安全设备，防范外网攻击及病毒攻击。加强远程医疗的软硬件配置，提升医院的信息化建设水平，积极探索互联网医院的建设，提高患者满意度，逐步实现建设网络医院的目标。

【院领导】党委书记：董杰昌；党委副书记、院长：刘清泉；党委专职副书记：温淑兰；党委副书记、纪委书记：程军；副院长：王大仟、王笑民、徐春军、刘东国。

（撰稿：管子金　审核：刘清泉）

首都医科大学附属北京世纪坛医院

【基本情况】编制内人员1873人、合同制人员777人，正高级职称122人、副高级职称218人、中级职称669人、初级职称1404人。注册护士1079人。护理人员中具有大专及以上学历者占98.3%、本科及以上占62.1%，有专科护士203人。重症医学床位87张。

年底医疗设备净值101900万元，有乙类医用设备8台。全年医院总收入226043.24万元，其中医疗收入150848.82万元。医院占地面积72802平方米、建筑面积101458平方米。

医院牵头的医联体成员单位有：北京市海淀区羊坊店社区卫生服务中心、甘家口社区卫生服务中心、万寿路社区卫生服务中心、玉渊潭社区卫生服务中心、八里庄社区卫生服务中心、田村路社区卫生服务中心、丰台区卢沟桥国医社区卫生服务中心、二七北社区卫生服务中心、北京市羊坊店医院，房山区良乡医院，门头沟区妇幼保健院，北京水利医院，北京怡德医院。

加入市属医院紧密型儿科医联体。

【医疗工作】全年出院33273人次，床位周转30.62次，床位使用率65.46%，平均住院日7.82天。卫技人员与开放床位之比为2.06：1，执业医师与床位之比为0.67：1，病房护士与床位之比为0.64：1。住院手术15550例，其中三级手术占51.98%、四级手术占23.92%，日间手术2558例。剖宫产率23.83%，孕产妇死亡1人、新生儿死亡1人、围产儿死亡4人。开展临床路径的科室31个，病种330个，入径率80.23%，完成率76.01%。全年临床用血总量16346单位，自体输血773人次1324单位。预约挂号占门诊总人次的95.02%。本地医保门诊607710人次、次均费用631.28元，医保出院15596人次、次均费用23393.93元；异地医保出院6371人次、次均费用30353.64元。

医院药占比37%，其中门诊药占比47%、住院药占比28%。门诊抗菌药物处方比例5.93%，急诊抗菌药物处方比例28.91%，住院患者抗菌药物使用率35.42%，抗菌药物使用强度为40.27DDD。

对口支援与扶贫协作的单位有：奈曼旗人民医院、张北县医院、昌平区南口医院、乌鲁木齐市友谊医院、新疆和田地区妇幼保健站、拉萨市人民医院。

【科研工作】全年获批立项科研项目44项，其中国家级8项（国家自然科学基金项目6项，科技部重点研发计划项目2项）、省市级19项，共获资助经费1314万元，医院匹配经费132.5万元。年底在研课题116项，年内结题34项。获奖成果2项，获专利26项。

有国家重点专科建设项目2个（变态反应科、中医内分泌科），北京市临床重点专科建设项目2个（呼吸内科、检验科），北京市中西医结合重点学科1个（中西医结合神经内分泌免疫重点学科）、北京市重点实验室3个（肿瘤治疗性疫苗北京市重点实验室、尿液细胞分子诊断北京市重点实验室、临床合理用药生物特征谱学评价北京市重点实验室）。

【优化学科结构与建设】将胃肠肝胆肿瘤外科、结直肠肿瘤外科、腹膜肿瘤外科优化整合为肿瘤外科（普通外科），现胃肠外科二病区改组为肿瘤外科（营养）。

【院企合作共建制剂中心】北京市医管中心批准院企合作共建制剂中心，承担北京市医疗机构院内制剂的生产任务，集中打造药品检验测试平台、新医院制剂研发及转化平台、药物制剂中试平台。

【基础建设】按照施工节点要求全力推进急诊急救综合楼工程建设。8月18日，工程主体钢结构封顶；12月10日，完成二次结构施工；12月28日，污水处理站投入试运行。

【院领导】党委书记：李天佐；副书记：高伟、陈静；纪委书记：陈静；副院长：高伟（常务）、尹金淑、闫勇、张能维。

（撰稿：葛　婧　审核：周一思）

首都医科大学附属复兴医院

【基本情况】职工中编制内人员1301人、合同制人员271人，正高级职称67人、副高级职称135人、中级职称502人、初级职称497人。执业医师454人，注册护士702人。护理人员中具有大专及以上学历者占90%、本科及以上占40%，有专科护士81人。重症医学床位38张。

年底医院固定资产净值26600.38万元，其中医疗设备净值6884.45万元，有乙类医用设备4台。全年医院总收入67096.03万元，其中医疗收入42686.89万元。医院占地面积29605.60平方米、建筑面积102133.71平方米。

医院牵头复兴—月坛紧密型医联体，加入全国宫腔镜专科医联体。年内，继续推进紧密型医联体建设。医院与月坛社区卫生服务中心加强业务合作，优化业务流程。全年，紧密型医联体双向转诊上转1135人次，下转1035人次，专家团队入社区工作89人次。首都医科大学附属复兴医院"全国宫腔镜专科医联体"有40个签约联盟成员单位，申请加盟医疗机构达75家，涵盖公立医院和部分民营医疗机构，地域辐射至京、津、冀、鲁、豫、苏、浙、鄂、川、渝、黔、粤、琼、陕、甘、内蒙古、辽、黑等20多个省、市、自治区。

【医疗工作】全年出院8157人次，床位周转13次，床位使用率48.67%，平均住院日13.65天。卫技人员与开放床位之比为1.59：1，执业医师与床位之比为0.57：1，病房护士与床位之比为0.58：1。住院手术4626例，其中三级手术占41.37%、四级手术占33.90%，日间手术730例。剖宫产率35.2%，新生儿死亡1人、围产儿死亡2人。开展临床路径的科室27个，病种109个，入径率86.19%，完成率95.53%。全年临床用血总量2223单位，自体输血2人次1.90单位。预约挂号占门诊总人次的94.6%。本地医保门诊216767人次、次均费用750.57元，医保出院4489人次、次均费用22315元；异地医保出院677人次、次均费用22110元。

医院药占比38.32%，其中门诊药占比48.28%、住院药占比26.90%。门诊抗菌药物处方比例6.86%，急诊抗菌药物处方比例27.99%，住院患者抗菌药物使用率51.86%，抗菌药物使用强度为38.78DDD。

对口支援与扶贫协作的单位有：内蒙古翁牛特旗医院、北京门头沟斋堂医院、河北张北县医院。继续完成京蒙对口帮扶、城乡对口支援、警地对口支援、健康精准对口帮扶等工作。年内派出对口支援人员18人，其中翁牛特旗医院5人、门头沟斋堂医院4人、张北县医院9人，涉及17个专业；接收张北县、阜平县受援医院进修医护人员6人，涉及6个专业。与张北县医院签订《患者就诊绿色通道框架协议》，指导开展了张北县首例宫腔镜检查手术、血管外科介入手术。

【科研工作】全年获批立项科研项目13项，其中国家级3项、省市级3项，共获资助经费126万元，医院匹配经费3.7万元。年底在研课题58项，年内结题3项。获奖成果3项。获专利7项。

医院检验科为北京市级重点专科。

【远程医疗】以复兴医院作为主中心，构建区域远程医疗网络，搭载远程会诊和医联体双向转诊2个系统，实现了远程实时会诊和医联体双向转诊、分级诊疗功能。年内远程接入点位达27个，包括：主中心1个（下设2个分点，学术报告厅和全科医学科）、城市医联体2个（广外医院和展览路医院）、紧密型医联体1个（月坛社区卫生服务中心）、宫腔镜医联体成员单位22个（含对口支援医院3个）、养老机构1个（国投健康长者公寓）。年内会诊28例，组织远程技术培训10次，远程教育12次，保障疫情防控和复工复诊视频会议15次。

【医院整体复诊】6月1日，医院分步、有序恢复正常诊疗秩序。首先恢复了产科、宫腔镜2个科室。受新发地疫情影响，7月14日，第二批妇科等4个科室，7月21日，第三批神经内科等15个科室，7月28日起第四批口腔、呼吸、肿瘤、消化、泌外、康复等科室复诊。9月15日，急诊科正式复诊，除发热门诊外，37个临床科室均复诊。

【院领导】党委书记：李东霞；院长：刘云军（7

月13日起）；副书记：王大军（7月13日起）；副院长：张进生、张键（7月13日起）、周庚堂；纪委书记：王

恺（7月13日起）。

（撰稿：岑　强　审核：张　键）

首都医科大学附属北京潞河医院

【基本情况】编制内人员1571人、合同制人员1430人，正高级职称95人、副高级职称206人、中级职称682人、初级职称1573人。执业医师880人，注册护士1147人。护理人员中具有大专及以上学历者占96.34%、本科及以上占53.1%，有专科护士137人。重症医学床位58张。

年底医院固定资产净值119671.20万元，其中医疗设备净值30755.89万元，有乙类医用设备11台。全年医院总收入245027.04万元，其中医疗收入219670.64万元。医院占地面积40820.197平方米、建筑面积149800平方米。

建立神经外科潞河—雄县脑科中心的康复医联体，内分泌中心MMC+X项目作为通武廊医疗卫生协调联动标准化试点，儿科与解放军总医院第七医学中心签订专科医联体。建立骨中心发展运河骨科联盟，与河北三河市医院、宁夏中宁县人民医院签订医疗联盟合作协议。

【医疗工作】全年出院47453人次，床位周转36.5次，床位使用率73.74%，平均住院日7.37天。卫技人员与开放床位之比为1.74∶1，执业医师与床位之比为1.5∶1，病房护士与床位之比为1.8∶1。住院手术40670例，其中四级手术占17.41%，日间手术715例。剖宫产率59.54%，新生儿死亡8人。开展临床路径的

科室14个，病种46个，入径率99.6%，完成率91.8%。全年临床用血总量17433单位，自体输血684人次1482.23单位。预约挂号占门诊总人次的29.1%。本地医保门诊1378023人次、次均费用507.05元，医保出院30694人次、次均费用24513.08元；异地医保出院4034人次、次均费用27734.11元。

医院药占比32.72%，其中门诊药占比44.89%、住院药占比23.09%。门诊抗菌药物处方比例8.63%，急诊抗菌药物处方比例28.97%，住院患者抗菌药物使用率44.86%，抗菌药物使用强度为42.09DDD。

【科研工作】全年获批立项科研项目42项，其中国家级3项（国家自然科学基金）；省市级7项，含首都卫生发展科研专项3项、北京市教委科技计划一般项目3项、北京市中医药科技发展资金项目1项；共获得资助经费1036万元，医院匹配经费400万元。年底在研课题53项，年内结题32项。

有北京潞河医院中美神经研究所、糖尿病防治研究北京市重点实验室。

【院领导】党委书记、院长：纪智礼；副书记：杜会山；副院长：李晓辉、陈学明、王喜红、赵京红。

（撰稿：赵　娜　审核：李志敏）

首都医科大学附属北京康复医院

【基本情况】职工中编制内人员493人、合同制人员666人，正高级职称42人、副高级职称81人、中级职称287人、初级职称589人。执业医师283人，注册护士477人。护理人员中具有大专及以上学历者占58.4%、本科及以上占36.8%，有专科护士81人。重症医学床位10张。

年底固定资产净值59851.85万元，其中医疗设备净值18233.94万元，有乙类医用设备4台。全年医院总收入95931.37万元，其中医疗收入84407.83万元。医院占地面积8.67万平方米，建筑面积10万余平方米，室外康复花园面积2万余平方米。

医院牵头的医联体单位有：羊坊店医院、东城区

第一人民医院、石景山区五里坨街道社区卫生服务中心、房山区韩村河镇社区卫生服务中心。医院加入的医联体有：北京大学首钢医院医联体、石景山医院医联体、朝阳医院西院区医联体、中国康复研究中心医联体、解放军总医院呼吸专科医联体、中日友好医院呼吸专科医联体、解放军总医院神经内科专科医联体、京津冀中医眼科医联体、北京同仁医院眼科医联体、解放军总医院眼科医联体、全国中医眼科医联体。

医院于2015年10月牵头成立中国康复医疗机构联盟。医院加入的专科联盟有：中国帕金森病联盟、中国帕金森病影像联盟、国家神经系统疾病临床研究中心神经系统疾病专科联盟、国家老年疾病临床研究中心中国AD临床前期联盟、国家老年疾病临床研究中心全国老年神经疾病照护联盟、阿尔茨海默病外周标志物检测和早期干预联盟、中国意识障碍医生联盟、糖尿病运动康复联盟、全国耳鼻咽喉头颈外科联盟、北京大学第三医院骨科专科联盟、解放军总医院骨科专科联盟、中国医药教育协会腹部肿瘤专业委员会胃肠肿瘤联盟。

【医疗工作】全年康复诊疗703万项次，住院患者康复评定率92%，住院患者康复治疗率78.53%，康复有效率≥95%。全年出院11985人次，床位周转13.09次，床位使用率79.83%，平均住院日22天。卫技人员与开放床位之比为1.22∶1，执业医师与床位之比为0.34∶1，病房护士与床位之比为2.5∶1。住院手术1346例，其中三级手术占33.28%、四级手术占47.33%。开展临床路径的有9个科室11个病种，入径率100%，完成率100%。全年临床用血2881.5单位，自体输血43人次51.5单位。医院药占比31.19%，其中门诊药占比27.49%、住院药占比32.49%。门诊抗菌药物处方比例5.54%，急诊抗菌药物处方比例3.84%，住院患者抗菌药物使用率33.23%，抗菌药物使用强度为36.4DDD。

对口支援的单位有：石景山区五里坨街道社区卫生服务中心、房山区韩村河镇社区卫生服务中心、羊坊店医院、京煤集团总医院门矿医院、东城区第一人民医院。组织8次线上授课培训活动。8月至10月，派出专家7人到内蒙古呼伦贝尔市莫旗人民医院进行帮扶，并开展专题讲座、培训医务人员疑难病例诊治、带教查房，包括皮肤病治疗操作及手术带教、骨科手术等。全年共派出医疗人员240人次，接待6名受援单位人员来院进修。

【科研工作】全年获批立项科研项目95项，其中国家级2项，包括科技部国家重点研发计划主动健康和老龄化科技应对课题1项、国家自然科学基金青年

项目1项；省市级3项，包括首发专项自主创新项目1项、国家卫生健康委能力建设和继续教育中心课题1项、吴阶平医学基金会一般项目1项。共获资助经费908万元，医院匹配经费6万元。年底在研课题198项，年内结题70项。获专利3项。

10月27日，经北京市总工会和北京市科委联合认定，获批3个市级职工创新工作室，涵盖神经康复中心、呼吸康复中心、胃肠康复中心。

"基于PBL教学模式的康复治疗专业本科生'双导师制'培养体系构建"获得中国康复医学会教学成果一等奖。医院主编的《假肢学》等5部假肢矫形工程专业试验改革创新教材由人民卫生出版社出版发行。

【教学工作】获批首都医科大学博士研究生培养点，新增2名教授、博士研究生指导教师，启动博士研究生培养工作。实现本科—硕士—博士学历教育结构层次。第一届硕士研究生顺利毕业。同时，完成来自10个省市22名心肺康复护理专科护士的教学工作，全部学员通过了中国康复医学会的结业考核。获批中国康复医学会继教培训基地及重症康复专科培训基地、中国康复医学会科普示范基地、北京医学会骨科分会微创学组培训基地。

【公益服务】录制"首都职工健康知识普及（线上）项目"专家讲座精品视频28个，服务职工近9万人次。推进残疾康复医疗服务，承接各区残联服务项目，创新特教教学与服务形式，累计开展残疾人服务1.4万人次。

【康复治疗师专科化建设】总结推广医院神经康复中心、呼吸康复中心实施康复治疗师专科化运行经验，全面推进康复临床融合医疗服务模式，在全院七大住院康复临床中心推进康复治疗师专科化建设，优化康复特色工作流程，组建具有示范性的特色专科康复医疗融合团队，开发出支持医—护—治融合工作模式的信息系统，建立医—护—治融合工作机制。形成特色康复治疗师专科化建设经验，并入选2020年度中国现代医院管理典型案例。

【帕金森医学中心二阶段建设】以帕金森医学中心建设为主轴，成立24个专业学组，开展多学科协作诊疗，形成帕金森病多学科MDT式诊疗模式。开展肉毒素在帕金森病中的应用、帕金森病LSVT（励协夫曼技术）语音治疗、帕金森病中医药项目等新技术新业务。完善帕金森病数据库，完成帕金森病DBS手术患者招募一期工作。发挥5G技术优势，开展"互联网+"远程康复技术，成立联合会诊中心，开启5G云诊室和5G康复室建设工作。

【院领导】党委书记：舒岩；院长：席家宁；纪委书记、党委副书记：盖海山；副院长：马颖、焦杨、刘铁军、贾一均（自2019年4月2日）。

（撰稿：洪丽娟　石　娟　审核：焦　杨）

北京积水潭医院

【基本情况】编制内人员2622人、合同制人员379人，正高级职称129人、副高级职称316人、中级职称872人、初级职称1338人。执业医师849人，注册护士1240人。护理人员中具有大专及以上学历者占98%、本科及以上占50%，有专科护士587人。重症医学床位53张。

年底医院固定资产净值101028.06万元，其中医疗设备净值41481.22万元，有乙类医用设备12台。新街口院区占地面积66000平方米，建筑面积94847平方米；回龙观院区占地面积29493.88平方米，建筑面积70743平方米。

牵头北京积水潭医院骨科、烧伤科医联体。与回龙观社区卫生服务中心组建昌平区紧密型医联体。

【医疗工作】全年出院48371人次，床位周转32.6次，床位使用率68.70%，平均住院日7.73天。卫技人员与开放床位之比为1.66∶1，执业医师与床位之比为0.57∶1，病房护士与床位之比为0.6∶1。住院手术33464例，其中三级手术占51.14%、四级手术占25.54%，日间手术3765例。剖宫产率30.20%，围产儿死亡4人。开展临床路径的科室23个，病种203个，入径率98%，完成率95%。全年临床用血总量17403单位，自体输血908人次2229单位。预约挂号占门诊人次的97%。本地医保门诊1147093人次、次均费用495.59元，医保出院25232人次、次均费用29020.89元；异地医保出院8308人次、次均费用48850.46元。

医院药占比22.91%，其中门诊药占比46.40%、住院药占比10.70%。门诊抗菌药物处方比例4.15%，急诊抗菌药物处方比例23.35%，住院患者抗菌药物使用率69.74%，抗菌药物使用强度为53.71DDD。

对口支援与扶贫协作的单位有：包钢医院、内蒙古医科大学第二附属医院、通辽市医院、延庆区永宁镇社区卫生服务中心、张家口市第二医院。小儿骨科副主任医师杨劼随第六批21人的援藏医疗队抵达拉萨；挂职拉萨人民医院院长（北京积水潭医院原院办主任）任轶被评为拉萨市优秀正县级领导干部，获得第十六届西藏自治区青年五四奖章、北京市扶贫协作突出贡献奖。

【科研工作】全年获批立项科研项目55项，其中国家级6项（国家自然科学基金项目）、省部级18项、局级31项，共获资助经费1633.60万元，医院匹配经费182万元。年底在研课题117项，年内结题20项。获奖成果2项。获专利138项。

【基础建设】5月17日至20日，回龙观院区2号核酸检测实验室改造完成，建筑面积约130平方米，决算45.89万元。6月28日，回龙观院区发热门诊改扩建工程启动；11月13日，通过昌平区卫生健康委验收；11月16日，正式投入使用，建筑面积2350平方米，概算约3840万元。11月30日，3号核酸检测实验室建设完成，建筑面积144平方米，概算约98万元。医院核酸检测能力达到每日11000份。

8月28日，北京积水潭医院回龙观院区二期扩建工程如期完成基坑工程节点目标；9月29日，完成验收。施工总包进场前准备工作已全部完成。年内，取得人防审查、环评备案登记、施工图审查及用地预审与选址意见书。项目建议书（代可研报告）编制完成并形成初步评审意见，设计单位完成初步设计及概算、建筑信息模型（BIM）实施手册编制工作。

【冬奥保障】为做好"相约北京"高山滑雪邀请赛医疗卫生保障工作，北京积水潭医院18人和其他15家医院的医护人员共45人组成"高山滑雪医疗梦之队"，落实科学防控，完善预案流程，持续强化急救培训和滑雪技能训练，提升现场保障能力。

【不良事件管理项目】承担北京市不良反应中心接骨板和膝关节的不良事件监测工作，该项目作为北京市药监局的"十三五"重点监测项目，受到北京市卫生健康委员会和北京市药监局的联合表彰。

【静脉血栓栓塞症（VTE）防治】VTE预警防控监测系统对医院住院患者实行全覆盖，借助信息化手段加强风险因素筛查评估，在风险评估、预防、治疗等信息汇总分析工作上起到示范作用。

【院领导】党委书记：李玉梅；常务副院长：蒋协远；副书记：吴国安；副院长：赵兴山、冯国平、吴新宝；总会计师：侯常敏。

（撰稿：高　放　审核：蒋协远）

首都儿科研究所
首都儿科研究所附属儿童医院

【基本情况】编制内人员1201人、合同制人员708人，正高级职称96人、副高级职称163人、中级职称541人、初级职称638人。执业医师560人，注册护士693人。护理人员中具有大专及以上学历者占53.3%、本科及以上占41.4%，有专科护士151人。

年底医疗设备净值58250.99万元，有乙类医用设备4台。全年医院总收入134655.52万元，其中医疗收入90455.73万元。医院占地面积28769.28平方米、建筑面积102890平方米。

医院牵头的医联体有6个：朝阳区儿童医联体、首都儿科研究所附属儿童医院儿科医联体、朝阳诊疗中心紧密型儿科医联体、同仁诊疗中心紧密型儿科医联体、垂杨柳诊疗中心紧密型儿科医联体、积水潭诊疗中心紧密型儿科医联体。加入的医联体有2个：中医儿科医联体、精神心理医疗服务联合体。

有WHO儿童卫生合作中心。

【医疗工作】全年出院20594人次，床位周转35.47次，床位使用率57.41%，平均住院日5.91天。卫技人员与开放床位之比为3.48：1；病房护士与床位之比：普通床位1：0.6，重症床位1：（1.6~1.8）；执业医师与床位之比为1.4：1。住院手术8639例，其中三级手术占29.58%、四级手术占8.70%，日间手术2632例。新生儿死亡7人。开展临床路径的科室19个、病种304个，入径率95.2%，完成率100%。全年临床用红细胞3485.5单位、血浆4763单位、血小板1658治疗量，自体输血102人次11210毫升。预约挂号占门诊总人次的100%。本地医保门诊773968人次、次均费用329.68元，医保出院10187人次、次均费用13832.11元；异地医保出院2868人次、次均费用20130元。

医院药占比30.11%，其中门诊药占比35.36%、住院药占比22.31%。门诊抗菌药物处方比例9.13%，急诊抗菌药物处方比例30.09%，住院患者抗菌药物使用率32.63%，抗菌药物使用强度为28.36DDD。

对口支援单位有：通州区妇幼保健院、怀柔区妇幼保健院、河北燕达医院（2020年5月结束）、河北廊坊市妇幼保健院、西藏拉萨市人民医院、新疆和田县人民医院。扶贫协作单位：内蒙古自治区卓资县人民医院。

【科研工作】全年获批立项科研项目35项，其中国家自然科学基金项目7项、省市级2项、局级课题15项、横向课题11项，共获资助经费798万元，医院匹配经费353万元。年底在研课题112项，总经费5897.074万元。获奖成果5项，其中1项省部级奖项：北京市科技进步奖二等奖；1项中华医学科技奖三等奖；其余3项均为社会力量奖（华夏医学科技奖二等奖、北京医学科技奖二等奖、中国轻工业联合会科学技术进步奖二等奖）。获专利16项。

有儿童发育营养组学北京市重点实验室、儿童病毒病病原学北京市重点实验室。

【基础建设】推进通州分院建设，疏解非首都功能。首都儿科研究所附属儿童医院通州院区建设工程项目经北京市政府专题会审议通过，采取"一会三函"模式加快推进，被列入"2020年北京市重点工程计划"医疗新建类重点推进项目之一。取得市发改委《前期工作函》（一函）的批复、通州区政法委关于稳评报告的批复、市政府关于先行开展"土护降"批复。完成项目建议书（代可研报告）、《地块规划综合实施方案》和《设计方案》编制工作，《地块规划综合实施方案》已上报北京城市副中心党工委审批。与宋庄镇政府签订拆迁办征地协议及补充协议。初步完成通州院区一级流程、二级流程设计工作。成立首都儿科研究所附属儿童医院通州院区建设工程专项工作领导小组、临时党支部，配套制定5项工作制度。

推进历史遗留问题解决，天雅大厦回收改造利用。通过法律手段持续推进天雅大厦历史遗留问题解决。目前已收回九至十一层，九层使用功能规划为互联网诊疗、儿童成人慢病防治中心；十层使用功能规划为儿童保健中心，满足保健中心核心业务开展需求，完善儿科临床和儿童保健预防为主、防治结合的研究和服务体系；十一层使用功能规划方案为行政办公区域，集会议、阅览、教学、培训为一体，同时具备大型会议及多媒体教学功能。

【院领导】党委书记：刘中勋；常务副所长：谢向辉（至12月）；副书记：杨健（至6月）、梁志波

（自6月）；副所长：陈博文、谷庆隆（2019年10月海南省人民医院挂职）、于亚滨、邰隽（自6月）；总会计师：高志强（自8月）。

（撰稿：马慧娟　审核：梁　芳）

北京老年医院

【基本情况】职工中正高级职称50人、副高级职称119人、中级职称336人、初级职称538人。执业医师289人，注册护士493人。护理人员中大专及以上学历96.55%、本科及以上学历52.54%，有专科护士110人。重症医学床位15张，开放10张。

年底医院固定资产净值11816.35万元，其中医疗设备净值10642.91万元，有乙类医用设备7台。全年医院总收入77735.68万元，其中医疗收入53330.48万元。医院占地面积175430.67平方米、建筑面积73589.07平方米。

医院牵头及加入的医联体有：北京市市属医院康复医联体、海淀区老年康复医联体、海淀区肿瘤专科医联体、宣武医院神经内科专科医联体。加入国家老年疾病临床研究中心AD外周标志物检测和早期干预联盟。

【医疗工作】全年出院9089人次，床位周转12.62次，床位使用率82.46%，平均住院日23.83天。卫技人员与开放床位之比为1.37∶1，执业医师与床位之比为0.40∶1，病房护士与床位之比为0.43∶1。住院手术1546例，其中三级手术占41.40%、四级手术占33.70%，日间手术256例。开展临床路径的科室10个，病种16个，入径率15.23%，完成率6.36%。全年临床用血总量1215单位，自体输血14人次37.5单位。预约挂号占门诊总人次的94.56%。本地医保门诊228983人次、次均费用572.25元，医保出院6855人次、次均费用37860.98元；异地医保出院2234人次、次均费用39943.45元。

医院药占比32.74%，其中门诊药占比48.81%、住院药占比24.39%。门诊抗菌药物处方比例9.21%，急诊抗菌药物处方比例52.33%，住院患者抗菌药物使用率47.58%，抗菌药物使用强度为33.94DDD。

对口支援内蒙古乌兰察布市兴和县人民医院。

【科研工作】全年获批立项科研项目11项，其中国家级1项（国家自然科学基金）、省部级1项，共获资助经费260.24万元，医院匹配经费124.50万元。年底在研课题11项，年内结题3项。获专利2项。

【学科调整】7月1日，整合骨一科、骨二科，成立骨科，并将骨科病房分为创伤、脊柱及关节三大专业组。10月16日，整合两个卒中病区，成立神经内科，并获得市卫生健康委颁发的防治卒中中心认证。引进神经介入学科带头人，开展神经介入工作。

【依法执业管理】年内，完成两轮依法执业全面自查；完成新冠病毒核酸实验室的备案及发热门诊CT的备案；规范人员资质管理，加强教育培训，完成医师抗生素处方权、麻醉处方权的培训与考核。

【信息化建设】加强全院网络安全建设，9月，首次通过了医院安全等级保护三级测评。积极探索互联网诊疗在老年患者中的应用场景，通过市卫生健康委专家组的评审，取得了互联网诊疗资质；12月，完成京津冀一体化结算信息化改造，完成京津冀异地结算、脱卡结算、医疗收费电子票据改版、京津冀鲁地区医疗机构临床检验结果互认信息系统改造。

【市级老年健康服务指导中心】牵头推进北京市老年健康服务体系建设，年内参加全国医养结合远程试点工作，成为全国首批174家医养结合机构之一，200余名医护人员完成医养结合远程平台用户注册。

【院领导】党委书记：陈兴德；院长：王宇；副书记：王宇、张翠香；副院长：王玉波、刘小鹏、李娟。

（撰稿：李保英　审核：宋惠平）

北京回龙观医院

【基本情况】编制内职工978人、合同制职工89人，正高级职称27人、副高级职称72人、中级职称

443人、初级职称290人。执业医师175人，注册护士552人。护理人员中具有大专及以上学历者占60.24%、本科及以上占47.21%，专科护士39人。

年底医院固定资产净值29448万元，其中医疗设备净值3159万元，有乙类医疗设备2台。全年医院总收入84309万元，其中医疗总收入47438万元。医院占地面积147642平方米、建筑面积64659平方米。

牵头昌平区精神专科医联体，以及京津冀精神康复专科联盟、京津冀心理救援联盟。

设有WHO自杀预防研究和培训协作中心。

【医疗工作】全年出院6824人次，床位周转4.98次，床位使用率89.94%，平均住院日70.1天。精神医学司法鉴定604例。外籍精神病患者出院13例。卫技人员与开放床位之比为0.62：1，执业医师与床位之比为0.12：1，注册护士与床位之比为0.39：1。开展临床路径的科室1个，病种8个，入径率92.36%，完成率96.69%。预约挂号占门诊总人次的98.22%。本地医保门诊101839人次、次均费用646.41元，医保出院5789人次、次均费用63924.59元。

医院药占比16.60%。住院患者抗菌药物使用率4.69%，抗菌药物使用强度1.1DDD。

对口支援与扶贫协作的单位：内蒙古呼伦贝尔市精神卫生中心、河北省张家口市沙岭子医院。

【科研工作】全年获批立项科研项目17项，其中国家级2项，共获资助经费411万元，医院匹配经费258万元。年底在研课题41项，年内结题13项。获得专利1项。

精神科为国家临床重点专科建设项目，神志病科为国家中医药管理局重点专科，康复科为北京市中医管理局重点专科。

【创新发展】医院全面推行岗位"医教研"等综合因素一体化考核及科主任末位淘汰制。科研项目经费总额增长12.61%，国家自然科学基金科研项目中标率增长200%，SCI论文数量增长100%，影响因子增长124.32%，中文核心期刊论文数量增长16.13%。每百名卫生技术人员科研项目经费、获得国家自然科学项目数量、发表论文数量等3个指标均在北京市医院管理中心绩效考核中获得满分。

【院领导】党委书记：杨甫德；院长：田宝朋；副书记：庞宇；副院长：王绍礼、庞宇、谭云龙。

（撰稿：彭守文　审核：田宝朋）

北京小汤山医院

【基本情况】职工中编制内人员491人、合同制人员233人，正高级职称22人、副高级职称48人、中级职称165人、初级职称350人。执业医师139人，注册护士169人。护理人员中具有大专及以上学历者占98%、本科及以上占45%。

年底医院固定资产净值30044.31万元，其中医疗设备净值17466.64万元，有乙类医用设备4台。全年医院总收入91047.98万元，其中医疗收入3806.76万元。医院占地面积420000平方米、建筑面积151348.85平方米。

医院牵头及加入的医联体有：北京市属医院医联体、昌平区康复专科医联体、北部区域医联体及紧密型医联体、胃肠专科医联体。

【医疗工作】全年出院531人次，床位周转0.32次，床位使用率2.11%，平均住院日30.38天。卫技人员与开放床位之比为1.66：1，执业医师与床位之比为0.5：1，病房护士与床位之比为0.4：1。开展临床路径的科室4个，病种6个，入径率100%，完成率47.62%。预约挂号占门诊总人次的95.2%。本地医保门诊20508人次、次均费用418元，医保出院215人次、次均费用32503元；异地医保出院40人次、次均费用46523元。

医院药占比32.17%。门诊抗菌药物处方比例13.10%，急诊抗菌药物处方比例18.82%，住院患者抗菌药物使用率25.45%，抗菌药物使用强度为18.71DDD。

对口支援昌平区南口医院、朝阳区南磨房社区卫生服务中心、朝阳区太阳宫社区卫生服务中心。

【科研工作】全年获批立项科研项目7项，均为省市级，共获资助经费183万元，医院匹配经费22万元。年底在研课题17项，年内结题6项。获专利14项。

【体检工作】医院累计接待体检客人26717人次，根据疫情防控要求，为避免人员聚集，通过分时段、错峰、分期分批进入体检中心，CT前置，流程再造，周六日全面开放体检，延长体检工作时间等措施，满足体检人员增多及院感防控要求；优先选择肺部低剂量螺旋CT取代胸部X线检查，将CT前置检查作为新冠肺炎初筛。临时成立体检二区，疏解体检工作。

【北京高原适应研究康复中心】由北京小汤山医院和宣武医院联合建立的北京高原适应研究康复中心建成并投入使用。1月2日，接待首批高原援建干部，开展高原专项检测和适合性训练。7月31日，以远程的方式对2020年援建干部选拔人员健康体检报告等级风险进行专家会诊，完成45人筛查工作。10月20日，以远程的方式对2020年援建干部选拔人员健康体检报告等级风险进行了专家会诊，完成12人筛查工作。

【科技抗击疫情】1月23日，北京市政府决定启动小汤山医院改扩建工作。北京小汤山定点医院从1月30日启动信息系统建设，至3月16日正式启用，历时45天，完成涵盖电子病历及集成平台、冠状病毒疫情防控信息化设备购置、信息安全、数字证书、业务应用、网络建设、服务器与存储、终端设备、模块化机房、应急视频11大类114个子项目的建设，将HIS、EMR、PACS、LIS、网络、信息安全、AI系统全面实施，保证了医院信息系统强有力地支撑医疗业务。

【数字化医院建设】医院建设电子病历集成平台和网络信息安全系统，通过国家电子病历应用水平四级标准。新建数据中心机房，并通过国家B级机房认证。12月，医院医疗业务应用系统通过公安部信息安全等级保护三级2.0测评。

【院领导】党委书记：许峻峰；院长：穆毅；副书记：穆毅、朱江华；副院长：孙增艳、梁英、胡路。

（撰稿：康晓平　王　云　审核：许峻峰）

北京清华长庚医院

【基本情况】编制内人员686人、合同制人员1384人，正高级职称64人、副高级职称83人、中级职称408人、初级职称1371人。执业医师455人，注册护士973人。护理人员中具有大专及以上学历者占99.2%、本科及以上占47.5%，有专科护士128人。重症医学床位47张。

年底医疗设备净值101570万元，有乙类医用设备6台。全年医院总收入196681万元，其中医疗收入128939万元。医院占地面积82637.21平方米、建筑面积134048.24平方米。

【医疗工作】全年出院26128人次，床位周转27.6次，床位使用率61%，平均住院日8.15天。卫技人员与开放床位之比为1.7：1，执业医师与床位之比为0.5：1，病房护士与床位之比为0.4：1。住院手术17796例，其中三级手术占47.9%、四级手术占15.4%，日间手术538例。剖宫产率42.14%。开展临床路径的科室25个，病种245个，入径率65.6%，完成率90%。全年临床用血总量27207单位，自体输血332人次457.83单位。预约挂号占门诊总人次的80.5%。本地医保门诊489032人次、次均费用521.63元，医保出院12464人次、次均费用27208.87元；异地医保出院6115人次、次均费用36210.52元。

医院药占比27.18%，其中门诊药占比36.55%、住院药占比21.67%。门诊抗菌药物处方比例5.4%，急诊抗菌药物处方比例33.39%，住院患者抗菌药物使用率42.32%，抗菌药物使用强度为39.89DDD。

【科研工作】全年获批立项科研项目71项，其中国家级6项（国家自然科学基金5项、国家重点研发计划1项）、省市级65项，共获资助经费4951.92万元，医院匹配经费253万元。年底在研课题528项，年内结题7项。获专利3项。

【新冠肺炎疫情防控】医院全年共派出医疗队7支108人次，分别支援武汉协和医院，河北燕达医院，北京地坛医院、佑安医院、小汤山医院等，其中4人赴外国驻华大使馆进行国际援助。此外，派出超600人次赴昌平区、大兴区、丰台区等的社区及清华大学等高校支援核酸采样和集中隔离点的医疗工作等。院长董家鸿牵头联合清华大学相关院系组织医工结合科研团队紧急攻关，研发出集成居民个人自测评估、社区疫情智能防控、智能分诊、智能诊断、远程多学科协同诊疗、无线生命体征监测、隔离病房巡诊机器人、可穿戴体温及心电监测系统共8项智能技术产品为一体的"清华COVID-19智能防控系统"。2月23日至3月20日，董家鸿率领国家远程医疗队6人，赴武汉完成多次多学科远程会诊，在疫区部署应用新冠肺炎智能防控技术系统等。

【新建发热门诊】11月20日，发热门诊投入使用，共三层，一层设发热门诊、抢救室、隔离留观室、输液室、CT室、药房、抽血柜台等，二层设负压病房，三层设负压手术室与重症监护室等，集筛查、检验检查、留观和治疗等六大功能为一体，楼体严格按照三区两通道设置，全流程闭环管理，减少非必要接触，最大限度减少交叉感染的风险。

【青海包虫病清零计划】院长董家鸿6次带队赴青海包虫病流行区，实现西宁市、海西州、黄南州包虫病手术患者清零。共开展科普宣讲858次、筛查义诊341次、包虫病手术100余台。牵头召开学术会议9次，共计培养属地医生508人次。号召社会向果洛州人民医院捐赠价值1000万元的医疗设备。

【医学教育】年内，新招收临床医学研究生50名（博士研究生16名、硕士研究生34名）、医工交叉人才项目硕士20人。新增6名博士研究生导师、31名硕士研究生导师。获批重症医学科住培专业基地、外科（神经外科方向）专业基地、皮肤科住培专业基地，医院共有国家住培专业基地13个、专培试点基地2个。正式通过英国爱丁堡皇家外科学院普通外科培训基地认证。

【院领导】党委书记：周月红；院长：董家鸿；总执行长：周碧琴；副书记：董家鸿、陈旭岩、王克霞；纪委书记：陈旭岩；副院长：王劲、魏来、张萍、徐沪济；副总执行长：赵刚。

（撰稿：南子钰 审核：王克霞）

北京市隆福医院

【基本情况】职工中编制内人员583人、合同制人员225人，正高级职称14人、副高级职称46人、中级职称237人、初级职称407人。执业医师248人，注册护士347人。护理人员中具有大专及以上学历者占87.03%、本科及以上占28.24%，有专科护士30人。重症医学床位5张。

年底医院固定资产净值6909.35万元，其中医疗设备净值4598.38万元，有乙类医用设备2台。全年医院总收入61658.67万元，其中医疗收入51038.84万元。医院占地面积14061平方米、建筑面积38548平方米。

医院加入了北京协和医院、北京医院、北京大学人民医院、同仁医院等牵头的医联体，专科联盟有：中国阿尔茨海默病临床前期联盟、中国帕金森病临床联盟、中国糖尿病足联盟。

【医疗工作】全年床位周转22.11次，床位使用率77.87%，平均住院日12.95天。卫技人员与开放床位之比为1.53：1，执业医师与床位之比为0.48：1，病房护士与床位之比为0.46：1。住院手术2397例，其中三级手术占37.42%、四级手术占35.59%，日间手术9例。开展临床路径的科室15个，病种30个，入径率51%，完成率71%。全年临床用血总量2751单位，自体输血36人次49单位。预约挂号占门诊总人次的18.92%。本地医保门诊408937人次、次均费用462.77元，医保出院9329人次、次均费用19107.74元；异地医保出院2499人次、次均费用23216.85元。

医院药占比40.59%，其中门诊药占比53.07%、住院药占比27.88%。门诊抗菌药物处方比例4.00%，急诊抗菌药物处方比例11.86%，住院患者抗菌药物使用率37.00%，抗菌药物使用强度为26.81DDD。

对口支援与扶贫协作的单位有：西藏拉萨当雄县人民医院、北京平谷夏各庄卫生院、北京金海湖卫生院、湖北十堰市郧阳区城关镇卫生院。

【科研工作】全年获批立项科研项目12项，其中国家级3项、省市级9项，共获资助经费75.5万元，医院匹配经费76.9万元。年底在研课题12项，年内结题2项。获专利10项。

有"十三五"国家重点研发计划临床研究实验室。老年医学科、康复医学科为市级重点专科。

【成立"十三五"国家重点研发计划临床研究实验室】8月28日，北京市隆福医院检验科"十三五"国家重点研发计划临床研究实验室挂牌。本课题以提高国产化学发光免疫诊断试剂的测量准确度和临床符合率为主要目标，研究化学发光免疫诊断试剂的关键共性技术，使传染性疾病、心血管疾病、恶性肿瘤、糖尿病、高血压、内分泌疾病、风湿及自身免疫疾病检测标准达到国际先进水平，对于我国在体外诊断领域的技术突破、质量建设具有重要价值和意义。

【三级甲等中西医结合医院等级评审】10月25日至27日，国家级医院等级评审组对北京市隆福医院进行了为期3天的三级甲等中西医结合医院等级评审。

山西省、北京市、天津市3个省（直辖市）的19名专家分成12个组，分别从中西医结合服务功能和综合服务功能两个方面12个专业，通过听取汇报、查阅资料、现场查看、个别访谈等方式，按照三级甲等评审标准对北京市隆福医院进行评审。

【院领导】党委书记：姜国栋；院长：卢艳丽；副书记：杨瑜；副院长：田志军、王元利、冯涛；纪委书记：李冰冰。

（撰稿：刘晨阳　审核：姜　晓）

北京市和平里医院

【基本情况】编制内人员714人、合同制人员112人，正高级职称26人、副高级职称67人、中级职称223人、初级职称400人。执业医师253人，注册护士320人。护理人员中具有大专及以上学历者占90%、本科及以上占34%，无专科护士。重症医学CCU床位13张。

年底医院固定资产净值6261.65万元，其中医疗设备净值5147万元，乙类医用设备2台。全年医院总收入55558.02万元，其中医疗收入42177.43万元。医院占地面积21533.47平方米、建筑面积27391.67平方米。

医院加入了由北京中医药大学东直门医院、北京协和医院、中日友好医院牵头的医联体，以及北京口腔医院口腔专科医联体、解放军总医院眼科专科医联体、京津冀皮肤科中西医融合发展联盟、中国中医科学院眼科医院京津冀中医眼科医联体、北京航天总医院泌尿外科专科医联体、东城区眼耳鼻喉专科医联体、北京妇产医院妇科医疗联合体、中日友好医院介入超声专科医联体、中日医院肛肠专科医联体。

【医疗工作】全年出院8393人次，床位周转20.62次，床位使用率71.46%，平均住院日12.38天。卫技人员与开放床位之比为1.67∶1，执业医师与床位之比为0.62∶1，病房护士与床位之比为0.5∶1。住院手术1433例，其中三级手术占53.25%、四级手术占13.47%，日间手术77例。开展临床路径的科室13个，病种56个，入径率93.06%，完成率69.82%。全年临床用血总量685单位，自体输血64人次45.5单位。

预约挂号占门诊总人次的55.2%。本地医保门诊228998人次、次均费用653元，医保出院5140人次、次均费用26680元、异地医保出院346人次、次均费用31752.34元。

医院药占比43.92%，其中门诊药占比52.91%、住院药占比33.82%。门诊抗菌药物处方比例7.13%，急诊抗菌药物处方比例14.50%，住院患者抗菌药物使用率35.93%，抗菌药物使用强度为39.27DDD。

对口支援平谷区黄松峪乡卫生院、平谷区熊儿寨乡卫生院、内蒙古化德县中蒙医院。

【科研工作】全年获批立项科研项目36项，共获资助经费76.62万元，医院匹配经费24.5万元。年底在研课题40项，年内结题34项。

【改善医疗服务体验】新增压疮换药、鼻/胃管更换护理、造口护理、输液港维护、艾灸、耳穴压豆、基本手法推拿等11个护理项目。9个护理专科小组在疫情防控的同时，开展各项小组内活动，使护理工作更加规范和成熟。10月，多学科会诊诊室正式开诊，有老年综合评估、糖尿病足、减重3个单元加入。

【特色专科建设】医院始终践行特色立院发展战略，人才培养、设备建设、经费投入等方面均向重点专科倾斜，形成了"3+2+2+7"的重点专科和特色专科体系，神经内科、内分泌科正在准备申报国家级中医重点专科。积极筹建胸痛及房颤（介入）中心。成立外治疗法中心。10月，医院被北京中医药学会授予"中医外治技术培训基地"，为成立外治疗法中心奠定了基础。

【紧密型医联体建设】医院作为东城区紧密型医联体单位之一，继续推进与和平里社区卫生服务中心的合作，试行医院对中心的"院办院管"模式。初步实现了管理一体化、医疗一体化、人才培养一体化及信息化互联互通。

【院领导】党委书记：刘东；院长：吴春军；副书记：侯波、肖建军；副院长：姚计文、冯世兵、潘芳。

（撰稿：阚慧娟　审核：鄂立平）

北京市鼓楼中医医院

【基本情况】职工中编制内人员330人、合同制人员13人，正高级职称18人、副高级职称44人、中级职称102人、初级职称137人。执业医师155人，注册护士124人。护理人员中具有大专及以上学历者占80.68%、本科及以上占32.95%，有专科护士59人。

年底医院固定资产净值10257.36万元，其中医疗设备净值2632.40万元，有乙类医用设备1台。全年医院总收入39556.06万元，其中医疗收入31282.69万元。医院占地面积5468.21平方米、建筑面积14287.5平方米。

医院加入了北京中医医院、东直门中医院、东城区社区卫生管理中心、北京医院等医联体，以及北京口腔医院、北京同仁医院等牵头的专科联盟。

9月2日，市中医局组织专家对医院开展2020年度北京市中医、中西医结合医院绩效考核，医院连续三年获得北京市第一名。9月29日，在北京市抗击新冠肺炎疫情表彰大会上，医院获得"北京市抗击新冠肺炎疫情先进集体"荣誉称号，2人获得"北京市抗击新冠肺炎疫情先进个人"荣誉称号。

【历史沿革】医院成立于1951年11月19日，为燃料部职工医院，隶属于燃料工业部。设置有内科、外科、妇产科、儿科等科室，职工80余人。首任院长朱锦忠。1954年，医院由卫生部接管，更名为卫生部机关卫生处直属第三医院。1957年，医院由北京市卫生局接管，更名为北京市鼓楼医院，职工170余人。1969年，更名为红旗医院，职工260余人。1970年，为执行党中央"把医疗卫生工作重点放到农村去"的"六二六"指示，医院迁往青海省，支援青海省大通医院和青海省玉树州立医院，留守职工仅剩10余人；同年，医院由东城区卫生局接管，将留守人员与东城区景山医院合并，成立东城区红旗门诊部，职工70余人。1974年，改建为东城区中医医院；1980年，更名为北京市鼓楼中医医院。1985年，原东城区精神病防治所并入医院，成为精神科；1990年，经区编制委员会批准，在男性不育门诊基础上成立北京市鼓楼男性病医院。1993年，医院成立京城名医馆，由原卫生部部长崔月犁、中医肝病专家关幼波任名誉馆长、院长陈文伯任馆长；同年，医院更名为北京联合大学

中医药学院附属鼓楼中医医院。1997年，原安定门医院并入医院；同年，医院被评为二级甲等中医医院。2001年，更名为首都医科大学中医药学院附属鼓楼中医医院；2008年，更名为北京市鼓楼中医医院。2017年，医院在东城区安乐林路10号增设南院区；2018年，在东城区新中街一条67号增设新中街社区养老服务驿站。

2020年1月10日，经东城区卫生健康委批准，医院编制床位由201张增至301张；1月16日，市中医局组织专家对医院进行三级执业登记现场评估；6月28日，经东城区卫生健康委批准，医院增加临床细胞分子遗传学专业诊疗科目；12月4日，市中医局正式批准医院成为三级中医医院，并开展中医专科分级管理示范基地建设。

【医疗工作】全年出院3095人次，床位周转12.68次，床位使用率64.96%，平均住院日16.97天。卫技人员与开放床位之比为1.42：1，执业医师与床位之比为0.72：1，病房护士与床位之比为0.39：1。住院手术52例，无三级及四级手术，日间手术3例。开展临床路径的有10个科室19个病种，入径率26.3%，完成率92.86%。预约挂号占门诊总量的22.7%。本地医保门诊343918人次、次均费用551.42元，医保出院1365人次、次均费用23295.22元；异地医保出院105人次、次均费用47508.0元。

医院药占比66%。门诊抗菌药物处方比例3.76%，急诊抗菌药物处方比例21.95%，住院患者抗菌药物使用率27.93%，抗菌药物使用强度为11.09DDD。

对口支援与健康扶贫单位包括：河北省张家口市崇礼区中医院及崇礼区白旗、清三营乡、西湾子镇卫生院，内蒙古阿尔山市蒙中医院，湖北省十堰市郧阳区中医医院，平谷区大华山镇和镇罗营镇卫生服务中心。

【科研工作】全年获批立项科研项目22项，其中2020年度首发专项2项、北京市中医药科技发展资金项目2项、北京市中医药文化资源调查项目2项、东城区卫生科技计划项目2项，共获资助经费50.6万元，医院匹配经费49万元。年底在研课题24项，年内结题3项。年内，开展"北京市东城区中医药文化资源调

查"项目和"明代御医及其传人调查"项目，并取得阶段性成果。

骨伤科、妇科、皮肤科、针灸科、男科为国家级或市级重点专科。

【专科建设】医院按照三级中医院标准加强内涵建设，临床科室建设由高学历学科带头人领军，逐渐形成既有专业技术水平，又各具特色疗法的重点专科梯队。治未病科作为中国中医药信息研究会睡眠分会睡眠研究开发基地，建设完成睡眠监测中心，并筹备与音乐大师团队开展音药疗法，通过现代技术与传统疗法相结合，提升失眠症诊疗水平。推动紧密型医联体建设，康复科与北京医院、协和医院建立了骨科—康复一体化及神经外科—康复一体化合作模式；同时不断挖掘开展新的中医适宜技术，如中药膏摩、电蜡疗、中医导引术（坐式八段锦）等，科室常用适宜技术30余项。引进言语、吞咽、认知康复评定及训练系统，建立科室的ST治疗团队，初步打造具有鼓楼特色的中西医康复诊疗。国家级重点专科辐射工程皮肤科新开展雷火灸、五孔督脉灸等治疗项目，用于久病阳虚性皮肤病，取得很好的临床疗效。9月，医院南区新建老年病区，确定胸痹与中风恢复期两个优势病种，运用中医适宜技术、中医导引术与西医康复治疗有机结合的模式，对老年患者开展临床诊疗。

【人才培养】8月18日，由国学家、北京中医药文化资源调查项目首席专家张其成组建的张其成中医药文化传承工作室落户医院；9月19日，全国名老中医药专家肖承悰传承工作室分站落户，医院2名医生正式拜师。至此，医院已拥有各级名老中医药专家工作室站35家，对中医药文化的传承和燕京医学的探索进一步推向深入。9月11日，举行北京中医药大学"丹心计划"11名学生拜师仪式，并建立了以名老中医药专家领衔的三师导师制团队。年内，医院2人被评为第四届东城区知名中医专家、1人被评为2020年东城区"希望之星"中青年中医专家，均获批建立区级工作室。举办燕京医学传承论坛、鼓楼国医论坛等大型学术活动10余场，线上、线下参与20余万人次。

【医养结合】以新中街社区养老服务驿站为核心，发挥区域辐射作用，为老年人提供不同类型的中医药健康养老服务。全年共派出医护人员6600人次，开展辖区托底及扶助老人上门入户服务3300人次。筹备成立北京中西医结合学会医养结合专业委员会主任级委员单位，推进医养结合服务模式及标准化建设。

10月2日，在第十三届北京中医药文化宣传周暨第十二届地坛中医药健康文化节开幕式上，医院医护人员表演了《神奇·中医力量》；同日，由市中医局与医院联手打造的首个中医药健康文化体验馆——001号本草小象馆在地坛养生园开馆。

【院领导】党委书记：黄晨；院长：耿嘉玮；副书记：王玉玲；副院长：周英武、周海报。

（撰稿：李 怀 审核：耿嘉玮）

北京市宣武中医医院

【基本情况】职工中编制内人员367人、合同制人员46人，正高级职称20人、副高级职称38人、中级职称119人、初级职称204人。执业医师148人，注册护士148人。护理人员中具有大专及以上学历者占93.92%、本科及以上占49.32%。

年底医院固定资产净值3420.09万元，其中医疗设备净值2536.48万元。全年医院总收入27614.19万元，其中医疗收入19860.70万元。医院占地面积7557.84平方米、建筑面积16120平方米。

脾胃病科、呼吸科、心血管科为北京市1+X+N成员单位。

【医疗工作】全年出院1852人次，床位周转9.81次，床位使用率62.53%，平均住院日23.24天。卫技人员与开放床位之比为1.9：1，执业医师与床位之比为0.78：1，病房护士与床位之比为0.44：1。住院手术109例，其中三级手术占33%，日间手术35例。开展临床路径的科室7个，病种25个，入径率25.46%，完成率84.06%。全年临床用血总量102单位。预约挂号占门诊总人次的61.82%。本地医保门诊198600人次、次均费用631元，医保出院1561人次、次均费用29790元。

医院药占比59.86%，其中门诊药占比73.89%、住院药占比29.84%。门诊抗菌药物处方比例5.39%，急诊抗菌药物处方比例12.82%，住院患者抗菌药物使用率51.88%，抗菌药物使用强度为47.18DDD。

对口支援与扶贫协作的单位有：河北省保定市阜

平县中医医院、北京市昌平区南邵社区卫生服务中心、昌平区南口社区卫生服务中心。

【科研工作】全年获批立项科研项目1项，共获资助经费13.92万元。年底在研课题5项。

北京市级重点专科有：老年病科、骨伤科、周围血管病科、脾胃病科、呼吸科、心血管科。国家级重点专科有：周围血管病科、脾胃病科。

【基础建设】更新消防主机报警系统，淘汰原有落后系统，消除医院消防隐患，项目于10月底验收合格正式启用。

【信息化建设】10月20日，医院感染管理系统及远程会诊系统上线运行。11月13日，合理用药及临床药学管理信息系统、心电及电生理信息管理系统、分诊叫号系统上线运行。11月20日，升级改造后的HIS系统通过验收，上线运行。

【院领导】党委书记：李晓晖；院长：郑义；副书记：郑义、赵力波（兼纪委书记）；副院长：李淑兰、沈文。

（撰稿：刘元媛　审核：赵力波）

北京市回民医院

【基本情况】编制内人员363人、合同制人员20人、派遣人员66人，正高级职称14人、副高级职称30人、中级职称152人、初级职称191人。执业医师145人，注册护士156人。护理人员中具有大专及以上学历者占69%、本科及以上占28%，有专科护士15人。重症医学床位6张。

年底医院固定资产净值5900万元，其中医疗设备净值3985万元，有乙类医用设备1台。全年医院总收入25512.21万元，其中医疗收入1973.93万元。医院占地面积10839.33平方米、建筑面积26244.43平方米，租用面积122.80平方米。

医院牵头与西城区广内社区卫生服务中心、牛街社区卫生服务中心建立了医联体合作关系，开展义诊、健康宣教、出诊等工作。医院加入了宣武医院医疗联合体，参加北京医学会麻醉学分会医院牵手行动（第三轮）。

【医疗工作】全年出院439人次，床位周转18.01次，床位使用率59.9%，平均住院日14.09天。卫技人员与开放床位之比为14.96：1，执业医师与床位之比为5.52：1，病房护士与床位之比为6.4：1。住院手术23例，其中三级手术占69.6%，日间手术15例。开展临床路径的科室10个，病种31个，入径率100%，完成率96.60%。全年临床用血总量15单位。预约挂号占门诊总人次的30%。本地医保门诊18389人次、次均费用386元，医保出院309人次、次均费用24673元；异地医保出院17人次、次均费用17484元。

门诊抗菌药物处方比例15.02%，急诊抗菌药物处方比例24.42%，住院患者抗菌药物使用率47.88%，抗菌药物使用强度为71.16DDD。

对口支援与扶贫协作的单位有：北京市延庆区千家店镇社区卫生服务中心、康庄镇社区卫生服务中心，内蒙古赤峰市喀喇沁旗医院。

【科研工作】全年获批立项科研项目2项，其中省市级1项，共获资助经费6.3万元，医院匹配经费2.7万元。有北京市级重点专科3个，分别是脑病科、民族医学科、康复科。

【基础建设】北院区于4月25日正式施工，至年底完工。南院区主楼门诊区病房区修缮工程于5月8日复工，至年底完工。6月，按上级要求开展核酸检测工作，迅速组建采样队。核酸检测实验室改造工程已基本完工。

【院领导】党委书记：朱钢；副院长：穆静、张建强、张娜。

（撰稿：沈　萌　审核：王雪松）

北京市西城区广外医院

【基本情况】编制内人员287人、合同制人员117人，正高级职称9人、副高级职称12人、中级职称158人、初级职称169人。执业医师110人，注册护士163人。护理人员中具有大专及以上学历者占96%、本科及以上占56%，有专科护士64人。重症医学床位4张。

年底医院固定资产净值4701.71万元，其中医疗设备净值4163.85万元，有乙类医用设备1台。全年医院总收入23090.97万元，其中医疗收入16589.65万元。医院占地面积8699.07平方米、建筑面积15120.22平方米。

医院牵头西城区广外医院－广外社区卫生服务中心紧密型医联体；加入广安门医院、复兴医院、回民医院眼科医疗联合体，以及医科院阜外医院心血管专科医联体。

【医疗工作】全年出院2298人次，床位周转9.39次，床位使用率51.21%，平均住院日19.94天。卫技人员与开放床位之比为1.4∶1，执业医师与床位之比为0.44∶1，病房护士与床位之比为0.63∶1。住院手术104例，其中三级手术占50.96%。本地医保门诊90607人次、次均费用743元，医保出院1780人次、次均费用31024元。

医院药占比51.64%，其中门诊药占比65.82%、住院药占比38.67%。门诊抗菌药物处方比例10.67%，急诊抗菌药物处方比例15.63%，住院患者抗菌药物使用率35.51%，抗菌药物使用强度为29.95DDD。18个病种进入临床路径，实施临床路径管理的科室占比77%，完成临床路径信息化项目招标采购。

对口支援与扶贫协作的单位有：青海玉树州人民医院、玉树州囊谦县藏医院、河北张家口张北县中医院、内蒙古鄂伦春自治旗人民医院、北京延庆香营乡社区卫生服务中心、刘斌堡乡社区卫生服务中心。委派3人赴河北阜平和内蒙古喀喇沁分别开展为期45天、7个月的健康扶贫工作。

【新冠肺炎疫情防控】成立"一办七组"，统筹开展本部、第二住院部（即西城区第四集中医学观察点）、亚朵酒店医学观察点、北京昌平地铁度假村、亦庄隔离点相关工作，保证防控力量到位，防控措施落到实处。第二住院部共收治32名密接人员。6月12日至29日，由广外医院、广外社区卫生服务中心组成的核酸采样队伍，完成广外地区7个封闭小区核酸采样85700余人次。全年派出793人次，完成34.8万余人次的核酸采样。血液透析室承接新冠肺炎定点医院透析患者32人，圆满完成医疗任务。

【科研工作】全年获批立项科研项目7项，其中市中医局科技发展资金项目2项，共获资助经费27.5万元，医院匹配经费9万元。年底在研课题7项。

【中西医结合特色学科建设】构建了较为完整的中西医结合急诊急救体系，可开展24小时床旁血滤治疗。扩大血液透析室规模，设置乙肝、丙肝患者透析区，血液透析床位增至32张，透析机增至32台，最大透析能力达200人。提升骨伤专业定位，以微创手术为技术手段，开展肩膝关节镜手术、人工髋关节、拇外翻矫形术等特色手术。门诊关节注射、铍针治疗、神经阻滞取得良好治疗效果。延伸康复服务范围，门诊康复治疗部承接两项民政项目，分别为脑卒中患者的失智筛查及干预、脑卒中患者的肢体康复，免费招募社区患者1000人次。加强中医药特色内涵，制订21个优势病种的中西医结合诊疗方案。

【信息化建设】完成发热门诊达标建设，安装启用方舱PCR实验室，通过方舱CT审批。完成分诊叫号、前置处方审核、临床路径、服务器虚拟化、门急诊预约等5个信息化项目。作为西城区属医院首家AHA授权合作开办的BLS培训基地，有6名骨干通过AHA主任导师督导考核，获得AHA-BLS资格认证，完成首次学员授课。

【院领导】党委书记：郭春蕾；院长：刘云军（至7月）；副书记：杨秀娟；副院长：衡薇、宋新红。

（撰稿：张晓茹　审核：郭春蕾）

北京市肛肠医院

【基本情况】编制内人员352人、合同制人员73人，正高级职称10人、副高级职称30人、中级职称127人、初级职称231人。执业医师136人，注册护士170人。护理人员中具有大专及以上学历者占91.76%、本科及以上占50.59%，有专科护士21人。重症医学床位8张。

年底医疗设备净值4599.26万元，有乙类医用设备2台。全年医院总收入35843.68万元，其中医疗收入28400.3万元。

牵头北京市肛肠医院与西城区德胜社区卫生服务中心的紧密型医联体、北京市肛肠医院肛肠专科医联体。北京市肛肠医院跨域肛肠专科医联体有协作单位14家。

【医疗工作】全年出院9404人次，床位周转27.58次，床位使用率62.08%，平均住院日8.25天。卫技人员与开放床位之比为1.07：1，执业医师与床位之比为0.4：1，病房护士与床位之比为0.28：1。住院手术8057例，其中三级手术占27.28%、四级手术占2.42%，日间手术74例。开展临床路径的科室7个，病种4个，入径率76.93%，完成率72.32%。全年临床用血总量100单位。预约挂号占门诊总人次的89.11%。本地医保门诊208075人次、次均费用480元，医保出院8071人次、次均费用14998.49元；异地医保出院726人次、次均费用17850.11元。

医院药占比47.72%，其中门诊药占比46.15%、住院药占比49.88%。门诊抗菌药物处方比例2.41%，急诊抗菌药物处方比例8.01%，抗菌药物使用强度为45.01DDD。

对口支援与扶贫协作的单位有：内蒙古自治区鄂伦春自治旗中蒙医院、江西省赣州市于都县中医医院、北京市延庆区八达岭社区卫生服务中心、北京市延庆区大庄科社区卫生服务中心。院长带队赴大兴安岭鄂伦春自治旗，分批选派专家43人次，助力中蒙医院晋升二级甲等，帮扶两个重点专科；向江西于都革命老区派出专家15人次，助力县中医医院完成肛肠科市级重点专科建设。

【科研工作】全年获批立项科研项目3项，其中省市级1项，共获资助经费5万元。年底在研课题5项，年内结题5项。获专利3项。

肛肠科、脾胃病科、皮科为重点专科。

【学术交流】12月，医院派出2名业务骨干赴英国伯明翰伊丽莎白女王医院、英国伦敦大学进行为期3个月的交流学习，了解国外结直肠肛门外科领域诊疗现状和最新研究进展。

【研究型病房建设】2019年10月31日，医院获得《药物临床试验机构资格认定证书》，消化、疼痛、中医肛肠3个专业通过药物临床试验资格认定。为进一步提升新药、新医疗器械及新技术的临床研究和转化应用能力，医院将八层职能办公区外迁，启动研究型病房建设，拟开展盆底功能性疾病诊治，如骶神经调控治疗便秘、便失禁等；开展炎症性肠病治疗的研究，如粪菌移植等；开展肿瘤全周期治疗的研究探索，丰富医院消化道肿瘤治疗的手段。

【互联网诊疗】4月，医院通过西城区卫生健康委审批，成为西城区第一家可以开展互联网诊疗的区属医院。6月，通过北京市医保的现场认证，成为西城区第一家可以为北京医保患者开展互联网诊疗的区属医院。北京医保患者的互联网诊疗医事服务费可以实时分解报销。

【新技术项目】开展的新技术有：直肠脱垂德洛姆手术、磁共振动态排粪造影、直肠阴道瘘经直肠皮瓣修补术、高位肛瘘分段挂线术、高位肛瘘括约肌外结扎术、混合痔精准切除术、新冠病毒核酸检测、腹腔镜下盆底重建术。

【院领导】党委书记：张燕丽；院长：张秀；副书记：张秀；副院长：何金哲、安少雄、安宇、冯亿。

（撰稿：关　颖　审核：何金哲）

北京市垂杨柳医院

【基本情况】编制内人员688人、合同制人员492人、正高级职称52人、副高级职称113人、中级职称397人、初级职称462人。执业医师397人，注册护士457人。护理人员中具有大专及以上学历者占93%、本科及以上占43%，有专科护士50人。重症医学床位33张。

年底医院固定资产净值35066.77万元，其中医疗设备净值30469.16万元，有乙类医用设备3台。全年医院总收入87028.02万元，其中医疗收入64980.65万元。一院四址总计占地面积38318平方米、建筑面积34293.17平方米。

医院开展新技术、新项目52项，涉及临床医技科室18个。完成卒中中心建设，被国家卫生健康委脑防所评为北京市首家示范防治卒中中心。放射科加入京津冀影像互认组织，呼吸科、检验科被评为北京市重点培育学科。推进医联体建设，下派医生879人次，接收进修5人次。积极利用远程会诊平台开展医疗服务，年度医联体内远程医疗服务15583人次。共有17名外院医师在医院多点执业。引进柔性人才2人。

医院牵头朝阳区南部医联体，成员单位包括1家医院和14家社区卫生服务中心。加入的专科联盟有：国家心力衰竭医联体、国家心血管病中心高血压专病医联体、中国心衰中心联盟、中国老年心血管病防治联盟、北京中西医结合心脏康复专科医联体、北京心衰中心联盟、宣武医院专科医联体、天坛医院神经疾病联盟、首都儿科研究所紧密型医联体、同仁眼科专科医联体、解放军总医院眼科专科医联体、全国眼科联盟、秀中皮肤科医生集团、上海华山皮肤科联盟、首医大急性胰腺炎诊疗联盟、国家老年疾病临床研究中心肝胆胰专科联盟及胃肠专科联盟、中国疝病专科联盟、京津冀创面治疗联盟、国家精神卫生分级诊疗北京市试点（朝阳区精神卫生分级诊疗南部医联体牵头单位）、浙江省情感障碍专科联盟、中国老年肾脏病联盟等。

【医疗工作】全年出院13014人次，床位周转25.98次，床位使用率55.96%，平均住院日7.91天。卫技人员与开放床位之比为1.92∶1，执业医师与床位之比为0.78∶1，病房护士与床位之比为0.38∶1。住院手术4686例，其中三级手术占41.02%、四级手术占14.83%。剖宫产率43.11%，围产儿死亡1人。开展临床路径的科室27个，病种245个，入径率82.32%，完成率80.4%。全年临床用血总量4774.5单位，自体输血165人次283单位。预约挂号占门诊总人次的83.36%。本地医保门诊447952人次、次均费用525元，医保出院9477人次、次均费用24303元；异地医保出院1163人次、次均费用25038元。

医院药占比33.18%，其中门诊药占比41.55%、住院药占比24.58%。门诊抗菌药物处方比例9.34%，急诊抗菌药物处方比例32.97%，住院患者抗菌药物使用率54.51%，抗菌药物使用强度为60DDD。

对口支援与扶贫协作的单位有：新疆维吾尔自治区和田地区墨玉县人民医院、和田地区墨玉县妇幼保健院，河北省康保县中医医院、保定市唐县中医医院，内蒙古卓资县人民医院。

【科研工作】全年获批立项科研项目7项，均为省市级，共获资助经费73万元，医院匹配经费11万元。年底在研课题15项，年内结题43项。获专利2项。

普外科、呼吸内科、检验科是北京市重点专科培育项目。

【基础建设】完成方舱实验室等42项抗疫基础保障建设工作；完成发热门诊改造，完成医院新址通电、竣工验收，完成新址搬家试运行，完成一站式后勤服务中心建设。医院新址于6月30日正式供电；10月28日，完成规划验收；11月10日，完成竣工验收；12月16日，完成消防验收。12月31日，医院综合门诊和医技辅助科室全部搬入新大楼。9月8日，医院发热门诊改造工程开工建设，建筑面积1400.35平方米，总投资1100万元；11月13日竣工，验收合格。

【信息化建设】医院信息化项目共投入4975.2万元，其中财政资金4504万元、医院自有资金471.2万元。完成新院区信息化基础建设项目、远程会诊平台项目建设。启动基础信息软件运行维护、基础信息设备设施运行维护、信息安全建设及等保建设运行维护等30个运维项目。完成医保脱卡结算相关信息化建设。

【院领导】党委书记：张新庆；院长：陈方；副书记：陈方；副院长：王永光、夏文斌、李贵华、宋岩。

（撰稿：王　贺　审核：李贵华）

北京市第一中西医结合医院

【基本情况】编制内人员522人、合同制人员409人，正高级职称21人、副高级职称62人、中级职称273人、初级职称478人。执业医师351人，注册护士364人。护理人员中具有本科及以上学历者占58.8%，有专科护士18人。重症医学床位6张。

年底医院固定资产净值22563.43万元，其中医疗设备净值6577.36万元，有乙类医用设备3台。全年医院总收入46045.7万元，其中医疗收入36709.21万元。医院占地面积26065平方米、建筑面积25362平方米。

医院加入朝阳区中部医疗联盟（朝阳医院牵头），以及北京同仁医院眼科专科医联体、北京市朝阳区精神卫生医联体。

【医疗工作】全年出院5657人次，床位周转14.51次，床位使用率39.36%，平均住院日9.94天。卫技人员与开放床位之比为2.14：1，执业医师与床位之比为0.9：1，病房护士与床位之比为0.35：1。住院手术1639例，其中三级手术占17.69%、四级手术占19.04%，日间手术174例。剖宫产率46.54%，围产儿死亡2人。开展临床路径的科室13个，病种36个，入径率48.59%，完成率41.94%。全年临床用血总量358单位，自体输血20人次101.13单位。预约挂号占门诊总人次的94.91%。本地医保门诊386003人次、次均费用488.23元，医保出院4377人次、次均费用18813.32元；异地医保出院277人次、次均费用16345.87元。

医院药占比37.05%，其中门诊药占比47.6%、住院药占比26.5%。门诊抗菌药物处方比例6.18%，急诊抗菌药物处方比例20.62%，住院患者抗菌药物使用率51.09%，抗菌药物使用强度35.67DDD。

对口支援与扶贫协作的单位有：新疆和田墨玉县维吾尔医医院、墨玉县妇幼保健院、康保县中医院、阳原县中医院。

【科研工作】全年获批立项科研项目6项，其中省市级3项，共获资助经费46万元，医院匹配经费36万元。年底在研课题32项，年内结题17项。获专利1项。

市级重点专科有骨伤科、心内科和内分泌科。

【新冠肺炎疫情防控】制订并修订《新型冠状病毒肺炎防控工作方案》《新型冠状病毒肺炎防控应急预案》等制度115版次，召开89次疫情防控会议。从预检分诊、急诊、呼吸科门诊到发热门诊及病房，制订了防护、接诊、消毒及医疗废物处理等全流程院感管理措施。疫情最严重阶段，医院关闭两个病区调整用途，用于人员安置、隔离区备用。感染科配置集装箱，放射科16排CT室改造为新冠肺炎患者检查单独通道，接诊来自朝阳区定点救治医院三间房医院的新冠肺炎患者CT检查11批次38人次。

【医学教育】医院承担长春中医药大学、中国中医科学院中医基础理论研究所的教学及带教任务。教师106人，其中博士研究生副指导教师1人、硕士研究生指导教师2人。年内脱产学习1人，院外进修8人。

【信息化建设】信息化建设经费282万元。部署北京市献血者用血服务信息系统；上线分时段预约系统，并实现与114平台实时对接；上线用血管理系统、治疗管理系统，进一步规范医疗行为；建立业务财务一体化管理平台；完成区属医院信息安全等级保护建设项目；医院电子病历系统应用水平分级评价达到三级。

【基础建设】开展重大安全隐患改造项目3项，包括CBD院区液氧罐更新、污水处理站改造、视频监控系统改造工程，共投资351.94万元，全部为财政资金。按区卫生健康委统一安排，对CBD院区发热门诊464平方米进行装修改造，投资291.67万元；对东坝院区发热哨点进行改造，改造费用56.55万元；采购集成式核酸检测单元1套，费用397.3756万元。

【院领导】党委书记：李瑞杰；院长：张雪华；副书记：杨瑞平；副院长：孙艳华、柳德元、张记玲、郭敏、郭日东、侯小兵。

（撰稿：贺蕾 审核：张雪华）

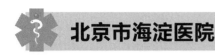

北京市海淀医院

【基本情况】编制内人员1065人、合同制人员607人，正高级职称68人、副高级职称154人、中级职称552人、初级职称718人。执业医师505人，注册护士700人。护理人员中具有大专及以上学历者占95%、本科及以上占54%，有专科护士86人。重症医学床位43张。

年底医院固定资产净值53187万元，其中医疗设备净值10718万元，有乙类医用设备4台。全年医院总收入151683.78万元，其中医疗收入110682.35万元。医院占地面积40260.88平方米、建筑面积117501平方米。

医院加入海淀区中西部医联体，以及宣武医院神经内科专科医联体、中国中医科学院眼科医院京津冀中医眼科医联体、海淀区口腔专科医联体、海淀区肿瘤专科医联体。

【医疗工作】全年出院21113人次，床位周转26.26次，床位使用率63.32%，平均住院日8.9天。卫技人员与开放床位之比为1.8：1，执业医师与床位之比为0.6：1，病房护士与床位之比为0.51：1。住院手术7873例，其中三级手术占39.25%、四级手术占30.10%，日间手术1894例。剖宫产率28.74%。开展临床路径的科室24个，病种69个，入径率37.07%，完成率35.83%。全年临床用红细胞3101.5单位、血浆175000毫升、血小板405治疗量，自体输血16人次23单位。预约挂号占门诊总人次的75%。本地医保门诊867820人次、次均费用428.09元，医保出院17590人次、次均费用23591.72元；异地医保出院2740人次、次均费用29118.19元。

医院药占比36.03%，其中门诊药占比48.47%、住院药占比21.83%。门诊抗菌药物处方比例10.92%，急诊抗菌药物处方比例36.07%，住院患者抗菌药物使用率49.92%，抗菌药物使用强度为39.03DDD。

对口支援与扶贫协作的单位有：新疆生产建设兵团第十四师昆玉市人民医院、北京市海淀区温泉镇社区卫生服务中心、北京外国语大学社区卫生服务中心。

【科研工作】获批立项科研项目40项，其中省市级3项、区级2项、院级35项，共获资助经费275.21万元，医院匹配经费11.88万元。年底在研课题45项，年内结题36项。获得实用新型专利2项。

【教学工作】11月27日，医院通过北京大学医学部本科教学评估。12月10日，举行北京大学海淀医院教学医院签约揭牌仪式。

成立危重症护理小组、心理健康成长小组、安宁疗护专业小组。安宁疗护专科认证护士培训基地通过中华护理学会安宁疗护专科认证护士基地复审。血液透析及安宁疗护两个国家级专科护士认证培训基地共接收来自全国各省市学员30人，考核合格率100%。

【骨科机器人投入使用】6月29日，"天玑"骨科机器人装机完毕并投入使用，骨科使用"天玑"机器人完成170余台手术。

【药品集中采购及医用耗材联合带量采购】3月23日、4月25日、11月14日，落实国家药品集中采购要求，执行第一批、第二批、第三批药品带量采购任务，完成药品带量采购涉及系统改造。10月1日，根据《北京市落实京津冀医用耗材联合带量采购（人工晶体类）工作实施方案》，确保人工晶体带量采购工作顺利推进。

【基础建设】总建筑面积45188平方米，地上八层、地下四层，主要设置有病房、手术、病理分析、医学研究、医学影像、ICU等。该项目正在加紧智能化设备的安装及调试工作。

【院领导】党委书记：刘兰英；院长：张福春；副书记：刘梦清、徐长甫；副院长：吴红金、吴庭东、黄慧贤、周瑞、马潞林、丁士刚、戴轶。

（撰稿：孙丹丹　审核：张福春）

北京市中西医结合医院

【**基本情况**】编制内人员435人、合同制人员271人，正高级职称29人、副高级职称54人、中级职称216人、初级职称359人。执业医师230人，注册护士291人。护理人员中具有大专及以上学历者占93.5%、本科及以上学历者占57.9%，有专科护士30人。重症医学床位4张。

年底医院固定资产净值5284.07万元，其中医疗设备净值3722.88万元。全年医院总收入40103万元，其中医疗收入23993万元。医院占地面积18299平方米、建筑面积52672平方米。

医院加入的医联体1个、专科联盟4个。

【**医疗工作**】全年出院2512人次，床位周转12.08次，床位使用率55.27%，平均住院日16.37天。卫技人员与开放床位之比为3：1，执业医师与床位之比为1.1：1，病房护士与床位之比为1.4：1。住院手术439例，其中三级手术占30.07%、四级手术占9.34%。剖宫产率34.97%。开展临床路径的有9个科室62个病种，入径率94.89%，完成率79.68%。全年临床用血总量340单位。预约挂号占门诊总人次的78.42%。全年本地医保门诊173642人次、次均费用768元，医保出院1576人次、次均费用27051元；异地医保出院183人次、次均费用26166.57元。

医院药占比50.36%，其中门诊药占比57.73%、住院药占比31.66%。门诊抗菌药物处方比例12.55%，急诊抗菌药物处方比例27.57%，住院患者抗菌药物使用率43.97%，抗菌药物使用强度为28.04DDD。

对口支援与扶贫协作的单位有：新疆和田市维吾尔医医院、内蒙古敖汉旗蒙医中医医院、河北易县中医院、河北赤城中医院。选派22人次（其中5人次对口支援和田市维吾尔医医院，11人次对口支援易县中医院，4人次对口支援赤城县中医院，2人次1年期对

口支援赤城县中医院和敖汉旗蒙医中医医院）执行对口支援任务，帮助受援单位开展"三伏贴"工作并筹建"治未病"科。10月19日，国家中医药管理局委托医院，联合江苏省、浙江省中医药管理局，以及北京市另外3家中医、中西医结合医院，共同组建赴新疆医疗队（和田、喀什、克州）开展巡回医疗工作。

【**科研工作**】全年获批立项省市级科研项目4项，共获资助经费54.13万元，医院匹配经费7.2万元。年底在研课题9项，年内结题2项。

设有国家中医药管理局中药药理（心血管）实验室（三级）。

【**新冠肺炎疫情防控**】2月5日，医院成立新冠疫情防控领导小组。根据《北京市卫生健康委员会关于我市二级以上医院实行非急诊全面预约的通知》要求，医院自2月17日实行非急诊全面预约挂号。3月，组建隔离观察点和转运队人员，疫情第一阶段共完成157人次的医学隔离观察和2个月的密接人员转运工作。6月11日，新发地疫情发生后，再次组织密接人员隔离点组建工作，共派出111人；密接人员转运点派出12名医护人员。下社区进行核酸采样工作6次，共出动采样人员167人次。

6月16日，120先后向医院转送两名新冠肺炎密接孕妇；妇产科启动应急预案流程；6月22日，两名孕妇顺利分娩。为防止交叉感染，两名产妇在医学观察病房分别进行了为期21天和14天的医学观察后顺利离院。

【**院领导**】党委书记：王青松；院长：徐春凤；副书记、纪委书记：胡守舵（自8月）；副院长：牛光良、吴振安、张宏波；总会计师：夏新平。

（撰稿：张 正 审核：徐春凤）

北京市丰台中西医结合医院

【基本情况】编制内人员338人、合同制人员418人，正高级职称27人、副高级职称64人、中级职称227人、初级职称361人。执业医师267人，注册护士323人。护理人员中具有大专及以上学历者占51%、本科及以上学历者占41%，有专科护士35人。重症医学科床位6张。

年底医院固定资产净值14180万元，其中医疗设备净值7323万元，有乙类医用设备2台。全年医院总收入39630.98万元，其中医疗收入26849.15万元。医院占地面积21710.597平方米、建筑面积17640.11平方米。

医院牵头的医联体成员单位有：王佐镇社区卫生服务中心、长辛店社区卫生服务中心、卢沟桥社区卫生服务中心、宛平社区卫生服务中心。医院加入的医联体有：北京朝阳医院呼吸与危重症医学科专科医联体、北京天坛医院神经内科紧密型专科医联体。

【医疗工作】全年床位周转11.36次，床位使用率37.98%，平均住院日12.43天。卫技人员与开放床位之比为0.55∶1，执业医师与床位之比为0.6∶1，病房护士与床位之比为0.45∶1。住院手术971例，其中三级手术占43.2%、四级手术占9.8%，日间手术66例。剖宫产率51.7%。开展临床路径的科室12个，病种124个，入径率77.3%，完成率71.7%。全年临床用血总量949单位。预约挂号占门诊总人次的86.98%。本地医保门诊221177人次、次均费用630元，医保出院4903人次、次均费用22711元；异地医保出院195人次、次均费用23483元。

医院药占比45.79%，其中门诊药占比51.68%、住院药占比36.18%。门诊抗菌药物处方比例5.99%，急诊抗菌药物处方比例18.6%，住院患者抗菌药物使用率58.31%，抗菌药物使用强度为73.34DDD。

对口支援与扶贫协作的单位有：房山区青龙湖社区卫生服务中心、南窖社区卫生服务中心、长沟社区卫生服务中心、窦店社区卫生服务中心，王佐镇社区卫生服务中心、长辛店镇社区卫生服务中心、卢沟桥社区卫生服务中心、宛平社区卫生服务中心，河北涞源中医院，内蒙古林西蒙中医医院、扎赉特旗中医院。

【科研工作】全年获批立项科研项目6项，其中区级项目2项、首发青年项目1项、中医局青年1项、面上项目1项、民间疗法发掘及整理项目1项，共获资助经费53万元，医院匹配经费14万元。年底在研课题6项，年内结题2项。

市级重点专科有：心内科、老年科、脑病科、骨科、呼吸科、急诊科；区级重点专科有：呼吸科。

【医联体建设】7月，医院搭建医联体平台，形成以朝阳医院—北京市丰台中西医结合医院—18家社区卫生服务中心为核心的"1+1+N"的紧密医联体模式。8月5日，开展全麻气管镜，标志合作开始，经过积极筹建，和朝阳医院的合作框架已基本构建完成，医院在气管镜介入和呼吸危重症、肿瘤治疗方面，均取得了较大进步。7月，丰台中西医结合医院与北京天坛医院、丰台区域内23家社区卫生服务中心建立紧密型专科医疗联合体，成立北京天坛医院—丰台区神经病学中西医结合诊疗中心。

【成立名医传承工作站】9月25日，医院举办北京中医药薪火传承"3+3"工程魏子孝名医传承工作站、寿小云名医传承工作站揭牌仪式，首都名中医魏子孝教授、寿小云教授，北京市中医管理局副局长罗增刚、丰台区卫生健康委副书记谷守贺出席仪式。11月6日，北京中医药薪火传承"3+3"工程郝万山名医传承工作站揭牌仪式暨授徒拜师仪式在丰台中西医结合医院举行。

【信息化建设】完成网络安全等级保护项目三期的建设，医院的HIS系统通过网络安全等级保护三级的测评；参加网络安全攻防演练3次；通过了电子病历应用水平四级测评。

【院领导】党委书记：王振涛；院长：麻永怀；副书记：麻永怀；副院长：吴业清、许鑫。

（撰稿：吕　琼　审核：麻永怀）

北京市房山区良乡医院

【基本情况】编制内人员955人、合同制人员966人，正高级职称81人、副高级职称143人、中级职称751人、初级职称633人、未定级82人。执业医师604人，注册护士865人，其中从事护理工作的注册护士823人。护理人员中具有大专及以上学历者占98.7%、本科及以上占63.5%，有专科护士115人。重症医学床位38张。

年底医院固定资产净值30653万元，其中医疗设备净值11753万元，有乙类医用设备7台。全年医院总收入114539万元，其中医疗收入100886万元。医院占地面积37599平方米、建筑面积108556平方米。

医院牵头房山区东部医联体，并加入了北京儿童医院、宣武医院、天坛医院、安贞医院、人民医院、朝阳医院牵头的专科联盟。

【医疗工作】全年出院23785人次，床位周转27.66次，床位使用率58.13%，平均住院日7.69天。卫技人员与开放床位之比为1.87∶1，执业医师与床位之比为0.7∶1，病房护士与床位之比为0.91∶1。住院手术10033例，其中三级手术占39.2%、四级手术占23%，日间手术781例。剖宫产率43.39%，围产儿死亡4人。开展临床路径的科室21个，病种103个，入径率87%，完成率97.8%。全年临床用血总量3827单位，自体输血179人次367单位。预约挂号占门诊总人次的98.29%。本地医保门诊921673人次、次均费用438.65元，医保出院19523人次、次均费用16159.49元；异地医保出院1024人次、次均费用20351.62元。

医院药占比35.64%，其中门诊药占比43.39%、住院药占比25.04%。门诊抗菌药物处方比例10.01%，急诊抗菌药物处方比例29.2%，住院患者抗菌药物使用率49.8%，抗菌药物使用强度为48.2DDD。

对口支援内蒙古突泉县人民医院、突泉县中医医院。

【科研工作】全年获批立项科研项目16项，其中首发专项2项，共获资助经费32.4万元，医院匹配经费10.5万元；首医教改院级课题立项2项，共获资助经费1.0万元；院级科研课题立项12项，医院匹配经费33.5万元。

年底在研课题73项（纵向课题54项，合作课题19项），年内结题18项。

【科室设置】综合病区更名为老年医学科；成立全科医学科，与神经内科二病区合署办公。

【院领导】党委书记：许钧平；院长：谢宝元（至9月）、郭艳红（自10月）；纪委书记：杨晓梅（至9月）、燕海英（自9月）；副院长：张文敏；总会计师：张小华；挂职副书记：荆建军（自8月）；挂职副院长：韩芙蓉（自3月）。

（撰稿：王　莉　审核：郭艳红）

北京市顺义区医院

【基本情况】编制内人员1543人、合同制人员665人，正高级职称80人、副高级职称194人、中级职称681人、初级职称972人。执业医师724人，注册护士1005人。护理人员中具有大专及以上学历者占96%、本科及以上占61.4%。

年底医院固定资产净值87832.74万元，有乙类医用设备9台。全年医院总收入173493.24万元，其中医疗收入146786.17万元。房屋总建筑面积104807平方米，其中业务用房面积73649平方米。

医院牵头的医联体有成员单位20家，专科联盟有5家。

【医疗工作】全年出院32954人次，床位周转31.21次，床位使用率68.6%，平均住院日7.81天。住院手术13002例，其中三级手术占40.54%、四级手术占34.27%，日间手术2208例。剖宫产率58.36%。开展临床路径的科室29个、病种125个，入径率82.32%，完成率93.9%。全年临床用血总量9683单位，自体输血692人次1514.3单位。预约挂号占门诊总人次的92.94%。

医院药占比35%。门诊抗菌药物处方比例9.76%，急诊抗菌药物处方比例29.42%，住院患者抗菌药物使用率54.14%，抗菌药物使用强度为51.3DDD。

对口支援单位有：河南西峡县人民医院、宁夏盐池县人民医院、内蒙古赤峰市巴林左旗人民医院、内蒙古通辽市科左中旗人民医院、河北沽源县人民医院、河北万全区医院、西藏尼木县医院。

【科研工作】全年获批立项科研项目2项，其中省市级1项，共获资助经费25万元，医院匹配经费15万元。年底在研课题10项，年内结题5项。获专利2项。

【畅通急诊急救通道】整合院内资源，实现"以患者为中心"的"单病种、多学科"诊疗模式，对危重孕产妇、急性胸痛患者、急性脑卒中患者、危重新生儿诊治流程进行优化。急救中心全年出车27271次，比上年增长8.29%，其中转运救治新冠肺炎确诊、疑似病例及密接人员3026人次，处理突发公共卫生事件201次，完成政府指令性各种保障155次。

【学科建设】外科系统以胸外科学组为例，肺癌、食管癌全腔镜手术较上年明显增加，核心业务中全胸腔镜下肺癌根治术67例、胸腹腔镜联合食管癌根治术23例、全胸腔镜气胸肺大疱切除胸膜固定手术20余例、胸腔镜纵隔肿瘤切除术5例；新业务新项目中，胸腹腔镜联合食管癌根治免管免禁手术10余例、胸腔镜剑突下切口纵隔肿瘤切除术1例、局麻加强化麻醉下胸腔镜联合胃镜食管瘘封堵1例。内科系统以心脏内科为例，成功开展冠脉造影700余例，PCI手术780余例。医技科室以放射科为例，完成CT检查21万余人次、核磁检查3万余人次、X线检查完成7万余人次。

【教学工作】签约好医生远程学习平台，全体卫技人员完成10学分37学时任务；新冠肺炎知识和技能培训49批次，参培人员近10万人次；12月22日，通过首医专家的验收评估，2021年1月22日正式批复为首都医科大学教学医院。

【静脉药物配置和仪器设备租赁】启动静脉用药集中配制中心项目建设，将原来分散在病区开放环境下进行配置的静脉用药，集中由专职人员在配置中心进行。成立仪器设备统一调配管理中心，制订《顺义区医院医疗设备租赁中心运营管理办法》，向重点科室、重点业务、重点方向倾斜。

【信息化建设】智慧办公平台一期系统建设实现医院网络化管理，建成PC端、移动端APP等方式的办公场景，上线八大类别22张制式表单，完全使用线上流程并不断更新完善。微信公众号改版升级，优化流程，新增体检流调、体检预约与体检报告查询、候诊排队查询、分时段预约、图形与手机验证环节、就诊认证机制等功能。上线体检导检系统，安装诊室小屏、抽血端平板和自助机等，更加合理地安排各项检查顺序提高体检流程效率。

【基础建设】疫情初期，完成了感染性疾病科东、西外挂步梯围挡修缮，院内道路出入口的封堵及科室内按照院感要求的各种隔断处理；新建部分包括完成发热门诊CT用房工程；门诊外分流、查询、扫码大棚建设；将原北车棚改造为发热门诊工程，候诊、诊室及人员流向均达到疫情期间的院感要求；建成符合院感要求的核酸取样轻体房；将原感染病房9间改为负压隔离病房。

【院领导】党委书记：黄建柏；执行院长：赵跃华；副院长：房宇、郑雷文。

（撰稿：蒋伯芳　审核：沈　新）

北京中医医院顺义医院

【基本情况】编制内人员577人、合同制人员564人，正高级职称30人、副高级职称82人、中级职称248人、初级职称601人。执业医师374人，注册护士402人。护理人员中具有大专及以上学历者占97%、本科及以上占68%，有专科护士39人。重症医学床位15张。

年底医院固定资产净值8329.08万元，其中医疗设备净值6641.58万元，乙类医用设备2台。全年医院总收入72481.55万元，其中医疗收入51793.93万元。医院占地面积21082平方米、建筑面积18565.09平方米。

医院牵头及加入的医联体有9个。

【医疗工作】全年床位周转19.99次，床位使用率47.04%，平均住院日8.76天。卫技人员与开放床位之比为2.39∶1，执业医师与床位之比为1∶1，病房护士与床位之比为0.67：1。住院手术2118例，其中三级手术占22.62%、四级手术占14.45%，日间手术206例。剖宫产率45.68%，围产儿死亡1人。开展临床路径的科室19个，病种107个，入径率89.71%，完成率79.60%。全年临床用血总量488单位，自体输血33人次109单位。预约挂号占门诊总人次的81.55%。本地医保门诊648167人次、次均费用612元，医保出院10781人次、次均费用10441元；异地医保出院272人次、次均费用14375元。

医院药占比56.91%，其中门诊药占比66.03%、住院药占比28.28%。门诊抗菌药物处方比例14.03%，急诊抗菌药物处方比例14.17%，住院患者抗菌药物使用率40.90%，抗菌药物使用强度为54.29DDD。

对口支援与扶贫协作的单位有：河北省张家口市沽源县中医院、万全区中医院，内蒙古自治区通辽市科尔沁左翼中旗蒙医院、呼和浩特市巴林左旗蒙医中医医院、通辽市科尔沁左翼中旗人民医院，新疆维吾尔自治区和田市洛浦县维吾尔医医院，北京市顺义区北小营仇家店村。

【科研工作】全年获批立项科研项目3项，其中国家自然科学基金2项、市局级课题1项，共获得资助经费51万元，医院匹配经费3万元。年底在研课题98项。年内纵向课题结题7项，院级课题结题7项。医院连续第三年获得国家自然科学基金青年项目资助。

有国家级农村重点专科1个（脑病科）、市级重点专科6个（脑病科、心血管科、康复科、呼吸科、护理学、风湿病科诊疗中心）、首都区域专科3个（针灸科、肿瘤科、脾胃病科）、首都区域特色专科1个（康复科）。北京市中医药基层学科团队2个，分别是脑病学科团队和肾病学科团队。

【新技术项目】开展新技术9项，其中脑病科开展神经系统造影诊断技术7例；耳鼻喉科开展喉癌手术，头颈外科相关专业已全面覆盖。

【信息化建设】与北京嘉和美康信息技术有限公司签订电子病历四级评价建设项目合同，投入资金468万元，于8月26日通过电子病历应用水平分级四级评审；与北京康德宏贸易发展有限公司签订全生命周期管理系统合同，投入资金45万元，系统已投入使用并运行良好；与北京智诚民康信息技术有限公司签订耗材全流程管理和检验试剂精细化管理系统项目合同，投入资金44万元，该项目处于建设阶段；与北京融威众邦电子技术有限公司签订实行报到制、普通号预约平台、114直连、专家停诊短信群发、二维码建档项目—信息项目采购合同，投入资金12万元，系统已投入使用并运行良好。

【院领导】党委书记：魏青；执行院长：杨国旺；副院长：魏青、王继东、刘文广、张勇。

（撰稿：单春香　审核：梁　研）

北京市大兴区人民医院

【基本情况】编制内人员1643人、合同制人员625人，正高级职称79人、副高级职称210人、中级职称725人、初级职称886人。执业医师686人，注册护士919人。护理人员中具有大专及以上学历者占97.41%、本科及以上占63.37%，有专科护士10人。重症医学床位37张。

年底医院固定资产净值39360.72万元，其中医疗设备净值10453.10万元，有乙类医用设备4台。全年医院总收入143392.88万元，其中医疗收入116930.41万元。医院占地面积50876.4平方米、建筑面积117008.45平方米。

医院牵头的医联体成员单位有：安定镇中心卫生院、北臧村镇中心卫生院、妇幼保健院、金星卫生院、康家乐老年病医院、利康医院、永林中西医结合

医院、西红门医院、兴丰街道卫生服务中心、榆垡镇中心卫生院，并加入中日友好医院呼吸科医联体、北京协和医院急诊学科医联体、北京安贞医院心脏专科医联体、北京友谊医院消化学科医联体、北京佑安医院传染专科医联体、解放军总院第一医学中心骨科专科医联体。

【医疗工作】全年出院29982人次，床位周转29.9次，床位使用率58.86%，平均住院日7.22天。卫技人员与开放床位之比为1.94：1，执业医师与床位之比为0.67：1，病房护士与床位之比为0.89：1。住院手术10522例，其中三级手术占26.18%、四级手术占11.08%，日间手术586例。剖宫产率48.08%，围产儿死亡11人。开展临床路径的科室17个，病种139个，入径率64.98%，完成率94.52%。全年临床用血总量

4817单位，自体输血216人次639.25单位。预约挂号占门诊总人次的76.51%。本地医保门诊877455人次、次均费用512元，医保出院24528人次、次均费用16632元；异地医保出院1989人次、次均费用21538元。

医院药占比31.78%，其中门诊药占比43.72%、住院药占比24.84%。门诊抗菌药物处方比例12.10%，急诊抗菌药物处方比例26.32%，住院患者抗菌药物使用率59.59%，抗菌药物使用强度为54.21DDD。

对口支援的单位有：西红门医院、榆垡镇中心卫生院、安定镇中心卫生院、金星卫生院、北臧村镇中心卫生院、兴丰街道卫生服务中心。扶贫协作的单位有：内蒙古突泉县人民医院、察右前旗人民医院、察右前旗蒙中医院、宁夏固原州人民医院、新疆昆玉市人民医院、和田县人民医院，湖北省十堰市茅箭区人民医院，青海玉树州人民医院。

【科研工作】全年获批立项科研项目4项，均为省市级，共获资助经费57万元，医院匹配经费16.50万元。年底在研课题4项，获专利3项。市级重点培育学科为心内科。

【医学教育】8月18日，医院科教科主任刚君领衔的医学教育教学创新管理工作室获批区级职工创新工作室。

9月至10月，完成大兴区2020年"三基三严"培训及考核工作。"三基三严"以线上培训为主，培训内容涵盖医学人文、急诊急救、疫情防控等方面，全区累计6000余名医务工作者完成培训及考核。

10月16日，全科住院医师规范化培训基地通过了北京市卫生健康委专家组实地评审。

【院领导】党委书记：马秀华；院长：曹树军；副书记：谷玉凤；副院长：赵留庄、张彬、袁景林。

（撰稿：李增辉　张　爽　审核：谷玉凤）

北京市大兴区中医医院

【基本情况】编制内人员514人、合同制人员288人，正高级职称20人、副高级职称78人、中级职称298人、初级职称315人。执业医师285人，注册护士318人。护理人员中具有大专及以上学历者占86%、本科及以上占51%，有专科护士111人。重症医学床位6张。

年底医院固定资产净值13256万元，其中医疗设备净值4423万元，有乙类医用设备1台。全年医院总收入65745万元，其中医疗收入55195万元。医院占地面积14247平方米、建筑面积34276.38平方米。

医院牵头的医联体成员单位有：青云店镇中心卫生院、魏善庄镇中心卫生院、孙村卫生院、瀛海镇中心卫生院。

【医疗工作】全年出院5644人次，床位周转14.67次，床位使用率46.51%，平均住院日11.81天。卫技人员与开放床位之比为1.6：1，执业医师与床位之比为0.61：1，病房护士与床位之比为0.5：1。住院手术2059例，其中三级手术占13.26%、四级手术占12.19%。开展临床路径的科室18个，病种56个，入径率24.98%。全年临床用血580单位，自体输血118人次6600毫升。预约挂号占门诊总人次的82.96%。本地医保门诊364625人次、次均费用685元，医保出院4994人次、次均费用22445.53元；异地医保出院204人次、次均费用26324.72元。

医院药占比60.21%，其中门诊药占比71.23%、住院药占比33.27%。门诊抗菌药物处方比例3.82%，急诊抗菌药物处方比例14.02%，住院患者抗菌药物使用率48.64%，抗菌药物使用强度为46.69DDD。

【科研工作】全年获批立项科研项目20项，其中国家级1项、省市级2项、所级17项，共获资助经费85.5万元，医院匹配经费14万元。年底在研课题64项，年内结题1项。

内分泌科、脾胃病科为国家级重点学科，针灸科、肛肠科、肺病科、骨伤科为市级重点学科。

【中医药文化建设】向辖区居民宣传疫情防控、中医保健等知识，免费发放中医药新冠预防饮，针对大兴地区居民常见病、多发病，每月组织2次健康大课堂活动。社区站向辖区居民宣传中医保健等知识，开展义诊1次、中医类健康大讲堂64次、老年人健康体检宣传活动8次，制作宣传栏32期，服务群众6508人次，发放宣传材料1.3万余份。

利用清源科普团队（中医小屋）微信公众号每月推送2篇中医药防控健康知识；各社区站同时开展多种形式健康宣教，中医药知识宣教86981人次；利用微博微信开展健康知识宣传58849人次。

【学科建设】开展院级病例讨论2次、科间病例讨论40次，开展"冬病夏治三伏贴"工作，服务群众1888人。120清源急救站共出车3423次，行驶59404千米，转运发热患者298人次。筹备建设脑卒中静脉溶栓绿色通道，针灸科送出2名医师前往宣武医院学习。

促进中心实验室基础平台建设，完善中心实验室过程管理，中心实验室具备开展寿命衰老实验技术、蛋白电泳技术、脂蛋白分类检测技术、细胞培养技术以及免疫组化技术的能力。中心实验室现承接3项国家级课题、2项北京市级课题、4项院级课题的相关基础研究任务。

【院领导】执行院长：胡元会；党委书记：吴雪梅；副院长：朱文增、王如然、吴华丽、张锐文。

（撰稿：颜芃慧子　审核：朱文增）

北京市大兴区中西医结合医院

【基本情况】职工中编制内人员399人、合同制人员351人，正高级职称9人、副高级职称42人、中级职称210人、初级职称355人。执业医师238人，注册护士270人。护理人员中具有大专及以上学历者占94.74%、本科及以上占45.96%，有专科护士13人。重症医学床位7张。

年底医院固定资产净值16269.79万元，其中医疗设备净值4578.63万元，有乙类医用设备2台。全年医院总收入33367.60万元，其中医疗收入19994.22万元。医院占地面积1.2万平方米、建筑面积2.9万平方米。

医院牵头大兴区康复专科医联体，加入国家中医药管理局区域中医专科诊疗中心专科联盟。

【医疗工作】全年出院7899人次，床位周转16.98次，床位使用率51.81%，平均住院日11.01天。卫技人员与开放床位之比为1.4：1，执业医师与床位之比为0.5：1，病房护士与床位之比为0.58：1。住院手术2225例，其中三级手术占36.13%、四级手术占18.02%，日间手术877例。剖宫产率33.37%。开展临床路径的科室16个，病种102个，入径率81.06%，完成率81.06%。全年临床用血总量642单位，自体输血55人次62.1单位。预约挂号占门诊总人次的93.36%。本地医保门诊184143人次、次均费用574元，医保出院3506人次、次均费用19808元。

医院药占比37.49%，其中门诊药占比47.7%、住院药占比25.43%。门诊抗菌药物处方比例5.73%，急诊抗菌药物处方比例10.96%，住院患者抗菌药物使用率28.66%，抗菌药物使用强度为15.69DDD。

对口支援内蒙古苏尼特右旗人民医院和苏尼特右旗蒙医院。

全年派出5名骨干医师进行支援，其中骨科副主任医师王宏伟开展多项新技术受到表彰，同时，接收13名进修人员；4月，骨科副主任医师李翔到新疆维吾尔自治区和田县人民医院支援，担任外二科副主任；8月，放射科主治医师陈豫到青海省玉树州人民医院支援。

【科研工作】全年获批立项科研项目1项（区级科研新冠肺炎专项），另有合作项目1项（国家重点研发计划——太极拳改善脑卒中恢复期患者心肺功能作用及机制研究），共获资助经费49.2万元。年底在研课题1项，年内结题1项（区级新冠肺炎疫情科技防治专项"改进型肺功能锻炼器和呼吸气体消毒过滤器的研制及临床应用"）。

【通过三甲评审】4月，医院启动迎接等级评审工作，成立创建办，确定科室联络人，于10月30日通过评审组终评，医院达到三级甲等中西医结合医院水平。

【中西医结合康复】全年制订35个病种中西医结合康复规范，贯彻早期康复、全过程参与原则。全年脑卒中多专业一体化诊疗126例，挂牌北京市脑卒中防治中心。开展吞咽障碍诊疗康复护理一体化康复202例。引进下肢步行机器辅助训练装置，开展下肢康复训练363人次。继续承担北京市"肢体残疾人康复训练"和"肢体残疾人生活重建训练"项目，全年到医院接受康复治疗1877人次。

【院领导】党委书记：孙翰林；院长：王海英；副书记：王海英；副院长：宋炜、赵静、董国顺。

（撰稿：张　欣　审核：董国顺）

北京市昌平区医院

【基本情况】编制内人员1025人、合同制人员719人，正高级职称49人、副高级职称113人、中级职称374人、初级职称907人。执业医师426人，注册护士724人。护理人员中具有大专及以上学历者占81.77%、本科及以上占26.66%，有专科护士44人。重症医学床位45张。

年底医院固定资产净值34957.85万元，其中医疗设备净值8782.85万元，乙类医用设备5台。全年医院总收入88473.59万元，其中医疗收入72678.13万元。医院占地面积49993平方米、建筑面积130041平方米。

医院牵头昌平区北部医联体，加入的专科联盟有5个。

医院为国家胸痛中心认证单位、北京市卒中质控单位。

【医疗工作】全年出院17597人次，床位周转20.50次，床位使用率48.60%，平均住院日8.69天。卫技人员与开放床位之比为1.65：1，执业医师与床位之比为0.50：1，病房护士与床位之比为0.56：1。住院手术5718例，其中三级手术占42.22%、四级手术占21.62%，日间手术700例。剖宫产率43.20%，围产儿死亡8人。开展临床路径的科室20个，病种69个，入径率58.77%，完成率98.67%。全年临床用血总量4252单位，自体输血187人次400单位。预约挂号占门诊总人次的23.15%。本地医保门诊230169人次、次均费用428.51元，医保出院4178人次、次均费用16720.85元；异地医保出院807人次、次均费用19623元。

医院药占比34.50%，其中门诊药占比41.28%、住院药占比26.66%。门诊抗菌药物处方比例13.33%，急诊抗菌药物处方比例29.69%，住院患者抗菌药物使用率40.87%，抗菌药物使用强度为61.74DDD。

对口支援与扶贫协作的单位有：宁夏固原市隆德县人民医院、内蒙古科左中旗人民医院、阿鲁科尔沁旗同济医院、太仆寺旗医院、新疆生产建设兵团第十四师224团医院。

【科研工作】全年获批立项科研项目9项，均为区县级科研项目，医院匹配经费27万元。年底在研课题10项，年内结题9项。获专利1项。

【新门急诊综合楼启用】6月，启用新门急诊综合楼，新急诊科面积由原来的900平方米增加至3050平方米。透析机由26台增加至40台，口腔科综合治疗椅由原来的15台增加至40台。新增设EICU、CCU、神经内科、呼吸科等8个病区，增加246张床位。新门急诊综合楼顶设急救直升机停机坪，实现了医疗救援工作"地面+空中"立体化覆盖，是京北地区区域医疗中心首个楼顶直升机停机坪，可为2022年冬奥会提供医疗救援服务。

【院领导】党委书记、院长：朱平辉；副书记：毛新；副院长：聂增尧、李向欣、张彦虎、李凤果、孙礼玲。

（撰稿：刘霁杭　审核：张彦虎）

北京市昌平区中医医院

【基本情况】医院在职职工中编制内人员677人、合同制人员417人，正高级职称44人、副高级职称92人、中级职称283人、初级职称456人。执业医师329人，注册护士386人。护理人员中具有大专及以上学历者占70.73%、本科及以上占33.42%，有专科护士144人。重症医学床位7张。

年底医院固定资产净值21034.26万元，其中医疗设备净值9295.75万元，有乙类医用设备3台。全年医院总收入61259.41万元，其中医疗收入43322.18万元。医院占地面积17112.55平方米、建筑面积26220.46平方米。

医院为昌平区医联体成员单位。

【医疗工作】全年出院5332人次，床位周转16.77次，床位使用率45.03%，平均住院日8.65天。卫技人员与开放床位之比为2.15∶1，执业医师与床位之比为0.84∶1，病房护士与床位之比为0.45∶1。住院手术1238例，其中三级手术占21.56%、四级手术占2%。剖宫产率43.1%。开展临床路径的科室11个，病种27个，入径率86.8%，完成率95.4%。全年临床用血总量599.5单位，自体输血3人次。预约挂号占门诊总人次的80.88%。本地医保门诊357194人次、次均费用612.07元，医保出院3456人次、次均费用15861元；异地医保出院191人次、次均费用18036.84元。

医院药占比56.03%，其中门诊药占比84.89%、住院药占比15.11%。门诊抗菌药物处方比例7.75%，急诊抗菌药物处方比例26%，住院患者抗菌药物使用率39%，抗菌药物使用强度为68DDD。

健康扶贫的单位有：新疆生产建设兵团十四师昆玉市人民医院，青海省曲麻莱县藏医院，内蒙古太仆寺旗医院、太仆寺旗中蒙医院。

【科研工作】全年获批立项科研项目12项，其中北京市中医局项目1项，获资助经费6万元，医院匹配

经费6万元。年底在研项目：北京市中医局项目2项，昌平区卫生健康委项目7项。年内结题：北京市中医局1项，昌平区卫生健康委1项。

市级重点专科有：内分泌科、心血管病科、妇产科、急诊科、肺病科。

【打击欺诈骗取医疗保障基金专项行动】5月19日，医院开展打击欺诈骗取医疗保障基金专项行动。建立医保工作例会制度，成立专项工作组，对医院医保工作进行全面梳理，做到了发现问题立行立改，严格控制医疗费用的不合理增长，维护医保基金的使用安全。

【细化科室专业】针灸康复病区于7月正式启用，老年病科门诊于11月正式接诊，外科、骨伤科、妇产科于12月完成专业分科。

【院领导】党委书记、院长：刘保坚；副书记、副院长：王凤；副院长：刘晓宇、田小飞、王志鹏。

（撰稿：王　雯　审核：王　凤）

北京市昌平区中西医结合医院

【基本情况】编制内人员852人、合同制人员854人、返聘人员6人，正高级职称27人、副高级职称113人、中级职称305人、初级职称843人。执业医师447人，注册护士718人。护理人员中具有大专及以上学历者占74.09%、本科及以上占31.62%，有专科护士22人。重症医学床位10张。

年底医院固定资产净值33292.38万元，其中医疗设备净值17672.02万元，有乙类医用设备2台。全年医院总收入113676万元，其中医疗收入74739万元。医院占地面积10.2万平方米、建筑面积82809平方米。

医院牵头昌平南部区域医联体。

【医疗工作】全年出院7064人次，床位周转3.2次，床位使用率83.01%，平均住院日88.1天。卫技人员与开放床位之比为0.6∶1，执业医师与床位之比为0.19∶1，病房护士与床位之比为0.24∶1。住院手术2170例，其中三级手术占17.79%、四级手术占11.34%，日间手术305例。剖宫产率41.83%，围产儿死亡3人。开展临床路径的科室18个，病种47个，入径率90.1%，完成率97.83%。全年临床用血476单位，自体输血7人次2545毫升。预约挂号占门

诊总人次的76%。本地医保门诊232180人次、次均费用770元，医保综合院区出院1880人次、次均费用21946元；医保精神科出院191人次，日均费用676元。

医院药占比35.49%，其中门诊药占比53.19%、住院药占比26.03%。门诊抗菌药物处方比例6.73%，急诊抗菌药物处方比例17.69%，住院患者抗菌药物使用率45.94%，抗菌药物使用强度为13.85DDD。

对口支援与扶贫协作北京市内6家单位：东小口社区卫生服务中心、北七家社区卫生服务中心、小汤山社区卫生服务中心、霍营卫生服务中心、沙河高教园卫生服务中心、北京玻璃厂医院；北京市外5家单位：内蒙古阿鲁科尔沁旗同济医院、太仆寺旗中蒙医院，河北省尚义县医院，青海省曲麻莱县医院，新疆维吾尔自治区和田地区人民医院。

【科研工作】全年获批立项省市级科研项目2项，共获资助经费12万元，医院匹配经费12万元。年底在研课题19项。

有国家中医药管理局"十二五"重点专科1个（骨伤科），北京市中医管理局"十二五"重点专科3

个（脑病科、眼科、精神合并躯体病科），北京市中医管理局重点学科1个（骨伤科），北京市中医儿科特色诊疗中心，国家中医重点专科辐射工程首都区域专科2个（骨伤科、脑病科），国家中医重点专科辐射工程首都区域特色专科2个（眼科、精神合并躯体病科）。

【基础建设】医院住院楼项目主体结构竣工，室内装修基本完成，预计2021年实现整体搬迁并投入使用。新住院楼建设床位505张，大楼启用后将提高"回天地区"妇产科、儿科以及针对老年人慢性疾病的接诊能力。

【院领导】党委书记、院长：刘海彬；副书记：王继革；副院长：高淑英、潘贵超、顾丽丽、廖艳晨。

（撰稿：刘燕楠　审核：刘海彬）

北京市平谷区医院

【基本情况】编制内人员1159人、合同制人员410人，正高级职称73人、副高级职称149人、中级职称698人、初级职称514人。执业医师492人，注册护士713人。护理人员中具有大专及以上学历者占98%、本科及以上占65%，有专科护士70人。重症医学床位28张。

年底医院固定资产净值46843.75万元，其中医疗设备净值9327.14万元，有乙类医用设备5台。全年医院总收入108419.20万元，其中医疗收入91447.57万元。医院占地面积6.17万平方米、建筑面积10.61万平方米。

医院加入了北京友谊医院平谷医院医联体和宣武医院神经内科专科联盟。

【医疗工作】全年出院26767人次，床位周转28.60次，床位使用率66.97%，平均住院日8.59天。卫技人员与开放床位之比为1.47：1，执业医师与床位之比为0.52：1，病房护士与床位之比为0.44：1。住院手术8485例，其中三级手术占43.88%、四级手术占16.31%，日间手术916例。剖宫产率57.07%，围产儿死亡1人。开展临床路径的科室20个，病种134个，入径率99.5%，完成率37.5%。全年临床用血总量5835.5单位，自体输血87人次400单位。预约挂号占门诊总人次的22.68%。本地医保门诊897879人次、次均费用407.65元，医保出院24194人次、次均费用15883.87元；异地医保出院428人次、次均费用20491.43元。

医院药占比29.70%，其中门诊药占比36.19%、住院药占比23.94%。门诊抗菌药物处方比例10.10%，急诊抗菌药物处方比例27.08%，住院患者抗菌药物使用率49.14%，抗菌药物使用强度为36.88DDD。

对口支援与扶贫协作的单位有：宁夏红寺堡区人民医院、内蒙古商都县人民医院、湖北郧西县人民医院、河北望都县人民医院、新疆洛浦县人民医院。

【科研工作】全年获批立项科研项目10项，其中省市级2项，共获资助经费54万元，医院匹配经费11.89万元。年底在研课题17项，年内结题8项。12月，获得北京自然科学基金—海淀原始创新联合基金项目课题，获资助经费24万元，此项技术已在骨科配备机器人开展工作。

神经内科被北京市卫生健康委、北京市脑卒中诊疗质量控制与改进中心评为北京市防治卒中心（2020—2023）。12月14日，北京市卫生健康委公布医院感染性疾病科获批北京市临床重点专科培育项目。12月15日，北京市平谷区麻醉质控中心挂牌成立。心血管内科、普外科为市级重点专科，感染疾病科为北京市临床重点专科培育项目。

【提升核酸检测能力】6月13日，医院启用新冠核酸检测实验室，核酸检测团队12人，月均检测10000份，具备3000份单管检测能力。

【院领导】党委书记：张保华；执行院长：王宾；副书记：王宾；纪委书记：王金丽；副院长：常栋、杨增、狄长安、王建云、周自广。

（撰稿：王　斌　审核：王　宾）

北京中医医院平谷医院

【基本情况】编制内人员432人、合同制人员488人，正高级职称21人、副高级职称61人、中级职称286人、初级职称421人。执业医师262人，注册护士380人。护理人员中具有大专及以上学历者占92%、本科及以上占54%，有专科护士26人。ICU床位8张。

年底医院固定资产净值19995万元，其中医疗设备净值4419万元，有乙类医用设备2台。全年医院总收入41078万元，其中医疗收入36037万元。医院占地面积40885.11平方米、建筑面积43521.32平方米。

医院牵头的医联体成员单位有：兴谷街道社区卫生服务中心、夏各庄镇社区卫生服务中心、南独乐河镇社区卫生服务中心、东高村镇社区卫生服务中心、山东庄镇社区卫生服务中心、金海湖镇社区卫生服务中心、黄松峪乡社区卫生服务中心、熊耳寨乡社区卫生服务中心。医院为北京中医医院国家中医药管理局区域中医专科诊疗中心专科联盟成员单位。

8月，市中医局授予医院副院长徐寅平为2020年度"北京中医榜样人物"、副院长王飞为第七届"北京优秀医师"、内分泌科为2020年度"三突出"科室。

【医疗工作】全年出院7091人次，床位周转16.55次，床位使用率51.88%，平均住院日11.71天。卫技人员与开放床位之比为1.82：1，执业医师与床位之比为0.62：1，病房护士与床位之比为0.58：1。住院手术1992例，其中三级手术占20.88%、四级手术占31.53%。开展临床路径的有14个科室63个病种，入径率38.15%，完成率98.03%。全年临床用血491单位，自体输血74人次204单位。预约挂号占门诊总人次的60.48%。本地医保门诊522585人次、次均费用314元，医保出院3378人次、次均费用16102元；异地医保出院104人次、次均费用14125.52元。

医院药占比45.01%，其中门诊药占比55.06%、住院药占比23.5%。门诊抗菌药物处方比例3.42%，急诊抗菌药物处方比例23.90%，住院患者抗菌药物使用率50.69%，抗菌药物使用强度27.48DDD。

对口支援与扶贫协作的单位有27个。其中，新疆和田地区洛浦县10个：洛浦县人民医院、洛浦镇卫生院、多鲁乡卫生院、杭桂乡卫生院、布亚乡卫生院、恰尔巴格乡卫生院、纳瓦乡卫生院、拜师托拉克乡卫生院、山普鲁镇卫生院、阿其克乡卫生院；河北省保定市5个：望都县中医医院、望都县赵庄乡卫生院、望都县高岭乡卫生院、望都县中韩庄中心卫生院、望都县贾村镇卫生院；内蒙古乌兰察布市4个：商都县中医医院、商都县小海子镇中心卫生院、商都县大黑沙土镇中心卫生院、商都县三大顷乡中心卫生院。

年内，外科介入团队成功开展了首例全脑动脉造影术及下腔静脉滤器置入术。

【科研工作】全年获批立项科研项目15项，共获资助经费59.42万元，医院匹配经费21.87万元。首次获首都卫生发展科研专项（青年项目）立项1项，获资金支持20万元。年底在研课题37项，年内结题8项。获专利3项。

中医推拿传承高层次人才工作室申报王飞中医骨伤接骨、正骨、包扎技术学习与传承项目。

【药品集中采购】4月25日零时，实施医院第一、二批国家组织药品集中采购和使用工作。新增第二批国家组织药品集中采购北京市中选品种16个，其中有任务量的药品11个品种；续签约第一批国家组织药品集中采购北京市续签约中选品种16个，其中第一批涉及更换厂家品种3个、更换规格品种1个，第一批集采药品调价药品共12个；一、二批原研药10个，其中涉及4个调价药品。非中选药品20个全部停用，退货处理。

【新冠肺炎疫情防控】年内，建成PCR核酸检测实验室，并投入使用。为配合做好重点人群核酸检测采样工作，6月25日中午及6月26日清晨，医院接到紧急支援丰台区的命令后，迅速集结两支核酸检测采样支援队，圆满完成采样任务。

【综合门诊楼新建项目】推进新建综合门诊楼建设项目。至年底，完成建设区域选址、初步建设方案设计、立项、地上建筑物拆除等工作。

【院领导】党委书记：见国繁；院长、副书记：牛晓曈；副院长：徐寅平、马建文、李晓翠、张向红、王飞。

（撰稿：赵扬 审核：见国繁）

航空总医院

【基本情况】职工中编制内人员726人、合同制人员399人，正高级职称78人、副高级职称216人、中级职称429人、初级职称315人。执业医师574人，注册护士679人。护理人员中具有大专及以上学历者占96.9%、本科及以上占45.8%，有专科护士81人。重症医学床位29张。

年底医院固定资产净值29574.55万元，其中医疗设备净值10171.68万元，有乙类医用设备4台。全年医院总收入127341.42万元，其中医疗收入118656.76万元。医院占地面积28600平方米、建筑面积73075平方米。

医院牵头建立的跨区域医联体成员单位有28家，参加的专科联盟有3个。

【医疗工作】全年出院22187人次，床位周转26.64次，床位使用率67.34%，平均住院日9.24天。卫技人员与开放床位之比为1.14∶1，执业医师与床位之比为0.69∶1，病房护士与床位之比为0.78∶1。住院手术9854例，其中三级手术占29.43%、四级手术占23.86%，日间手术366例。剖宫产率28%，无孕产妇、新生儿死亡，围产儿死亡6人。开展临床路径的科室23个，病种185个，入径率84.5%，完成率99.4%。全年临床用血总量3649.5单位，自体输血133人次476单位。预约挂号占门诊总人次的72.5%。本地医保门诊483841人次、次均费用492元，医保出院15088人次、次均费用24969元；异地医保出院3530人次、次均费用39640元。

医院药占比33.49%，其中门诊药占比42.30%、住院药占比24.63%。门诊抗菌药物处方比例10.68%，急诊抗菌药物处方比例37.01%，住院患者抗菌药物使用率50.01%，抗菌药物使用强度为59.48DDD。

对口支援内蒙古敖汉旗医院，组织14个科室10批次共26人次在人才培训、诊疗技术、医院管理、医疗服务等方面为敖汉旗医院提供指导与帮助，门急诊接诊患者1300余人次，疑难病会诊65例，手术示教16次，住院手术45台，教学查房125人次，专题讲座25场，业务培训1590人次。组建16人的北京医学博士专家团走进贵州安顺，采取义诊、手术指导等方式推进健康扶贫工作。

【科研工作】全年获批立项科研项目4项，其中国家级2项、省市级2项，共获资助经费112.4万元，医院匹配经费4.32万元。年底在研课题2项，年内结题3项。获专利6项。

首次参与国家重点研发计划"公共安全风险防控与应急技术装备"重点专项申报，获批为"航空医学应急救援关键技术装备研发及应用示范"项目子课题"航空医学现场救援、转运关键技术与装备研究"负责单位。首次参与集团公司重点科技专项"应急救援航空体系论证与典型装备研究"项目申报，获批为子课题"构建方舱飞机应用场景及制度、方案和流程"负责单位。年内，"带状疱疹和带状疱疹后神经痛治疗体系的优化应用与推广"项目获甘肃省医学科技奖二等奖。

【改革与管理】落实京津冀就医一体化政策，通过了门诊异地持卡结算工作验收；全面启用就医电子凭证，实现就医脱卡结算；完成介入支架集中带量采购物价调整准备工作；参与起草的京津冀首个检验行业区域协同地方标准《医学检验危急值获取与应用技术规范》发布，并于7月1日正式实施；"罗氏正骨法代表人物罗有明研究"项目入选北京市中医局2020年度北京中医药文化资源调查专题项目立项名单。12月19日，医院通过了中国心血管健康联盟高血压达标中心第三批次认证。

完善人才引进机制，拓宽人才引进渠道，为泌尿外科、儿科等聘请10位知名专家。

【社区管理】全面优化转诊流程，全年接收上转患者1300余人次；协调医生定期至社区门诊部出诊，保障社区门诊部的人力资源配备；组织航材院社区门诊部申报建设海淀区社区卫生中医药服务示范中心，经中医药办评审通过，于8月底投入使用；4月，航发研究院医务室开诊。

【新冠肺炎疫情防控】作为北京市发热门诊定点医疗机构和朝阳区发热孕产妇转、会诊定点医院，年内共接诊发热患者17814例，筛查隔离病例127例，确诊9例、疑似2例，转往定点救治医院11人；组织120班组完成朝阳区新冠肺炎确诊和疑似病例专项转运59人次；组建200人的核酸检测团队，完成院内核酸检测15万余人次；完成市区两级核酸采样支援任务9次，采样1.8万余人次；完成政府指派每日800~1000人核酸检测量；完成工信部及国资委领导核酸检测500余人次；承接来广营乡、新发地隔离人员（386人）观察点以及归国人员隔离酒店（3家）的排查及诊疗工作；筹备预防接种队伍，首批50名队员5天内完成首都机场新冠病毒疫苗接种2万余人次。服务航空主业，指导中航国际驻海外团队疫情防控工作12次，设立航空工业新冠筛查专场。

获中航资产公司2020年度"抗疫贡献奖"先进单位。4月15日，航空工业战"疫"立功颁奖"云表彰"仪式，医院赵学涛等6人获得航空工业战"疫"立功奖（二等功），李伟等10人获得航空工业战"疫"立功奖（三等功），沈吉云等10人获得中航资产疫情防控先进个人。10月22日，被国资委评为中央企业抗击新冠肺炎疫情先进集体及中央企业先进基层党组织。

【**对外合作**】协同融创地产共建山东威海南海分院，完成建筑装修平面图设计稿，开始设置许可报批、业务开办规划等后续筹建工作；与安徽省泗县县委县政府签约，全面托管泗县人民医院，先后派驻医疗专家60余人次在行政、医疗、护理、后勤、保卫等方面给予全面指导，其中4人长期派驻；持续跟进与河北省香河县人民医院跨区域医联体3年协议期满续签事宜，并已纳入北京市京津冀协调发展项目；持续跟进与河北省保定市3家医院建立跨区域医联体，其中高碑店市妇幼保健院为续签协议，博野县中医院、定兴县中医院为新签订跨区域医联体协议。

【**新技术项目**】年内，许可相关业务科室开展肥胖症的微创手术治疗等36项一类医疗技术。5月，人工膝关节置换技术通过北京市限制类医疗技术备案。高级卒中中心的诊疗技术指标基本达到验收标准；高血压达标中心通过了国家论证验收，获得正式授牌；危重孕产妇/新生儿救治中心基本达到区级中心标准；胸痛中心在通过国家论证授牌后，继续巩固中心建设；稳步推进创伤中心建设。病理科分子病理学技术完成准入及实验室验收；完成二级高致病性病原微生物实验室备案；影像科加入京津冀一体化影像共享机构，通过了验收。积极开展多学科会诊，提高疑难危重患者的救治能力和水平。

【**南区建设**】南区建设项目获得正式批复，明确了项目投资概算和建设周期；完成房屋租赁合同签订，集中开展房屋交接专项检查验收；启动环境评价报告编制以及现场环境检测、专家评审等工作；完成检验科、放射科、信息科机房、医用气体、医院污水、医护工作站等多个专业方案设计和价格咨询；完成南区项目管理总承包单位招标、造价咨询、企业招标以及施工招标预算控制编制工作，进入施工总承包招标和工程监理招标阶段。

【**院领导**】党委书记：王文标；院长：王文标（代）；副书记：王利飞；副院长：沈吉云、安建雄、周庆明、江龙来。

（撰稿：柳　莉　审核：田雪艳）

北京华信医院

【**基本情况**】职工中编制内人员819人、合同制人员777人，正高级职称34人、副高级职称145人、中级职称454人、初级职称731人。执业医师461人，注册护士702人。护理人员中具有大专及以上学历者占93.9%、本科及以上占37.6%，有专科护士27人。重症医学床位74张。

年底医院固定资产净值10037.1万元，其中医疗设备净值9577.4万元，有甲类医用设备1台、乙类医用设备4台。全年医院总收入115549万元，其中医疗收入102034万元。医院占地面积52803.25平方米、建筑面积59345.99平方米。

【**医疗工作**】全年出院17314人次，床位周转21.8次，床位使用率66.13%，平均住院日11.17天。卫技

人员与开放床位之比为1.79：1，执业医师与床位之比为0.7：1，病房护士与床位之比为0.55：1。住院手术5125例，其中三级手术占46.87%、四级手术占16.88%，日间手术705例。剖宫产率47.2%，围产儿死亡1人。开展临床路径的科室10个，病种16个，入径率37.95%，完成率94.39%。全年临床用血7806单位，自体输血111人次641.9单位。预约挂号占门诊总人次的83.9%。本地医保门诊401657人次、次均费用866.7元，医保出院10550人次、次均费用32187.4元；异地医保出院2104人次、次均费用40582.6元。

医院药占比45.18%，其中门诊药占比45.55%、住院药占比22.41%。门诊抗菌药物处方比例6.0%，急诊抗菌药物处方比例21.2%，住院患者抗菌药物使用率

52.1%，抗菌药物使用强度48.4DDD。

对口支援内蒙古通辽市科左后旗人民医院、北京市平谷区峪口镇中心卫生院和东高村镇中心卫生院。扶贫协作单位为云南大理州南涧县妇幼保健院。

5月7日，爱思唯尔（Elsevier）正式发布2019年中国高被引学者榜单，医院吴清玉教授连续6年入选，在心外科领域排名第一。7月15日，预防保健科为首批市民接种了国家药监局批准的国内首个重组带状疱疹疫苗。9月2日，由中国研究型医院学会、中国科技出版社有限公司主办，医院协办的医学综合类（中英文双语）科技期刊《中国研究型医院》杂志落户医院。11月6日，心脏中心小儿科教授李小梅在第五届亚洲心律失常峰会暨第二届中国心律失常峰会（CCAS 2020）上被授予亚洲女性电生理医师终身成就奖。11月28日，心脏中心主持的"解剖矫治术治疗三尖瓣下移畸形的临床研究与推广应用"项目获2019年度北京医学科技奖三等奖。12月22日，李小梅被中共北京市委、北京市政府评为北京市先进工作者。

【科研工作】全年获批立项科研项目7项，共获资助经费160万元。年底在研课题14项，年内结题5项。获奖成果1项。获专利1项。

13名医师参加清华—哈佛大学师资培训项目（FDP）；40余名医师参加专业学会会议30余次；与英国皇家外科学会及香港外科医学院合作，开展外科医师培训，建立青年医师国际化培训平台；开展青苗科研培育基金和领航基金项目，确定资助项目10项；完成药理基地申报，动物实验室及技能培训中心、中心实验室等重点项目改造工程。

【心脏手术技术新进展】4月22日，医院为一名罹患先天性三度房室传导阻滞的出生1小时患儿成功植入永久性心脏起搏器，创造国内最小年龄（出生后1小时）和最小体重（2.4千克）"双纪录"。6月，心脏中心制订外科手术和内科介入治疗的一站式杂交手术方案，凭借首创的杂交手术完成了国内最小年龄（5岁）的双腔ICD植入并松解肌桥。7月8日，心脏中心李小梅团队在国内首次应用CARTO Version 6磁导航标测系统为患儿实施了射频消融手术治疗儿童快速性心律失常。12月1日，李小梅团队完成全国首例儿童植入3.0T抗核磁长寿命心脏永久起搏器，患者为1名4岁女童，3.0T抗核磁长寿命心脏永久起搏器使用周期可达17～19年。

【新冠肺炎疫情防控】医护人员及患者零感染。完成患者筛查13383人次，隔离81人，核酸采集49000余人次，支援清华大学返校师生核酸检测2200余人。选派256人次驰援北京抗疫一线。实施非急诊全面预约；加强陪护管理，取消探视；推出线上问诊；开设网络健康讲堂。利用疫情防控专项经费拨款500万元，筹备防控物资1500余万元。3人被评为北京市抗击疫情先进个人，检验科、感染科获清华抗击疫情先进集体，8人获清华抗击疫情先进个人表彰。

【拓展医疗服务领域】创建医教研一体的国家级临床医疗救治中心和临床医学教学中心，与河北雄安新区管理委员会公共服务局签订合作协议，启动清华大学第一附属医院雄安医院建设。启动与中南大学湘雅医学院、湘雅医院合作，共同推进学科建设、人才培养。

【公益慈善】在云南、青海、贵州、宁夏等多地完成12次疑似先心病患儿确诊筛查工作，累计确诊200余人，安排来院治疗130余人。联合凤凰网&志玲姐姐"护童计划"完成首例心律失常贫困儿童慈善专项救助；在云南省大理南涧县、贵州省水城县设立先天性心脏病筛查基地，协助南涧县妇幼保健院建成新生儿转运中心、危重孕产妇转运中心。以"服务百姓健康行动"和国家民委组织的"中华民族一家亲"送医下乡义诊活动为平台，组织专家100余人次到云南、青海、内蒙古等10余个省市20多个地区开展医疗帮扶，筛查患者1000余人次，收治来院诊治患儿136人。开展专科讲座、带教查房、手术指导，免费接收当地医务人员来院进修。

【线上科普咨询】依托清华雨课堂直播平台，开展网络健康大讲堂，授课97次，4000余人受益。入驻京东健康线上问诊平台，为用户提供问诊咨询服务。

【院领导】党委书记：类延旭；院长、副书记：张明奎；副院长：张东亚、刘芳。

（撰稿：刘晨曦 文镇宋 审核：类延旭）

应急总医院

【基本情况】职工中编制内人员519人、合同制人员399人，正高级职称62人、副高级职称131人、中级职称112人、初级职称357人。执业医师206人，注册护士351人。护理人员中具有大专及以上学历者占90%、本科及以上占48%，有专科护士36人。重症医学床位15张。

年底医院固定资产净值13228.1万元，其中医疗设备净值5052.44万元，有乙类医用设备5台。全年医院总收入59770.09万元，其中医疗总收入50394.62万元。医院占地面积17879.92平方米、建筑面积35549.6平方米。

与太阳宫医院、光熙门康复医院建立医联体合作关系。

【医疗工作】全年出院5901人次，床位周转11.7次，床位使用率34.95%，平均住院日11.81天。卫技人员与开放床位之比为1.36∶1，执业医师与床位之比为0.57∶1，病房护士与床位之比为0.4∶1。住院手术4364例，其中三级手术占10.6%、四级手术占51.5%。开展临床路径的科室18个，病种73个，入径率16.06%。全年临床用红细胞858单位、血浆69300毫升、血小板108治疗量，自体输血82人次214.84单位。预约挂号占门诊总人次的25.54%。全年本地医保门诊229088人次、总费用19682.14万元，医保出院3121人次、总费用9867.36万元；异地医保住院1238人次、总费用4804.11万元。

医院药占比50.25%，其中门诊药占比60.70%、住院药占比33.55%。门诊抗菌药物处方比例19.9%，急诊抗菌药物处方比例32.13%，住院患者抗菌药物使用率59.75%，抗菌药物使用强度为53.69DDD。

到山西省阳高、广灵两县指导医疗扶贫，提升当地医院的综合实力。

【科研工作】全年中标课题29项，其中院级课题20项、横向及自选课题9项，获得资助经费178.13万元。年底在研课题93项，全年结题9项。获专利6项。

与天津大学灾难医学研究院联合申报应急管理部重点实验室，搭建科研平台。组织全国支气管内镜治疗第十三期学习班。获中国煤炭工业协会科学技术奖二等奖1项、三等奖1项。

开展技术创新、特色项目和多学科合作，包括呼吸内科的无痛经皮穿刺介入治疗、内科胸腔镜下肺大疱减容术、经支气管镜纵隔病变微波消融术、经超声内镜引导下纵隔淋巴结药物注射治疗；肿瘤内科联合胸外科进行的电磁导航引导下的支气管镜外周肺结节的定位及胸腔镜下手术切除，支气管肺减容活瓣治疗支气管胸膜瘘、间质光动力治疗肺转移瘤；心内科的房间隔穿刺室上速射频消融术；消化内科的食管静脉曲张套扎、肝癌微波消融术、经皮肝穿刺胆管引流术

下胆管钳夹活检术；骨一科的膝关节单踝置换术，骨二科的关节镜治疗踝关节软骨缺损软骨移植及肩关节韧带修复术；神经外科的脑梗死血管内介入动脉取栓、脑缺血颞浅动脉贴敷术、癫痫迷走神经刺激器植入术；普外肿瘤科的载药微球在介入中应用、输液港植入术、直肠癌NOSES手术；泌尿外科的双侧肠带输尿管修复术；口腔科的富血小板血浆修复术、无回吸口腔治疗术。

【新冠肺炎疫情防控】推行非急诊患者预约诊疗，实行预约挂号、预约检查和预约治疗，合理分配就诊时间。加强病区管理，实行单间安置住院患者，落实入院患者"应检尽检"及非必要不陪护、不探视等措施。根据疫情变化，组织定期全院核酸检测，实现全院医护人员零感染。开设应急总医院线上专家义诊咨询平台，做好应急管理系统医疗保障。

建立40人的核酸采样医护队伍、90人的新冠疫苗接种队伍。院内核酸采样共计20077人次；承担应急管理部系统及社会团体外出采样工作，核酸采样15000人次；承担北京市及朝阳区卫生健康委指派的社区核酸采样任务，出队11次，完成5个社区38574人次核酸检测工作。

【应急医疗救援能力建设】制订疫情应急医疗工作预案和备勤方案。做好应急医疗救援队伍自身防控，全面开展应急医疗救援队员疫情防控知识培训。配备、调整队伍医疗专业力量，加强呼吸科及重症医学专业配比，针对疫情所需优化队伍结构。盘点应急救援物资，优先、快速补充应急救援和疫情防控所需物资。制订应急救援队及工作组赴外地（国）防疫保障预案、工作流程。

9月24日至11月14日，举办2020年应急医疗救援培训、实训班，着眼"全灾种、大应急"，模拟不同灾害、事故现场展开医疗救援训练，50人参加。11月16日至20日，举办第二届灾害医学培训班，课程设计紧贴跨国（境）救援任务要求，提升参训人员专业素养和能力。

8月20日，与应急管理部消防局联合组织"边疆万里行医疗巡诊暨职业病调研"活动，到森林消防黑龙江总队及下属2个支队、8个大队、1个支队机关，为660多名指战员进行健康教育和义诊等活动。

【院领导】党委书记：欧广；院长、副书记：张柳；纪委书记：李伟；副院长：吴迪、刘翔君；总会计师：许太谊。

（撰稿：李　鹏　审核：张　帆）

民航总医院

【基本情况】职工中编制内人员733人、合同制人员719人，正高级职称36人、副高级职称106人、中级职称443人、初级职称710人。执业医师464人、注册护士607人。护理人员中具有大专及以上学历者占92.63%、本科及以上占37.70%，有专科护士100人。

年底医院固定资产净值19108.20万元，其中医疗设备净值8534.94万元，有乙类医用设备6台。全年医院总收入135022.81万元，其中医疗收入126770.45万元。医院占地面积44894平方米、建筑面积97103平方米。

【医疗工作】全年出院20751人次，床位周转25.24次，床位使用率64.35%，平均住院日9.36天。

卫技人员与开放床位之比为1.52∶1，执业医师与床位之比为0.56∶1，病房护士与床位之比为0.39∶1。住院手术9895例，其中三级手术占35%、四级手术占32%，日间手术34例。剖宫产率53%，新生儿死亡1人。开展临床路径的科室15个，病种77个，入径率88.03%，完成率92.25%。

全年临床用血3773单位，其中红细胞1702单位、血浆1885单位、血小板186单位。自体输血214人次380单位。预约挂号占门诊总人次的81%。本地医保门诊875215人次、次均费用580元，医保出院15955人次、次均费用23785元；异地医保出院2433人次、次均费用28019.76元。

医院药占比40.53%，其中门诊药占比53.71%、住院药占比31.58%。门诊抗菌药物处方比例12.72%，急诊抗菌药物处方比例23.68%，住院患者抗菌药物使用率53.96%，抗菌药物使用强度66.56DDD。

对口支援密云区溪翁庄社区卫生服务中心、不老屯社区卫生服务中心。扶贫协作的单位为内蒙古扎赉特旗人民医院。

【科研工作】全年获批立项科研项目1项，为北京大学医学部教育教学项目，获资助经费1万元。年底在研课题68项，年内结题5项。

航研所周毓瑾、范锦辉、李清艳等的"航空器消毒与病媒生物控制关键技术的开发研究"获中国航空运输协会民航科学技术奖二等奖。"血液中毒品和抗精神疾病类药物液相色谱—质谱检测方法"获国家发明专利。有民用航空医学研究重点实验室。

【民用航空人员体检鉴定】空勤人员体检鉴定所完成年度体检24809人次、招飞首次体检5196人次、飞行学员入校复检3932人次、招乘体检393人次。完成全国489名40岁以上飞行员脑核磁排查，对部分发现中枢神经系统疾病的飞行员安排针对性的检查治疗和航空医学鉴定。完成第22期民用航空体检医师进修班、航空医学基础培训班、北医本科生的航空医学选修课程教学工作。完成民航《Ⅰ级体检合格证申请人体检鉴定医学标准》《Ⅳ级体检合格证申请人体检鉴定医学标准》《民航招飞标准》修订的调研论证，完成上述3份体检鉴定医学标准的修订讨论初稿。7月，空勤人员体检鉴定所完成《空中交通管制员体检鉴定医学标准》的修订。9月至12月，选派体检医师对中国民航飞行学院、滨州学院、沈阳航空航天大学、南昌航空大学、南山学院、常州理工学院、昆明理工学院、北京航空航天大学、南京航空航天大学等单位进行入校复查工作。

【民用航空医学研究】全年完成招收飞行学生心理健康评定测试27324人，航空人员药物检测58例，深航、厦航、东航、南航、川航、湖南航招飞心理选拔测试378人，延长飞行年限及特许鉴定认知功能检测23人，体检鉴定中航空人员心理健康评估198人和航空公司委托的飞机座舱卫生检测技术服务（8架次座舱环境卫生检测、2架次机上饮用水水质样本检测）。完成对搭载新冠确诊病例航班的飞机座舱内环境物表、首都机场安检区通道采样监测498份，对移动X线机安检车、安检人员食堂宿舍、货运安检通道等新冠环境样本采样监测914份。完成微量元素检测952份。根据CNAS–CL01：2018《检测和校准实验室能力认可准则》、CNAS–CL01–A001：2018《检测和校准实验室能力认可准则在微生物检测领域的应用说明》、CNAS–CL01–A002：2018《检测和校准实验室能力认可准则在化学检测领域的应用说明》等文件，编制了第2版的40个质量手册、38个程序文件、9个制度文件、25个作业指导书、31个操作规程和记录表单四层文件架构，于11月1日通过了复评审和扩项评审。

【新冠肺炎疫情防控】改建发热备用诊室及独立的CT检查室，打通发热患者专用诊疗通道、专用CT通道，改造确诊病例隔离病房，搭建核酸检测门诊。严格执行门急诊三级预检分诊，共筛查发热患者39368人次，隔离留观60人次，确诊9例，疑似18例，院内医务人员做到零感染。截至年底，核酸检测180836人次。派出6批180人次支援大兴区、朝阳区和顺义区核酸检测相关工作，累计采样43399人次。

起草了6版《运输航空公司和运输机场疫情防控技术指南》。以民航医学中心为主体，组织申报并通过了交通运输部认定的卫生防疫技术交通运输行业研发中心。开展民航系统新冠肺炎疫情情况统计，汇总整理3万条信息，撰写机组人员确诊病例流调报告。完成搭载确诊病例航班和环境物表采样监测并开展清洁消毒效果评价；设立全民航航空卫生专线咨询电话，开通面向全国民航员工的临床医学远程会诊服务，开通航空人员心理援助热线。为民航局职工采集核酸标本1059人次；为交通部、民航系统、首都机场等单位干部职工采集核酸标本6305人次，注射疫苗1746人次。

【推广中国民航疫情防控措施】组建新冠外事工作小组和专题技术小组，加入国际民航组织（ICAO）理事会航空恢复工作队以及ICAO亚太地区COVID-19应急和恢复规划小组（ACCRPG）。出席中国与中东欧17国、巴基斯坦、马耳他、拉美和加勒比国家的新冠肺炎疫情专家视频交流会，分享中国民航的疫情防控技术指南；组织中国民航代表团参加民航公共卫生事件预防和管理协作项目亚太地区特别会议（CAPSCA-AP/SP）、第十三届国际民航组织民航公共卫生事件预防和管理协作项目（CAPSCA）亚太地区特别网络会议。组织民航医学中心专业人员每周持续跟进CAPSCA全球会议33次，165人次参加。通过在会上发言和邮件等形式参与会议讨论和文件的起草、修订工作，敦促ICAO把中国的防控指南纳入ICAO的指南，并主动提供和分享中国在应对新冠疫情的经验和做法。

【信息化建设】按照北京市非急诊全面预约要求，对HIS系统进行改造升级，与北京市114挂号平台系统直连对接，实现诊间预约、微信公众号和114平台号源共享；微信公众号系统增加患者电子身份认证功能，患者手机端即可完成核酸检测的"建档—预约—交费"全程自助服务，来院后直接采样即可；在体检鉴定所微信公众号平台上设计开发了航空人员线上预约系统，通过线上个人预约排程，完成空勤人员健康信息登记，实现对口航空医师线上审核，合理分流体检时段；在全院病区上线运行住院患者血糖管理信息系统，实现血糖检测任务自动生成定时提醒和血糖数据的自动上传。

【院领导】党委书记：王繁平；院长：彭定琼；副书记：苏凤兰；副院长：万刚、季汉华、徐先发。

（撰稿：马倩怡 审核：马秀利）

北京市红十字会急诊抢救中心
北京市红十字会创伤医院

【基本情况】职工1424人，均为合同制，其中正高级职称8人、副高级职称28人、中级职称217人、初级职称764人。执业医师380人，注册护士392人。护理人员中具有大专及以上学历者占97%、本科及以上占22%，有专科护士18人。重症医学床位22张。

年底医院固定资产净值161079.56万元，其中医疗设备净值6864.49万元，有乙类医用设备5台。全年医院总收入52393万元，其中医疗收入52315万元。医院占地面积20700平方米、建筑面积36600平方米。

【医疗工作】全年出院9148人次，床位周转25.99次，床位使用率94.33%，平均住院日13.29天。卫技人员与开放床位之比为2.88：1，执业医师与床位之比为1.07：1，病房护士与床位之比为0.42：1。住院手术6692例，其中三级手术占49.25%、四级手术占21.63%。全年临床用血6566单位，自体输血1018人次1160单位。本地医保门诊86408人次、次均费用235元，医保出院4005人次、次均费用40214元；异地医保出院416人次、次均费用45911元。

医院药占比18.45%，其中门诊药占比40.69%、住院药占比15.79%。急诊抗菌药物处方比例9%，住院患者抗菌药物使用率58%，抗菌药物使用强度39DDD。

【医疗支援】10月，第四批中国红十字"一带一路"援巴医疗队完成为期1年多的医疗援助任务。2019年9月16日，邢志礼、刘彩红作为第四批援巴基斯坦医疗队员赴巴基斯坦瓜达尔港开展医疗援助工作，原定半年的援外医疗任务，因新冠肺炎疫情延期，共接诊患者1400余人次。

【航空救援】拥有100人的专业航空医疗救援队伍，并已获得欧洲航空安全局（EASA）、美国联邦航空管理局（FAA）及中国民航局（CAAC）的补充认证。中标北京2022冬奥会和冬残奥会航空医疗保障项目。全年固定翼医疗救援36例，直升机医疗救援4例。

【新冠肺炎疫情防控】先后10次派出核酸采样机动队244人次支援朝阳区核酸采样工作，共完成27800余人次核酸采样任务。

【《航空医疗救护服务规范》发布】9月15日，中心起草的北京市地方标准《航空医疗救护服务规范》正式发布。此标准是国内首个航空医疗救护服务规范，也是北京市首个中英文同步推广的地方标准。

【航空医疗救护公共服务标准化试点项目】11月5日，中心承担的国际级社会管理和公共服务综合标准化试点——北京市航空医疗救护公共服务标准化试点项目通过国家标准化管理委员会专家考核评估组终期评估考核。

【院领导】党委书记：刘秀华；院长：李立兵；副书记：钟娜；副院长：霍明立、马圣奎、王美玲、程艳芳。

（撰稿：张德志　审核：霍明立）

北京京城皮肤医院

【基本情况】职工中编制内人员262人、合同制人员206人，正高级职称25人、副高级职称15人。执业医师55人，注册护士60人。护理人员中具有大专及以上学历者占80%、本科及以上占20%，有专科护士50人。

年底医院固定资产净值815.27万元，其中医疗设备净值700.17万元。全年医院总收入16478.73万元，其中医疗收入16417.94万元。医院占地面积3000平方米、建筑面积10000平方米。

9月23日，医院被中国非公立医疗机构协会评为"行业评价AAA信用医院"，星级评价四星。

【医疗工作】全年出院1008人次，床位周转10.8次，床位使用率27.3%，平均住院日15.19天。卫生技术人员与开放床位之比为0.93∶1，执业医师与床位之比为0.65∶1，病房护士与床位之比为2∶1。开展临床路径的科室1个，病种5个，入径率100%，完成率95.5%。预约挂号占门诊总人次的92%。本地医保门诊73787人次、次均费用898元，医保出院632人次、次均费用21115元；异地医保出院146人次、次均费用20458元。

医院药占比26.52%，其中门诊药占比28.33%、住院药占比18.65%。门诊抗菌药物处方比例7.59%，住院患者抗菌药物使用率28.39%，抗菌药物使用强度为32.35DDD。

【新冠肺炎疫情防控】6月23日至30日，医院在朝阳区卫生健康委要求下，组建了由150名医护骨干组成的医疗队，参加北京市核酸采样工作。共参加采样工作4次，累计参加110人次，采样3万余人次。6月，启动全院职工核酸检测普筛工作，为医院300余名职工进行了两次核酸监测，检查结果全部为阴性。

【互联网诊疗】7月，医院推进"互联网＋医疗健康"的发展战略，启动互联网诊疗服务平台的搭建，利用互联网技术构建线上医院服务平台，拟实现线上与线下医疗资源的深度融合，打造覆盖医院、医生、患者、医药、医保的新型医疗服务模式。

【中青年名医培养工程】12月5日，京城医疗中青年名医培养工程启动仪式在医院举行。该工程作为京城医疗重要的发展战略之一，打造京城医疗医教研一体化体系，促进京城医疗与相关部门、协会、高校、研究院、学科带头人强强合作，提升京城医疗的诊疗和服务品质。

【皮肤健康节活动】5月25日，由北京市药品不良反应监测中心主办，北京市朝阳区市场监督管理局、北京京城皮肤医院承办的"安全用妆，伴您同行"美白类化妆品的安全使用暨京城第七届"5·25"皮肤健康节活动在医院举办。

【京城银屑病规范化诊疗专科门诊】10月29日，医院召开生物制剂在银屑病中的应用2020年学术研讨会暨京城银屑病规范化诊疗专科门诊启动仪式，向患者介绍银屑病规范化诊疗专科门诊，并对生物制剂问题进行解答。

【院领导】党委书记：王永；院长：张毅；副院长：潘红梅。

（撰稿：吴俊杰　审核：李晓春）

航天中心医院

【基本情况】职工2406人（编制内人员923人、合同制人员1483人），其中卫生技术人员1999人，包括正高级职称105人、副高级职称253人、中级职称574人、初级职称1067人。执业医师643人，注册护士1012人。护理人员中具有大专及以上学历者占97%、本科及以上占40%，有专科护士320人。重症医学床位105张。

年底医院固定资产净值49678.67万元，其中医疗设备净值13706.77万元，有乙类医用设备4台。医院总收入251730万元，其中医疗收入236863万元。医院占地面积61324.4平方米、建筑面积93554.37平方米。

医院牵头成立海淀区西南部医联体，是海淀区西南部医联体理事长单位。加盟北京同仁医院眼科专科联盟、解放军总医院眼科联盟、中日友好医院呼吸与危重症医学科专科联盟、宣武医院神经内科专科联盟。

4月7日，医院获批北京市互联网医院诊疗服务资质，是北京市获得该项资质的前20家医院之一。7月1日，全国三级公立医院2018年度绩效考核结果公布，医院考核总分771分，在全国综合医院（无年报组）排名第13位，国家监测指标等级为A，进入全国综合医院排名前20%行列。9月26日，国家医疗健康信息互联互通2019年度标准化成熟度测试结果公布，医院正式通过互联互通"四级甲等"标准化成熟度测评。

【医疗工作】全年出院39432人次，床位周转38.7次，床位使用率94.4%，平均住院日8.6天。住院手术12043例，其中三级手术占30.5%、四级手术占40.6%，日间手术682例。剖宫产率37.5%。开展临床路径的科室26个，病种153个，入径率93.9%，完成率92.2%。全年临床用血40179.5单位，自体输血440人次1137.45单位。

预约挂号占门诊总人次的74.02%。本地医保门诊484744人次、次均费用671.16元，医保出院20231人次、次均费用28272.26元；异地医保出院7886人次、次均费用43578.93元。

医院药占比32.18%，其中门诊药占比49.11%、住院药占比28.08%。门诊抗菌药物处方比例6.85%，急诊抗菌药物处方比例26.49%，住院患者抗菌药物使用率48.84%，抗菌药物使用强度为40DDD。

对口支援云南富源县中医医院，河北易县医院，内蒙古敖汉旗人民医院、科右前旗人民医院、察右前旗人民医院，湖北丹江口市人民医院。扶贫协作单位有8家：青海格尔木市人民医院、内蒙古二连浩特市人民医院、陕西宁强县天津医院、甘肃酒泉513医院、舟曲县妇幼保健院，河北承德市第六医院、滦平县人民医院，沈阳航天医院。

年内，被国家卫生健康委评为改善医疗服务示范医院，神经内科为改善医疗服务示范科室。

【科研工作】全年获批立项科研项目46项，其中国家级2项（国家自然科学基金青年项目1项、国家重点实验室开放课题1项）、省市级6项（首发专项项目4项、北京市重点实验室开放课题1项、白求恩基金会生育调控与优生研究计划项目1项），共获资助经费246.23万元，医院匹配经费153.99万元。年底在研课题110项，年内结题43项。获奖成果5项（2019年度中国航天科工集团有限公司"三创新"奖"技术创新进步奖"一等奖1项、二等奖2项、三等奖1项，2019年度中国航天科工集团有限公司"技术创新发明奖"三等奖1项）。获授权专利29项、软件著作权2项。

【落实京津冀协同发展战略】年内，医院与沈阳航天医院建立紧密型医联体，与河北滦平县人民医院开展托管运营合作项目，与天津航医心血管病医院开展合作共建。

【恢复科学技术委员会设置】年内，医院恢复科学技术委员会设置，建立健全日常管理运行机制。4月30日，召开第一届科学技术委员会全体委员大会。会议审议通过《航天中心医院科学技术委员会章程》，成立航天中心医院第一届科学技术委员会专业组（分委员会）。

【院领导】党委书记：张向群；院长：杜继臣；副书记：杜继臣、张仁成（纪委书记）；副院长：郭君、李甲辰、李继来、丁明超、张萌；总会计师：魏彦彪。

（撰稿：程 明 王 冠 审核：杜继臣 张向群）

北京马应龙长青肛肠医院

【基本情况】职工中编制内人员261人、合同制人员220人，正高级职称9人、副高级职称14人、中级职称47人、初级职称106人。执业（助理）医师89人，中医类别执业（助理）医师33人、中药师7人，注册护士68人。护理人员中具有大专及以上学历者占70.5%、本科及以上占11.5%。

年底医院固定资产净值281万元，其中医疗设备净值180万元。全年医院总收入9303万元，其中医疗收入9278万元。医院占地面积3035平方米、建筑面积12140平方米。

【医疗工作】全年门诊45589人次，出院2783人次，床位周转1.5次，床位使用率70%，平均住院日19.8天。住院手术2114例。本地医保门诊25190人次、次均费用703元，医保出院2019人次、次均费用18784元；异地医保出院187人次、次均费用22739元。

医院药占比20%，其中门诊药占比24.72%、住院药占比15.97%。有中医特色技术项目27项，共诊疗9364人次。中药饮片处方11994张，占比28.5%。

12月11日，组织开展麻醉药品和第一类精神药品临床应用管理规范培训及考核，临床医生、药剂人员及相关科室主任、护士长共40余人参加了培训。对麻醉药品和第一类精神药品的管理使用规定、处方常见问题、安全管理等方面进行了讲解。

年内，医院成立特殊使用级抗微生物药物会诊专家组，并制订职责及会诊程序，严格控制特殊使用级抗微生物药物使用，日常管理办公室设置在药剂科。

【科研工作】年内，投入科研经费18.66万元。获中国中医药研究促进会科技进步奖二等奖1项。有国家级重点专科（肛肠科）、海淀区肛肠疾病临床重点发展学科、海淀区肛肠培训基地。

【海淀区肛肠疾病培训基地研讨会】12月9日，举行海淀区肛肠疾病培训基地研讨会。了解各社区实际需求，为更好地培养肛肠专科人才提出了建设性意见。将根据各社区的不同需求联合社区开展肛肠疾病知识讲座，向辖区居民普及结直肠癌知识；针对各社区医生层次的不同，进行针对性的理论培训及实践技能操作培训。

【院领导】党委书记：王志杰；院长：韩宝；副院长：李佩琦、李京明。

（撰稿：张晓利　审核：鲁　静）

中国康复研究中心
北京博爱医院

【基本情况】职工中编制内人员1043人、合同制人员702人，正高级职称52人、副高级职称108人、中级职称361人、初级职称847人。执业医师333人，注册护士925人。护理人员中具有大专及以上学历者占90.9%、本科及以上占51%，有专科护士582人。重症医学床位121张。

年底医院固定资产净值6684.78万元，其中医疗设备净值4671.42万元，有乙类医用设备3台。全年医院总收入82393万元，其中医疗收入69186万元。医院占地面积71159平方米、建筑面积84510平方米。

医院牵头中康医联体。为北京市康复医疗质量控制与改进中心主任委员单位。

【医疗工作】全年出院5958人次，床位周转5.9次，床位使用率56.59%，平均住院日35.5天。卫技人员与开放床位之比为1.26∶1，执业医师与床位之比为0.33∶1，病房护士与床位之比为0.58∶1。住院手术1407例，其中三级手术占24.09%、四级手术占16.49%，日间手术48例。开展临床路径的科室17个，病种57个，入径率19.15%、完成率83.79%。全年临床用血1755单位，自体输血47人次158.6单位。预约挂号占门诊总人次的77.56%。本地医保门诊186411人次、次均费用671元，医保出院2891人次、次均费用50005元；异地医保出院865人次、次均费用74278.8元。

医院药占比40.75%，其中门诊药占比53.99%、住院药占比32.71%。门诊抗菌药物处方比例5.83%，急诊抗菌药物处方比例31.51%，住院患者抗菌药物使用率56.05%，抗菌药物使用强度41.04DDD。

对口支援内蒙古乌兰察布市察右后旗中心医院，扶贫协作河北省沧州市南皮县人民医院。

【科研工作】全年获批立项科研项目71项，其中国家级2项、省市级8项，获资助经费613.77万元，医院匹配经费74万元。年底在研课题182项，年内结题5项。获专利12项。

有神经损伤与康复北京市重点实验室。

【全国康复研究区域中心和示范基地建设】1月11日，全国康复研究区域中心和示范基地建设启动大会在中国康复研究中心召开，就全国康复研究区域中心和示范基地的规划、建设、发展等问题进行讨论。

【国家级康复护理培训班】9月10日，医院举办国家级脑卒中康复护理新进展和健康中国下康复护理新进展培训班，全国100余家医疗机构的600余名学员参加培训。

【首届中华护理学会康复护理专科护士培训班】11月17日，医院作为中华护理学会康复护理专业委员会主任委员单位和全国康复护理专科护士临床实践基地举办首届中华护理学会康复护理专科护士培训班，为期3个月（理论学习1个月、临床实践2个月），培养康复护理人才200人，其中93名学员来院进行临床操作实践。

【院领导】党委书记：吴世彩；副书记：李建军、董浩；副院长：张通。

（撰稿：孙文娟　审核：陈　迪）

国家电网公司北京电力医院

【基本情况】职工中编制内人员608人、合同制人员739人，正高级职称94人、副高级职称171人、中级职称408人、初级职称544人。执业医师450人，注册护士591人。护理人员中具有大专及以上学历者占92%、本科及以上占47%，有专科护士90人。重症医学床位44张。

年底医院固定资产净值88733.87万元，其中医疗设备净值17849.26万元，有乙类医用设备5台。全年医院总收入84416万元，其中医疗收入69457万元。医院占地面积41269平方米、建筑面积200753平方米。

牵头成立北京电力医院—红十字和平骨科医院医联体、北京电力医院—华山医院医联体、北京电力医院—丰台区三路居中西医结合医院医联体，加入天坛医院神经外科医联体。牵头国中康健集团有限公司心内科、普通外科、口腔、眩晕类专科联盟。

【医疗工作】全年床位周转15.2次，床位使用率48.48%，平均住院日11.5天。卫技人员与开放床位之比为1.33：1，执业医师与床位之比为0.51：1，病房护士与床位之比为0.67：1。住院手术3872例，其中三级手术占35.8%、四级手术占21.5%。剖宫产率32.7%。开展临床路径的科室17个，病种126个，入径率96.7%，完成率74.9%。全年临床用血总量4607.5单位，自体输血377人次708单位。预约挂号占门诊总人次的23.6%。本地医保门诊452121人次、次均费用660元，医保出院14295人次、次均费用17275元；异地医保出院1339人次、次均费用32821元。

医院药占比42.3%，其中门诊药占比55.1%、住院药占比29.1%。门诊抗菌药物处方比例8%，急诊抗菌药物处方比例34%，住院患者抗菌药物使用率46%，抗菌药物使用强度为59DDD。

对口支援内蒙古自治区商都县人民医院。组织医疗专家赴湖北、青海等地，开展精准医疗扶贫工作。

1月19日，医院获北京市医疗保险管理服务奖二等奖。3月3日，医院通过中国高血压达标中心总部专家网审，成为中国心血管健康联盟、高血压达标中心总部认证的高血压达标中心。5月21日，医院通过市卫生健康委互联网诊疗网上评审，取得互联网诊疗资质。8月28日，北京睡眠与健康促进会为医院授牌"睡眠医学研究中心"。9月25日，在《中国医院院长》杂志社主办的第十四届中国医院院长年会暨全国医院质量管理案例颁奖典礼上，医院获"全国医院质量管理案例奖"卓越奖。9月26日，医院通过了国家医疗健康信息互联互通四级甲等测评。

【科研工作】全年获批立项科研项目12项，其中省市级5项，共获资助经费65.64万元，医院匹配经费33万元。年底在研课题30项，年内结题7项。获奖成果7项，其中全国电力职工技术成果一等奖2项、二等奖5项。

【境外疫情防控24小时咨询服务热线】4月3日，医院境外疫情防控办公室正式启用，面向国家电网有限公司境外机构员工开展24小时咨询服务。通过24小时热线电话、微信咨询等方式，解答相关疾病、疫情防护及用药指导等咨询。

【成立董家鸿院士团队工作室】11月29日，医院举行中国工程院董家鸿院士工作室签约仪式。成立董家鸿院士团队工作室，标志着医院学科建设进入新的发展时期。

【举办院士大讲堂】12月4日，医院举办中国科学院赵继宗院士聘任仪式暨院士大讲堂，赵继宗院士作了题为"中国卒中报告2019"的专题讲座。

【院领导】党委书记：辛利平；院长、副书记：林方才；副院长：温智勇、李俊杰、钱勇、马凌峰、倪冬梅、孙琰；纪委书记：朵皓英。

（撰稿：申旭方 审核：林方才）

北京国丹白癜风医院

【基本情况】职工中编制内人员131人、合同制人员131人，正高级职称1人、副高级职称13人、中级职称7人、初级职称75人。执业医师27人，注册护士68人。护理人员中具有大专及以上学历者占32%、本科及以上占3%。

年底医院固定资产净值636.2万元。全年医院总收入2198.7万元，其中医疗收入2198.6万元。医院占地面积1500平方米、建筑面积8000平方米。

【医疗工作】全年出院663人次，床位周转7.96次，床位使用率17.08%，平均住院日8天。卫技人员与开放床位之比为1.05：1，执业医师与床位之比为0.27：1，病房护士与床位之比为0.68：1。预约挂号占门诊总人次的63.96%。

医院药占比30.97%，其中门诊药占比25.40%、住院药占比37.48%。门诊抗菌药物处方比例0.22%，住院患者抗菌药物使用率0.11%，抗菌药物使用强度为114.32DDD。

【新冠肺炎疫情防控】1月30日至3月31日，医院停诊，自4月1日起恢复正常诊疗，施行医院、科室、个人三级防护制度。门诊执行非急诊全面预约制度，规范设置预检分诊处。实现院内新冠病毒零感染。6月29日，医院红心志愿先锋队志愿者走进丰台区太平桥街道精图社区，支援社区核酸检测采样工作。

【参加全国中医医院院长论坛】9月3日，由中国中医药信息学会中医医院管理分会、云南省中医药学会主办的全国中医医院院长论坛在云南省昆明市举办。院长高毓梅参加论坛，并在第一分论坛上作了"关于专科医院的整合医疗"主题演讲，围绕中医医院运营管理、质量管理、智慧医院、药物管理、品牌管理等进行交流研讨。

【参加中医浊毒理论交流研讨】10月23日，由世界中医药学会联合会浊毒理论研究专业委员会主办，河北省中医院、河北省中医药科学院、李佃贵国医大师工作室承办的第二届国际浊毒理论研究高峰论坛暨世界中医药学会联合会浊毒理论研究专业委员会年会在河北石家庄举办。院长高毓梅、中医科主任冯素莲参加大会。与国医大师李佃贵开展研讨，学习和传承国医大师学术经验，加强中西医学术交流，促进中医药事业传承、创新和发展。

【加入京津冀儿童外治疗法联盟】11月22日，由中国中医药信息学会儿科分会、北京中医药学会基层卫生工作委员会主办的第四届北京市中西医结合儿童外治疗法学术研讨会与第一届北京市中西医结合外治疗法学术研讨会在北京举办。会上成立了京津冀儿童外治疗法联盟，医院为联盟成员单位，推动中西医外治法在皮肤病白癜风领域的临床应用。

【公益活动】9月13日、23日，由中国儿童少年基金会白癜风"告白行动"发起的"益起告白一起爱"关爱白癜风患儿公益活动先后走进河北省沧州市、石家庄市，医院中医科主任冯素莲、皮肤科主任李瑞斌作为志愿者，现场为公众科普白癜风疾病防治知识。

【开设老年人就医绿色通道】11月起，院内增设老年人就医绿色通道。完善电话、网络、现场预约等多种预约挂号方式，畅通家人、亲友等代老年人预约挂号的渠道。在院内预检分诊处、挂号处设置导诊人员为老年人提供就医挂号现场服务。在门诊大厅设置导引指示牌，在醒目位置张贴"老年人优先"标识。各科室配备专门的医生助理，全程陪同老年人就诊，包括缴费、化验、治疗、取药、用药指导等。

【院领导】党支部书记、院长：高毓梅；副院长：刘德润、蔡奕；总会计师：王玫瑰。

（撰稿：陈丽敏　审核：高毓梅）

北京首大眼耳鼻喉医院

【基本情况】职工210人，均为合同制，其中正高级职称8人、副高级职称9人、中级职称22人、初级职称35人。执业医师74人，注册护士65人。护理人员中具有大专及以上学历者占80%、本科及以上占15%，有专科护士1人。

年底医院固定资产净值1081万元，其中医疗设备净值1014万元，有乙类医用设备1台。全年医院总收入17312万元，其中医疗收入17289万元。医院占地面积3200平方米、建筑面积6950平方米。

【医疗工作】全年出院3384人次，床位周转2.25次，床位使用率62.25%，平均住院日6.43天。卫技人员与开放床位之比为0.94：1，执业医师与床位之比为0.46：1，病房护士与床位之比为0.23：1。住院手术2450例，其中三级手术占65.9%、四级手术占10.3%，日间手术417例。全年临床用血8单位。预约挂号占门诊总人次的90%。本地医保门诊45565人次、次均费用1217元，医保出院1215人次、次均费用20165元；异地医保出院808人次、次均费用24241.37元。

医院药占比22.96%，其中门诊药占比29.23%、住院药占比14.33%。门诊抗菌药物处方比例13.38%，住院患者抗菌药物使用率57.6%，抗菌药物使用强度为39.8DDD。

【公益助残活动】12月3日，第29个国际残疾人日，医院举行大型公益助残活动，为22名残障人士提供免费的全身基础检查和眼耳鼻喉重点筛查。

【院领导】党支部书记、行政院长：蒋剑秋；业务院长：李健东。

（撰稿：陈小青　审核：蒋剑秋）

北京京煤集团总医院

【基本情况】职工中编制内人员624人、合同制人员765人，正高级职称30人、副高级职称87人、中级职称471人、初级职称359人。执业医师360人，注册护士601人。护理人员中具有大专及以上学历者占90.52%、本科及以上占36.94%。重症医学床位23张（ICU12张、CCU11张）。

年底医院固定资产净值31233.49万元，其中医疗设备净值6865.26万元，有乙类医用设备4台。全年医院总收入15261.12万元，其中医疗收入15173.01万元。医院占地面积33383平方米、建筑面积47096.62平方米。

医院牵头的医联体有1家，加入的6家。

依托在医院的质控中心有：门头沟区医院感染质量控制和改进中心、门头沟区药学质量控制和改进中心、门头沟区医学影像质量控制和改进中心、门头沟区血液透析质量控制和改进中心、门头沟区临床麻醉质量控制和改进中心。

【医疗工作】全年出院28350人次，床位周转34.81次，床位使用率84.76%，平均住院日8.93天。住院手术5492例，其中三级手术占40.11%、四级手术占22.67%。剖宫产率28.4%，初产剖宫产率19.58%，围产儿死亡率0.18‰，无孕产妇、新生儿死亡。开展临床路径的科室17个，病种123个，入径率77.09%，完成率97.84%。全年临床用血总量2090单位，自体输血116人次298.1单位。本地医保门诊518920人次、次均费用569元，医保出院13068人次、次均费用22066元。异地医保出院934人次、次均费用20432元。

药占比35.20%，其中门诊药占比48.61%、住院药占比22.33%。门诊抗菌药物处方比例6.78%，急诊抗菌药物处方比例18.18%，住院患者抗菌药物使用率

47.56%。

扶贫协作的单位有：内蒙古察右中旗人民医院，对口支援单位有：永定卫生院、军庄卫生院。受新冠肺炎疫情影响，8月起恢复支援军庄和永定卫生院工作，全年派出支援社区、乡镇卫生院的医师600余人次。向内蒙古察右中旗医院派出支援人员2人次，承担门急诊和住院患者诊疗3900余人次（含影像诊断），查房8人次，疑难病例会诊92人次。培训医务人员5人次，开展新技术8项。

临床及医技科室开展新技术新业务51项。心血管内科获得北京市永久起搏器安装资质，消化肿瘤内科获批北京市消化内镜特色培训基地。

【科研工作】全年获批立项科研项目26项（均为院级），医院匹配经费10.7万元。年底在研课题54项，年内结题8项。获奖成果14项（为华润医疗创新与发展奖）。

【新冠肺炎疫情防控】医院作为北京市首批定点收治新冠肺炎患者的医疗机构，按照市政府指示先后组建了援鄂医疗队、发热门诊应急队。组建院内会诊专家组，健全发热门诊筛查患者疑似病例的会诊机制，累计会诊发热患者182例次，诊断疑似病例4例（其中1例为确诊病例）。

6月新发地疫情暴发后，医院快速完善了PCR实验室设备、建立核酸检测门诊，再次组建了200人的核酸采样流调队和30人的疫苗接种队，完成市区两级政府外派核酸采集任务8次，共计135人次，全年完成核酸检测85676人次。

新冠病毒核酸检测实验室通过国家卫生健康委的增项和验收。影像科引进联影1.5T磁共振扫描仪。医院修订《应急预案手册（2020版）》。

【危险废物管理】严格落实《环境保护管理办法》，取得《排污许可证》，强化危险废物管理，完成各类污染源运行监测报告452份，完成"三废排放"专项工作和污染源及污染源治理设施的普查工作，全年环保投入172.75万元。

【学术交流】组织和派出各级专业技术人员参加各类线上/线下的专业学术活动633人次，其中参加国际学术交流16人次、全国性学术交流83人次，有38人次在省级以上学术会议的大会上发言。

【信息化建设】通过电子病历应用水平四级的现场评审。输血软件上线使用。医院预约管理平台系统、微信小程序和自助机系统上线。

【基础建设】完成病理科及PCR实验室、新建核磁室、消毒供应室改造等30余项基建项目。新建电话室智能语音话务系统，完成王平分院市政电源的引入及壹公里超市供电工程。

【院领导】党委书记：李清华；院长：毛经民；副书记：刘洁；副院长：秦鼎、吕兵、孙秀芳；财务总监：李博韬。

（撰稿：张　娇　审核：崔庆勇）

北京燕化医院

【基本情况】职工1399人均为合同制人员，正高级职称21人、副高级职称109人、中级职称391人、初级职称334人。执业医师310人，注册护士554人。护理人员中具有大专及以上学历者占87.40%、本科及以上占44.70%，有专科护士32人。重症医学床位29张。

年底医院固定资产净值13979.62万元，其中医疗设备净值7682.31万元，有乙类医用设备3台。全年医院总收入100968.88万元，其中医疗收入100828.74万元。医院占地面积74412.11平方米、建筑面积58207.50平方米。

医院牵头燕山地区医联体，加入了宣武医院神经内科专科医联体和解放军总医院内分泌科专科医联体。

【医疗工作】全年出院16117人次，床位周转24.31次，床位使用率89.86%，平均住院日13.47天。卫技人员与开放床位之比为1.64∶1，执业医师与床位之比为0.47∶1，病房护士与床位之比为1.54∶1。住院手术2648例，其中三级手术占30.47%、四级手术占22.66%。剖宫产率49.46%，无孕产妇、新生儿、围产儿死亡。开展临床路径的科室19个，病种110个，入径率31.24%，完成率96.64%。全年临床用血总量1955单位，自体输血54人次95单位。预约挂号门诊总人次的82.24%。本地医保门诊524624人次、次均费用549元，医保出院10649人次、次均费用26405元；异地医保出院579人次、次均费用27115元。

医院药占比46.0%，其中门诊药占比56.0%、住院药占比31.2%。门诊抗菌药物处方比例7.45%，急诊抗菌药物处方比例14.66%，住院患者抗菌药物使用率54.50%，抗菌药物使用强度为46.21DDD。

对口支援北京市房山区琉璃河社区卫生服务中心，对口帮扶内蒙古自治区呼伦贝尔市鄂伦春自治旗人民医院，东西部扶贫协作的单位有河北省保定市涞水县义安镇卫生院、王村镇卫生院、石亭卫生院、东文山乡卫生院、永阳镇卫生院、一渡镇卫生院、涞水镇卫生院、明义镇卫生院、娄村卫生院。

3月25日，医院电子发票正式上线，方便就诊患者线上挂号、缴费一条龙服务。4月30日，市卫生健康委批复同意医院开展新冠病毒核酸检测工作。6月5日，医院党委书记赵明军带领医务部、检验科、外科专家一行5人，到内蒙古鄂伦春自治旗人民医院开展对口帮扶指导。7月13日，在北京市新冠肺炎疫情防控工作新闻发布会上，赵明军介绍了燕化医院在疫情防控期间的医疗服务情况。12月7日，北京市医保电子凭证在医院试运行。

【科研工作】年底在研课题4项，年内结题9项，均为院内课题。获专利1项。

【线上诊疗医保报销】3月1日，医院互联网诊疗平台（北京燕化医院APP）线上医保报销功能通过验收；3月2日，正式上线试运行，开启视频问诊第一单，顺丰送药到家，实时报销，实现了网上复诊。燕化医院也成为北京市首家开通线上诊疗医保报销的医疗机构。

【慢性气道疾病规范化诊治巡回演讲】5月20日，医院主办2020年度慢性气道疾病规范化诊治巡回演讲，以云讲堂的形式进行，依托网络会议直播授课。

医院院长助理、呼吸与危重症医学科主任李小明担任大会主席并主持会议，来自北京大学第三医院、解放军总医院第六医学中心、中日友好医院等机构的50余名呼吸专业医护人员参加了线上培训。

【陪护服务网络化管理】6月1日，医院"燕护到家"陪护互联网服务平台正式上线，实现了陪护线上预约、线下服务的新模式，是北京地区医院陪护服务模式的首创。线上陪护平台开展咨询、预约、接单及结算等工作程序，线下进行全天候、全过程和全方位的陪护服务。年内，线上办理订单2316份，同时对陪护人员的管理、监控更加准确到位。

【心脏中心】10月，以心内科为基础、联合阜外医院专家团队共同打造的北京燕化医院心脏中心正式成立。重点开展对急性心肌梗死、冠脉闭塞性病变、支架内再狭窄病变等高危复杂病变的介入治疗，以及围绕心脏疾病患者运动康复、营养支持、二级预防用药依从性、呼吸锻炼、心理干预、疼痛管理、睡眠管理、中医理疗、戒烟关注，开展多样化、专业化康复评估和治疗。

【盲人视频问诊平台】年内，与北京凤凰医联科技有限公司在原有北京燕化医院APP的基础上推出一款适合盲人视频问诊的平台，解决了这类特殊患者线上就医的问题。北京燕化医院APP成为国内第一款帮助盲人远程就医的APP，全年开展盲人视频问诊10余次。

【院领导】党委书记：赵明军；院长：赵克建；常务院长：谢莹；副书记：杨金龙；副院长：齐林、邵学财。

（撰稿：王　妍　审核：杜晨涛）

北京方舟皮肤病医院

【基本情况】职工中编制内人员108人、合同制人员92人，正高级职称2人、副高级职称4人、中级职称9人、初级职称51人。执业医师17人，注册护士42人。护理人员中具有大专及以上学历者占55%、本科及以上占10%，有专科护士38人。

年底医院固定资产净值795.43万元，其中医疗设备净值240万元，有乙类医用设备3台。全年医疗收入2206.77万元。医院占地面积2667平方米、建筑面积3万平方米。

【医疗工作】全年出院272人次，床位周转1.47次，床位使用率3.3%，平均住院日7.99天。卫技人员与开放床位之比为0.65∶1，执业医师与床位之比为0.18∶1，病房护士与床位之比为0.42∶1。住院手术53例，日间手术53例。开展临床路径的科室1个，病种8个，入径率85%，完成率100%。预约挂号占门诊总人次的32%。

医院药占比63%，其中门诊药占比83.5%、住院药占比16.5%。门诊抗菌药物处方比例34.7%，住院患者抗菌药物使用率23%，抗菌药物使用强度40DDD。

【免费在线远程会诊服务】2月7日，为配合北京市疫情防控工作，医院暂停对外接诊。2月至4月，开展免费在线远程会诊服务，为400多名患者会诊，并给患者寄送药物，指导患者日常护理方法、日常饮食须知等。

【银屑病患者救助计划】5月5日至6月5日，中国红十字基金会白癜风/银屑病患者救助计划在医院开展，帮助特困患者申请万元基金，为患者报销50%治疗费用，100余名患者受益。

【院领导】党委书记：刘红；院长：马春林；副书记：康晓磊；副院长：孙振凯。

（撰稿：贾慧清　审核：孙振凯）

北京爱育华妇儿医院

【基本情况】职工275人，均为合同制。正高级职称8人、副高级职称12人、中级职称91人、初级职称78人。执业医师60人，注册护士97人。护理人员中具有大专及以上学历者占96%、本科及以上占68%，有专科护士1人。重症医学床位4张。

年底医院固定资产净值82846.59万元，其中医疗设备净值1762.89万元，有乙类医用设备2台。全年医院总收入10850.06万元，其中医疗收入10487.89万元。医院占地面积3.8万平方米、建筑面积7.3万平方米。

与北京同仁医院共同牵头发起京南儿科联盟。

【医疗工作】全年出院1905人次，床位周转16.69次，床位使用率17.51%，平均住院日3.46天。卫技人员与开放床位之比为0.31∶1，执业医师与床位之比为1.8∶1，病房护士与床位之比为0.4∶1。住院手术1104例，其中三级手术占9%、四级手术占0.3%。剖宫产率44%。开展临床路径的科室4个，病种8个。全年临床用血60单位，自体输血1人次2单位。预约挂号占门诊总人次的70.1%。

医院药占比8.01%，其中门诊药占比12.29%、住院药占比4.27%。门诊抗菌药物处方比例8.2%、急诊抗菌药物处方比例19.82%，住院患者抗菌药物使用率41.39%，抗菌药物使用强度为29.5DDD。

【小海豚爱心救助项目】10月22日，与北京儿童健康基金会、北京儿童医院携手成立的"小海豚爱心救助项目"启动。小海豚爱心救助项目以代表"爱、平安和幸福"的爱育华吉祥物小海豚命名，是一项定向救助贫困肾脏—泌尿系统疾病患儿的专项医疗公益项目。

【京南儿科联盟】为凝聚北京南部地区（长安街以南地区）儿科医疗资源，实现区域性医疗机构互联互通，12月1日，综合医院儿科发展论坛暨京南儿科联盟成立大会在医院召开。京南儿科联盟由北京同仁医院和爱育华妇儿医院牵头发起，联盟成员包括北京友谊医院、解放军总医院第五医学中心、大兴区医院、北京仁和医院等23家综合医院，众多儿科知名专家参与其中。

【儿童哮喘标准化门诊】8月25日，医院通过了中华医学会儿科分会呼吸学组哮喘协作组、中华医学会变态反应学分会儿童过敏与哮喘学组、国家呼吸系统疾病临床医学研究中心、中国医药教育协会的联合评审，获得在儿童哮喘临床诊疗与患者管理方面的国家标准认证。

【院领导】党支部书记：关雪飞；董事长：罗毓芬。

（撰稿：杨一美　审核：蔡　啸）

北京京都儿童医院

【基本情况】职工中编制内人员717人（全职651人、兼职63人、规培3人）、合同制人员654人（全职

651人、规培3人），正高级职称36人（全职12人、兼职24人）、副高级职称40人（全职23人、兼职17人）、中级职称96人（全职87人、兼职9人）、初级职称320人（全职313人、兼职4人、规培3人）。执业医师47人（全职41人、兼职3人、规培3人），注册护士231人。护理人员中具有大专及以上学历230人、本科107人、专科护士123人。

年底医院固定资产净值4950.90万元，其中医疗设备净值4186.05万元，有乙类医用设备2台。全年医院总收入31547.11万元，其中医疗收入30857.82万元。医院占地面积13099平方米、建筑面积35060平方米。

5月，获得北京市互联网诊疗资质。7月27日，获得国际医疗卫生机构认证联合委员会（JCI）认证证书。

【医疗工作】全年出院5405人次，床位周转1.07次，床位使用率51.38%，平均住院日10.26天。卫技人员与开放床位之比为2：1，执业医师与床位之比为0.63：1，病房护士与床位之比为0.6：1。住院手术708例。开展临床路径的科室5个，病种5个，入径率95%，完成率85%。全年自体输血25人次33.5单位。预约挂号占门诊总人次的31.95%。本地医保门诊105662人次、次均费用451.18元，医保出院1026人次、次均费用16581.91元；异地医保出院3112人次、次均费用52549.42元。

医院药占比29.50%，其中门急诊药占比20.89%、住院药占比33.76%。门诊抗菌药物处方比例19.29%、急诊抗菌药物处方比例32.79%，住院患者抗菌药物使用率54.78%，抗菌药物使用强度60.52DDD。

【科研工作】院级自主科研项目在研4项，分别为：供者免疫细胞输注预防儿童高危白血病移植后复发（开放、标签、非随机对照），克拉屈滨联合HAG方案治疗儿童复发/难治急性髓系白血病，嵌合型抗原受体基因修饰的T细胞治疗复发难治GD2、CD276或PSMA等阳性神经母细胞瘤，CD19–CAR–T细胞在急

性B淋巴细胞白血病患者中的安全性和有效性临床研究；横向课题1项；与中科院合作课题1项。

【学术交流】9月25日至27日，副院长徐樨巍出席中国中西融合儿童健康大会，获爱心大使荣誉称号。10月31日，院长孙媛出席第六届长江儿科医学发展论坛血液肿瘤医学分论坛并讲话。

【血液实体瘤科室建设】2月25日，血液实体瘤科正式开科，设立床位31张。血液实体瘤科接诊患儿年龄范围在1个月～18岁之间，诊治病种主要是神经母细胞瘤、肝母细胞瘤、视网膜母细胞瘤等。在医疗方面开展儿童实体瘤诊断、化疗、自体干细胞移植、免疫治疗、CAR–T细胞治疗、癌痛的规范化治疗，终末期患者姑息治疗；在护理方面开展化疗及移植后护理、疼痛护理及临终关怀。截至年底共计收治患者625人。

【新冠肺炎疫情防控】1月27日，24小时发热门诊正式对外接诊。1月31日，独立发热门诊正式开诊。2月4日，开展线上义诊活动。6月19日，组建医护队伍支援大兴核酸采集工作。6月25日，中心实验室启动新冠肺炎核酸检测服务。截至12月31日，发热门诊就诊32058人次，核酸检测25574人次，外采采集769人次。

【儿童口腔舒适化治疗研讨会】10月30日至31日，医院召开2020北京京都儿童医院第四届儿童口腔舒适化治疗研讨会、儿童早期矫治研讨会暨非公立儿童口腔联盟年会。会上，来自中华口腔医学会镇静镇痛专业委员会、北京儿童医院、北京大学口腔医院等的专家就儿童口腔舒适化专题作主题演讲。

【公益活动】全年开展健康大课堂23场，受众1856人次；义诊2场，受众440人次；健康宣传日宣教活动以线上教学形式开展，共计7场。

【院领导】党委书记：孙绪丁；院长：孙媛；副院长：崔秀英、徐樨巍、黄燕。

（撰稿：李　博　审核：孙　媛）

北京王府中西医结合医院

【基本情况】职工882人，均为合同制，正高级职称39人、副高级职称51人、中级职称224人、初级职称461人。执业医师266人，注册护士373人。护理人员中具有大专及以上学历者占64%、本科及以上占

33%，有专科护士130人。重症医学床位33张。

年底医院固定资产净值4000.66万元，其中医疗设备净值2431.48万元，有乙类医用设备7台。全年医院总收入50406.37万元，其中医疗收入49152.40万元。医

院占地面积23436.8平方米、建筑面积339907平方米。

医院加入北京清华长庚医院—清华长庚医院医疗联合体（东部医疗联合体）。

1月3日，急诊科护士长陈曦获"最美劳动者"入围奖。

【医疗工作】全年出院9090人次，床位周转17.2次，床位使用率58.6%，平均住院日12.46天。卫技人员与开放床位之比为1.62∶1，执业医师与床位之比为0.58∶1，病房护士与床位之比为0.47∶1。住院手术1707例，其中三级手术占25.4%、四级手术占14.1%。剖宫产率9.6%，无孕产妇、新生儿死亡，围产儿死亡2人。开展临床路径的科室15个，病种29个，入径率94.1%，完成率86.5%。全年临床用血总量2103单位，自体输血85人次335单位。预约挂号占门诊总人次的36.1%。本地医保门诊208000人次、次均费用818元，医保出院3727人次、次均费用30474元，公费医疗出院285人次、次均费用43137元。

医院药占比49.44%，其中门诊药占比66.99%、住院药占比37.17%。门诊抗菌药物处方比例5.06%，急诊抗菌药物处方比例12.78%，住院患者抗菌药物使用率50.71%，抗菌药物使用强度为29.12DDD。

【新冠肺炎疫情防控】1月22日，为武警北京总队机动第四支队开展新冠肺炎防控知识培训。3月22日和4月27日，分别组建医疗队支援小汤山医院隔离点、临时医学观察点。4月24日，医院被授权为新冠病毒核酸检测指定医院。6月23日，组建医疗队支援温都水城湖湾酒店隔离点。6月29日，组建医疗队支援昌平区核酸检测工作。8月21日、11月19日和20日分批

为武警四支队1200名官兵体检。

【科研工作】年底在研课题7项。有3个北京市中医局重点专科（妇科、脑病科、内分泌科）。

【重建发热门诊】年内，医院进行了发热门诊重建。7月26日，发热门诊基本完成重建改造，占地面积2200平方米，并通过了专家组验收，拟定于2021年5月1日完工。

【创立美德瑞骨关节和运动损伤专科】10月27日，医院和骨科专家团队——美德瑞骨科医生集团联合创立美德瑞骨关节和运动损伤专科，专注于全身各关节疾病的治疗，包括退变和运动损伤引起的关节疼痛和功能受限等。有美德瑞骨科医生集团资深关节外科和运动医学专家刘璞、杜瑞勇和吴厦出诊，首席专家、原解放军总医院骨科主任医师蔡谞教授领衔的专家团队入驻，年内完成手术300余例。

【脱卡结算】根据市医保局全面启用就医电子凭证并同步实现"脱卡结算"和云迁移工作的要求，医院组织实施并于11月24日通过了昌平区医保中心的验收。

【医疗废弃物处置】年内，为改善医疗废弃物处置能力缺口及监管漏洞导致医疗废物外流的问题，投放总价值84万元的设备及系统，其中包括转运车、电子大屏、服务器、管理系统、追溯系统各1套，实现高清全流程行为采集、无接触交接，数据分析准确度达99.99%。

【院领导】院长：王广发；常务院长：王耀辉；副院长：王晓波；党支部副书记：张悦。

（撰稿：林志佳　审核：李乐工）

北京北亚骨科医院

【基本情况】职工590人，均为合同制，正高级职称20人、副高级职称46人、中级职称140人、初级职称301人。执业医师185人，注册护士229人。护理人员中具有大专及以上学历者占95.20%、本科及以上占29.69%，有专科护士19人。重症医学床位28张。

年底医院固定资产净值3626万元，其中医疗设备净值3193万元，有乙类医用设备3台。全年医院总收入35262万元，其中医疗收入35157万元。医院占地面积25000平方米、建筑面积40100平方米。

医院加入了中国非公立医疗机构骨科医协体中心。

3月2日，市卫生健康委核定北京北亚骨科医院为三级骨科医院。

【历史沿革】2006年4月28日，北京市卫生局批准设置北京北亚骨科医院（营利性专科医疗机构），位于房山区长阳昊天北大街20号，占地面积25000平方米、建筑面积近30000平方米，床位300张。

2007年5月，医院正式开业，院长（法定代表人）肖正权。医院开设外科、骨科专业、骨肿瘤科、康复医学科、运动医学科、麻醉科、中医科、急诊医学科、医学检验科、病理科、医学影像科等。职工

199人。

2010年，增设内科、普通外科、CT诊断专业；2013年，增设妇科专业、眼科、耳鼻喉科、口腔科、神经外科专业、胸外科专业；2016年，增设神经内科专业、心血管内科专业；2017年，增设服务方式家庭病床及巡诊；2018年，增设呼吸内科专业、消化内科专业；2019年，增设输血科；2020年，增设重症医学科、介入放射学专业、临床细胞分子遗传学专业、内分泌专业。

【医疗工作】全年出院6010人次，床位周转16.69次，床位使用率70.35%，平均住院日15.44天。卫技人员与开放床位之比为1.33∶1，执业医师与床位之比为0.51∶1，病房护士与床位之比为0.64∶1。住院手术1733例，其中三级手术占45.64%、四级手术占23.54%。开展临床路径的科室15个，病种815个，入径率70%，完成率50%。全年临床用血1409.75单位，自体输血131人次264.25单位。预约挂号占门诊总人次的42.14%。本地医保门诊121843人次、次均费用652元，医保出院2626人次、次均费用28048元；异地医保出院424人次、次均费用65183.77元。

医院药占比41.61%，其中门诊药占比59.57%、住院药占比27.54%。门诊抗菌药物处方比例7.11%，急诊抗菌药物处方比例11.2%，住院患者抗菌药物使用率39.98%，抗菌药物使用强度36.92DDD。

4月9日，经市卫生健康委同意，医院增设介入放射学专业诊疗科目。年内完成介入手术356例，医疗服务总收入852万元，提升了心内科、神经内科、综合外科等科室的诊疗技术水平和能力。11月18日，市卫生健康委同意医院增设内分泌专业诊疗科目。年内收治内分泌患者100人次。

6月30日，医院建设的基因扩增（PCR）实验室通过验收。年内，完成新冠病毒核酸检测76052例。

【院领导】党委书记：陈贞；院长：肖正权；副院长：孙桂凤、肖大中、田慧军。

（撰稿：赵　微　审核：孙桂凤）

医学科研与教育机构工作

中国医学科学院
北京协和医学院

【基本情况】院校正式编制教职工13734人（正高级职称1211人、副高级职称1742人），其中专任教师1506人（正高级职称935人、副高级职称463人）；研究生导师1945人，其中博士研究生及硕士研究生导师852人、硕士研究生导师1093；有中国科学院院士5人，中国工程院院士18人，"长江学者奖励计划"讲座教授29人，"国家杰出青年科学基金"获得者43人。

医学院占地面积119.82万平方米，学校产权校舍建筑面积101.75万平方米、非产权校舍建筑面积18.07万平方米。有26个研究所（院、基地）、6家医院、9所学院、86个创新单元，是集医教研防产为一体的国家医学科学中心和综合性医学科学研究机构。有6所直属医院，包括北京协和医院、阜外医院、肿瘤医院、整形外科医院、血液病医院和皮肤病医院。

医学院全年教育经费投入70000余万元。固定资产总值63588.42万元，其中教学、科研仪器设备8209.02万元，信息化设备8857.82万元。有多媒体教室22个，校园网出口总带宽7450Mbps。图书馆藏书296.34万册，电子图书26.68万册。

协和医学院与医科院实行院校合一的管理体制。院校本科开设2个专业、专科开设1个专业，有国家"双一流"建设学科4个，在教育部学科评估中有6个A类学科。有一级国家重点学科2个，二级国家重点学科8个，国家重点（培育）学科1个，一级省、部级重点学科4个，二级省、部级重点学科3个；博士学位授权一级学科点9个，硕士学位授权一级学科点3个，硕士学位授权二级学科点（不含一级学科覆盖点）2个；博士后科研流动站6个。有国家重点实验室6个，国家临床医学研究中心5个，国家重大科技基础设施1个，国家工程技术研究中心2个，国家工程研究中心1个，国家地方联合工程研究中心1个，国家级分析研究中心1个，国家工程实验室1个，国家科技资源共享服务平台4个，国家病原微生物菌（毒）种保藏中心1个，国家卫生健康委重点实验室7个，教育部重点实验室2个，教育部工程研究中心1个，北京市重点实验室19个，北京市工程技术研究中心1个，国家中医药管理局实验室5个，国家中医药管理局资源平台1个，其他重点实验室17个。

【改革与管理】构建核心基地新体系。实施医学与健康科技创新工程，开展科研诚信、生物安全领域专项重点治理行动。新建院外创新单元23个，共建立各级各类研究基地平台1784个、院外研发机构和创新单元112个，管理委重点实验室107个，国家医学科学创新体系初具规模。

推进医科院学术咨询委员会建设，创立学部委员的科学遴选机制，增聘28名学部委员，学部委员共219名。开展学术战略咨询，评选中国医学年度重大进展，举办由心讲堂，国家医学高端智库作用初步显现。

采取系列措施面向全球招募学术与技术人才。12

月22日，院校举办2020年全球人才工作交流活动，面向全球广纳贤才，招募具国际视野和能力的医界精英。

推进8年制和4+4临床医学专业教育改革，建立系统—器官—功能模块式教学方法。

推进教职聘任制度改革，在国内创立临床医学教职制度。12月14日，协和医学院举行首批临床医学教职任职工作会，33名临床医学专家获聘协和医学院也是国内首批临床医学教授。同时，学校发布了第三批准聘长聘教职任职名单，49名教师获聘长聘教授、长聘副教授、准聘副教授和助理教授。

加强国家一流学科建设。完成临床医学专业认证，启动第五轮学科评估工作。

成立群医学及公共卫生学院、卫生健康管理政策学院。7月16日，院校为贯彻落实习近平总书记6月2日在专家学者座谈会上讲话精神，面向国家重大战略需求，创新医防协同机制，在原公共卫生学院基础上成立群医学及公共卫生学院。同时，为推动卫生健康治理体系和治理能力现代化，成立卫生健康管理政策学院。

北区基建工程年底结构封顶，推进雄安国家医学中心建设，推进与海南、苏州等地合作；搭建国家安全应急支撑保障平台，建设覆盖全国的专科医疗联合体。

【新冠肺炎疫情防控】履行国家最高医学研究机构责任，发现新冠病毒，确认疫情病原；与兄弟单位一起，代表国家向全球分享首批病毒基因组序列；建立病原诊断方法，3种诊断试剂盒获批上市，研发的核酸检测试剂盒被列入WHO应急使用清单；率先报道新冠肺炎临床特点和危险因素；1月即刊文向全球发出新冠流行警告；多种方法开展病毒溯源研究；建立全球首个新冠肺炎动物模型；首次证实病毒可经结膜、密接、高浓度气溶胶和冷链食品传播；筛选药物100余种，评价疫苗23种；规范开展瑞德西韦等6种抗病毒药物研究，开展恢复期血浆治疗研究，为制订诊疗方案和防控策略提供循证依据；通过4种路线研发新冠疫苗，灭活疫苗进入Ⅲ期临床试验；编写每日新冠动态150余期；呈报专家建议20余件；提出建设方舱医院、延假等建议，并被国家采纳。

依照国家部署，先后向武汉、吉林、北京等地派出医疗检测队和移动P3实验室1000余人次，援鄂医疗队186人，参加涉疫应检尽检和医疗救治工作。学校停课不停学不停教，实现师生员工零感染。

2月9日，中共中央政治局常委、国务院总理、中央应对新冠肺炎疫情工作领导小组组长李克强到医科院病原生物学研究所，考察疫情防控科研攻关，慰问一线科研人员。

2月，院校长王辰先后两次做客央视，《新闻1+1》栏目，就方舱医院兴建、疫情"拐点"等武汉疫情热点问题接受白岩松的专访，回应舆论关切。4月，《柳叶刀》（*The Lancet*）发表由王辰院士及海德堡大学医学院Till Bärnighausen教授领衔的关于方舱庇护医院（Fangcang shelter hospitals）的卫生政策文章，描述了武汉市发生COVID-19期间方舱庇护医院的构建与应用情况，并阐明其三个主要特点（建设快、规模大、成本低）和五个主要功能（隔离、分诊、基本医疗、密切监测和快速转诊、基本生活和社会活动）。

3月，国家卫生健康委、人力资源社会保障部、国家中医药管理局印发《关于表彰全国卫生健康系统新冠肺炎疫情防控工作先进集体和先进个人的决定》，授予协和医学院援鄂抗疫医疗检测队（核酸检测移动实验室）、协和医院ICU团队"全国卫生健康系统新冠肺炎疫情防控工作先进集体"称号，授予协和医院感染内科主任医师刘正印、内科ICU主任杜斌、重症医学科主管护师李奇，病原生物学研究所研究员杨帆，肿瘤医院研究员吴晨，协和医院内科ICU主管护师夏莹等6人"全国卫生健康系统新冠肺炎疫情防控工作先进个人"称号。

【发布2019年度中国医学重大进展】1月13日，由医科院主办的首届中国医学重大进展发布会在医科院礼堂举行。中国工程院副院长、医科院院长、医科院学术咨询执行委员会主席王辰解读并发布了《2019年度中国医学重大进展》（详见附录）。学术咨询委员会临床医学、口腔医学、基础医学与生物学、药学、卫生健康与环境医学、生物医学工程与信息学6个学部负责人分别发布了六大医学领域的重大进展。

【桑枝总生物碱片获批上市】3月17日，由药物所领衔研发的"桑枝总生物碱片"获国家药监局批准上市。该药用于治疗2型糖尿病，是国内首个降血糖原创天然药物，也是我国近10年首个批准的糖尿病中药新药。北京五和博澳药业为该品种的药品上市许可持有人。

【发布中国医院和中国医学院校年度科技量值】8月21日，由医科院主办的2019年度中国医院科技量值与2019年度中国医学院校科技量值（STEM）发布会在京举行。王辰院士解读并发布了《2019年度中国医院科技量值报告》与《2019年度中国医学院校科技量值报告》。

【协和高等护理教育跨入新百年】9月28日，协和医学院在京举行"协和护理教育新百年——护理教育的时代性和前瞻性"研讨会，庆祝协和高等护理教育100周年，与全国护理界专家共谋护理教育新百年发展。

【中国（海南）南药研究院（筹）揭牌】12月21日，中国（海南）南药研究院（筹）揭牌仪式在海口举行。该研究院将在医科院药用植物研究所海南分所基础上由部省合作共建，建成中国南药科技创新核心基地。海南省卫生健康委主任周长强与医科院北京协和医学院副院校长李青共同为中国（海南）南药研究院（筹）揭牌。

【纪念吴宪创建生物化学系100周年】12月29日，协和医学院在京举办"缅怀吴宪先生创建北京协和医学院生物化学系100周年"纪念活动，并为新命名的"吴宪大楼"揭牌，共同回顾协和生化学系百年发展历程和精神传承，致敬以吴宪先生为代表的几代协和生化学系人对中国医学科学事业发展所做的杰出贡献，共谋未来发展。

【医科院北区建设工程主体结构封顶】12月30日，院校举行建设工程项目推进会，庆祝院校北区建设工程主体结构封顶。作为北京市和国家卫生健康委的重点工程，院校北区工程项目承载着国家医学科研和高层次人才培养的重要功能，是推进实现国家医学科技创新体系核心基地及世界一流医学院校目标的重要举措。

【党政领导】党委书记：吴沛新；院校长：王辰；副书记：姚龙山、王云峰；副院校长：李青、张抒扬、张勤、王健伟。

（撰稿：孙莉娜　审核：王　辰　庄　图）

中国中医科学院

【基本情况】职工6242人，其中在编人员3780人。专业技术人员3521人，其中正高级职称539人、副高级职称834人、中级职称1458人、初级职称605人、其他85人。两院院士4人，国医大师5人，荣誉首席研究员13人、首席研究员56人、特聘首席研究员5人。

2月10日，联合国教科文组织在埃塞俄比亚首都亚的斯亚贝巴的非盟总部举行颁奖仪式，授予中国科学家屠呦呦等3人联合国教科文组织—赤道几内亚国际生命科学研究奖。

中国中医科学院健康研究院（江西分院）完成单位注册，获江西省事业单位法人证书；落实运行和研发基金等多种类别建设经费共计3.45亿元。中药资源中心完成江西省道地药材质量评价研究中心和（德兴）试验培训基地基础建设。

【改革与管理】召开首席研究员、青年专家、青年党员、业务科室负责人等8个专题座谈会，广泛听取意见建议，明确在引领学科前沿制高点、发扬独特优势示范点、破解关键制约突破点、补短板强弱项着力点上集中发力，推动中医科学院高质量发展。以中医药重点领域科研攻关为核心，以国家重大科技平台、基地（中心）建设为重点，以建设和完善"引""培""用"人才机制、强化人才队伍建设为支撑，实施基本科研能力保障专项、中医药科技创新工程、国家级中医药科技创新平台建设、名医堂工程、中医科学院大学建设和人才强院工程。

开展中医医院和专科学术排名评价。中医药信息研究所与中华中医药学会医院管理分会联合发布"基于中医药特色优势和综合服务能力的中医医院影响力排名（2020年）"，西苑医院、广安门医院分别位居排行榜第一、第三名。开展对糖尿病、肿瘤、心血管疾病、儿科和炮制等19个学科或疾病学术排名评价。

【科研工作】推进科技创新工程。以建设一流医学科研院所为目标，从持续开展传承创新的"三好"研究、强化推进人才团队的"三有"建设、积极拓展国际领域的"三多"合作、优化完善科研条件的"三重"支撑等方面制订任务，实施方案已通过财政部审评。

中国中医药循证医学中心建设。与中国临床试验注册中心搭建完成中医药临床试验注册平台，并与WHO临床试验注册平台形成数据联通。注册平台已有项目4989个，其中年内新增2087个。以中医药循证能力建设项目为抓手，组织近50家建设单位完成82项专科专病任务书的签订；开展5期中医药循证能力提升系列培训。完成9类疾病的系统评价，制订《优势病种、适宜技术和中药品种评价工作方案》。

全国中药资源普查。累计为全国31个省（区、市）2700余个县的中药资源普查提供技术和数据服务，全年整理19个省435个县汇交的腊叶标本20万份，中药资源中心大兴标本馆保存各地汇交的标本实物56万份。由中药资源中心牵头起草的《道地药材标准汇编》正式发布，是我国中药发展史上第一部道地药材标准汇编。

中药监管科学研究中心建设。系统制定中心运行管理制度，建立中心成员单位合作网络和协同合作机制。研究制定的《古代经典名方关键信息考证原则》《古代经典名方关键信息表（7首方剂）》由国家中医药局和国家药监局联合发布。

青蒿素研究。深入开展青蒿素作用机制与应用研究，建立了体外pRBC–RBC、pRBC–pRBC玫瑰花结模型和pRBC–脑微血管内皮细胞黏附模型，获得"中康优青1号""中康优青2号"两个高含量青蒿素新品种。

重点科研支撑平台建设。获批国家药监局中药监管科学重点实验室、中药临床疗效和安全性评价重点实验室。中药临床疗效和安全性评价国家工程实验室建设通过验收，脾虚重点研究室、中药资源遥感监测与区划重点研究室在局重点研究室阶段评估中获评优秀。

国家中医心血管病临床医学研究中心建设。配套300万元建设专项资金，推进临床研究、指南标准制订、大数据平台、生物样本库、基础转化研究等工作。召开中心建设发展战略研讨会暨分中心授牌仪式，完成全国30家分中心依托单位授牌。

古典医籍挖掘利用与传统知识保护。推进《中华医藏》编纂和经典名方数据库建设，与《中华医藏》一、四编类目承担单位签订2020年度任务书并拨付相关研究经费，确定了二、三编任务负责人并启动编纂工作，完成已上市经典名方数据库的开发与上线。深化中医药传统知识保护研究，完成新版活态数据库测试上线，完成秦汉时期固态中医药传统知识收集等。获批成为NSTL中医药服务站，加快推进国家中医药数字图书馆建设。

传承中医基础理论精华。对中医基本概念、理论、命题进行发掘集成研究，编著《中医学理论体系框架结构系列研究丛书》；对102名历代中医名家和53名建院名医理论与经验进行深入发掘，编著《中医历代名家学术研究集成》《中国中医科学院建院名医学术思想精粹》；与故宫博物院签署"故宫博物院收藏道地药材研究"项目合作协议，成立联合攻关小组，完成20批清宫药材文物的观摩、本草和性状特征研究。

启动并立项"优势病种—医院制剂—新药"研发专项36项。在研各级各类科研项目及课题共计1339项。发表学术论文2690篇，SCI论文707篇，其中第一作者或通讯作者共计583篇；出版专著148部；授权专利84项，获新药临床批件3个。"基于土壤特征的道地药材品质形成机制及产地溯源研究——道地药材溯源检测体系构建""植物天然产物的途径创建"2项中标国家重点研发计划。中标国家自然科学基金81项，其中优青1项、重点1项、国际（地区）合作交流项目1项。中标国家社科基金2项，其中首次中标社科基金重大项目1项。以牵头单位获得科技奖励33项，其中北京市科学技术进步一等奖2项、行业学会一等奖11项、中华中医药学会政策研究奖1项，8部著作获得各级学会学术著作奖。10人获得人才奖励，其中中国中医科学院黄璐琦、广安门医院仝小林、中药研究所陈士林获第二届全国创新争先奖章，中医药数据中心刘保延获第二届全国创新争先奖状。

【医疗工作】国家区域医疗中心建设。西苑医院与山西省政府商讨合作共建国家中医区域医疗中心，联合申报第二批国家区域医疗中心建设项目。广安门医院与云南省成立专项领导小组和工作组，拟建设广安门医院云南医院（国家区域医疗中心）、国际医疗中心。

全院门急诊总量499万人次，比上年下降31.42%；出院5.37万人次，比上年下降37.88%；医疗业务总收入52.17亿元，比上年下降19.63%。

推进医疗综合管理信息平台建设工作和"互联网+"医疗服务，4家附属医院全部获批互联网诊疗服务，其中广安门医院为北京地区首家互联网诊疗试点三甲中医医院。

【人才培养】深化人事制度改革，加强人才队伍建设。制订《中国中医科学院院内设机构主要职责及院属二级事业单位三定方案》《中国中医科学院院管干部选任工作方案》，推进专业技术职称评审和职务聘任，入选岐黄学者首席科学家2名、青年岐黄学者4名、多学科交叉创新团队1个、传承创新团队4个。138人获得优秀青年科技人才专项资助。接收11名援鄂合同制护士转为编制内职工，表彰突出贡献、青年标兵、抗疫先进个人和集体657个。

继续教育。获批国家中医药局中医药传承与创新"百千万"人才工程（岐黄工程）国家中医药人才培训中心建设项目，成立项目专家委员会和工作小组。制作新冠肺炎疫情中医药防控专题培训课程精品视频课件25讲，为全国30家中医药高层次人才培养基地建设单位提供教学素材。举办名老中医药专家传承团队领军人才研修班，并对院属医疗机构开展中医疫病防治专题全员培训。

中国中医科学院大学建设。与上海中医药大学联合开展高层次人才培养试点专项（屠呦呦班），2020级首届15名九年制本科直博生入学。与上海中医药大学成立联合学院，组建教学指导委员会、教学事务部，设立联合发展基金，签署联合培养学生合作协议，并一次性划拨600万元保证工作顺利实施。与苏州市多次磋商，争取校址落地。

研究生教育。硕士招生指标增至290名，增幅7.5%；博士招生指标增至177名，增幅12.7%。改进新增研究生指标分配方式，新增硕士研究生指标向生源质量高的学科和单位倾斜，新增博士研究生指标继续向"四重"（重大科研项目、重点学科、重大平台、重大人才项目）倾斜。提高推免生录取比例，继续开放硕博连读招生渠道。授予博士学位67人、硕士学位154人。推进首批中医科学院研究生系列教材建设，发布《分子生药学》《中医肾病学》2本教材。组织完成第二届全国中医药优秀博士学位论文评选。探索新形势下"三全育人"（全员育人、全程育人、全方位育人）新模式，开设思政专题教育"青蒿素精神讲堂"和就业指导"远志讲堂"。

转让中国中药控股有限公司，依托1.5亿元转让收益设立了中医科学院人才培养专项。

【学术交流】国际合作项目。获批中医药领域首个国家级"一带一路"联合实验室（中国—奥地利中医药防治重大感染性疾病"一带一路"联合实验室），"本草惠澜湄""中医针灸进澜湄"2个项目获批"澜湄基金"。

WHO合作中心工作。完成WHO三个传统医学合作中心续任工作，构建多语种中医药术语国际平台，参与WHO国际草药典编纂工作，推进WHO国际一级临床试验注册平台建设。参与ISO中医药标准研制，其中1项国际标准进入出版阶段，2项标准正式发布。

【信息化建设】加强网络安全管理，建立应急通报协调机制，全院共有信息系统177个。加强安全防护，涉疫情信息系统完成数据支撑服务后及时关闭。

完成院信息化建设"十四五"规划编制。启动医联工程、重大科研仪器设备共享平台建设。完成院级人事工作信息系统建设、院门户网站网络等级保护测评及备案工作。各医疗单位推进互联网诊疗服务、网上中医药咨询服务、移动办公和远程视频会议等。全年各单位信息化建设资金总投入7500余万元。

【基本建设】推进中药科技园一期工程建设。谋划"十四五"时期重大建设项目，向发改委上报8项"十四五"规划重大工程项目材料；开展中医药公共卫生应急能力建设，院属各医院发热门诊改造、P3实验室建设列入应急公共卫生项目，启动实施。中医药疫病防控中心项目获国家中医药局批复和大兴规委初审意见函，初步完成设计图纸、概算编制工作。

【新冠肺炎疫情防控】研究海内外有关疫情防控的中国传统医学史料，梳理中医药防控疫情理论知识，挖掘相关诊疗救治技术和临床实践经验，发挥中医药在重大疫情防控中的作用。指导民众客观认识中医药的疗效和作用，科学使用太极拳、八段锦、针灸等中医特色方法，提高身体素质，预防感染。

1月25日，由国家中医药管理局副局长闫树江带队、中国中医科学院院长黄璐琦领队的首批中国中医科学院国家中医医疗队，赴湖北武汉，支援当地新冠肺炎疫病防治，整建制接管金银潭医院一个病区。历经66天，累计收治患者158例，出院140例，其中中医辨证中药治疗出院88例、中西医结合治疗出院42例，危重型治愈出院率88%；建立金银潭医院中医会诊制度，中西医协作，治愈433例患者，并为1140例出院患者免费提供中医指导及中药。同时，总结优化中医药诊疗方案，并被纳入国家指南。在武汉市张家墩、马池墩、将军路街社区医院开展社区防疫救治工作，对210余例新冠肺炎患者进行中医药治疗；派遣医务人员进驻东西湖方舱医院，累计为452例患者免费提供化湿败毒颗粒，为近900例患者开展中医健康咨询服务。

成立院新冠肺炎科研工作小组，立项院内应急课题。研发的化湿败毒颗粒为我国首个具有完全自主知识产权的治疗新冠肺炎中药新药，并被阿联酋卫生主管部门列为紧急注册用药。启动ABSL-2实验室，在行业范围内率先构建出与新冠肺炎病理进程相似的"人冠状病毒肺炎寒湿疫毒袭肺证小鼠病证结合模型"，用于评价国家、省级诊疗方案的中药用药以及武汉一线用药，筛选出一批极具临床价值的药物。构建新冠肺炎疫情防控中医药服务平台和中药抗COVID-19药效预测分析平台。

向阿联酋、沙特阿拉伯、伊拉克派出3批中医专家组，累计完成对海外中资机构及当地华人华侨6000余人的健康保障任务，对1032名新冠肺炎患者采用中医药为主的救治方案，实现了确诊患者"零转重""零死亡"、专家组"零感染"的预期目标。搭建国际抗疫平台，组织、参与线上交流，组织专家参加2020上海合作组织传统医学论坛视频会议、第73届世界卫生大会视频会议等国际会议；与德国、意大利、伊朗、美国等国的医疗及科研机构召开40余次国际抗疫视频会议，分享中医药治疗新冠肺炎经验。12月21日，成立国际传统医学防治重大感染性疾病联盟，来自六大洲30个国家和地区的60余家机构、70余位专家加入联盟。

黄璐琦、仝小林、李浩、齐文升、杨志旭、徐明、杨金亮7人获得"全国抗击新冠肺炎疫情先进个人"称号，黄璐琦、李浩获得"全国优秀共产党员"称号；西苑医院、广安门医院获得"全国抗击新冠肺炎疫情先进集体"称号，国家援鄂抗疫中医医疗队（中国中医科学院）被中宣部授予"时代楷模"称号。

【文化建设】推进"一带一路"合作国家传统医药文化传播。研究和分析不同历史时期中国传统医学在亚洲周边国家传承、实践、发展的轨迹和特征；分析中医与泰医形成的时代背景、文化源流、学术理论和诊疗特色之间的异同，揭示中医与泰医发展和成熟的客观规律；研究中蒙、中俄之间的医学交流史，分析探讨中国蒙医学与周边蒙医学文化圈的相互作用和关系，完成研究报告约41万字。

【建院65周年系列活动】以"传承、创新、发展——做大做强中国中医科学院，继承好发展好利用好中医药宝贵财富"为主题，举办建院65周年系列活动。12月21日，召开中医科学院建院65周年暨学部成立大会，首批学部委员由诺贝尔奖获得者屠呦呦及45位院士和47位国医大师组成；全院（包括各二级单位）共组织讲坛、论坛、学术报告会、战略研讨会、评比表彰、大型义诊、技能比赛、展示展览、主题征文、文艺汇演、趣味运动会等各类活动近70项。

【扶贫工作】制订院扶贫工作要点与台账，组建国家中医医疗队赴四川甘孜开展大型义诊。向山西省五寨县捐赠1000万元，持续选派优秀干部、专家驻点帮扶。开展中药材产业扶贫，派专家到四川雅安和泸定县、陕西柞水县、云南维西县、湖南新晃县、广西兴安县等地指导中药材种植和生产；编写《2020年全国中药材生产技术指南》《中药材生态种植技术规范》等标准规范；开展7场中药材产业扶贫线上培训，240余万人在线学习。

【党政领导】党委书记：查德忠；院长：黄璐琦；副书记：黄璐琦、杨龙会（自8月）；副院长：查德忠、王申和、杨龙会（至8月）、唐旭东；纪委书记：于林勇。

（撰稿：李爱军 审核：李 鲲）

北京市眼科研究所

【基本情况】职工71人，其中科研人员69人，包括正高级职称13人、副高级职称16、中级职称10人、初级职称4人；行政人员2人。

王宁利教授当选中国医学科学院学部委员。

年底固定资产净值1812.23万元。

【改革与管理】设定研究所新定位和重点领域。科研绩效改革工作初步完成结构调整，建立科学评价方法；传承研究所历史，保留和发展微生物及眼病理研究；找准眼科难点要点，设置重点科研方向及领域，科学做好研究所"十四五"规划。

【科研工作】全年获得9项课题立项、4项人才项目立项，获资助492万元，其中国家级课题2项，金子兵教授获北京市自然科学基金重点项目资助，为历史性突破。全年共发表论文138篇，其中SCI论文40篇。

获第五届全国临床创新与发明大赛二等奖1项、北京医学会首都青年医学创新与转化大赛二等奖1项。

科研转化。完成"一种智能护眼台灯"专利的授权使用签约工作，合同金额60万元；"电子设备低眼疲劳显示技术"获得华为公司技术授权费172万元；"电子产品诱发眼疲劳测试技术"对外提供技术服务，获收益20万元；"个性化精准对焦框架眼镜配制技术"在天明公司中试过程中实现销售额255万元。上述技术转化累计实现直接收益507万元。

主导或参与研发的"个性化精准对焦框架眼镜""致盲眼病人工智能筛查平台""多光谱屈光地形图""基于自适应光学技术的视光机器人"4项成果入选2020年度中国眼科学十大进展。

王宁利教授在《柳叶刀·公共卫生》《柳叶刀·全球健康》上合作发表3篇论文，解析全球致盲负担；金子兵教授发表在《美国国家科学院院刊》上的论文揭示视网膜母细胞瘤起源。

【医疗工作】全年低视力门诊2000余人次。

【医学教育】毕业研究生17人，其中博士研究生5人、硕士研究生12人；新录取研究生21人，其中博士研究生6人、硕士研究生15人。在站博士后3人。1人到外院脱产学习、进修。

【交流与合作】所内科研人员参加中华医学会眼科分会年度大会等国内学术会议。

彭晓燕教授联合北京同仁医院眼科主办国家级继续教育项目——眼科影像诊断读片会。读片会从临床需求出发，旨在从多模式影像特征分析、机制探究等方面入手，对眼科常见的影像学表现进行研究。线上注册人数达1万余人。

【信息化建设】完成首都科技平台大型仪器开放共享填报系统更新。

【党政领导】党支部书记：王爽；所长：金子兵。

（撰稿：王丹丹　审核：万修华）

北京市耳鼻咽喉科研究所

【基本情况】职工55人，其中正高级职称8人、副高级职称7人、中级职称17人、初级职称10人。科研技术人员22人。

年底固定资产净值707.63万元。建筑面积2200平方米。

【改革与管理】执行"三重一大"集体决策制度，落实精细化管理，定期召开内部学习交流会；完成固定资产盘点1831件，所有资产账物相符。

出台科研技术人员绩效考核新方案，报请同仁医院党委领导班子和薪酬委员会通过后，自7月实施。

【科研工作】发表科技论文58篇，其中SCI收录论文27篇。鼻病团队首次报道了疾病内在型与新型冠状病毒受体ACE2的关系，发表在《Allergy》。发现鼻分泌物中胱抑素SN（CST1）水平联合嗅觉评分及鼻IgE无创标志物，能够鉴别诊断非过敏性鼻炎伴嗜酸性粒细胞增多综合征（NARES），准确率98.7%，有助于临床慢性鼻炎的鉴别诊断，发表于世界过敏组织官方期刊《WAO J》。首次报道不伴哮喘的慢性鼻窦炎伴鼻息肉患者小气道功能减退，作为封面文章发表在《ClinExp Allergy》。

主编"十三五"国家规划教材《人工听觉技术》，主编《住院医师规范化培训规划教材配套精选习题集（耳鼻咽喉头颈外科分册）》。

同仁耳鼻咽喉学科科技影响力升至中国医院科技量值（STEM）排行榜首位，变态反应学科位居全国第二；张罗教授代表中国耳鼻咽喉科学者与世界同道分享抗疫期间同仁耳鼻咽喉及过敏科学领域治疗的经验。

重点项目立项3项，其中，"慢性鼻病诊疗策略研究"入选中国医学科学院慢性疾病诊疗研究创新单元，获批经费500万元；2020公益发展改革三批试点项目"慢性鼻窦炎发病机制及创新诊疗研究"获批经费628万元；张罗教授获北京学者经费100万元。全年累计新增可用科研业务经费2494万元。

新生儿耳聋基因检测累计检测量3.5万余例，位居北京市6家医疗机构筛查实验室之首。通过电话、门诊方式随访患儿1700余人次。

拥有教育部重点实验室1个、北京市重点实验室1个。

联合北京市气象台发布花粉预报；获批6项实用新型专利授权，实现技术转化1项。"手持式医用雾化器"获得中国医学装备协会第五届临床创新与发明大赛三等奖。

【医学教育】有研究生导师29人。本年度录取研究生31人，其中硕士29人、博士2人。

张罗教授获评北京市高等学校教学名师奖；耳鼻咽喉科学获批北京市优质本科课程，并申报国家级一流本科课程；建设研究生新课程"鼻变态反应基础研究理论与实践"，完成第一期授课和考核。

配合首都医科大学教育教学改革，完成听力与言语康复专业培养方案和教学大纲的修订和博士点申报，完成疫情期间2017级及2019级听力与言语康复专业线上课程。建立线上直播教学模式，完善教学质量监督制度，保证停课不停学。与国内外多家大学建立合作，丰富线上学习资源。包括：与美国得克萨斯大学奥斯汀分校建立合作，参与该校Hearing Science课程学习；与英国南安普顿大学合作开办第二外语课堂；与华南理工大学合作共享心理与生理物理学线上课程。

【交流与合作】邀请首都医科大学孙英教授等专家学者举办线上线下讲座，介绍免疫学和过敏科学等学术进展。通过线上方式与比利时根特大学Claus Bachert教授团队、瑞士哮喘研究所Cezmi Akdis教授团队保持密切学术联系，有2名博士研究生在国外合作机构合作研究。

借助新媒体平台，举办线上线下继续教育项目6

项，累计注册参会近1万人次，在线观看10余万人次。举办2次线上线下结合形式学术会议，在线注册8600余人，点击率超过11.5万人次。联合承办2020中国防聋大会以及学习班，培训学员线上线下共计1.5万余人次。

JACI–WeChat、*Allergy–WeChat*累计发布免疫学顶级杂志导读信息超过1400条，并及时推出新冠临床研究最新发现研究导读，帮助同道及时获得相关领域最新研究进展。

【WHO防聋合作中心工作】WHO防聋合作中心成立于2008年12月，本年度承担WHO调查问卷翻译任务，积极传播和推广防聋知识。完成防聋合作中心及中心主任的第四次连任。

【信息化建设】建成兼顾授课和会议的多功能会议室，实现会议室的网络化、信息化，满足疫情期间线上线下结合的会议需求。优化管理模式，开通研究所会议室实时网上预约查询，方便员工使用，同时减少人员接触与聚集。

【编辑出版】编辑出版杂志《中国耳鼻咽喉头颈外科》12期、《国际耳鼻咽喉头颈外科》6期。

【基本建设】配合同仁医院南区二期项目，在基建项目图纸设计阶段即提前介入参与，既达到测试环境符合国家标准、患者便捷性提升，又提高了工作人员的舒适性。在南区增加新的听力相关检测项目，提升医疗服务能力。

【新冠肺炎疫情防控】疫情期间，制订所内进出安全制度，严格落实职工测量体温、到访人员健康宝扫码登记等各项防疫要求；制订研究所人员出京、返京审批流程，建立人员备案台账；落实强化医疗机构对中高风险地区的人员流行病学调查和管理。配合同仁医院组建应急核酸检测队伍，7名员工接受专项培训，加入医院防疫备班队伍。

【党政领导】党支部书记：亓贝尔；所长：王成硕；副所长：刘博、王向东。

（撰稿：李晓檬　审核：吴媛媛）

北京市中医研究所

【基本情况】职工41人，其中正高级职称（研究员、主任药师、主任医师）5人、副高级职称（副研究员、副主任技师）12人、中级职称16人、初级职称5人。

年底固定资产净值2198.70万元，其中100万元以上设备6台；年内新购科研设备总值35.89万元。

【科研工作】申报各类课题和成果58项，其中国家自然基金项目20项、北京市自然基金项目17项、北京市科技新星2人、研究所苗圃课题9项。获批各类课题18项，其中国家自然科学基金7项、北京市自然基金3项、研究所苗圃课题8项，共获得经费资助459万元。

执行各类科研项目24项，其中国家自然基金项目13项、北京市自然基金项目3项、北京市中医药科技项目5项。完成8项课题的结题验收，其中国家自然基金项目3项、北京市科委项目3项、北京市中医药科技项目2项。

发表论文45篇，其中SCI论文18篇，国内核心期刊27篇；出版专著1部；授权专利22项，其中授权发明专利2项。研发新制剂1项。

有中医感染性疾病基础研究北京市重点实验室、银屑病中医临床基础研究北京市重点实验室、针刺机理研究北京市重点实验室及国家中医药管理局疮疡生肌理论及应用重点研究室。

【医学教育】录取研究生9人，其中硕士研究生6人、博士研究生3人。在读硕士研究生13人、博士研究生7人。

【学术交流】组织国内学术会议2次，参加国内学术会议59人次；资助国外访学1人次；参加国内培训12人次。

【信息化建设】建立实验动物及细胞样本库云平台，实现样本的数字化和网络化管理。

【基本建设】验收仪器14台（套），涉及金额35万余元。完成危化品储藏室改造建设。

实验动物中心开展动物福利伦理审查，函审审查9次，审查通过申请51份，涉及外单位6个及北京中医医院11个科室。申报动物室改造建设项目并获财政资助。

【公益活动】开展中医文化进校园活动，承担通州区、大兴区中医药文化进校园工作。为中小学生开设"抗疫四讲"系列线上科普讲座活动4次，为通州区、大兴区中小学生开发"中医药文化进校园"师资培养及学生培养系列课程6项。

筹备商务部发展中国家对外援助培训任务，给外籍学员讲授中医保健技术、中西医结合技术、中医护理等中医课程。因疫情影响，通过网络线上形式与海外学员保持联系，提供中医药抗疫相关经验。组织筹备商务部援外培训线上培训班。

【党政领导】所长：刘清泉；副所长：李萍。

（撰稿：王　宁　审核：赵京霞）

北京市临床药学研究所
北京市中药研究所

【基本情况】职工44人，其中专业技术人员40人，包括正高级职称2人、副高级职称7人、中级职称13人、初级职称18人。

年底固定资产净值774.11万元，年内新增固定资产50.81万元。建筑面积859.2平方米。

【科研工作】获批课题1项，为中医药现代化研究重点专项课题"基于土壤特征的道地药材品质形成机制研究"子课题"基于土壤特征的黄芪道地药材品质形成机制研究"，获资助200.16万元。年底在研纵向课题1项、横向课题16项，年内结题2项。科技论文发表5篇，其中SCI收录论文1篇。

苍麻化毒颗粒、清肺解毒颗粒、瑶山清瘟解毒颗粒、芪黄益肾颗粒、益肾祛痛颗粒5项医院制剂研发项目取得医疗机构传统中药备案。

制剂中试生产部全年完成医院制剂生产63个品种，共380个批次；三伏贴生产18个批次，共767万贴。

6月6日，中药资源中心实地考察河南省许昌市鄢陵县林下中药材种植项目。在对项目可行性、种植方案、预期目标等进行调研论证后，为当地政府提供《河南鄢陵地区林下中药材种植及加工可行性研究报告》。

【交流与合作】6月1日，与北京春风药业有限公司签署战略合作框架协议，推动北京市产学研用一体化中药科研工作进一步发展。

9月30日，中药资源中心研究员李莉参加北京香山"全民营养健康关键科学问题与发展战略"中医药研讨会并做"中医九种体质分类和特征表现"专家报告。10月19日，李莉参加中国上海中医药国际化策略及案例主题论坛并做"传统药用植物国际化研究"专家报告。12月17日，李莉参加中国巴西（里约）云上国际服务贸易交易会云洽谈——"药用植物"专场并做"中巴传统药用植物国际化研究"报告。

【基本建设】年内，对研究所制剂中试生产部新址（春风药业）进行部分改造。包括管路改造以适应相应的工艺要求，同时增加夹层锅、储液罐等设备；对丸剂生产间面积进行扩充，优化生产流程，使工序合理；安装合剂、洗剂、丸剂设备。

11月30日，制剂中试生产部完成搬迁，并于新址（春风药业）完成合剂、洗剂、丸剂的认证和北京中医医院制剂室换证工作，产量达到搬迁前水平。

【抗疫传统中药医疗机构制剂研发】2月28日，市中医局牵头召开医疗机构抗冠制剂研发专题会议，研究所派出专家参加会议并提出建设性建议。当日，受北京中医医院委托，就研究所所长刘清泉在武汉一线临床应用的2个有效验方开展研发。在申报单位支持下，由药研所新药研发中心、制剂中试生产部、下属麦迪沃克公司组成的抗新冠制剂研发小组进行了工艺研究、质量研究、专家论证，仅历时一周，完成了制剂备案所需17个资料的撰写和网上申报，成功取得苍麻化毒颗粒和清肺解毒颗粒两个治疗新冠肺炎中药制剂的备案。该制剂被调拨至小汤山医院用于新冠肺炎患者救治。

【党政领导】所长：刘清泉；常务副所长：王大仟；党支部书记、副所长：张金霞。

（撰稿：高鹏飞　审核：张金霞）

北京市儿科研究所

【基本情况】职工105人（在编87人、合同制14人、博士后工作站在站2人、返聘2人），其中科研人员103人，包括研究系列73人、卫生技术系列28人、医学期刊编辑2人。正高级职称13人、副高级职称26人、中级职称38人、初级职称17人，其他9人。博士研究生导师8人，硕士研究生导师14人（含兼博士研究生导师）。

单位建筑面积2266平方米。固定资产总值129018万元，本年度新购设备1288.4万元。

【科研工作】各类在研项目105项。新获批项目32项，包括国家自然科学基金面上项目2项、重点培育项目1项、青年项目3项，北京市自然科学基金项目6项，省部级及其他课题20项，新获批项目经费693万元。项目结题21项。以第一作者/通讯作者发表论文116篇，其中SCI论文74篇。由所长倪鑫和耳鼻咽喉头颈外科研究室等共同参与的"儿童头颈肿瘤综合诊疗体系的建立"获得第五届北京医学科技奖一等奖；以感染与病毒研究室学术带头人团队的研究成果"揭示肠道病毒和基孔肯雅病毒入侵细胞的分子机制"获得中国医学重大进展（基础医学）。获批专利3项。呼吸疾病研究室学科带头人团队的发明专利"交叉引物扩增结合纳米生物传感器和AUDG检测核酸的方法"以专利有偿方式成功实现本所第一例科研成果转化，专利申请权转让30万元。

支持各研究领域的深化扩展和各级学术平台推广科研成果的转化应用，将所属科研平台与重要大型科研仪器设备定期发布更新科技资源共享信息，通过互联网提供对内、对外开放共享预约服务。为科研基础研究提供良好的设施保障的同时促进与临床应用相结合，出生缺陷遗传学研究室开设的遗传咨询诊疗团队门诊接诊患者20余人次，在顺义妇儿医院开展遗传咨询门诊，针对新生儿单基因遗传病筛查、胚胎停育基因组拷贝数异常检测、全外显子组高通量测序检查、染色体核型分析、脊髓性肌肉萎缩症携带者检测等遗传检测结果进行解读以及遗传咨询；与郑州儿童医院心内科、小婴儿病房、神经内科等多个临床科室开展合作，包括联合查房、病例会诊、远程指导疑难病例分析。

利用市财政经费及其他科研项目经费开展科技资源共享，实现平台使用效益最大化，继续完善遗传学检测、儿童急重症感染性疾病病原快速检测、呼吸道感染重要致病病原体诊断及耐药监测研究、分子营养研究及检测、儿童病毒性脑炎脑膜炎病原学研究、儿童肿瘤与免疫研究等平台建设。临床数据和样本资源库在北京生物银行等15家单位内率先开展ISO9001:2008质量管理体系认证，作为试点单位向其他同类医疗机构推广。11月20日，通过了中国质量认证中心的验收，率先通过了ISO9001:2015改版审核。

有2个国家级研究平台：儿科重大疾病研究教育部重点实验室和国家呼吸系统疾病临床医学研究中心；5个北京市重点实验室：出生缺陷遗传学研究北京市重点实验室、儿童呼吸道感染性疾病研究北京市重点实验室、儿童耳鼻咽喉头颈外科疾病北京市重点实验室、儿童血液病与肿瘤分子分型北京市重点实验室、儿童慢性肾脏病与血液净化北京市重点实验室；2个市级研究平台：北京市儿童外科矫形器具工程技术研究中心、儿童重大疾病研究北京市国际科技合作基地。研究所为国家儿童医学中心核心组成部分，与北京儿童医院及全国多个儿科成员单位建立深度融合，持续增进基础及临床联合研究。

【医学教育】在读研究生39人，3名博士研究生和5名硕士研究生毕业。招收和引进优秀科研人员和应届毕业生6人，其中5人具有博士学位。工作人员中，74%具有硕士、博士学位。3位优秀青年科技骨干完成在美国罗格斯大学公共卫生研究所、纽约哥伦比亚大学、洛杉矶儿童医院的学术交流和进修学习，按期回国工作。

【合作与交流】与美国食品药品监管局、宾夕法尼亚大学，清华大学、中科院遗传发育所、中科院微生物所、北京航空航天大学、山东大学、北京同仁医院、北京胸科医院、河北省儿童医院、天津市儿童医院、湖南省儿童医院、四川大学华西二院、深圳市儿童医院、昆明市儿童医院、长沙市中心医院、首都医科大学附属复兴医院等国内外医疗机构开展多领域合作，联合发表学术论文69篇，联合/辅导申报科研项目13项。与北京儿童医院多个疾病领域的临床团队就儿童抗菌药物合理应用、病毒性脑炎脑膜炎病原学研究、HPV介导的喉乳头状瘤免疫机制、儿童甲状腺癌研究、儿童组织细胞疾病研究等方面展开长期合作，共同培养研究生，联合/辅导申报课题，获批国家自然科学基金1项、首发专项1项。

通过线上视频结合线下培训，利用多种形式举办和参加全国性培训班、论坛及会议。5月29日，与国家儿童医学中心感染联盟"儿科感染在线"启动暨学术论坛以线上和线下分设主会场形式召开，国内外数十位专家、学者以视频和现场参会方式做了报告，数百位专业人员参会。9月16日，国家儿童医学中心儿科感染联盟病毒感染专题在线学术会议举行，来自感染联盟医疗机构的人员4000余人在线参会。10月25日，与北京细胞生物学会和北京大学基础医学院协同举办北京细胞生物学会2020学术年会暨第六届会员代表大会，多位专家和青年学术骨干进行报告。11月5日至8日，第六期基因数据分析师培训班暨2020年度第二届华夏新生儿疾病筛查论坛在深圳市举办，来自

全国各地近110名学员参加培训。12月4日至6日，参加中华医学会结核病分会儿童结核病专业委员会和湖南省防痨协会、湖南省胸科医院联合在湖南长沙市举办的"2020年儿童结核病及结核潜伏感染诊断和治疗新进展论坛"。先后有117人次参加国内外学术会议，46人次做大会报告或壁报交流。

【信息化建设】依托首都科技条件平台，开展科技资源开放共享和大型仪器设备服务信息填报更新，完成对外临床检测服务18.8万余例次，收入3000余万元。

【新冠肺炎疫情防控】2月初，研究所配合北京儿童医院新冠病毒核酸检测部署要求，调配人员和仪器设备搭建起新冠病毒核酸检测实验室。先后调配近50人的核酸检测与支持保障团队，共完成新冠病毒核酸检测75927例次。

【党政领导】所长：倪鑫；党支部书记、副所长：李巍。

（撰稿：郝婵娟　张　琪　审核：倪　鑫　李　巍）

北京热带医学研究所

【基本情况】职工29人，其中科研人员28人，包括正高级职称5人、副高级职称8人、中级职称14人、初级职称1人。

实验室仪器设备固定资产1547.5万元，年内新增实验室设备223.8万元。大型仪器设备全部对外开放。单位建筑面积1500平方米。

主要研究方向包括：麻风病发病机制和早期诊断的基础和现场应用研究，热带病和寄生虫病的基础、临床和流行病学研究，病原微生物的监测、防控、临床和基础研究，热带病相关重要病原体致病机制研究。围绕热带病防治需求，针对我国热带病防治中国际前沿和制约我国热带病防控的理论问题和技术难题，开展热带病基础和临床的多学科交叉研究，研发具有自主知识产权的综合防治技术，培养热带病领域的高层次人才。

【机构设置】研究所下设3个研究室和1个检验中心：麻风病研究室、寄生虫病研究室、微生物研究室和临检中心。

【科研工作】新增国家自然科学基金2项（面上1项、青年1项），省部级科技计划3项，共获批科研经

费689万元。署名实验室论文中9篇被SCI检索，主编并出版《首都医科大学附属北京友谊医院热带病病例精解和布鲁菌病诊疗及防控手册》。获批国家发明专利3项：一种检测利什曼原虫的引物对、探针及检测方法和试剂盒，一种利什曼原虫的种群分型和基因溯源的方法，一种检测卡氏肺孢菌和肺弓形虫的引物对、探针及检测方法和试剂盒。

【医疗工作】收治住院患者84人次，较上年下降45.4%；急诊留观2人次，较上年下降90%。

针对热带病及寄生虫病等有代表性的特殊病原体，开发新型分子生物学检测方法，优化诊疗方案，指导临床合理用药。

【医学教育】硕士研究生导师2人，博士研究生导师1人。新引进优秀博士毕业生1人。与李桓英医学基金会合作，每年度择优选派1名青年科技骨干赴国外大学或科研机构培训学习1年。近3年培训回国的青年科技骨干3人，引进青年人才2人。年内，获得国家自然科学青年项目1项，发表中科院一区论文2篇、中科院二区论文2篇、中科院三区论文2篇，SCI论文3篇；主编《热带病病例精解》1部。

10月29日，举办第十三届北京市麻风病诊断技术培训班，来自北京市二级以上医院的100余名皮肤科、神经科临床医生，各区疾控人员及相关工作人员参加培训。

【**交流与合作**】研究所与美国贝勒医学院热带医学学院、美国霍普金斯大学公共卫生学院、英国华威大学医学院、中国疾控中心、中国医学科学院皮肤病研究所等多家机构保持合作关系。研究所与中国水利电力对外有限公司为驻外企业编制《境外单位医务室配置标准》《中方派出人员健康风险评估标准》企业和团体标准，完善和明确派出条件及中资企业就诊标准，提高中资企业员工的健康管理能力。

作为北京全球健康中心的成员单位，研究所与该中心就疟疾、登革热、利什曼病等热带疾病的防控诊治进行探讨，并初步达成合作意向。

【**信息化建设**】年内，投入网络建设、计算机购置等信息化建设资金约5万元，加强信息化设备的使用管理，对已有设备配置和使用情况进行评估。通过制作热带病科普宣传材料、视频课程等，开发科普宣教服务终端，吸纳用户。配合市卫生健康委和市疾控中心建设北京食源性寄生虫病监测中心，在全国范围内率先在传染病信息报告网络中建设食源性寄生虫病报告模块并投入使用。

利用网络媒介，在中央电视台、北京电视台等媒体进行热带病和寄生虫病科普宣传。

【**新冠肺炎疫情防控**】疫情期间，积极配合北京友谊医院各项应急防控安排，临床医生5人全部参与医院发热门诊应急工作，并安排人员参加全市核酸检测工作。

【**党政领导**】党支部书记：杨国威；所长：辛有清。

（撰稿：温　艳　审核：杨国威）

北京市呼吸疾病研究所

【**基本情况**】在编职工48人，其中正高级职称21人、副高级职称8人、中级职称11人、初级职称8人。

年底固定资产净值1889.37万元，年内新购置医疗及科研设备总值1485.77万元。

【**科研工作**】年内获批项目15项，合计经费1007.3万元。其中，国家级项目5项（国家自然科学基金面上项目1项、青年科学基金项目3项、科技部重点专项1项），合计经费427万元；省部级项目1项（首都临床诊疗技术研究及示范应用项目1项），经费462.5万元；局级项目9项（北京市卫生健康委项目1项、国家卫生健康委规划发展与信息化司项目1项、北京市医管中心项目7项），合计经费117.8万元。年底在研项目45项，其中国家级项目23项、省部级项目6项、局级项目16项。全年结题项目15项。

获批3项2021年市财政预算项目，合计经费868万元。获批北京市科委2020年度北京市呼吸疾病研究所科研仪器开放共享工作绩效考评后补贴实施经费4万元。

设有北京市呼吸与肺循环疾病重点实验室、北京市呼吸与危重症医学工程技术研究中心、北京市间质性肺疾病临床诊疗与研究国际科技合作基地。

呼吸与危重症医学科是教育部呼吸系病国家重点学科，2017年通过遴选成为首批呼吸与危重症医学（PCCM）专科医师规范化培训基地，2018年获批北京市临床重点专科卓越项目。

重点学科是全国唯一具有胸膜疾病亚专业的呼吸中心，在国内最早开展内科胸腔镜检查。年内，成为首都医科大学第一批临床诊疗与研究中心挂靠单位。年收治胸膜疾病住院患者近350人次，门诊患者超过500人次，其中外地患者超过50%。设有呼吸内镜室及胸膜疾病病房，主要针对不明原因胸腔积液患者以及胸膜结节性病变患者进行诊断和治疗。将自发荧光技术、窄带成像技术等应用于胸腔镜，提高活检阳性率；对诊断困难、增厚胸膜活检困难的患者开展胸膜大块组织切除活检术新技术项目。

呼吸衰竭及呼吸危重症专业组在国内最早建立符合国际标准格局的呼吸重症监护治疗病房和国内最为完备的呼吸功能监测与支持体系，在无创通气操作技术及应用指征等方面经验丰富，建立多种手段呼吸支持技术体系治疗呼吸衰竭患者。

呼吸危重症亚专业率先在国内将ECMO技术应用于极重度呼吸衰竭患者救治，已救治近200例严重呼吸衰竭和（或）循环衰竭患者，成为国内最大的ECMO支持呼吸衰竭中心之一。探索ECMO低剂量抗凝策略、院内感染防控以及极危重急性呼吸窘迫综合征患者呼吸机调节策略等。获得首都特色临床应用研究与成果推广以及首发专项重点攻关项目的支持。研究结果在 *Critical Care Medicine* 发表。

以第一作者或通讯作者发表科研论文113篇，其中SCI论文81篇。主编《医学数据挖掘案例与实践（第2版）》专著1部，参编《老年疾病防治指南解读2020》《肺功能检查管理规范》《呼吸康复指南：评估、策略和管理（第5版）》专著3部。

主办中国睡眠研究会社区与基层工作委员会成立大会暨第一届社区与基层睡眠医学论坛、睡眠科学与技术分会第二届会员代表大会暨临床睡眠实验室人才培养与诊疗技术高峰论坛、胸外科微创手术学习班（线上2场），累计参会500余人。

童朝晖获国家级高层次人才教育部长江学者奖励计划特聘教授。3人入选市医管中心"青苗计划"人才项目。获发明专利1项、实用型专利4项。

【医疗工作】临床科室总门诊量142338人次，出院患者4281人次。

派出专家3人，开展朝阳区六里屯社区卫生服务中心业务帮扶、张家口市第一医院技术合作、"组团式"援藏工作。

戒烟门诊协助市疾控中心健康教育所完成2019年度"你戒烟我支持——北京市民戒烟项目"，向76名吸烟市民提供专业戒烟门诊服务。

针对肺外周结节病变开展电磁导航支气管镜技术和Lungpro系统导航技术，为肺外周结节病变的诊断和鉴别诊断提供新的技术方法；首次在MF患者肺动脉中放置支架，解决持续性肺动脉高压问题；首次针对出血性毛细血管扩张症合并肺动脉高压，行肝动静脉瘘封堵，解决大量分离所致高动力型肺动脉高压问题。

【医学教育】有博士研究生导师7人、硕士研究生导师12人。录取博士研究生5人。毕业研究生22人，其中博士5人、硕士17人；在读研究生88人，其中博士29人、硕士59人。

呼吸与危重症科是PCCM专科医师培训试点基地规范化建设示范单位，招募PCCM单修41人、专修7人。

主办国家级继续教育项目学习班2项、区级继续教育项目学习班1项，共计培训5300余人次。

建立以专业、专病为核心，针对不同层级医护人员的进修教育体系，接受外院进修医生187人。

【学术交流】参加国际学术会议3人次。与英国牛津大学开展合作研究1项。2名医生作为访问学者分别到美国西北大学医学院和加州大学圣地亚哥分校，进行呼吸危重症医学科相关临床及科研技能的学习与培训。

【信息化建设】医疗大数据平台建设。基于大数据技术的京津冀地区呼吸疾病协同防治研究共享服务平台项目，已建立呼吸专病大数据中心——私有云平台，包含3大院区（本部/西院/怀柔医院）、生物样本库以及6家社区，13大类数据（覆盖呼吸科门诊及住院患者）的历史5年呼吸专病数据，建立了呼吸大数据领域标准体系，构建多中心研究系统，单病种科研数据管理系统，累计建立12个医疗数据主题，1014个专科数据标签，5万例呼吸科住院病历。基于该平台，获批软件著作权5项，发表论文1篇。

临床研究方法学平台建设。研发临床研究方案设计辅助平台，并以研究生教学为契机于11月正式上线，90余名研究生登录平台完成临床研究方案设计。

【新冠肺炎疫情防控】累计派出约50人次参与武汉、青岛、吉林及北京等地的抗疫指导与支援工作。其中，中央指导组专家童朝晖参与国家卫生健康委新冠肺炎诊疗方案（4～7版）的修订工作。早期提出"关口前移、积极救治"的原则，制订预警指标及相应的治疗原则，指出应中西医结合治疗阻断轻症患者向重症、危重症发展，总结了一系列新冠肺炎诊疗规范、流程，并制订新冠肺炎临床诊断标准，避免患者因核酸假阴性而漏诊。开展新型抗病毒药物随机双盲对照研究；探索激素、免疫治疗，呼吸支持和体外膜式氧合（ECMO）等治疗手段在新冠肺炎中的作用和价值。担任北京佑安医院感染综合科ICU病房新冠ICU临时病区主任，救治新冠危重症患者。派出21名医生支援朝阳医院隔离病区、缓冲病区以及5个普通病区，确保重症患者的救治。派出39人参加核酸检测工作及新冠PCR实验室工作。

【控烟工作】5月31日，举办全国呼吸专家大型戒烟线上义诊活动，首次以"直播+义诊"的活动形式邀请42位来自全国的呼吸科专家参与活动，宣传推广科学戒烟的方法。参与中国教育电视台、北京广播电视台、北京电台等媒体活动6次，撰写科普宣传文章2篇。拍摄科普纪录片《戒烟有道》，于世界无烟日前后被各大媒体推广转发，在学习强国APP上阅读量达40万，并在北京16家三甲医院门诊大屏滚动播放。

【党政领导】所长：童朝晖（自8月）。

（撰稿：梁立荣　张　迪　景　行　审核：童朝晖）

北京市神经外科研究所

【基本情况】职工161人，其中科研人员135人，包括正高级职称31人、副高级职称33人、中级职称45人、初级职称22人、其他4人。

年底固定资产净值18003.12万元。

【科研工作】中标课题26项，其中国家级课题16项、部市级课题3项、局级课题4项、横向课题3项，获批经费2327.53万元。在研课题95项，其中国家级课题55项、部市级课题30项、局级课题5项、横向课题5项。在研所级课题45项。结题70项，其中国家级项目15项、部市级项目9项、局级项目5项、横向项目3项、所级课题38项。

"大脑占位性疾病外科治疗与功能保护技术创新与推广"项目以第一完成单位获得2020年华夏医学科技奖一等奖，"复杂难诊治颈椎疾患关键诊治技术的基础及临床系列研究"项目以第三完成单位获得2020年华夏医学科技奖三等奖，"用于实用动物（大鼠）的静脉留置输液装置"获得第三届中国医疗器械创新创业大赛医院项目专场赛优秀奖，"血管内电血栓技术在介入治疗颅内动脉瘤中的应用"获得第三届中国医疗器械创新创业大赛医院项目专场赛一等奖，"癫痫耐药新机制与防治关键技术"项目以第二完成单位获得2020年四川省科学技术奖一等奖，"脑卒中出血早期脑损伤的新机制与介入诊疗新模式"获得2020年高等学校科学研究优秀成果奖（科学技术）一等奖。全年授权专利14项，其中发明专利8项、实用新型专利6项。

有3个北京市重点实验室：脑肿瘤研究北京市重点实验室、中枢神经系统损伤研究北京市重点实验室、神经电刺激研究与治疗北京市重点实验室。

全年发表科技论文122篇，其中SCI收录论文93篇。完成2项科技成果转化，为"一种动脉瘤破裂风险评估方法及系统"的专利许可和"E2F6抑制剂的功能与用途"的专利所有权转让。

【重点专科建设】5月18日，成立神经外科研究所神经病理中心，包括组织病理、分子病理和超微病理3个亚科室。组织病理室团队是中国唯一一个专门从事神经系统肿瘤诊断的团队，也是中国唯一一家跨临床诊断与科研的神经系统肿瘤专科病理机构；分子病理室是国内首家神经系统肿瘤分子病理诊断和研究机构，以脑胶质瘤为切入点，在国内率先开展相关分子指标检测，已完成分子病理检测近5000例，并牵头制订国家卫生健康委脑胶质瘤诊疗规范及国内首部脑胶质瘤分子诊疗指南；超微病理室是国内唯一一家具有神经系统疾病和肿瘤专业特色的超微结构观察和研究科室。

【临床相关工作】伽马刀室手术978例，门诊4469人次。神经电生理研究室完成各类检查8603例。胶质瘤治疗中心手术562例，内镜手术984例，功能神经外科研究室手术1145例。

【基础研究】细胞生物研究室建立实时无标记检测平台，动态观察各种刺激条件对原代肿瘤细胞和各种细胞系的影响。

分子病理室开展分子病理常规检测、转移癌测序部分和CDKN2A FISH检测等工作。2019年11月，研究所与北京天坛医院、北京博奥医学检验所有限公司签订共建中枢神经系统肿瘤分子病理检测中心战略合作框架协议书，其中转移癌测序（2020年4月）和CDKN2A FISH检测（2020年11月）两个项目已经应用于临床。

神经损伤修复室刘松教授继续开展研究和探索面神经损伤的修复方法及技术，病区已开展面神经减压手术、面神经损伤探查修复手术，带血管神经蒂肌肉移植、面部动力重塑手术及周围神经肿瘤、损伤、卡压等手术总计268例。在院内开展多学科横向合作，先后与神经内科、眼科、内分泌科、康复科开展合作诊疗，实施角膜神经失能重建手术、偏瘫肢体及截瘫下肢神经重建手术、痉挛性截瘫及糖尿病足外科治疗等。

病理生理研究室利用难治性颞叶癫痫患者手术标本、大鼠颞叶癫痫模型、敲低USP25的人星形胶质细胞深入探讨CircUSP25及其亲本基因USP25在癫痫中的作用机制研究，利用培养大鼠星形胶质细胞开展水通道蛋白4在亚甲基蓝减轻谷氨酸诱导星形胶质细胞肿胀中的作用及机制研究，利用大鼠脑缺血再灌注损伤模型研究细胞自噬在大气压等离子体改善神经细胞损伤中的作用及机制研究，利用alpha突触核蛋白病临床队列研究以细胞外囊泡为基础的帕金森病早期诊断和鉴别诊断生物标志物及相关分子机制的研究。

颅脑创伤室成功建立啮齿类动物可控性皮质打击

伤模型百余只，研究NLRP3炎症小体介导的创伤性脑损伤固有免疫应答，研究创伤性脑损伤后突触重塑及脑网络重构的机制，探索微电子接口技术进行脑脊髓损伤后的神经功能调控，并深入探讨糖皮质激素及其受体对TBI继发性神经损伤的调节作用。

功能神经外科研究室开展了术中MRI引导下激光消融、术中MRI脑深部电极定位、3D结构光神经机器人辅助下活检、中央中核—束旁核复合体（CM-Pf）—脑深部电刺激治疗抽动秽语综合征、尾侧未定带（cZI）—脑深部电刺激治疗震颤、全麻脑深部电极植入手术、5G远程手术、针对震颤难以控制患者进行全麻下MRI扫描等多项新技术、新疗法。已完成9例cZI—脑深部电刺激治疗各种运动障碍性疾病所导致的难治性震颤和5例CM—Pf—脑深部电刺激治疗抽动秽语综合征。与解放军总医院共同完成国内首例5G下方向可控脑深部电极植入手术。与德国柏林大学Wolfjulian Newmann教授进行国内首个多核团连接度系统性研究。与瑞士Bern大学Jean-Marc Burgunder教授进行脑深部电刺激治疗亨廷顿病的临床疗效及安全性研究，为我国首个亨廷顿病Ⅲ期临床研究。开展Meige综合征前瞻性多中心临床RCT研究，开展核磁兼容设备治疗阿尔茨海默病及帕金森冻结步态患者的临床试验，开展脑深部电刺激治疗舞蹈病国际多中心RCT研究。与洛杉矶西达赛奈医院Ueli Rhutishauser教授合作研究黑质新奇度敏感多巴胺能神经元放电活动预测描述性记忆形成，是国内首个基于术中单神经记录的记忆研究。参加佛罗里达大学国际合作项目"脑深部电刺激治疗节段性或全身性肌张力障碍临床研究"。

【医学教育】有博士研究生导师11人、硕士研究生导师9人。承担首都医科大学研究生培养。招收研究生31人，其中博士研究生12人、硕士研究生17人、同等学力博士研究生2人。毕业研究生31人，其中博士研究生13人、硕士研究生11人，同等学力博士研究生7人。在读研究生118人，其中博士研究生36人、硕士研究生47人，同等学力研究生35人。在站博士后5人。

北京神经外科学院录取一年制学员6人，短期专题班学员5人，在读学员11人，一年制毕业9人。

举办神经内镜基地培训班1期，培训学员4人。出国进修学习1人。

【交流与合作】国际交流与合作。1月20日至24日，4人参加在意大利那不勒斯举办的2020国际神经内镜联盟颅底与脑室镜研讨会，张亚卓在大会发言并担任内镜学习班导师。9月25日至27日，主办第九届世界华人神经外科学术大会，采用线上学术周与线下现场大会相结合的方式，线下参会1000余人，26日现场大会的直播在线观看7300人。10月10日至11日，全国脑血管病防治研究办公室作为协办单位，参与中国卒中学会在北京举办的线上与线下相结合的2020天坛国际脑血管病会议，国内外共有1万余名学者参加，王文志教授当选为第二届中国卒中学会会长。12月12日至13日，和北京天坛医院共同主办第二届亚澳神经调控智库论坛、第三届中国神经调控联盟年会暨第十届天坛国际功能神经外科高峰论坛线上会议，邀请美国、日本、德国、韩国、马来西亚、印度等国的专家以及国内神经调控领域的学者、教授就神经调控领域各个方面，包括帕金森病、特发性震颤、肌张力障碍、精神心理疾病、药物难治性癫痫、意识障碍等多种疾病的基础与临床研究进行交流与探讨，注册参会400余人，网络浏览超过1万余次。

国内交流与合作。11月10日至15日，采用线上线下结合的方式主办2020年全国神经内镜学术年会，全国各地的专家代表近400人参加线下会议，围绕现代神经内镜热点问题、最新进展进行讨论。11月13日至15日，功能神经外科研究室主办第三届天坛癫痫外科培训班，介绍相关技术流程、适用疾病谱及手术适应证等，培养神经功能疾病诊断、治疗、评估、术中监测医生，160余人参加学习。11月27日至29日，主办中国医师协会神经修复学专业委员会第七届年会，参会近300人。12月5日至6日，颅脑创伤室在北京天坛医院和空军军医大学唐都医院两地举办2020全国神经损伤大会暨第九届天坛全国神经创伤学术研讨会；12月12日，在北京召开2020全国神经损伤巡讲（北京癫痫专题会）和2020北京地区神经创伤学术沙龙。

【编辑工作】《中华神经外科杂志》全年出版12期，收稿653篇，刊登273篇，发行44900册。作为中国科技论文统计源期刊，本刊被中国科学引文数据库、中国科技论文与引文数据库、中文科技期刊数据库、中国期刊数据库、中国生物医学文献数据库、中国学术期刊文摘、中文科技资料目录、中国医学文摘、中国生物学文摘等国内权威性数据库和文摘期刊收录。

【癫痫及脑血管病防治】由中央补助地方公共卫生专项资金支持（每年约2000万元）的中国农村地区癫痫防治管理项目（项目办公室设在神经外科研究所，项目负责人为王文志教授）自2005年启动，项目总计涵盖18个省的200余个县。截至2020年，各项目省累计筛查癫痫患者超过23万人，神经科医生复合诊断患者超过20万人，累计入组治疗管理癫痫患者超过11万人，正在治疗管理的癫痫患者近70000人。

10月15日，国家癫痫项目办举办线上农村癫痫项目2019年工作总结会和全民健保网络直报系统技术培训班，18个省癫痫项目办负责人和160余个县的项目负责人以及资料管理员等参加会议。

10月29日，全国脑防办继续与中国卒中学会合作，在北京天坛医院忠诚楼共同主办"医体融合预防卒中"主题宣传活动。王文志教授做客北京电视台《养生堂》，参加录制题为《世界卒中日特别节目：预防卒中的对与错》节目，节目于10月29日世界卒中日播出。

12月3日，国家癫痫项目办举办线上培训班，邀请中科软科技股份有限公司和中国疾控中心的技术人员讲解有关全民健保网络直报操作程序，当天点击量达1200人次、收看700余人，包括项目省级、市级、县级相关人员和乡镇卫生院医生。

12月13日，国家癫痫项目办主办第三期中国农村癫痫防治管理项目县级医师线上培训班，邀请北京、上海、四川华西、湖南湘雅等国内专家讲授癫痫的诊断、治疗和国内外进展，会议浏览量达1万余人、观看800余人。

【党政领导】党总支书记：翟晶；副书记：刘红梅；副所长：江涛。

（撰稿：王慧媛　审核：刘红梅）

北京大学医学部

【基本情况】教职工13189人，其中医学部本部1485人。有专任教师5685人，其中医学部本部697人。专任教师中，有教授1256人（医学部本部180人），副教授1579人（其中医学部本部321人）。

医学部下设5个学院、6个直属附属医院、4个附属共建医院、15个教学医院。

5月，与宁波市政府合作成立北京大学宁波海洋药物研究院，这是医学部首次在异地建设实体研究机构。6月，信息通讯中心更名为网络安全与信息化技术中心。9月24日，与国家药品监督管理局合作成立北京大学国家药品医疗器械监管科学研究院，共建具有中国特色的药品医疗器械监管科学体系。10月，成立北京大学公众健康与重大疫情防控战略研究中心。12月17日，国家卫生健康委正式批准以北京大学口腔医院为主体设置国家口腔医学中心，这是国家首次在口腔领域设立国家医学中心。

由北大医学领衔的教育部临床医学专业认证工作委员会以"无条件通过"成绩获得世界医学教育联合会（WFME）医学教育认证机构认定，标志着我国医学教育标准和认证体系实现国际实质等效，医学教育认证质量得到国际认可。

【教学工作】开设14个本科专业。有89个博士学位授权点（12个一级学科点、77个二级学科点），95个硕士学位授权点（14个一级学科点、81个二级学科点）。9个博士后流动站，博士后在站444人。3个国家一级重点学科，12个国家二级重点学科。

本年度招生2773人，其中研究生1797人、本科生856人、留学生120人。在校生9595人，毕业生2154人。

图书馆藏书542399册，其中纸质图书536574册，电子图书34350册。

聚焦在线教学、在线复试、线上答辩、在线综合服务"四个在线"，探索疫情期间研究生教育新模式；自主设置"公共卫生应急管理"二级学科，成功获批教育部和国家卫生健康委高层次应用型公共卫生人才培养创新项目。健全住院医师/专科医师规范化培训和考核体系，增设全科、急诊科、睡眠医学培训专科，修订培训细则；持续推进临床医学博士专业学位研究生培养与专科医师规范化培训有机衔接。

【科研工作】获批科技部、国家自然科学基金委及北京市等各类纵向项目401项，经费4.59亿元；签订部委委托及非企业单位来源的横向科研项目355项，签约总额0.76亿元。获"科技创新2030""科技助力经济2020"新领域专项支持，在护理学科领域实现承担国家重大项目的突破。

3人入选第五批"万人计划"科技创新领军人才，4人入选第五批"万人计划"青年拔尖人才。新增国家自然科学杰出青年基金获得者2人、优秀青年基金获得者5人，北京市自然科学基金杰出青年科学基金获得者1人、北京市科技新星计划入选者7人。

获全国创新争先奖集体奖1项、个人奖3项。2项成果入选年度中国十大医学科技新闻，1项成果入选国际十大医学科技新闻。

《国家医学评论》（英文）及《健康数据科学》

（英文）入选中国科协"中国科技期刊卓越行动计划高起点新刊"项目。

发表SCI论文4138篇，其中第一作者或通讯作者论文2739篇。在Cell、Nature、Science、Lancet、BMJ刊物发表论文5篇。

【交流与合作】国际交流与合作。与美国密西根大学医学院、《自然》杂志等签署合作交流协议；与《自然》杂志合作举办《自然》杂志科研课堂；与美国密西根大学医学院、英国伦敦大学学院、泰国玛希隆大学、中国—东盟中心等分别召开抗疫视频会议，分享北大医学抗疫经验；联合审批和启动国际科研合作项目79项；获批美国中华医学会重点支持领域6项；举行北京大学医学部—密西根大学医学院转化医学与临床研究联合研究所十周年线上庆典活动。

国内交流与合作。创立"医学教育大讲堂"系列论坛，举办全国高等院校医学教育研究联盟医学教育文献研读会，举办第三届全国医学"双一流"建设论坛，举办全国医药学学位与研究生教育创新与发展研讨会。

在粤港澳大湾区中，推进新华医院建设；在京津冀一体化建设中，深化与滨海新区政府合作；在长江三角洲区域一体化发展中，与江苏省泰州市人民政府签署《泰州市人民政府—北京大学医学部医药健康领域战略合作协议》；服务海南自由贸易港建设，与海南省在医药卫生领域开展合作。

与中国对外建设有限公司合作共建北京大学大健康国际研究院，推动生命健康产业发展；与世纪金源投资集团有限公司共建研究平台，促进联合人才培养与学科发展。

根据对口单位的实际需求，对西藏大学、石河子大学、南昌大学在医、教、研方面进行帮扶和支援。

【信息化建设】校园出口总带宽12G，当年高峰用量达7.74G，生均出口带宽处于北京高校前列。

智慧校园建设。规范统一人员和单位编码，启动打造信息化"样板间"工作，部署网站反代系统，增加数据共享接口至450个，统筹30个二级单位网站改版，设计并发布迎新报到等6个微服务模块。上网课程706门。

【基本建设】医药科技园区综合楼（北大医学科技楼）即将竣工，该项目获行业最高荣誉"北京市结构长城杯"金质奖。图书馆改扩建工程前期工作已完成。实施演播室改造、新公卫楼及护理楼门厅改造、产业楼和毒理楼改造。

【新冠肺炎疫情防控】1月26日起，医学部先后派出428名援鄂医疗队员驰援湖北，持续奋战72天。3家综合医院院长挂帅，重点关注危重症救治，旨在降低患者死亡率。第六医院院长及专家赶赴一线，指导湖北新冠肺炎疫情后康复和心理疏导工作。3月15日，习近平总书记给医学部援鄂医疗队全体"90后"党员回信，肯定他们不畏艰险、冲锋在前、舍生忘死，彰显了青春的蓬勃力量，交出了合格答卷。

8位专家参加全国新冠肺炎专家组（占全国13.33%）。公共卫生学院师生志愿者到中国疾控中心支援疫情数据统计分析工作。医学部主要领导参与北京市联防联控指挥部会议，为北京市疫情防控工作献计献策；派出多批次共计数百人的核酸检测队伍支援北京各区采样工作；选派医护人员赶赴小汤山医院、地坛医院、佑安医院等地充实医疗保障力量。

在全国抗击新冠肺炎疫情表彰大会上，医学部共15人荣获"全国抗击新冠肺炎疫情先进个人"，其中1人同时荣获"全国优秀共产党员"，3个集体荣获"全国抗击新冠肺炎疫情先进集体"。

【北大医学新时代医学教育改革】各学院按照医学部的总体要求，同步设计、适时实施新方案。基础医学、临床医学、护理学课程体系改革方案已落地实施，其他专业改革方案也在论证和完善。配套新时代教学改革方案，各专业及时调整专业培养方案和教学大纲。临床医学专业"新时代"器官系统课程自2020年秋季学期正式施行。

落实全国研究生教育会议精神，启动新时代北大医学研究生教育卓越发展计划。深化北大医学研究生教育综合改革，全力推动学科发展、招生选拔机制、分类培养机制、导师责权机制、研究生质量保证体系、奖助政策体系等建设。

发挥全国医学教育发展中心、医学"双一流"建设联盟以及教育部临床医学认证工作委员会和全国医学专业学位研究生教育指导委员会等各教指委、秘书处的示范引领作用。

推进医学技术学科建设。招收首批医学技术类研究生，医学影像技术学增设本科专业顺利通过论证。

注重人才梯队建设和青年骨干教师培养，通过推进教师分系列管理、加强联合聘任等方式，提升教师整体水平。加强联合聘任工作，协助推进新时代教学改革。打破界限，发挥多学科的综合优势，附属医院教师以联合聘任的方式参与医学部教育教学改革。

【党政领导】党委书记：刘玉村；主任：詹启敏；副主任：乔杰（常务）、段丽萍、宝海荣、王维民、肖渊、刘晓光、张新祥、张宁；副书记：徐善东（常务）、朱树梅、张莉鑫；纪委书记：张莉鑫。

（撰稿：田祎娴　马麟　审核：陈子豪　曹菁）

清华大学医学院

【基本情况】教职工318人，其中教师99人，包括教研系列教师54人（长聘教授23人、长聘副教授15人、准聘副教授5人、助理教授11人），研究系列29人（首席研究员1人、研究员5人、副研究员14人、助理研究员9人），教学系列8人（教授1人、副教授7人），未定系列教师8人（教授7人、研究员1人）；实验技术系列10人（高级工程师8人、工程师2人）；教育职员2人；职工207人。诺贝尔奖获得者1人、中国科学院院士2人、中国工程院院士2人、6人入选教育部"长江学者奖励计划"特聘教授，4人入选青年学者，10人获得国家自然基金委杰出青年科学基金，9人获得国家自然基金委优秀青年科学基金，"千人计划"入选者12人，"青年千人计划"入选者17人，"万人计划"入选领军人才1人、青年拔尖人才1人。

医学院下设基础医学系、生物医学工程系、公共健康研究中心、临床医学院，涵盖分子与细胞生物学、免疫学、肿瘤生物学、传染病学、神经科学、生物医学工程学、公共健康学与临床医学八大学科。

除北京华信医院、清华大学玉泉医院、北京清华长庚医院外，与北京协和医院、中日友好医院、北京医院、天坛医院北京神经外科研究所、厦门长庚医院开展教学合作。

4月10日，在原公共健康研究中心基础上，清华大学成立万科公共卫生与健康学院，推动公共卫生与健康学科发展。

11月，医学院成为全国医学院校教师教学发展联盟理事单位。

固定资产原值约3.25亿元；年内新增固定资产779台（件），总值2759.60万元。

【教学工作】生物医学工程专业及临床医学八年制两个专业在籍本科生324人。临床医学八年制（医学实验班）招生29人，毕业17人。生物医学工程专业自2020年化生方向学生培养并入未央书院；电子信息方向招生19人，其中国际生1人。生物医学工程专业本科毕业25人，其中国际生2人。

研究生在籍887人，其中硕士研究生247人、博士研究生640人。本年招收硕士研究生69人、博士研究生116人，国际学生8人。本年研究生毕业145人，其中1月毕业博士研究生10人、硕士研究生1人，6月毕业博士研究生32人、硕士研究生56人，8月毕业博士研究生19人、硕士研究生21人，8月硕士研究生结业2人，10月毕业博士研究生6人。

医学实验班入学29人，在海外进行科研训练23人，毕业17人，全部获得博士学位。MD/PhD（临床型医学博士学位/科研型医学博士学位）一贯制博士培养项目新录取6人，在读6人。

有2个本科专业：生物医学工程专业及临床医学八年制（即医学实验班，本科化管理，学生毕业时获得临床医学博士学位）。

有3个一级学科博士学位授权点：生物医学工程、基础医学、生物学。有4个一级学科硕士学位授权点：生物医学工程、基础医学、临床医学、生物学。有3个专业学位类别：电子信息专业可授予专业硕士学位、专业博士学位，临床医学专业和公共卫生专业可授予专业硕士学位。

在疫情形势下，对医学实验教学中心各教学实验室加装一系列实时在线摄像演讲对接系统，装载中国医学教育电子题库，保障线上线下融合式教学顺利进行。建设完备的病理学数字化教学平台，完成显微互动教室软硬件系统升级改造，支撑医学形态学领域近10门实验课程的显微互动教学需求。

本科课程建设方面，病理学（裘莹）获国家级线下一流本科课程、医学免疫学（吴励）获北京高校优质本科课程。信号与系统（宫琴）、肿瘤生物学概论（王大亮）、"医的奥秘"（吴励）、"走进医学"（裘莹）获首批国家级线上一流本科课程。

【科研工作】在研项目840项，本年度实到经费2.21亿余元。新增项目110项，新增项目经费约2.28亿元。申请国家自然科学基金94项，获批24项，其中国家重大科研仪器研制项目1项、重点项目1项、联合基金项目2项、国际（地区）合作与交流项目1项、重大研究计划1项、面上项目11项、青年基金项目7项，获批经费2572.1万元。获批授权专利62项。发表以清华大学医学院为第一作者或通讯作者单位的SCI/EI论文243篇，其中发表在*Science* 4篇、*Cell* 3篇、*Nature* 10篇。

9月10日，程功教授团队和祁海教授团队分别荣获北京市自然科学奖一等奖和北京市自然科学奖二等奖。

【交流与合作】国际交流。4月8日，与美国哈佛大学医学专家召开应对新冠肺炎疫情视频会议，交流抗击新冠肺炎疫情的经验并探讨如何开展相关合作。4月24日，召开首届"新冠疫苗发展路径——研发、监管、临床试验"视频国际学术会议，与国家药品监督管理局药品评审中心及美国比尔及梅琳达·盖茨基金会交流新冠疫苗研发、监管和临床试验各个环节的经验，探讨如何研制新冠疫苗。

国内合作。2月，接受腾讯公益慈善基金会、北京水滴汇聚公益基金会捐赠的600万元科研专项善款，支持张林琦教授团队新冠病毒（2019-nCoV）疫苗研发工作。

【信息化建设】投入信息化经费6.3万元，其中医学院官网系统托管、主页虚拟主机服务经费1.8万元，八年制临床医学毕业论文答辩管理系统升级更新经费3.5万元，生物医学工程系网站维护经费1万元。

疫情期间，利用雨课堂、腾讯、慕课等线上平台开展线上教学及融合式教学。建设慕课和混合式课程14门。

【基本建设】为支持生理学实验教学，调配了93平方米的实验室，医学实验教学中心完成基本的实验室设计及装修，2021年春季可投入使用。

12月，清华大学同意划拨位于生物技术馆的使用面积为187平方米的空间为医学院解剖实验教学中心。

【新冠肺炎疫情防控】程京院士团队快速研发了全球首款1.5小时内可同时检测19种病毒（含新冠病毒）的呼吸道多病毒核酸检测芯片系统，全自动、全封闭式可在45分钟内以150拷贝/毫升灵敏度完成"样本入—结果出"、35分钟报阳的全集成新冠病毒核酸检测芯片系统，以及配有咽拭子自动采样机械手和全集成芯片实验室系统的车载新冠病毒核酸检测移动实验室。满足不同场景下大规模人群快速、机动、灵活的核酸检测需求。

张林琦教授在新冠疫情暴发之初，与生命学院王新泉教授、深圳市第三人民医院张政教授和天津医科大学周东明教授团队，展开科研合作。系统阐明了新冠病毒刺突糖蛋白介导细胞侵染的结构基础及分子机制；成功分离出数十株具有强效抗病毒活性的中和抗体，其中两株具有超强中和活性的抗体在我国和美国开展人体临床研究；进行了基于黑猩猩腺病毒载体的新冠病毒疫苗研发。

医学院刘鹏、药学院白净卫和李寅青联合团队研发的一体化自助式新冠病毒核酸检测卡盒，实现在北京祐金科创基因技术有限公司的技术转化落地。实现手持式卡盒的产品定型，各工艺体系均完成小批量多批次验证，进入分析性能评估阶段。

饶子和院士、娄志勇团队系统阐明了新冠病毒在人体细胞内复制的核心机制，发现了关键的抗病毒药物靶点和抑制方法，为全球抗病毒药物研究提供了关键科学基础。团队率先解析了两个核心抗病毒药物靶点——主蛋白酶、聚合酶的三维结构，发现了一批高效抑制剂，部分陆续进入临床研究阶段；系统阐明了新冠病毒完整转录复制周期的分子机制，为认识病毒的生命过程提供了关键信息。

郭永团队基于自主研发的数字PCR系统，开发了新冠病毒数字PCR核酸检测试剂盒，已在30余家疫情防控重点医院、企业及科研单位使用。

3月2日，中共中央总书记、国家主席、中央军委主席习近平到清华大学医学院考察新冠肺炎科研攻关和诊疗救治工作，了解疫苗、抗体、药品、快检产品等研究和应用进展情况，看望慰问专家和科研人员，并主持召开座谈会，听取有关部门负责人及科研人员的意见和建议。

【党政领导】党委书记：洪波；院长：董晨（至8月26日）、祁海（自12月10日）；副书记：程功、程峰；副院长：吴励（至12月10日）、祁海（至12月10日）、张敬仁（至12月10日）、董家鸿（至12月10日）、张玉琪（至12月10日）、张明奎（至12月10日）、程功（自12月10日）、李海涛（自12月10日）、廖洪恩（自12月10日）。

（撰稿：叶 薇 赵 莹 审核：洪 波）

北京中医药大学

【基本情况】校本部教职工1293人，其中专任教师783人，包括正高级职称220人、副高级职称246人；外籍教师4人，其中博士3人、硕士1人。

下设中医学院、中药学院、生命科学学院、针灸推拿学院、岐黄学院、管理学院、护理学院、人文学院、马克思主义学院、国学院、体育教学部、继续教育学部、国际与港澳台工作部13个教学机构。另设有科研机构6个，直属附属医院8个，非直属附属医院8个，教学医院9个。

学校固定资产总值243124.28万元，其中教学、科研仪器设备69029.72万元，信息化设备16124.42万元。

占地面积116.93万平方米，学校产权校舍建筑面积42.14万平方米。和平街校区图书馆建筑面积1.23万平方米。

全年教育经费投入138433.99万元，其中财政拨款75343.77万元，自筹经费63090.22万元。

11月20日，本校获第二届"全国文明校园"荣誉称号。

【教学工作】开设16个本科专业；具有一级博士学位授权点3个、学术型二级博士学位授权点42个、专业型二级博士学位授权点9个，一级硕士学位授权点7个、学术型二级硕士学位授权点47个、专业型二级硕士学位授权点14个；博士后科研流动站3个，博士后出站31人、进站73人，在站130人。本年度招生13853人，其中博士研究生427人、硕士研究生1389人、普通本科生1969人、网络教育本科生5793人、专科生4275人。

在校生43254人，其中博士研究生1301人、硕士研究生4113人、普通本科生8785人、成人教育本科生624人、专科生84人，网络教育本科生13343人、专科生15004人。毕业生7392人，其中博士研究生219人、硕士研究生1108人、普通本科生1391人、专科生2人，成人教育本科生269人、专科生204人、网络教育本科生2013人、专科生2186人。

留学生招生96人，在校531人，毕业85人。

图书馆拥有图书132.12万册，教学用计算机2817台。图书馆数字资源量中电子图书139.21万册、电子期刊16.10万册、学位论文853.95万篇、音视频12047小时。

【科研工作】获资助国家自然科学基金项目99项，其中重点项目、重大研究计划项目、区域联合基金项目各1项，面上项目49项，青年项目45项。首次获得区域联合基金项目，连续7年获得重点项目资助。共获资助直接经费4878万元。

国家社科基金项目立项6项，马列·科社学科首次获得资助，获国家应急管理体系建设专项1项（全国中医院校3项之一），连续2年获得后期资助项目。

获国家科学技术进步奖二等奖1项；获中华中医药学会科学技术奖14项，其中科学技术一等奖1项、学术著作一等奖2项、中青年创新人才3项、优秀管理人才1项；获中国中西医结合学会科学技术二等奖2项。

申请专利50余项，获得专利授权69项；软件著作权申请3项；新品种权申请11项，获得授权2项。

【交流与合作】与联合国世界人民理事会合作，在*Center Point Now*发表文章，向联合国各机构介绍以中医药为代表的传统医药精华，使中医药国际传播呈现新的局面。适时启动"北京中医药大学拉美神农计划"。东直门医院与南非团队合作，开展中药复方治疗新冠肺炎临床研究，为践行"共同打造中非卫生健康共同体"倡议提供北中医方案。

【信息化建设】完成轻新课堂和BB平台的升级改造，通过与统一身份认证系统的对接，以及系统安全扫描和漏洞修复等技术保障，实现两大平台对外直接访问。部署基于shibboleth IDP的身份认证系统，与CARSI（中国教育科研网统一认证与资源共享基础设施）联盟平台进行对接，实现学校全部线上期刊论文数据库资源的外网直接访问。启用校门人脸识别闸道系统，建立全校人脸信息库。完成线上授课1385门次，上传各类课程资源2737个，平台总访问量281380人次。校园网出口总带宽5.9G，其中IPv4出口带宽4.9G、IPv6出口带宽1G。

【基本建设】完成良乡校区东院实验动物中心、西院教师服务中心、东院中医生命科学综合楼、和平街校区学七八九楼4个项目加固改造，总建筑面积约8.1万平方米。良乡校区东院科研综合实验楼、西院景观绿化、和平街校区逸夫楼动物房改造3个项目竣工验收并投入使用。其中，良乡校区东院科研综合实验楼项目总建筑面积23177平方米，良乡校区西院景观绿化项目工程总用地面积198830平方米。

【首批辅导员名师工作室揭牌】7月9日，举办首批辅导员名师工作室揭牌仪式。建设辅导员名师工作室是学校辅导员领航计划三阶段阶梯式培养中的第三阶段，对处于进阶发展阶段的资深辅导员，培养学科创新团队和人才梯队。旨在发挥辅导员名师力量，做好处于各职业发展阶段的辅导员"传帮带"工作，打造一支学习型、研究型、创新型辅导员团队。北京市委教育工委领导、学校领导、辅导员名师工作室成员、专兼职辅导员代表等参加仪式。

【召开首批"丹心计划"赴基层动员大会】8月30日，学校"丹心计划"学生赴基层动员大会暨首批培养基地挂牌仪式在良乡校区举行。"丹心计划"，即百名优秀硕士毕业生赴基层实践后推荐免试攻读博士研究生。该计划是学校在抗击新冠肺炎疫情背景下积极创新人才培养模式，探索夯实基层中医药人才队伍路径，推动优质医疗资源下沉的重要举措。市中医局领导、东城区、海淀区、朝阳区、丰台区相关部门领导、校领导和首批"丹心计划"学生等参加会议。

【获全国抗击新冠肺炎疫情先进集体/个人表彰】9月8日，全国抗击新冠肺炎疫情表彰大会在北京人民大会堂举行。学校1个集体、3名个人获得国家级表彰。医护骨干组建的国家援鄂抗疫中医医疗队（东直门医院、东方医院）获得"全国抗击新冠肺炎疫情先进集体"；国家援鄂抗疫中医医疗队领队、东直门医院党委书记、主任医师叶永安，东方医院主任医师孟捷，北京中医药大学房山医院院长、主任医师孙鲁英获得"全国抗击新冠肺炎疫情先进个人"。

【北京中医药大学岐黄学院揭牌】12月4日，学校举行岐黄学院揭牌仪式。学院以"中医与西医汇通、医工理交叉融合、医教研协同创新、学科与教育同步推进、临床与研究一体发展"为理念，以解决临床问题为指引，创建"一体化贯通式、阶段性、模块化、通关式、全程评价"的培养模式，改革课程体系，整合形成课程群，实行项目化管理。旨在推进"中医+""+中医"多学科背景的复合型拔尖创新人才培养，推进基础与临床融通的整合式九年制中医、中西医结合教育改革。聘任中国科学院院士、国医大师陈可冀教授为学院专家顾问委员会主任。

【国际针灸创新研究院成立】12月25日，北京中医药大学国际针灸创新研究院成立大会在北京举行。该院由学校发起，联合国内高水平中医药院校，依托世界针灸学会联合会、中国针灸学会，以创新针灸研究方法学、实施高质量临床研究为切入点，临床研究带动基础研究，围绕针灸优势病种，针对针灸研究关键问题开展联合攻关，产出国际水准原创性研究成果，建设针灸临床研究共性技术平台、针灸临床研究数据共享平台、生物样本库储存与检测平台。行业学会相关领导、医药院校领导、业内学者专家和社会人士等参加成立仪式。

【党政领导】党委书记：谷晓红；校长：徐安龙；副书记：徐安龙、靳琦、翟双庆、蒋朗朗；副校长：翟双庆、王伟、陶晓华、王耀献、刘铜华。

（撰稿：沈琦 审核：李彧）

首都医科大学

【基本情况】学校和附属医院有教职员工和医务人员40678人（校本部1572人、附属医院39106人），其中正高级职称2678人、副高级职称4353人；专任教师5502人（校本部专任教师794人、临床教师4708人），其中教授914人（校本部138人、附属医院776人）、副教授1300人（校本部319人、附属医院981人）；有博士研究生导师795人、硕士研究生导师1172人；中科院院士3人、工程院院士3人。"万人计划"领军人才19人、青年拔尖人才3人；国家杰出青年科学基金获得者15人，国家优秀青年科学基金项目获得者13人；北京学者15人，青年北京学者9人。

校本部设置11个学院、1个研究中心和1所附属卫生学校，有21所临床医学院（其中19所为附属医院）、1个预防医学教学基地（北京市疾控中心）、12所教学医院，有39个临床专科学院、专科学系，32个临床诊疗与研究中心。学校和附属医院固定资产总值2973667.85万元，其中学校固定资产总值366449.12万元。学校和附属医院总占地面积185.02万平方米、总建筑面积273.73万平方米，其中学校占地面积28.46万平方米、建筑面积39.21万平方米。全年教育经费投入166980.31万元，其中财政拨款127176.76万元、自筹经费22817.04万元、科研经费16986.51万元。

【教学工作】开设24个本科专业、3个长学制专业，覆盖5个学科门类；有一级学科14个，一级学科博士点8个、三级学科博士点59个、专业学位博士点3个，一级学科硕士点13个、三级学科硕士点77个、硕士专业学位授权类别9个；博士后科研流动站9个，在站211人。招生5216人，其中博士研究生618人、硕士研究生1391人，普通本科生1636人、专科生440人，成人教育本科生1131人。毕业生4222人，其中博士研究生319人、硕士研究生1085人，普通本科生1128人、专科生807人，成人教育本科生770人、专科生113人。在校生15965人，其中博士研究生1591人、硕士研究生3866人，普通本科生6093人、专科生1239人，成人教育本科生3080人、专科生96人。留学生毕业29人、招生77人、在校717人。学校和附属医院图书馆藏书

160.71万册，其中学校图书馆藏书112.51万册，电子图书1352898册。

落实加快新时代研究生教育改革发展意见和加快医学教育创新发展的指导意见，出台研究生学术成果综合评价实施办法。推进"5+3"人才培养模式及"以器官系统为基础，以疾病为核心"的临床阶段教育教学模式改革。申报6个国家级一流专业建设点，获批4个省级一流专业建设点。8门课程入选首批"双万计划"国家级一流本科课程，2门课程获国家级虚拟仿真实验教学一流课程；研究生公共外语慕课获得学堂在线优秀课程；推进思政课程建设，评选思政示范课程和优秀教学案例。完成临床专科学院系与临床教研室的整合，完善联合教研室有关职能。建立在线教学"课堂评教"体系，实现学生随堂评价。建立并启用教师教学综合能力评价系统，强化教学工作激励。调整本专科生培养层次规模和专业结构，科学设置各专业的选考科目及分组要求，新增加助产学专业招生。

8个学科进入ESI（基本科学指标数据库）学科全球前1%，其中临床医学位列ESI学科前1‰，神经科学与行为学、药理学和毒理学、免疫学、生物学与生物化学位列ESI学科前5‰，精神病学与心理学首次进入ESI学科前1%。

11月15日，由医学人文学院法学专业（卫生法学方向）6名本科生组成的代表队，在第十二届北京市大学生模拟法庭竞赛（京津冀地区）总决赛中获得一等奖。首医学生获2020年北京市学生"学宪法讲宪法"知识竞赛一等奖；获第三届全国人体解剖绘图大赛二等奖；获"创青春"首都大学生创业大赛北京市金奖，首次入围全国比赛并获得铜奖；获2020年首都高校红十字会青春善言行主题辩论赛最佳辩手。

【科研工作】集中申报期申报国家自然科学基金项目2090项，非集中期申报99项，较上年增长24.02%。获批国家级科研项目413项，获批经费3.22亿元。其中，获批国家自然科学基金项目383项（含研究所），比上年增加31.2%；总经费21833万元，比上年增长49.4%。获批项目中含国家杰出青年科学基金3项、优秀青年科学基金2项、国家重大科研仪器研制项目2项、重点项目7项、重大项目课题3项、重点国际（地区）合作与交流项目1项、组织间国际（地区）合作与交流项目1项、联合基金项目重点支持项目3项。获华夏医学科技奖10项，获中华中医药学会科学技术奖一等奖1项、三等奖1项，获北京市第十六届哲学社会科学优秀成果奖二等奖1项。获中源协和生命医学奖1人、吴阶平医药创新奖1人、吴阶平—保罗·杨森医学药学奖1人、吴阶平全科医生奖1人、树兰医学奖

1人、李时珍医药创新奖1人。获得授权专利843项，其中发明专利161项。

建立医药健康科技成果管理系统和标准化评价体系。建立了2个医工交叉研究实验室。举办医学新技术新产品应用场景展示。承担北京市科技成果转化平台建设、经信委北京医药产业创新成果转化服务、中关村技术转移服务平台后补助项目，获顺义区成果转化统筹协调建设经费支持等，共计510余万元；与丰台区共同申请教育部高等学校科技成果转化和技术转移基地认定。

学校获批为2020年度北京市知识产权示范单位。组织线上首医论坛，设立临床专科学院（系）开放课题，成立临床流行病学与临床试验学系。出台首医人才计划，促进基础临床的深度融合交流。获批心血管疾病省部共建协同创新中心。

8月21日，由中国医学科学院主办的2019年度中国医院科技量值与2019年度中国医学院校科技量值（STEM）发布会在北京举行。在中国医院科技量值学科排行榜中，首医神经外科学、神经病学、儿科学、结核病学及耳鼻咽喉科学位居第一，心血管外科学、心血管病学、变态反应学、传染病学及急诊医学位居第二，眼科学、呼吸病学、重症医学、精神病学及口腔医学位居前五，消化病学、胸外科学及妇产科学位居前十。在中国医院专科综合排行榜覆盖的40个临床专科中，学校共18个专科类别名列前十，其中3个临床专科连续两年名列榜首，分别为神经外科（附属北京天坛医院）、神经内科（附属北京天坛医院）及小儿外科（附属北京儿童医院）。

【交流与合作】加大与"一带一路"国家高校和研究机构的合作，与巴基斯坦巴利亚大学签订合作备忘录；与巴西里约州联邦农业大学、盖茨基金会签署合作协议。获批国家留学基金委人才创新项目1项。接待美国哥伦比亚大学、英国牛津大学到校进行学术交流及洽谈合作事宜。有外籍教师9人，其中教授6人。

落实京青、京鄂等对口支援合作项目，完成青海玉树"'330'优秀青年人才孵化工程"第三期学员进修培养任务，实施玉树"'345'本土专业技术人才培训工程"第一期培养项目，完成湖北省十堰市、湖北医药学院支援合作工作任务对接等。开展健康扶贫志愿行动，选派心理教师赴贫困地区开展健康知识传播。

【信息化建设】建设疫情每日填报和入校审批系统，保障人员定位和出入校园信息管理；从技术上解决在线教学负载增加问题，保障线上教学顺畅；搭建

校级视频会议平台华为welink，保障校级会议50余场、院系会议1000余场、线上授课100余课时；推进以数字首医数据平台为核心的相关系统数据接口与数据集成。校园网出口总宽带5000Mbps。上网课程196门。

【基本建设】完成科研楼南楼螺杆机组降噪、污水站废气处理，完成南校园道路、测序间实验室、一教楼智慧教室改造，完成北校园配电室增容改造项目招标，大动物房项目即将投入使用。推进花乡校区功能逐步完善，优化整合住宿资源，改建研究生宿舍，完善公寓软硬件条件建设。

【新冠肺炎疫情防控】1月23日，首医成立了疫情防控工作领导小组，下设7个工作组。学校坚持全面摸排，强化信息报送和值班值守；完成春季延期开学、毕业年级学生返校、秋季学期开学、常态化疫情防控等各阶段的疫情防控任务和教学科研相关任务；发挥学科专业优势，组织临床与基础多个科研团队与国内外优势团队合作，就疫情防控开展科研攻坚；组织专家工作组为北京市教育系统等上级部门提供有关疫情防控咨询，提交研究报告（政策建议）。3所附属医院确定为救治定点医院，10所附属医院、临床医学院先后组织医疗队271人，赴湖北一线开展救治工作。利用38个临床专科院系平台，向上级有关主管部门推荐千名专家支持全市的网上诊疗服务。组织70余名全科医学专家进行网上咨询。

【中国首个牙髓间充质干细胞新药临床试验】8月14日，与北京三有利和泽生物科技有限公司共同申报的"人牙髓间充质干细胞注射液"获国家药品监督管理局药品审评中心临床试验默示许可。该注射液是我国首个用于慢性牙周炎的间充质干细胞治疗药物，同时也是国内首个牙源间充质干细胞药物，获得默示许可标志着"人牙髓间充质干细胞"作为药物在慢性牙周炎治疗领域正式步入临床探索阶段。"人牙髓间充质干细胞注射液"中的有效成分是人牙髓间充质干细胞，取自健康志愿者拔除的智齿或正畸牙的牙髓腔，具有较强的组织再生和免疫调节等生物学及免疫学特性。该药物治疗方式为局部注射操作，相对微创更加简便。局部注射后，人牙髓间充质干细胞局限在牙周组织中发挥其生物学及免疫学特性，促进牙周组织的再生和修复。目前，国际上尚无治疗慢性牙周炎的干细胞药物上市。

【纪念建校60周年系列活动】10月21日至24日，以"共享精彩发展，共创美好未来"为主题，以"俭朴、隆重、喜庆、鼓劲"为活动原则，举办纪念建校60周年系列活动，包括开幕式、医学科学高峰论坛、医学人才培养高峰论坛、文艺晚会、医学新技术新产品及成果转化展、校友座谈会等，制作学校宣传片、更新学校建设发展成就展、编印纪念建校60周年文集《首医轶事——小故事大道理》、出版《首都医科大学学报》《医学教育管理》校庆专刊。

【新校区建设】落实市政府专题会议及市领导批示精神和工作要求，对标国际一流研究型医科大学的建设目标，推进新校区（校本部）、国际化研究型医院、首都医学科学中心三大重点建设任务。学校党政主要领导及班子成员多次实地调研，定期专题研究，3个专项工作组加强与市政府有关委办局和大兴区委区政府的工作对接、协商沟通，形成了新校区建设方案、国际化研究型医院建设方案、首都医学科学中心建设方案。

【党政领导】党委书记：呼文亮；校长：饶毅；副书记：冯喜春、刘芳；副校长：管仲军、王松灵、曹文军、孙力光、吉训明；纪委书记：侯瑾。

（撰稿：陈飞飞　审核：孙力光）

北京卫生职业学院

【基本情况】教职工518人，其中专任教师207人，包括教授1人、副教授64人，"双师型"教师93人。全国优秀教师1人，北京市优秀教师7人，北京市优秀教育工作者1人，全国卫生系统先进工作者1人，北京市职业院校职教名师3人、专业带头人4人、专业创新团队4个、优秀青年骨干教师47人，北京高等学校青年英才计划9人、教学名师1人，青年教学名师1人，名老中医继承人1人，北京卫生系统"十百千"优秀人才工程"百"层次卫生人才2人。

学院有四系两部，分别为护理系、中药与康复系、药学系、医学技术系、文化基础部、思想政治教学部。设有护理、药学、中药学、医学检验技术、康复治疗技术、医学影像技术、助产、口腔医学技术、卫生信息管理、中医康复技术10个专业。

年底固定资产净值11586.45万元。占地面积10.23万平方米，产权校舍建筑面积2.63万平方米、非产权校舍建筑面积3.26万平方米。

全年教育经费投入58633万元，其中国家拨款教育事业费24311万元、基本建设经费30000万元、自筹经费4322万元。

【教学工作】招生2648人，其中高职生1643人、中职生1005人。毕业生1984人，其中高职生1196人、中职生788人。在校生5623人，其中高职生3401人、中职生2222人。图书馆拥有纸质图书497712册，电子图书249册。

疫情期间，课程教学采取线上线下相结合、课上课下相结合的方式，启动混合式教学模式改革，启用网络平台教学资源，根据北京市疫情形势变化，调整线上线下教育教学活动安排，顺利完成教学任务。

全面实施新版人才培养方案，在2020级新生中启动任意选修课修读工作，建立学习情况阶段反馈制度，学生选修课学分取得比例达97.89%。落实学分制管理及有关配套管理制度；完善并实施学生综合素质评价体系，统一评价指标内容，实施首次学生综合素质周管理，强化学生综合素质培养。

为契合健康北京发展需求，拓宽学院专业设置，学院申报临床医学专业（院前急救方向），并获得市卫生健康委和市教委批准。

按照北京市职业院校特色高水平骨干专业建设标准，推进专业内涵发展，年内，药学专业被北京市教委遴选为北京市职业院校特色高水平骨干专业建设项目。护理专业完成了特高专业年度建设任务。

修订完善优质课程建设标准，组织第二批学院优质课程建设申报立项工作，共10门课程被立项为2020年度优质课程建设项目。

落实《北京市深化新时代学校思想政治理论课改革创新行动计划》，2月成立思想政治教学部。组织开展第二届"双十佳"评选活动和"双十佳"优秀事迹报告会，对年度优秀教师、优秀教育工作者以及从教满30年的老教师进行表彰和宣传。年内，学院被北京市思想政治工作"双优"评选表彰工作领导小组评为北京市思想政治工作优秀单位。

启动第二轮学院专业学科带头人、骨干教师评选工作，评选出专业（学科）带头人1名、骨干教师4名。继续选拔、支持中青年教师申报市级优秀人才项目，6名教师入选北京市职业院校教师素质提升计划，其中优秀青年骨干教师4名、职教名师1名、特聘专家1名，医学影像专业教师入选专业创新团队。

打造"双师型"教师队伍，制订落实"双师型"

教师队伍建设思路、举措和达标工作计划，双师比提升至84%。参加北京市职业院校教学能力比赛，11个参赛作品全部获奖，其中一等奖5项、二等奖4项、三等奖2项，学院获优秀组织奖。

组织学院教师教学能力竞赛，分设混合式教学设计竞赛、微课的设计与制作竞赛和新教师教学基本功竞赛3个赛项，经过各系部初赛，共推荐混合式教学设计竞赛院级决赛作品26个、微课的设计与制作竞赛院级决赛作品31个、新教师教学基本功竞赛院级决赛作品27个，共评出一等奖10名、二等奖17名、三等奖23名和优秀奖34名。

8月，与河北省威县开展第三批对口帮扶培训活动，采用线上"云直播"方式，3名中药康复技术专业教师开展为期2天的医疗技术人员培训，参训学员100人次。

11月，先后组织运河小学师生分3批次共计500余人参观校园文化墙、中药实训室、中药标本馆等社会公益活动，发挥学院作为北京市民终身学习示范基地的社会功能。

【科研工作】全年院内共有21项课题通过结题验收。评选出8项课题为2019年度院级优秀课题，其中一等奖2名、二等奖2名、三等奖4名。

有院外在研项目11项，其中北京职教学会2项、中国职教学会教学工作委员会4项、北京市教委2018年北京市职业教育教学改革项目4项、中华医学会医学教育分会1项。11月，从2019年度院级优秀课题中推荐3项课题申报中华医学会2020年课题。

发表学术论文近80篇，其中SCI论文1篇、核心期刊论文6篇。

【信息化建设】本年度信息化经费投入64.6万元，校园网出口总宽带1000Mbps，上网课程217门。

对优慕课教学资源平台、办公OA系统、人力资源管理系统等软件进行升级，增加移动端的使用功能。依托企业微信，开发审批、考勤打卡等功能，完成档案、资源管理等相关程序的开发。建设数据管理中心、教师基本数据库、学生基本数据库，为"卫职院数据中心"各项信息系统建设提供统一的数据支撑平台。各类数据库实现数据共享。在中心机房内安装安全监控设备设施，强化学院网络安全。

完成学院新校区数字化校园设计工作，完成智慧校园的框架设计和预算编报，包括校园综合通信基础设施、智能化数据中心机房建设、校园无线网、公共广播系统、智能信息发布系统、平安校园综合安防系统等设计。

【基本建设】3月30日，学院新院区建设工程项目在通州区潞县镇开工建设。该项目是2020年市政府重点工程和城市副中心重大建设项目。新院区规划用地面积38万平方米，建筑总面积约26.9万平方米，拟建教学楼、实验实训楼、图书馆、体育场馆、学生宿舍等教学用房。设计方案已通过规划部门审批，基本完成各单体建筑及室外工程施工图设计。新院区体育场馆区和教学综合区实现开工建设。

【1+X试点院校】8月，完成"1+X试点院校"申报工作，成功通过了老年照护职业技能等级证书与母婴护理职业技能等级证书的相关评审。通过评审后，先后组织3批次共计31人次的教职员工参与两个职业的相关师资培训与考评员培训，所有培训人员均取得相关证书。

【党政领导】党委书记：董维春；院长：黄惟清；副书记：黄惟清、景卫芹；纪委书记：马英；副院长：董维春、郭积燕、郝士军（至7月）、王梅、郭长存。

（撰稿：甄　真　审核：黄惟清）

公共卫生及其他卫生健康机构工作

 北京市卫生健康监督所

【基本情况】职工115人，其中二级巡视员1人，一级调研员1人、二级调研员3人、三级调研员1人、四级调研员12人，科长1人、一级主任科员64人、二级主任科员7人、三级主任科员9人、四级主任科员11人、一级科员1人。

年底固定资产净值602.68万元。单位建筑面积10749.48平方米。

【新冠肺炎疫情防控】根据年初新冠肺炎疫情在武汉暴发、境外输入疫情和新发地聚集疫情等阶段形势，调整部署、强化举措，加强对医疗卫生机构消毒隔离、院感管理、实验室生物安全、学校公共场所疫情防控措施落实等的精准监督检查，被北京市委、市政府授予"北京市抗击新冠肺炎疫情先进集体"。

3月11日，迎接国务院应对新冠肺炎疫情联防联控机制综合指导组的调研和检查。

深化执法、执纪联动机制，配合市纪委驻市卫生健康委纪检组对发热门诊、社区医院、诊所的院感防控开展检查，协助市政府督察室对各区医疗机构开展防控工作督查。强化核酸检测机构监督，设立驻场监督工作专班，组织开展第三方核酸检测实验室驻场式监督，保障北京完成超1200万人的核酸检测工作。强化小诊所、门诊部疫情防控监督，对全市2840家诊所及1789家门诊部实行监督分片包干、检查责任到人，建立动态监管台账，掌握诊所、门诊部开诊经营状态，与开诊机构签订疫情防控责任落实承诺书。对集中隔离观察点的传染病疫情防控、医废处置、集中空调通风系统、公共用品用具消毒、生活饮用水卫生管理等情况开展检查指导；配合市级专家督导组，对全市16个区观察点疫情防控工作开展抽查。

【行政审批】消毒产品生产企业卫生许可受理131件，办结120件。涉水产品生产企业生产条件现场审核受理120件，完成现场审核115件。

【行政处罚】全市卫生监督行政处罚13069起，罚款2195.70万元（含控烟和双随机），没收违法所得203.97万元。其中，公共场所行政处罚7159件，罚款574.66万元；生活饮用水行政处罚1478件，罚款1.2万元；传染病与消毒行政处罚1601件，罚款136.85万元；学校卫生行政处罚202件；职业卫生行政处罚268件，罚款116.00万元；放射卫生行政处罚280件，罚款106.22万元；医疗服务、采供血和计划生育行政处罚592件，罚款292.28万元，没收违法所得44.60万元。

【交流协作】10月13日至15日，举办第九届京津冀卫生健康监督机构领导干部高层培训班；10月，针对通州区启动为期两年的"师带徒"工作；因疫情原因，用远程方式帮扶湖北十堰、江西赣州信丰、内蒙古赤峰、宁夏银川等地。组建支援雄安新区卫生健康监督骨干人员库，派驻2名骨干；1人赴青海玉树挂职支援，1名专家赴内蒙古赤峰授课。

【日常监督检查】年内共监督382583户次，合格率96.64%。

控烟监督执法。1月1日至6月30日，监督检查控烟场所48851户次；责令整改不合格单位982户次，处罚违法单位204家，罚款75.4万元；处罚个人975人，罚款5.31万元。7月1日，按照《北京市人民政府关于向街道办事处和乡镇人民政府下放部分行政执法职权并实行综合执法的决定》要求，控制吸烟行政处罚权下放至街道办事处和乡镇人民政府。

食品安全企业标准备案。完成首次备案及修订重新备案247份，修改134份，注销28份。

打击非法行医。查处取缔264户次，行政处罚244户次，罚款553.85万元，没收违法器械9500件，没收药品269箱，没收违法所得186.86万元，移送案件44件。

【专项监督检查】从业人员健康合格证明专项督查。8月至9月，监督检查各类公共场所19134户次。8月28日，召开全市公共场所从业人员健康管理约谈会；9月25日，约谈物美、沃尔玛、家乐福、永辉、华联的北京管理集团相关负责人。

打击非法行医专项督查。6月，在全市范围内开展以黑诊所、小诊所、非法行医个人为重点的打击行动。查处取缔无证行医29户次，行政处罚21户次，罚款14万元，没收违法器械61件，没收药品17箱，没收违法所得7.90万元，移送刑事案件48件，罚没款21.90万元。

整治号贩子行业乱象暗访巡查。线上搜集涉及医疗机构的"医托""号贩子"违法线索，发现违法信息线索3条；线下开展全市21家重点医疗机构全覆盖式督导巡查，暗访21户次，覆盖率100%，发现涉嫌问题线索3条。

全市医疗美容综合监督执法。6月开始，确定生活美容场所与医疗美容机构交叉聚集、被多次举报投诉、被行政处罚过等问题较为突出的重点地区（道路）25个，涉及生活美容场所416户、医疗美容场所33户，开展医疗美容综合监督执法专项检查。

消毒产品经营、使用单位专项督查。5月至10月，监督检查消毒产品生产经营、使用单位1586家，抽查产品3817种。检查消毒产品生产企业44家，消毒产品69种，处罚1家，罚款0.3万元；消毒产品在华责任单位25家，消毒产品25种；消毒产品经营单位（超市、药店）205家，消毒产品756种，处罚7家，罚款2.8万元；消毒产品使用单位（医疗机构）1312家，消毒产品2967种，处罚2家，罚款0.8万元。

医疗机构医疗废物专项督查。6月至12月，监督检查15188家医疗机构的医疗废物处置情况，发现违法行为329个，责令改正274户次，警告324户次，罚款90户次34.3万元。

预防接种专项督查。9月14日至11月24日，监督检查区疾控中心预防接种管理工作4户次、医疗机构预防接种门诊153户次，未发现违反预防接种管理要求的行为和医疗卫生机构擅自从事预防接种工作。

矿山、冶金、建材、化工等行业领域尘毒危害专项督查。监督检查用人单位955户1611户次，实现全覆盖。下达执法文书1408份，对存在违法行为的用人单位给予警告171户次，责令限期改正149户次，罚款86.5万元，责令停止作业1户次。

【"双随机"抽检】游泳场所水质卫生监督抽检。完成国家"双随机"游泳场所监督抽检665户。所有检测项目均合格197户，合格率74.06%，各项指标的合格率分别为：细菌总数96.62%、大肠菌群99.62%、尿素87.72%、浑浊度100%、游离性余氯96.24%、pH值88.72%、浸脚池水游离性余氯96.62%。

公共用品用具消毒效果监督抽检。监督抽检住宿场所、沐浴、理发美容场所1030户，合格912户。其中，住宿场所749户，合格673户；沐浴场所26户，合格22户；理发美容场所255户，合格217户。

空气质量监督抽检。监督抽检商场/超市42户、影剧院30户、歌舞厅18户、音乐厅10户、游艺厅7户、候车（机/船）室1户，检测项目为二氧化碳，合格率100%。

集中空调通风系统卫生质量抽检。完成监督抽检集中空调通风系统18户，合格17户。

集中式供水单位监督抽查。对80家小型集中式供水单位出厂水水质进行监督抽检，合格78家，2家消毒剂余量不达标。对36家市属和区属市政水厂开展丰水期和枯水期两轮检查，采集出厂水水样72件进行生活饮用水卫生标准全项检测，全部合格。

涉水产品卫生监督抽检。抽检涉水产品实体经销单位36家，均合格；检查产品124件，均合格。抽检涉水产品网络经营单位33家，均合格；检查产品44件，均合格。抽检现制现售饮用水经营单位73家，均合格；自动售水机93台，索证全部合格。抽检设备出水水样93件，均合格。抽检涉水产品在华责任单位6家，取得卫生许可批件、产品检查和监测均合格的1家；检查产品3件，均合格；检测产品3件，合格2件，1件依法行政处罚。

居民住宅区二次供水监督抽查。对全市16区149家居民住宅区二次供水单位开展监督检查，水质抽检149家，不合格1家（浑浊度不达标）。检查设施156户，不合格2户。

学校卫生监督抽检。抽取北京市388所中小学校和高校，除5所学校已关闭外，完成383所学校的监督检测，行政处罚86所；监督抽检中小学和高校传染病防控工作383所，7项指标全部合格；监督抽检中小学校自建设施集中式供水和二次供水20所，其中自建设施集中式供水水质检测学校12所，6项指标全部合格；二次供水水质检测学校8所，6项指标全部合格。

传染病防治监督抽检。抽取医疗卫生机构440家，110家机构关停，实际检查330家。受疫情等影响，小型医疗机构关停率比上年增加19.18%。

消毒产品监督抽检。涉及消毒产品单位19家，实际监督检查8家，抽检产品15种，均合格。检查生产企业生产条件、生产过程、原材料卫生质量以及消毒产品卫生安全评价报告、标签（铭牌）、说明书等，未发现违法行为。

职业与放射卫生监督抽检。放射卫生抽查419家，处罚7家，简易程序6家，均为单独警告；一般程序1家，警告并处罚款0.3万元。职业卫生抽查11家。

计划生育卫生监督抽检。完成监督抽查223户，关闭48户。

医疗卫生监督抽检。医疗卫生执行单455件，任务完成350件，已关闭105户；处罚7户次，罚款1.3万元。血液安全执行单1件，已关闭1户。

【卫生监督法制】调整行政处罚职权143项，其中新增21项、删除39项、修订37项、合并46项为19项。截至12月底，全市卫生行政处罚职权共计581项。

【突发公共卫生事件处理】持续开展饮用水督导检查，首次实现全年突发饮用水事件"零发生"。

【大型活动卫生监督保障和应急演练】建立"市级统筹部署，区级协同落实"工作机制，实现众多业态电子监管系统在大型活动保障中的重点场所、重点区域及全部行政区域的覆盖。完成了全国两会、北京服贸会等的保障任务。

【信息化建设】卫生计生执法监督信息管理平台升级改造行业应用软件开发服务采购项目通过终验，分别向承建单位和监理单位支付562.44万元和10.44万元。

【党政领导】党委书记、所长：李亚京；副书记：王本进；副所长：刘劲松、战捷。

（撰稿：朱广慧　审核：战　捷）

北京结核病控制研究所

【基本情况】职工85人（在编82人），其中卫生专业技术人员54人，包括正高级职称5人、副高级职称11人、中级职称24人、初级职称14人。

年底固定资产净值707.41万元。单位建筑面积4925.36平方米。

设有党政办公室、业务办公室、防控科、门诊部、中心实验室、财务科、人事科、总务科。

【新冠肺炎疫情防控】完善并落实门诊三级预检分诊制度，取消现场挂号，通过114平台实现门诊全面预约就诊。加强新冠病毒核酸检测能力建设，改造核酸检测实验室，增加设备，提升检测能力，安装正压核酸检测工作站，共开展了12次529人次核酸检测工作。

【结核病控制】全市各结防机构、定点医院在积极防控新冠肺炎疫情同时，有序开展结核病防治工作，如期实现全市"十三五"结核病防治规划目标：非结防机构报告现住址为北京的肺结核/疑似肺结核患者总体到位率96.4%；登记管理活动性肺结核4473例；登记管理肺结核患者中，病原学阳性患者占54.1%；肺结核患者管理率99.3%；活动性肺结核患者家庭密切接触者筛查率100%；2019年登记活动性肺结核治疗成功率94.4%；高危人群耐药筛查率98.5%，新病原学阳性患者耐药筛查率95.0%；发现利福平耐药患者纳入治疗率89.2%。区级结核病定点医疗机构继续实施对初诊患者及登记管理肺结核患者的诊疗减免政策。完善防治服务体系。市区两级积极推进结核病防治服务体系建设，不断完善防、管、治三位一体的服务体系。东城、海淀、丰台、门头沟、大兴、平谷6个区实现结核病诊疗与预防控制管理工作分开，其余区的结核病诊疗与预防控制管理工作仍由辖区疾控中心或独立结防所承担。8月，市卫生健康委将解放军总医院第八医学中心设置为市级结核病定点医疗机构，提高了肺结核患者治疗管理覆盖率。

修订《北京市结核病防治工作规范》。《北京市结核病防治工作规范》2009年版和2013年版的实施，对落实结核病防治规划任务、提高结防工作的质量发挥了重要作用。为适应首都结核病防治工作及服务体系建设的变化需求，更好地贯彻落实国家及本市结核病防治"十三五"规划、《北京市遏制结核病行动计划实施方案（2019—2022年）》，市卫生健康委组织专家参考《中国结核病预防控制工作技术规范》和本市实际情况，开展规范修订工作。修订后的《北京市结核病防治工作规范（2020版）》由市卫生健康委印发实施。新规范涵盖结核病防治的所有内容，为提升首都结核病防治工作的科学性、规范性提供支持。

各级各类医疗卫生机构在诊疗和健康体检工作中均开展肺结核患者发现、报告及转诊工作，全市医疗机构发现肺结核患者的报告率和转诊率均达95%以上。对活动性肺结核患者的密切接触者、艾滋病病毒感染者和患者、所有学校入学新生、65岁以上老年人、2型糖尿病患者五类人群开展肺结核筛查，落实对所有重点人群肺结核的主动筛查工作。

肺结核患者健康管理。为简化肺结核患者健康管理服务流程，提高患者对治疗管理的依从性，根据全国及北京市"十三五"结核病防治规划要求，结合昌平和通州等区开展利用手机APP、智能电子药盒等新技术进行肺结核患者健康管理服务试点经验，编写《北京市肺结核患者健康管理服务新技术应用项目实施方案》，在全市推广应用微信小程序和智能电子药盒辅助开展肺结核患者健康管理。

学校结核病控制。市区两级结防机构按照2018年版《北京市学校结核病防控工作规范》和《北京市学校结核病聚集性疫情监测与处置工作方案》要求，开展学校结核病疫情监测、病例调查处置。年内，共报告学校结核病例285例（学生244例、教师41例），占全部报告病例的4.5%，报告病例较上年减少26.7%。全市共监测发现学校肺结核聚集性疫情苗头35起，其中4起构成结核病聚集性疫情（海淀区、石景山区、丰台区、大兴区各1起），聚集性疫情数较上年减少80%，均按规范要求科学处置。根据全市新冠肺炎疫情防控形势，协调组织2020年新生入学肺结核筛查工作。制订高中阶段及以下新生入学结核病筛查工作方案，开发北京新生肺结核筛查微信小程序，在国内首次利用微信小程序完成全市45.43万中小学入学新生肺结核可疑症状及密切接触史筛查。全市完成77万名大、中、小学及托幼机构新生的结核病筛查工作。

结合新冠肺炎疫情防控形势，围绕"携手抗疫防痨，守护健康呼吸"主题，打造传统媒体+新媒体宣传矩阵，传播结核病防治科普知识。利用地铁、公交、户外大屏、社区媒体、电视、短信等大众媒体发布公益广告2个月。通过抖音、快手、直播、微博超话等形式开展公众结核病健康教育，专家讲座直播累计观看近220万人次，研究所官方微博涨粉5万人。开发"北京结核病防治"微信公众号功能，增设"患者防疫"专栏，开展有奖答题大型线上活动，结合"新生肺结核筛查"等重点工作开展重点人群健康教育，全年累计发送信息401条，总阅读量超62万，粉丝增加37万涨至40万，被北京大学新媒体研究院评为"中国结核病防控报道奖"的"年度潜力新媒体"。开展北京市结核病防治公益征文活动，累计收到征文571篇。研究所因组织开展百千万志愿者结核病防治知识传播行动，第四次获得中国疾控中心、中国健康教育中心评选的全国优秀组织机构荣誉。

【门诊工作】全年接诊8443人次，对233例肺结核及结核性胸膜炎患者进行登记管理。网络直报肺结核206例。

【科研工作】发表学术论文12篇。在研课题6项，其中首发专项在研课题2项、所级自管课题4项。

【编辑工作】出版所刊《北京结控》12期，发放至全国31个省（市）疾控中心，北京市卫生健康委，各区疾控中心、卫生健康委、结防所，全市各大医院等共3600份。

【信息化建设】年度信息化建设总投入94.58万元。完成办公自动化系统、杀毒及桌面运维管控软件的采购及安装。拓宽互联网接入带宽。实现京心相助核酸检测平台对接、使用。完成门户网站二级等保备案。完成医保脱卡结算门诊系统改造。

【基本建设】投资108.18万元完成污水处理设备改造，实现污水达标排放。

【党政领导】党总支书记：黄春；副所长：武文清、贺晓新；副书记：宋卫萍。

（撰稿：刘宇卓　审核：黄春）

北京市精神卫生保健所

【基本情况】职工31人，其中医疗卫生技术人员19人，包括正高级职称1人、副高级职称6人、中级职称8人、初级职称4人；其他专业技术人员8人，未定级4人。

固定资产原值360.19万元，年内新购资产31.98万元。

设有所办公室、政策研究室、社区科、宣传与心理健康促进科、信息监测科。

【新冠肺炎疫情防控】疫情期间，开展心理健康教育与促进工作，协助市卫生健康委撰写《新型冠状病毒感染的肺炎疫情紧急心理危机干预指导原则北京实施方案》；组织筹建市区两级心理救援医疗队17支，近300人。协助并组织专家指导全市开通市区两级疫情心理援助热线18条，累计接听电话5.8万例。

居民心理健康测评和自助疏导干预项目"暖翼"知心心理测评平台特别推出疫情期间心理线上服务，为3.5万名疫情防控一线人员开展有针对性的心理健康测评，并对高风险人员提供心理专业支持。

针对入境人员集中隔离点开展心理援助服务，保障入境人员在集中隔离期间心理健康，组织相关专家制订并印发《新冠肺炎防控入境人员集中隔离点心理援助服务工作指引》。

制作发布疫情期间心理健康科普材料，指导全市开展心理健康科普，共计发布190余篇（原创139篇、转发51篇），受众743万余人。

开展市区两级线上线下心理健康科普讲座200余场（其中区级96场）。

【法治规范化建设】协助市卫生健康委等多部门制定规范性文件和政策措施16个。落实北京市严重精神障碍患者监护人看护补贴制度，通过视频会议、专题督查、季度监测等手段，推进各区落实财政资金保障，纳入考核体系。全市监护人看护补贴申领率达89.10%，实际补助63115人，全年财政投入1.91亿元。

协助市卫生健康委，联合人民大学、首都医科大学、清华大学，对全市精神卫生服务资源配置、免费服药政策和患者服药依从性、严重精神障碍患者经济负担开展评估，推动建立精神卫生领域规划综合性监测指标体系。继续开展全市严重精神障碍患者门诊免费服药工作，年内累计享受此项政策的患者56608人，免费服药惠及率69.59%，比上年增加6.15%。年内财政投入8986万元，平均财政药品支出1587.32元/人，人均支出比上年增加69.54元。

精神卫生综合管理工作模式在全市16区全面推进，综合管理指标纳入年度评价指标。

【国家重大和基本公共卫生服务项目】指导各区在全面落实国家基本和重大公共卫生服务项目基础上，协助市卫生健康委撰写《北京市关于加强新冠肺炎疫情期间严重精神障碍患者治疗管理工作的通知》。要求基层个案管理小组对本辖区高风险患者进行全面

梳理排查，重点关注患者精神症状和服药情况，以电话随访为主、视频和见面为辅的方式开展随访干预，对不便出门的居家严重精神障碍患者提供送药上门服务，避免因疫情管控出现治疗中断的情况，继续坚持对严重精神障碍患者的社区管理治疗服务。全市报告发病18083人，年内新增建档患者2314人，在册患者81347人，全市报告患病率3.78‰，比上年新增建档患者减少1979人。全年开展危险度评估、分类干预和药物使用及康复指导等日常管理治疗服务36.83万人次。为29484名患者提供免费体检服务。协助公安部门做好社区有肇事肇祸倾向精神障碍患者的管理治疗工作，共开展社区医疗应急处置1062人次。将血药浓度监测服务纳入社区严重精神障碍服务管理，已覆盖13个区，完成2000例患者的常规检测。严重精神障碍患者在册规范管理率94.68%，规律服药率85.02%。精神分裂症患者服药率90.03%，面访率88.80%。

开展常见精神障碍防治，通过居民心理健康筛查与心理问题干预、北京市老年人脑健康体检（痴呆风险筛查）、北京市孕产妇抑郁筛查等公共卫生服务项目，关注妇女、儿童、老年人、职业人群等重点群体的精神心理问题，开展筛查、干预与康复管理服务。居民心理健康测评和自助疏导干预项目"暖翼"知心心理测评平台为市民提供40余个心理健康测查量表，包括生活质量、压力与应对、情绪问题、个性特征、行为方式、睡眠问题等，市民可以根据自己需要进行线上自我测评，累计服务25万人次。老年人脑健康体检（痴呆风险筛查）项目推广到16区，为常住65岁以上居民提供脑健康体检，共完成10.5万人的筛查任务。协助在丰台区、石景山区、房山区试点开展中学生心理自评，累计参加测评5.3万人34万人次。

【社会心理服务体系建设试点】按照国家卫生健康委、中央政法委等部门部署的2020年重点工作要求开展北京市国家社会心理服务建设试点，将精神卫生综合管理试点和社会心理服务体系建设试点有效衔接。协助市卫生健康委起草制订《关于推进北京市社会心理服务体系建设试点工作》的通知，指导西城、朝阳、海淀、房山、怀柔5个试点区推进试点创建工作。

【基层精防人员业务培训】组织第三届公共卫生岗位（精神卫生防治）职业技能竞赛，对全市基层精防人员1049人进行全覆盖式的培训和技能练兵。通过精神科症状识别、药物使用、信息系统操作、应急处置、法律法规知识等基本知识及基本技能的培训和比拼，达到以赛代练的目的。协助市卫生健康委完成155名精神卫生专业社工的培训。落实国家卫生健康

委《关于印发中央抗疫国债疾控类项目管理工作方案的通知》要求，协助市卫生健康委撰写《关于印发北京市公共卫生体系建设和重大疫情防控救治体系建设工作疾控类项目实施方案的通知》。组织开展市区两级心理危机干预工作队伍培训，由北京大学、清华大学、中科院心理所和北京安定医院等单位心理危机干预专家，围绕心理危机干预基本理论、疫情期间心理危机干预要点、常见精神障碍识别、职业群体心理危机干预策略和纲要、常用心理疏导干预方法等内容进行授课，为期4天，17支市区两级心理危机干预队伍共计200人参加培训。

【市区两级对口指导与帮扶机制建设】强化市区两级对口指导与帮扶机制建设，落实北京安定医院和回龙观医院开展对口指导与帮扶。开展各项质控，全年共进社区卫生服务中心101个，进行医疗质控419次，结合信息平台发现的问题进行实地督办，研提意见和建议，旨在提高社区整体综合管理水平和工作效能。

【精神卫生科普与宣传】加强精神卫生知识推广，打造自媒体品牌。针对疫情，设计并制作10余篇宣传彩页，通过微信公众号和订阅号平台进行推送，方便市民及时了解北京心理健康及心理援助热线的信息。全年共发布微信工作动态和科普文章278篇，其中，北京精神卫生微信订阅号累积关注3.45万人，阅读16.23万人次；北京心理健康公众号阅读2.43万人次。快手短视频发布89篇，累积播放990.97万次，点赞17.64万次，视频内容涵盖妇女、儿童青少年、老年人、残疾人、慢病患者及一线工作人员的原创视频作品。

利用世界睡眠日、世界孤独症日、世界预防自杀日、世界老年痴呆日等宣传日和"健康北京周"宣传活动，融合多媒体多平台，利用北京新闻、北京您早、特别关注、健康北京及北京新闻广播、云课堂、微赞等媒体矩阵，普及新冠肺炎疫情下心理健康防治知识，累计浏览480.61万人次。

开展《首都市民卫生健康公约》心理平衡宣传活动，根据公约内容，制作活动海报和拍摄公益宣传片《首都市民卫生健康公约·心理平衡篇》，通过优酷视频、腾讯视频、B站、好看视频推广发布。开展

"科学就医我行动"宣传活动，制作《血药浓度监测》《您还好吗？浅谈服药依从性》宣传手册，帮助精神障碍患者合理用药、科学监测。

【京津冀协同发展】12月4日，协助市卫生健康委在京举办京津冀精神卫生协同发展实践宣传与交流活动。本着"合作互补、互惠共赢、协同发展"的原则，加强区域化精神卫生防治服务协作体系建设，研究推动京津冀精神卫生信息互联互通数据标准化建设。《京津冀精神卫生数据元规范》草案已完成征求意见工作。

【信息监测】监测应急事件处理上报994人次；全年接收核查公安交换数据4次，提供公安部门严重精神障碍在册患者数据6次，提供协查支持20余次。完成《北京市精神卫生信息管理月报》《北京市精神卫生信息管理季报》《北京市精神卫生信息管理年报》。

【科研工作】协助市卫生健康委完成北京市居民心理健康筛查与心理问题一期项目、北京市精神卫生工作监测评价项目、脑健康筛查项目、基于客观指标和量化评价的抑郁障碍诊疗适宜技术研究等，推进北京市社区心理服务单元建设标准项目。发表核心期刊论著9篇。

【信息化建设】完成精神卫生信息系统与居民电子健康档案平台、电子病历及全员人口数据库的对接；建立完善各区、各街道乡镇严重精神障碍患者信息共享机制；在日常随访服务工作中应用信息技术创新访视方式，提高随访效率；强化部门间信息交流互通，协助市卫生健康委与公安、民政、残联、人力资源社会保障等部门进行严重精神障碍患者信息定期交换共享；完成北京市精神卫生信息管理系统迁入政务云项目；推进北京市精神卫生信息系统三期申报工作。

【基本建设】根据市机关事务管理局《关于同意为北京市精神卫生保健所暂时调剂办公用房的复函》，办公地址于4月25日自西城区德外安康胡同5号（安定医院内）迁到西城区德胜门东滨河路7号三层，办公业务用房使用面积由247平方米增至543平方米。

【党政领导】所长：王刚；副所长：黄庆之、李京渊、袁红。

（撰稿：王　彤　审核：黄庆之）

北京市疾病预防控制中心

【基本情况】职工649人，其中专业技术人员606人，包括正高级职称90人、副高级职称125人、中级职称253人、初级职称125人、见习13人；行政管理和工勤人员43人。

年底固定资产净值19934.51万元。

【传染病防治】全年报告法定传染病3类27种，发病110327例，死亡154人，发病率512.29/10万，死亡率0.72/10万。甲乙类传染病共报告18种17401例，死亡139人，发病率80.80/10万，死亡率0.65/10万。鼠疫、传染性非典型肺炎、脊髓灰质炎、人感染高致病性禽流感、登革热、炭疽、流行性脑脊髓膜炎、白喉、新生儿破伤风、钩端螺旋体病、人感染H7N9禽流感11个病种无发病和死亡病例报告。报告发病数居前10位的病种依次为：肺结核、梅毒、痢疾、病毒性肝炎、淋病、新冠肺炎、艾滋病、猩红热、布病和麻疹，占甲乙类传染病的99.82%；报告死亡数居前3位的病种依次为：病毒性肝炎、艾滋病和肺结核。

新报告艾滋病病毒感染者和患者1945例。市级艾滋病监测哨点监测22321人，阳性感染者126例。戒毒药物维持治疗门诊当年治疗1108人。艾滋病免费自愿咨询检测12026人，检出阳性398人。免费抗病毒治疗定点医院累计治疗艾滋病患者26090人。

报告手足口病2198人次，发病率10.21/10万，无重症及死亡病例。发生聚集性疫情138起，无暴发疫情。通过对197份病例样本的核酸检测发现，CVA6占82.7%、CVA16占6.1%、其他肠道病毒占11.2%。

报告其他感染性腹泻13169人次，发病率61.15/10万，无死亡病例。全市腹泻病例监测结果，细菌性腹泻病原体主要为肠致泻性大肠杆菌、沙门菌和副溶血性弧菌。报告感染性腹泻聚集性及暴发疫情571起，主要病原体为诺如病毒。

全市421家一级以上医院开展流感样病例监测。二级以上医院监测门急诊31779133人次，其中流感样病例474724人次，15岁以下年龄组占51.84%。国家级网络实验室检测流感样病例标本9386件，检出流感病毒核酸阳性537株，其中甲型H3N2亚型375株、甲型H1N1亚型61株、乙型Victoria系101株。全年无人感染各亚型禽流感病例报告。

【地方病防治】碘盐监测。监测居民户食盐样品4932件，其中碘盐4591件、不含碘食盐341件；碘盐中合格碘盐4319件；合格碘盐食用率87.57%，低于国家合格碘盐食用率大于90%的控制标准。

人群碘营养状况。调查育龄妇女1963人，尿碘中位数147.0微克/升；成年男性1865人，尿碘中位数161.0微克/升；8~10岁学生3304人，尿碘中位数187.4微克/升；孕妇1976人，尿碘中位数151.2微克/升。各类碘缺乏病防控重点人群营养状况均处于适宜水平，孕妇人群碘营养状况接近适宜水平下限。

地方性氟中毒监测。枯水期、丰水期监测历史病区村197个，涉及饮用水水源井204个，累计检测408井次，其中404井次水氟含量符合饮用水卫生标准；调查8~12岁学生8010人，氟斑牙患病355人；氟斑牙指数为0.08，流行强度为阴性。

【免疫规划】常住儿童建卡率100%，建证率100%。五苗基础免疫全程合格率98.33%，流脑基础免疫合格接种率97.52%，乙脑基础免疫合格接种率99.28%。四苗全程及时率85.27%，乙肝首针及时率98.04%。北京市免疫规划信息系统管理预防接种个案12225372人（含成人），比上年增加13.74%。全市用工单位外来务工人员集中接种麻疹风疹联合疫苗1.13万人次、A+C群流脑疫苗0.99万人次。调查外来儿童450757人，补种脊髓灰质炎疫苗2215人次，补种麻疹、麻风腮、百白破、乙肝、乙脑、流脑疫苗4799人次。全市报告接种流感疫苗2629878支，其中免费疫苗1948896支（老年人851528支、中小学生1003940支、两会保障等重点人群93428支）。报告本市AFP确诊病例27例，比上年减少36%，15岁以下AFP报告发病率1.20/10万。麻疹13例，较上年下降77.60%；风疹35例，较上年下降89.49%；流腮1068例，较上年下降44.52%；百日咳12例，较上年下降94.74%；乙脑1例，狂犬病病例1例，无流脑、新生儿破伤风、白喉病例。全市动物致伤256880人次，较上年下降4.05%。病毒性肝炎总发病率1.81/10万，其中甲肝、乙肝、丙肝、戊肝、未分型肝炎报告发病率分别为0.30/10万、0.58/10万、0.19/10万、0.68/10万、0.06/10万（乙肝和丙肝的报告发病统计仅为新发病例）。全市建成六类预防接种门诊743家，其中免疫规划预防接种门诊453家、狂犬疫苗接种门诊106家、产科接种单位122家、卡介苗接种门诊1家、成人接种门诊20家、其他接种门诊41家。

【突发公共卫生事件及大型活动保障】全市突发公共卫生事件报告管理信息系统报告分级突发公共卫生事件6起，发病107人，死亡1人，均为一般级别，未发生特别重大、重大及较大级别突发公共卫生事件；完成全国两会、服贸会、国庆天安门广场活动、抗战纪念活动等系列重要会议的公共卫生保障。举办突发公共卫生事件应急处置实用技术培训班1次，组织重大传染病现场处置桌面推演1次。

【消毒与病媒生物监测】监测医疗机构771家，样品14624件，合格率98.63%。监测托幼机构325家，样品3596件，合格率96.08%。监测学校2所，样品12件，合格率100%。在16区公共设置病媒生物密度监测点547个，其中鼠类64个、蚊虫241个、蝇类102个、蟑螂140个。鼠密度监测年平均阳性率0.094%，其中农贸市场平均阳性率最高；年平均蚊密度1.35只/灯·小时，其中养殖场成蚊密度最高；年平均蝇密度3.77只/笼·天，其中公园绿地蝇密度最高；年平均蟑螂密度0.028只/张，其中农贸市场蟑螂密度最高。

【慢性病预防控制】新组建高血压患者自我管理小组307个，新增组员3389人，全市已组建高血压患者自我管理小组的村/居委会覆盖率84.8%。新成立糖尿病同伴支持小组324个，新增组员3572人，村/居委会的覆盖率42.9%。北京市脑卒中高危人群随访干预项目共完成随访29311人，随访率95.4%；在8个社区卫生服务中心开展卒中患者社区康复访谈153人次。验收合格各类全民健康生活方式行动健康示范机构54家，建成各类健康支持性环境147处；完成16区39个社区的支持性环境评价现场调查；培养健康生活方式指导员3135人，管理指导员14000人；全市16个区开展"三减三健"专项行动共计145项，举办宣传活动237次，覆盖餐饮企业、单位食堂、学校和家庭等各类人群；举办市级健康生活方式日大型活动1次，200余人参与。全市15区501个机关企事业单位8385人参加第五届"万步有约"健走激励大赛。在254个社区、15个养老机构组建防跌倒操锻炼小组，开发中老年人平衡能力自测小程序1个。开展国家脑卒中筛查和干预项目，完成脑卒中院外筛查22271人，评估出高危7685人；对18110例院内人群进行综合干预。2019~2020年心血管病高危人群早期筛查与综合干预项目在10个区开展，共完成初筛调查7792人，高危对象调查1062人，短期随访管理253人，长期随访管理12405人。在2个区完成老龄健康服务体系调查工作问卷。在海淀区和大兴区开展中国居民慢性阻塞性肺病监测项目，共完成问卷1199人，合格肺功能检查1134人。

【营养与食品卫生】完成20余类4859件食品130余项监测指标26021项食品污染物及有害因素监测，完成水产品诺如病毒专项监测，首次开展芝麻酱和花生酱生产过程监测。报告食源性疾病事件26起，发病188人。上报食源性疾病病例3274例，采集腹泻病例粪便或肛拭子标本2724份，上报散发中毒性病例102例，报告单核细胞增生李斯特菌感染病例23例，完成390株菌株鉴定、PFGE、MLST和药敏试验。完成全市食品安全风险监测虚拟专用网络建设。完善北京市居民食物消费量数据库，包括120个家庭359名居民食物消费量调查、4个区（东城、西城、朝阳、海淀）反式脂肪酸调查、2个区（海淀、怀柔）奶制品摄入量调查等，完成北京市居民木耳中铝含量摄入的风险评估和油条中铝隐患报告。完成肉与肉制品、粮食与粮食制品22个食品安全国家标准跟踪评价，归纳整理340余条意见和建议并上报。开展"营"在校园活动，16万人次在线参加"我的营养我做主"主题活动，完成9000余名学生营养与健康状况监测报告，4860名18岁以下儿童青少年营养调查和16个区学生营养素养调查。全年累计开展线上、线下营养与食品安全宣传近2800场次，受众1000余万人次。完善北京市特色食品食物成分数据库，增加68种204件食物信息2000余条、营养成分数据48项3000余条。完成冷链食品、环境及从业人员新冠病毒核酸常态化监测，上报监测数据130余万件，完成《我市进口冷链食品新冠疫情风险研判及防控措施建议》和《进口冷链食品家庭采购加工食用指引》等5个指引。

【环境卫生】全市城市生活饮用水监测点463个，包括出厂水监测点38个、末梢水监测点244个和二次供水监测点181个。全市共监测出厂水样76件，其中枯水期水样38件，合格36件；丰水期水样38件，合格38件。全市共监测末梢水样1896件，合格1895件，不合格项目为消毒剂余量指标中的余氯不达标。

农村饮用水水质卫生监测覆盖13个区142.51万人。在北京市的13个涉农地区，共设置监测点760个，其中出厂水监测点372个、末梢水监测点388个。全年进行水质常规指标监测水样1520件，合格率88.88%，其中出厂水合格率88.71%、末梢水合格率89.05%、丰水期合格率88.55%、枯水期合格率89.21%。

农村学校饮用水监测水样125件，合格112件。影响农村学校饮用水合格率的主要原因是微生物指标，总大肠菌群的合格率最低。

在全市开展住宿、美容美发、购物、影剧院、医院、办公楼六类场所27项次卫生指标531户次的公共场所主动监测，监测样品9971件；监测各类公共场所集中空调通风系统35套，监测样品728件；评估35组公共建筑集中空调冷却塔的军团菌病健康风险，健康风险综合指数中位数为52.4（范围值：17.8~81.2）；应用《新型冠状病毒肺炎疫情期间集中空调通风系统风险调查实施技术规范》开展现场调查、监测，共计完成26户。

首次开展公共场所人群LP1型嗜肺军团菌尿抗原检测，11个区参与，完成包括医院、住宿、办公和超市四类场所27户535人份的尿抗原检测，样本总阳性率为1.5%。

【放射卫生】开展全市地表水、饮用水、土壤、粮食、雨雪水、空气气溶胶和室内外环境辐射剂量TLD样品放射性水平本底监测，结果未见异常。对1211家放射工作单位的放射工作人员进行个人剂量监测5万余人次，完成64人次的大剂量核查，年剂量在1mSv以下的放射工作人员占99.7%。对266台（个）次各类辐射设备、设施和场所及5个建设项目进行职业病危害放射防护评价。开展全市食品风险监测、水质放射性指标调查、医疗机构辐射防护监测、职业性放射性职业病监测和非医疗机构放射性危害因素监测。完成联合国全面禁止核试验条约组织放射性核素监测台站的监测任务。

【健康教育】围绕新冠肺炎疫情防控和疫情常态化开展健康教育。全年设计制作各类海报78张（中文62张、英文16张），印刷100万张。制作动画视频宣传片48部。编辑出版防控科普图书4本，印刷16万册。全市健康教育微博、微信、抖音、头条、网站新媒体官方矩阵全年共发布图文和一图读懂内容近40万条，累计阅读量过亿，最高单条阅读量超过1100万。举办以《首都市民卫生健康公约》为主题的健康提素线上竞答活动，9月28日至10月28日，共吸引41.8万人参与竞答活动，累计答题超970万道。开展公众疫情防控认知及行为线上调查，对宣传效果进行评估，获得有效问卷16万份。全年《健康》杂志发行148800本，《画报》发行55320本。举办第十届社区健康大课堂优秀师资评选大赛。完成全市首批48所健康促进幼儿园的创建试点工作。完成全市第四次城乡居民健康素养监测，监测样本11096人。举办首次无烟家庭评选活动，21818个家庭达到标准。完成第三批376家控烟示范单位的督导和终末评估，全市共创建控烟示范单位1110家。受全国爱委会委托，启动在京国家和中央直属机关88家单位无烟党政机关示范单位的创建工作，完成技术培训和督导。承担并完成国家控烟办"无烟党政

机关样板建设项目"，指导在京8家无烟党政机关达到样板标准。持续开展14家规范化戒烟门诊建设，全市36家国家级健康促进医院全年提供简短戒烟干预服务3448893人次；29家戒烟门诊提供首诊服务1060人，药物干预757人。启动北京市第四次成人烟草调查，调查覆盖16个区50个街乡100个居村12000户家庭。

【健康促进】启动健康北京行动（2020—2030年），开展健康北京行动系列宣传，完成《"健康北京2030"规划纲要》《健康北京行动（2020—2030年）》进展评估。

协助市爱卫办组织完成冬季控烟督导检查、无烟环境暗访和中国互联网烟草营销数据监测。组织开展"5·31"世界无烟日暨《北京市控制吸烟条例》实施五周年线上宣传活动，全网累计观看100.6万人次。

协调市广电局建立全媒体健康宣传机制，拍摄抗疫科普视频137部，在主流媒体健康专栏制作健康节目160期，完成2020年北京市健康科普大赛。

协助市爱卫办完成海淀区、朝阳区2个国家卫生区创建工作，以及顺义区、房山区、西站地区3个国家卫生区复审，23个卫生镇检查评估。

【学校卫生】完成对16个区卫生健康委、100所学校的卫生工作情况调查；组织16区健康监测及质控人员进行学生常见病和健康影响因素监测培训与考核；完成对35809名大、中、小学生的常见病和健康影响因素监测与干预，完成54506名儿童青少年近视调查；对464所中小学校的1154间教室进行教学环境卫生监测。开展"晒晒我的健康宅生活"系列宣传，如亲子爱眼健身操视频征集、争做"防疫好少年、好父母、好教师"活动；组织海淀区、顺义区、昌平区、平谷区和房山区5个区申报成为儿童青少年近视防控适宜技术试点；受国家卫生健康委疾病预防控制局委托，开展儿童青少年远视储备检测方法及现状研究，组织北京市、河北省、辽宁省、黑龙江省、浙江省、安徽省、河南省、陕西省、海南省、重庆市共10省市的省卫生健康委相关处室人员、省疾控中心工作人员、医疗卫生机构领导和业务骨干开展儿童青少年远视储备检测方法和现状研究研讨会；协助首批儿童青少年近视防控适宜技术试点全国启动培训会，曾晓芃主任与中国疾控中心党委书记卢江共同与广东、上海、浙江和江苏省签署对口专业指导备忘录；出版《新型冠状病毒肺炎学生防控读本》。

【职业卫生】对3家企业进行职业病危害因素监测与评价。审核全市2264例职业病病例及267例农药中毒病例报告。

在全市开展重点职业病监测，重点监测危害因素

涉及职业性尘肺病、职业性肿瘤、铅中毒、苯中毒、噪声聋及布鲁菌病共28种职业病，审核全市82229条职业健康核心指标个案信息；在5家医疗机构开展尘肺病筛查，完成676名接尘工人的尘肺病主动监测，对2015年~2019年北京市登记报告的68189例职业性有害因素涉及的恶性肿瘤病例进行整理分析，对31350名尘肺病患者进行随访和回顾性调查。通过监测，对全市重点职业病发病特点、变化趋势和规律进行评价。

对950家企业接触化学毒物、粉尘、高温、噪声，以及放射作业和特殊作业劳动者体检18619人次，放射人员体检4895人次；其中岗前体检1577人次、在岗体检16620人次、离岗体检486人次、复查2191人次、职业禁忌证19人次，完成评价报告884份。全年职业病诊断硅肺、电焊工尘肺、陶土尘肺共3例。

【科研与教学】新增各类科研课题96项，其中国家重点研发计划8项、国家自然科学基金4项、北京市科委科技计划项目4项、北京市自然科学基金8项、首发专项7项、国际合作项目1项、中心项目23项、合同合作项目35项、博士后等其他课题4项。新增科研经费6165.61万元。中心作为第一单位发表论文163篇，其中核心期刊论文125篇，SCI/SSCI论文29篇。举办区级以上继续医学教育培训项目24项，其中国家级2项、市级13项，共有1407人次参加培训。在培公共卫生医师规范化学员33名，其中有16名纳入规培的公共卫生硕士研究生。完成首都医科大学公共卫生学院、北京大学公共卫生学院、首都师范大学化学系等院校学生共64人次现场实习（社会实践）、毕业设计。接收各类进修人员3人。

中心实验室获批《动物性食品中万古霉素和去甲万古霉素残留量的测定》《动物源性食品中苯甲酸雌二醇残留量的测定》《动物性食品中美仑孕酮、醋酸氯地孕酮、左炔诺孕酮和炔诺酮残留量的测定》3项

兽药残留国家标准的研制，初步完成方法确证；继续开展国家食品安全标准检测方法《食品中总砷及无机砷的测定》等标准的修订及研制工作。

履行化学品毒性鉴定和食品安全相关职责，保持毒理检测实验室资质，通过中国合格评定国家认可委员会认可和中国计量认证资质二合一评审及化学品毒性鉴定机构质量考核。开展"毒理学安全性评价及新技术体系建设""大气细颗粒物健康效应研究""环境健康风险评估技术与应用研究"；主持5项食品安全关键技术研发国家重点研发计划项目子课题，开展食品污染物塑化剂和添加剂姜黄素的转基因小鼠致癌安全性评价实验等研究，为进一步丰富完善食品安全相关毒理学基础数据库奠定基础。开展邻苯二甲酸酯、桔梗、罗汉果、蜂蜜、薏苡仁、杜仲叶、附子等物质的危害评估，为食品安全健康指导值的确定提供科学依据。

【信息化建设】信息化运维总投入634万元，包括信息系统及支撑软硬件和网络运维、网络信息安全运维、网络安全等级保护测评、单位电子认证及支撑系统运维和两条互联网光纤接入服务。

【基本建设】完成南院西侧围墙拆旧建新，食堂楼楼梯改造和北侧房屋装修，1号实验楼会议室、图书阅览室等的改造，原体检大厅装修改造、南北院道路扩宽及增建停车场位等施工建设。中心新址迁建项目地块规划综合实施方案、设计方案报北京市规划和自然资源委通州分局审批，项目建议书（代可研）报市发展改革委审批；完成土护降施工单位、监理单位招标；地块完成拆迁、清表、文勘、地勘工作。

【党政领导】党委书记：黄春；主任：曾晓芃；副书记：宋卫萍；纪委书记：王勇；副主任：朱亚斌、贺雄、庞星火、刘晓峰。

（撰稿：吴昊 审核：于建平）

北京急救中心
北京紧急医疗救援中心

【基本情况】职工中编制内554人、合同制265人，其中正高级职称7人、副高级职称26人、中级职称137人、初级职称275人。执业医师204人，注册护士176

人。护理人员中具有大专及以上学历者占92.61%，本科及以上占41.48%。

年底固定资产净值11731.85万元，年内新增设备

763.62万元。中心建筑面积13331.5平方米、占地面积6840平方米。

【机构设置】完成内设机构改革。内设职能科室由原22个减少至12个常设职能科室：党委办公室（团委）、中心办公室（审计科）、人事科、财务科、宣传科、纪检监察办公室、工会办公室、网络管理和质控科、医务科（应急办）、科教科、急救装备科、后勤保卫科；2个临时职能科室：改革办公室、建设办公室。改革后内设业务科室有：急救培训科、感染性疾病科、调度指挥中心（信息科）、东城急救中心站、西城急救中心站、通州急救中心站、经开区急救中心站、西部急救中心站。

【改革与管理】开展院前急救专业技术岗位席位序列制实践。在派遣制急救专业技术人员范围内进行试点，初步建立院前急救驾驶员等级制方案，确定急救医生6级、护士4级和调度员4级的席位序列准入标准。与北京市卫生职业学院探索临床医学（院前急救方向）专业申报合作。调整和优化专业技术岗位结构，专业技术岗位比例从61.57%增加至72.62%，高级专业技术岗位比例调增至32%。以事业编制吸引院前急救紧缺、骨干和高层次人才，采取编制与派遣相结合用工方式引进院前急救专业技术人员。年内引进各类专业技术人员46人，其中硕士8人。为符合条件的职工提供公租房保障，年内11名职工完成房山区公租房项目入住手续办理。

7月28日，北京市院前医疗急救"统一呼叫号码、统一指挥调度"工作启动。根据市政府急救体系建设实施方案，逐步开展急救呼叫号码、急救车指挥调度统一工作，市红十字会紧急救援中心（999）按照全市统一院前医疗急救标准，将符合条件的车辆和人员分批纳入120院前医疗急救服务系统。年内999新入网急救车组30个。

【新冠肺炎疫情防控】中心承担全市新冠肺炎重型、危重型确诊病例转运任务，东城区、西城区、亦庄地区轻型、普通型确诊病例、疑似病例转运任务，火车站、机场返京人员隔离筛查任务等。

全市120网络急救中心站（以下简称全网）全年完成新冠肺炎病例相关任务31450次。中心全年派出急救人员200余人，完成各类新冠肺炎转运任务10989次，占全网工作量的34.94%，其中完成确诊病例转运616次，占全网91.26%；完成长途转运任务3次，最远长途转运3000千米，国际转运3次。在首都机场、大兴机场、5个火车站设置24小时值守转运专车，成立机场口岸转运组，执行口岸排查任务5655次，占全网97.52%，单日机场转运量最高达625人，是承担全

市各机场口岸与火车站防控转运任务的唯一院前急救机构。先后建立并运行中心本部、广安门外、地坛医院、小汤山医院洗消点4个，累计完成洗消任务6957次，其中为网络分中心洗消1837次，完成西城区政府洗消任务602次。

出版《新型冠状病毒肺炎院前医疗急救防控手册》《新型冠状病毒肺炎车友防控指南》，发布《家庭医疗应急物品指导目录》。制订北京市地方标准《呼吸道传染病疫情防控消毒技术规范（第6部分：救护车辆）》。完善信息采集渠道，全面分析转运全流程管理评价相关数据，累计完成《北京急救中心新型冠状病毒肺炎疫情防控工作简报》208期、《北京急救中心新型冠状病毒肺炎转运工作专报》328期、北京市卫生健康委疫情防控相关数据报表直报359期。调度指挥中心被全国妇联、国家卫生健康委、中央军委政治部表彰，授予"抗击新冠肺炎疫情全国三八红旗集体"称号；被评为2020年北京市"应急先锋北京榜样""应急先锋号"集体。中心抗击新冠肺炎临时党支部获得中共北京市委、北京市人民政府表彰，被评为北京市抗击新冠疫情先进集体，3人被评为先进个人；中心党委被中国医院协会授予中国医院科学抗疫党建先锋团队荣誉称号；1人入选中央文明办、国家卫生健康委"中国好医生、中国好护士"抗疫特别人物；1人因在疫情防控工作中表现突出，被中共北京市委、北京市人民政府评为北京市先进工作者。

【院前医疗】120调度指挥中心共接听电话1579474次；受理要车电话600621次，日均1641次；派出救护车552260次，日均出车1509次，其中城区急救中心站出车326868次、郊区急救中心站出车225392次。日常急救出车520810车次，传染病事件出车31450车次。日常急救任务中，现场急危重症任务占72.23%。为危重症者建立绿色通道39645人次，同比增长21.52%。直接调派999出车27981车次。电话医学指导8104次，其中心肺复苏指导1018次，成功复苏23次；分娩指导242次；气道梗阻指导116次。

全市平均呼叫满足率97.22%，西城区呼叫满足率最高，达99.05%。全市现场急危重症任务平均急救反应时间为19.44分钟，西城区急救反应时间最短，为15.33分钟。120电话平均接起时长1.89秒，平均受理电话时长120.54秒。

【应急救援与医疗保障】印发北京120急救网络《雨雪天气紧急医疗救援应急预案》《紧急医疗救援培训与演练制度》等，有效提升120急救网络突发事件反应能力和水平。组建北京市紧急医疗救援队，组织参与冬奥会安全服务保障综合应急演练、冬奥会雪车

雪橇赛演练等应急演练5项，派出5车次、13人次。

处置全市突发事件3781次，出动车辆4325车次，转送伤员6447人次。突发事件中三台联动298次（110：149次；119：117次；122：32次）。

全年完成重大活动保障任务832项，出动急救车辆1377车次、保障人员3997人次。其中承担新冠肺炎疫情防控赴非洲、意大利、加拿大国外包机保障任务3项，保障人员6人；国家级和市级层面重大活动、重要会议医疗保障任务678项，出动急救车辆900车次、保障人员2718人次；重大体育赛事医疗保障任务4项，出动急救车辆89车次、保障人员267人次；节日期间天安门地区保障、毛主席纪念堂、国家信访局等应急保障任务14项，出动急救车辆195车次、保障人员435人次。

【急救站点建设】协助起草《北京市卫生健康委员会关于推进院前医疗急救专项规划建设的工作方案》，实施挂图作战，研发电子挂图作战系统，指导各区急救站点建设，开展"一区一册"管理。与各区卫生行政部门多次开展对接研讨，完成4个急救服务供给直属地区规划、运行、保障方案制订。

规范急救站点验收流程，统一建设和验收标准，协助市卫生健康委优化调整30个急救工作站建设项目，编制《北京市院前医疗急救工作站建设基本标准（试行）》，以市区共同参与、各区交叉验收的方式，完成44个新建急救站点验收。全市120急救网络运行急救设施262个。

【质量控制管理】制订完善《北京急救中心高危孕产妇院前急救工作方案（试行）》《北京急救中心院前急救安全（不良）事件管理办法》《北京急救中心院前医疗急救工作规范》等医疗管理相关工作制度。加强院前急救环节质控，完善指标体系，对运行、服务、质量三大类指标进行分层分类细化。

建立院前急救疑难病例讨论制度，全年组织全市120疑难病例线上讨论11次。完成院前急救运行情况周报统计分析与通报60余期、月度报告12期，组织开展北京市120全网院前急救运行情况季度质控通报工作会4次。组织专家开展全市院前急救值班车组督查、院感防控专项检查、新冠肺炎防控专项督导等实地检查督导60余次。严查药品、耗材等急救车配置和院前急救工作规范落实。

【医学教育】安排本院医生1人、护士6人到朝阳医院和世纪坛医院进修学习，安排住院医师3人进行规范化培训理论和技能考试。

完成北京市医防融合准备工作。制订轮转医师培训方案（2020—2022）和院前急救能力培训细则，北京市医防融合培训院前急救报名管理系统上线，年轮转承载量达1000人。

【专业培训】重点开展新入职院前工作人员、专业技术骨干、应急医疗救援能力、新冠肺炎专题和冬奥会院前急救保障5类培训共计12批次2424人次，其中培训999入网急救人员177人，冬奥保障培训积水潭医院和朝阳医院人员172人次。新冠肺炎一线转运工作人员新冠肺炎相关培训7次。

【社会培训】制订《北京市社会医疗培训3年工作方案（草案）》，发布社会指导性文件《家庭医疗应急物品指导目录》，修订《北京市社会医疗急救培训大纲》，出版北京市《初级急救员培训教程》，完成急救员培训标准化教学片拍摄。制订《北京市社会医疗急救标准化培训基地和讲师考核、认证办法》，建立120社会公众急救培训网络，完成23家培训基地的征询、登记、审核和认证。完成公众培训6695人次。

【宣传工作】开展"1·20"国家急救日倡议活动暨急救科普大课堂公益培训，"120急救科普大课堂"系列活动获北京科普志愿服务总队优秀科普志愿活动奖。新上线科普微视号"急救小星君"，出品急救科普互动剧《Help!大救星》，发布科普视频100余条。完成电台、电视、多媒体科普60余次，在中国新闻网、《生命缘》、学习强国等栏目（平台）播出宣传节目45次。

【科研工作】申请立项首发专项1项，项目经费20万元。在统计源期刊共发表学术论文25篇，其中SCI 4篇、核心期刊8篇。

【信息化建设】120指挥调度系统完成与中国电信公司手机定位平台端口对接，呼叫手机定位精度达到50～500米。拓展"北京通"APP客户端急救呼叫功能，同步个人病史、紧急联系人和手机地理位置等信息至120指挥调度平台。

卫生应急指挥调度信息化项目。该项目旨在建成覆盖市区两级卫生健康行政部门、各级医疗机构、各级公共卫生机构的综合性卫生应急指挥平台。一期建设覆盖的124个单位完成设备安装，实现联通点位单位98个，点位联通率超过79%。年内完成以调度指挥中心为核心、5个直属急救中心站及15个网络急救中心站组成的视频调度系统，实现远程音视频及数据交互。

院前院内医疗急救信息衔接平台完成验收。项目一期21家医疗机构衔接平台部署完毕，在院前急救与院内急诊开展试点应用，实现院前、院内5G数据实时传输与共享，患者上车即入院。

【基本建设】完成北京急救中心通州部项目建议书代可研、设计单位、勘察单位等14个项目招标。取得市发展改革委《关于北京急救中心通州部建设项目前期工作的函》，市规划自然委地块规划综合实施方案的批复和"多规合一"协同平台初审意见。完成中心主楼急救中心站、附属楼改造，以及地坛医院洗消站修缮。

【改善急救服务措施】拓展急救费用便民支付方式，完成试点车组医保实时结算验收，与北京积水潭医院开展院前、院内急救一体化收费试点。年内，微信付费占71%、支付宝付费占19%、现金付费占10%。

促进急救车快速通行对接，与北京市公安局公安交通管理局达成不为急救车让行社会车辆处罚共识，落实技术方案和违规视频传送通道。开展全国120"为生命让行"主题宣传活动，倡议将让行急救车纳入法规法条、驾校培训和学生社会实践课程，深化公众让行急救车理念。

11月25日，北京市警医联动启动仪式在国家体育场西侧广场举行，实现交管部门和院前急救部门联合接警、统一布警、同步出警，事故中的伤者可以通过覆盖全市的交通事故医疗急救网络、院前院内一体化绿色通道直接入院抢救治疗。

【推进急救设施设备在公共场所配置】制发《北京市公共场所急救设施设备配置清单》，制订《北京市AED社会普及计划》。完成通州区公共场所AED设备购置和安装地点规划，其中83台已安装到位。组织专家对AED与120指挥调度系统业务链接相关问题进行研讨，开展重点地区、重点岗位心肺复苏及AED使用培训，年内举办地铁工作人员急救员认证培训19期1692人次、公安干警26期1295人次、市政府工作人员13期455人次。

【党政领导】党委书记：杨桦；主任：张文中；副书记：张文中、张莉；纪委书记：张莉；副主任：刘红梅、张伟、邵石雨、王勇。

（撰稿：王　鑫　审核：张文中）

北京市红十字会紧急救援中心

【基本情况】职工685人，其中副高级职称2人、中级职称28人、初级职称184人，行政管理人员42人。

急救站点127个，各类急救车261辆。年底固定资产净值18825.87万元。

【改革与管理】7月16日，按照《北京市人民政府办公厅关于印发〈关于加强本市院前医疗急救体系建设的实施方案〉的通知》和《北京市卫生健康委员会　北京市红十字会　北京市财政局关于印发〈北京市院前医疗急救统一呼叫号码统一指挥调度工作方案〉的通知》，999纳入120系统30个救护车组和12名调度人员接受统一急救调度。

9月3日，举行以"心系百姓需求，助力健康北京"为主题的非急救医疗服务发布会，全面启动非急救医疗服务和航空医疗救援等服务。

9月8日，增加院前非急救服务项目，即家庭病床和社区巡诊服务。

10月31日，按照中国红十字会总会要求，将999人道救助热线升级为999人道服务热线，在受理互联网大病救助、心理援助的基础上，与中国人体器官捐献管理中心及中国造血干细胞库管理中心合作，面向全国开通器官捐献及造血干细胞业务咨询热线。

【新冠肺炎疫情防控】1月24日至2月20日，按照大兴区卫生健康委要求，派出15名工作人员、7个救护车组，执行大兴区5个封闭小区、1个隔离点的新冠肺炎疑似和密切接触者转运任务。共计出车436次，转运469人次。

2月1日至2月27日，按照通州区卫生健康委要求，派出8名医护人员组成疫情防控救护车组，进驻通州区潞河医院牛堡屯院区，执行新冠肺炎疑似和密切接触者转运任务。共计出车97次，转运99人次，其中确诊病例2人。

2月8日至3月21日，按照中国红十字会要求，派出6名工作人员赴武汉支援抗疫，共计出车290次，转运患者697人次，其中确诊病例409人次、捐献血浆志愿者288人次。

3月2日，按照市卫生健康委要求，派出航空医疗专用固定翼飞机1架、北京地面救护车1辆，将从伊朗回国的4名中国籍新冠肺炎疑似患者，从北京首都机场分别中转至新疆乌鲁木齐2名、甘肃兰州2名。

3月30日，按照国家卫生健康委要求，派出1架固定翼飞机、6名工作人员，将援鄂医护人员由湖北武汉航空转运至广西南宁。

3月至9月，配合万寿路社区转诊集中隔离点的返京华人筛查后居家隔离人员，累计出车18次，转运入境人员31人。

6月22日至7月19日，按照丰台区卫生健康委要求，派出3个救护车组，协助丰台区疾控中心、丰台区医院执行新冠肺炎密切接触者转运任务，共出车99次，转运142人，运送标本58次。

6月22日，中国红十字基金会联合北京市红十字会紧急救援中心启动999人道救助热线心灵阳光关爱行动，面对疫后心理综合征人群提供24小时心理援助服务，缓解疫情对公众心理健康造成的影响。

12月2日，按照北京市人才局要求，派出负压救护车1辆、医生1名及配套医疗设备和疫情防控装备，前往天津滨海机场，将2名外籍专家转运至北京市朝阳区。

12月21日至2021年2月7日，按照朝阳区卫生健康委要求，派出10个车组、14人次，执行新冠肺炎疫情密切接触者转运任务，共计出车1238次，转运1742人次。

【院前医疗】新建及调整急救站点20个。共有急救站点127个，各类急救车261辆。全年电话呼入79万余次，出车15.7万次，救治患者15.9万人次。全年参加大型应急救援演练3次。

【应急演练】7月16日，派出1架医疗专用直升机、2辆救护车、约20名工作人员，在石景山区莲石湖公园，参加由北京市消防救援总队举办的北京市2020年防汛应急救援综合实战演练，建立应急联动机制。9月10日至12日，参加红十字与冬奥同行2020京津冀红十字应急救援演练，按照冬奥会医疗保障标准，搭建赛时空中绿色医疗救援通道。10月19日至25日，派出2辆负压救护车、7名工作人员，模拟远距离支援疫情发生地的传染病救治工作，在陕西省咸阳市参加由中国红十字会举办的，西北五省（宁夏、青海、陕西、甘肃、内蒙古）红十字赈济救援队2020重大公共卫生事件联合救援演练。

【冬奥医疗保障】作为北京2022年冬奥会和冬残奥会医疗服务保障单位，按照北京冬奥组委关于直升机医疗保障要求，组织完成相关业务培训5次、联合飞行训练和演练5次，配合工作交流和国际交往10次。编写直升机医疗救援保障工作方案。

1月13日，999冬奥会医疗保障组织体系成立，召开北京2022年冬奥会和冬残奥会相约北京系列冬季体育赛事医疗保障工作动员部署会。8月26日，在河北省张家口市，999与北医三院崇礼院区联合开展直升机医疗救援演练。

【科研工作】中标课题2项：与北京天坛医院合作的国家重点专项科技冬奥专项"冬奥会智慧医疗保障关键技术"之"雪上运动和心肺复苏的院前急救关键保障技术"，与解放军总医院合作的国家重点研发计划公共安全风险防控与应急技术装备重点专项"航空医学现场救援与转运技术集成应用"之"航空医学应急救援关键技术装备研发与应用示范"。年底在研课题5项，分别为：国家科技基础资源调查专项"中国人群心脏骤停发病率、病死率及危险因素调查"之"华北地区院前—院内心脏骤停发病率、病死率及危险因素调查"，科技冬奥专项"冬奥会应急医学保障技术与装备研究"之"冬奥会应急医学保障技术综合应用示范"，缺血性脑卒中急性期血管内治疗技术研究，以及年内中标的2项课题。结题2项，分别为：北京市科技计划"脊柱脊髓损伤院前院内急救方案和规范研究"，国家发展改革委国防动员研究发展中心的"医疗应急救援动员预案"。

【信息化建设】2019年12月完成差错质控系统的开发并开始试用，2020年推行使用，使救护车医生病历书写更加规范严谨，院前病案的管理审核更加高效准确。推进使用企业微信，加强人员及工作进度的管理，提高沟通及工作效率。2019年10月完成救护车司机专用手机软件开发并开始试用，2020年推行使用，方便车组及时准确接收任务信息，提高工作效率。

【党政领导】党支部书记、主任：张君德；副主任：田振彪、安英。

（撰稿：谢 敏 审核：蒙 芹）

北京市红十字血液中心

【基本情况】职工597人（含合同制人员142人、派遣制人员111人），其中卫生技术人员417人，包括正高级职称18人、副高级职称34人、中级职称146人、初级及以下职称219人；其他专业技术人员67人；行政、工勤人员37人。

年底固定资产净值13099.57万元。单位建筑面积19464.59平方米。

年内，献血服务二科机采室被中国输血协会评为"2020年度最智献血点"，双滑移动单采采血车被评为"2020年度最美献血点"。献血服务二科科长周倩获得中国医师协会健康传播工作委员会"2020年度十大健康传播大使"称号，被中共北京市委、北京市人民政府授予"北京市先进工作者"荣誉称号；曾小伟、李梅被中共北京市委、北京市人民政府授予"北京市抗击新冠肺炎疫情先进个人"；信息科科长戴云、成分科科长王明慧、血液工程科副科长杜莉被北京市妇女联合会、北京市人力资源和社会保障局、北京市总工会授予"北京市三八红旗奖章"。

【改革与管理】 市献血办协助市卫生健康委开展《北京市献血条例》调研和论证，起草《〈北京市献血条例〉立项申请报告》。创新开展医院团体献血模式，推广"安贞、博仁模式"：医院将血液重要性、可及性等纳入常规入院告知内容，中心对预约参加献血的个人信息与医院做闭环对接，佑安、友谊、世纪坛等6家医院陆续启动试点。结合专技、管理、工勤三类岗位的不同特点，修订完善《绩效工资分配方案》和《绩效管理试点方案》，持续深化、优化《绩效考核办法》，加大向采供血一线、关键岗位、业务骨干和做出突出成绩人员分配的倾斜力度，按照"多劳多得、优绩优酬"分配原则，确保人员收入水平在原有基础上不降低。

完善钉钉平台线上办公流程，修订公务用车申请项目，增加招标审批会签、试剂耗材年度计划采购、合同审查会签、业务软件维护申请和维护情况记录等功能。新购华为视频会议系统，连接政务外网正式投入使用。

【新冠肺炎疫情防控】 落实国家卫生健康委、市卫生健康委疫情防控要求，制订《新冠肺炎防控期间献血者健康征询补充内容》，增加献血者体温筛查、识别健康码、询问相关旅行史和流行病史以及发热就诊提示等流程。向献血者发放健康体检卡31429张、口罩35万个。在街头采血量骤降情况下，紧急启动团体无偿献血应急机制，采取多批次、小规模、分区域、就近献等方式组织团体无偿献血。全年团体无偿献血共采集6.6万单位，占血液采集供应总量的19.83%。实施医疗机构血费直免和献血者用血费用自助报销制度，最大限度方便献血者、减少直接接触风险。与各主要医院建立联系沟通机制，每周通报血液采集、库存和供应能力的动态变化。落实临床用血分

级管理要求，优先确保急救、孕产妇及需要依靠输血维持生命的3类用血需求。疫情防控期间坚持为医院提供送血服务，年送血量占供血量的86.6%。

2月18日，开展北京市第1例新冠肺炎康复者恢复期血浆采集。全年共采集新冠肺炎康复者恢复期血浆148人152人次35400毫升，采集量居全国第二位。坚持康复者血浆标本与常规献血者标本独立检测原则，完成新冠肺炎康复者血浆37批试验、150例标本检测。向新冠肺炎定点医疗机构提供恢复期血浆40825毫升，用于临床重症、危重症和极危重症患者救治。支援青岛、大连、呼和浩特和满洲里市医疗机构恢复期血浆12775毫升。8月13日，受国家卫生健康委派，赴新疆完成新冠肺炎康复者血浆采集支援工作。

【采供血】 采集全血275437单位，其中RH阴性血2035单位，比上年下降29.63%；机采血小板57398单位，比上年下降19.28%；浓缩血小板432单位，比上年下降89.64%；机采血浆2430单位，比上年下降24.29%。全年供应临床红细胞381727单位，其中悬浮红细胞234264单位（比上年下降31.79%）、洗涤红细胞12097单位（比上年下降19.37%）、去白红细胞135366单位（比上年下降4.06%）；机采血小板97081单位，比上年下降13.58%；血浆389644.5单位，比上年下降22.59%。辐照血66411单位，比上年下降7.62%。

开展血液调剂，以"周平衡"为目标，依据全市采、供动态情况，调整血液调剂策略，有序、有效补充和调节血液库存总量。全年从12个省市46家血站调配红细胞12.8万单位、血浆12.2万单位、血小板4.1万治疗量。与临床医院签订供血协议140余份，全年供应总量为协议数的96.2%，满足临床用血需求。完成临床送检标本检测51541例，疑难交叉配血1993例，血小板交叉配血7114例，保障临床输血安全。全年血液检测实验室室间质评通过率、检验报告正确率等指标均为100%。年内，核酸检测单系统、双系统交替运行，提高了北京市核酸集中化检测应对突发事件的处理能力。推进构建"1+3+7"采供血服务体系建设，承担7家新成立中心血库的血液集中化全项检测任务。参加国家卫生健康委临检中心、WHO西太区、美国临床病理协会室间质评活动，成绩均为优秀。

【献血招募】 首都献血服务热线精准筛选招募对象，全年预约献血共招募登记全血16940人次，其中9359人次预约后1个月内献血，履约率65.08%；预约登记成分血10648人次，其中7924人次预约后1个月内献血，履约率83.89%。成分献血开展"爱的抱抱"神奇年味屋、爱心答"礼"系列活动、"让生命重现光

彩"六一白血病儿童关爱活动、"家和国盛，爱满金秋"等特色活动。6285位志愿者坚守全市32处献血点，全年365天累计提供志愿服务64693小时，其中1076名志愿者累计献血1989单位。

年内，增设石景山医院北门、丰台区菜户营佑安、中关村欧美汇购物中心3个献血点，恢复北京站、北京北站、龙德广场、天通苑北站、天坛医院5个献血点。

【无偿献血宣传】定期将月报《血液之声》刊载信息在中国输血协会官网、市卫生健康委官网、首都献血服务网等官方线上平台发布。结合"6·14"世界献血者日等重要时间节点，在央视网、中新社、新京报等主流媒体平台，推出系列深度报道和科普知识等文稿、视频30余篇；在双层公交车身、公交站台灯箱、地铁月台和通道灯箱等媒介多渠道发布献血广告。3月31日，中国篮球协会工作人员到东直门献血方舱献血，共捐献血液2400毫升，其中篮协主席姚明捐献血液400毫升。

疫情防控期间，联合市红十字会在"健康北京"公众号发布《无偿献血倡议书》，阅读量8770次。首都献血新媒体平台加强粉丝运营和内容宣传，首都献血微信公众号粉丝17万，同比增长360.3%；首都献血服务网新增会员5.6万，同比增长159.1%；首都献血APP各项功能总流量246万人次，同比增长95.7%；@首都献血发布微博1939条，总阅读量1582万次；首都献血抖音号上线视频120个，总浏览量120万。

【科研工作】申报国家自然科学基金项目1项，申报中心级课题1项。在研课题9项，其中市级1项。结题1项。

【交流与合作】承担中国输血协会管理工作委员会秘书处工作，与江西省输血协会联合举办输血安全与感染性输血风险控制技术培训班，促进输血传染病检测和防控新技术的推广与应用，来自全国31家采供血机构近80人参加培训。完成亚太血液联盟2019年度133项比对数据上报。为应对疫情，与成员单位在相关政策、献血者管理、血液采集、制备和供应、血液检测等方面进行信息交流，实现信息共享和互助合作。翻译并出版《欧洲血站审核的共同标准和准则》。

【信息化建设】有等保三级系统3个（业务系统、北京市血液管理信息系统、京津冀献血者共享数据库系统），二级系统1个（采供血机构执业比对信息管理系统）。4个系统均通过2020年度等级保护测评。启动北京市血液管理信息系统和7家新建中心血库系统开发和搭建，完成3家（平谷、怀柔、房山）中心血库的现场业务流程测试，完成2家（平谷、怀柔）中心血库的信息系统接入并开展实际业务工作，确保新建中心血库的血液集中化检测、集中化成分制备和血液调剂工作的开展。

【基础建设】完成业务楼地下二层UPS室改造、天坛医院方舱地面加固、动物园献血车路面改造工程等。对佑安医院、天坛医院献血方舱进驻，东直门、西二旗、天通苑北、京东方舱挪移，以及北京站、西红门、动物园、王府井等18处献血点进行电源改造。

【党政领导】党委书记：姜东兰；主任：刘江；副书记：刘江、郭晓江；副主任：王鸿捷、邱艳；纪委书记：邱佰军。

（撰稿：濮亚平 审核：刘 江）

北京市体检中心

【基本情况】职工372人，其中全日制人员225人（含事业编制29人）、非全日制人员147人。卫技人员276人，其中正高级职称7人、副高级职称36人、中级职称125人、初级师64人、初级士36人。

年底固定资产净值3599.82万元。单位建筑面积17161平方米。

【新冠肺炎疫情防控】3月20日起，先后派出20人次支援市卫生健康委社区防控组、物资保障组、大数据专班、九华山庄集中隔离点、新发地工作专班等防控一线专班；4月2日，率先在首都体检行业中复工复产，逐步有序开展预约制、分时段、低密度体检业务；4月29日，筹建固定核酸检测点并提供上门检测服务，累计完成4万余人次核酸检测。

【专项体检】加强与全市招生体检指定医疗机构、中小学保健所和相关学校的工作衔接，完成全市80695人中招体检和55547人高招体检的组织管理工作；通过计算机筛查、专家人工审核等方式，对16个区136242名学生的中招、高招体检数据进行全面筛查，发现体征描述不清晰、记录不准确以及其他可能影响考生录取的数据215条，并逐一与相关体检医疗机构进行核实、修正；选派工作人员进驻高招录取现场，负责体检复核组工作，最终准予退档87例、不准予退档4例。

发挥北京市征兵体检指导中心职能，完成全国应征公民体格状况调查及军队人员医学选拔性体检系统开发、培训和保障等任务，组织完成全市近万名应征男青年的体检工作。受军委后勤保障部卫生局委托，基于B/S架构研制开发军队人员医学选拔信息系统，对军校招生体格检查、文职聘用人员体格检查和入伍新兵体格复查进行多类体检融合开发；牵头开展《军队聘用文职人员体格检查通用标准》《应征公民体格检查标准》部分条款的修订和《退兵医学终级鉴定指南（2020版）》撰写等工作；撰写入伍新兵体格复查与医学终级鉴定和军校招生体检数据分析报告。

【健康体检】全年体检10.80万人次，学生健康体检9.03万人次。马甸分院共发现重大阳性21例，丰台分院随访确诊恶性肿瘤14例，航天桥分院发现重大阳性17例。

5月15日，医学检验科PCR实验室经过北京市临床检验中心专家组现场验收，通过审核，具备开展基因检测相关项目的条件。

【体检质控中心工作】担任北京市体检质量控制和改进中心工作。1月29日，发布《关于做好健康体检工作中新型冠状病毒感染预防与控制有关事项的通知》《关于印发〈新型冠状病毒肺炎期间体检机构防控指引〉的通知》，指导全市各体检机构有序安全恢复健康体检服务；通过北京市体检网实时掌控全市体检机构运行情况，对恢复健康体检、驾驶员体检服务的医疗机构信息进行公示和更新，截至10月31日，全市累计208家机构恢复面向社会的健康体检服务、41家机构恢复开展驾驶员体检服务，覆盖全市16区。

4月17日至5月31日，组织开展对已恢复体检工作的医疗机构自查和组织专家现场督导检查，依据医疗机构性质、级别抽取20家机构进行检查；10月至12月，开展疫情防控及质量提升专项检查行动，按照医疗机构准入时间、性质、级别随机抽取30%机构，进行现场情况核查和检查指导，重点检查机构院感防控、实验室管理、健康体检报告等。

受海淀、顺义、朝阳、大兴4个区卫生健康委邀请，对9家申请开展健康体检的医疗机构进行现场审核，依据《北京市健康体检管理办法》，其中5家机构经过整改后通过审核，4家机构未通过审核。

组织中考体检网络培训会、高考体检网络培训会、军队院校招收学员体检工作网络培训会、消化道肿瘤筛查技术培训班等各项视频会议及培训6次，培训1900余人次。

10月21日至11月6日，联合市疾控中心对各区学生常见病和健康影响因素监测及干预工作开展质控检查。由市卫生健康委、市教委有关领导，相关专业组质控专家共同组成检查组，对各区随机抽取的学校进行技术指导、现场监督、质量控制，向市政府报送儿童青少年近视调查结果，为全市近视防控工作评议考核提供依据。

12月29日，举办线上健康体检讲师培训班，邀请心血管、急救、礼仪培训方面的专家进行授课，全市健康体检医疗机构通过视频形式参与培训。

【健康管理】10月13日，在中国健康促进基金会和中华医学会健康管理学分会共同组织、全国100余家单位参与的健康管理学科建设与科技创新中心旗舰单位创建评审会议上，被评为13家健康管理学科建设与科技创新中心旗舰单位之一。

10月19日至31日，联合北京医学会健康管理学分会、《健康体检与管理》杂志社及北京大学医学部等机构，首次运用互联网平台线上教学方式，举办北京市体育局2020年北京市运动处方培训项目。2265名健康管理机构和相关从业人员报名，最终选取400名学员参加培训，培训考核合格率97%。

12月24日，申报的北京市地方标准《体医融合机构服务规范》（原立项名称为《医疗机构体医融合服务规范》），通过北京市质量技术监督局批准发布。

运用2019年朝阳区卫生健康委委托创卫项目"职业人群健康风险评估"成果，引入不同群体对比分析模块，推动体医融合健康管理示范基地建设，构建市体检中心健康风险评估系统。参与中国防痨协会《从业人员健康体检规范》（结核病部分）、《新生入学体检结核病检查规范》两项国家级协会团体标准的制订。

【科研工作】年内，科技部国家重点研发计划——主动健康和老龄化科技应对"健康体检大数据云平台构建"之"智能化健康体检信息系统开发"获批立项。首发专项"静止性脑梗死与认知功能关系研究及健康人群患病风险评估"获批立项。

6月，首发专项糖尿病课题的研究成果发表在 *Therapeutic Advances in Endocrinology and Metabolism* 杂志。11月，非酒精性脂肪肝相关研究发表在 *Biomed Environ Sci* 杂志。

12月，自主研发的"北体健康医疗数据质控管理系统V1.0""北体多中心大数据整理系统V1.0""北体科研队列应用管理系统"3项软件，被国家版权局授予计算机软件著作权。

继续开展国家重点研发计划"京津冀健康体检人群队列项目"随访工作，完成电话随访3000例，在洋桥和马甸分院随访3500例。

编写2019年度《北京地区医疗卫生机构科研工作数据统计汇编》《北京地区医疗卫生机构中医药科研工作数据统计汇编》。完善多中心科研平台，完成大数据处理和部分数据对接。

【交流与合作】11月15日，由中华医学会北京分会、北京医学会健康管理学分会、中华预防医学会健康保险专业委员会主办，体检质控中心承办的2020年北京医学会健康管理学术年会暨中华预防医学会健康保险专业委员会学术年会暨京津冀体检质量控制合作论坛在北京召开。

【首都健康与医疗联盟】联合宣武医院、安贞医院、天坛医院、同仁医院、朝阳医院、北京中医医院和西苑医院发起成立首都健康与医疗联盟，搭建联盟客户预约平台，共同提供体检服务。该联盟为首都地区医疗和学术研究机构自愿组成的学术性、公益性、非营利的战略性健康联合体，不具有法人资格。

【信息化建设】参与国家健康体检与管理质控中心信息化建设工作组相关工作，参与健康体检与管理信息平台机构调查部分的系统建设及方案论证，参与健康体检与管理信息平台升级改造系统架构设计及

后期系统的初验和终验评审；配合全国体检质控中心完成系统试点工作；参与《健康体检人群核心要素分析》北京地区报告的编写；组织"2019年度全国健康体检医疗机构调查"北京地区的填报，完成全市189家健康体检（管理）机构的调查工作。完成北京市健康体检采集与综合管理系统的第三方安全测评与系统功能测评。持续开展全市体检统计工作，通过体检信息平台一期收集统计报表，并组织编写《2019年北京市体检统计报告》，召开线上新闻发布会。

完成健康体检智能一体化建设，总投入310万元。项目内容包括在线预约系统一体化建设、自动化血样本发放系统建设、自助登记一体机开发、微信端报告查询，完成体检业务流程闭环，达到分时预约体检、减少人员聚集、控制体检密度的目的。

【基本建设】继续开展北纬路59号抗震节能综合改造工程建设，完成马甸分院装修改造工程，开展丰台分院时代风帆项目施工3个大型基建项目。

【国家级服务业标准化试点】经国家标准化管理委员会审查批准，体检中心正式承担国家级服务业标准化试点项目，推动开展北京市体检中心征兵体检服务标准化试点工作。

【党政领导】党支部书记、主任：张静波；副主任：钱文红、王克英。

（撰稿：付　妍　审核：张静波）

北京市卫生健康委信息中心
北京市卫生健康委政策研究中心

【基本情况】职工46人，其中专业技术人员30人，包括高级职称6人、中级职称11人、初级职称13人；管理人员15人，工勤人员1人。

年底固定资产净值2133.77万元。

负责市级卫生健康信息化项目规划审核、组织管理、重大工程建设等；负责北京卫生健康网络安全和信息化标准推广，参与有关新技术研究等；负责市级卫生健康信息平台及重要系统的运行维护，负责机关电子政务、网络安全的技术支持，公众门户信息服务等；负责卫生健康统计分析，提供数据服务；组织开展卫生健康政策研究，为政府决策提供支持；承担北

京地区卫生健康行业信息化、数据分析利用等方面的指导、培训及咨询；开展卫生健康信息化科研成果转化、医疗卫生查新检索等。

【新冠肺炎疫情防控】紧急开发疫情决策支持、核酸检测与发热门诊信息上报等10个系统，采集分析全市医疗机构数据，为国家卫生健康委、市防控指挥部、市公安局等提供报告近千份，各类数据1900余份，为疫情防控决策提供支撑。在市卫生健康委官网紧急开辟"北京市新冠肺炎防控信息"专题栏目，方便群众第一时间查看权威疫情信息。撰写《全球疫情趋势预测与应对追踪简报》，为上级领导提供全球专

业情报。被市委、市政府评为北京市抗击新冠肺炎疫情先进集体，数据资源与统计部主任路凤被市委、市政府评为北京市抗击新冠肺炎疫情先进个人。

【信息化建设】完成2020年度信息化申报项目的前置审核，受理21家单位信息化申报项目31个，涉及申请资金约11.7亿元。完成市基层医疗与公共卫生管理服务信息系统建设项目，为市级、16区基层医疗卫生管理部门以及市11个新建区共计1325家社区卫生服务机构、59283个用户提供信息化支撑。东城、朝阳、昌平、大兴、密云5个区自建系统按照标准接口接入市级管理平台，并按数据质控要求陆续进行数据上传，实现全市统筹管理一盘棋，提升基层医疗卫生业务的质量与工作效率；建设北京市医疗服务与执业监管平台，已有8家试点医院接入该平台并实时上传互联网诊疗数据，15家医疗机构进行接口改造，即将接入监管平台，满足北京市开展互联网医院审批的必备条件，为加强医疗服务与执业监管提供保障。

【卫生统计】继续承担北京医耗联动综合改革监测任务，开展市级公立医院绩效考核、卫生发展绩效考核评价相关工作；完成2019年全市1万余家医疗卫生机构资源配置、服务利用、效率和质量情况的调查任务，以及年度住院病案首页质量督导检查工作；撰写并发布《2019年北京市卫生健康事业发展统计公报》《2019年北京市卫生工作统计资料（简编）》等，配合市卫生健康委完成《以DRG为工具对北京地区医疗服务及重点专科进行评价》报告、开展外地来京患者就诊情况监测分析；配合市医管中心完成2019年市属医院及市属医院集团的DRG相关绩效指标和各市属医院个性化学科发展指标评分等方面的分析。连续16年春节期间对全市烟花爆竹致伤人员个案信息进行实时采集与统计，并开展黄金周医疗工作量统计。

【标准与评价】受市卫生健康委委托，对北京市卫生健康委登记的医疗机构开展互联网诊疗服务方式进行审核，制发《互联网诊疗专家审核规程（试行）》与《互联网诊疗现场审核要点（试行）》，建立互联网诊疗专家审核规程、内部工作流程等相关制度，以及多部门协作的审核机制、专家审核机制，研究制订审核相关标准，举办3期培训班，就互联网诊疗的政策、审核要点、审核方式等进行解读培训，共培训医疗机构相关人员400余人次。共审核44家医院，指导市中医局、各区共审核近50家医院，北京市开展互联网诊疗的医院数在全国位居前列，为疫情期间满足患者就医需求打下良好基础。组织北京地区197家医院参加2020年电子病历分级评价工作，比上年增加84%。

【网络建设】编写《医院网络安全等级保护（2.0）实施指南》并正式出版，完成年度运维项目验收和整改；完成市公安局组织的护网演习，共监测到网络攻击告警7.2万余次。完成市公安局、市委网信办、市经信局、市密码局等电子政务网络安全联合现场检查工作。

【政策研究】完成2020年度北京市卫生健康发展综合评价报告，对全市及16区的卫生健康发展进行综合评价，提交评价报告；编写《北京市卫生健康发展综合评价操作手册（2019）》，方便各区对评价的理解和应用；构建7省市卫生系统绩效评价指标体系，完成研究报告；制订信息中心《科研诚信管理办法》，加强科研诚信管理。

【编辑工作】承编的《北京卫生和计划生育年鉴》更名为《北京卫生健康年鉴》，参编《中国卫生健康年鉴》和《北京年鉴》，协助市卫生健康委编纂的《北京志·卫生志（1991—2010）》于6月由北京出版社正式出版。

【党政领导】党支部书记、主任：琚文胜；副主任：郑攀、郭默宁。

（撰稿：马新龙　审核：琚文胜）

北京市社区卫生服务管理中心

【基本情况】职工18人，包括主任1人、副主任2人、办公室3人、质量管理科5人、经济运行管理科2人、信息管理科5人。其中卫生管理研究专业高级职称1人、副高级职称1人、中级职称7人。

年底固定资产总值88.1万元，年内新购资产总值0.30万元。单位建筑面积712平方米。

【新冠肺炎疫情防控】组建专项督导小组，采取"四不两直"方式，分7次有针对性地对16区140家社区卫生服务机构进行现场调研和督导，内容涉及机构建设、科室设置、人员配置、能力提升、技能培训、规范防护、预检筛查、诊疗流程、哨点建设等全方位全流程疫情防控相关领域。

按照市卫生健康委工作部署，自2月1日起，负责开展社区极高风险人员信息排查工作。负责将网安部门随时反馈的本地确诊同行人员、湖北到京就医和外地确诊来京密接人员名单，分批分派至16区，汇总、审核、统计各区排查结果、撰写排查情况专报等。利用一周时间共计排查数据12批次3035人。撰写疫情防控工作日报33期、周报42期。

【基本医疗和公共卫生服务】全市运行社区卫生服务机构1938个，其中社区卫生服务中心343个、社区卫生服务站1595个。在岗职工4.03万人，诊疗服务6001.1万人次。建立居民健康档案1754.45万份，电子健康档案建档率80.63%。慢性病管理381.99万人。家庭医生签约服务累计801.57万人，签约率37.22%，签约人数较上年增长6.28%，其中重点人群签约457.58万人。全市双向转诊累计上转患者111.80万人次、下转患者5.78万人次。

全市42个社区卫生服务中心及9所乡镇卫生院达到国家优质服务基层行服务推荐标准。

编印《2019年度北京市社区卫生工作统计资料汇编》《2019年度北京市社区卫生常规数据监测统计分析报告》。举办第十届全市社区卫生常规数据监测统计分析报告评比会。

【信息宣传】中心网站全年采编信息3321篇；编发《北京社区卫生信息》（内部刊物）12期，其中疫情防控专刊3期；公众号推送微信102条、文章190篇，推出"'疫'线有我""社区医生日志"系列报道，15篇信息被健康报、光明网、健康中国、国家卫生健康委网站等媒体和平台转发；更新微博999条。

【社区综合戒烟】联合12320热线服务中心在全市16区推进以区为单位的转介模式。针对新冠疫情防控知识，为参与试点工作的社区卫生服务机构发送电子版培训材料，及时答疑，开展点对点线上培训。至12月底，全市共转介538名吸烟居民施行电话综合戒烟。

【党政领导】党支部书记、主任：张建利；副书记：张向东；副主任：张向东、张国红（2019年7月开始执行援藏任务3年）。

（撰稿：张　莉　审核：张向东）

北京市卫生健康委会计核算服务中心

【基本情况】职工14人，其中高级职称1人、初级职称13人。

固定资产总值893.10万元，年内新购固定资产9.31万元。

【改革与管理】完成中心资产动态库资产卡片信息核对及修改工作。

完成中心内部控制建设和评价。完成2020年度《内部控制制度汇编》及《内部控制手册》，补充制订《无形资产管理制度》《预算管理制度》内控相关制度。

【财务管理】完成6家代管单位及中心的会计核算业务。

2019年度决算会审工作。完成财政部门决算报表收集会审，收集42家单位决算报表，完成市卫生健康委、市医管中心决算填报说明和分析；完成国家卫生健康委财务年报收集会审，收集市区两级593家单位财务年报，撰写年报分析；完成市国资委、市财政局企业决算收集会审，收集集体企业13家、非集体企业29家企业决算报表及分析；完成2019年度行政事业单位国有资产报告收集会审，收集41家单位报表，完成市卫生健康委填报说明和分析；完成2019年度政府部门财务报告会审，审核汇总市卫生健康委本级及所属42家单位的数据、填报说明和分析报告等，完成《2019年度北京市卫生健康委员会部门财务报告》。

财务月报工作。完成2020年度北京市医疗机构、卫生单位、基层社区、行政单位、科研单位、教育单位的财务月报报表任务制订并下发各单位使用，编制各类型单位报表编制手册。截至12月，共收集市属64家单位768份财务月报，收集16个区卫生健康委及其所属单位共500余家单位千余份财务月报。完成21家市属医院、36家区属医院2019年度1至12月成本月报数据收集、装订及归档，截至12月，共收集成本报表电子版数据684份、纸质版报表及分析168份。

企业快报汇总报送工作。完成市卫生健康委、市医管中心、市中医局所属38家企业月度快报收集、汇总、报送工作。

配合做好医耗联动综合改革监测，完成分析模型设计与搭建、数据采集、数据质量控制、数据分析等。

配合做好第三批医疗服务价格项目规范调整测算，配合组织全市测算工作培训会，提供测算用成本核算数据等。

配合做好公立医院经济管理绩效考评，做好2019、2020年度经济管理绩效考评定量指标体系整理、基础数据采集支持等工作。

完成对市卫生健康委、市医管中心等单位财经数据支持工作。

【信息化建设】医疗服务项目价格信息管理平台运维。完成局端系统运维、软件功能完善、医院前置机子系统等运维；采集59家医院医价数据，累计60亿条数据3.2 TB存储量。

卫生计生经济指标平台运维。完成经济指标平台运维、优化、调整等工作。

调整完善北京市卫生计生财务管理信息系统（财务管理子系统）。调整完善基础平台功能、报表管理功能、报表分析功能、数据管理功能，对6类单位的报表格式定义、指标定义、指标公式定义、审核公式定义等内容需求进行配置，完成16区卫生健康委及其下属单位日常基础信息调整支持服务。

卫生计生财务管理信息系统运维。包括财务信息分析系统、成本信息分析系统、医疗收费支持分析系统、门户网站等运维，保障系统平稳运行。

区县医院成本核算系统运维。完成软件日常运维技术保障、数据支持等工作，撰写《2019年区属医院科室成本分析报告》《2018年区属医院医疗服务项目成本分析报告》。

卫生健康系统政府会计制度再实施服务。完成五类单位（医疗、卫生、科研、行政、教育）建账支持、报表任务修订、设置与更新，为市区两级300余家单位提供政府会计制度再实施服务。

经济指标平台数据整理及医价数据清理。完成日常财务月报、财政部门决算、卫生健康财务年报等外部业务系统所采集数据的清洗和整理；完成试点医院医价数据采集监测，形成《基于医疗服务项目管理的分析报告（2019年度）》。

【会计人员继续教育】受新冠肺炎疫情影响，依托网络学习平台及"北京卫生财经"公众号推行线上培训，按期完成3500余人培训及学分备案，涉及市卫生健康委及其直属单位、市医管中心及其直属单位、各区卫生健康委及其直属单位300余家。

【党政领导】党支部书记、副主任：马志江。

（撰稿：李慧娟　审核：马志江）

北京市卫生健康委宣传中心

【基本情况】职工12人，其中中级职称4人、初级职称4人，管理人员4人。

年底固定资产净值231万元。

【新冠肺炎疫情防控】中心第一时间成立舆情监测专班，重点开展舆情监测与信息上报。完成《新冠肺炎疫情相关舆情》每日专报378期、周报41期、疫情新闻发布会182期、北京疫情传播特点等舆情专报1期、疫情期间舆情约稿66期、其他疫情专报（国内外城市发展文章、病例统计表等）78期。

【舆情监测】开展全市卫生健康系统的舆情收集、研判、报送工作。全年共发布北京市卫生健康委舆情日报104期、全国两会医疗卫生舆情、北京市医院安全秩序管理规定等其他舆情专报8份，向委领导及基层单位预警负面舆情及相关谣言870余次；对突发性公共卫生事件进行阶段性重点舆情专报，上报相关简

报135期，上报时间周期缩短到1小时内。

【影像纪录】全年共拍摄141场活动，拍摄北京市新冠肺炎疫情防控工作专场新闻发布会61场次，征集疫情防控、患者救治、核酸检测等照片资料700余张，整理下载新冠肺炎疫情电视新闻和专题报道1671条，制作《坚守初心慎终如始——全力打赢首都新冠肺炎疫情防控阻击战》《北京防控新冠肺炎疫情精彩集锦》《北京"抗疫"纪实》等3部电视专题片。

【"京华卫生"公众号】"京华卫生"微信公众号从新冠肺炎疫情开始连续编稿，用有温度、有现场、有数据、有科学的文、图、声、像，打造出疫情心理疏导、抗疫专家、致敬英雄、援鄂手记、援鄂医疗队等多角度内容，温情记录了疫情防控的多个关键时刻。其中《从热干面换成炸酱面，刚回"家"的北京援鄂医疗队员，有话对大家说……》为北京市新冠肺

炎疫情发布会专场策划提供了思路，由北京援鄂医疗队党支部书记刘颖在新闻发布会上播出多位队员的语音，向全市人民传递援鄂医疗队员的心声。"京华卫生"公众号还以庆祝中国共产党成立99周年为契机，针对北京市向全国推荐的重点单位和重点个人进行典型宣传，以党建之光引导北京抗疫促健的潮流。

【歌华有线健康频道】歌华有线健康频道共上线健康专题41个、重点专题20个，健康专区页面总曝光量3158万次，总点播量2683万次，总点播时长638万小时。

疫情期间，歌华共播放防疫宣传视频63个，《首都市民卫生健康公约》10集，累计播出1.2万次。其中，公益电视片《防疫有我　爱卫同行》累计曝光量2.1亿次，"一米防新冠"和"用公筷更有爱"累计曝光量近16.6亿次。

【品牌活动】以"生命与医学"和"疫情阻击战"为主题，组织第19届"卫生健康好新闻"评比、第15届"春雨榜"摄影比赛和第29届"杏林杯"电视片汇映三项品牌活动。受疫情影响，发挥交互式媒体作用，采用云颁奖、云点评、云分享的新形式，把线下颁奖转移到线上。

【健康播报】全年制作播出健康播报16期、特别节目12期、深度解读14期、健康正解19期，在北京电视台科教频道《健康北京》栏目播出。疫情期间，健康播报通过录制"众志成城防控疫情"特别节目，就关乎市民的疫情防治宣教搭建官方平台，以防治结合、突出防疫、重视心理、严谨治疗、基层支撑进行全方位科学普及，提高市民新冠肺炎防护意识。

【信息化建设】中心媒体资料管理系统存储着北京市卫生健康系统大量珍贵的影像图片资料，存储量达40 TB。政务云项目克服疫情影响，实施网上采购和磋商相结合，逐步推进，第一批20 TB数据迁移至太极网络，政务云项目通过初验。

【党政领导】党支部书记、主任：周峰；副主任：赵勤。

（撰稿：杨　威　审核：周　峰）

北京市卫生计生热线（12320）服务中心

【基本情况】职工67人，其中在编15人，包括正处级1人、副处级2人、正科级8人、副科级4人；劳务派遣52人。

年底固定资产净值64.06万元。单位建筑面积1341.14平方米。

年内，获得北京市2019—2020年度"接诉即办"改革工作先进集体、共青团北京市卫生健康委五四红旗团支部荣誉称号。"@北京12320在聆听"获得新浪微博年度政务微博战"疫"优秀案例和年度创新应用与传播优秀微博，"@首都健康"获得新浪微博年度政务微博战"疫"优秀案例和年度政务公开优秀微博。

【改革与管理】在内部管理机制方面，调整优化"六步法"工作流程，整合为一人从受理到回访负责到底，减少工作衔接中可能出现的纰漏；完善两级培训制度，采用一对多带教及以视频、案例培训为主的形式，利用线上平台开展无接触培训，定期开展岗位技术大练兵活动，巩固业务技能；强化知识库建设，收集权威部门发布的新冠肺炎疫情防治工作的文件和科普知识241篇，新增、完善12345和12320知识库文章452篇次、1170个知识点；实施组长—班长—中心质检三级质控机制，全年完成7833件工单的质检。及时针对全流程改革更新质检标准并持续完善，对涉及新冠肺炎疫情和不稳定因素的诉求办理情况开展重点或专项质检，邀请新员工参加质检会，现场模拟处理，强化与运营、培训、舆情等岗位的闭环衔接。

加强派遣人员动态管理，招聘19人，解决了中心因工作量大幅度增加而人员不足的问题。提高经费使用效能，调动一线员工积极性。

提升编外人员管理水平，探索外包用工方式。主动与12345、12333、12315等多家政府热线开展调研交流，组织项目专家评审和工作量测算，积极与市卫生健康委、市财政局汇报沟通，顺利通过财审，为完成编外人员用工方式稳妥转变、提升业务工作质量打下基础。

【新冠肺炎疫情防控】做好发热专线服务工作。从1月26日开通到6月9日专线停止，来自北京市委统战部、市医管中心、北京预防医学会、北京健康管理协会的临床、公共卫生和心理专家493人次，接听咨询3184件，回应百姓关切的问题，指导做好生活防护、隔离观察、就医就诊等。

做好疫情舆情监测，助力防控服务保障。每日监测12345的群众来话舆情，关于新冠肺炎疫情的基础数据量由最初4000余件逐步上升，后长期处于高位，峰值时达15000余件。及时捕捉热点变化，重点关注涉及市卫生健康委职责的突出问题，常态化防控后对常规诊疗服务的供需情况做好监测与分析。撰写上报《卫生健康咨询工作专报》《受理疫情常态化防控期间医疗服务重点工作相关诉求情况专报》《非新冠肺炎患者就诊难》《流感疫苗接种工作诉求情况周报》《健康管理师考试相关诉求舆情专报》等舆情专报353期，持续监测报送《血液管理舆情专报》106期。

每日发布疫情通报，上报疫情相关数据，并及时更新置顶权威指导、就诊指南等，方便网友查询；实时监测上报网络舆情180件，并根据疫情发展变化调整话术内容，共回复网友提问1899件，引导网友理性对待疫情进展；加大健康科普宣传力度，主动搜集、整理并发布权威部门新冠肺炎科普知识，做好舆论引导。

【咨询服务】12320热线共接到市12345电子派单59062件，其中诉求类46340件、化解类1243件、退回非权属工单11479件。诉求类中，投诉33926件、建议8572件、表扬1280件、咨询2467件、不稳定因素95件。市12345共转来电话3482件，其中新冠肺炎咨询3313件。

加强诉求的舆情预判，关注各种医疗和公共卫生问题，针对老年、孕产妇、儿童、肿瘤患者、透析患者、传染病患者、精神疾病患者等重点人群，在就医、救治、用血、疫情防控措施等环节可能出现的问题，提前研究、预判，每天监测和分析话务数据，监测并上报了挂号难、住院难、疫情防控政策影响就医、孕产妇建档难或产检难、乙肝等传染病患者无法就诊等问题。

戒烟服务。开展"付出我爱，佑你健康"无烟家庭免费电话戒烟干预招募活动，并走进丰台区妇幼保健院开展交流研讨；启动社区综合电话戒烟干预工作，全市16个区参与转介机构从18个拓展到80个；参与全市控烟工作宣传和北京市无烟家庭创建活动，录制宣传科普短视频，提供戒烟干预服务。召开戒烟之星评选工作会，遴选优秀戒烟案例。全年共接到电话戒烟报名1456人，同比增长30.35%，提供电话戒烟干预服务30779次。

心理服务。针对新冠肺炎疫情期间百姓心理咨询服务需求增多，开拓报名新渠道，通过官方微信公众号主动推出免费心理咨询服务线上预约服务，共接到196人报名；开展"儿童的心理世界""关注孕产妇心理健康"等心理健康大讲堂直播活动，在线收看75万余人次。邀请北京回龙观医院心理专家录制科普短视频，通过中心"两微一端"进行推广。52位心理咨询师志愿者到中心接听心理咨询来电232通，志愿服务时长累计414小时。

维护北京市卫生健康委官方微博"@首都健康"，粉丝502.84万，发布微博1314条，其中疫情相关809条，总阅读量7.90亿次；维护中心官方微博"@北京12320在聆听"，粉丝217.88万，发布微博2739条，其中疫情相关536条，总阅读量9852.65万次。中心微信总用户5.71万人，推送疫情防控、健康科普等文章59篇，其中疫情相关20篇，完善更新微信菜单及自助查询功能，方便百姓查询。

【信息化建设】做好发热咨询专线开通的硬件及系统支撑。配合12345新系统上线，完成投诉转办系统新接口的开发、系统运维保障及需求研发。围绕重点工作加强网站信息更新维护，链接心理健康平台，助力健康北京行动；加强应急管理。积极应对投诉转办办公自动化系统出现异常IP访问扫描的情况，对中心网络安全环境进行差距分析，申请互联网带宽升级。定期为上级部门提供医疗机构治安管理、各区违法吸烟投诉举报等专项数据，为上级部门科学研判决策提供参考。

【"接诉即办"管理】加强工作体系的顶层设计。制订及发布《2020年北京市卫生健康"接诉即办"工作要点》，除明确疫情防控期间工作要求外，从机制建设和制度建设入手，对监测评价指标体系、主要领导负责制、协调沟通机制、诉求分析机制、核心制度建设等，提出工作要求。

在考核机制方面，增加对各单位承办数量的考核，调动各单位主动改进工作的积极性，从源头上减少群众投诉，实现从"接诉即办"到"未诉先办"的转变。

在监督机制方面，主动接受监督，形成多方联调联动工作合力。为驻委纪检监察组、市医管中心和驻委主管处室开通诉求办理系统账号，方便监督"接诉即办"工作的同时，也便于及时查阅问题线索，了解群众关心的热点难点问题，形成管理合力。

加强"接诉即办"工作落实，提升疫情期间"三率"。积极响应、迅速部署市民热线服务中心的各项要求，及时向网络单位宣贯，配套完善工作流程和信息化系统，确保群众反映的有关疫情方面重点诉求得到及时有效的回应和解决；强化诉求流转监测，及时发现、研判、上报、处理敏感事件或不稳定因素，妥善处理涉及疫情的特殊诉求事项58件、市长电话值班专报4件、敏感及不稳定因素事项149件；每月梳理日常和疫情诉求及考核数据，分析汇总工作亮点和难点、需市级部门协调解决的问题等，报送委领导和主管处室。

9月，召开全市网络单位"接诉即办"工作调度暨培训会，强化对"接诉即办"工作的党建引领，提高重视程度，要以解决和群众满意为导向，建立工作机制，重视问题原因分析，力争将群众诉求解决于早、解决于小，不断提升百姓满意度。

按照市民热线服务中心巩固"接诉即办"改革成效、推动"接诉即办"立法工作、深入开展立法调研的要求，于10月30日和11月2日组织召开了市中医局、市医管中心、机关处室，以及区卫生健康委、医疗机构、公共卫生单位两个层面共27家单位参与的研讨会，就"接诉即办"受理中的法律问题、疑难点进行研讨，并及时汇总归纳相关工作建议，配合完成立法调研前期工作。

【党政领导】党支部书记、主任：段长霞；副书记：胡爽；副主任：胡爽、何远智。

（撰稿：张　晶　审核：胡　爽）

北京市卫生健康委人才交流服务中心

【基本情况】在编职工26人，其中正高级职称1人、副高级职称4人、中级职称3人、初级职称4人。

年底固定资产总值726.70万元、净值173.30万元。

【新冠肺炎疫情防控】国家医师资格考试、高级职称评审、住院医师规范化培训结业考试、市属医院招聘考试等工作，参加人员多、考点分布广、疫情防控压力大。根据疫情防控要求，严格落实入场测温、查验核酸、健康码筛查、保持1米线、间隔就坐等要求；为重点岗位工作人员配备防护面屏和一次性隔离衣；对出现的发热人员，坚持入场前体温必须控制达标和疾控专家评估制度，及时启用备用场地，结束后对环境及物品进行全面消杀。确保各项工作圆满完成和人员零感染。

新冠肺炎疫情暴发后，中心共派出3人参加市卫生健康委防疫专班、市卫生健康委驻九华山庄专班、市卫生健康委驻机场专班等工作。年初武汉疫情暴发后，协调加拿大白求恩医学发展协会，联系加拿大方会长Lee Errett博士后，向湖北抗疫前线捐赠5套电动送风空气净化器，支持抗疫工作。

【考试评审】在疫情常态化防控下，完成国家医师资格考试、卫生系列职称评审、全国初/中级卫生专业技术资格考试及护士执业资格考试、卫生健康职业技能鉴定考核等工作，累计服务考生2万余人次。不断提高科室工作规范及制度建设，完善考试评审制度，包括《考试工作流程》《考试考场评估办法》《考试应急预案》《机考机构风险评估表》《应急预案简表》《考试报名现场审核突发事件应急预案》《北京市卫生系列高级职称评审新冠肺炎疫情防控应急预案》

等系列制度。完成年度国家医师资格考试工作，包括考试报名、资格审核、考场编排、实践技能及医学综合理论考试、合格人员证书发放等。其中，实践技能考试使用5个考试基地（临床1个、口腔2个、公卫1个、乡村助理全科1个），参加8288人；医学综合考试使用机考机构9个，参加7641人。完成2020年度北京市卫生系列高级职称评审，包括网上报名、资格审核、专家遴选、答辩评审、市人力社保局审查公示等环节。全年共有4291人通过考评中心审核并完成答辩，比上年增加1397人；共分84个申报科目、42个学科组、62个答辩组，申报正高级职称者1090人、副高级职称者3201人。完成2020年度全国护士执业资格考试，包括网上报名、资格审核、考场编排、考试实施等环节。

【人才开发】开展公开招聘考试、人才派遣、市医管中心所属招聘平台建设、孕产期保健人员理论考核、人才评价、联合办学等业务。在公开招聘考试制度优化、人才派遣业务网上办理、建立北京市高级人才评价专家库等方面成效明显。全年完成委托考试业务31次，包含理论考试23次、面试24次；使用公招考试系统17次，报名14826人，通过审核并参加考试3824人；人机对话考试8次，考生3518人；送发成绩函及成绩反馈26次，发布考试公告47次；完成考试命题204套，其中理论考试161套、面试43套。

人才派遣工作。共涉及50家派遣单位，派遣员工1877人，比上年新增单位7家、派遣员工增长14.4%。人才派遣业务涉及各单位每月的考勤核对、工资核算、社保缴纳等，每月的资金核算量保持在1000万余元，全年核算近1.6亿元。

完成医管中心招聘平台开发建设，从12月初开始，朝阳医院、天坛医院、北京中医医院等7家市属医院使用该平台进行2021年度应届毕业生招聘报名工作，共发布招聘岗位214个，计划招聘643人，有11344人在平台进行信息填报，报名人员共计10528人。

完成孕产期保健人员理论考核，组织全市16个区570家医疗机构的7866名孕产保健领域医护人员登录管理系统完善个人信息，中心会同市妇幼保健院完成出题、审题、组卷等工作，共安排医生、助产士、基层社区保健人员374人参加考试。

【**住院医师规范化培训**】住院医师规范化培训工作完成了两个批次报名、资格审核、录取、调剂和年限复核，完成本年度结业考核报名、资格审核、理论考核和实践技能考试，完成年度资金拨付。招录工作中统筹协调住院医师和专业硕士研究生培训需求，严格控制培训规模，进行供需匹配分析，及时调整招录计划，提高住培招录计划的完成率。两个批次共招录1635人，其中委托培训1124人、自主培训511人。招录全科、儿科、精神科等8个急需紧缺专业共计534人，招录医教协同专业学位硕士研究生1632人，招录对口支援培训学员101人。依托考核基地，完成3354人的理论考核和3443人的临床实践能力考核。在结业考核过程中，严格报名资格审核和办证审核，严把住培出口关；耳鼻咽喉科、精神科和住院药师3个专业采用线上或线下、线上相结合方式考核；加大考务管理力度，优化考核流程，全面应用电子评分系统，保障考核的科学、规范和公平；协调机关安排5名新疆

籍考生在新疆考区完成理论考核。

加强资金管理，在北京市住培管理系统中增加资金管理模块，并于5月正式使用。管理模块包括市级层面资金预算、资金拨付标准、资金使用情况、资金结余等，以及培训基地层面资金使用情况、资金决算上报等功能，及时了解资金使用方向和资金结余情况，确保住培项目资金合理合规使用。

【**人事档案代理**】档案整理、散材料归档、档案数字化是中心年度重点业务。整理档案1600余卷，散材料整理归档7000余件，完成档案数字化216845页。档案数字化工作做到应扫早扫、应扫尽扫，按照国家档案行业标准的《纸质档案数字化技术规范》要求，采取前期100%普查与中、后期10%抽查的验收方法，通过检查验收、返工纠错，确保档案数字化加工质量。优化人事档案管理手段，改造人事代理系统中人员调动操作繁琐问题，将原来需要在调档函、商调函、转出人员、减员、档案调出、档案调入等多个功能模块中手动操作的事项改为让系统在后台自动操作。针对档案涉及个人隐私的问题，强调并按制度和工作流程执行保密规定。

【**信息化建设**】全年完成各业务信息系统改进性维护48项、排错性维护20项。云迁移项目完成本年度政府采购工作，4个分包全部确定合作单位。监督和管理技术支撑单位完成北京市卫生人才信息系统软件维护、人事代理系统新扫描数据整理上线、各类招聘考试网上报名支撑、服务器和网络设备硬件维护。

【**党政领导**】党支部书记、主任：王庆；副书记：林绍海；副主任：张建国、林绍海。

（撰稿：谢 姿 韩 磊 审核：张建国）

北京市计划生育服务指导中心
北京市计划生育药具管理站

【**基本情况**】职工26人，其中主任（正处级）1人、副主任（副处级）2人、三级调研员1人、四级调研员3人、一级主任科员10人、二级主任科员1人、三级主任科员3人、工人5人。

年底固定资产净值340.91万元。建筑面积1250平方米。

【**计生科普知识宣传**】开展幸福家庭大讲堂活动。

运用"互联网+健康服务"技术，以多平台网络视频直播形式开展活动，活动结束后在合作网站专栏长期播出活动视频。全年举办9场活动，视频、图文、音频总点击量约1110万人次。

制作《家庭历书（2021年版）》50万册，免费向市民发放。历书以优生优育、科学避孕、家庭健康、家庭文化等为主要内容，结合传统年历、节气、便民

服务信息，打造计划生育健康科普知识便民宣传服务手册。配送点由16处增加至43处。

举办全市主要公园户外宣传展览。在颐和园、北海公园、天坛公园、香山公园、圆明园、世界花卉大观园等27家市属/区属公园推出4期主题展览，内容涵盖疫情防控、健康孕育、幸福家庭、中医药文化和婴幼儿照护服务政策宣传等，全年观展约100万人次。

广播电视科普宣传。与电台、电视台合作进行科普知识宣传，内容涉及婚育文明、性别平等、健康生育、优生优育、生殖健康、妇幼健康、大学生情感、婴幼儿照护服务等。全年完成广播节目《今夜私语时》114期，广播节目《健康加油站——向幸福出发》常规节目53期、特别节目10期，电视栏目《健康北京》日常节目17期、专题节目2期。制作健康科普系列宣传片《E点健康》15集，总数达93集。

网络媒体宣传。与人民网、光明网、首都之窗、中国网合作，开展"健康北京·幸福家庭"专题宣传；在中国网结合卫生计生重要节日、时点推出首都健康视频专栏《E点健康》，制作发布20部《E点健康》宣传片；开展中国人口宣传教育网（北京站）专栏宣传、北京市计划生育宣教馆（网络版）宣传、生殖健康网站宣传。网络媒体页面总浏览量3800万次。

新媒体宣传。建设推广"幸福家庭·健康生活"微信服务号，内容包括药具公共服务与管理、药具知识及领取指南、计生健康知识、科学防疫等，全年推送稿件242篇，累计阅读11.4万次，关注用户增长到3.4万人；官方微博发布科普文章90篇，阅读量40万次。

【免费避孕药具管理】免费避孕药具采购。组织全市16个区级药具管理机构开展药具采购需求计划编制，成立免费避孕药具采购项目工作小组，编制全市药具采购需求，配合市卫生健康委完成药具政府采购。

市级免费避孕药具规范存储和调拨。北京市免费避孕药具库房面积1500平米，立体货位531个，分常温库和阴凉库，库内实行色标管理。年内，验收入库25698件，核验出库20043件。

药具全过程质量管理。采购环节，质量管理现场核查5家，抽检采购产品质量91批次；入库环节，实施批批入库质量验收，全年验收入库123批次；存储环节，库存药具全面养护4次；出库环节，质量检查87次，全年未发生质量事故。

药具发放服务。北京市国家免费提供避孕药具服务平台于2019年4月上线运行，实现药具需求管理、计划管理、质检管理、购调存管理、发放服务及相关账表统计等业务模块一体化在线管理。完成安全等级保护备案，通过二级等保测评。通过平台调拨避孕套3474万余只，推送科普宣传文章297篇。避孕药具自助发放机采购更新300台、维修311台、移机377台。继续与京东到家、中国邮政电商平台合作，通过北京市国家免费提供避孕药具服务平台，"健康北京""幸福家庭·健康生活""北京免费药具"等公众号推广免费避孕药具线上领取工作。

药具工作指导。开展北京市2019年度基本避孕服务项目评估暨2020年服务满意度调查。召开北京市2020年度免费避孕药具服务管理业务培训，国家卫生健康委科学技术研究所、中国人口与发展研究中心、北京民安信科技发展有限公司等单位专家授课，区级药具机构负责人与工作人员等50余人参加培训。

【婴幼儿照护服务】开展3期全市婴幼儿照护服务培训，分别对区卫生健康委行政管理人员、托育机构负责人和业务骨干等共计251人进行了培训。承办首届北京市婴幼儿照护服务发展论坛，参与北京市托育示范机构评选，开展婴幼儿照护服务宣传。公园户外宣传展览推出政策宣传版块和婴幼儿健康科普知识主题宣传。制作婴幼儿照护服务政策解读图解。制作2020年北京市家庭婴幼儿照护知识云竞赛宣传推广短视频，并在今日头条、快手、抖音等7个网络平台及"健康北京·幸福家庭"专栏等进行宣传。

【短缺药品监测与应对管理】参加国家药物政策和短缺药品供应培训、全市短缺药品保供稳价工作联席会，并参与日常工作。

【党政领导】支部书记、主任：王志洲；副书记：赵国宏；副主任：赵国宏、赵兰。

（撰稿：朱妍郦　审核：赵国宏）

卫生健康社会团体工作

 北京医学会

【基本情况】会员49500人，团体会员单位155个。为5A级社团。

13个专科分会完成换届，分别为：血管外科学分会（63人）、血液净化学分会（55人）、核医学分会（44人）、肝病学分会（65人）、运动医学分会（59人）、高压氧医学分会（51人）、骨质疏松和骨矿盐疾病分会（53人）、血栓与止血学分会（55人）、医学美学与美容学分会（59人）、放射物理与技术分会（63人）、肿瘤学分会（73人）、放射学分会（85人）、眼科学分会（59人）。3个青委会完成换届，分别为：全科医学分会（33人）、病理学分会（22人）、肾脏病学分会（36人）。

完成中华医学会15个专科分会北京地区委员推选工作，分别为：健康管理学分会（18人）、放射肿瘤治疗学分会（11人）、全科医学分会（18人）、感染病学分会（13人）、医学教育分会（15人）、医学影像与技术分会（7人）、医学伦理学分会（8人）、物理医学与康复学分会（9人）、泌尿外科学分会（8人）、超声医学分会（10人）、疼痛学分会（10人）、肠外肠内营养学分会（14人）、烧伤外科学分会（7人）、肿瘤学分会（9人）、心身医学分会（7人）。完成中华医学会8个青年委员会各1名青年委员的推荐工作，分别为：神经病学分会、激光医学分会、病理学分会、风湿病学分会、呼吸病学分会、手外科学分会、小儿外科学分会、医学病毒学分会。

【学术活动】开展各类学术活动725场。其中，学术年会63场，线上线下参会111万余人次，与会交流的专题报告、讲座、论文等3214篇；论坛、研讨会、沙龙、培训班、青年学术论坛和地区性学术会议73场，线上线下参会1931万余人次；继续教育讲座589场。

学术年会。2020年风湿病学分会学术年会设基础讲堂、动态进展、专题讲座、影像学读片会、原创临床研究、"病例串串烧"演讲比赛、"爱风湿·读经典"知识竞赛等7个专场；北京检验医学学术年会围绕检验医学行业前沿、检验医学焦点问题、学科发展趋势及患者安全等方面交流研讨，突出临床需求导向的实验诊断技术，重视体外诊断企业地位，强调产、学、研、用相结合，会议期间还举办京津冀＋"一带一路"基因检测论坛暨高通量测序技术临床规范化应用北京专家共识发布会、北京医疗机构发热门诊实验室能力建设专家共识发布及学术论坛等30余场学术论坛；2020年北京胸外科学分会学术年会探讨胸外疾病诊疗领域中的新问题、交流新技术及国际胸外科前沿医疗学科进展，会议分为大会主旨报告、专家专题讲座、热点问题辩论、病例分享讨论、专题报告会等多个版块。

京津冀及"一带一路"学术交流。第四届京泉海丝论坛邀请多名国内知名专家做专题讲座与临床病例讨论，采用线上和线下结合的形式进行；第五届京津冀男科论坛涵盖男性性功能障碍、男性不育、显微外科操作、男科手术与创新、前列腺疾病与肿瘤诊治等专题，200余名来自北京、河北、天津、广州、南京的专家学者参加会议；2020京津冀临床营养论坛就最新指南解读、营养分子机制、临床营养支持及特殊疾病的营养支持等热点问题进行多领域多学科研讨，4000余名医务人员参加线上会议。

落实国家创新驱动战略。召开以"创新、转化、融合、发展"为主题的北京医学创新与转化大会，400余位学科带头人、专家、学者参会，会议由封国生、王松灵、王福生、乔杰、董家鸿、赫捷担任大会共同主席，设1个主会场、8个分会场；北京大学第三医院乔杰院士、医科院肿瘤医院赫捷院士、解放军总医院第五医学中心王福生院士等作主题发言。

【科普宣传】联合国糖尿病日，开展糖尿病日公益活动，涵盖东城区第一人民医院、东坝社区卫生服务中心、朝阳门社区卫生服务中心、体育馆路社区卫生服务中心、天坛社区卫生服务中心、天竺社区卫生服务中心、高碑店社区卫生服务中心等7家机构，各社区结合实际情况，通过名医义诊、健康咨询、健康讲座、高危因素筛查等形式开展活动；举办1期科普训练营，邀请医学科普专家与医务工作者分享做科普的经验和故事，第八期科普训练营线上短视频及文字浏览量累计突破1000万人次。

【培训工作】承接2020年度全国医用设备使用人员业务能力考评北京考区工作。按照疫情防控需求，资料审核调整为邮寄方式，按时完成2000名考生的资料审核和考试工作。

【编辑出版】《中华医院管理杂志》出版正刊12期、增刊2期，收稿2327篇，刊稿242篇，全年总印数70230册。继续被中国科技论文统计源期刊、《中文核心期刊要目总览》、中国科学引文数据库（CSCD）等多家权威性数据库收录。

《中华泌尿外科杂志》收稿近800篇，刊发280篇，正刊总印数38710册，单行本发行6000册。

《北京医学》杂志出版12期正刊，共收稿件1670篇，刊登359篇。

【委托工作】评审工作。受市卫生健康委委托，完成医疗技术和医疗机构评审项目138项（其中机构设置3项、机构执业登记3项、级别核定6项、机构校验45项、增设诊疗科目68项、变更执业地点7项、增加床位或牙椅6项），涉及医疗机构113家（其中三级甲等医院22家，三级合格医院27家，二级甲等医院29家，二级及以下医疗机构22家，诊所、门诊部9家，体检中心3家，血液透析中心1家）。受市医管中心委托，组织2020年度青年人才培养"青苗"计划的初评专家评审，组织2019年度"扬帆计划"重点培育专业答辩会、"扬帆计划"临床技术创新项目的初评和终审答辩会、"青苗计划"和"培育计划"终审专家评

审，共邀请专家262人次。受市卫生健康委委托，完成2020年度"北京市乙类大型医用设备配置"评审工作，并开展北京市妇幼保健院等级评审，起草相关评审办法，组建评审专家团队，对评审办法进行修订，创建市妇幼保健院等级评审电子系统平台，12月完成首家房山妇幼保健院等级评审实地考评。

鉴定工作。完成各类鉴定、咨询10例，其中医疗事故技术鉴定1例、医疗损害鉴定6例、医疗问题专家咨询3例。参与中华医学会组织的《医疗事故技术鉴定书书写基本规范》《医疗事故技术鉴定书书写基本规范释义》的编纂工作。

医疗服务项目价格工作。全年受理并审核北京市37家医疗机构申报的新增医疗服务项目共139项，其中20项为2019年9月已评审项目，119项委托34个专科分会专家进行审核，最终同意设立98项新增项目、不同意设立21项。

市科协智库工作。完成包括感染、康复、缓和医疗、口腔、检验相关学科的5个建议。

临时委托工作。完成北京积水潭医院牵头的"骨科手术机器人应用中心"现场专家评审和评估报告；举办京津冀卫生健康人才交流与合作会议，聚焦临床营养、康复医学、检验医学学科的京津冀一体化学科建设、人才培训与交流工作规划；完成市科协"科学健康人"项目，包含科普类和专业类两大类共5门课程视频内容；完成北京天坛医院和宣武医院联合申报国家神经疾病中心申请及现场专家评估，完成北京地坛医院、佑安医院、胸科医院联合申报国家传染病医学中心申请及现场专家评估。受市卫生健康委委托，承担2020年市级临床重点专科建设项目评估工作，共完成38家医疗机构78个项目的北京市重点学科评审，最终评选出9个培育项目、9个重点项目、6个卓越项目。

【人才评价与表彰】评选2019年度北京医学科技奖。最终评定"中国艾滋病治疗策略和关键技术研究的推广与应用"等3个项目为一等奖，"介入微创治疗原发性大肝癌的关键技术创新及基础研究"等6个项目为二等奖，"解剖矫治术治疗三尖瓣下移畸形的临床研究与推广应用"等8个项目为三等奖，"分级诊疗制度下骨质疏松症社区规范化管理"为社区卫生奖，《急诊那些事——有图有真相》为医学科普奖。

推荐2020年度中华医学科技奖。从2019年度北京医学科技奖获奖项目中推荐"肘关节外科疾病诊疗创新技术的建立及推广应用""儿童肿瘤综合诊疗体系建立""基因捕获高通量测序技术诊断原发性免疫缺陷病及患者诊治管理"等11项参与2020年度中华医学科技奖评选，其中1项获二等奖、5项获三等奖。

申报市科协青年人才托举工程项目。根据北京市科学技术协会2021~2023年度青年人才托举工程项目实施工作的相关要求，学会共收到各专科分会上报的申请书62份，经专家评审遴选出5名被托举人并上报市科协。

【**新冠肺炎疫情防控**】2月，组织建设北京市新冠肺炎互联网线上医生咨询平台，提供网上咨询服务，近2000名专家先后加入平台专家库。平台自2月1日上线运行至12月31日，总访问量4362万人次，121场直播视频在线观看3257万人次，线上提问1.61万人次，回复率98%。

【**学会领导**】会长：封国生；副会长：王松灵、王晨、田宝朋、刘新民、姜玉新、顾晋、董家鸿、赫捷；秘书长：田宝朋。

（撰稿：许海锋　审核：王建东）

北京护理学会

【**基本情况**】有会员68660人，其中团体会员68632人、个人会员28人，会员单位127个。设有工作委员会6个、专业委员会33个、工作学组1个、专业学组3个。学会专职干部4人，驻会工作人员5人。为4A级社团。

【**学术活动**】各专业委员会举办学术活动47次，其中学术年会4次，学术交流论文23篇。

国内交流35次，其中学术沙龙12次、专题研讨7次、护理查房6次、病例讨论5次、问卷调查5次，共1430人次参加。

国际交流1次，为2020手术室护理学术年会，现场500人参会，网络直播19.4万人次观看。

北京护理学会科学技术奖评选。本次评选鼓励申报新冠肺炎等重大传染病防控或突发公共卫生事件的重症救治、院感控制、卫生应急等相关科技项目。评选出一等奖1项（北京协和医院"大型综合医院应急和常态化疫情防控护理管理体系的构建与实践"），二等奖3项（宣武医院"以护士为主导老年衰弱综合管理模式的构建与应用"、朝阳医院"肺血栓栓塞症全程护理管理体系的建立与实施"、协和医学院护理学院"糖尿病预防教育策略和体系的构建研究：基于行为理论与信息技术的结合"），三等奖6项。

【**科普宣传**】在北京市第十一中学举办以"科学防疫，守护健康"为主题的全国科普日走进校园活动，300余人参加。

【**培训工作**】举办国家级继续教育项目学术会议、培训共15项，累计培训护士1906人次。

【**编辑工作**】编制《儿童动脉血气分析临床操作实践标准》《中长期血管通路装置选择与使用专家共识》《术中获得性压力性损伤防治专家共识》《新冠肺炎疫情期间对手术室护士相关培训专家共识》。

【**委托工作**】受市卫生健康委委托，开展专科护士培养。自2002年以来，共建立北京地区34家医疗机构的临床教学基地164个，规范专科护士技术操作标准与流程61项。全年举办专科护士培养项目13项，培训1156人次。

北京市护理质量控制和改进中心工作。完成新冠肺炎感染防控知识梳理（护理人员版）；针对非卫生专业技术人员录制新冠肺炎相关防护培训视频；制定《北京市医疗卫生机构护理防控指引》；与检验质控中心联合完成《北京市新型冠状病毒核酸检测标本（鼻咽、口咽拭子）采集操作流程》；完成新冠肺炎疫情下护理质量提升专题培训；联合医学检验质控中心、重症医学质控中心、医学影像质控中心制定完成《静脉血标本采集质量评价标准（2020版）》《重症监护病房ICU护理质量评价标准（2020版）》《影像科高压注射专项质量评价标准（2020版）》；联合院感质控中心撰写完成《造血干细胞移植患者感染防控专家共识》；修订完成护理安全（不良）事件9项表单内容，推进信息系统升级改造；开展护士长、护理部主任专项管理培训。

受市卫生健康委委托，承办"致敬护士队伍，携手战胜疫情——北京市纪念'5·12'国际护士节主题活动"。

受市科协委托，开展"科学健康人"项目，撰写科普文章100篇。

举办北京青年护理工作者学术演讲比赛。根据北京市科协第二十一届北京青年学术演讲比赛"礼赞伟大祖国，抒写科技担当"主题精神，通过举办初赛，推选前三名选手至北京市科协参加复赛及决赛，最终两名选手分别取得总决赛一等奖和二等奖。

【学会领导】会长：张洪君；副会长：陈静、丁炎明、李庆印、尚少梅、王建荣、吴欣娟、应岚、张素秋；秘书长：李春燕。

（撰稿：杜 鹃 审核：李春燕）

北京中医药学会

【基本情况】会员20000人，团体会员140家。有65个专业委员会。成立中医慢病管理专业委员会，新增委员95名及青年委员48名，审议通过中医药创新转化平台、音药研究专业委员会、中药溯源专委成立筹备工作。学会于9月27日召开第一次会长办公会。

【学术活动】主办各类学术活动70场次，1623000人次参加，学术交流论文40余篇。策划"抗击疫情，贡献北京中医药智慧"网络直播论坛系列学术报告，邀请中央指导组专家张伯礼院士和刘清泉院长、国家级公共卫生应急专家姜良铎教授、国家中医医疗队队员等近30位专家授课，线上参加学习6万人；遵循"中医药继续教育导航工程"建设理念，上线120个通识类、实践类、经典类、杂病类、全科类、西学中类六位一体系列学习课程，中医机构、定点医院、综合医院、社区卫生服务中心等8万余人200余万人次在线学习。中医药国际化专班联合23个海外中医药学术团体，组织10余家中药企业及物流、贸易等企业，开发北京远程健康服务平台，开展中医药防治方案、远程咨询、产品服务等，实现"五个一点"快捷服务，即一点了解北京方案、一点学会居家防护、一点找到三甲医院、一点找到专家咨询、一点了解中药服务，让世界共享中医药参与疫情防控的北京经验；邀请一线抗疫专家，联合美国针灸师分会及匈牙利、塞尔维亚、希腊、德国、新加坡等中医药学术组织，向海外中医药人员、中资机构、华人华侨和留学生开展线上直播10余场，传播中医药治疗和预防新冠肺炎经验，满足海内外华人华侨、留学生、外籍人士等对中医药防治知识的需求。建会70年暨中医药传承论坛活动围绕"文化积淀、荣誉殿堂、引领未来"主题，讲述学会70年发展历程；收集专委会、会员单位、外省和海外中医药学术团体祝福视频近200段、珍贵照片1000张，在微信公众号推送建会70年系列文章212篇；各专委会组织建会70年系列学术活动60场，现场设置展板、实物展览126件。男科专业委员会举办第十届岐黄男科论坛，成为全国性男科专业学术交流平台；脾胃病专委会举办第六届北京国际消化病中西医诊疗高峰论坛，推动消化病领域中西医合作，线上参会26万余人次；肾病专委会举办第七届疑难肾脏病论坛，传播名老中医疑难肾脏病诊疗思想，展现中医药治疗疑难肾脏病特色优势，在线学习5.3万人次；第六届中医药传承北京论坛，设燕京中药发展分论坛、燕京外科论坛、智慧传承论坛、燕京医学传承论坛、综合医院中医工作论坛5个分论坛，邀请国家级名老中医、学术传承人、流派代表专题报告，推动中医药传承"文化品牌、学术品牌、服务品牌"建设；外科专委会举办第五届"双管齐下、'乳'此精彩"中西医结合乳管内病变诊疗学习班及全年网络学习课程18场，交流乳腺疾病治疗经验，提高中医及中西医结合乳腺疾病诊治水平；第十届国际经方学术会议第十一届全国经方论坛暨经方应用高级研修班，25名专家线上直播，国内外3000余人观看；针刀医学专委会举办6次学术沙龙活动，探讨交流针刀临床应用经验；护理专委会主办急诊及ICU护理研讨会，交流探讨中医护理的特色、应用经验。外治法专委会线上举办第五届燕京外科名家学术经验传承研修班暨2020年度外治法专业委员会年会，分享燕京外科学派代表性学术传承人临床经验；举办线上中医外治方法系列培训6期，分专业介绍中医外治法经验、优势、特点。心血管专委会学术年会突出名家中医学术经验传承，研讨交叉学科研究进展；养生康复专委会承办第八届膏方医师及膏方制备人员规范化培训班，培训基础理论部分和膏方在妇科病、皮肤病、脾胃病、肺系病等多学科临床应用经验；肺系病专业委员会举办青年医师沙龙，邀请呼吸科、消化科专家交流胃食管反流呼吸系统疾病诊断、治疗及进展；外治法专委会举办第五届糖尿病足中西医结合辨证精粹学习班暨慢性皮肤病溃疡诊疗研修班，探讨多专业领域、多学科治疗管理；生殖医学专委会举办学术年会暨女性生殖健康管理研修班，分享妇科疑难病中医药和针灸治疗方法、生殖系统疾病健康管理经验；妇科专委会建立"互联网+线上学术交流平台",交流研讨妇科常见病、疑难病名家经验、诊疗规范、最新研究进展;中药工作委员会学术年会关注中药饮片质控、中药人才培养现状及发展、中药饮片处方点评分析、中药炮制方法等热点问题;中药人才培养工作委员会加强中药临床药师队伍建设,举行中药临床药师培养与培训基地建设研讨会,规范中药临床药师培训;肺系病、皮肤病、眼病专委会举办线上线下京津冀学术年会,内容涉及临床经验与实验研究、中医治疗优势病种、老专家治疗经验等,提升临床能力和科研水平;临床药学专业委员会举办第五届中药、经典方剂与现代应用培训班,探讨中医临床与药学研究结合及成果转化,促进医药圆融;中医药服务贸易工作委员会承办中医药健康产业国际智库论坛和中医药服务高质量发展研讨会,交流中医药现代化、产业化、国际化发展的创新思路,研讨中医药服务贸易发展的机遇与挑战;儿科专委会、脑病专委会、糖尿病专委会线上召开学术年会,推广各自专业防治新技术、新方法、研究新进展;急诊专委会举办新冠中医治疗学术研讨会,参与新冠肺炎治疗的一线专家,探讨新冠肺炎病因、病理、防治方法及治疗经验;肝病专委会、风湿病专委会、心血管病专委会分别举办青年医师中医医案大赛。

【科普宣传】邀请呼吸、急诊重症、感染、全科医学、心血管、糖尿病、心身医学、妇科、儿科、骨伤科、脑病、肿瘤、科普等专业40位专家,参与北京市新冠肺炎线上医生咨询平台科普视频录制,编写新冠肺炎治疗、社区防治、常见病社区管理和居家调护预防知识100问,33名专家参与百度健康线上直播,累计关注网民近200万;传播新冠肺炎防控知识,解读诊疗方案,组织专家撰写个人防护、合理用药、中医养生等科普文章,"北京中医药学会"微信订阅号共发布文章560篇,其中原创文章364篇,中药科普文章72篇,中医科普文章92篇,抗疫文章56篇,节气养生文章18篇。

【培训工作】病案专业委员会举办第八期北京市中医病案管理、质控与编码培训班,反馈病案质控中心检查结果,培训病案首页质控、病案内涵管理、DRG管控与分析,线下参会150人、线上参会2.8万人;医院管理专委会承办中医医院管理能力高级研修班暨京津冀中医医院疫情防控流程再造培训班,立足现代医院管理理念和疫情防控常态化,提升医院应对新冠疫情防控能力;第五届临床中药学服务策略与实践培训研讨会暨第五届青年药师论坛,举办新冠肺炎药学服务专题培训,提高中医药防治疫情的水平,推进全程化药学服务,保障中药安全合理使用;举办3

期中药饮片煎药人员岗位培训班,从基础理论、信息化管理、操作规范、质量监控及设备使用等方面对中药煎药人员进行岗位培训,提升中药饮片煎药质量,促进煎药流程管理标准化、制度化和规范化;举办中药饮片验收人员岗位培训班,邀请包括"国药泰斗"金世元在内的12名专家讲授中药饮片质量管理课程,强化中药饮片验收环节管理,促进医疗机构中药饮片质量控制管理,线上参会10万人。老中医药专家学术经验继承和学习是继续教育和传承工作的重点,各专委会举办儿童风湿病中西医结合诊治进展暨名老中医经验传承学习班、关幼波学术经验研讨会、国医大师张大宁传承工作室授牌仪式暨张大宁学术研讨会、全国名老中医张炳厚学术经验学习班、《国医大师柴嵩岩妇科临床经验系列丛书》发布会暨国医大师柴嵩岩中医妇科学术思想及技术经验知识体系推广应用培训班、陈彤云行医70年暨学术经验培训班等10场次,传播名老中医药专家学术思想及临床诊疗经验,促进中医药学术理论创新和发展。

【编辑出版】改进《北京中医药》杂志专栏专题组织制度,开展专栏提前征集、过程严格质控、刊出数据评价的全流程管理,保证专栏文章学术质量。利用中国知网等数据库平台,对杂志刊文被引数据统计分析,指导杂志重点报道方向,为专栏策划提供参考。年内,策划出版燕京儿科名家经验传承、新冠肺炎的中医药防治等12个专栏专题,不断提升杂志学术水平。

利用微信公众号等多种途径传播优质文章,增强读者和作者对杂志的关注度。组织"悦读中医"作品征集,报送作品获得第六届全国悦读中医活动悦读中医好声音优秀作品奖,编辑部获得优秀合作单位奖。

面对突发的新冠肺炎疫情,第一时间向参与武汉和北京新冠肺炎救治的国家中医医疗队、定点医院一线专家约稿,在中国知网以网络首发形式刊发指导意见、证治探讨、名家经验、防治研究等学术论文40余篇,开辟"新型冠状病毒肺炎中医药防治"专题。其中2篇新冠肺炎相关文章入选中国知网双语版《中医药抗击新型冠状病毒肺炎论文集》。

【委托工作】承接国家人力和社会保障部创新人才项目,来自各省(自治区、直辖市)急诊、呼吸、重症医学科、感染性疾病科等中医药卫生技术和行政管理人才109人参加培训。推广中医药参与突发重大疫情的技术方案、临床科研一体化路径、中西医结合工作机制、突发疫情医院管理,提升中医应急队伍建设、科研攻关、国际合作能力。

受市中医局委托,承办中医药行业应对秋冬季新冠肺炎疫情骨干师资培训班，提高中医药人才队伍疫情防控能力，解决行业秋冬季疫情开展培训工作不平衡、中医药人员疫情防控水平参差不齐等问题。课程涉及传染病相关法律法规、公共卫生应急处置相关知识、新冠肺炎中医诊疗方案，478人通过培训，考核合格者获颁培训证书，成为各区培训师和指导员。

承办市科协国际交流项目，将中医药抗疫经验传播到海外。举办华侨华人中医药研修班暨北京名医新冠肺炎中西医结合治疗及康复专家研讨会，9名国内外新冠肺炎治疗一线中医救治专家，与在京参加服贸会活动的华人华侨及线上海内外中医师，分享中医药治疗新冠肺炎体会，讨论中医药在新冠肺炎的预防、治疗、康复中的难点问题。

受市中医局委托，承接综合医院中西医结合协同发展项目。举办6次线上系列学术活动，24位综合医院中医科和专科医院中西医结合中心主任，研讨新冠肺炎中西医结合诊疗、重大疾病中西医协同发展、中医药文化建设及综合医院中西医协同机制建设，回顾综合医院中医科发展，探讨综合医院中西医结合协同发展机制。

落实全国卫生健康大会精神，提高中医药科技工作者科普能力。科普专业委员会承办中医健康科普医师培训，内容涉及新媒体形势下科普技术、科普人员素养、门诊及社区科普技巧等。

受市中医局委托，承接第二批中药骨干人才培训项目。拟定培训内容、考核方案，培养懂中药、会管理、通临床的复合型中药人才。

落实国家医疗卫生改革政策。卫生经济政策研究工作委员会梳理161项中医治疗项目收费价格及内涵，提出调整建议；承担中药饮片取消加成的补偿机制研究；举办中医机构医保精细化管理论坛，研讨医保基金合理使用、医保基金监管、医保规范管理，研究中医机构卫生经济政策和精细化管理。

【智慧帮扶】协调召开北京智慧帮扶什邡市中医工作座谈视频会，讨论疫情常态化深化合作模式。新增中医骨伤委员会工作室、养生康复专委会工作室及中医膏方什邡培训基地，深化人才培养、技术帮扶。

开展临床常见病、疑难重症中西医诊疗方案及医院管理智慧帮扶线上专题培训8场，全部由专委会主任委员担任授课专家。组织疑难病线上多学科会诊3次，汇集重症、急诊、外科等专家，对疑难危重病例多学科会诊讨论，提升临床救治效果。学术带头人采用线上查房、指导科室学科建设和人才培养。什邡市中医学术带头人、肿瘤专业委员会李泉旺教授开展首例微创冷冻消融术，开启什邡市肿瘤"绿色治疗"新征程。

【学会领导】会长：屠志涛；副会长：邓娟、冯兴中、吉保民、刘清泉、李秋艳、张学智、陈勇、林建平、高颖、高彦彬、窦永起、裴晓华；秘书长：邓娟。

（撰稿：杨 娜 审核：邓 娟）

北京中西医结合学会

【基本情况】团体会员单位55个，个人会员6631人，发展新会员380人。专业委员会65个。驻会工作人员5人。为4A级社团。

完成妇产科、肾病、围产、生殖内分泌、神经内科、核医学、肝病7个专业委员会及皮肤性病学毛发学组的换届改选，成立第一届糖尿病足专业委员会及第一届甲状腺病专业委员会。在新成立的工作委员会、新换届的专业委员会及学组中，继续增加新转型的中西医结合医院、远郊区，以及河北、天津的委员，带动京津冀相关医院的学术协同发展。

10月14日，召开第八届理事会第三次常务理事扩大会议，表决通过增补常务理事2名、理事3名，对《专业委员会管理办法》《专业委员会换届流程》及《优秀专业委员会评选办法》进行解读，表彰2019年优秀专业委员会49个，对2021年学会成立40周年纪念活动进行部署。

【学术活动】全年举办线上线下学术交流会、年会及论坛等继续教育学术活动64场次，累计有80000余人次参加。举办公益性继续教育活动"一方·讲堂"4场次，累计200余人听课。举办7个市级学习班、2个国家级学习班，线上线下参与学习1万余人。

【科普宣传】利用短视频、互联网等传播途径，普及医学养生知识。受市科协委托，于9月19日开展"科普中西医，记录医瞬间"科普短视频征集活动，组建青年人才科普团队，活动共征集中西医结合科普视频63篇，50余万人次浏览。

【编辑出版】与北京中医药学会共同编辑出版《北京中医药》杂志（月刊）12期。全年收稿2411篇，刊登360篇，其中省级以上论文210篇。

【委托工作】市中医局委托工作。1月至4月，完成2020年北京市第二批中医护理骨干培训，培养对象在临床实践基地轮转，最终完成考核内容；1月至6月，完成2020年中医药行业质量监管，组织咨询论证会议，组织有关政策和质量管理的培训与考核；8月至10月，完成2020年北京市中医药国际交流系列活动，针对提交的对外交流作品进行评审，最终评选出优秀单位及优秀个人；10月至12月，完成2020年高层次人才扎根基层五联动示范工程评估督查，对学员在基层常见病及多发病的诊断与治疗进行线上培训；10月至12月，完成2020年中医药京津冀协同发展京廊中医药合作工程，针对16个项目30家医院进行工作量统计分析，对各医院的工作机制、取得成果及存在问题开展评估。

中国中西医结合学会委托工作。4月15日，完成中国中西医结合学会第八届理事会理事推荐工作；9月30日，完成2020年度中国中西医结合学会科学技术奖的推荐、申报工作。

市科协委托工作。5月至9月，完成2020年"科学健康人"工作，即以"科普中西医，记录医瞬间"为主题的科普短视频征集评选工作；10月至11月，完成

2020年"科技社团能力提升"工作，召开京津冀中医、中西医结合"晨曦60"计划第二期培训项目启动会。

【新冠肺炎疫情防控】1月，面对新冠肺炎疫情，学会会长刘清泉两次赴武汉，作为中央指导组专家组成员、国家中医医疗救治专家组副组长，参与制定和修改中医诊治新冠肺炎方案，担任武汉江夏方舱医院临时党委副书记、院长，采取中西医结合、以中医为主的方法救治新冠肺炎患者。9月8日，在全国抗击新冠肺炎疫情表彰大会上，刘清泉获得全国抗击新冠肺炎疫情先进个人、全国优秀共产党员称号。

1月25日起，学会秘书处3名专职干部支援北京市防控防疫督导组专班和中医药防控专班工作。

2月2日，受市科协委托，组织专家答复北京市法学会《关于转交专家有关防控疫情建议的函》，在线上组织呼吸、消化等学科专家9人答复检测2019-nCov基因问题。3月12日，受市科协委托，组织专家答复北京光化设计发展基金会《有关北京中西医结合学会支持组织中医口罩药方配伍论证会的联络函》，在线上组织中药学、呼吸病学等专家进行讨论和回复。

【学会领导】会长：刘清泉；副会长：陈勇、程学仁、冯兴中、高彦彬、亢泽峰、刘金民、王成祥、王建辉、王笑民、徐春凤、杨晋翔、杨明会、阴赪宏、张贵民、吴英峰、谢院生；秘书长：刘刚。

（撰稿：商英璠 李 萌 审核：刘 刚）

北京预防医学会

【基本情况】团体会员单位31个，个人会员2275人。新成立2个专业委员会，共有21个专业委员会。秘书处职工（含合同制人员）6人。为5A级社团。

8月13日，在线召开第七届第五次常务理事会议暨党建工作小组工作会议，审议半年工作总结、新成立专业委员会筹备情况及重大项目进展，总结党建工作小组半年工作。11月27日，在线召开第七届第六次常务理事会议，审议并通过办公地址和业务主管单位变更申请。12月18日，召开第七届第七次常务理事会议暨党建工作小组工作会议，审议并通过成立公共卫生眼科学专业委员会申请和增补李玉青为副秘书长，总结党建工作小组工作；召开第七届第三次理事大会

暨会员代表大会，总结2020年学会工作，表彰新冠肺炎疫情防控流行病学调查报告和典型案例报告获奖单位和集体，开展学术讲座。12月23日，召开专业委员会2020年工作总结会，各专业委员会主任委员或代表汇报2020年工作总结和2021年工作计划。

【新冠肺炎疫情防控】受市卫生健康委委托，1月15日至3月10日、8月10日至18日、9月8日至14日，学会组织开展6次全市医疗卫生人员新冠肺炎防治知识全员培训，共22讲，累计1495509人次参加学习；1月21日至10月31日，开展全市医疗卫生人员心理健康知识全员培训，共有252451人完成学习，并有19463名医护人员参与课程后心理测评；2月21日至26日，对

全市各级各类医疗卫生机构中非卫生专业技术人员，包括护工、保洁、食堂等后勤人员，以及其他不具备卫生专业技术资格且不纳入继续医学教育管理的临聘人员进行新冠肺炎相关防护知识培训，共有70157人参加学习。

受北京市政府秘书长委托，学会会长邓瑛牵头组建12345市民热线发热专家热线，值守公共卫生专家团队。1月29日至6月10日，共有14位公共卫生专家值守热线，每日每人平均接听15～20通电话。

1月30日，与北京医学会共同采用自测问卷和心理援助热线推荐及科普文章推送的方式，对公众开展线上问卷调查和心理危机干预。截至2月9日，全国15487人进行了心理健康状态评估，其中北京市居民4941人。

2月4日，学会收到湖北省心理咨询师协会的驰援邀请。2月5日，学会号召心理健康专业委员会组建督导队伍，由心理学专家、精神科专家和志愿者近30人组成。2月10日至4月30日，为湖北心协心理热线咨询员进行40场线上督导，累计服务4.1万人次，累计服务时长246小时。

2月12日至14日，学会组织专家编写《新冠肺炎流行病学调查处理实操要点培训（第一版）》教材，并录制学习光盘，用于后备流调人员的应急培训。

2月24日，学会将云泉满愿（北京）环保科技有限公司捐赠的18台次氯酸水发生器交付市区各疾控中心使用。8月15日，与北京移动互联网健康服务协会、北京有害生物防制协会和全国卫生产业企业管理协会卫生法务分会联合在市疾控中心举办的"家庭公益梦想计划·致敬首都卫生防疫工作者"捐赠仪式上，将1000件手绘T恤赠送给抗疫一线的首都卫生防疫工作者。

2月，与市疾控中心共同启动为全市疾控人员提供心理支持的"非常时期非常爱——暖心北京"心理援助关爱行动。2月16日至5月27日，以微课分享形式开展20次心理讲座。

4月13日，学会发布《新型冠状病毒肺炎疫情期间预防性消毒技术要求》等6个团体标准，在全国团体标准信息平台同步发布。7月10日，发布《新型冠状病毒肺炎病例密切接触者医学观察管理指南》系列团体标准和《新型冠状病毒肺炎病例密切接触者网络信息平台操作技术规范》。

10月至11月，在市区两级疾控中心开展新冠肺炎疫情防控优秀案例评选活动。经过初评和复评，西城区疾控中心、朝阳区疾控中心和大兴区疾控中心获得新冠肺炎疫情防控流行病学调查报告优秀集体奖，《关于新发地农产品批发市场新冠肺炎疫情的分析报告》等报告分获新冠肺炎疫情防控典型案例一、二、三等奖和优秀奖。

【学术活动】8月1日，与中国灾害防御协会城镇基础设施防灾减灾工程专业委员会、中国城市规划协会地下管线专业委员会、北京城市管理科技协会在中国科技会堂共同主办城镇基础设施防灾减灾与防洪抗疫专题论坛，70余人参加现场会议，同时通过抖音平台进行直播，预防医学会交流了新冠肺炎疫情防控相关团体标准编制工作。

9月5日至6日，与北京医药卫生经济研究会及北京大学附属医疗机构联合主办第五届北医医保论坛，并开设"常态下公共卫生的作用与地位"专题论坛，7个省（市、自治区）医疗机构和公共卫生机构管理人员及专业人员、高等院校相关专家等100余人现场参加专题论坛，近3000人在线观看。

11月18日，由市科协主办，北京预防医学会、北京协和医学院、北京科技期刊学会、北京科技社团服务中心共同承办，北京地区广受关注的公共卫生学术成果报告会在协和大礼堂举行。从2015年至2020年8月发表的第一作者或通信作者单位为北京的23508篇传染病防控论文中遴选出5篇进行学术交流，由中国工程院院士或资深公共卫生专家进行互动交流。协和医学院研究生和疾控系统专业技术人员约200人现场参加报告会，35.8万人次观看线上直播或重播。

由学会和市疾控中心共同举办的第一届全球健康北京论坛暨2019年北京流感防控技术与策略国际研讨会获评北京市科协"2020年十佳影响力学术会议"。

12月12日至14日，与广东省预防医学会在福建厦门联合举办疫情常态下成人疫苗接种门诊建设研讨会，交流成人接种门诊经验，研讨常态下推广成人接种门诊建设的重要性、紧迫性、必要性和可行性，并形成专家共识。

全年开展专业人员培训、学术研讨与学术交流、科学研究、健康科普活动共70余次。

【科普宣传】受市科协邀请，3月25日，学会推荐专家解读新冠肺炎相关名词，全文刊登在《中国少年报》第3502期；6月12日，推荐计划免疫专家对《中国少年报》快乐百科专刊有关疫苗的科普文章进行图文专业审核。

3月，设计预防新冠肺炎宣传海报，投放在北京城六区204家免疫规划门诊接种点。

6月28日，学会会长邓瑛主持欣安立适（带状疱疹疫苗）中国在线上市盛典。8月20日，邓瑛应邀参加腾讯视频"新冠背景下的流感防控圆桌云访谈"。

【编辑出版】出版《首都公共卫生》6期，收录102篇论文。4期设有专栏，其中第3期专栏为"新型冠状病毒肺炎防控"。再度入选中国科技核心期刊（中国科技论文统计源期刊）。

【委托工作】8月13日至27日，承担市卫生健康委委托的健康促进场所管理人员健康理念知识更新培训班，采取线上学习形式开展，各区爱卫办、健康单位主管领导和骨干人员共3289人次参加学习。

10月起，承担市卫生健康委微信公众号"首都疫苗与免疫"日常运维工作。截至12月31日，用户量由60618人增至67299人。更新文章50篇，累计阅读量50533次。11月27日至12月11日，开展《中华人民共和国疫苗管理法》实施一周年"晒证讲故事"活动。

11月17日，承担市卫生健康委委托的冬奥会医疗卫生系统保障能力提升培训班，北京地区200余家医疗卫生机构400余名专业骨干参加培训。

【社会联合项目】4月至11月，与中国妇女发展基金会合作"幸福家庭健康管理促进计划"北京地区项目工作。

年内，与北京慢性病防治与健康教育研究会联合主办北京市骨质疏松健康管理基地试点建设项目，由市疾控中心及中华医学会骨质疏松和骨矿盐疾病分会提供技术支持。10月18日，召开项目启动会；10月20日，举行世界骨质疏松日主题宣传活动，并开展持续宣传。

【继续医学教育】开展社区预防保健岗位专业技术人员继续教育工作，设置1个公共课模块和11个岗位必修模块，累计36学时，共计18名专家参与授课，26989人次参加培训。此外，举办国家级继续医学教育项目1个、北京市继续医学教育项目6个。

【团体标准编制】2月，成立学会标准化工作委员会，制定《北京预防医学会团体标准管理办法》，完成在全国团体标准信息平台的注册。2月至7月，开展新冠肺炎防控相关团体标准编制工作。

7月，出台《北京预防医学会团体标准制修订工作指南》，启动2020年度团体标准立项征集工作。经立项专家评审会审核、学会办公会通过，7个项目按专家意见修改后获得立项。

【学会领导】会长：邓瑛；副会长：庞星火、李亚京、高艳青、赵娟、李立兵、吴国安、杨晓明、尹卫东、向世进；秘书长：庞星火。

（撰稿：李玉青　刘　枫　向世进　审核：邓　瑛）

北京医师协会

【基本情况】专职工作人员11人。新成立安宁疗护专业专家委员会，共有61个专科医师分会、17个专业专家委员会。妇产科分会、超声分会、急诊分会、心内科分会、口腔科分会和乳腺专家委员会完成换届工作。

根据市民政部门要求，配合部队开展部队人员参加地方社会组织整顿工作。经过整理，部队在协会兼职的有603人，其中退役转入地方25人，剩余578人中，退出协会173人、符合要求405人。

10月28日，召开第五次会员代表大会，各专科医师分会、专业专家委员会推荐的402名会员代表参加大会，选举产生第五届理事会理事和监事。第一次理事会选举郭积勇为第五届理事会会长，第一次监事会选举赵涛为第五届理事会监事长。

【继续医学教育】受疫情影响，上半年继教工作有所停滞；8月，部分继教项目开始陆续完成。截至11月底，总计完成市级继续教育培训项目8个专业8场次学术活动、国家级继续教育培训项目9个专业9场次学术活动，多数培训项目为线上培训，总计培训学员4805人次。

【委托工作】医师定期考核工作。开展2020年度（第六个周期）医师定期考核，试行医师定期考核全部专业（共59个专业）网上测试。落实《国务院应对新型冠状病毒感染肺炎疫情联防联控机制关于聚焦一线贯彻落实保护关心爱护医务人员措施的通知》精神，2020年北京市赴一线参加新冠肺炎疫情防控的医师全部纳入医师定期考核简易考核程序范围并直接评定为合格。截至11月7日，全市应参加医师定期考核133551人，实际报名119378人，其中报考一般程序88913人、简易程序30465人（其中防疫一线医师3660人）；考核合格117887人、不合格1338人，未参加考核153人。

疾病应急救助工作。2019年开始，协会受市卫生健康委委托开展疾病应急救助基金评审，每年两次。上半年有22家医疗机构的151例次患者申请疾病应急救助基金，申报金额1762065.14元；经初审、专家审核与复审，有21家医疗机构的139例患者通过审核，总计拟支付1478586.36元；最终经社保、公安、民政核查及财政审核，共拨付20家医疗机构应急救治126例患者所垫付的欠款744782.29元。下半年有23家医疗机构的198例次患者申请疾病应急救助基金，申报金额1304341.46元；经初审、专家审核与复审，有21家医疗机构的192例患者通过审核，总计拟支付1102188.08元；最终经社保、公安、民政核查及财政审核，共拨付20家医疗机构应急救治169例患者所垫付的欠款100647.38元。

【公益活动】根据北京市卫生健康委部署和当地卫生健康委提出的需求，协会于10月至11月组织20名副高级职称以上专家，涉及妇产科、精神科、感染科、神经外科等专业，以及人民医院、协和医院、中日友好医院、佑安医院、地坛医院、天坛医院、清华长庚医院等15家医院，先后赴内蒙古兴安盟、通辽市和湖北巴东县，开展健康义诊、带教查房、专题讲座等对口帮扶活动，共接诊441人次、解决疑难病症17例、开办讲座培训647人次、指导手术5台、查房136人次。

10月，高血压专家委员会在海淀医院举办高血压公益义诊活动，服务200余人。10月30日，高血压专家委员会和中国医疗保健国际交流促进会组国内14位专家赴陕西省西安市蓝田县举办大型义诊活动，义诊近300人。超声专科医师分会连续第四年到西藏地区开展学术交流活动，培训学员300余人。呼吸专科医师分会下乡巡讲2次。

年内，协会向北京市新冠肺炎定点医院——地坛医院和佑安医院分别捐赠20万元，对防控一线的医务人员表示慰问。

【评选表彰优秀医师】由协会主办、北京融和医学发展基金会和北京医学奖励基金会协办、北京光辉必成有限责任公司支持，开展第七届北京优秀医师评选活动。通过基层申报、专家评委终审，最终有200名医师获得优秀医师称号。8月，北京市卫生健康委、北京医师协会召开医师表彰大会。同时，出版了优秀医师光荣册、纪念邮册和先进事迹专刊。

【医师节系列活动】2020年第三个中国医师节的主题是"弘扬抗疫精神，护佑人民健康"，协会领导分头走访慰问6名基层医师代表，送去慰问金和慰问信；与京东健康集团和以岭关爱基金合作，向200名优秀医师和200名基层医师代表送去鲜花和贺卡。8月17日，由市卫生健康委主办、协会协办，召开"白衣执甲、众志成城"中国医师节庆祝会，对200名优秀医师进行表彰，30名优秀医师代表接受国家卫生健康委和市政府领导颁发的证牌。医师节当天，中国医师协会和北京医师协会共同组织了"中国医师节"慰问临床一线医生活动，先后向积水潭医院、北京儿童医院、东直门医院等10家医院送去鲜花和节日问候。

【维权工作】1月20日，朝阳医院暴力伤医事件发生后，协会及时召开会长办公会进行专题研究，请协会律师起草声明在协会网站发表，谴责暴力伤医事件，维护医师合法权益。同时，选派两位副会长代表协会赴朝阳医院，对陶勇主任的家属及其他3位受伤人员进行慰问。

【协会领导】会长：郭积勇；副会长：王杉、李宁、刘肆仁、刘鹏、陆珊、张永利、何昆仑、杜继臣、周保利、顾晋、徐殿祥、葛强；秘书长：郭建平。

（撰稿：薛海静　审核：郭建平）

北京性病艾滋病防治协会

【基本情况】有团体会员单位25个，个人会员587人。设有青少年防艾专业委员会，有专家17人。驻会工作人员6人，兼职2人（会长、会计）。为4A级社团。

【学术活动】组织线下专业培训、研讨会9场，涉及心理咨询技能系列培训、基金项目管理、HIV暴露前预防用药指南、抗病毒药最新进展、艾滋病自我检测等内容，培训覆盖了属地疾控中心、培育基地、社会组织共700余人。由于新冠疫情等因素影响，开展线上培训10场，内容涉及防艾、自我检测等专业知识，有1.2万人次观看。

10月15日，接待西藏艾滋病防治协会5人到访，听取了协会、部分社会组织骨干的防艾工作介绍及交流。

【科普宣传】与市疾控中心联合京东健康等爱心

企业，探索推广"互联网+艾滋病检测"的扩大检测模式，于11月21日在北京人卫酒店启动"主动检测共享健康"——2020年北京市"艾滋病检测月"活动。

【委托工作】国家社会组织参与艾滋病防治基金项目工作。年内，北京市社会组织参与防艾基金管理实施工作领导小组办公室继续承担国家基金项目（41个）的实施工作。MSM干预项目，21个实施单位申报指标32600人，全年干预4次共165444人次，接受检测165444人，确诊阳性率1.83%，转介治疗538人；失足妇女干预项目，6个实施单位申报指标4600人，全年干预4次共21121人次，接受检测4636人，初筛阳性0人；感染者随访管理和关怀救助项目，13个实施单位申报指标3950人，关怀4175人，完成二次面对面服务4190人、检测配偶92.27%，接受抗病毒治疗率99.74%，治疗成功率96.23%；吸毒干预项目，1个实施单位申报指标300人，完成干预检测300人。达到国家基金办指标要求。

中国性病艾滋病防治协会对高校艾滋病防治（阶段性）项目评估工作。11月，协会对抽取的北京航空航天大学校医院、北京交通大学校医院及北京交通运输职业学院就"红丝带青春校园行"及"高校防艾基金"项目活动开展现状进行问卷访谈，完成《中国性病艾滋病防治协会支持北京地区高校艾滋病防控工作评估报告》。

【政府购买服务项目】支持社区小组、草根组织开展防治艾滋病工作。8月，利用"e检知"小程序网络直播平台，组织各类线上培训10场，社会组织专（兼）职人员及志愿者共1.2万人次观看。线下组织各类专业培训、研讨会等共9场，社会组织专职骨干及志愿者共700人参加。发布相关信息14篇。

MSM人群HIV干预检测项目。经网上招标、专家评审，最终确定13家社会组织承接北京地区5000人份MSM人群HIV干预检测项目，7月至12月共完成MSM人群HIV检测5050人，阳性检出率2.71%，干预MSM人群8000人。

艾滋病防治宣传。经网上招标、专家评审，最终确定18家社会组织承接北京地区防艾宣传项目。世界艾滋病日前后，结合"携手防疫抗艾，共担健康责任"主题进行防艾宣传，直接受益46900人；深入社区街道宣传，受益1000人；深入建筑工地，对民工宣传1100人。组织大型宣传活动64场，发放防艾宣传资料2万余份。制作防艾宣传主题短视频，网络点击量约305800人次；制作听障手语短视频及网络微信群进行防艾宣传，约500人观看。建立了200人参加的听障同志HIV感染者互助群，提供就医用药服务。在高校、

公园、社区等开展防艾教育宣传活动共17场，参与10744人，发放宣传资料11200份。

咨询热线运维。新增热线接听点2个，全年工作日人工坐席共接1656通电话问询。发布信息26条，网站浏览5703人次；微信公众号发布信息15条，浏览2428次。

凉山社会组织培育项目。联合爱心企业向四川省凉山州越西县、美姑县捐赠办公设备等，价值7.6万元。

【中央财政补助经费项目】"e检知"项目为2018年延续项目。11月，进行"e检知"小程序技术改版升级4次，增设直播培训功能，一键下单获取尿液检测服务包；增加快检试剂及结果回寄、分销团队申请审核等功能。精准培育并组建6个推广团队。全年通过"e检知"微信公众号寄出尿液采样包574份，回收116份，检出HIV抗体阳性者0人，检测结果查询率82.8%；尿液自检试剂寄出127份，回传99份。

MSM人群HIV干预检测项目。经网上招标、专家评审，最终确定11家社会组织承接北京地区5000人份MSM人群检测项目，共完成MSM人群检测5005人，阳性检出率2.34%，干预MSM人群8539人。

【阳光99心理健康支持服务】阳光99心理健康支持服务项目得到英国贝利·马丁基金会的资金支持，于1月启动。组建了11人的心理咨询师专家团队。组织召开研讨会及培训会2场，共100人参会。8月至12月，对7个区域的9家社会组织进行了专家+社会组织骨干联合检查与指导。

【"爱你爱我艾检测"99公益众筹活动】9月7日至9日，开展由中华预防医学会、国家基金管理办公室与中国人口福利基金会共同发起的防艾基金"爱你爱我艾检测"99公益众筹活动，北京市基金办/协会组织动员，社会组织积极参与捐款，最终筹款金额为全国第一、参与捐款人数为全国第三。协会等11家社会组织获得国家基金办表彰。

【社会公益慈善汇展活动】首次参与由北京市委社会工委/市民政局主办、北京市社会组织管理中心执行的北京社会公益慈善汇展活动，协会提供文字稿件5大类、照片17张。经市民政局相关专家评审后，稿件、照片被推送至北京社会组织众扶平台2020北京公益慈善汇展栏目展出。

【协会领导】会长：黄春；副会长：福燕、祝静、李太生、李秀兰、刘京徽、白亚琴、马圣奎；秘书长：周红玲。

（撰稿：孔媛媛　审核：福　燕　周红玲）

北京防痨协会

【基本情况】有会员单位35个，会员1333人。有53名理事、18名常务理事。设有结核病临床、结核病控制、结核病基础3个专业分会。年内，召开会员代表大会1次、理事会1次、常务理事会1次、理事长办公会3次。为4A级市级社会组织。

【学术活动】组织专家论证会，制定北京市结核病定点医疗机构设置标准。联合北京结核病控制研究所组织编写《北京市区级结核病定点医疗机构设置标准》，为"十四五"时期完善全市结核病防治服务体系、规范结核病定点医疗机构设置、促进结核病防治事业可持续发展提供政策依据和保障。

【科普宣传】"3·24"世界防治结核病日，围绕"携手抗疫防痨、守护健康呼吸"宣传主题，在全市范围内发动各界力量，加强沟通合作，举办形式多样、覆盖广泛的线上宣传。为配合新冠肺炎疫情防控，宣传活动主要依托各种互联网平台进行。

为庆祝第四个全国科技工作者日，与中国防痨协会、北京结核病控制研究所联合主办"弘扬科学家精神，携手抗疫防痨"线上和线下主题活动，邀请抗疫防痨一线科技工作者和"最美防痨人"代表在腾讯视频、腾讯健康、腾讯新闻、中国科协"科创中国"和科界等媒体平台直播宣讲，在线观看172.7万余人次。

为有效应对新冠肺炎疫情，北京医学会组建了新冠肺炎疫情咨询平台，防痨协会组织相关专家近200人加入疫情咨询平台，解答公众关心关注的新冠肺炎相关问题。

【培训工作】为适应常态化疫情防控要求，协会组织防痨人员开展线上培训和学术交流，组织现代结核病控制系列线上讲座8场，内容涵盖抗结核病药物、感染控制、科研项目申报与管理、医学论文撰写及规范要求、结核感染预防性治疗及医务人员压力管理等内容。组织会员单位参加中国防痨协会和中华医学会结核病分会举办的线上学术活动。

【编辑出版】与挂靠单位北京结核病控制研究所共同主办《北京结控》（内部刊物），全年印发12期3840份。

【结核病防治公益征文活动】为提高全民结核病防治知识水平，形成全社会共同参与结核病防治的局面，协会自3月起在全市范围内开展北京市2020年结核病防治公益征文活动。各会员单位动员社会公众、患者及家属、医务人员、学校师生等撰写文章参赛，共收到征文571篇。协会组织相关专家经过三轮评选，评出一、二、三等奖及优秀组织奖并在全市通报。

【走访慰问贫困肺结核患者】完成2019年结核病贫困救助"双千行动"项目，有30名贫困肺结核患者获得资助，在2020年春节前夕将救助款项（共计3万元）发放到30位患者手中。1月15日，贺晓新理事长带队到朝阳区在治肺结核患者老谢家中慰问，询问患者生活、治疗情况。

【协会领导】理事长：贺晓新；副理事长：高志东、王仲元、初乃惠、刘小鹏；秘书长：高志东。

（撰稿：倪新兰 审核：高志东）

 北京医学教育协会

【基本情况】会员892人，理事会员单位64个；理事79人，常务理事28人。协会专职人员19人。根据疫情防控要求，2月至4月采取居家网上办公的工作形式。

召开理事大会1次，并安排了专题学术讲座。

7月，通过中国质量认证中心ISO9001（2015版）质量管理体系年度监督审核。修正《北京医学教育协会专科分会管理规定》。

【学术活动】特邀北京协和医院郎景和院士做主题为"医学的观念与医学的发展"专题讲座。11月10日，召开继续医学教育管理干部"'疫'以惯之，以'仁'为本——人文医学高峰论坛"，邀请中国科学院院士韩启德、北京医学教育协会会长陈杰、国家卫生健康委领导致辞，中国工程院院士詹启敏和乔杰、国务院参事邓小虹做主旨发言，共有118家单位的173名代表参会。

【委托工作】 受市卫生健康委委托，根据市卫生健康委《关于开展2020年住院医师规范化培训基地再认定工作的通知》要求，对2020年9月底前认定期满的14个专业74个住培专业基地进行再认定，68个专业基地通过网上评审，6个专业基地进行实地评审。评审结果：73个专业基地合格，限期整改专业基地1个。组织106名专家对北京市国家基地的19个专业的80个专业基地容量重新进行核定。

考试考核工作。根据国家和北京市卫生健康委的要求，协会完成住院医师第二阶段临床能力考核，涉及心血管内科、呼吸内科、消化内科、肾脏内科、血液科、内分泌科、风湿免疫科、结核内科、感染科、肿瘤内科、肿瘤外科、儿内科、急诊科、皮肤科、精神科、神经内科、康复医学科、普通外科、神经外科、胸外科、心外科、血管外科、泌尿外科、整形外科、烧伤科、骨科、儿外科、妇产科、眼科、耳鼻咽喉科、麻醉科、临床病理科、医学检验科、放射科、超声医学科、核医学科、口腔综合、口腔颌面外科、口腔修复、口腔正畸、牙体牙髓、口腔儿科、牙周科、黏膜科、口腔预防科、口腔病理、口腔颌面影像、重症医学科、住院药师49个专业，参加考试2048人，考核通过1718人。

继续医学教育。对北京市继续医学教育管理系统（ICME）中各区卫技人员数与2019年卫生统计资料中的卫技人员数进行统计口径匹配和人数统计。举办线上继续医学教育项目管理及申报培训班，共有219个单位的430名管理人员登录网上平台听会。组织130名学科组专家对1823个项目（国家级872项、市级951项）进行评审。组织20位继续教育管理人员抽审16区及部分医疗机构继续教育学分，共抽审6380人，合格6295人。核发继教证书备案项目177项，审核国家级项目汇报执行情况101项。全年参加传染病培训254558人，合格率99.77%。

培训工作。受市卫生健康委委托，承担住院医师规范化培训指导医师与住院医师临床能力培训任务。受疫情影响，培训工作大部分为线上授课，全年共举办培训班24个，其中线上培训15个、线下8个、线上线下联合1个；参加培训11673人次。1月底，为积极应对新冠疫情，住院医师培训停课不停学，在原有公共课基础上，组织协和医学院、北京大学医学部、首都医科大学3所高校和24个住培专业委员会开发31门住培专业网上学习课程。共审定制作专业课程649节，课程设计紧贴培训细则和临床工作内容，授课形式为知识讲授、技能操作和示范相结合；公共必修课增设社区防控、医院感染、突发传染病等内容。34个专业均增加了新冠肺炎和院感防控知识与技能的考核内容。

【科研管理】 根据首发专项管理办法和年度工作安排，2020年首发专项对407个项目给予立项支持，其中重点攻关57个、自主创新260个、基层普及35个、青年优才培养55个。培训首批首发专项项目稽查员，并为42名稽查员颁发证书（有效期3年）。对2018年首发专项在研项目进行现场稽查，42名稽查员分为14组对92个项目进行稽查，87个项目通过、5个项目被终止。采用线上+线下结合形式，召开2020年首发专项项目实施与质量控制培训班。协助市卫生健康委组织首批研究型医院的申请审核与设立评审工作，10家医院获准。先后为怀柔区、昌平区、通州区卫生健康委完成各区科研项目立项和结题等的评审，为丰台区科研项目管理提供管理咨询。

【基层卫生人员培训】 建成市属医院新入职护士规范化培训与管理平台，在培人员可通过平台完成培训登记、手册填写、理论课程培训、科室轮转、考试考核和证书发放等，管理人员和带教师资可通过平台对培训过程进行实时监管。采取手机在线考试形式开展2020年度新入职护士规范化培训理论考试。首次以云课堂形式开展乡村医生岗位胜任能力系列培训，邀请医学专家线上给乡村医生授课。

【协会领导】 会长：陈杰；副会长：李海潮、贾建国、蔡景一、孙苒、武艳；秘书长：管远志。

（撰稿：卜静仪　审核：管远志）

北京市计划生育协会

【基本情况】 协会是市卫生健康委直属参公管理事业单位，4月9日，协会列入群众团体序列。编制21人，在职21人。有各级协会8113个，会员97万余人。

【改革与管理】11月9日，市政府批复北京市计划生育协会改革方案。

11月19日，召开改革工作推进会，解读《北京市计生协改革方案》，对各区计生协改革工作提出要求。计生协秘书长梅红光、市卫生健康委人口家庭处副处长蒋新宁出席会议并讲话。梅红光要求各区在卫生健康委的领导下，主动与编办部门对接，加快推进改革工作落实；按照纳入群团改革范围、制定本区改革方案、做好协会换届三个步骤进行推进，于年底前完成改革任务，市计生协不定期对各区计生协改革实施情况进行调研。各区卫生健康委相关负责人、各区计生协秘书长及工作人员、市计生协全体工作人员参加会议。

【家庭教育】8月6日，计生协联合稚舍托育推出了21天的线上家庭教养课程。内容包括：针对宝宝愉悦学习的"学习进行中""宝宝language & literacy"；针对爸爸妈妈的家长课堂，用理论加实践的方法告诉家长如何正确引导孩子。

9月28日，举办"云上社区科学育儿家庭服务"启动仪式暨"我的亲子阅读生活"线上发布会，中国计生协家庭服务部部长刘秀萍、北京市卫生健康委副主任高坚等领导出席活动。

【关爱特殊家庭】1月8日，市计生协秘书长梅红光到丰台区走访，先后在卢沟桥农场、崔二里社区和赵辛店看望3位失独老人，了解到老人们经常参加计生协的心灵家园活动，在活动中结交朋友、培养兴趣、疏解心结。秘书长要求各级计生协在新的一年里提供更加优质的服务，守护计生家庭的健康平安。

1月16日，中国计生协专职副会长姚瑛、家庭服务部部长刘秀萍、北京市计生协秘书长梅红光一行到朝阳区双井街道向阳花坊心灵家园，与失独老人座谈并参加"幸福伴我同行，让爱凝聚双井"新春联欢活动。双井街道向阳花坊作为中国计生协暖心家园的试点项目，在组织活动、服务群众、宣传等方面发挥了很好的示范作用。

3月31日，召开暖心计划保险项目专家论证会，市计生协领导介绍了暖心计划的项目背景，请专家就项目设定、运行等问题提出意见和建议。暖心计划覆盖全市所有失独父母，旨在帮助他们提高养老金保障，同时减轻由意外伤害及疾病带来的经济负担。

10月15日至21日，市计生协到朝阳区、海淀区、房山区、大兴区进行暖心家园项目评估。评估组肯定了各区特殊家庭帮扶工作。市计生协继续强化组织保障，围绕四项制度，建立和完善帮扶的长效运行机制，利用暖心家园平台做好新时代计生特殊家庭扶助工作。

【交流活动】5月29日，市计生协召开庆祝中国计生协成立40周年座谈会，中国计生协专职副会长姚瑛、北京市卫生健康委副主任高坚等领导，以及部分卫生健康委、计生协代表出席座谈会。姚瑛指出，计生协成立40年来，为我国人口和计划生育事业作出了积极贡献，建立了一张覆盖城乡的组织网络，探索了一条行政管理与群众工作相结合的路子，形成了一种科学文明进步的婚育观念，打造了一批特色鲜明的品牌项目，搭建了一个促进国际交流合作的平台。要求市计生协坚持问题导向，解决好人口方面的问题，构建友好家庭生育环境；抓住改革机遇，完善新时期重点任务，带动各区做好计生协改革工作。高坚也要求市计生协抓住新契机，用好优生优育政策，加强婴幼儿照护工作，建立行业规范；各区要抓准改革机遇，推进改革进程，做好计生协各项工作。

10月29日，由市卫生健康委主办，市计生协、市计生服务指导中心承办了2020年北京市婴幼儿照护发展论坛。国家卫生健康委人口家庭司、中国计生协、中国关心下一代工作委员会相关领导共计260余人参加了论坛。

11月9日，市计生协召开2020年高校青春健康座谈会。中国计生协一级巡视员洪苹出席会议，北京科技大学、北京林业大学、中国政法大学等8所北京高校青春健康工作指导老师参加座谈。

【培训工作】11月21日至22日，举办2020年北京青年网络高校项目暨同伴教育主持人培训班，10所中标高校学生负责人及20名同伴教育主持人代表参加培训。本次培训对2020年北京青年网络高校项目要求、后台操作等问题进行讲解，帮助开展社会性别、避孕、防艾等主题同伴教育活动的高校主持人归类总结主持技巧，提升高校同伴教育活动质量。

【北京高校世界避孕日知识竞赛】9月26日是第14个世界避孕日，计生协联合北京青年网络共同举办2020年北京市高校大学生"健康知识我知道——世界避孕日知识竞赛"，呼吁青年人提高避孕意识。9月30日，世界避孕日知识竞赛落幕。竞赛期间公众号总访问量超20000人次，总访问人数17554人，北京共有80余所高校的13000余名学生参加竞赛。

【"宝贝计划"涂鸦作品秀】12月24日，健康家庭建设之京津冀第六届"宝贝计划"涂鸦作品秀表彰暨新书发布会在京举办。国家卫生健康委干部培训中心、市卫生健康委、《父母必读》杂志社等相关单位领导，获奖家庭代表及媒体等出席了表彰大会暨《小画笔大世界2015—2019儿童涂鸦比赛优胜作品选集》新书发布会。本次活动在新华社现场云、央视频、新浪新闻、百家号等平台同步直播，总观看量近200万人次。

【新冠肺炎疫情防控】2月16日，市计生协党支部通过中国人口福利基金会"北京战役天使守护计划"等项目为抗击疫情捐款2670元，用于补贴北京赴鄂医护人员，支援武汉医疗物资等。支部全体党员完成社区报到，参加出入人员管控、返京人员信息统计等防控工作。同时，利用微博、微信等平台宣传抗疫知识和防控措施。

2月19日，市计生协为16区发放20万元抗击新冠肺炎疫情防护物资。

【协会领导】秘书长：梅红光；副秘书长：郑鸿燕。

（撰稿：高会清　审核：梅红光）

北京健康教育协会

【基本情况】会员1788人，团体会员单位63个。有21个专业委员会。驻会工作人员6人。为5A级社团。

【学术活动】10月27日，与市疾控中心联合举办无烟党政机关样板建设项目推进研讨会。来自中央国家机关爱卫办、国家卫生健康委、中国科学技术馆、国家林业和草原局等单位及相关地区控烟工作负责人共20余人参加会议，各单位汇报交流了样板创建情况。市疾控中心健教所负责人重申了项目开展的目的、意义和做法，并针对各单位的创建情况给予建议；与会人员对下一步开展戒烟服务提供并加大行业内宣传等工作进行了研讨。

11月13日，接待由中国健康教育中心纪检书记胡洪波和指导培训部主任田向阳带队、36位专家和青年骨干组成的考察团，并到延庆区考察调研健康教育与健康促进工作。

【科普宣传】年内，与市疾控中心共同开展新冠肺炎疫情防控宣传活动，选派骨干参与全市疫情防控、制作宣传资料、利用协会健康教育自媒体平台发声、利用《健康》和《健康少年画报》增加宣传预防新冠肺炎的文稿及公益广告、组织专家编写《首都市民卫生健康公约》和拍摄动画视频。7人直接参加全市疫情防控舆情专班、58人次参加新发地等地的现场采样等工作。制作《正确戴口罩，保自己护他人》《工作场所防控新冠》等各类海报78张（中文62张、英文16张），印制100万张；制作《针对返京人员北京疾控温馨提示》《农贸市场消毒指引》《用公筷更有爱》等视频宣传片36部；出版《北京市新型冠状病毒肺炎防控指引》《北京日常防疫指引》《卫生健康约起来》等防控科普图书4本，共印刷16万册。新媒体平台发布微博、微信的图文和一图读懂内容850余条，累计阅读量超3500万次，最高单条阅读量超过1100万次。在相关新媒体平台如微博、微信、抖音、头条、官方网站等发布近40万条稿件，视频播放量超过1000万次，累计阅读量过亿。

3月，参加中国健康教育中心春之声健康教育作品征集活动，获中国健康教育协会"金孔雀"优秀组织奖。

5月20日至6月10日，与市疾控中心结合世界无烟日，面向全市居民家庭开展为期21天的无烟家庭创建及评选活动。发布北京市无烟家庭标准，通过全市健康教育工作网络、12320微信微博、无烟北京微博、北京新闻媒体等开展宣传动员，印制并发放无烟家庭海报、世界无烟日主题海报3种24000张，折页320000张。截至6月10日，全市共有25164个家庭申报，其中21818个家庭达到标准，通过率86.7%。

9月28日至10月28日，与市疾控中心举办2020年北京市民健康提素竞答活动，内容包括首都市民卫生健康公约、新冠常态化防控知识和技能。全市各区及全国各地共41.8万人参加了活动，比上年的参与人数增加了10万人。市民累计答题总数超970万道。

10月15日至12月15日，与市疾控中心继续开展以"健康北京——你戒烟我支持"北京市民科学戒烟行动，招募500名吸烟者，为其中的300人提供免费戒烟门诊服务、为200人提供戒烟热线服务。戒烟报名者需先参与控烟知识答题才能获得免费戒烟名额，北京电视台、《北京晚报》等20余家媒体对活动进行了报道。截至10月28日，招募到戒烟志愿者697人，其中戒烟门诊532人、戒烟热线165人。

筹建北京市健康教育馆。对协会网站的内容和页面进行改版。

【编辑工作】编写《北京市创建全国健康促进区资料汇编》，内容涵盖建设标准、指标解释和优秀案例，印制650本，用于指导各区健康促进区的创建工作。

5月，《儿童健康习惯养成绘本》正式出版发行。刘秀荣担任主编，万国峰、张汉阳担任副主编。此书作为全市健康促进幼儿园的重要工具书。

【培训工作】9月9日至11日，与市疾控中心共同举办北京市青少年烟草流行监测数据分析培训班，近50位健康教育专业人员参加。培训内容包括北京市青少年烟草调查项目和分析指标、复杂抽样方法及统计分析、统计学中的关联，从数据到政策进行讲解，并对数据清理和复杂抽样数据分析SPSS操作进行练习。

9月15日至16日，举办健康教育与健康促进前沿知识培训班，来自全市16区疾控中心、医疗卫生机构的健康教育专（兼）职人员共计60余人参加。培训内容包括新冠肺炎聚集性疫情处置案例分析——新发地疫情调查和处理、男性健康教育、新冠肺炎疫情期间大众对健康信息的需求分析、互联网技术在健康教育与健康促进中的应用、定点医院的健康教育防控策略与实践。

9月29日至30日，与市疾控中心共同举办北京市国家基本公共卫生服务社区健康大课堂师资科普能力提升培训班，来自16区疾控中心、社区卫生服务中心的70余名业务骨干参加。培训内容包括全国开展国家基本公共卫生项目健康教育工作及健康大课堂的整体情况、健康传播的基本理论与策略、健康教育传播技巧与实践、新媒体传播的特点及实践经验、多媒体课件的制作方法及应用。

11月18日至20日，与北京有害生物防制协会联合举办首期爱国卫生领导力专题培训班。北京健康教育协会会长刘泽军、专家委员会主任委员刘娜，北京有害生物防制协会会长马彦分别主持会议。来自北京、河北、山东、湖北、重庆、内蒙古、海南等省（市）的爱卫会及成员部门、创建卫生城镇的有关领导、各级健康教育机构、各病媒生物控制机构相关负责人共计270余人参加了培训。国家卫生健康委规划发展与信息化司司长、全国爱卫办主任毛群安，北京市爱卫会副主任、市卫生健康委一级巡视员高小俊出席开班仪式。培训内容包括新时代爱国卫生运动的内涵与实践、健康城市建设现状与发展、北京市爱国卫生工作开展情况、国家卫生城市健康教育与健康促进工作要点及健康素养技术评估要求、国家卫生城镇建设病媒生物控制重点、病媒生物防制标准的制定及应用等。

【委托工作】10月26日至30日、11月2日至4日，受国家卫生健康委委托，分别对浙江省绍兴市上虞区、丽水市莲都区，山西省汾阳市和沁水县进行第四批全国健康促进区现场技术评估。撰写完成四地区的复核评估报告。

12月22日和25日，受市卫生健康委委托，完成对海淀区和顺义区的第五批全国健康促进区市级评估。

【协会领导】会长：刘泽军；副会长：刘秀荣（常务）、支修益、李宁、葛立宏、马长生、姜辉、黎健、杜继臣、何丽、常春、张雪梅、石建辉；秘书长：万国峰。

（撰稿：宋明学　审核：刘秀荣）

北京中医协会

【基本情况】协会是隶属市民政局社团办的5A级社会组织，业务主管单位为市中医局。有团体会员单位103个，驻会工作人员5人。设有3个中医行业管理部门：全国中医医院医疗质量监测中心北京分中心、北京市中医类别执业医师资格考试中心和北京市中医质控中心。

11月4日，在圆山大酒店召开协会第三届理事会后勤管理委员会成立大会，北京市中医医疗机构的主管院长、总务后勤、行政保卫等部门近260人参加会议。12月9日，召开协会第三届理事会社区中医药工作委员会成立大会，各区卫生健康委、社区卫生服务管理中心、社区卫生服务机构领导及中医药人员120余人参加会议。

【学术活动】12月3日，在北京圣马克医院举办31所北京市非公中医医疗机构疫情防控与医院质量管理研讨会。

组织专家针对病种质量管理、病种检查及标准等细则进行研讨。

【公益活动】4月25日，为北京藏医院捐赠2万余元的防护物资；11月4日，邀请北京警察学院治安学、侦察学、警务技战术3位专家分别围绕医院内部安全与秩序管理的思路、以案说法警钟长鸣、防止暴力袭医3个专题，为所属会员单位主管行政后勤、安保及医患纠纷的工作人员作专题讲座，近260人参加；12月9日，邀请中医内科专家、骨科专家作慢性腹泻防治及膝骨关节炎防治专题讲座，社区卫生医疗机构的专业技术人员120余人参加。

【监督管理】召开2019年度北京市中医质控中心督导检查工作通报会，质控中心围绕2019年度督导检查的总体情况、存在问题及整改意见进行通报。50家北京市二级及以上中医医疗机构质控办、院感办、检验科、急诊科及北京市中医质控中心等相关人员共244人参加会议。由北京市中医病案质控中心牵头，联合院感、检验与输血、临床路径、中医技术、病理、药剂、影像等9个质控中心，近100位专家参与，开展为期3天的北京市二级及以上中医医疗机构病种质控检查，32家三级医院、21家二级医院参加检查，检查病历1589份。完成11家医疗机构的年度校验，完成北京藏医院等6家医疗机构9个专业的现场准入。8月1日至9月4日，完成北京地区30家二级以上公立中医、中西医结合医院2019年度的绩效考核评估。组织专家完成了北京市隆福医院、大兴区中西医结合医院的等级评审。完成北京地区24家中医医疗机构开展的北京市限制临床应用的医疗技术"人工关节置换技术"的总结报告及各机构的分报告。组织专家对广安门医院、小汤山医院申报的6项中医医疗技术价格项目进行论证。组织专家对北京市四惠中医医院的国家限制临床应用的医疗技术"肿瘤消融治疗技术"进行飞行检查。

【培训工作】举办2期北京市中医药政策法规与医院管理培训班，31家三级中医医院、中西医结合医院、中医专科医院的院领导，以及医务、护理、科研、教学、药剂等职能部门430余人参加培训。组织召开北京市中医、中西医结合、民族医院医疗质量监测信息统计工作培训会，相关人员约300人参会。举办北京中医医疗管理统计工作培训会，相关部门200余人参会。举办人工关节置换技术规范培训班，24家中医医院相关部门人员127人参加视频会。12月1日，承办2020年度北京市中医住院医师规范化培训开学第一课及表彰大会，主会场设在北京中医药大学东方医院，7个分会场分别设在其余住培基地，共计1100人参加。督导完成基层中医药服务、中医病理相关技术、医院感染管理岗位、中医医院管理、中医医疗质量监测、中医执业医师实践技能考试考官，以及消化道与软组织肿瘤病理诊断及鉴别诊断7个项目培训班，共培训近1000人。

【委托工作】受市中医局委托，完成全市200家各级各类中医医院和16个区338个社区卫生服务中心、1593个社区卫生服务站、624个村卫生室的中医医疗

管理统计报表的收集、审核和上报。7月25日至27日，组织完成中医类别医师资格实践技能考试，参加考试2142人，考试合格1545人；8月21日至22日，组织完成中医类别综合笔试，参加考试1542人，考试合格1118人；组织完成北京市传统医学师承和确有专长人员考核考试，网络报名约300人，符合条件184人，参加考试175人，合格76人；8月20日至23日，完成中医住院医师规范化培训结业考核，参加临床实践能力考核990人，合格965人。组织开展北京市中医住院医师规范化培训"先进基地""优秀住培管理工作者""十佳教学主任""十佳好老师"评选活动，最终确定先进基地2个、优秀住培管理工作者10名、优秀教学主任10名、优秀带教老师10名；并推荐先进基地2家、优秀管理工作者1名、优秀教学主任1名和优秀带教老师1名，参加全国评优活动。组织开展北京市中医住院医师规范化培训小讲课教案评比活动，采取基地推荐、专家评审的方式，共评出10份市级中医住院医师规范化培训优秀小讲课教案。启动中医住培招录工作，共招录中医学员127名，其中社会人32名；接纳河北雄安中医住培学员5名；中国中医科学院、北京中医药大学和首都医科大学共招收966名专硕并轨研究生；1098名学员进入相应基地开始培训。11月25日至26日，接受中国医师协会对北京市中医住培基地（中日友好医院中医住培基地）的复评。完成19家机构8023人的医师定考工作，参加考试人数比2018年度增加14.74%，参考率99.83%，涉及44个专业，19家机构总体合格率99.60%。

【信息化建设】新增中医师承和确有专长人员注册管理平台线上课程学习模块，学员可登录平台进行线上课程学习。平台共有学员2040名。

【新冠肺炎疫情防控】参与新冠肺炎指导手册的出版，并及时下发至会员单位；组织北京地区中医质控中心编写《新冠肺炎防控问答》《关于北京市中医医疗机构感染防控的指导意见》，并下发会员单位；参加市公安局政治部组织的"健康防护、科学战疫"系列活动，专家通过网络向公安民警讲授"中医药与时下的疫情"；组织专家对年初暂停医疗服务工作的北京恒和中西医结合医院等5家医疗机构进行复诊前的检查指导；组织专家对北京中医药大学东方医院等7家医疗机构发热门诊的选址及相关要求、设置、改造等方案进行研讨。

【协会领导】会长：陈誩；副会长：马谊平、朱亚春、陈立新、杨明会、张明海、徐希胜、郭桂明、程爱华；秘书长：徐希胜。

（撰稿：程爱华　审核：朱桂荣）

文件和法规

 改革完善医疗卫生行业综合监管制度的实施方案

京政办发〔2020〕3号

（2020年1月19日）

为深入贯彻落实《国务院办公厅关于改革完善医疗卫生行业综合监管制度的指导意见》（国办发〔2018〕63号），进一步健全医疗卫生行业综合监管制度，结合本市实际，制定如下方案。

一、总体目标

到2020年底，本市医疗卫生行业综合监管制度得到进一步完善，机构自治、行业自律、政府监管、社会监督相结合的多元化综合监管体系进一步健全，形成专业、高效、规范、公正的卫生健康执法监督队伍。到2022年底，本市医疗卫生行业综合监管人员能力、装备技术水平得到整体提升，医疗卫生行业综合监管的法治化、规范化、信息化、精细化水平迈上新台阶。

二、建立多元化监管体系

（一）加强党的领导。坚持和加强党对医疗卫生行业的全面领导，不断完善医疗卫生行业党建工作领导体制和工作机制。各医疗卫生机构要加强党的领导和基层党组织建设。认真落实公立医院党委领导下的院长负责制，切实发挥好党委把方向、管大局、作决策、促改革、保落实的领导作用。完善对公立医院领导班子和领导人员特别是主要负责人的监督约束机制，加强对履行政治责任、行使职责权力、加强作风建设等方面的监督。强化党风廉政建设和行风建设，加大医疗卫生行业反腐败力度。

（二）强化政府主导责任。各级政府要在法治建设、行业规划、标准制定、行业准入、行政执法等方面发挥主导作用，明晰各部门权责清单和监管责任，转变监管理念。各级卫生健康行政部门对医疗卫生机构、医疗卫生行业实行属地化、全行业监督管理。依托首都医药卫生协调委员会及其办公室，发挥好卫生健康行政部门牵头的医疗卫生行业综合监管协调机制作用。相关行业主管部门依法承担相应监管职责，依法开展相关执法监督工作。

（三）医疗卫生机构履行自我管理主体责任。医疗卫生机构要切实担负起本机构依法执业、规范服务、服务质量和安全、行风建设等方面的主体责任，其主要负责人是第一责任人。要加强本机构依法执业自查工作，健全内部管理制度。

（四）发挥行业组织自律作用。加强医疗卫生行业组织建设，引导其积极参与制定行业管理规范和技术标准、规范执业行为和经营管理、维护行业信誉、调解处理服务纠纷等工作，发挥在医疗卫生质量、技术、安全、服务评估等方面的作用。

（五）强化社会监督。医疗卫生机构要自觉接受人大代表、政协委员监督。支持社会各界参与监督。发挥好党建引领"街乡吹哨、部门报到"机制和12345市民服务热线的作用，实行医疗卫生机构"接诉负责制"，及时回应群众关心的医疗卫生行业热点难点问题，持续提升"接诉即办"工作水平，推动"接诉即办"与主动治理有机结合。完善舆情监测和处置机制，发挥媒体监督作用以及专业机构和中介组织的技术支撑和社会监督作用。

三、加强全行业全过程监管

（六）优化医疗卫生服务要素准入。深入推进医疗卫生行业"放管服"改革，推进政务服务"一网通办"，持续优化营商环境。进一步完善医疗卫生机构、从业人员、医疗技术等准入和行政许可流程，推进电子化注册。研究制定社会办医疗机构跨部门审批流程。

（七）加强医疗服务质量和安全监管。健全医疗质量管理与评价体系，加强医疗质量控制和改进中心建设。协同行业组织、医疗机构、第三方专业机构做好医疗服务质量评价管理。推动医疗卫生机构落实医疗质量和安全管理核心制度、临床路径和诊疗指南，实施医疗机构诊疗行为"负面清单"管理。强化对重点部门、重点专业、重点岗位、关键环节和高风险人员的监管。按照同等标准对社会办医疗机构和公立医疗机构医疗质量和安全管理开展评审评价。

加强对医疗机构采购和使用药品、耗材、医疗器械等产品的监管。推行临床药师制度，探索开展"互联网+药学服务"，推广智能审核管理。强化药品质量监管，加强药事管理，规范药事服务。做好公立医疗机构临床用药超常预警和重点监控药品、高值医用耗材等跟踪监控工作。开展大型医用设备使用监督和评估，依法处理违法违规使用行为。

（八）加强医疗卫生机构运行监管。加强公立医疗卫生机构绩效考核，引导医疗机构提高质量效率、控制成本。对取消药品加成、取消医用耗材加成、规范调整医疗服务项目价格和改善医疗服务等工作落实情况开展检查。重点对公立医疗机构落实药品耗材采购制度、健全内部薪酬分配机制、控制医疗费用不合理增长等进行监管。加大对公立医院人员支出、基本建设和设备购置支出、负债、对外投资、对外合作、资金结余使用的监管力度。审计机关依法对医疗卫生机构开展审计监督。

严格执行非营利性和营利性医疗机构分类管理要求，加强对非营利性医疗机构资金结余使用等方面的

监督管理，强化对营利性医疗机构盈利率合法性管控，依法公开服务价格等信息。

（九）加强医疗保险监管。加强对医保定点医疗机构的协议管理，完善定点医疗机构总额预算管理办法并加强监督。积极发挥各类医疗保险对医疗服务行为的引导与监督制约作用，加强对医疗费用的调控。全面推开医疗保险智能监控，探索推进将医保监管延伸到医务人员医疗服务行为的有效方式，严厉打击欺诈骗保行为，对骗取套取医保资金行为依法依规严肃惩处。

（十）加强公共卫生领域监管。强化对基本公共卫生服务和重大公共卫生服务实施情况的监管。依靠制度和信息化技术，加强对疫苗生产、流通、使用全过程管理。落实《北京市院前医疗急救服务条例》，持续改善院前医疗急救服务。发挥医疗卫生行业组织作用。加强对医疗卫生机构完成公共卫生服务、突发公共卫生事件应急处置、突发事件紧急医学救援等任务的指导和考核。发挥医疗卫生机构对健康危害因素的监测、评估、预警作用，为综合监管提供依据。

（十一）加强医疗卫生从业人员监管。强化对医务人员执业资质和执业行为的监管。加大医疗卫生行业行风建设力度，落实医务人员医德考评和"九不准"等制度，加大对收受"回扣""红包"以及学术不端等行为的整治力度。依法查处各类违法违规和违反医德医风的执业行为。

（十二）加强医疗卫生机构临床研究监管。严肃查处临床研究过程中违背医学伦理和科研道德的不端行为，保护临床受试者的合法权益。按照《北京市促进科技成果转化条例》，规范医学科研成果转化活动。加强病原微生物实验室的生物安全监管，落实审批备案制度，防范化解重大生物安全风险。

（十三）加强医疗卫生行业秩序监管。依法查处医疗欺诈、"号贩子""医托"、非法行医和非法医疗美容等扰乱行业秩序的行为。加强对医疗养生类节目和医疗广告的监管，严肃查处违法发布医疗广告、假冒医疗机构或医务人员宣讲医疗和健康养生知识等行为。严厉打击医药购销领域商业贿赂行为。严厉打击涉医违法犯罪行为，加强医疗纠纷预防和调解工作，加强平安医院建设。

（十四）加强健康产业监管。建立健全覆盖健康产业全链条、全流程的包容、审慎、有效监管机制。加强对医疗卫生与养老、旅游、互联网、健身休闲、食品等领域融合产生的新产业、新业态、新模式的监管，加强跨部门联合监管。强化药品、医疗器械、康复辅助器具等相关产业的日常监管和专项检查。

（十五）加强安全管理。按照管行业必须管安全、管业务必须管安全、管生产经营必须管安全的要求，坚持党政同责、一岗双责、齐抓共管、失职追责。依据谁审批、谁监管，谁主管、谁监管的原则，加强对医疗卫生机构的生产安全、危险化学品安全、消防安全、建筑设施安全、施工安全等方面的安全监管。强化对医疗卫生机构治安保卫工作的业务指导，确保医疗卫生行业安全稳定。

四、创新监管机制

（十六）完善行政执法和信息公开机制。推行行政执法公示、执法全过程记录、重大执法决定法制审核制度，强化对行政权力的制约和监督。落实执法责任制和责任追究制度，探索容错纠错和免责机制。完善行政执法和刑事司法衔接程序。依法公开医疗卫生机构行政许可、行政处罚、医疗服务技术准入和备案等信息。医疗卫生机构要依法主动公开服务项目、收费标准和投诉处理程序等信息。

（十七）强化医疗卫生行业信用机制建设。加强本市医疗卫生行业信用制度建设，建立黑名单制度和不良执业行为记分制度，与北京市公共信用信息服务平台、北京市企业信用信息网、北京市社会组织信用信息公示系统实现数据共享，对医疗卫生行业有关机构和自然人的失信行为开展联合惩戒，实现"一处失信，处处受限"。

（十八）形成网格化管理机制。开展网格化监管，将医疗卫生行业综合监管纳入城乡社区网格化服务管理，合理配置监管协管力量，做到"定格、定员、定责"。推动控烟、除"四害"、打击非法行医等工作重心下移。

（十九）建立健全风险预警和综合监管结果协同运用机制。建立医疗服务与执业监管平台，充分运用云计算、大数据、物联网、人工智能等新技术，推动监督管理信息协同共享与应用，逐步实现人员密集重点区域公共卫生电子监管系统全覆盖，强化风险预警和防范。推动综合监管结果与医疗卫生机构校验、等级评审、医保定点协议管理、重点专科建设、财政投入、评先评优和考核奖惩等挂钩，逐步实现从业人员医疗卫生服务监管结果与职称评聘、职务晋升、评先评优、绩效分配等方面挂钩。

五、有效保障实施

（二十）提高综合监管保障水平。加强卫生健康监督执法队伍建设，在组织指挥、技术装备、专业执法、社会协同、人才培养、勤务保障等方面加大工作力度，保障依法履职所需的业务用房、设备、执法经费，逐步实行卫生健康执法人员职位分级管理制度。发挥村（居）委会公共卫生委员会作用，引导居民有序参与医疗卫生行业综合监管。

（二十一）加大责任追究力度。市有关部门、各区要高度重视医疗卫生行业综合监管工作，加强领导、统一部署、协调推进。严肃查处在医疗卫生行业综合监管工作中的失职渎职行为，对国家公职人员依照规定给予行政处分，对党员领导干部依照规定给予党纪处分，涉嫌犯罪的，依法移送司法机关追究刑事责任。对社会反映强烈、监管效果不明显的区、部门和人员严肃追责问责。加大对典型案例的通报力度，形成震慑。

（二十二）强化宣传引导。要广泛开展医疗卫生行业法律法规宣传教育活动，深入基层宣讲医疗卫生行业综合监管政策，动员社会各方力量共同推进综合监管制度建设。加强舆论引导，广泛宣传先进典型，发挥示范引领作用，形成良好社会氛围。

附件：重点任务分工（略）

北京市食品企业标准备案办法

京卫食品〔2020〕4号

（2020年4月14日）

第一条 为规范本市食品企业标准（以下简称"企业标准"）备案，依据《中华人民共和国食品安全法》及其实施条例、优化营商环境等有关规定，结合本市实际，制定本办法。

第二条　本办法适用于本市食品（保健食品除外）生产企业（以下简称"企业"）制定的严于食品安全国家标准或者本市食品安全地方标准（以下简称食品安全标准）的企业标准，向本市卫生健康行政部门备案。

第三条　企业应当对企业标准负责，保证企业标准的内容符合《中华人民共和国食品安全法》及相关法律法规、食品安全标准的规定，并公开承诺。

第四条　市卫生健康行政部门负责全市企业标准备案及管理工作，区卫生健康行政部门在市卫生健康行政部门指导下开展相关工作，负责企业标准备案材料核对、接收等工作。

第五条　企业标准内容应包含标准名称、编号、适用范围、术语和定义、食品安全指标和检验方法。

第六条　企业标准代号由企业编制，一般格式为：Q/（企业代号）（四位顺序号）–（四位年代号），其中企业代号应能反映所在行政区。

第七条　企业标准备案实行网上在线办理，企业登录"北京市食品安全标准管理系统"填报企业标准备案登记表和企业标准文本，并对真实性、合法性、有效性、完整性负责。

第八条　区卫生健康行政部门接到材料后，对企业标准是否属于备案范围、备案材料及其内容是否齐全进行核对，并根据下列情况分别做出处理：

（一）提交的材料及其内容不齐全的，在系统中一次性告知当事人需要补正的具体内容；

（二）不属于备案范围的，告知当事人不在备案范围；

（三）属于备案范围、备案材料及其内容齐全的予以接收。

本条办理时限一般为1个工作日，核对备案情况复杂的不超过3个工作日。

第九条　市卫生健康行政部门在接收材料后即时完成备案登记，在标准文本封面标注备案登记号，即时公开企业标准文本及备案登记表，供公众免费查阅，企业标准文本可以下载。

企业标准修改备案、备案延续、备案注销等事项均即时公开。

第十条　企业标准备案登记号的编排格式：（北京市国标行政区划（区）代码）（四位顺序号）S–（四位年代号）。

第十一条　企业应当在食品安全法律法规、食品安全标准等发生变化时，及时对企业标准进行复审。

企业标准备案有效期为5年。有效期届满需要延续备案的，在备案有效期届满3个工作日前提交延续备案登记表办理延续。逾期未办理的，有效期届满后自动注销其备案号。

企业提出注销企业标准备案的，备案号自动注销。

第十二条　有以下情形之一的，企业应当进行修订重新备案，并按第七条规定提交材料，已备案的企业标准，其备案号自动注销：

（一）企业标准备案有效期届满，需要对原企业标准文本进行调整的；

（二）适用范围和食品安全指标均发生变化的。

除前款规定的情形外，需要对企业标准进行调整的，可以提交企业标准修改备案登记表和修改后的企业标准文本进行备案，原备案登记号不变。

第十三条　任何单位和个人发现备案的企业标准存在违反法律法规、食品安全标准情形或者本办法规定的，均可向卫生健康行政部门进行举报，由市卫生健康行政部门组织对企业标准备案情况进行核查。

第十四条　经核查，发现备案的企业标准确有违反法律法规、食品安全标准情形或者本办法规定的，市卫生健康行政部门应告知备案企业予以改正。不予改正的，应注销备案号并告知企业注销理由。注销备案号应予公开。

第十五条　企业在备案中弄虚作假的，市卫生健康行政部门除注销备案号外，应将弄虚作假的行为通报食品安全监督管理等相关部门，按照规定记入企业信用档案。

第十六条　对本办法实施前已经备案的企业标准，在备案有效期内继续有效，修改备案、修订重新备案、延续备案按本办法办理。

第十七条　本办法以下用语的含义：

企业标准备案，是指食品生产企业将企业标准中食品安全相关内容材料向卫生健康行政部门进行登记、存档、公开、备查。

严于食品安全标准，是指企业标准中的食品安全指标限值严于食品安全标准的相应规定。

食品生产企业，是指取得食品生产许可证或者经营范围包含食品生产的营业执照的企业。本市的食品企业，其分公司或者全资子公司取得食品生产许可证的，可以由该企业在本市办理备案。

第十八条　本办法自2020年6月1日起施行。北京市卫生和计划生育委员会《关于印发〈北京市食品安全企业标准备案办法〉的通知》（京卫食品〔2017〕3号）同时废止。

北京市卫生健康委员会　中国银行保险监督管理委员会北京监管局关于建立北京市出生缺陷综合防治多元保障机制的通知

京卫妇幼〔2020〕5号

（2020年4月20日）

各区卫生健康委，各有关单位：

为贯彻落实《国务院关于实施健康中国行动的意见》（国发〔2019〕13号）提出的针对婚前、孕前、孕期、儿童等阶段特点，积极引导家庭科学孕育和养育健康新生命，健全出生缺陷防治体系，以及《北京市人民政府办公厅关于加快发展商业健康保险的实施意见》（京政办发〔2016〕16号）规定的促进各级政府及相关部门主动运用保险机制改进公共服务、提升社会治理能力的工作要求，市卫生健康委、北京银保监局联合决定在出生缺陷综合防治中引入多元保障机制。现将有关内容通知如下。

一、工作目标

引导个人提高对出生缺陷的认识和风险防范意识。建立政府、家庭和其他组织风险共担的多元保障机制。创新体制机制，提升公共卫生服务水平和社会治理能力。

二、工作原则

（一）坚持以人为本，促进居民健康

以健康保险激励适龄女性主动接受妇幼健康服务，降低出生缺陷发生风险。

（二）坚持公平可及，加强政策保障

加强以民生为重点的社会建设，承办保险机构统一开发专属健康保险作为基础保险产品，政府购买基础保险产品建立政策性补偿机制。

（三）坚持创新发展，转变服务模式

创新出生缺陷综合防治多元保障机制，建立健康保险与健康服务管理相结合的新型服务模式。

三、保障机制

（一）政府保基本

政府统一购买基础保险产品，合理确定保障病种，科学确定保障责任和适度确定保障程度。

（二）个人保补充

承办保险机构后期开发配套补充保险产品，实现与政府购买基础保险产品相衔接，供相应孕龄孕产妇自愿自费购买，进一步提升保障程度，扩展保障范围和保障责任。

（三）多元广参与

探索社会团体、基金会对出生缺陷患儿救治救助的实施路径，建立出生缺陷综合防治多元保障机制。

四、工作方式

（一）受益人群

凡已在本市参加婚前医学检查、孕前优生健康检查、增补叶酸、早孕建册、孕产期保健、产前筛查、新生儿疾病筛查等并按照医学建议完成系列服务的孕产妇所娩活产儿，均为受益人群。

（二）保障内容

由政府统一购买的基础保险产品保障内容分为以下两类，两类保障不可同时享受。

1. 疾病保险金。受益人群为唐氏综合征或为双侧传导性耳聋且实施骨桥治疗的，可一次性给付疾病保险金。

2. 医疗费用保险金。受益人群在三周岁以内，为治疗相应出生缺陷，入院治疗产生的合理且必须的医疗费用，在扣除城乡居民基本医疗保险等报销费用

后，需个人负担超过免赔额的部分，在给付限额内，按50%给付个人负担医疗费用保险金。医疗费用保险金以一次从入院到出院所需医疗总费用为限，超出该出生缺陷本身治疗的其他并发症费用暂不列入补偿范围。BH4缺乏型先天性苯丙酮尿症（PKU）患儿，凭相应购药票据即可享受医疗费用保险金。

五、方案实施及相关事项

方案实施三年为一周期。实施后定期分析政策释放效应，评价保险实施效果、调整保障方案，并适时推出个人补充保险产品，逐步建立多元保障机制。

（一）宣传与告知

各区要加强出生缺陷综合防治保障机制宣传。各医疗机构在提供婚前医学检查、孕前优生健康检查、增补叶酸、早孕建册、孕产期保健、产前筛查、新生儿疾病筛查等服务前，告知健康保险补偿政策、政府已代购买基础保险产品情况及咨询电话等，方便群众咨询。

（二）遴选与采购

市卫生健康部门严格按照北京市相关规定，履行采购程序，确定承办保险机构，并合理确定承办保险机构承保周期，降低行政成本。

（三）监督与评估

整体方案的运行严格依据有关法律法规要求，承办保险机构险种的开发和运营接受北京银保监局监督管理。出生缺陷综合防治多元保障机制启动后，北京市定期进行评估，确保实施效果。

附件：首批纳入出生缺陷综合防治保障病种

附件

首批纳入出生缺陷综合防治保障病种

首批纳入病种包括孕期有筛查手段的病种和新生儿期筛查病种两个大类。孕期有筛查手段的病种，以严重多发、可筛可治、费用可控为总原则，考虑是否有明确的预防措施、实际引发医患纠纷情况以及治疗效果情况等。新生儿期筛查病种以实施了早期筛查，目前没有救助措施且治疗费用较高的为选择要求。现将首批纳入病种公布如下。

一、孕期实施筛查的出生缺陷

（一）唐氏综合征；

（二）脊柱裂；

（三）肢体短缩；

（四）消化道畸形（含食道狭窄或闭锁、小肠狭窄或闭锁、肛门狭窄或闭锁）；

（五）11种严重的先天性心脏病（含主动脉狭窄、右室双出口、完全性大动脉血管转位、主动脉弓离断、肺动脉闭锁、法洛四联症、完全性肺静脉异位引流、肺动脉狭窄、血管环、左冠状动脉异常起源和右肺动脉起源于主动脉）；

（六）病例数较多、治疗费用较低且效果好的出生缺陷（含唇裂、腭裂、唇腭裂、面裂、尿道下裂以及先天性肾积水）。

二、新生儿期实施早期筛查的出生缺陷

（一）BH4缺乏型先天性苯丙酮尿症（PKU）；

（二）双侧传导性耳聋需要骨桥治疗者。

北京市进一步做好短缺药品保供稳价工作实施方案

京卫药械字〔2020〕1号

（2020年5月14日）

市委市政府高度重视短缺药品供应保障工作，市有关部门和单位协同联动，我市短缺药品保障能力和水平不断提高。为更好地保障群众基本用药需求，进一步提高短缺药品供给质量和效率，结合我市实际，制定本方案。

一、指导思想

坚持以人民健康为中心，以满足临床合理用药需求为导向，按照"分级应对、分类管理、会商联动、保障供应、平稳价格"的原则，完善短缺药品保供稳价体系和工作机制，提高要素配置效率和有效供给能力，为全面深化医药卫生体制和供给侧结构性改革提供有力支撑。

二、工作任务

（一）建立保供稳价会商联动机制

建立北京市短缺药品保供稳价工作会商联动机制，由市卫生健康委牵头，市发展改革委、市经济和信息化局、市公安局、市财政局、市商务局、市市场监督管理局、市医保局、市药监局为成员单位。主要任务是，实现本市原料药和制剂在注册、生产、采购、价格等方面信息联通共享，分析预判药品短缺形势与趋势，多部门政策统筹、协作配合、有效联动，开展监测预警，加强协同应对，缓解药品短缺及人为造成的市场价格剧烈波动。（市卫生健康委、各相关部门。排在第一位的为牵头单位，下同）

（二）日常监测和分级应对

充分利用国家短缺药品多源信息采集平台和北京市药品阳光采购平台，收集本市医疗机构短缺药品上报信息，组织核实发现的重要短缺信息或不合理涨价线索，10个工作日内通报并提出应对建议，协调解决可处置的局部性短缺问题。对本市无法协调缓解的药品短缺和涨价情况，在评估确定后5个工作日内上报国家卫生健康委。各区卫生健康委要全面加强区域药学质控中心建设，密切关注辖区内药品供应情况，督促所辖医疗机构做好短缺药品监测上报工作，及时分析短缺原因，积极协调解决。区级不能协调解决的，及时向市卫生健康委报告。（市卫生健康委、各相关部门分别负责。分别负责为有关单位按职责分别牵头，下同）

（三）落实短缺药品清单管理

落实《国家短缺药品清单管理办法》，本市短缺药品清单与国家短缺药品清单保持一致并动态联动。国家颁布短缺药品清单前，暂以药品阳光采购中《短缺药品目录》为本市短缺药品清单。对未纳入短缺药品清单但在本市医疗机构使用的其他药品全部纳入重点监测范围，动态跟踪药品供应情况，实现短缺药品动态管理。根据短缺原因、程度、影响范围，多部门联合分级应对。（市卫生健康委、各相关部门分别负责）

（四）落实短缺药品停产报告制度

本市药品上市许可持有人或药品生产企业，停止生产供应短缺药品清单中的品种或经论证需进行停产报告的品种时，应提前向市药监局进行停产报告，说明停产原因、停产时长、预计影响等情况，并做好充足库存准备，确保恢复生产前本市医疗机构稳定供应。市药监局接到报告后及时通报市卫生健康委。市卫生健康委组织相关部门对收到的停产报告进行评估，研判停产药品短缺风险，需要相关部门协调解决的，及时通报情况并联合处置；需上报国家的，及时报告国家联动机制牵头单位。市医保局对北京市药品阳光采购平台采购信息做好动态监测，发现停产对本市医疗机构供给造成不良影响的，应及时通报。各主管部门应加强对短缺药品生产的政策支持，采取有效措施帮助恢复生产。（市卫生健康委、市药监局、市医保局分别负责，市经济和信息化局等参与）

（五）促进基本药物优先合理使用

推动各级医疗机构形成以基本药物为主导的"1+X"（"1"为基本药物，"X"为非基本药物）用药模式。各级管理部门要加强用药监管和考核，指导督促公立医疗机构根据功能定位和诊疗范围，优先选用基本药物并强化使用管理。基本药物使用金额及配备品种数量应达到比例要求。加强医疗机构用药全流程管理，推动落实"能口服不肌注、能肌注不输液"等要求，推进处方前置审核工作向基层延伸，促进科学合理用药。（市卫生健康委）

（六）建立短缺药品快速采购通道

做好药品阳光采购政策与短缺药品保供稳价平稳衔接。在药品阳光采购平台对全部药品实行挂网采购基础上，对本市药品阳光采购《短缺药品目录》中的品种、国家短缺药品清单中的品种和监测中新发现的短缺品种，应优先保障供应，参考同期市场价格议价采购。药品阳光采购平台支持医疗机构主动发布短缺信息，实行邀请挂网和自主备案采购。相关药品属于医保目录范围的，要按规定及时支付。发挥阳光采购平台购药指引功能优势，方便群众查询就诊。医疗机构遇药品短缺供应困难时，采购可不受"两票制"限制。（市医保局、市卫生健康委、市商务局分别负责）

（七）加强药品价格异常情况监管

完善药品阳光采购监管平台功能，监测药品采购价格变化情况，对价格出现异常波动的，及时在监管平台发布提示预警信息，向相关部门提供价格调查线索和基础数据。在国家统一部署下，完善药品价格成本调查工作机制，依托药品集中招标采购工作，落实价格和招标采购信用评价制度，实施相应奖惩措施。综合运用监测预警、成本调查、函询约谈、信息披露、暂停挂网等措施，对价格上涨幅度或频次异常、区域间价格差异较大、配送情况严重不良或连续多次预警等情况予以约束。有针对性地向药品生产经营企业和医疗机构解读药品价格政策，凝聚社会共识，为做好药品价格管理工作营造良好氛围。（市医保局负责，各相关部门参与）

（八）加大对垄断等违法行为执法力度

建立市场监管、公安等部门协同联动工作机制，开展多部门联合整治，坚决依法从重从快查处原料药和制剂领域垄断、价格违法等行为，对相关责任人依法处罚，构成犯罪的依法追究刑事责任，切实形成有效震慑。对涨价不合理但尚不构成违法的，采取约谈督促企业主动纠正、公开曝光、中止挂网、失信惩戒等措施，抑制价格过快上涨。（市市场监督管理局、市医保局分别负责，市公安局等部门参与）

（九）加大短缺药品储备力度

优化本市药品储备结构，加大储备力度，根据短缺药品监测情况，将临床必需、疗效确切、不可替代、供应困难的短缺药品（含原料药）及时纳入药品储备范围，及时通报储备品种，明确储备调用程序，方便医疗机构采购使用。根据医疗机构需求数量变化、可能出现的疫情及其他突发公共卫生事件等情况，合理确定储备数量，安排收储资金，保障应急短缺药品储备及时到位、高效调剂调用。鼓励引导大型医药流通企业积极履行社会责任，发挥"蓄水池"功能。运用预算内投资等方式，支持短缺药品供应保障能力提升。积极支持引导医药产业发展，促进提质升级，优化提升药品生产供应能力和质量。（市药监局、市卫生健康委、市财政局、市经济和信息化局、市商务局、市发展改革委）

（十）做好定期报告

联动机制各成员单位应在每季度最后一个月10日前向市卫生健康委通报相关工作情况，并于每年11月20日前会同市卫生健康委向国家联动机制牵头单位上报全年工作情况。市卫生健康委负责收集汇总各成员单位工作情况，按季度向国家联动机制牵头单位报告本市短缺药品保供稳价工作机制及药品短缺、价格监测和应对情况，每年12月底前向市政府报告各单位履职和工作情况。（市卫生健康委、各相关部门）

三、部门分工

市卫生健康委是本市短缺药品保供稳价工作会商联动机制牵头单位，负责组织协调各部门开展工作。市发展改革委负责促进医药产业提质升级。市经济和信息化局负责引导支持短缺药品生产企业技术改造，提高生产供给水平。市公安局负责查处打击短缺药品生产流通中的违法犯罪行为。市财政局负责短缺药品应急储备的资金保障。市商务局负责引导支持药品流通企业发展现代药品流通方式。市市场监督管理局负责做好短缺药品价格监督检查，依法查处原料药和制剂领域垄断、价格违法等行为。市医保局负责落实短缺药品采购价格管理及支付政策，做好短缺药品支付保障。市药监局负责做好药品储备，组织药品上市许可持有人或药品生产企业落实北京企业停产报告工作，协调本市药品供应，监督药品质量安全。

中共北京市委　北京市人民政府关于加强首都公共卫生应急管理体系建设的若干意见

（2020年5月19日）

为贯彻落实习近平总书记关于新冠肺炎疫情防控工作系列重要讲话和重要指示精神，深入汲取疫情防控中的经验教训，适应疫情防控常态化要求，织密织牢安全防护网，全面提升首都应对突发公共卫生事件的能力，确保人民群众生命安全和身体健康，确保首都安全稳定，现就加强首都公共卫生应急管理体系建设提出如下意见。

一、总体要求

（一）指导思想

坚持以习近平新时代中国特色社会主义思想为指导，深入学习贯彻习近平总书记关于新冠肺炎疫情防控工作系列重要讲话和重要指示精神，坚持党的全面领导，坚持以人民为中心的发展思想，全面落实总体国家安全观和新时期卫生与健康工作方针，坚持首善标准，瞄准国际一流，立足当前，着眼长远，认真总结并固化疫情防控中形成的好经验好做法，抓紧补短板、堵漏洞、强弱项，大力加强首都公共卫生应急管理体系建设，为保障人民群众生命安全和身体健康、维护首都安全、建设国际一流的和谐宜居之都提供有力支撑。

（二）基本原则

统一指挥、联防联控。坚决服从党中央集中统一领导，加强央地协同、军地协同、区域协同，优化首都联防联控、群防群控工作机制，完善党委领导、政府负责、部门协同的领导指挥体系，构建统一高效的公共卫生应急管理体系。

预防为主、平战结合。树立风险意识，强化底线思维，坚持关口前移、抓早抓小、常备不懈，提高监测预警的灵敏度，完善公共卫生风险研判、评估、决策、防控协同机制，把问题解决在萌芽之时、成灾之前。坚持战时功能与平时功能相结合，立足重大疫情防控救治需要，加强公共卫生应急管理软硬件建设，实现社会效益和经济效益有机统一。

科学诊疗、有效救治。落实"早发现、早报告、早隔离、早治疗"的要求，加强疫情监测，尽早实施医疗干预。按照集中患者、集中专家、集中资源、集中救治原则，坚持中西医并重，制定切实有效应对方案，努力提高收治率和治愈率，降低感染率和病亡率。

科技引领、精准施策。立足首都科技和人才优势，加强战略谋划和前瞻布局，强化疫情防控和公共卫生领域战略科技力量和战略储备能力。发挥生物技术、新一代信息技术等技术支撑作用，构建"科技+防疫"新模式，提高科学精准防疫能力和水平。

依法防控、系统治理。注重以法治方式统筹推进公共卫生应急管理工作，发挥法治固根本、稳预期、利长远的作用。协调发挥各主体作用，统筹完善预防发现、医疗救治、社区防控、物资保障、城市运行等环节，壮大齐抓共管、相互促进的系统合力。

（三）建设目标

到2022年，公共卫生管理领域突出短板基本补齐，各方面体制机制更加完善，集预防、控制、救治、保障于一体的公共卫生应急管理体系四梁八柱基本成形。到2025年，突发公共卫生事件防控能力全面提升，社区防控、医疗救治、科技和人才支撑、物资保障体系健全有力，首都公共卫生应急管理达到国际先进水平。到2035年，全面建成与国际一流的和谐宜居之都相适应的公共卫生应急管理体系。

二、改革完善疾病预防控制体系

（一）健全公共卫生监测预警体系

1. 构建多层级突发公共卫生事件监测体系。完善传染病监测哨点布局和信息直报系统，在口岸、机场、火车站、长途客车站、学校等场所建设完善监测哨点，构建以哨点医院为单位的多病种综合监测网络和症状监测网络。设立社区卫生服务中心发热哨点门诊，有效提升基层医疗机构传染病预警报告能力。整合各类医药服务信息，建立公共卫生安全预警多点汇集和分析触发机制，提高传染病监测效能。

2．加强重大疫情跟踪监测。及时研判国（境）外、京外可能影响首都公共卫生安全的传染性、流行性疾病走势和风险挑战，完善应急预案体系。加强对重大突发公共卫生事件的研判，提高预测预警预防和应急处置能力。

（二）完善基层公共卫生预防控制体系

1．强化街道（乡镇）和社区（村）公共卫生工作职责。健全社区卫生服务中心与街道（乡镇）的协同联动机制，为街道（乡镇）开展公共卫生工作提供专业技术支持。加强街道（乡镇）公共卫生工作力量，做好公共卫生政策指导和措施落实工作。建立完善社区（村）公共卫生委员会运行机制。补齐农村医疗力量薄弱地区公共卫生短板，推动公共卫生服务力量下沉，筑牢村级公共卫生"网底"。

2．将社区卫生服务纳入社区治理体系。加强社区卫生服务机构专业力量。实行公立基层医疗卫生机构"公益一类保障、公益二类管理"的运行保障模式，落实"两个允许"，完善"增、奖、补"机制，建立医务人员薪酬动态增长机制。加大全科医生培养力度，培养储备一专多能的社区公共卫生队伍。强化家庭医生团队网格化防控责任，对家庭医生进行绩效考核。

3．加强社区卫生服务机构规划与标准化建设。改革完善建设标准，压实区级政府责任，通过新建、购买服务等方式，根据街区设置和人口密度，推动社区卫生服务中心和社区卫生服务站合理布局。根据农村地区不同地域类型、行政村人口规模，规划建设社区卫生服务站。将预检分诊、筛查哨点、计划免疫（应急接种）、隔离观察病房、心理健康纳入标准化建设范畴。

（三）加强疾病预防控制机构能力建设

1．做优做强疾病预防控制中心。着眼平时预防和战时应急，深化疾控体制改革研究，加快市、区两级疾病预防控制中心基础设施、技术能力和标准化建设。强化市疾病预防控制中心专业技术指导服务职能，提高工作权威性。区级疾病预防控制中心实行市区共管、以区为主的管理体制。科学配备疾病预防控制中心专业人才队伍。

2．构建传染病检测实验室网络。统筹规划建设

高等级生物安全防护三级实验室（P3实验室），开展传染病病原学检测和变异监测等实验活动。加强新发突发传染病病原检测技术方法储备，提升传染病病原综合检测能力。统筹好疾病预防控制中心、医院、第三方检验机构力量，优化检测方法，最大限度提升检验检测能力。

（四）加强舆情应对能力建设

1．坚持公开透明的信息发布机制。健全信息公开制度，规范信息发布机制，明确发布主体和程序，注重时效性，实事求是向社会发布突发公共卫生事件防控信息。完善新闻发言人制度，提升新闻发言人能力和水平。丰富信息发布内容，发布公众防护指南，向群众提供更多疫情相关信息。出台重大政策时，信息发布与政策解读同步进行。

2．妥善应对突发公共卫生事件舆情。加强网络媒体信息监测，强化12345市民服务热线作用，及时发现舆情信息和社会热点问题，研判舆情走向，制定完善相应措施。发挥媒体监督作用，积极主动回应社会关切。依法加强网络媒体管理，推动落实主体责任，快速识别虚假信息，及时消除影响，对借机造谣滋事者依法打击处理。加强公共卫生社会心理干预，组织高校、医院专家多渠道提供防控指导和心理疏导，稳定公众情绪，缓解公众焦虑。

（五）深入开展爱国卫生运动

1．完善爱国卫生工作常态化机制。发挥各级爱国卫生组织的统筹协调和群众动员优势，将爱国卫生工作与社区治理工作相融合，引导机关、企事业单位、街道（乡镇）、社区（村）、家庭和个人积极参与环境卫生治理活动。开展病媒生物防制工作，建立政府主导、单位负责、专业机构支持、全社会参与的病媒生物防制机制。

2．提高首都市民科学和健康素养。落实"健康中国"战略，全面实施健康北京行动，普及全民健身运动，推进卫生城镇和健康城市建设，实现国家卫生区和国家卫生乡镇全覆盖。坚持完善"周末卫生大扫除""城市清洁日"等环境卫生管理长效机制。加强健康促进与教育，把健康教育纳入学前、学校和在职教育全过程。抓好北京市文明行为促进条例和首都市民卫生健康公约的宣传解读与落实，贯彻《北京市物业管理条例》、《北京市生活垃圾管理条例》和《北京市野生动物保护管理条例》，倡导勤洗手、科学戴口罩、使用公勺公筷等卫生习惯，禁食野生动物，提倡文明健康、绿色环保的生活方式。

三、改革完善重大疫情防控救治体系

（一）构建完善医防融合机制

1. 推动公共卫生与医疗服务高效协同。健全完善医疗机构与疾病预防控制机构密切协作的工作机制，搭建科研协作、业务培训、病原生物检验鉴定、信息互通共享的业务支撑平台，依托医联体和健联体，构建"疾控—临床—科研"三位一体的工作模式，形成上下贯通、医防融合的防病体系。

2. 强化医疗机构公共卫生职责。制定公共卫生责任清单，全市二、三级医疗机构和社区（村）卫生服务机构要落实疾病预防控制职责，开展公共卫生相关工作，与市、区疾病预防控制中心形成更为紧密有效的防治结合体系。

3. 建立医防融合培训机制。二、三级医疗机构内科类专业医师在晋升副高职称前，须完成不少于半年的公共卫生能力训练。疾病预防控制中心和急救中心卫生专业技术人员在晋升副高职称前，须到二、三级医疗机构完成不少于半年的必要的能力训练。

（二）提升重大疫情救治能力

1. 完善重大疫情救治机制。坚持平战结合、防治融合，构建分级、分层、分流的重大疫情救治机制，形成"市级定点医院集中救治—区级定点医院初步筛查—社区卫生服务中心哨点预警"的应急医疗救治体系。根据不同疾病类型，配置模块化医疗专家队伍，实现灵活精准快速施治。

2. 优化传染病救治医疗资源配置。注重分工协作、错位发展、各具特色，完善"3+2"传染病医院布局，构建央地协同、军地协同、平战结合的传染病救治网络。固化市级定点医院救治格局，加强地坛医院、佑安医院、解放军总医院第五医学中心等3家医院建设；强化2家后备医院功能定位，将小汤山医院作为战备救治基地、中日友好医院作为外籍患者救治备用定点医院。加强各区传染病救治资源配置，明确区级综合医院承担传染病救治功能。结合韧性城市建设，注重平战转换，新建大型公共建筑要兼顾应急救治和隔离需求，预留转换接口。梳理在突发公共卫生事件时，可临时征用为集中医学隔离观察点、方舱医院等的场所，制定储备清单。

3. 增强综合医院防护能力。修订完善医疗机构建设标准，按照独立分区、功能完备、设施齐全、流线合理的要求，在二级以上公立综合医院配置可用于应急收治传染病患者的病房楼或独立病区。改造提升发热门诊，配备符合规范标准的检验、影像、急救、

核酸检测设备。完善医院流程，优化医患动线，严防院内交叉感染。推广和完善网上预约、社区（村）卫生服务机构预约制度。加强负压病房和重症监护病房建设，明确新改建医院负压病房建设标准，鼓励民办医疗机构建设负压病房。到2022年全市负压病房增至700间，负压重症监护病房不少于150间。

4. 提高突发公共卫生事件应急处置能力。完善突发公共卫生事件应急预案，定期开展应急演练。建设现代化综合类紧急医学救援队伍，提高协同和联合作战能力。加强应急医疗救治能力储备，配齐配足设施设备和医疗物资。对于不同等级的突发公共卫生事件，进行模块化、标准化、机动化、集成化处置，实现快速应对。

5. 提升重症、危重症救治能力。建立全市医疗资源统筹协调机制。实行分级分类救治，重症、危重症病例及儿童患者等重点人员由市级定点医院集中收治。坚持中西医结合，成立重症救治专家组，建立会诊制度，"一人一策"制定个体化治疗方案和护理措施。

6. 加强院前急救能力建设。增强全市急救站点和负压急救车等设备配置，到2022年全市急救站点达到465个，常备充足的负压急救车，加强急救站点和综合医院、社区卫生服务机构的结合，提高安全转运能力和效率。

（三）提升中医药应急救治能力

1. 完善中西医协同工作机制。制定实施北京市中医药条例。支持中医医疗机构按照传染病防控流程进行改扩建及功能布局调整，加强急诊科和感染疾病科建设，推进中医诊疗标准化、规范化。完善中西医联合救治机制，推行传染病中西医结合诊疗方案，针对密切接触者、儿童以及有慢性基础病的重点人群提出不同的预防方法，夯实中医药系统应对突发公共卫生事件的基础。

2. 加快中医药应急救治能力储备。健全临床科研一体化机制，建设中西医结合传染病重点专科和临床研究基地。挖掘整理经典中医药预防、救治、康复药方，推进中医药技术储备和研发生产。研究中医药抗疫作用规律，推动临床创新成果产出，提升中医药应对突发公共卫生事件的能力。

四、健全重大疾病医疗保险和救助制度

（一）深化医保制度改革

完善多层次医疗保障体系，强化基本医疗保险、

大病保险、医疗救助和商业健康保险四重保障功能，促进商业健康保险丰富产品种类，拓宽服务领域，满足多元化医疗保障需求。健全医疗保障制度的应急救治机制，确保患者得到及时救治。研究实施突发公共卫生事件应急状态结束后，为受影响人员康复提供医疗服务保障的具体措施。

（二）强化应急医疗保障

1. 优化医疗救治机制。在突发公共卫生事件等紧急情况下，确保医疗机构先救治后收费。定点医疗机构发生的相关医疗费用不纳入本机构医保总额预算。健全阳光采购平台以外的药品、耗材采购应急保障机制。

2. 优化医保支付机制。在紧急情况下，将相关救治药品和医疗服务项目临时纳入医保报销范围。探索建立特殊群体、特定疾病医药费豁免制度，有针对性免除医保支付目录、支付限额、用药量等限制性条款，减轻困难群体就医就诊后顾之忧。优化异地就医医保直接结算流程，确保患者在异地得到及时救治。完善"互联网+医保服务"等做法，方便应急时期看病就医。

3. 优化资金支持机制。针对紧急情况下发生的医疗费用，探索建立与基本医疗保险、大病保险、医疗救助等支付制度相适应的财政补助机制。按照国家统一部署，统筹基本医疗保险基金和公共卫生服务资金使用，提高对基层医疗机构的支付比例，实现公共卫生服务和医疗服务有效衔接。

五、健全统一的应急物资保障体系

（一）加强应急物资保障总体设计

按照集中管理、统一调拨、平时服务、灾时应急、采储结合、节约高效的原则，着力打造医疗防治、技术储备、物资储备、产能动员"四位一体"的物资保障体系。健全公共卫生应急物资保障工作机制，建设公共卫生安全应急保障基地，确保重要应急物资关键时刻调得出、用得上。建立应急物资目录并动态调整，合理确定本市产能、京津冀保障和本市储备规模。明确应急物资保障层级，优先保障医疗救治、疾病预防控制、城市运行等一线应急物资需求。

（二）提高应急生产保障能力

优化产能保障和区域布局，在市域范围内建设和储备必要的核心和重要应急物资产能，在京津冀区域建立协同高效的应急物资生产联保机制，实现随时通过企业转产、企业联合、生产要素重组等快速获得新增产能。加强应急物资制造商及其原材料供应商的信息调查及数据更新，构建工业基础大数据平台和重点企业库，打造一站式全产业链应急保障平台。建立应急状态下医疗器械和防疫物资市场准入联审机制。

（三）建立应急物资储备制度

建设"市—区—机构"三级储备体系，引导单位和家庭常态化储备适量应急物资，进一步巩固和拓展依靠北京自身的物资储备机制。建立全市统筹高效的应急物资采购供应体系，完善应急物资储备品类、规模和结构。统筹配置医用口罩、防护服、检测试剂等医疗物资。根据物资储存时间和品质状况要求，储备蔬菜、肉蛋、禽畜等必要的生活物资。医疗机构按照专业方向和诊疗需求储备必要医疗物资。建立有序高效的应急物流体系，确保物资合理调度、快速配送。

（四）强化生活必需品保供稳价

严格落实"米袋子""菜篮子"负责制，持续优化京津冀1小时鲜活农产品物流圈建设。巩固完善市、区两级"1+14"政府储备体系，建立储备核查制度和应急决策机制，明确政府储备应急投放启动条件。精准补建便民商业网点，鼓励实体店拓展线上销售业务，进一步规范外卖、快递企业投递行为，确保居民网购生活必需品配送顺畅。强化监管，严厉打击哄抬物价、囤积居奇、制假售假等扰乱市场秩序行为。

六、强化公共卫生科技和人才支撑

（一）完善科研攻关体系

围绕城市公共卫生安全，强化生物安全领域科研力量布局，统筹各方面科研力量，提高体系化对抗能力和水平。强化央地联动，推进国家实验室落地建设，加快国家临床医学中心建设，研究设立北京市感染性疾病研究中心，引导三甲医院向研究型医院转型，形成科研攻关联动和应急保障机制。支持传染病定点医院和其他科研机构围绕国内外新发多发传染病的发病机理和筛查、诊断、治疗、康复等全流程开展研究。加快诊断试剂、药物、疫苗和医疗装备研发，研究探索新的治疗手段，让科研成果更多向预防、临床一线倾斜。推进合同研究组织（CRO）、合同生产组织（CMO）平台建设，探索"研—企—产—临床"一体化模式。加强突发疫情的基础研究平台建设，支持疫苗和药物研制企业扩大生产承接能力。支持中医药应对突发公共卫生事件的重大科研平台、重点实验室建设和重大项目实施。

（二）深化大数据等新技术应用

加强与公共卫生相关的新型基础设施建设，注重个人信息安全，推动大数据、云计算、区块链、人工智能、5G、物联网等新技术或新手段在疫情监测分析、病毒溯源、防控救治、资源调配等方面发挥支撑作用。强化公共卫生数字化建设，建立完善以居民电子健康档案、电子病历、电子医学影像等为核心的全生命周期健康数据库。推动央地之间、市级部门与企业以及医疗卫生机构之间相关数据协同应用，加强数据信息互联互通和共享使用。进一步完善"健康宝"功能，研究常态化使用方式，提高精准防控能力。加快推动互联网医院建设，健全"互联网+医疗健康"服务体系，在公共卫生、慢病门诊服务、远程医疗诊断、家庭医生签约服务等领域发挥更大作用。

（三）加强人才支撑

实施公共卫生人才培养计划，改革培养方案。在"北京学者""优秀人才培养资助"等市级人才项目中加大对公共卫生领域骨干人才培养力度。建设呼吸、重症、感染以及流行病学、检验检测等重点专科。发挥首都高校和科研机构优势，培养公共卫生人才和学科带头人，建立首席公共卫生专家制度。建立医科类高校供需对接机制，以需定教，拓展公共卫生人才培养渠道。办好首都医科大学公共卫生学院。加强国际人才合作交流，引进具有国际影响力的公共卫生领军人才和高水平团队。

（四）积极参与全球公共卫生治理

持续强化在溯源、药物、疫苗、检测、诊疗等方面的国际科研合作。参与健康领域重大国际合作项目，争取在京设立更多的国际合作中心，在全球公共卫生标准制定、经验共享、人才培养等方面发挥积极作用。吸引国际科技合作基金和有关社会资本投资本市医疗健康领域优质企业。密切关注国际疫情形势发展变化，加强与国际奥委会、国际残奥委会、国际冬季单项体育组织的沟通协作，动态评估疫情对2022年北京冬奥会、冬残奥会筹办工作的影响。完善2022年北京冬奥会、冬残奥会突发公共卫生事件应急预案体系。

七、强化公共卫生法治保障

（一）健全生物安全管理制度体系

做好生物安全风险防控和治理体系建设的分层对接，严格防控重大新发突发传染病、动植物疫情。制定危险废物污染环境防治条例、修订实验动物管理条例，健全生物安全管理制度，提高首都生物安全治理能力。强化生物技术和实验室传染病研究管理，建立全流程生物安全监管体系，确保绝对安全。

（二）加强公共卫生领域立法修法

贯彻落实国家相关法律法规，系统梳理评估公共卫生领域相关法规规章，制定立法修法工作计划，有重点、有步骤推进立法，加快完善公共卫生法规体系。制定医院安全秩序管理、突发公共卫生事件应急、传染病防治、居民委员会工作等方面法规规章，修订实施突发事件应对法办法、动物防疫条例，完善细化有关配套规定。深入研判法律风险，推动依法审慎决策。建立公共卫生安全标准体系。加强对法律法规实施情况的检查，对照发现不足，及时修改完善。

（三）加大执法司法和法律服务力度

严格执行疫情防控和应急处置法律法规，加强治安管理、市场监管等执法工作，维护定点医院、发热门诊、公共场所及公共交通工具等重点部位防控秩序，依法严厉打击妨害疫情防控、暴力伤医、制假售假、造谣传谣、哄抬物价等违法犯罪行为。加强院感防控执法检查。加强部门联动执法，完善网上抽查、源头追溯、属地查处、信用监管等方式，推动"双随机、一公开"监管，健全完善生物安全、公共卫生等重点领域全覆盖的监督执法机制。加强对涉疫案件的法律适用和政策把握问题的研究，妥善审理执行相关案件。加强疫情防控法律服务，聚焦群众关心的热点法律问题开展以案释法，推动法律服务热线、公共法律服务中心（站）、网络平台融合，依法妥善处理疫情防控中出现的医患纠纷、劳动纠纷等问题，及时化解矛盾，维护社会稳定。

八、加强党对公共卫生应急管理工作的领导

（一）完善公共卫生应急指挥体系

坚持在党中央集中统一领导下开展工作，牢固树立重大疫情防控全国一盘棋的意识。加强央地协同、军地协同，固化深化首都严格进京管理联防联控协调机制经验，统一协调首都地区突发公共卫生事件应对工作，遇有重大事项随时向中央请示汇报。加强区域协同，强化京津冀三地重大应对策略和措施联动，完善京津冀一体化防控格局。延续新冠肺炎疫情防控工作领导小组工作机制，成立北京应对重大突发公共卫生事件领导小组；领导小组办公室日常工作由市卫生健康委承担；发生重大突发公共卫生事件时，由市委办公厅、市政府办公厅、市卫生健康委联合组建办公

室。建设首都公共卫生高端智库，组建公共卫生专家委员会，完善公共卫生专家决策咨询制度。市委市政府定期召开公共卫生形势专题会。加强突发公共卫生事件事后总结和善后学习，完善政策措施，提升应对能力和水平。

（二）严格落实属地、部门、单位、个人"四方责任"

明确各区、街道（乡镇）和社区（村）在公共卫生应急管理中的职责定位和疫情防控工作内容，加强对辖区内单位的监督检查，抓好防控措施贯彻落实。强化社区（村）公共卫生管理职责，健全以社区（村）党组织为核心、居（村）委会为主导的动员机制，深化社区（村）网格化管理，坚持社区健康监测、跟踪随访等措施，把好外防输入、内防扩散的第一道防线。政府各部门按照各自职责，做好本部门、本系统、本行业的防控工作。强化单位责任，充分动员全社会力量，共同应对突发公共卫生事件。本市行政区域内的中央和国家机关、驻京部队、社会团体、企事业单位和其他各种组织全面参与公共卫生应急管理工作，在本单位防控工作制度、物资保障、宣传教育、人员管理等方面落实全市统一要求。任何个人都要按照法律法规规定，协助、配合、服从公共卫生应急管理工作，做好自我防护。

（三）加强公共卫生财政保障

完善政府投入、分级负责的公共卫生经费保障机制，重大疫情防控所需经费以及因疫情防控给予医疗机构的临时运营补助，由同级财政按预算管理方式予以保障。建立公共卫生机构绩效工资增长机制，在疾病预防控制中心、急救机构、传染病医院等实施绩效

管理改革试点。落实国家卫生防疫津贴制度。将二、三级公立医院和社区（村）卫生服务机构中专职从事公共卫生工作的医务人员基本工资纳入财政保障。动员社会多元投入，强化国有企业等社会责任，加强对公共卫生应急管理和疫情防控投入的支持。

（四）完善群防群控机制

充分发挥基层党组织战斗堡垒作用和党员先锋模范作用，广泛动员群众、组织群众、凝聚群众，带动落实防控措施、健全防护网络，做好疫情监测、预警、排查、防控等工作。将公共卫生应急管理纳入各级党校（行政学院）干部培训内容。引导推动统一战线和工会、共青团、妇联等人民团体组织动员所联系群众积极投身疫情防控。加强对社会力量参与疫情防控的组织引导，调动业委会、物业公司、居民自治组织、在职党员、社区工作者、志愿者等的积极性，注重发挥行业协会、学会、商会等社会组织的作用，鼓励民营企业、民营机构积极参与疫情防控相关工作。推动慈善组织、红十字会高效运转，增强透明度，主动接受监督。

（五）加强宣传引导

坚持以习近平新时代中国特色社会主义思想为指导，深入学习贯彻习近平总书记关于新冠肺炎疫情防控工作系列重要讲话和重要指示精神，广泛宣传党中央决策部署，充分展现党中央坚强领导和中国特色社会主义制度优势。加强健康理念和传染病防控知识宣传教育，普及疫情防控知识，引导广大群众提高文明素质和自我保护能力。加强群众公共卫生安全意识教育，普及传染病防治法律法规，引导公民依法积极履行疫情防控各项义务。

加强首都公共卫生应急管理体系建设三年行动计划（2020—2022年）

（2020年6月4日）

为全面提升首都应对突发公共卫生事件的能力，进一步完善重大疫情防控体制机制，加快推进公共卫生治理体系和治理能力现代化，制定如下行动计划。

一、工作目标

全面贯彻落实市委、市政府《关于加强首都公共卫生应急管理体系建设的若干意见》，以制度建设为根

本、内涵建设为核心、项目建设为抓手，着力补短板、堵漏洞、强弱项，推动建立体系健全、权责清晰、运转高效、保障有力的现代化公共卫生应急管理体系。

到2022年，市、区、街道（乡镇）、社区（村）四级公共卫生治理体系更加健全，社区卫生服务中心实现全覆盖，公共卫生和基本医疗服务能力显著加强；推进市疾病预防控制中心新址建设，覆盖城乡、灵敏高效的预防控制体系更加完善；统一指挥、运转协调的应急处置体系更加顺畅；全市医疗救治和保障体系更加成熟；科技和人才支撑体系更加稳固，法治和物资保障体系更加健全。

二、改革完善疾病预防控制体系

（一）健全公共卫生监测预警体系

1. 构建多层级突发公共卫生事件监测体系。在口岸、机场、火车站、长途客车站、学校等场所建设完善监测哨点。构建覆盖全市的传染病专科医院，二级以上医疗机构发热、呼吸、肠道门诊以及社区卫生服务中心发热筛查哨点的传染病动态监测系统，整合各类医药服务信息，实现病例和症状监测信息实时汇集，开展系统化分析并具备预警功能。

完成时限：2022年底前。

责任单位：市卫生健康委、市经济和信息化局、市财政局、市药监局、市委教育工委、市教委、市交通委、各区政府。

2. 加强社区卫生服务中心发热哨点门诊建设。建设189个社区卫生服务中心发热筛查哨点。按照有关要求，规范发热筛查哨点的改造建设、人员培训和运行管理，有效提升基层医疗机构传染病预警报告能力，加强发热患者的源头管理，降低传播风险。

完成时限：2022年底前

责任单位：各区政府、市发展改革委、市财政局、市卫生健康委

3. 加强重大疫情跟踪监测。发挥市级传染病定点医院和市疾病预防控制中心专家优势，及时开展国（境）外、京外新发突发传染性、流行性疾病走势和对首都公共卫生安全风险挑战等的研判，形成防治方案，完善应急预案体系，提高预测预警预防和应急处置能力。

完成时限：2022年底前

责任单位：市卫生健康委、市委外办市政府外办

（二）完善基层公共卫生预防控制体系

4. 强化街道（乡镇）和社区（村）公共卫生工作职责。健全社区卫生服务中心与街道（乡镇）的协同联动机制，为街道（乡镇）开展公共卫生工作提供专业技术支持，形成基层公共卫生工作合力。加强街道（乡镇）公共卫生工作力量，结合实际配备具有公共卫生专业背景或工作经历的工作人员，落实公共卫生政策、引导社区力量参与防控、开展健康知识宣教。发挥社区居民委员会、村民委员会及其公共卫生委员会作用，推进基层公共卫生治理体系和治理能力现代化。

完成时限：2021年底前

责任单位：市委组织部、市委编办、市委社会工委市民政局、市卫生健康委、各区委区政府

5. 调整家庭医生签约服务费。改革完善家庭医生签约服务制度，建立与服务对象健康指标、服务评价等相挂钩的家庭医生健康绩效评价体系，开展市级对区级、区级对机构以及机构内部的签约服务工作评价。2021年起，调整家庭医生签约服务费标准，并根据健康绩效进行考核管理。家庭医生签约服务费不计入绩效工资总额，并建立动态增长机制。提高家庭医生主动参与疫情防控、开展公共卫生服务的积极性。

完成时限：2022年底前

责任单位：市财政局、市医保局、市人力资源社会保障局、市卫生健康委、各区政府

6. 加强社区卫生服务机构规划与标准化建设。每个街道（乡镇）设1所社区卫生服务中心，人口超过10万的街道（乡镇），每增加5万至10万人口，增设1所社区卫生服务中心。按照每2个社区配备1个站点的原则，参考人口、交通等因素设置社区卫生服务站；农村地区根据山区、半山区、平原地区特点及行政村人口规模，设置社区卫生服务站。发挥社区卫生服务中心定期巡诊和社区卫生服务站的周边辐射作用，推进城乡基本公共卫生服务均衡发展。改革完善社区卫生服务机构建设标准，充实专业力量。区政府负责社区卫生服务机构业务用房及基础设施、人才队伍建设等。

完成时限：2022年底前

责任单位：各区委区政府、市委编办、市卫生健康委、市规划自然资源委、市财政局

（三）加强疾病预防控制机构能力建设

7. 做优做强市疾病预防控制中心。强化市疾病预防控制中心专业技术指导服务职能，提高工作权威性，遇有重大传染病疫情发生时充分发挥职能作用，会同传染病定点医院和市卫生健康监督所等开展疫情分析研判、病例报告、统计分析和监督指导等工作。推进市疾病预防控制中心新址建设。市疾病预防控制

中心牵头建设全球卫生中心，组建跨学科团队，提高全球疫情和疾病负担分析及参与全球公共卫生治理的技术能力。

完成时限：2022年底前

责任单位：市委编办、市发展改革委、市规划自然资源委、市住房城乡建设委、市财政局、市卫生健康委、相关区政府

8. 推进市、区两级疾病预防控制中心标准化建设。贯彻执行国家疾病预防控制中心建设标准，并根据首都需要适当提高设备配置标准，按照编制科学配备疾病预防控制中心专业人员，提升检验检测、流行病学调查、应急处置等能力。

完成时限：2022年底前

责任单位：市委编办、市发展改革委、市财政局、市卫生健康委、各区委区政府

9. 构建传染病检测实验室网络。按照生物安全实验室建筑技术规范和生物安全通用准则要求，研究在全市统筹规划建设高等级生物安全防护三级实验室，面向全市医疗卫生机构、高校和科研机构、企业开放。建立全流程安全核查、监管和责任追溯制度，安全规范开展传染病病原学检测和变异监测等实验活动。统筹好疾病预防控制中心、医院、第三方检验机构力量，优化检测方法，最大限度提升检验检测能力。

完成时限：2022年底前

责任单位：市卫生健康委、市发展改革委、市科委、市规划自然资源委、市住房城乡建设委、市生态环境局、相关区政府

（四）深入开展爱国卫生运动

10. 完善爱国卫生工作常态化机制。将爱国卫生运动与疏解整治促提升、城乡环境综合整治、垃圾分类、物业管理等工作有机结合。发挥各级爱卫办、精神文明办、工会、共青团、妇联和社会团体作用，引导支持社会各方力量参与爱国卫生运动，在全社会营造共建共享的良好氛围。

完成时限：2022年底前

责任单位：市发展改革委、首都环境建设办、市爱卫办、市城市管理委、市委农工委市农业农村局、市住房城乡建设委、市委社会工委市民政局、市卫生健康委、首都精神文明办、市总工会、团市委、市妇联、各区委区政府

11. 全面推动健康北京建设。在全社会广泛开展"周末卫生大扫除"活动，完善"城市清洁日"等环境卫生管理长效机制，开展公共设施清洁、消毒。实施20项健康北京行动。全面推动健康城区、健康村镇建设。到2022年国家卫生乡镇占比达到全市乡镇的40%以上，力争实现国家卫生区全覆盖。

完成时限：2022年底前

责任单位：首都环境建设办、市爱卫办、市城市管理委、市委农工委市农业农村局、市交通委、市园林绿化局、市体育局、市住房城乡建设委、市卫生健康委、首都精神文明办、市委社会工委市民政局、市总工会、团市委、市妇联、各区委区政府

12. 提高首都市民科学和健康素养。统筹媒体和各类宣传平台，办好受群众欢迎的健康节目和栏目，开展融媒传播，做好《北京市文明行为促进条例》和《首都市民卫生健康公约》的宣传推广，强化"自己是健康第一责任人"理念，倡导勤洗手、勤通风、分餐制、常消毒、科学戴口罩、使用公勺公筷等卫生健康习惯。2022年底前在学前、学校和在职教育中全面开设健康教育相关课程，首都市民健康素养水平提高到40%以上。

完成时限：2022年底前

责任单位：市委宣传部、首都精神文明办、市广电局、市商务局、市市场监管局、市卫生健康委、市爱卫办、市体育局、市生态环境局、市城市管理委、市委教育工委、市教委、市妇联、团市委、各区委区政府

三、改革完善重大疫情防控救治体系

（一）构建完善医防融合机制

13. 强化医疗机构公共卫生职责。建立医疗机构公共卫生责任清单和评价机制，全市二、三级医疗机构和社区（村）卫生服务机构要落实疾病预防控制职责，开展传染病、食源性疾病的监测报告以及院内传染病控制、结核病和精神疾病的预防控制、健康教育等公共卫生相关工作。将医疗机构履行公共卫生职责纳入医院等级评审指标体系和医疗机构年度绩效考核。将市、区两级政府举办的二、三级公立医院和社区（村）卫生服务机构中，专职从事公共卫生工作的医务人员基本工资纳入财政保障。

完成时限：2021年底前

责任单位：市卫生健康委、市人力资源社会保障局、市财政局、各区政府

14. 建立医防融合培训机制。完善住院医师规范化培训方案和卫生专业技术人员职称评审制度，制定实施公共卫生机构和二、三级医疗机构间交叉培训计划。2020年起，将在公共卫生机构进行流行病学实训

纳入全市住院医师规范化培训要求。二、三级医疗机构内科类专业医师在晋升副高职称前，须到疾病预防控制中心或急救中心完成不少于半年的公共卫生能力训练；疾病预防控制中心和急救中心卫生专业技术人员在晋升副高职称前，须到二、三级医疗机构完成不少于半年的必要的能力训练。到2022年底，完成交叉培训600人。

完成时限：2022年底前

责任单位：市卫生健康委、市人力资源社会保障局、各区政府

（二）提升重大疫情救治能力

15. 优化传染病救治医疗资源配置。规划建设佑安医院新院，作为市公共卫生救治中心，在强化传染病专科特色基础上，加强综合救治以及多专业协调能力。完善"3+2"传染病医院布局，充分发挥地坛医院在呼吸系统传染病救治、佑安医院在消化系统传染病救治、解放军总医院第五医学中心在传染病综合救治方面的优势；将中日友好医院作为外籍患者救治的备用定点医院；将小汤山医院作为战备救治基地，日常作为临床培训基地、康复基地及体检筛查基地。

完成时限：2022年底前

责任单位：市卫生健康委、市医管中心、市发展改革委、市规划自然资源委、市住房城乡建设委、相关区政府

16. 加强应急医疗救治能力储备。制定大型公共建筑转换为应急设施预案，以及临时可征用的公共建筑储备清单。公共建筑在突发公共卫生事件发生时，依法可临时征用为集中医学隔离观察点、方舱医院等场所。新建的体育场馆、剧院等大型公共建筑，要兼顾应急救治和隔离需求，预留转换接口。到2022年，各区有1到2处公共建筑可在应急状态时转为集中医学隔离观察点、方舱医院或后备救济救灾场所。部分人防设施可作为战备防控物资储备库。

完成时限：2022年底前

责任单位：市规划自然资源委、市住房城乡建设委、市发展改革委、市文化和旅游局、市体育局、市委教育工委、市教委、市人防办、市卫生健康委、各区政府

17. 开展医疗机构发热、呼吸、肠道门诊等标准化建设。对市属医院发热门诊进行改扩建或新建，建设集接诊、化验、影像、观察等功能于一体的发热门诊，配备符合规范标准的检验、影像、急救、核酸检测设备。2020年11月底前完成安贞医院、宣武医院等6家医院6个院区改造以及友谊医院、朝阳医院等9家

医院11个院区建设。压实属地政府及医院主体责任，到2021年底全市二级以上公立医疗机构发热、呼吸、肠道门诊设置均应符合医院感染管理相关要求，具备为发热患者及时开展传染病筛查的能力。2022年底前其他类型二、三级医院全部完成发热、呼吸、肠道门诊规范化建设，验收合格并投入使用。

完成时限：2022年底前

责任单位：市卫生健康委、市规划自然资源委、市发展改革委、市住房城乡建设委、市财政局、市医管中心、各区政府

18. 加强负压病房和重症监护病房建设。加强市、区两级综合性医院负压病房建设，重点扩大市级呼吸疾病和传染病医院负压病房规模。到2022年全市负压病房增至700间（负压重症监护病房不少于150间），其中地坛医院、佑安医院、朝阳医院等医院负压病房累计提高至300间，其他市级综合性医院不少于160间，区级医院不少于160间，确保每个区不少于10间。新建、改扩建二级以上综合性公立医院须按照建设标准配备一定数量的负压病房。

完成时限：2022年底前

责任单位：市卫生健康委、市医管中心、市中医局、市财政局、市发展改革委、各区政府

19. 完善突发公共卫生事件应急预案。修订完善市、区两级突发公共卫生事件应急预案，并对照预案定期开展应急演练，结合实际需要对预案进行动态调整。进一步完善各级卫生应急专项预案、部门应急预案、专业应急处置方案，加强相互衔接，实现对突发公共卫生事件精准有效处置。完善公共卫生风险监测与预警、信息报送与公开、应急处置与救援等相关标准。区级预案及时报市级主管部门备案。

完成时限：2022年底前

责任单位：市卫生健康委、市委办公厅、市政府办公厅、市应急局、各区委区政府

20. 建设现代化、专业化综合类紧急医学救援队伍。组建传染病、呼吸、重症医学、院前急救等专业医学救援队伍，提高协同和联合作战能力。建立物资储备清单，配置满足240人20天生存和医疗救治需要的设施设备和物资，定期开展实战演练，实现模块化、标准化、机动化、集成化，提高突发公共卫生事件快速反应和应急处置能力。各区至少建设1支不少于30人的综合类紧急医学救援队伍。

完成时限：2022年底前

责任单位：市卫生健康委、市财政局、市药监局、市应急局、市商务局、各区政府

21. 增强全市急救站点和负压急救车等设备配

置。依托三级医院、二级医院、社区卫生服务中心、养老机构、消防站等，按照规划和建设标准，每个街道（乡镇）至少设1个标准化急救工作站，配备必要的车辆和设备。到2022年全市急救站点增加到465个，2021年底前完成总任务量的70%，2022年底前完成全部急救站点建设和调整，充实急救人员。增加全市急救车配备，到2022年底达到1辆/3万人，其中常备负压急救车增加到100辆。依托医院、社区卫生服务中心和其他公共设施建设急救车洗消站，全市急救车洗消站增加到21个，确保每个区至少1个。

完成时限：2022年底前

责任单位：市卫生健康委、市财政局、市规划自然资源委、市发展改革委、各区政府

（三）提升中医药应急救治能力

22．充分发挥中医药对重大疫情的防治能力。根据气候季节变化和疾病流行特点推广20种中医治未病服务方案，适时提出传染病密切接触者、儿童以及有慢性基础病等重点人群不同的预防方。挖掘整理经典中医药预防、救治、康复药方，推进中医药技术储备和研发生产，推动临床创新成果产出。坚持中西医并重，组织编制50种传染病的中西医结合诊疗方案，完善中西医联合救治机制。

完成时限：2022年底前

责任单位：市中医局、市卫生健康委、市科委

23．提升中医医疗机构疾病预防控制与院内感染控制能力。健全中医医疗机构院内感染防控体系，加强急诊科和感染疾病科建设；建立传染病定点医院对中医医疗机构常态化的院感防控指导机制，以及中医医疗机构公共卫生人员定期到传染病定点医院轮训培养制度，全面提升中医医疗机构参与突发公共卫生事件处置的能力和水平。

完成时限：2022年底前

责任单位：市中医局、市医管中心、市卫生健康委

四、健全重大疾病医疗保险和救助制度

24．建立突发公共卫生事件应急医疗保障制度。针对紧急情况下发生的医疗费用，探索建立与基本医疗保险、大病保险、医疗救助等支付制度相适应的财政补助机制。优化重大疫情医疗救治的医保支付机制，在紧急情况下，将相关救治药品和医疗服务项目临时纳入医保报销范围。探索建立特殊群体、特定疾病医药费豁免制度，有针对性免除医保支付目录、支付限额、用药量等限制性条款，减轻困难群体就医就诊后顾之忧。充分发挥商业健康保险在突发公共卫生事件中的医疗保障作用。

完成时限：2022年底前

责任单位：市医保局、北京银保监局、市财政局、市卫生健康委

五、健全统一的应急物资保障体系

25．建立京津冀区域应急物资生产联保机制。加强区域协同，在京津冀区域内布局建设公共卫生应急物资的研发、生产、物流全链条产业集群。围绕医药健康关键核心技术完善北京医药产业布局，加大对急需紧缺装备用品的研发力度，力争2022年实现部分重点设备及其耗材关键技术的精准突破并国产化量产。

完成时限：2022年底前

责任单位：市经济和信息化局、市发展改革委（京津冀协同办）、市科委、市商务局、市国资委、市卫生健康委、市药监局、市委经济技术开发区工委经济技术开发区管委会、中关村管委会

26．建立应急物资储备制度。建设"市—区—机构"三级医用物资设备储备体系，建立战略和应急物资储备目录，制定应急物资储备清单。推动医用耗材带量采购，降低成本。到2020年底，市、区、医疗机构三级医用口罩、防护服、检测试剂等必要医用物资储备量满足30天以上需求。到2022年底，各类物资储备能满足重大突发公共卫生事件发生后1至3个月的需求。定期发布健康提示，引导单位和家庭常态化储备适量应急物资。会同物资生产企业及需求单位，建立对有使用期限物资的轮储制度。

完成时限：2022年底前

责任单位：市商务局、市发展改革委、市经济和信息化局、市药监局、市国资委、市卫生健康委、市医保局、各区政府

六、强化公共卫生科技和人才支撑

（一）完善科研攻关体系

27．由财政投入并吸收社会资本，建立公共卫生能力提升专项资金，围绕新发突发传染病及重大疾病防治、流行病学调查溯源技术、病原检验检测、重大突发公共卫生事件应对等开展工作，创新方法、提升能力。2021年开始实施，并逐步加大支持力度。

完成时限：2022年底前

责任单位：市卫生健康委、市财政局、各区政府

28．提升科研攻关能力。市级科研项目优先向公

共卫生和重大传染病领域倾斜，并逐年递增项目和经费，围绕新发突发传染病诊断技术、临床药物、疫苗研发开展项目攻关。着力推进多种技术路线疫苗研发，支持疫苗和药物企业扩大生产承接能力，构建重大传染病疫苗应急生产平台。利用新技术、新材料，研究开发1到2种可重复使用应急保障物资，力争实现高端医疗装备等自主可控。加快国家临床医学研究中心等建设，研究推动在地坛医院建设北京市感染性疾病研究中心，进一步提升全市传染性疾病科研水平。

完成时限：2022年底前

责任单位：市科委、市经济和信息化局、市发展改革委、市委编办、市商务局、市国资委、市卫生健康委、市药监局、市委经济技术开发区工委经济技术开发区管委会、中关村管委会

（二）深化大数据等新技术应用

29.强化公共卫生数字化建设。到2020年底，建成覆盖700家以上医疗卫生机构的卫生健康行业业务网，形成以居民电子健康档案、电子病历、电子医学影像等为核心的全生命周期健康数据库，到2022年底覆盖一、二、三级医院及有医保结算的药店。在保护个人隐私的前提下，发挥大数据、云计算、5G等新技术作用，推进电子病历、化验检查、药品处方、健康档案等信息集成与共享，在传染病疫情监测、病毒溯源、高风险者管理、密切接触者管理等方面发挥数据支撑作用。推动央地之间、市级部门与企业以及医疗卫生机构之间相关数据协同应用，建立与经济和信息化、公安等部门及电信运营商的协同机制，在重点人群追溯管理等方面加强数据信息互联互通和共享使用。

完成时限：2022年底前

责任单位：市卫生健康委、市经济和信息化局、市医保局、市财政局、市公安局、各区政府

（三）加强人才支撑

30.加强高校公共卫生人才培养。建立市属医科类高校供需对接机制，以需定教，在医科类学生的培养方式、培养规模及专业设置、知识结构、学历层次等方面，围绕首都卫生健康事业发展需求进行规划设计。加强高等医学院校公共卫生、预防医学等学科建设，办好首都医科大学公共卫生学院，优化课程结构，着重加强人文社科、信息、管理等综合素质培养，并深入医疗卫生机构开展实操训练。调整招生规模，探索建立公共卫生专业学生就业后补助政策，鼓励学生毕业后到全市疾控、卫生监督、医疗机构等单位从事公共卫生工作，满足条件的给予学费分年返还。2021至2022年培养复合型卫生通科人才100人。

完成时限：2022年底前

责任单位：市委教育工委、市教委、市卫生健康委、市财政局、市人力资源社会保障局

31.加大市级人才项目支持力度。设立高层次公共卫生技术人才建设项目，加大公共卫生和预防医学领军人才、学科带头人、学科骨干培养力度。按竞争原则，每年选拔10名领军人才、30名学科带头人和50名学科骨干。在"北京学者""科技新星""优秀人才培养资助"等市级人才项目中，加大对公共卫生领域骨干人才培养力度，实现公共卫生专业人员早日入选"北京学者"。

完成时限：2022年底前

责任单位：市卫生健康委、市科委、市人才局

32.加强重大疫情防治重点专科建设。在全市医疗卫生机构设立呼吸、重症、感染及流行病学、检验检测等10个重点专业专科建设项目，加大投入，支持设施设备更新、人员技术培训、国外学习交流、创新性研究和成果转化等，促进相关学科能力达到国内领先水平。

完成时限：2022年底前

责任单位：市卫生健康委、市财政局、市科委、市委外办市政府外办

33.启动公共卫生硕士、博士全球联合培养计划。与国内外知名院校合作，2021年起，每年选派30名专业技术人才赴相关院校研修，订单式培养全球公共卫生硕士、博士，培养一批具有国际视野的实用型公共卫生人才，提升首都公共卫生可持续发展能力。

完成时限：2022年底前

责任单位：市卫生健康委、市委教育工委、市教委、市财政局、市委外办市政府外办、市人才局

34.实施公共卫生高端人才引进计划。建立市、区流行病学、传染病学、检验检测等专业首席公共卫生专家制度。建立"柔性"引进机制，采取多种渠道、多种方式引进具有国际影响力的流行病学、传染病学、卫生信息学、全球卫生等经市级人才主管部门认定的公共卫生领军人才，实施年薪制、项目工资、协议工资等灵活薪酬分配方式。

完成时限：2022年底前

责任单位：市卫生健康委、市人力资源社会保障局、市人才局、市财政局、市委外办市政府外办、各区政府

七、强化公共卫生法治保障

35.加强公共卫生领域立法修法。2020年起，出台《北京市医院安全秩序管理规定》《北京市中医药

条例》《北京市突发公共卫生事件应急条例》《北京市传染病防治条例》，修订《北京市实施〈中华人民共和国突发事件应对法〉办法》《北京市动物防疫条例》。加强对卫生健康领域法治建设及法律法规实施情况的检查，对照发现不足，及时修改完善，促进依法防疫。

完成时限：2022年底前

责任单位：市委政法委、市人大常委会有关工作机构、市司法局、市公安局、市卫生健康委、市委社会工委市民政局、市委农工委市农业农村局

36. 推进执法队伍专业化建设。完善首席卫生监督员制度，落实执法全过程记录及职级改革相关要求，2022年底前，市、区两级培养核定200名年富力强、德才兼备的首席卫生监督员，提高其在医疗执法、传染病防治执法、公共卫生执法等方面的能力，承担辖区内本专业执法工作的业务指导、研究培训、社会咨询、宣传教育等任务，提升全行业专业执法水平。

完成时限：2022年底前

责任单位：市卫生健康委、市财政局、各区政府

八、加强党对公共卫生应急管理工作的领导

37. 成立北京应对重大突发公共卫生事件领导小组。参照北京新型冠状病毒肺炎疫情防控工作领导小组和首都严格进京管理联防联控协调机制，成立北京应对重大突发公共卫生事件领导小组，统一协调首都地区突发公共卫生事件应对工作，遇有重大事项随时向中央请示汇报。领导小组办公室日常工作由市卫生健康委承担，增配必要的工作力量，加强值守应急和分析预判；发生重大突发公共卫生事件时，由市委办公厅、市政府办公厅、市卫生健康委联合组建办公室。市委、市政府每季度召开公共卫生形势专题会，结合全球、全国及本市公共卫生安全动态，开展风险评估和综合研判，及时解决影响首都公共卫生安全的突出问题。

完成时限：2020年底前

责任单位：市委办公厅、市委组织部、市委编办、市政府办公厅、市卫生健康委

38. 明确基于突发公共卫生事件等级的应急指挥层级。按照社会危害程度、影响范围等因素，完善特别重大、重大、较大、一般突发公共卫生事件四级应急响应机制，对在首都功能核心区内、重大活动期间、重点人群中发生的突发事件，可提升响应级别。

特别重大突发公共卫生事件（Ⅰ级）由北京应对重大突发公共卫生事件领导小组领导；重大突发公共卫生事件（Ⅱ级）由市政府调度安排。建立突发公共卫生事件专家会商和决策咨询制度，对突发公共卫生事件进行综合性风险研判，为科学决策提供支撑。

完成时限：2020年底前

责任单位：市委办公厅、市政府办公厅、市卫生健康委、市应急局、各区委区政府

39. 建设首都公共卫生高端智库。集合长期从事首都公共卫生、公共政策、社会医学、应急管理、卫生经济学、临床医学、医院管理学等方面工作和研究的资深专家学者，组建首都公共卫生高端智库，为市委、市政府公共卫生领域重大决策提供有力支撑。

完成时限：2021年底前

责任单位：市委宣传部、市卫生健康委、市委教育工委、市教委、市科委

40. 确保应对突发公共卫生事件应急支出。突发公共卫生事件发生后，按照《北京市应对突发事件专项准备资金管理暂行办法》相关规定启动市应对突发事件专项准备金。市财政局及时拨付资金，确保应急处置工作快速高效实施。各区根据本地区实际参照执行。

完成时限：2022年底前

责任单位：市财政局、市卫生健康委、各区政府

九、实施保障

（一）加强组织领导

各级党委和政府要将加强公共卫生应急管理体系建设纳入国民经济和社会发展总体规划，统筹规划建设，重点推进落实。各区要在落实好本计划相关任务基础上，制定本地区三年行动计划，明确重点项目，落实经费保障，确保按时保质完成。各相关部门要积极支持公共卫生发展，建立健全联动衔接机制，切实推动相关任务和项目落实落地。

（二）加强督导评估

制定《加强首都公共卫生应急管理体系建设三年行动计划（2020—2022年）》监测评估方案，对主要指标、重点任务进度和效果进行年度评估。将推进公共卫生应急管理体系建设情况纳入各级党委和政府、相关部门考核指标，将考评结果纳入相应绩效考核内容。建立问责追溯机制，对于重大公共卫生事件处置不当、履职不力、未按要求落实措施或完成任务的，追究有关部门和人员的责任。

（三）加强投入保障

完善政府投入、分级负责的公共卫生经费保障机制，足额保障公共卫生机构所需学科建设、人才培养、基本建设、设备购置等需求，全额安排所需人员经费、公用经费和业务经费。建立医疗机构公共卫生服务经费保障机制，足额保障其承担公共卫生任务所需经费。

（四）加强教育宣传

利用各级党校（行政学院）和干部培训基地开展公共卫生防控和应急管理专题培训，提升各级领导干部突发公共卫生事件应急处置和舆情应对能力，提高依法防控、依法治理能力。各级党委和政府、各有关单位和部门要通过多种形式，对全市完善公共卫生应急管理体系建设取得的成效和经验进行宣传报道，凝聚强大正能量。

北京市医院安全秩序管理规定

北京市人民代表大会常务委员会公告〔十五届〕第30号

（2020年6月5日北京市第十五届人民代表大会常务委员会第二十二次会议通过）

第一条 为了加强本市医院安全管理，维护医院安全秩序，惩治涉医违法犯罪行为，保护医务人员安全和社会公众利益，依据有关法律法规，结合本市实际，制定本规定。

第二条 本规定适用于本市行政区域内各级各类医院的安全秩序管理工作。

第三条 本市医院安全秩序管理工作应当遵循预防为主、综合治理、医警联动、依法处置、共同维护的原则。

第四条 医院执业场所是提供医疗卫生服务的公共场所。任何组织或者个人不得扰乱其安全秩序。

医务人员履行职责受法律保护。任何组织或者个人不得威胁、危害医务人员人身安全，不得侵犯医务人员人格尊严。

第五条 市、区人民政府应当加强对本行政区域内医院安全秩序管理工作的领导，为医院安全秩序提供保障，指导、监督卫生健康和公安机关等部门依法履行职责，健全完善涉医投诉举报信息通报、医疗纠纷调解和医警联动机制，统筹解决医院安全秩序管理中的有关问题。

第六条 卫生健康部门应当履行下列职责：

（一）完善医疗卫生服务措施，提高医疗服务质量，指导、监督医院预防和妥善处置医疗纠纷；

（二）制定医院安全秩序管理工作规范，建立健全医院安全秩序管理考核评价机制，开展医院安全秩序管理工作检查；

（三）指导、监督医院制定安全保卫、风险管理制度和应急预案，开展安全教育培训和应急处置演练；

（四）会同有关部门及时处理涉医投诉举报，组织、指导医院处置重大涉医安全事件，及时发布信息。

第七条 公安机关应当履行下列职责：

（一）指导医院制定内部安全保卫制度，督促医院落实治安防范措施；

（二）检查、指导医院人防、物防、技防建设和安全检查工作；

（三）组织开展对医院的日常巡逻防控，对涉医违法犯罪行为及时出警、快速处置、依法惩治。

市公安机关会同市卫生健康部门制定并公布医院禁止、限制携带物品名录。

第八条 医院举办者应当履行下列职责：

（一）加强医院安全防范设施建设投入，为医院安全秩序管理提供必要保障，监督、检查医院落实安全管理措施，消除和减少医院安全秩序隐患；

（二）督促医院开展安全教育培训，提高应急处置和风险防范能力；

（三）协助有关部门处置重大涉医安全事件。

第九条 医院应当履行下列职责：

（一）推行实名就诊和非急诊预约挂号，改善诊疗环境，提升就诊体验，提高医疗服务质量；

（二）建立健全医院安全管理制度，完善涉医安全事件分级处置机制和预案，组织开展应急处置演练；

（三）建立医务人员安全防范制度，加强对医务人员的教育培训和管理，提高医务人员的职业道德、业务素质、医疗服务水平，增强医务人员自身安全防范意识和能力；

（四）建立医疗纠纷风险评估制度，定期对医疗纠纷进行摸排分析，预防、减少和妥善化解医疗纠纷；

（五）明确治安保卫专门机构，组织开展日常安全秩序维护工作；

（六）发生涉医安全事件时，立即启动应急预案，迅速开展应急处置。

第十条 市、区卫生健康部门与公安机关，医院与属地公安派出所应当建立联席会议制度，会商通报信息，分析医院治安形势，开展矛盾纠纷排查调处，进行风险评估预警，协同处置涉医安全事件。

第十一条 卫生健康部门会同公安机关等单位建立全市医院安全保卫信息平台，共享共用医疗纠纷信息、高风险就诊人员信息、涉医110警情和涉医案件违法犯罪行为人数据等信息。

第十二条 公安机关应当对可能引发治安或者刑事案件的医疗纠纷和其他涉医安全隐患提前介入，开展预防处置，对当事人进行法制宣教，警示行为后果。

第十三条 公安机关应当按照规定在二级以上医院设立警务室，配备必要警力；警务室与医院治安保卫部门联合办公。医院应当为警务室提供必要工作条件。

警务室民警应当加强对医院日常安全保卫工作的检查、指导，督促医院做好安全防范系统建设，开展巡逻、防控、处置工作。

对未设立警务室的医院，属地公安派出所和医院治安保卫部门应当建立日常工作机制，落实安全保卫职责。

第十四条 医院应当建立健全投诉接待制度，规范投诉处理程序，做好宣传疏导工作，引导投诉人通过协商、调解、诉讼等合法途径解决纠纷。

发生医疗纠纷，医院医患关系调解部门应当立即派员与患者或者其近亲属沟通，积极化解纠纷；对可能引发治安或者刑事案件的，医院负责人应当及时介入处理。

第十五条 医院应当根据医院规模、病床数、日均门诊量等实际情况，按照规定标准配备专职治安保卫人员及相应器械和装备，对门诊、住院部等区域开展安全巡查，对急诊等重点区域24小时值守。

第十六条 医院应当建立健全安全防范系统，按照规定标准配备安全防护设备和监控设备，设置安全监控中心，实行医院内主要通道、重点区域视频监控全覆盖。

医院应当在急诊室、诊疗科室、医生办公室、护士站、安检口等重点部位配备一键报警装置，与安全监控中心和警务室联网，并接入属地公安派出所。

医务人员触发一键报警装置，民警和医院治安保卫人员应当立即到现场核实情况，果断制止违法行为，将违法行为人带离现场。

第十七条 医院应当建立安全检查制度，根据需要在医院入口或者重点区域入口进行安全检查，严防禁限物品进入医院；医院应当为急危患者设置安全检查绿色通道。

医院应当选择具有安全检查资质的保安服务公司从事安全检查工作；安全检查人员应当具备安全检查技能，依法取得相应资格证书后方可上岗。

第十八条 进入医院的人员应当主动接受并配合安全检查；因身体或者其他特殊原因不适宜接受设备安全检查的，应当接受人工检查。人工检查应当保护被检查人员的隐私；对女性人员进行人工检查，应当由女性安全检查人员进行。

拒不接受安全检查的，医院有权拒绝其进入；拒不接受安全检查强行进入或者扰乱安全检查现场秩序的，安全检查人员应当制止；制止无效的，应当报告公安机关依法处理。

安全检查人员发现携带国家规定的禁止携带物品的，应当先行控制现场，立即向公安机关报警；发现携带本市规定的限制携带物品的，应当告知其寄存；对拒绝寄存强行进入医院的，应当报告公安机关依法处理。

第十九条 对威胁他人人身、财产或者公共安全，扰乱医院安全秩序的醉酒、吸毒、精神障碍患者等就诊人员，公安机关或者医院可以依法对其实施保护性约束措施或者保护性医疗措施。

第二十条 发现扬言实施暴力，多次到医院无理缠闹，或者醉酒、吸毒、精神障碍患者等高风险就诊人员，医院应当对相关医务人员进行风险提示，安排医院治安保卫人员陪诊，直至其离开医院；必要时，可以安排相关医务人员回避诊疗，并报告公安机关，由公安机关按照本规定第十二条的规定进行预防处置。

第二十一条　医院治安保卫人员应当及时制止对医务人员的辱骂、威胁、恐吓等行为；情节严重的，警示行为人离开现场，并报告公安机关依法处理。

发生对医务人员的暴力威胁，医院治安保卫人员应当迅速控制违法行为人，立即报告公安机关，采取有效措施防止事态扩大，保留固定证据，配合公安机关进行案件调查、侦查。

第二十二条　医务人员人身安全受到暴力威胁时，可以采取避险、防卫等保护措施，暂停诊疗；医务人员所在科室应当立即启动应急处置预案，报告公安机关，保护医务人员和就诊人员安全。

威胁人身安全的情形消失后，医院应当及时安排医务人员恢复诊疗。

第二十三条　任何人不得有下列行为：

（一）侮辱、恐吓、威胁、谩骂、推搡和恶意尾随医务人员；

（二）殴打、伤害医务人员；

（三）非法限制医务人员人身自由；

（四）非法携带枪支、弹药、匕首等管制器具，爆炸性、毒害性、放射性、腐蚀性物质，以及菜刀、斧头、棍棒等禁限物品进入医院；

（五）非法占用、故意损毁医院财物；

（六）在医院内大声喧哗、吵闹，借医疗纠纷故意扩大事态、敲诈勒索，在医院及周边违规停尸、设灵堂、摆放花圈、阻塞通道、聚众滋事等；

（七）其他侵犯医务人员安全、扰乱医院安全秩序的行为。

第二十四条　违反本规定第十八条第二款、第二十三条规定，构成违反治安管理行为的，由公安机关依照《中华人民共和国治安管理处罚法》给予警告、罚款、拘留等处罚。

违反本规定第十八条第三款规定，携带本市规定的限制携带物品进入医院，不听劝阻的，由公安机关处警告或者二百元以下罚款。

违反本规定第十八条、第二十三条规定，造成人身、财产损害的，依法承担民事责任；构成犯罪的，依法追究刑事责任。

第二十五条　实施针对医院和医务人员的违法行为，有下列情形之一的，由公安机关依法从重处罚：

（一）有较严重后果的；

（二）教唆他人实施的；

（三）六个月内曾受过治安管理处罚的。

第二十六条　对严重危害医院安全秩序的行为人，有关单位和部门应当按照国家有关规定，将其受到行政拘留和被司法机关追究刑事责任的情况，共享到全国信用信息共享平台，采取联合惩戒措施。

第二十七条　医院治安保卫人员因正常履行职责给不法行为人造成损害，符合法定免责条件的，依法不承担责任。

其他人员制止违法犯罪行为，符合见义勇为条件的，依照有关规定认定。

第二十八条　医院未履行安全秩序管理工作职责，存在安全工作隐患的，由公安机关责令改正，并处警告；逾期不改正的，依法予以处罚，并可建议有关组织对单位主要负责人和其他直接责任人员依法给予处分；构成犯罪的，依法追究刑事责任。

第二十九条　卫生健康、公安机关等有关部门工作人员在医院安全秩序管理工作中，玩忽职守、徇私舞弊、滥用职权的，依法给予政务处分；构成犯罪的，依法追究刑事责任。

第三十条　其他医疗卫生机构的安全秩序管理工作，参照本规定执行。

本规定所称就诊人员，是指进入医院的患者及其陪同人员。

第三十一条　本规定自2020年7月1日起施行。

北京市院前医疗急救设施空间布局专项规划（2020—2022年）

京卫发〔2020〕4号
（2020年6月11日）

院前医疗急救服务是基本公共服务和城市安全运行保障的重要内容，对于挽救生命具有十分重要的意义，及时、有效的院前医疗急救服务有助于提高人民群众的安全感、幸福感、获得感。本规划通过院前医疗急救设施合理布局，力图实现"快速反应、快速到达"的目标，优化我市院前医疗急救服务体系，提升院前医疗急救服务水平。

一、规划原则

（一）坚持以人民为中心的发展思想，以问题为导向，积极回应人民群众对民生需求的关切。

（二）坚持城乡一体，构建覆盖城乡、集约高效的院前医疗急救服务体系，保障公平。

（三）坚持规划落地，加强规划的可操作性，保障院前医疗急救设施尽快落地实施。

（四）坚持依托存量，鼓励功能统筹。设施规划尽可能与已建成的设施统筹建设、复合利用。

二、规划目标

到2022年，本市院前医疗急救服务平均反应时间达到12分钟，急救呼叫满足率不低于95%，服务满意率不低于98%。用于日常院前医疗急救的救护车达到每3万人配置1辆。

三、规划结果

全市共规划院前医疗急救设施465处，其中：

（一）急救中心1个，地址2处。

保留北京急救中心和平门部（西城区），新设北京急救中心通州部（通州区）。

（二）急救中心站17处：每个行政区各1处，亦庄新城1处。其中保留朝阳区、海淀区、顺义区3处急救中心站；扩大东城区、丰台区、石景山区、门头沟区、房山区、大兴区、昌平区、平谷区、密云区、怀柔区、延庆区11处急救中心站；新设西城区、通州区、亦庄新城3处急救中心站。

急救中心站负责管理区域内急救工作站具体运行、院前医疗急救日常服务、突发事件紧急医疗救援、大型活动保障、社会急救技能培训和急救知识的宣传普及等工作。依据相关建设标准，急救中心站建筑面积（不含公摊）原则上不少于800平方米，救护车停车位不少于30个。急救中心站选址应确保长期持续使用，确保能够提供连续稳定的服务。

（三）急救工作站共446处，其中保留48处（A级1处、B级47处），扩大125处（A级14处、B级111处），新设273处（A级28处、B级245处）。

急救工作站分2级配置：A级急救工作站的建筑面积（不含公摊）不小于200平方米，有独立的出入口，至少设置6个救护车固定停车位，24小时值班救护车2～3辆。B级急救工作站的建筑面积（不含公摊）不小于80平方米，有独立的出入口，至少设置3个救护车固定停车位，24小时值班车1辆。

四、规划实施

各区政府及北京经济技术开发区管委会按照全市统一规划，负责本行政区域内院前医疗急救设施设置规划的组织实施。

（一）近期实施建议

按照规划和相关建设标准，2022年底前完成急救设施建设和调整，充实急救人员，其中2021年底前完成总任务量的70%。

在实施过程中可根据实际情况，对规划的急救设施位置进行微调，同时鼓励在条件允许的情况下，将人口密集地区的急救工作站由B级提升为A级，保证为所在区域居民提供优质高效的急救服务。急救设施名称尽可能采用规划名称，确需调整的可依次选用所在街/乡/镇名、社区（片区）名、道路名等，不得采用商业企业等机构名称命名。

（二）远期补充原则

1. 对应人口原则。新建区域的急救设施补充配置，应按照新增人口的规模确定急救工作站数量和级别。新增人口达7.5万时，须增加1处B级急救工作站；达15万时，须增加1处A级或2处B级急救工作站。

2. 便于实施原则。新建区域的急救设施应与其所在地块的设施同步规划、同步实施，并按照以下次序进行选址：

（1）规划医院和社区卫生服务中心用地；

（2）规划养老设施用地；

（3）规划消防设施用地；

（4）规划公交场站设施用地、停车场用地；

（5）规划商业、办公等可兼容的用地。

北京市新生儿疾病筛查管理办法

京卫妇幼〔2020〕7号

（2020年6月12日）

第一条 为规范新生儿疾病筛查服务管理，保证新生儿疾病筛查工作质量，有效保障儿童健康，依据《中华人民共和国母婴保健法》《中华人民共和国母婴保健法实施办法》及国家《新生儿疾病筛查管理办法》制定本办法。

第二条 本办法所称新生儿疾病筛查是指在新生儿期对严重危害新生儿健康的先天性、遗传性疾病施行专项检查，提供早期诊断和治疗的母婴保健技术。

第三条 本办法所规定的新生儿疾病筛查病种包括先天性甲状腺功能减退症、苯丙酮尿症、先天性肾上腺皮质增生症、听力障碍、先天性心脏病和先天性髋关节脱位。北京市卫生健康委将根据本市实际情况，适时对全市新生儿疾病筛查病种进行调整，并报国家卫生健康委备案。

听力障碍筛查包括新生儿听力筛查和耳聋基因筛查。新生儿遗传代谢病筛查和耳聋基因筛查程序包括血片采集、送检、实验室检测、阳性病例确诊、治疗和随访。新生儿听力、先天性心脏病、先天性髋关节脱位筛查程序包括筛查、追访、诊断和治疗。

第四条 凡在本市出生的新生儿均可免费接受上述新生儿疾病筛查。

第五条 新生儿疾病筛查工作应坚持预防为主、防治结合的方针。医疗机构应积极开展新生儿疾病筛查的科普知识宣教，提高公民的自我保健意识。

第六条 北京市卫生健康委负责全市新生儿疾病筛查管理，按照国家新生儿疾病筛查工作规划和技术规范，建立新生儿疾病筛查网络，组织医疗机构开展新生儿疾病筛查工作。各区卫生健康委负责管理本辖区医疗机构新生儿疾病筛查工作。

第七条 北京市卫生健康委确定具备能力的医疗机构为北京市新生儿疾病筛查中心。新生儿疾病筛查中心应当开展以下工作：

（一）开展新生儿遗传代谢病筛查的实验室检测、新生儿遗传代谢病阳性病例的追访、诊断、治疗和随访管理；

（二）掌握北京市新生儿疾病筛查、诊断、治疗、转诊情况；

（三）负责全市新生儿疾病筛查人员培训、技术指导、质量管理和相关健康宣传教育，开展新生儿疾病筛查的新技术、新方法的研究及推广；

（四）承担全市新生儿疾病筛查有关信息的收集、统计、分析、上报和反馈工作。

第八条 新生儿疾病筛查遵循自愿和知情选择的原则。医疗机构在实施新生儿疾病筛查前，应当将新生儿疾病筛查的项目、条件、方式、灵敏度等情况如实告知新生儿的监护人，并取得签字同意。

第九条 开展新生儿疾病筛查的医疗机构要按照国家和本市有关要求，做好新生儿疾病筛查工作，发现新生儿筛查阳性者，应当及时通知新生儿监护人，按照疾病转诊流程，进行转诊、确诊。各有关医疗机构对筛查转诊儿童做好接诊，对确诊患儿，应当及时告知其监护人，并提出治疗和随诊建议。

第十条 从事新生儿疾病筛查的医务人员应接受新生儿疾病筛查工作培训，严格执行新生儿疾病筛查技术规范，保证筛查质量。

第十一条 新生儿遗传代谢病筛查实验室设在北京市新生儿疾病筛查中心，应当具备下列条件：

（一）具有与所开展工作相适应的卫生专业技术人员，具有与所开展工作相适应的技术和设备；

（二）符合《医疗机构临床实验室管理办法》的规定；

（三）符合《新生儿疾病筛查技术规范》的要求。

第十二条 北京市新生儿疾病筛查中心和耳聋基因筛查机构对筛查标本进行保存。为保护筛查儿童隐私，各医疗机构不得将筛查标本移作他用。

第十三条 北京市新生儿疾病筛查中心需接受国家抽查评估，评估不合格的，北京市卫生健康委撤销其资格。北京市新生儿遗传代谢病筛查实验室应当接

受国家卫生健康委临床检验中心的质量监测和检查。

第十四条 北京市按照国家和本市有关规定做好确诊患儿的优惠诊治服务。

第十五条 医疗机构未经北京市卫生健康委确定擅自开展新生儿遗传代谢病筛查实验室检测的，按照国家相关规定依法予以处理。

第十六条 开展新生儿疾病筛查的医疗机构违反本办法规定，有下列行为之一的，由区级以上卫生健康委责令改正，通报批评，给予警告：

（一）违反《新生儿疾病筛查技术规范》的；

（二）未履行告知程序擅自进行新生儿疾病筛查的；

（三）未按规定进行实验室质量控制监测、检查的；

（四）违反《新生儿疾病筛查管理办法》其他规定的。

第十七条 本办法自发布之日起施行，由市卫生健康行政部门负责解释。

关于加强本市院前医疗急救体系建设的实施方案

京政办发〔2020〕18号

（2020年6月16日）

为贯彻落实《北京市院前医疗急救服务条例》，全面提升本市院前医疗急救服务能力和水平，建设适应首都城市战略定位和公共卫生应急管理要求的院前医疗急救服务体系，保障城市安全运行，满足人民群众对优质院前医疗急救服务的需求，制定以下实施方案。

一、工作目标

到2022年，本市院前医疗急救服务平均反应时间小于12分钟，急救呼叫满足率不低于95%，服务满意率不低于98%。

体系建设方面。政府举办为主，社会参与为辅，统一规划布局、统一指挥调度、统一服务规范、统一监督管理、统一保障标准、统一绩效考核，形成管理高效、高度信息化、可持续发展的院前医疗急救服务体系。

网络布局方面。实现每个街道（乡镇）至少建立一个标准化急救工作站的目标。

资源配置方面。用于日常院前医疗急救的救护车达到每3万人口配置1辆，常备不少于100辆负压救护车。执行院前医疗急救任务的救护车应配备医师、护士、驾驶员和担架员各1名，具备为急危重患者提供搬抬服务的能力。

二、工作任务及分工

（一）统一院前医疗急救呼叫号码

将本市院前医疗急救呼叫号码统一为"120"，实行统一指挥调度，逐步实现一个急救号码面向社会提供服务。一是将市红十字会紧急救援中心（以下简称999中心）符合条件的车辆和人员纳入120院前医疗急救服务系统（以下简称120系统）。在999中心救护车

上加装120系统车载信息终端，车身喷涂"北京急救"统一标识。999中心提供的院前医疗急救服务所涉及资金问题，在开展绩效考核的基础上，通过政府购买服务的方式予以解决。"999"号码回归红十字会"救灾、救助、救护"职能；999中心逐步侧重开展非急救转运服务和航空医疗救援任务。2021年后，本市日常院前医疗急救服务主要由120系统承担，999中心可作为突发事件处置和重大活动保障的补充力量。二是完善120指挥调度系统。进一步提升呼叫、服务过程中的地理定位精度以及救护车行车路线精准化水平；加强与110、122、119指挥调度平台的互联互通和信息共享；研发应用本市院前医疗急救呼叫手机客户端，方便群众通过多种方式呼叫院前医疗急救服务。（市卫生健康委、市红十字会牵头，市经济和信息化局、市公安局、市财政局、市应急局、市通信管理局参与）

（二）完善院前医疗急救体系规划

一是明确规划、建设、运行责任主体。按照"市级统一规划、属地政府主建"的原则，实施本市院前医疗急救体系规划和站点建设。市卫生健康委负责统一规划全市院前医疗急救体系建设。各区政府负责按规划落实本辖区建设任务，主要包括急救站点基础设施建设及日常运行维护。东城区、西城区、通州区和北京经济技术开发区院前医疗急救服务由北京急救中心负责提供；其他区由辖区从事院前医疗急救服务的医疗机构负责提供，并接受全市统一指挥调度。二是编制院前医疗急救专项规划。构建覆盖城乡、集约高效、公平可及的院前医疗急救服务体系，缩短急救反应时间，提高急救呼叫满足率，保障急危重患者能够得到及时有效的救治。依托三级医疗机构、二级医疗机构、社区卫生服务中心、养老机构、消防站或其他机构建设急救站点，到2022年，全市急救站点达到465个，其中2021年底前至少完成总任务量的70%。各区按照规划和相关建设标准，确保每个街道（乡镇）至少建立1个标准化急救工作站，并配备必要的车辆和设备。市卫生健康委负责组织对急救站点进行验收，验收合格的即纳入院前医疗急救服务体系投入运行。（市卫生健康委、市规划自然资源委、各区政府牵头，市民政局、市财政局、市住房城乡建设委、市应急局、市公安局公安交通管理局、市红十字会参与）

（三）加大财政经费保障力度

将院前医疗急救事业经费纳入市、区两级年度财政预算。推进院前医疗急救绩效成本预算管理改革，健全对各级院前医疗急救机构进行绩效考核的指标体系和管理规范，进一步明确市、区两级财政保障范围和标准，建立院前医疗急救服务"以奖代补"的补偿机制。（市财政局、市卫生健康委牵头，市人力资源社会保障局、市红十字会、各区政府参与）

（四）加强急救人员队伍建设

从优化管理、拓展职业发展空间和落实激励保障等方面入手，解决院前医疗急救从业人员特别是医师短缺问题。一是多途径补充院前医疗急救人员。对专业技术要求高的人员，如医师和调度员等，优先使用编制保障；对其他人员主要通过劳务派遣、购买服务等方式予以补充。支持和引导二、三级医疗机构专业卫生技术人员到院前医疗急救岗位参与工作，相关临床专业医师在晋升副高职称前须到院前医疗急救机构服务半年。建立市属医科类高校供需对接机制，鼓励相关医学院校设置本、专科院前医疗急救专业，以需定教，拓宽急救人才培养渠道。二是拓展专业人员职业发展路径。优化院前医疗急救机构职称结构，适度提高高级职称占比。建立符合院前医疗急救工作特点的人员席位序列，明确专职从事院前医疗急救工作的医生、护士和调度员实行席位制管理，与绩效工资挂钩。院前医疗急救机构专业卫生技术人员在晋升副高职称前，须到二、三级医疗机构完成不少于半年的必要能力训练。为45岁以后不能或不愿继续从事院前医疗急救一线工作的人员畅通工作选择路径，优先在医疗卫生系统推荐就业。三是深化薪酬制度改革。完善院前医疗急救机构内部绩效考核制度，综合考虑工作强度、服务质量、运行效率、满意度等，设立绩效评价指标，薪酬分配向一线人员倾斜，鼓励"多劳多得、优绩优酬"。建立院前医疗急救机构绩效工资增长机制，实施绩效管理改革。（市卫生健康委、市人力资源社会保障局、各区政府牵头，市委编办、市财政局、市红十字会参与）

（五）持续提升院前医疗急救服务质量

一是完善院前医疗急救服务监督机制。市、区卫生健康部门要加强对院前医疗急救服务的监管，不断优化服务标准和规范，强化质量控制和督促检查。加强院前医疗急救从业人员职业道德考核。健全社会监督机制，定期收集媒体和服务对象意见建议，不断改进工作。二是加强院前院内急救衔接。严格落实院前院内急救衔接工作规范，推进实施分级分类救护工作，院前医疗急救指挥调度中心根据呼救需求初步判断患者病情轻重缓急并分类调派相应资源，救护车组根据现场判断采取相应救治措施，提高院前医疗急救资源使用效率。建立院前院内急救信息共享平台，实现院前医疗急救指挥调度中心、救护车及医院信息共享，使医院第一时间了解患者信息，及时做好接诊准备。三是拓展急救费用支付方式。积极推进多种支付方式，探索建立院前院内急救一体化收费、线上收费和事后付费等机制。（市卫生健康委、各区政府牵头，市人力资源社会保障局、市财政局、市经济和信息化局、市医保局、市红十字会参与）

（六）加强社会急救能力建设

一是持续提升社会公众急救知识和技能水平。将急救知识培训纳入全市干部教育网课程和学习强国APP北京学习平台学习内容。通过"进校园、进社区、进机关、进企业、进农村、进军营"等方式，普及公众急救知识，提高急救技能，每年培训不少于20万人次。二是推进公共场所自动体外除颤仪（AED）等急救设施设备配置。推动本市火车站、地铁站、交通枢纽、长途客运站、公园、景区、大型商场、体育场馆、社区等公共场所按标准配置AED等急救设施设备，引导党政机关、企事业单位等主动配置急救设施设备。（市卫生健康委、市红十字会牵头，市委组织部、市委宣传部、市委网信办、市教委、市公安局、市交通委、市商务局、市文化旅游局、市应急局、市广电局、市园林绿化局、市科协、团市委、市妇联、民航华北地区管理局、中国铁路北京局集团有限公司、各区政府参与）

三、保障措施

（一）加强组织领导

建立本市加强院前医疗急救体系建设联席会议制度，市卫生健康委具体牵头负责，各区政府及市有关部门参与，统筹推进院前医疗急救体系建设。各区政府、市有关部门要按照任务分工和时间节点，精心组织、周密部署，制定相关配套方案，确保各项工作任务按时保质完成。

（二）加强部门联动

市有关部门按照职责和任务分工，加强协调，对人事薪酬、资金保障、绩效管理、宣传培训等重点工作进行深入研究，按照要求全力推进任务落实。认真开展调查研究，广泛听取人大代表、政协委员、专家学者和群众意见建议，聚焦重点问题，凝聚各方智慧，形成工作合力。

（三）加强宣传动员

充分利用各类媒体，以多种形式宣传推进院前医疗急救服务发展的重要意义，加大对相关法律法规的宣传力度，引导社会舆论，增强全社会对院前医疗急救工作的理解、尊重和支持，形成全社会共同关心关注的良好局面，加快建成与国际一流和谐宜居之都相适应的院前医疗急救服务体系。

北京市院前医疗急救统一呼叫号码统一指挥调度工作方案

京卫应急〔2020〕17号

（2020年7月28日）

根据市政府工作部署，为进一步方便群众呼叫院前医疗急救服务、提高院前医疗急救指挥调度效率，高效开展突发事件紧急医疗救援工作，依据《北京市院前医疗急救服务条例》（以下简称《条例》）和《北京市人民政府办公厅关于印发<关于加强本市院前医疗急救体系建设的实施方案>的通知》（京政办发〔2020〕18号，以下简称《实施方案》），现就本市院前医疗急救统一呼叫号码统一指挥调度（以下简称"两统一"）工作制定如下方案。

一、指导思想与工作目标

坚持"以患者为中心"，进一步完善院前医疗急救服务体系，全面提升服务能力水平，按照"及时启动、稳步推进、持续完善"原则，确保2021年底前本市院前医疗急救呼叫号码统一为"120"、院前医疗急救服务全市统一指挥调度的目标如期实现。

二、工作内容

（一）工作流程

1. 申请与准备。市红十字会紧急救援中心（以下简称999中心）按要求填报符合入网标准的车辆、车载设施设备和药品、急救人员信息〔相关标准详见《北京市卫生和计划生育委员会关于印发〈北京市院前医疗急救服务相关标准及规范（修订版）〉的通知》及《条例》第三十、三十一条〕，向北京急救中心（以下简称市急救中心）提交入网书面申请；市急救中心初审并报市卫生健康委审批。批准后，市急救中心指导999中心按要求在救护车上加装120系统车载信息终端（GPS），车身喷涂"北京急救"统一标识（附件1），人员统一着装。

2. 查勘与验收。市急救中心依据《条例》和有关文件要求及相关标准，对999中心入网车辆、人员现场查勘验收（包括救护车辆及车载设施设备和药品、急救人员类别和资质等），并向市卫生健康委提交验收报告。

3. 培训与上岗。999中心配合市急救中心做好入网急救人员上岗前培训考核，将考核合格的999中心车组纳入120院前医疗急救服务系统（以下简称120系统）统一指挥调度，做好相关资料备案，向市卫生健康委报备并向社会公布。

（二）车组及人员安排

1. 车组安排。999中心入网不少于60个车组，分批次入网，7月底前完成首批入网的20个车组；车组对应的急救站点暂不变，服务区域以朝阳、海淀、丰台区为主。

2. 人员安排。过渡期内（2021年底前），市急救中心和999中心互派指挥调度人员交叉任职。999中心派1名能力过硬的人员担任120指挥调度中心副主任参与管理，每班次派2~3名调度员参与调度，还可派1名中级以上职称医师或卫生事业管理硕士以上学历人员到市院前医疗急救质控中心办公室参与工作；市急救中心选派人员到999指挥调度中心担任副主任参与管理。以上人员人事关系不变。

（三）责任划分

1. 过渡期责任划分。999中心纳入120系统统一指挥调度的车组，须严格遵守本市院前医疗急救管理相关规定。运行中出现法律纠纷、医疗诉讼、责任事故等，分别由市急救中心或999中心承担相关责任：因指挥调度出现相关情况，由市急救中心负责；因999中心当班车组自身原因出现相关情况，由999中心负责。999中心车组入网前，市急救中心和999中心签署相关责任协议，并报市卫生健康委备案。

2. 过渡期结束后责任划分。999中心纳入120系统统一指挥调度的车辆及车组人员统一划拨市急救中心后，相关责任由市急救中心承担。

（四）业务分工及保障

1. 业务分工。过渡期结束后，市急救中心承担急救类任务；999中心承担非急救类任务。

2. 经费保障。999中心入网车组的车载信息终端（GPS）等相关费用由市急救中心负责，纳入财政保障范畴。过渡期内，999中心纳入120系统统一指挥调度车组提供的服务在开展绩效考核的基础上，按程序由政府购买，相关标准按市急救中心同等岗位绩效标准执行；999中心未纳入120系统统一指挥调度的车组执行的急救类任务，相关数据及服务质量指标经考核评估后，按程序由政府购买服务。过渡期结束后，999中心纳入120系统统一指挥调度的车辆及车组人员统一划拨市急救中心管理使用，经费由市急救中心统一预算，纳入财政保障范畴。

三、组织领导

成立"两统一"专项工作领导小组，名单如下：

组　长：

张　华　市卫生健康委党委委员、副主任

张立军　市红十字会副巡视员、秘书长

王华伟　市财政局副局长

执行组长：

曹　昱　市卫生健康委应急办主任

张　宇　市红十字会赈济救护部部长

李红娜　市财政局社保处处长

副组长：

邓　锴　市卫生健康委应急办副主任

常云峰　市财政局社保处副处长

张文中　北京急救中心党委副书记、主任

张君德　市红十字会紧急救援中心主任

成　员：

王　勇　北京急救中心副主任

田振彪　市红十字会紧急救援中心副主任

刘红梅　北京急救中心副主任

邵石雨　北京急救中心副主任

安　英　市红十字会紧急救援中心副主任

那红艳　市财政局社保处干部

各区卫生健康委主管副主任

联络员：

于海玲　北京急救中心网络管理与应急科科长

蒙　芹　市红十字会紧急救援中心指挥中心办公室主任

各区卫生健康委主管科室负责人

四、工作要求

（一）统一认识，提高站位

各部门、各单位要提高政治站位，统一思想认识，坚决落实市政府相关决策部署，一切以群众利益为出发点和落脚点，坚决摒弃本位主义、个人主义。市急救中心和999中心要加强内部管理和组织动员，确保人员队伍稳定。

（二）加强统筹，协调推进

市卫生健康委、市红十字会建立专项工作联席会议制度，领导小组组长担任召集人，领导小组成员和相关部门负责人参加，加强统筹协调。推进中要坚持急救服务的基本公共服务属性，充分考虑急救服务的稳定持续和急救人员队伍的长期建设。

（三）广泛宣传，主动引导

充分利用融媒体等多平台、多形式宣传本市院前医疗急救"两统一"的必要性和重要意义，促进广大市民充分了解"两统一"工作，引导群众拨打"120"获取急救服务、拨打"999"获取非急救服务，确保平稳过渡。

附件：

1．999中心纳入120系统统一指挥调度的救护车标识图示（略）

2．统一指挥调度工作流程图（略）

3．999中心拟纳入120系统统一指挥调度的人员信息备案表（略）

4．999中心拟纳入120系统统一指挥调度的车辆信息备案表（略）

院前医疗急救与非院前医疗急救分类救护的指导意见（修订版）

京卫应急〔2020〕19号

（2020年8月17日）

为提高本市院前医疗急救资源利用效率，保障急、危、重症患者及时有效救治，依据《北京市院前医疗急救服务条例》（以下简称《条例》）《关于加强本市院前医疗急救体系建设的实施方案》（京政办发〔2020〕18号，以下简称《实施方案》）等相关规定，结合本市实际，现就院前医疗急救与非院前医疗急救分类救护提出如下指导意见：

一、院前医疗急救是指《条例》规定的院前医疗急救机构按照调度机构的调度，在将"急、危、重患者"送达院内医疗急救机构救治前开展的以现场抢救、转运途中紧急救治和监护为主的医疗活动以及与院内医疗急救机构的交接活动，呼叫电话为"120"。

二、非院前医疗急救是指对《条例》规定的院前医疗急救服务之外，不需要实施急救措施的医疗护送和转运行为，包括本市行政区域内及跨省的非院前医疗急救转诊、转院，治愈（好转）患者出院或转至护理院、康复医院、养老院，行动不便患者看病就医等提供的医疗照护类转运服务等，非院前医疗急救转运服务以及航空医疗救援服务，呼叫电话为"999"。非院前医疗急救的相关规范由市卫生健康委另行组织制定。

三、按照《实施方案》有关规定，逐步推进院前医疗急救和非院前医疗急救分类调度。自2022年起，120指挥调度中心接到非院前医疗急救服务需求或初步判定为非院前医疗急救服务需求，转999指挥调度中心受理派车。999指挥调度中心接到院前医疗急救服务需求或初步判定为院前医疗急救服务需求，转120指挥调度中心受理派车。自即日起到2021年底为过渡期，120院前医疗急救服务系统将逐步以承担日常院前医疗急救服务为主，减少非院前医疗急救服务量；北京市红十字会紧急救援中心将逐步增加非院前医疗急救服务量，减少院前医疗急救服务量。

四、发生突发事件时，120指挥调度中心可根据需要联合999指挥调度中心，指挥调度999服务力量协助开展紧急医疗救援工作。

五、重大活动、重要节日、重点场所的医疗保障任务，由政府相关部门安排。商业性活动的医疗保障任务原则上由北京市红十字会紧急救援中心承担。

六、市卫生健康委会同有关部门对本市院前医疗急救与非院前医疗急救分类救护工作进行监督指导。加强宣传引导，提高公众对急救和非院前医疗急救工作的理解和支持，规范使用院前医疗急救和非院前医疗急救资源。

七、本意见自2020年9月1日起实施。《北京市卫生和计划生育委员会关于院前医疗急救分类救护的指导意见（试行）》（京卫应急〔2017〕5号）及《北京市卫生健康委员会关于印发<关于实施急救分级分类救护的办法>的通知》（京卫应急〔2019〕38号）同时废止。

北京市突发公共卫生事件应急条例

（2020年9月25日北京市第十五届人民代表大会常务委员会第二十四次会议通过）

第一章 总 则

第一条 为了建设统一高效的公共卫生应急管理体系，预防、有效控制和应对突发公共卫生事件，保障人民群众生命安全和身体健康，维护首都安全，依据有关法律、行政法规，结合本市实际，制定本条例。

第二条 本市行政区域内突发公共卫生事件的预防与应急准备、监测预警、应急处置、应急保障和秩序恢复等活动，适用本条例。

本条例所称突发公共卫生事件，是指突然发生，造成或者可能造成社会公众健康严重损害的重大传染病疫情、群体性不明原因疾病、重大食物和职业中毒以及其他严重影响公众健康的事件。

突发公共卫生事件分为特别重大、重大、较大和一般四级。

第三条 突发公共卫生事件应急工作应当坚持人民至上、生命至上，遵循预防为主、防治结合、健康优先的方针，党委统一领导、政府分级负责、社会共同参与，落实属地、部门、单位和个人四方责任，科学、依法、精准应对。

第四条 本市成立中共北京市委领导的应对重大突发公共卫生事件领导机构，并根据应急工作需要设立办事机构和专项工作机构，统一指挥处置特别重大和重大突发公共卫生事件。

对一般、较大突发公共卫生事件，依法实施市、区分级指挥处置。

第五条 市、区人民政府负责本行政区域内突发公共卫生事件应急工作，建立健全疾病预防控制、医疗救治、应急物资保障等体系以及医疗保险、救助等制度，完善及时发现、快速处置、精准管控、有效救治的应急机制，适时作出应对突发公共卫生事件的决定、命令。

市、区卫生健康部门应当组织和指导突发公共卫生事件的监测预警、公共卫生监督管理等工作，负责组织突发公共卫生事件的调查、控制和医疗救治工作。

市、区人民政府有关部门应当建立健全突发公共卫生事件预防和应急处置责任制，落实部门联动机制，推进信息互联互通和工作协同。

街道办事处、乡镇人民政府应当按照市、区人民政府及其有关部门的部署，做好辖区内的突发公共卫生事件应急工作。

第六条 本市建立健全社会动员机制，组织开展爱国卫生运动，倡导文明健康生活方式，增强市民的公共卫生风险意识，提高突发公共卫生事件认知水平和预防自救互救能力。

工会、共青团、妇联、残联、红十字会、科协等人民团体和群众团体，以及医学会、预防医学会等行业组织按照各自职责，共同做好突发公共卫生事件应急工作。

本市行政区域内的机关、企业事业单位、社会组织和个人应当按照国家和本市的有关规定落实自身责任，积极参与、配合做好突发公共卫生事件应急工作。

居民委员会、村民委员会应当组织辖区居民、村民和单位参与、协助和配合做好突发公共卫生事件应急工作，并根据需要设立公共卫生委员会或者由居民、村民较少的居民委员会、村民委员会成员分工负责公共卫生工作，健全公共卫生工作机制。

第七条 市、区人民政府及其有关部门采取的突发公共卫生事件应对措施，应当与事件可能造成的社会危害性质、程度和范围相适应；有多种措施可供选择的，应当选择有利于最大程度地保护公民、法人和其他组织合法权益的措施。

市、区人民政府及其有关部门，街道办事处、乡镇人民政府，居民委员会、村民委员会以及医疗卫生机构等应当对在突发公共卫生事件应对工作中获取的个人信息采取保护措施，防止泄露和滥用；任何单位和个人不得泄露和滥用获悉的个人信息。

任何单位和个人不得歧视突发公共卫生事件中的患者、疑似患者和传染病患者密切接触者。

第八条 市、区人民政府及其有关部门在保护个人信息的前提下，整合政府、市场和社会各方资源，发挥大数据、云计算、移动通信等技术作用，为突发公共卫生事件监测、病原溯源以及患者、疑似患者和传染病患者密切接触者管理等提供数据支撑；根据应急工作需要，可以提供个人健康状态查询服务。

第九条 本市建立健全与国家有关部门、驻京部队、中央在京单位以及其他省、自治区、直辖市的联防联控机制，加强突发公共卫生事件的信息沟通、突发公共卫生事件应对政策协调和资源共享与合作。

第十条 本市推动京津冀突发公共卫生事件应急区域合作，联合开展应急演练，实行信息共享、应急资源合作、应急物资生产联合保障、重大应急策略和措施联动。

第十一条 本市支持在突发公共卫生事件应急人才、技术、药物、疫苗等方面开展国际交流与合作。

市卫生健康部门应当会同外事、科技等部门建立国际交流合作渠道，与相关国际组织、机构在突发公共卫生事件监测预警、调查溯源、应急处置有关技术和治疗药物、检测技术、疫苗研发等方面广泛开展合作。

第十二条 市、区人民政府作出应对突发公共卫生事件的决定、命令，应当报本级人民代表大会常务委员会备案；突发公共卫生事件应急处置结束后，应当向本级人民代表大会常务委员会作出专项工作报告。

第十三条 市、区人民政府应当按照国家和本市有关规定，对在突发公共卫生事件应急工作中作出突出贡献的单位和个人给予表彰和奖励。

第二章 应急准备

第十四条 市、区人民政府应当根据国家有关规定，结合本行政区域实际，制定本级突发公共卫生事件应急预案，明确事件级别和对应措施等事项，并向社会公布。

市、区人民政府有关部门和街道办事处、乡镇人民政府应当根据市或者区人民政府制定的应急预案，结合各自职责制定本部门、本区域的相关应急预案。

公共交通工具、公共场所以及其他人员密集场所的经营管理单位应当制定本单位的具体应急预案。

应急预案编制单位应当建立应急演练制度，定期或者根据实际需要进行应急演练，并根据突发公共卫生事件应对和应急演练发现的问题等情况及时修订应急预案。

第十五条 市、区人民政府应当采取下列措施，加强疾病预防控制体系建设：

（一）按照国家标准建设疾病预防控制机构基础设施、技术能力和实验室；

（二）完善公共卫生服务项目，开展重大疾病和主要健康危险因素专项防控工作；

（三）建立首席公共卫生专家制度，培育公共卫生领军人才，储备专业应急人才；

（四）建立疾病预防控制机构、医院、医学检验机构联合协作机制，构建传染病检测实验室网络。

第十六条 市、区疾病预防控制机构应当采取下列措施，提升专业技术能力：

（一）加强专业化、标准化流行病学调查队伍建设；

（二）开展新发突发传染病病原检测技术或者方法学储备；

（三）规范信息收集、监测预警、风险评估、调查溯源、趋势研判和防疫指引发布等的标准和流程。

第十七条 本市构建多病种综合监测和症状监测

网络，建立健全覆盖传染病专科医院，二级以上医疗卫生机构发热、呼吸、肠道门诊，社区卫生服务中心发热哨点门诊以及诊所、卫生室（所）、门诊部等基层医疗卫生机构和其他医疗卫生机构的突发公共卫生事件动态监测系统，加强对不明原因疾病和异常健康事件的监测；建设完善位于口岸、机场、火车站、长途客车站、学校、食品集中交易市场、物流仓储中心、零售药店、医疗和生活污水处理场站等场所的监测哨点；通过互联网医疗健康服务企业及其服务平台收集突发公共卫生事件相关信息。

第十八条　本市建立分级、分层、分流的应急医疗救治体系，形成市级、区级定点救治医院和社区卫生服务中心以及其他医疗卫生机构构成的应急医疗救治网络。

市卫生健康部门负责组织研究突发公共卫生事件应急医疗救治方案，并按照方案开展医疗救治的指导培训。

第十九条　市卫生健康部门建立医疗卫生机构公共卫生职责清单和评价机制，推动疾病预防控制与医疗救治功能融合。

市、区疾病预防控制机构应当对其他医疗卫生机构、城乡社区开展公共卫生工作进行技术指导、人员培训、考核，建立相互间信息、资源共享与互联互通等协作机制。

医疗卫生机构应当依法履行公共卫生职责，优化诊区布局，配备公共卫生医师，加强对临床医务人员的公共卫生技能培训，提升突发公共卫生事件监测、认知能力，防控院内感染。

第二十条　本市建立健全医疗防治、技术储备、物资储备、产能动员为一体的公共卫生应急保障体系。市、区人民政府制定和完善储备目录并动态调整；在医疗救治场所和储备单位实施应急物资的实物储备，完善动态轮转机制；引导单位和家庭日常储备适量应急物资。

第二十一条　市规划自然资源部门应当会同市卫生健康部门，按照防治结合、分级响应、分区管理、分类完善的原则编制本市防疫设施专项规划，根据人口分布和应急工作需要等优化全市医疗卫生设施布局，完善社区公共卫生服务配置，建设公共卫生安全应急保障和医疗中心等基地。

市、区人民政府统筹规划建设传染病等定点救治医院，加强综合医院传染病防治设施建设，确定备用医院、临时救治和医疗废物集中处置场所；在机场、火车站等配置监测、检疫、留验场所和设施、设备；新建、改扩建大型公共建筑应当预留应急设施、设备

转换接口；通过与民办医疗卫生机构或者宾馆、展览馆、体育场馆等签订协议等方式确定集中医学观察、急救转运和洗消等备用场所。

市卫生健康部门应当会同规划自然资源、生态环境、住房城乡建设、消防等部门制定备用场所设施设备配置等防疫标准。

第二十二条　本市组建公共卫生专家委员会，为突发公共卫生事件应急处置提供决策支持。

市、区卫生健康部门应当会同有关部门建立多层级、广覆盖的突发公共卫生事件应急处置、医疗救援、心理危机干预等队伍，定期组织培训、演练。

第二十三条　市教育部门应当将公共卫生健康知识、应急技能和相关法律法规纳入学校教学内容，提高学生的自我防护意识和能力。

本市行政区域内的机关、企业事业单位和社会组织应当向本单位人员普及公共卫生健康知识、应急技能和相关法律法规。

新闻媒体应当开展突发公共卫生事件预防与应急、自救与互救知识的公益宣传以及相关法律法规的普及工作。

第三章　监测预警

第二十四条　市、区人民政府应当根据国家有关规定，结合本市实际，建立健全突发公共卫生事件监测预警系统；增强早期监测预警能力，完善多渠道监测哨点建设，建立智慧化预警多点触发机制。

市、区疾病预防控制机构负责突发公共卫生事件的日常监测，收集、核实、汇总各级各类医疗卫生机构、相关科研机构、药品零售企业和海关等监测哨点提供的监测信息，跟踪、研判外省市、国（境）外新发突发传染性、流行性疾病风险，综合国内外有关监测情况，形成监测分析报告，向卫生健康部门报告。

本市各级各类医疗卫生机构负责职责范围内的突发公共卫生事件日常监测和信息报告工作。

第二十五条　本市根据国家有关规定，结合本市实际，建立突发公共卫生事件信息报告制度，完善突发公共卫生事件报告系统，建立健全网络直报机制。

执行职务的医疗卫生人员以及有关人员发现发生或者可能发生突发公共卫生事件线索的，应当依法将具体情况向本单位和疾病预防控制机构报告。获悉情况的疾病预防控制机构、医疗卫生机构以及相关机构应当及时向区卫生健康部门报告，区卫生健康部门应当及时向区人民政府和市卫生健康部门报告。情况紧急时可以越级报告。

第二十六条 发生或者可能发生突发公共卫生事件时，市卫生健康部门应当及时向海关、毗邻以及相关地区卫生健康部门等通报信息；对接到的突发公共卫生事件信息通报，及时向市人民政府报告。

第二十七条 任何单位和个人有权向人民政府及其有关部门报告突发公共卫生事件隐患。

报告有关情况可以通过北京12345市民服务热线、部门电话、政府网站、政务新媒体等途径。

市、区人民政府及其有关部门应当保证报告渠道畅通，建立受理与调查处理机制，依法维护报告人的个人信息、人身安全等合法权益；对报告的突发公共卫生事件隐患，经调查核实的，市、区卫生健康部门对报告人予以奖励，对非恶意的不实报告不予追究责任。

第二十八条 市、区卫生健康部门收到突发公共卫生事件监测分析报告、信息报告、通报、社会报告后，应当立即组织专业机构和专家开展现场调查确证、先期处置，进行科学分析、综合研判，根据紧急程度、发展态势和可能造成的危害程度，按照国家和本市有关规定提出预警建议或者启动应急预案的建议。

市、区人民政府根据建议，依法发布预警或者启动应急预案。

第二十九条 市、区人民政府应当按照有关规定统一发布突发公共卫生事件事态发展和应急处置的信息及相关建议、提示、指引等，加强与社会公众的沟通、互动，及时回应社会关切。

信息发布应当遵循及时、准确、公开、透明的原则，在突发公共卫生事件发生期间持续进行，并采取措施为残疾人等特殊群体提供无障碍信息服务。

第四章 应急处置

第一节 应对措施

第三十条 重大传染病疫情、群体性不明原因疾病的应对处置，坚持早发现、早报告、早隔离、早治疗原则。

有关部门应当积极运用检测手段，科学、合理确定检测范围，针对特定人群、场所、区域组织开展病原检测等筛查措施，精准确定防控对象，缩小防控范围。

第三十一条 突发公共卫生事件发生后，市、区人民政府依据相关程序并按照应急预案明确应急响应级别，依法采取下列一项或者多项措施，并对应急响应级别和应对措施适时调整：

（一）调集应急处置和医疗救治队伍，调用储备物资，临时征用宾馆、学校、展览馆、体育场馆、交通工具及相关设施、设备；

（二）确定定点救治医院、备用医院、临时救治和集中医学观察场所等；

（三）对患者、疑似患者及时进行救治，对传染病患者密切接触者依法进行管理；

（四）组织开展流行病学调查，实施人员健康状况动态监测，及时对易受感染的人群和其他易受损害的人群采取预防性投药、群体防护、应急接种等措施；

（五）合理使用大数据等技术手段，追踪突发公共卫生事件传播链条；

（六）实施交通卫生检疫，对道路、交通枢纽和交通工具进行管控；

（七）对定点医院、隔离救治场所、污水处理场站、食品集中交易市场、冷链仓储物流设施、出现特定病例的社区（村）等重点场所、区域开展环境监测和消毒；

（八）对饮用水及食品生产、加工、储存、运输、销售全过程实施监管，对来源于疫情发生地的食品及其外包装进行检测，对餐饮、物流、交通运输、食品生产经营等行业从业人员加强健康管理；

（九）停工、停业、停课，限制或者停止使用有关公共场所，限制或者停止人群聚集活动；

（十）稳定市场价格，对特定应急物资或者其他商品实施价格干预措施；

（十一）明确风险区域划定标准，确定区域风险等级，分区分级采取差异化、精准化的防控措施；

（十二）严格进出京人员管理，实施社区封闭和居民出入管理；

（十三）宣传卫生应急知识，发布人群、地域、行业应对指引；

（十四）临时调整有关部门职责；

（十五）采取财政措施，保障应急工作资金需求；

（十六）为降低或者消除突发公共卫生事件造成或者可能造成的损害，需要采取的其他措施。

第三十二条 市卫生健康部门按照分类救治、全流程管理的原则，组织医疗卫生机构开展下列工作：

（一）落实首诊负责制，对传染病患者、疑似患者及时进行救治或者按需转诊，采取措施防止传染病传播，并按要求及时履行报告义务；

（二）对传染病患者密切接触者进行转运、医学观察；

（三）对突发重大传染病疫情、群体性不明原因疾病等开展病原学和治疗方案研究；

（四）及时发布行业和基层应对指引；

（五）开展线上线下相结合的健康监测、诊断、筛查、转诊和就医指导。

从事诊疗活动的医疗卫生机构应当加强院内感染防控，在采取安全措施的情况下开展日常医疗服务，对需要紧急救治的急危重症患者以及需要血液透析、放化疗等持续性治疗的患者应当及时采取救治措施；卫生健康部门应当予以指导、规范，保障救治渠道畅通。

第三十三条 本市在突发公共卫生事件应对中支持中西医结合，充分发挥中医药的预防救治作用，建立中西医联合会诊制度，完善中西医协同救治机制；组织制定中医药防治方案，指导医疗卫生机构、中药企业为重点岗位、重点人群提供中药预防方等服务。

第三十四条 市、区卫生健康和教育、民政等部门应当根据突发公共卫生事件应急处置情况，组织精神卫生医疗机构、高等学校、社会组织和志愿服务组织，有序开展心理危机干预和心理援助等服务。

第三十五条 市、区人民政府有关部门应当规范监管场所、养老机构、儿童福利机构、残疾人服务机构、救助机构、精神卫生医疗机构等场所的应对措施；对老、幼、病、残、孕产、孤寡、精神障碍患者等群体以及流浪乞讨人员、滞留人员等群体给予应急救助。

第三十六条 发生突发公共卫生事件时，市、区人民政府应当建立应急志愿服务协调机制，提供需求信息，引导志愿服务组织和志愿者及时有序开展志愿服务活动。

本市鼓励志愿者根据其专业知识、技能和志愿开展科普宣传、基层应对、心理疏导、社区服务、交通物流、社会秩序维护等应对突发公共卫生事件志愿服务活动。

第三十七条 本市鼓励单位和个人向突发公共卫生事件应对工作提供物资、资金、技术支持和捐赠。

市、区人民政府建立应急捐赠统筹协调机制，规范捐赠和受赠行为，引导社会按需捐赠。市、区民政部门负责指导或者协助捐赠单位和个人精准对接需求，并督促、监督慈善组织等及时、准确、详细公示捐赠物资接收、使用情况，主动接受社会监督。

第三十八条 市、区人民政府在做好突发公共卫生事件应对工作的前提下，统筹谋划改革、发展、稳定等各项工作，支持、服务和保障生产经营活动，促进城市平稳有序运行。

第三十九条 突发公共卫生事件的威胁和危害得到控制或者消除后，市、区人民政府应当采取下列措施：

（一）适时宣布终止应急响应，解除应急措施，恢复社会正常秩序；

（二）返还征用的财产，并对被征用单位和个人依法予以补偿；

（三）及时调查、分析突发公共卫生事件发生的原因、过程，对监测预警、信息报送、应急决策与处置等情况进行全面、客观评估，组织善后学习，必要时组织复盘演练，制定改进措施，完善相关应急预案。

第二节 四方责任

第四十条 区人民政府应当落实属地政府责任，做好下列工作：

（一）落实市人民政府部署的应对措施和任务；

（二）建立健全符合本区功能定位、职责明确、行为规范、运转有效的领导指挥体系、预防控制体系、医疗救治体系和监督管理体系；

（三）对辖区内机关、社会团体、企业事业单位、基层组织和其他组织的突发公共卫生事件应急工作进行督促检查；

（四）负责本辖区居住人员、境内外来京人员等相关人员的集中观察，做好管理和服务。

第四十一条 街道办事处、乡镇人民政府应当做好下列工作：

（一）坚持党建引领"街乡吹哨、部门报到"和接诉即办机制，统筹协调相关部门和单位，指导社区、村以及物业服务人开展风险排查，做好应对工作；

（二）组建社区工作者、社区民警、协管员、物业服务人员、在职党员和社区志愿者等人员组成的基层应急队伍，以社区、村为单元，配备人员力量，提供应急物资保障；

（三）与社区卫生服务机构建立协同联动机制，做好辖区居住人员的健康监测管理和卫生应急知识的宣传普及；

（四）及时回应辖区居民合法诉求。

第四十二条 居民委员会、村民委员会应当在基层党组织的领导下，做好下列工作：

（一）按照人民政府统一指挥部署，动员、组织居民、村民和物业服务人、相关生产经营单位开展群防群治；

（二）按照要求做好居民、村民的信息告知、宣传教育和健康提示；

（三）开展出入人员、车辆登记排查；

（四）实施环境卫生治理，对人员聚集场所进行清洁、消毒；

（五）协助实施人员分类管理、健康监测，为封闭管理的居民、村民和居家观察人员提供日常生活服务保障，发现异常及时报告；

（六）组织开展邻里互助和志愿服务；

（七）组织对无人照料的儿童、失能老人、精神障碍患者等特殊人群予以临时生活照料。

第四十三条 市、区人民政府有关部门应当依法履行突发公共卫生事件应急工作职责，重点做好下列工作：

（一）交通部门负责做好公交、轨道、出租、省际客运、货运、客运枢纽、公路等交通领域的应对工作，指导生产运营单位对地铁、公交等公共交通工具采取必要的人员限流和其他应对措施，保障应急物资和应急处置人员等及时运送。

（二）教育部门负责各级各类学校、幼儿园和教育培训机构应对工作的行业管理，组织、指导做好食源性疾病和传染病的预防工作，协助、配合疾病预防控制机构做好流行病学调查。

（三）商务、粮食和物资储备等部门负责组织生活必需品调配供应，完善生活必需品监测网络，保障生活必需品供应。

（四）应急管理、药品监督管理、发展改革、国有资产管理等部门负责做好药品、防护用品等应急物资的紧急调用，组织境内外采购配送，启动应急生产，保障应急物资需求。

（五）市场监督管理部门负责市场检查和食品安全监管，全面排查食品安全风险隐患，依法查处危害食品安全、哄抬价格、囤积居奇、制假售假等违法行为。

（六）卫生健康部门负责组织各定点救治医院、隔离治疗等场所做好生活垃圾和医疗废物的分类收集、消毒、包装、暂存，生态环境部门组织做好医疗废物的收集和处置，城市管理部门负责做好生活垃圾清运；卫生健康、生态环境部门负责对集中观察点等场所产生的生活垃圾参照医疗废物进行管理，并会同城市管理部门制定相关应急处置措施。

（七）公安机关负责维护社会治安秩序，依法严惩扰乱社会秩序的行为；对需要接受隔离治疗、医学观察的患者、疑似患者和传染病患者密切接触者拒绝配合的，依法协助有关部门强制执行。

（八）民政部门负责对疫情期间的困难群众提供基本生活保障，对监护人无法履行监护责任的被监护人予以临时生活照料，引导各类社会组织、社会工作者和志愿者等力量参与应急工作。

（九）医疗保障部门与财政部门负责重大突发疫情等紧急医疗救治费用保障，确保医疗卫生机构先救治、后付费，将相关救治药品和医疗服务项目临时纳入医保报销范围。

（十）农业农村部门负责组织实施畜禽疫病监测和强制免疫，园林绿化部门负责实施野生动物疫情监测，其他相关部门根据突发公共卫生事件应对需要依法做好动物疫源疫病的监测调查以及无主动物的处置、收置、防疫工作。

（十一）新闻宣传、网信部门负责收集、分析和引导涉及突发公共卫生事件的舆情，强化网络宣传，组织协调相关部门快速反应、及时发声，持续发布权威信息。

（十二）科技、卫生健康等部门负责组织科研机构、医疗卫生机构、高等院校和企业开展治疗药物、疫苗、检测试剂、防护物品和医疗器械等的紧急研发。

（十三）外事部门负责涉外政策的解读，指导做好驻华使团、在京外籍人员和本市在境外人员有关应急处置工作。

（十四）其他相关部门按照各自职责开展应急处置工作，组织公共服务企业做好水、电、气、热、电信、网络等城市运行保障工作，保障重点单位和重点场所的能源供应和信息畅通，指导分管行业企业落实应对措施。

第四十四条 本市行政区域内的机关、企业事业单位、社会组织和其他组织，应当按照国家和本市规定，服从属地管理，落实单位责任，做好下列工作：

（一）建立健全应对工作责任制和管理制度，配备必要的防护物品、设施；

（二）建立与所在街道、乡镇的对接工作机制，落实各项应急处置措施；

（三）对本单位人员和其他相关人员宣传普及卫生健康知识、应急技能和相关法律、法规，进行健康监测管理，发现异常情况及时报告；

（四）对职工的工作方式作出必要调整；

（五）按照所在地人民政府要求组织人员参加应急处置工作。

机场、火车站、省际客运站等交通枢纽，以及进京检查站、市内公共交通工具的运营管理单位应当配合做好交通卫生检疫、出入境检验检疫工作。住宿餐饮、文化体育、宗教活动、商务办公、商场市场、物流仓储等公共场所以及其他人员密集场所应当按照本市有关规定安排专人落实清洁、消毒、通风等措施，对进入场所人员进行健康监测、提示和卫生健康知识的宣传教育。建筑施工单位应当做好施工人员集中管理和健康监测，对施工场地内的生活区、办公区、施工作业区等进行环境消毒。

物业服务人应当制定突发公共卫生事件应对工作方案，在街道办事处、乡镇人民政府的指导下，服从居民委员会、村民委员会安排、调度，配合做好社区、村群防群治工作；商务楼宇物业服务人应当督促物业使用单位落实有关应对措施，加强出入楼宇人员健康监测，配合做好有关应对工作。

第四十五条 在本市行政区域内居住、工作、生活、学习、旅游以及从事其他活动的境内外人员，应当配合国家和本市依法采取的突发公共卫生事件应对措施，并遵守下列规定：

（一）做好自我防护，注意环境和个人卫生，出现特定症状时，及时主动前往规定的医疗卫生机构就医，并避免乘坐公共交通工具；

（二）协助、配合各级人民政府及其有关部门以及所在社区、村组织开展的应急处置工作；

（三）配合有关调查、样本采集、检测、隔离治疗等预防控制措施，如实提供有关情况；

（四）进入本市的人员按照有关规定主动报告健康状况，接受、配合集中或者居家观察。

第三节 监督落实

第四十六条 发生突发公共卫生事件期间，公职人员任免机关、单位，监察机关应当按照管理权限加强对承担应急工作职责公职人员的监督管理，督促公职人员依法履行职责，并重点查处下列违法行为：

（一）不履行、违法履行、不当履行职责的；

（二）不当侵害公民、法人和其他组织合法权益的；

（三）拒不配合有关部门依法采取的防控措施，造成恶劣社会影响的。

第四十七条 承担有关行政监督管理职责的部门应当加强对妨害应急管理秩序行为的监督检查，及时查处、纠正有关单位和个人的行政违法行为，维护突发公共卫生事件期间的应急管理秩序和正常的生产生活秩序。

有关单位和个人应当自觉遵守相关法律、法规、规章，主动接受、配合有关部门的监督检查。

第四十八条 市、区卫生健康部门应当加强对本行政区域内监测哨点、医疗卫生机构、第三方检验检测机构等单位履职情况的指导、监督，严厉查处未取得执业许可、登记注册的机构、个人非法从事诊疗活动的行为，规范有关单位、个人依法履行公共卫生职责。

市、区疾病预防控制机构依法对各级各类主体开展防疫工作提供技术指导和技术咨询。

第四十九条 任何单位和个人有权向监察机关举报有关公职人员应急工作中的违法线索，有权向有关部门举报应急工作中有关迟报、谎报、瞒报、漏报突发公共卫生事件等各种行政违法行为。接到举报的监察机关和有关部门应当依法及时调查处理，并对举报人的个人信息保密。

卫生健康部门和其他有关部门在监督检查中发现公职人员涉嫌违法的，应当将线索转送监察机关依法调查处理。

第五十条 任何单位和个人有权劝阻、制止不配合应对措施、妨害突发公共卫生事件应急处置的行为。

公共场所、公共交通工具运营管理单位和居民委员会、村民委员会应当及时劝阻、制止不配合应对措施的行为，劝阻、制止无效的，向公安机关或者有关部门报告。公安机关或者有关部门应当及时依法处理。

第五章 应急保障

第五十一条 市、区人民政府及其有关部门应当建立公共卫生事业投入保障机制，将突发公共卫生事件应急工作所需资金列入同级财政预算；根据突发公共卫生事件应急处置的需要，市、区财政部门依法简化审批程序，及时拨付、追加所需资金。

第五十二条 本市建立健全公共卫生应急物资紧急调用工作机制；对急需的药品、医疗器械和防疫物资市场准入实行联审；及时通过国际国内市场采购、启动储备生产能力等保障应急物资供给；建立有序高效的应急物流体系，确保物资合理调度、快速配送。

第五十三条 本市推动基本医疗保险、大病保险、大病救助以及其他医疗保障政策互补衔接；探索建立特殊群体、特定疾病医药费用豁免制度；统筹医疗保障基金、公共卫生服务资金的使用。

本市鼓励商业保险机构开发突发公共卫生事件应急相关保险产品。

第五十四条 本市建立健全突发公共卫生事件应急人员力量调配、支援机制，及时保障医疗救治机构、基层、事件发生地等应急工作所需人员力量。

本市各级机关、国有企业、事业单位、人民团体和群众团体应当按照统一部署,组织职工参加突发公共卫生事件应对工作。

第五十五条　本市建立突发公共卫生事件应急管理信用体系,在应急物资采购、场所储备、志愿捐赠、信息报告、配合突发公共卫生事件应急处置措施等方面建立信用制度,将各类主体信用记录纳入本市公共信用信息服务平台,实施守信激励和失信惩戒。

本市有关行政执法部门应当加强信息共享、案件移送、证据互认,及时查处违反突发公共卫生事件应急相关法律法规的行为,依法公示执法信息。

第五十六条　市、区人民政府及其有关部门组织人员开展应急处置的,应当为其提供保险和符合标准的职业安全防护,合理安排休息、休养。

本市各有关单位应当按照国家规定,对参加突发公共卫生事件应急处置的医疗卫生人员和其他相关人员给予补助、补贴,对在应急处置中伤亡的人员及其家属给予救助、抚恤。

第六章　法律责任

第五十七条　在突发公共卫生事件应对工作中,有关公职人员不履行、违法履行、不当履行职责,应当受到政务处分的,由任免机关、单位,监察机关依法处理;构成犯罪的,依法追究刑事责任。

第五十八条　在突发公共卫生事件发生期间,有下列行为之一,构成违反治安管理行为的,由公安机关依法给予处罚;构成犯罪的,依法追究刑事责任:

(一)编造、故意传播有关突发公共卫生事件事态发展或者应急处置工作虚假信息,造成严重影响的;

(二)不服从本市应对突发公共卫生事件发布的决定、命令,不配合人民政府及其有关部门依法采取的突发公共卫生事件应对措施的;

(三)阻碍公职人员依法履行为应对突发公共卫生事件而采取的防疫、检疫、隔离治疗、在指定场所进行医学观察、集中观察等措施的;

(四)对依法履行职务的医疗卫生人员、社区工作人员等实施侮辱、恐吓、故意伤害或者破坏安全防护装备等行为的;

(五)法定传染病的确诊患者、病原携带者、疑似传染患者或者密切接触者,拒绝隔离治疗或者隔离期未满擅自脱离隔离治疗,进入公共场所或者乘坐公共交通工具,造成他人被传染或者被隔离、医学观察或者有严重传播危险的;

(六)其他扰乱公共秩序,妨害应对突发公共卫生事件的行为。

违反前款规定的人员是公职人员的,公安机关应当同时通报其所在单位、主管部门、上级机关或者监察机关。

第五十九条　在突发公共卫生事件发生期间,有下列行为之一,扰乱市场秩序的,由市场监督管理部门依法从重处罚,情节严重的,吊销营业执照、生产经营许可证;构成犯罪的,依法追究刑事责任:

(一)违反有关市场经营、价格管理等规定,哄抬应急物资或者其他涉及民生的物品价格,囤积居奇的;

(二)利用广告对所推销的防疫、防护用品做虚假宣传,欺骗消费者,造成严重后果的;

(三)生产、销售不符合国家强制标准的应急物资的;

(四)其他扰乱市场秩序,妨害应对突发公共卫生事件的行为。

第六十条　因人为原因造成水污染引发病原传播和传染病事件发生的,依照有关水污染防治、传染病防治法律、法规的规定处理;构成犯罪的,依法追究相关人员的刑事责任。

第六十一条　单位或者个人违反本条例规定,导致突发公共卫生事件发生或者危害扩大,给他人人身、财产造成损害的,依法承担民事责任。

第七章　附　则

第六十二条　本条例自公布之日起施行。

北京市托育机构登记和备案实施细则（试行）

京卫家庭〔2020〕6号

（2020年9月28日）

第一章　总　则

第一条　为规范托育机构登记和备案管理，根据《关于印发托育机构登记和备案办法（试行）的通知》（国卫办人口发〔2019〕25号）、《国家卫生健康委关于印发托育机构设置标准（试行）和托育机构管理规范（试行）的通知》（国卫人口发〔2019〕58号）、《北京市人民政府办公厅关于促进3岁以下婴幼儿照护服务发展的实施意见》（京政办发〔2019〕26号）等文件要求，结合本市实际，制定本细则。

第二条　按照属地管理、分级负责、分类指导、部门协同的原则，建立本市托育机构登记和备案制度，加强对托育机构的规范管理。

第三条　本市为3岁以下婴幼儿提供全日托、半日托、计时托、临时托等服务的托育机构，适用本细则进行登记和备案。

举办托儿所、幼儿园开设托班的，应当按照学前教育机构相关管理规定在教育部门办理注册登记。

第四条　托育机构的设置要求、场地设施、人员规模等，应当符合国家《托育机构设置标准（试行）》的规定。

托育机构的收托、保育、健康、安全、人员、监督等管理应当符合国家《托育机构管理规范（试行）》的规定。

第二章　部门职责

第五条　机构编制、民政、市场监管部门在各自的职责范围内负责有关托育机构登记工作，卫生健康部门负责托育机构的备案工作。

市机构编制、民政、市场监管、卫生健康部门应当对区级部门的登记和备案工作进行指导和监督。

第六条　市卫生健康部门应当建立和完善本市托育机构服务管理综合信息系统，负责托育机构综合信息的汇集和管理。区卫生健康部门负责托育机构备案信息的采集、更新和报送。

市、区机构编制、民政、市场监管部门应当在托育机构设立、变更、注销后的5个工作日内将登记信息共享至北京市大数据中心，市、区卫生健康部门通过大数据中心及时接收。

第七条　卫生健康、机构编制、民政、市场监管等部门应当将托育服务有关政策规定、托育机构登记和备案要求、托育机构有关信息在官方网站公开，接受社会查询和监督。

第三章　托育机构登记

第八条　举办事业单位性质的托育机构的，按照分级管理的原则在机构编制部门审批和登记，并在业务范围中注明"托育服务（不含幼儿园、托儿所）"。机构名称可依次由字号（表示该单位的所在地域，或者举办单位，或者单独字号的字样）、"托育"、组织形式三部分组成。

第九条　举办社会服务机构性质的托育机构的，由机构所在地的区卫生健康部门或区人民政府授权的组织作为业务主管单位，在机构所在地的区民政部门注册登记，并在业务范围中注明"托育服务（不含幼儿园、托儿所）"。机构名称可依次由市、区行政区划名称、字号（两个以上的汉字组成）、"托育"、组织形式四部分组成。

第十条　举办营利性托育机构的，向机构所在地的区市场监管部门申请依法办理法人登记，并在经营范围中注明"托育服务（不含幼儿园、托儿所）"。机构名称由市级行政区划、字号（两个以上的汉字组成）、"托育"、组织形式四部分组成。

营利性托育机构设立分支机构的，可以申请在其营业执照上注明分支机构住所，不再单独申请营业执照。

第十一条 托育机构变更登记事项或终止服务的，应当向原登记部门办理变更或注销登记。

第四章 托育机构备案

第十二条 托育机构可通过托育机构备案信息系统或手机端APP（附件1），在线填写《托育机构备案书》（附件2）和《备案承诺书》（附件3），并提交以下材料扫描件：

（一）营业执照或其他法人登记证书。

（二）场地证明，其中自有场地的提供不动产权证书，租赁场地的提供产权方的不动产权证书和租赁期不少于3年的租赁协议（租赁期以租赁协议约定的起止时间计算）。

（三）机构工作人员专业资格证明及健康合格证明，其中机构负责人提供大专以上学历证书，保育人员提供婴幼儿照护相关学历证书或职业资格证书，保健人员提供妇幼保健机构组织的卫生保健专业知识培训合格证明，保安人员提供由公安机关颁发的《保安员证》，健康合格证明由医疗卫生机构出具。

（四）评价为"合格"的《北京市托幼机构卫生评价报告》。

（五）按照规定应当进行消防验收、备案的托育机构，提供消防验收意见书或消防备案凭证；按照规定无须进行消防验收、备案的托育机构，提供情况说明（附件4）。

（六）提供餐饮服务的，应提交《食品经营许可证》，从供餐单位订餐的，应提交供餐单位的《食品经营许可证》。

（七）法律法规规定的其他相关材料。

第十三条 托育机构核准登记后，应及时向所在地的区卫生健康部门备案。

第十四条 区卫生健康部门在收到托育机构备案材料后，应当在5个工作日内通过托育机构备案信息系统提供备案回执（附件5）和基本条件告知书（附件6）。

区卫生健康部门发现托育机构备案内容不符合设置标准和管理规范的，应当自接收备案材料之日起15个工作日内通知备案机构并说明理由。

第十五条 托育机构迁址举办，或设立分支、连锁机构的，应当重新办理备案手续。

第十六条 托育机构变更备案事项或终止服务的，应及时登录托育机构备案信息系统，向原备案部门办理变更或注销备案。

第十七条 区卫生健康部门应当将托育机构通过备案、未通过备案、变更备案事项、注销备案等有关信息，自信息形成或者变更之日起15个工作日内在官方网站公开（附件7），接受社会查询和监督。

区卫生健康部门应当将核准登记后未申请备案的托育机构信息每季度末在官方网站公开（附件8）。

第五章 附 则

第十八条 托育机构通过备案，仅代表其提交的材料进行书面审查时符合本细则要求。在运营过程中，托育机构应主动接受婴幼儿家长和社会各界监督。

第十九条 本细则自印发之日起施行。

附件：1.托育机构备案信息系统网址及APP二维码（略）

2.托育机构备案书（略）

3.备案承诺书（略）

4.消防材料情况说明（略）

5.托育机构备案回执（略）

6.托育机构基本条件告知书（略）

7.托育机构备案信息公开表（略）

8.已登记未申请备案的托育机构信息公开表（略）

北京市中医药条例

北京市人民代表大会常务委员会公告〔十五届〕第40号

（2020年11月27日北京市第十五届人民代表大会常务委员会第二十六次会议通过）

第一章　总　则

第一条　为了继承和弘扬中医药，保障和促进中医药事业发展，发挥中医药在医疗卫生与健康事业中的独特作用，增进人民健康，促进健康北京建设，根据《中华人民共和国中医药法》等有关法律、行政法规，结合本市实际，制定本条例。

第二条　本市行政区域内的中医药医疗、预防保健、科研、教育、文化、产业等活动及其监督管理，适用本条例。

第三条　本市大力发展中医药事业，遵循中医药发展规律，传承精华、守正创新，发挥中医药特色和优势；坚持中西医并重，支持中西医相互补充、协调发展，促进中西医结合；推动中医药央地合作、区域协同，促进中医药对外交流、开放发展。

第四条　市、区人民政府应当加强对中医药工作的领导，建立健全符合中医药特点的管理制度，将发展中医药事业纳入国民经济和社会发展规划、计划，建立持续稳定的中医药发展多元投入机制，为中医药发展提供必要条件和保障。

市、区人民政府应当建立健全中医药工作联席会议制度，研究本行政区域促进中医药事业发展的政策，指导、督促有关政策措施的落实，协调解决中医药事业发展中的重大问题。

第五条　市、区中医药主管部门负责本行政区域内中医药管理工作，统筹协调中医药资源配置，合理配备人员力量。

发展和改革、教育、科技、经济和信息化、民政、财政、人力资源和社会保障、农业农村、商务、文化和旅游、卫生健康、市场监督管理、统计、知识产权、医疗保障、药品监督管理等部门应当按照各自工作职责，做好与中医药有关的工作。

第六条　本市支持中医药行业组织建立健全行业规范，加强行业自律，依法开展服务，参与相关法规、规章、政策、规划以及标准的制定，维护行业信誉和合法权益，促进行业健康发展。

第七条　本市弘扬中医药文化，普及中医药知识，营造关心、支持中医药事业发展的社会氛围。

第八条　本市对在中医药事业发展中做出突出贡献的组织和个人，按照国家和本市有关规定给予表彰、奖励。

第二章　中医药服务保障

第九条　本市建立健全由市和区中医医疗中心、各级各类中医医疗机构、其他医疗机构中医科室、基层医疗卫生机构组成的中医药服务体系，发挥中医药在预防保健、疾病治疗和康复中的重要作用，提供覆盖全人群和全生命周期的中医药服务。

第十条　市、区人民政府应当根据中医药服务需求，按照国家和本市医疗机构设置规划和标准，举办中医医疗机构，调整、完善其布局和规模。

各区应当至少办一所承担区域中医医疗中心功能的中医医疗机构。区人民政府合并、撤销政府举办的中医医疗机构或者改变其性质的，应当征求市中医药主管部门意见。

第十一条　政府举办的综合医院、妇幼保健机构和有条件的专科医院等应当设置中医药科室，按照要求配备中医医师、中药师、中医或者中西医结合床位；健全中西医协同工作机制，促进中西医服务优势互补。

社区卫生服务中心和乡镇卫生院应当设置中医药科室，配备一定数量的中医医师。

社区卫生服务站和有条件的村卫生室应当配备能够提供中医药服务的医师，配置必要的中医诊疗设备设施；村卫生室不具备提供中医药服务条件的，乡镇卫生院应当安排中医医师巡诊。

第十二条　本市鼓励社会力量举办中医医疗机构。

社会力量举办的中医医疗机构在基本医疗保险定点、重点专科建设、科研教学、等级评审、特定医疗技术准入、医疗卫生人员职称评定等方面享有与政府举办的中医医疗机构同等的权利。

鼓励社会力量举办的中医医疗机构提供基本医疗服务。

第十三条　市、区卫生健康部门、中医药主管部门应当采取下列措施，加强社区卫生服务中心（站）、乡镇卫生院、村卫生室等基层医疗卫生机构的中医药服务能力建设：

（一）按照国家和本市标准，在基层医疗卫生机构建设中医馆、国医堂等中医综合服务区；

（二）支持具备条件的中医医疗机构牵头与基层医疗卫生机构组建医疗联合体；

（三）鼓励中医医师在基层医疗卫生机构多点执业；

（四）鼓励退休中医医师到基层医疗卫生机构服务；

（五）对全科医生和乡村医生进行中医药知识与技能培训。

第十四条　本市支持中医重点专科建设，合理布局中医重点专科资源，对重点专科在科研、人才培养、设施设备投入等方面予以倾斜；支持重点专科在重大疑难疾病、急危重症、传染病防治等领域发挥中医药特色和优势。

市中医药主管部门应当筛选并发布本市中医优势病种，组织研究总结中医优势病种临床基本诊疗规律，推广应用诊疗方案。

第十五条　市、区人民政府应当将中医药服务纳入本市公共卫生服务体系，将适宜的中医药服务项目纳入基本公共卫生服务项目。

提供疾病预防控制和健康教育、妇幼保健、精神卫生、院前急救等公共卫生服务的机构应当合理配置中医药专业技术人员，采用中医药理论和技术方法开展公共卫生服务。

第十六条　市、区人民政府应当将中医药防治纳入本市突发公共卫生事件应急机制，加强中医药应急物资、设备、设施、技术与人才资源储备，将中医药专业技术人员纳入本市应急救援队伍。

发生突发公共卫生事件时，市中医药主管部门应当在市突发公共卫生事件应急指挥机构的统一领导下，组织中医药专家研究制定防治方案，选派中医药专业技术人员参与医学救援，实行中西医联合救治。

医疗机构可以按照市中医药主管部门发布的固定处方预先调剂、集中代煎中药。

第十七条　市、区人民政府应当充分发挥中医药在传染病防治中的作用，政府举办的二级以上中医医疗机构应当按照标准建立感染疾病科。

第十八条　本市鼓励发展中医治未病和中医特色康复服务，推进二级以上中医医疗机构治未病科和康复科建设。支持基层医疗卫生机构开展中医健康咨询评估、干预调理、随访管理等治未病服务。鼓励中医医师在提供诊疗服务的同时提供中医健康管理建议。

第十九条　市、区卫生健康、药品监督管理、医疗保障等部门制定实施中医药相关政策措施，应当听取中医药主管部门意见。

市、区中医药主管部门、财政部门应当建立健全政府举办的中医医疗机构绩效考核制度，对其人员的基本工资、国家规定范围内的津贴给予相应补助。

第二十条　市医疗保障部门确定中医医疗服务的收费项目和标准应当听取各方面意见，组织中医药专家评审论证，体现中医医疗服务成本和专业技术价值，并建立动态调整机制。

第二十一条　市医疗保障部门应当建立符合中医药特点的基本医疗保险支付制度，按照国家规定将符合条件的中医医疗机构纳入基本医疗保险定点医疗机构范围，将符合条件的中医诊疗项目、中成药、中药饮片和医疗机构中药制剂纳入基本医疗保险基金支付范围，动态调整纳入基本医疗保险基金支付范围的医疗机构中药制剂支付标准。

第三章　中医药规范管理

第二十二条　举办中医医疗机构的，应当按照国家和本市有关规定办理审批手续，并进行医疗机构执业登记。

中医医疗机构主要提供中医药服务，配备医务人员应当以中医药专业技术人员为主，中医药服务量占服务总量的比例不得低于国家和本市规定的标准。

第二十三条　举办中医诊所的，应当按照国家有关规定办理备案手续，并应当符合本市产业布局的规定。

举办营利性中医诊所的，经所在区市场监督管理部门登记后，向所在区中医药主管部门备案；举办非营利性中医诊所的，向所在区中医药主管部门备案后，依法向所在区民政部门登记。

中医诊所应当按照备案的诊疗科目、技术开展医疗活动，加强对诊疗行为、医疗质量、医疗安全的管理，不得超出备案范围开展医疗活动。

市、区中医药主管部门应当根据国家和本市有关规定，健全对中医诊所的信息公开、依法执业、诊所管理以及医疗质量、医疗安全等情况的监督检查制度，并建立中医诊所不良执业行为记录制度。

第二十四条 经国家医师资格考试取得医师资格的中医医师，可以在综合医院、妇幼保健机构、专科医院等医疗机构的临床科室，按照注册的执业范围执业。

临床类别医师按照国家和本市有关规定，参加系统的中医药知识和技术培训，通过考核的，可以在临床工作中提供相应的中医药服务。

第二十五条 以师承方式学习中医或者经多年实践，医术确有专长的人员，由至少两名中医医师推荐，经市中医药主管部门组织实践技能和效果考核合格后，取得中医（专长）医师资格；按照考核内容进行执业注册后，即可开展执业活动。

以师承方式学习中医，申请参加前款规定的实践技能和效果考核的人员，应当连续跟师学习中医满5年。跟师学习的管理办法由市中医药主管部门制定。

中医（专长）医师应当按照注册的执业范围执业。市、区中医药主管部门应当加强对中医（专长）医师执业行为的监督检查。

第二十六条 市药品监督管理部门应当会同中医药、农业农村等部门加强中药材质量监督管理，支持和引导药品生产企业、中药材经营者等应用大数据、区块链等新技术开展中药材流通追溯。

第二十七条 市药品监督管理部门应当完善中药饮片质量检验制度，推动建立中药饮片生产、流通、使用全链条的质量控制体系。

本市中药行业组织应当加强对中药饮片质量自律管理，制定中药饮片分级标准，引导中药饮片市场优质优价、良性竞争、有序发展。

医疗机构应当规范进药渠道，建立中药饮片进货检查验收制度。炮制市场上没有供应的中药饮片，应当依法向市药品监督管理部门备案，遵守炮制规范，保证中药饮片的质量。

第二十八条 根据患者临床用药需求，医疗机构可以凭本医疗机构医师的处方对中药饮片进行再加工。医疗机构对中药饮片进行再加工的具体规范由市中医药主管部门制定。

第二十九条 医疗机构提供或者委托中药饮片生产经营企业提供中药饮片代煎、配送服务的，应当加强对代煎、配送服务的监督管理，并对代煎中药的质量负责。

提供中药饮片代煎服务的，应当符合规定的卫生条件，具备符合要求的仪器设备，配备专业技术人员，遵守相关技术规范规定的操作方法，建立代煎全过程记录制度和质量跟踪、追溯、监控体系。

提供中药配送服务的，应当具备开展中药配送的物流条件，配备专人负责配送，做好配送过程记录。

医疗机构委托提供代煎、配送服务的具体规范由市中医药主管部门会同药品监督管理等相关部门制定。

第三十条 本市支持医疗机构配制和使用中药制剂。

医疗机构配制的中药制剂品种，应当依法取得制剂批准文号。仅用传统工艺配制的中药制剂品种，向市药品监督管理部门备案后即可配制，不需要取得制剂批准文号。

医疗机构配制的中药制剂经市药品监督管理部门批准，可以在本市指定的医疗机构之间调剂使用。市中医药主管部门应当建立临床急需医疗机构中药制剂的评估机制，定期向市药品监督管理部门推荐适宜调剂使用的医疗机构中药制剂品种。

第三十一条 举办提供中医养生保健服务的企业，应当依法向市场监督管理部门申请登记。经核准，登记的经营范围为"中医养生保健服务（非医疗）"。

提供中医养生保健服务的企业可以运用中医理念和技术方法，提供健康状态辨识与评估、健康咨询指导、健康干预调理等健康服务。

提供中医养生保健服务的企业不得开展医疗活动，不得进行带有医疗性质的宣传。

本市中医养生保健服务内容、服务规范和技术标准由市中医药主管部门根据国家有关规定制定。

第四章　中医药人才培养与传承传播

第三十二条 市人民政府应当制定中医药人才教育发展规划，建立健全中医药学校教育、毕业后教育、继续教育有机衔接、师承教育贯穿始终的中医药人才培养体系。支持中医药高等学校、科研院所、医疗机构开展合作，培养引领中医药理论研究和临床诊疗的高层次复合型人才。

第三十三条 本市开设中医药相关专业的高等学校和职业学校，应当优化中医药专业课程结构，提高中医类专业经典课程比重，将中医药经典融入中医基础与临床课程，强化中医思维培养，建立早跟师、早临床学习制度。

本市高等学校开展临床医学教育的，应当将中医药基础理论和基本技能课程列入临床医学类专业必修课。

第三十四条 市、区教育、人力资源和社会保障、卫生健康、中医药等部门应当组织开展中医药毕业后教育，加强中医住院医师规范化培训，医教协同培养中医药人才。

第三十五条 市、区教育、人力资源和社会保障、卫生健康、中医药等部门应当完善中医药继续教育制度，制定中医药专业技术人员培训计划，组织开展中医药基本知识和技能培训。

中医药专业技术人员应当按照规定参加继续教育，所在机构应当为其接受继续教育创造条件。

第三十六条 市、区中医药主管部门应当定期开展中医药师承教育项目，组织本市名老中医、具有较高学术水平和丰富临床经验的高年资中医药专家带徒授业。

参加中医药师承教育项目的中医药专家可以享受师承补助；用人单位在职称评聘、评优评先中，可以在同等条件下优先考虑考核优秀的师承教育继承人。

第三十七条 市人民政府应当完善中西医结合教育的政策措施，鼓励临床类别医师及其他学科人员学习、研究中医药，培养高层次中西医结合人才。

临床类别医师按照国家和本市有关规定通过考核的，可以参加中西医结合职称评聘。中西医结合专业人员可以参加临床类别全科医生规范化培训。

第三十八条 市中医药、教育、人力资源和社会保障等部门应当采取下列措施，培养中医药健康服务、中药炮制、中药材种植等中医药技术技能人才：

（一）在高等学校、职业学校相关专业招生方面给予政策扶持；

（二）依托本市中医药继续教育基地，搭建技术技能服务平台和培训平台；

（三）支持医疗机构、药品生产经营企业设立技术技能岗位；

（四）支持建立中医药传统技能传承工作室。

第三十九条 市、区人民政府制定人才评价和激励政策应当充分考虑中医药特点，加大对中医药人才的支持力度。

市中医药主管部门组织开展本市名中医评定，发挥本市优秀中医医师在学术传承、人才培养等方面的引领作用。

第四十条 市中医药主管部门应当会同相关部门组织收集、整理、保存中医药古籍文献、著名中医药专家的学术思想和诊疗经验以及民间中医药技术方法，推进对名老中医学术经验、老药工传统技艺的传承；建立中医药传统知识保护数据库和保护名录，推动中医药古籍数字化，梳理、保护中医药老字号、文物古迹、名医故居。

市中医药主管部门应当会同相关部门组织遴选本市中医药学术传承项目和传承人，并为传承活动提供必要条件。

鼓励组织和个人捐献具有科学研究和临床应用价值的中医药文献、秘方、验方、诊疗方法和技术。

第四十一条 市中医药主管部门会同相关部门建立中药材资源普查和分级保护制度，掌握本市中药材资源状况，建立中药材数据库、特有药材种质资源基因库，保护野生中药材资源，支持人工种植中药材和野生中药材替代品的研究与开发。

本市支持中药材种植，推进中医药生态资源集约优化发展，推动本市地产药材提升品质。

第四十二条 市、区人民政府应当加强中医药文化宣传，普及中医药知识，建设中医药文化宣传教育基地，推广体现中医治未病理念的健康工作和生活方式。市、区中医药主管部门应当定期开展市民中医药文化素养调查和评价。

学校和其他教育机构应当按照教育部门的有关规定，将中医药文化和知识纳入相关教育教学活动。

中医药行业组织、科研机构应当发挥专业优势，普及中医药防病治病、养生保健知识，宣传中医药文化。

第四十三条 开展中医药文化宣传和知识普及活动，应当符合中医药文化内涵和发展规律。任何组织或者个人不得对中医药作虚假、夸大宣传，不得冒用中医药名义牟取不正当利益、损害社会公共利益。

广播、电视、报刊、互联网等媒体开展中医药知识宣传，应当聘请中医药专业技术人员进行，以介绍疾病预防、控制、康复以及养生保健等科学知识为主要内容，不得以介绍健康、养生知识等形式变相发布中医医疗广告、中药广告。

第五章 中医药科学研究与创新发展

第四十四条 市科技部门应当会同卫生健康、中医药等部门建立中医药科研规划和管理机制，建立健全符合中医药特点的科学研究组织、验收和评价体系，支持开展中医药理论研究，重大疑难疾病、急危重症和新发突发传染病等临床研究，以及中药新药、现代中医器械和中药制药设备研发。

第四十五条 市中医药主管部门应当会同相关部门建设和完善中医药科技管理平台，汇集中医药科研课题和成果资源，组织中医药科技成果推介。

市科技部门应当会同中医药、药品监督管理等部门建立中医药现代化基础研究、应用开发和产业化技术支撑等公共研发平台，在产业化关键技术、先进工艺、新材料应用、产品研发等方面为中医药科技成果转化提供公益性的共性技术及专业化服务。

第四十六条　本市支持科研机构、高等学校、医疗机构和企业运用现代科学技术和传统中医研究方法，开展中医药理论和技术方法等方面的科学研究。

第四十七条　本市支持科研机构、药品生产企业开展中药安全、疗效评价方法和技术标准研究，加强中药新药研发。

本市对来源于中医经典名方的中药复方制剂研发和以医疗机构中药制剂为基础的中药新药研发，给予研发资金支持。市中医药主管部门应当组织开展中医经典名方的整理研究和推广应用。

第四十八条　市药品监督管理部门应当会同中医药、科技、经济和信息化等部门促进中医医疗器械科技创新，鼓励研发具有中医特色的诊疗设备和康复器械。

第四十九条　市、区人民政府应当推动"互联网+"中医药健康服务，加强中医医疗机构信息化及中医药信息化公共服务平台建设，发展中医远程医疗、移动医疗、智慧医疗等新型医疗服务和线上线下一体化服务模式。

第五十条　市、区人民政府及其有关部门应当制定中医药产业发展规划和扶持政策，利用本市相关产业基金，发挥科技创新资源优势，促进中药产业高质量发展。

第五十一条　市中医药主管部门应当会同卫生健康、药品监督管理、统计、经济和信息化等部门建立中医药产业统计监测体系，完善中医药产业统计制度，加强对中医药产业发展水平的监测。

第五十二条　本市推动中医药服务在老年护理、安宁疗护中的应用，鼓励养老机构举办中医医疗机构或者与中医医疗机构合作，为老年人提供中医药适宜技术服务。

本市鼓励旅游业经营者开发中医药健康旅游路线、旅游项目和旅游产品。

第五十三条　本市依法保护中医药知识产权。

市中医药主管部门应当会同知识产权、市场监督管理等部门指导有关单位和个人通过申请专利、注册商标、地理标志等方式，对中医药特色技术、方法、产品等进行知识产权保护，支持中医药知识产权转化运用；符合条件的，可以申请知识产权相关资金支持。

第五十四条　本市大力促进京津冀中医药协同发展，在中医药医疗服务、科学研究、人才培养、产业促进、学术交流、文化传播等方面开展合作，推动中医药服务资源共建共享、信息互联互通。

第五十五条　本市鼓励中医药开放发展，支持中医药医疗服务、科学研究、人才培养、文化传播对外合作；支持参与中医药国际标准的研究与制定；支持建设中医药海外中心，发展中医药国际贸易，促进中医药的国际传播和推广。

第六章　法律责任

第五十六条　违反本条例第二十三条第一款规定，举办中医诊所应当备案而未备案，或者备案时提供虚假材料的，由所在区中医药主管部门责令改正，没收违法所得，并处3万元以下罚款，向社会公告相关信息；拒不改正的，责令其停止执业活动，已经取得《中医诊所备案证》的予以注销，其直接责任人员自处罚决定作出之日起5年内不得从事中医药相关活动。

中医诊所违反本条例第二十三条第三款规定，超出备案范围开展医疗活动的，由所在区中医药主管部门责令改正，没收违法所得，并处1万元以上3万元以下罚款；情节严重的，责令停止执业活动，并注销《中医诊所备案证》，其直接责任人员自处罚决定作出之日起5年内不得在医疗机构内从事管理工作。

第五十七条　医疗机构违反本条例第二十八条规定，对中药饮片进行再加工不遵守中药饮片再加工规范的，由中医药主管部门给予警告，责令限期改正；拒不改正的，处5000元以下罚款。

第五十八条　提供中医养生保健服务的企业违反本条例第三十一条第三款规定，开展医疗活动的，由卫生健康部门或者中医药主管部门依法查处；涉嫌欺诈或者虚假宣传的，由市场监督管理部门会同中医药主管部门依法查处；构成犯罪的，依法追究刑事责任。

卫生健康部门、中医药主管部门和市场监督管理部门应当将提供中医养生保健服务的企业受到行政处罚的信息，按照国家和本市有关规定共享到本市公共信用信息平台。有关政府部门可以依法对单位或者个人采取惩戒措施。

第七章　附　则

第五十九条　本条例自2021年5月1日起施行。2001年6月22日北京市第十一届人民代表大会常务委员会第二十七次会议通过的《北京市发展中医条例》同时废止。

北京市关于加强医疗卫生机构研究创新功能的实施方案（2020—2022年）

（2020年12月30日）

为深入贯彻落实北京国际科技创新中心建设要求，健全完善卫生健康领域研究创新激励引导政策，解决研究创新发展后劲不足、保障政策不强、运行机制不活、投入与转化不够、基础研究与临床研究结合不紧密、信息汇聚集成度不高且挖掘利用不深等短板和弱项，全面加强医学研究创新能力建设，加快推动产业高质量发展，解决重大健康问题，现就加强本市医疗卫生机构研究创新功能提出以下实施方案。

一、充分激发科技创新活力

（一）深化分类管理改革

充分发挥和释放医疗机构的资源优势和创新活力，加强顶层设计，根据所承担的医、教、研功能定位和实际发展情况，探索按照临床型、研究型、教学型和综合型的分类，对本市三级医院进行分类管理。引导和支持部分市属医院向研究型医院发展，调整考核方式，建立与之相匹配的科室及人员管理制度和全绩效考核评价体系，逐步实现本市医疗机构布局合理、各类功能差异化接续递进、人岗相宜、协同发展的新格局。（责任单位：市卫生健康委、市人力社保局、市中医局、市医院管理中心、各区政府）

（二）赋予科研人员自主权

实行科研项目负责人负责制，医疗卫生机构将科研项目的经费支出、科研团队组建（含聘用）、科研绩效分配以及科技资源支配等管理权限赋予项目负责人，由项目负责人在科研项目合同约定范围内依法依规实施。承担国家级和本市重大科技计划研究项目的负责人，可根据需要安排项目组成员专职从事科研。在保证完成本职工作的前提下，经本人申请、所在医疗卫生机构同意后，科研项目负责人可到企业兼职从事与本人职务发明相关的科技成果转化活动。落实横向经费使用自主权，对以市场委托方式取得的横向经费，医疗卫生机构按照合同约定管理使用，单位依法依规制定的横向经费管理办法可作为审计检查依据。（责任单位：市卫生健康委、市科委、市财政局、市审计局、市医院管理中心、各区政府）

（三）改进人才引进培养方式

医疗卫生机构对国家医学中心、国家临床医学研究中心、国家重点专科和重点学科、国家重点实验室所在科室的技术负责人实行全市、全国和全球公开招聘，要设置科研岗位招聘专职科研人才，逐步增加研究人员比例，形成支持重点科室和专业可持续创新发展的研究力量。支持符合条件的医疗卫生机构设立博士后工作站，扩大博士后人员招收规模，保障进站博士后的薪酬不低于所在单位医务人员的平均收入水平。市属医疗卫生机构按照"一人一策""一事一议"等多种方式，做好战略科技人才、科技领军人才、科技成果转移转化骨干人才等优秀人才引进工作，建立以"成长潜力、创新能力"为核心的遴选标准，加大优秀青年人才队伍建设力度。（责任单位：市卫生健康委、市人力社保局、市教委、市人才局、市中医局、市医院管理中心、各区政府）

（四）完善人才评价机制

深化职称制度改革。探索在条件成熟的医疗卫生机构或重点专科（专业）开展职称自主评定。在全市医务人员的高级职称评定工作中，将药械疫苗试剂临床试验和科技成果转化作为科研型医务人员职称评定的重要依据，对横向委托的药械疫苗试剂临床试验项目与纵向立项的科研项目同等对待。对在医疗卫生机构科研岗位上，专职从事药械疫苗试剂临床试验、实验室检验等研究和成果转化工作的人员，在职称评定时给予倾斜。在医疗卫生机构开展技术经纪资格评聘工作，培养发展一批擅长医药健康创新技术转让管理和交流交易服务的专门人才。（责任单位：市人力社保局、市卫生健康委）

（五）加大绩效考核激励力度

将科技创新、成果转化和人才培养等作为三级公立医院绩效评价的重要内容。在市属医院绩效评价中，将科技创新相关指标权重由12%增加至15%，2022年增加到20%左右，与医疗功能评价指标同等权重，探索设立科技创新专项绩效考核体系，逐步将创新成果产出作为科技评价的核心内容。支持医疗卫生机构将科技创新绩效评价结果与人员薪酬分配、高级职务评聘的推荐和中层干部任职考评等挂钩。深入落实《北京市促进科技成果转化条例》规定，医疗卫生机构及其创新团队对其持有的研究成果可通过权属改革、专利交易、许可或作价投资入股等多种方式实现转化和回报增值，形成稳定多元的激励机制。（责任单位：市卫生健康委、市人力社保局、市医院管理中心、各区政府）

（六）支持社会力量设立科技奖项

面向北京地区医疗卫生机构和会员，支持北京预防医学会和北京医师协会等设立科技奖项，支持北京医学会持续办好北京医学科技奖。对在疾病防治和公共卫生研究中创造新技术、新方法、新方案或在解决重大科技问题中做出突出贡献的单位和个人进行市级奖励，形成调动研究创新积极性的持续动力，推动医药健康科学技术创新与居民健康、经济社会发展需求密切结合。（责任单位：市科委、市民政局、市人力社保局、市卫生健康委）

二、着力建设科技创新策源地

（七）建设研究型病房

医院依据签订的研究型病房建设协议，按照病床（牙椅）不少于30张、一般不超过现有编制床位数10%左右的要求，建设研究型病房。可不对研究型病房进行医院平均住院日、床位周转次数、病床使用率以及相关费用指标等考核。利用2~3年时间，建成20~30个示范研究型病房，逐步将研究型病房建设成为医疗机构和医务人员开展药械试剂临床试验、医学新技术临床研究等创新活动的策源地，并为研究型医院建设积累经验，探索路径。（责任单位：市卫生健康委、市财政局、市药监局、市科委、市医院管理中心）

（八）试点建设研究型医院

研究型医院是指以临床创新研究活动为主要功能的医院，成果丰硕，影响巨大，一般应为三级医院。支持在"三城一区"建设研究型医院，规划建设首都医科大学研究型医院，鼓励和引导社会资本参与研究型医院建设，医院建成后可通过特许经营等方式，委托给具有研究型病房建设或药械临床试验经验的医疗机构进行运管。鼓励引导现有医院强化研究创新功能，转型建设研究型医院，2021年启动2所研究型医院示范建设工作。（责任单位：市卫生健康委、市科委、市财政局、市药监局、各区政府）

（九）主动承接国家医药健康科技创新任务

发挥医疗卫生机构资源丰富的强项和优势，联合基础好、条件优、实力强的医学创新资源，积极参与国家实验室在生命健康领域的建设，解决医药健康领域原创和应用中的重大问题。面向世界科技前沿、经济主战场、国家重大需求和人民生命健康，大力支持医疗卫生机构积极申办国家重点实验室、国家临床医学研究中心、国家医学中心、国家工程技术中心、国家转化医学中心等科技和卫生健康重大项目，积极争取国家科技创新重大项目、重点研发计划、国家自然科学基金等科技项目支持。（责任单位：市科委、市教委、市卫生健康委、市中医局、市医院管理中心）

（十）建设医研企协同创新基地

在医疗卫生机构择优成立北京医学人工智能创新转化中心、医用设备研发测试创新中心、新药（神经、肿瘤、消化、呼吸、循环等）研发试验创新中心、疫苗研发转化中心、信息技术创新转化中心、中医药创新转化中心、医药健康协同创新政策研究中心等研究创新示范平台。支持医疗卫生机构与国内外高校、科研院所（含新型研发机构）、高新技术企业共建联合实验室等协同创新基地，鼓励社会资本积极参与基地建设，融合技术、平台、资金和人才等产业发展要素，围绕药物和医疗器械研发中的关键共性问题开展联合攻关，提升全市创新药物和医疗器械试剂研发和产业化能力。积极争取在京建立世界卫生组织（WHO）合作中心，支持医疗卫生机构与国际一流机构及其专家团队开展更加广泛深入的学术交流，不断扩大开放合作，参与人类卫生健康共同体建设。（责任单位：市卫生健康委、市教委、市科委、市经信局、中关村管委会、经开区管委会、市政府外办、各区政府）

三、促进信息资源共享开发利用

（十一）加强信息化数字化建设

支持医疗卫生机构利用先进的信息技术进行医疗

健康信息的数字化采集、存储、阅读、复制、处理、检索、传输和分析利用，推进医疗设备、医院信息系统、医学影像和通信系统、远程医疗系统和办公系统的数字化进程，逐步将患者的诊疗和健康信息、卫生经济信息与医院管理信息等进行有效的整合。升级首都卫生发展科研专项管理系统，建设全市统一的临床研究管理和服务信息系统，建立临床研究数据平台，并与医院已有的信息系统进行对接，实现符合要求的临床资料、临床研究、受试者及标本处理贮存流程管理等信息服务功能，对临床研究进行电子化动态管理。（责任单位：市卫生健康委、市经信局、市医保局、市中医局、市医院管理中心）

（十二）推进电子病历影像共享

按照整体谋划、分部门实施的原则，设计北京市健康云，实现北京市电子病历、检验结果、社区居民健康档案、处方信息和电子医学影像共享，以及医疗卫生机构之间的其他信息互联互通。由具有领先优势的特色专科所在医疗卫生机构牵头，对汇聚的医疗健康信息进行筛选、清洗、安全处理和结构化后，按病种整理成数据集，经脱敏后面向有贡献的成员单位和创新企业开放。支持国家实验室建设和人工智能、大数据、区块链等产业发展，同时为提高医疗卫生服务可及性和疾病防治水平赋能。（责任单位：市医保局、市卫生健康委、市经信局、市财政局、市中医局、市医院管理中心、各区政府）

（十三）鼓励引导互联网医院和智慧医院建设

大力发展医学人工智能技术、信息网络技术、生物医药技术，推广云计算、物联网、大数据、移动互联应用，通过政府统筹推动，以医疗机构为主体、以企业技术为支撑，建立北京市互联网诊疗服务监管平台，形成"1个互联网诊疗服务监管总平台+N个互联网医疗子平台+1个互联网医院公共服务平台"的格局，支持通过互联网医院平台为患者在网上看病买药用药提供便利。发展智慧医疗、智慧管理和智慧服务，建设智慧医院，2021年启动1所智慧医院示范建设，在创新中促进服务品质提升、管理绩效改善、相关产业发展。（责任单位：市卫生健康委、市科委、市经信局、市财政局、市医保局、市药监局、市医院管理中心、各区政府）

四、全面提升产业发展支撑能力

（十四）加快伦理审查进程

支持建立临床研究协作网络、成立伦理审查互认

联盟和区域伦理委员会，推行医院间和区域内的伦理审查结果互认。医疗卫生机构开展药械疫苗试剂试验时，要通过改善条件，不断提高伦理审查频次，力争做到随到随审。鼓励建立多中心药械临床试验伦理审查的绿色通道，将牵头单位出具的伦理审查意见作为重要依据，在科学评估项目风险的前提下，优化审查流程，避免重复审查，切实提高审查效率。（责任单位：市卫生健康委、市药监局、市科委）

（十五）加强受试者招募管理

医疗卫生机构在药械疫苗临床试验受试者招募中，所有招募对象的选择、招募方式、招募材料、发布方式等都应通过伦理委员会的审查批准。合理确定试验项目的费用和受试者的补偿水平。对本单位主持或参与的受试者招募广告要进行审核，通过在单位网站登载等多种方式向社会发布，扩大招募宣传范围。利用已有的受试者招募数据库等信息系统，对受试者的身份进行甄别，保障受试者的安全，控制研究风险。（责任单位：市卫生健康委、市药监局）

（十六）优化内部审批流程

医疗卫生机构应优化药械疫苗试剂试验的内部审批流程，明确各环节时限，精简审批要件，缩短项目启动时间。要督促项目负责人同申办方就研究质量控制责权利进行事前约定，对申请材料应一次性告知申办方需要补正的全部内容，并提供模板。可将试验的伦理审查和遗传办审批平行进行，节省等待时间。在完成全部质控内容并形成意见后，按照时限向申办方出具意见。应将管理人员、项目负责人承担的试验完成质量和效率作为人员考评和绩效评价的重要指标。（责任单位：市卫生健康委、市药监局）

（十七）加强临床试验质量管理

医疗卫生机构要建立药械疫苗试剂临床试验项目负责人承诺制度，对开展试验的医务人员进行岗前培训。临床试验机构为质量管理的责任主体，应设立或者指定专门科室作为药械疫苗试剂临床试验的质量管理部门，建立质量管理体系，可委托第三方参与质量管理，严格落实试验质量管理规范要求。开展以上市注册为目的的试验，应在质量管理体系下运行，临床试验机构应对试验全过程进行质量控制，及时发现问题，督促整改落实。非注册临床试验项目，医疗机构要参照药械临床试验管理规范原则加强管理。（责任单位：市药监局、市卫生健康委）

（十八）支持创新成果转化应用

支持医疗卫生机构优先使用医药健康领域新技术

新产品（服务）目录的创新药物和医疗器械，推广普及创新诊疗规范。医疗机构开展远程手术服务等创新技术的价格管理可按照新增医疗服务项目进行。医疗机构申报新增医疗服务价格项目，对非全市首次开展的，其他医疗机构申报时可不受申报时间限制，并简化申报材料及核定程序。研究搭建医院院内制剂生产公共平台，解决医疗卫生机构制剂上市难、难入医保、质量不统一等问题，加快一批群众欢迎的"明星小药"等创新医药产品转化应用。（责任单位：市卫生健康委、市药监局、市中医局、市医院管理中心）

（十九）健全医药信息企业联系制度

市卫生健康委、市科委、市经信局、市商务局、市医保局、市药监局等建立医药和信息类企业联系制度，听取企业的需求和建议，及时为企业送政策送服务上门，帮助解决研发转化推广中的政策与管理问题。建立医院制剂委托加工、医院制剂成果转化等院企供需对接机制，促成医疗卫生机构、科研机构与医药企业之间的"一对一"合作。（责任单位：市卫生健康委、市科委、市经信局、市商务局、市医保局、市药监局、市中医局、市医院管理中心、中关村管委会、经开区管委会）

五、加强研究创新投入

（二十）加大行业专项投入

落实首都公共卫生应急管理体系建设意见和行动计划，强化应用实用性战略研究，加大对首都卫生发展科研专项投入，加强医疗卫生机构创新转化能力建设，支持开展新发突发传染病的病原识别和诊断治疗防控规范（指南）研究、重大疾病防治干预方案和传染病流行病学预警预测模型研究、创新医疗器械开发、罕见病、抗肿瘤药物和干细胞等新技术和新产品研发，引导创新成果优先在本市转化应用，在卫生健康"卡脖子"领域形成具有自主知识产权的关键核心技术和解决方案。北京市医疗卫生专科建设、人才计划和适宜技术推广等项目资金的使用和管理参照北京市科技计划项目和经费管理改革要求执行。（责任单位：市卫生健康委、市财政局、市中医局、市医院管理中心）

（二十一）建立多元投入机制

支持首都卫生发展科研专项和医疗卫生机构通过与医药企业、风险投资机构、社会捐赠和公益基金组织等各方共同出资的方式，拓宽筹资渠道，加大对科技创新的投入力度。市属三级医院按照不低于年医疗收入的2%建立院内科技创新专项经费，用于专业建设、创新团队培养、项目研究、成果转化和科技奖励等创新活动。各区围绕2~3个公共卫生和临床专科专业进行重点建设和发展。（责任单位：市卫生健康委、市财政局、市中医局、市医院管理中心、各区政府）

六、加强创新组织管理

（二十二）成立市级联席会议制度

建立北京市加强医疗卫生机构研究创新功能联席会议制度，市政府分管卫生健康工作的副市长担任召集人，由市发展改革、科技、财政、人力社保、卫生健康、医保、药监、人才等有关部门和科技部、国家卫生健康委等有关部委主管司局及国家自然基金委有关部门等组成，市卫生健康委承担日常工作。联席会议负责贯彻落实市委市政府重要决策部署，研究推进医疗卫生机构加强研究创新功能的重要问题。（责任单位：市卫生健康委）

（二十三）加强行业组织推动

市卫生健康委成立科技创新工作领导小组，主要负责同志担任组长，负责贯彻落实联席会议议定事项，对本市卫生健康系统的研究创新工作实施行业归口管理和统筹推进，督促检查有关单位工作落实和任务完成情况，加强绩效管理，协调解决科技创新中的重点难点问题。各举办主体应为所办医疗卫生机构研究创新工作提供必要的支持条件和政策保障。（责任单位：市卫生健康委、市中医局、市医院管理中心、各区政府）

（二十四）发挥高校科研院所共建力量

充分发挥首都医科大学等高校和中国医学科学院、中国中医科学院等院所力量，支持医疗卫生机构与高校科研院所联合成立院（系）和跨专业创新团队，在人才培养、医学研究、交叉学科建设、管理改革等方面开展高起点、宽领域、多层次的合作，建立更加开放灵活的人员双聘互聘机制，加快基础研究成果从实验室向转化应用的进程，医教协同推进医疗卫生机构和高校科研院所研究创新能力的共同提升。（责任单位：市卫生健康委、市教委、市科委、市中医局、市医院管理中心、各区政府）

（二十五）论证北京医学研究创新组织形式

深入分析国内外医学科研机构的组织管理体制及其优势和不足，研究本市不同隶属关系医疗卫生机构的科研优势、医药健康协同创新和成果转化中的问题与不足，主动对接北京国际科技创新中心建设的重大任务，论证北京医学研究创新组织形式、运行机制及创新转化激励政策，发展符合国际趋势、符合本市特点、有利研发创新的北京医学研究创新组织形式和运行机制。（责任单位：市卫生健康委、市中医局、市医院管理中心、市科委、市教委）

（二十六）强化机构主体责任

医疗卫生机构是医学科技创新的主体，党政主要负责同志是科技创新工作的第一责任人，由主要负责同志分管科技创新工作。建立现代科研管理制度和领导干部尽职免责制度，在岗位设置、人员聘用、内部机构调整、奖励分配、绩效评价、经费管理和分级授权等方面对创新工作给予大力支持。加强内控制度和科研诚信建设，健全工作体系，有效实施监督。加强科技资源的有效统筹，切实将科技体制机制改革的各项措施落实到位，促进医疗卫生与科技创新转化工作协同发展。（责任单位：市卫生健康委、市教工委、市医院管理中心、各区政府）

（二十七）广泛调动社会力量

引导社会主体以社会服务机构、社会团体等形式成立北京医药科技成果转化联盟，鼓励创业孵化、知识产权、资产评估、检验检测等服务机构积极参与联盟建设，组织科技对接会、成果推介会，提供转化全流程的服务和指导，成为紧密联系医疗卫生机构和医药企业科技创新合作的桥梁和纽带。支持北京医学会、北京预防医学会、北京医师协会等社团组织设立科研管理分支机构，由医疗卫生机构和相关企业等从事科技创新管理和成果转化工作的人员组成，加强科研管理方面的交流研讨和学术研究，推动医学科技管理工作高质量发展。（责任单位：市卫生健康委、市科委、市经信局、市民政局、市医保局、市药监局、市中医局、市医院管理中心）

（二十八）创办北京国际医学大会

自2021年始，创办北京国际医学大会暨新技术新药械新方案博览会，面向全球建设集学术交流、成果展示、知识产权交易和转化推介于一体的开放合作、交流交易平台，作为服贸会的重要板块，打造具有全球影响力的国际交往品牌，助力"四个中心"建设。（责任单位：市卫生健康委、市政府外办、市商务局、市文旅局、市经信局、市公安局、市医保局、市药监局、市中医局、市医院管理中心、市老龄协会）

卫生健康统计

 全市医疗卫生机构、床位、人员统计表（总计）

总计

机构分类	机构数（个）	编制床位（张）	实有床位（张）	人员数（人）														
				合计	卫生技术人员									乡村医生	卫生员	其他技术人员	管理人员	工勤技能人员
					小计	执业（助理）医师	执业医师	注册护士	药师（士）	技师（士）	检验师（士）	卫生监督员	其他					
总计	11211	137239	127143	375673	303699	118541	101115	134656	15153	14257	9788	1200	19892	2638	23	17985	21928	29400
一、医院	733	125881	119310	265333	218830	79631	66896	106670	9582	9516	6025		13431			10857	14991	20655
综合医院	272	65878	65144	162983	138728	49929	38460	70814	4920	5458	3395		7607			5649	7609	10997
中医医院	180	18035	15025	31417	25269	10828	10408	9675	2299	1248	816		1219			1361	1897	2890
中西医结合医院	45	11077	10289	15901	13168	5115	4907	5981	800	626	429		646			586	920	1227
民族医医院	4	272	306	426	295	127	110	112	30	23	10		3			12	25	94
专科医院	221	30329	28256	54304	41223	13609	12988	20019	1531	2159	1373		3905			3201	4518	5362
口腔医院	37	773	722	6640	5143	2137	2003	2378	52	136	39		440			410	297	790
眼科医院	14	557	557	1131	682	219	202	335	34	28	23		66			87	193	169
耳鼻喉科医院	2	198	177	447	298	117	99	135	11	20	15		15				27	122
肿瘤医院	10	3624	3793	6824	5309	1556	1530	2532	195	337	134		689			660	527	328
心血管病医院	2	1620	1419	3657	3177	838	837	1745	66	112	57		416			149	202	129
胸科医院	1	1400	638	916	749	215	215	427	32	53	24		22			62	59	46
血液病医院	3	700	445	584	434	54	54	211	27	59	53		83			1	95	54
妇产（科）医院	17	1781	1405	5140	3597	1213	1175	1866	139	251	209		128			221	355	967
儿童医院	11	2107	2140	6024	4905	1833	1800	2078	235	357	265		402			257	483	379
精神病医院	24	8514	8022	6321	4623	1152	1089	2644	217	168	132		442			283	642	773
传染病医院	3	1958	1819	3309	2702	889	886	1320	140	187	139		166			227	247	133
皮肤病医院	4	420	485	641	366	122	110	199	19	17	12		9			34	83	158
骨科医院	9	915	846	1407	1119	429	397	532	55	63	37		40			33	90	165
康复医院	18	2371	2281	3239	2628	772	749	1130	93	101	65		532			144	233	234
整形外科医院	1	440	328	886	656	256	256	263	14	15	10		108				117	113
美容医院	31	527	587	2419	1486	610	542	736	58	61	49		21			378	246	309
其他专科医院	34	2424	2592	4719	3349	1197	1044	1488	144	194	110		326			255	622	493
护理院	11	290	290	302	147	23	23	69	2	2	2		51			48	22	85
二、基层医疗卫生机构	10183	7722	5145	86456	68901	33595	29063	23998	5182	2753	1960		3373	2638	23	3744	4920	6230
社区卫生服务中心（站）	2069	7722	5145	40221	33556	14654	12583	10659	3921	1735	1304		2587			2006	1729	2930
社区卫生服务中心	346	7722	5145	36059	30245	13003	11140	9815	3432	1592	1191		2403			1880	1448	2486
社区卫生服务站	1723			4162	3311	1651	1443	844	489	143	113		184			126	281	444
村卫生室	2484			3379	718	646	263	72						2638	23			

机构分类	机构数（个）	编制床位（张）	实有床位（张）	人员数（人）														
				合计	卫生技术人员									乡村医生	卫生员	其他技术人员	管理人员	工勤技能人员
					小计	执业（助理）医师	执业医师	注册护士	药师（士）	技师（士）	检验师（士）	卫生监督员	其他					
门诊部	1389			21177	17090	8591	7621	6742	633	726	469		398			826	1540	1721
综合门诊部	285			7397	6026	2924	2778	2218	270	467	299		147			221	483	667
中医门诊部	207			2784	2242	1372	1270	426	277	90	78		77			93	236	213
中西医结合门诊部	2			30	26	13	12	8	3	1	1		1				3	1
专科门诊部	895			10966	8796	4282	3561	4090	83	168	91		173			512	818	840
诊所、卫生所（室）、医务室、护理站、中小学生卫生保健所	4241			21679	17537	9704	8596	6525	628	292	187		388			912	1651	1579
诊所	2909			16864	13300	7457	6533	4861	455	216	126		311			745	1432	1387
卫生所（室）、医务室、中小学生卫生保健所	1318			4698	4136	2236	2056	1580	173	76	61		71			160	210	192
护理站	14			117	101	11	7	84					6			7	9	
三、专业公共卫生机构	**111**	**3636**	**2688**	**15974**	**12656**	**4716**	**4560**	**3727**	**354**	**1232**	**1106**	**1195**	**1432**			**906**	**815**	**1597**
疾病预防控制中心	29			3685	3092	1438	1427	143	8	670	653	27	806			246	222	125
中央属	2			491	417								417			16	40	18
市属	1			408	347	150	150	8		119	119		70			32	21	8
区属	20			2228	1826	1109	1100	99	8	510	496	10	90			173	140	89
其他	6			558	502	179	177	36		41	38	17	229			25	21	10
专科疾病防治院（所、站、中心）	24	924	632	1063	697	243	227	303	42	70	53		39			220	90	56
专科疾病防治院	2	626	321	512	277	93	87	142	12	15	12		15			155	50	30
职业病防治院	1	276	66	330	130	62	58	42	7	13	11		6			126	49	25
其他	1	350	255	182	147	31	29	100		5	2	1		9			29	1	5
专科疾病防治所（站、中心）	22	298	311	551	420	150	140	161	30	55	41		24			65	40	26
口腔病防治所（站、中心）	1			44	37	19	16	12	2	1	1		3			1	5	1
精神病防治所（站、中心）	5	150	183	211	157	39	38	98	9				11			20	21	13
皮肤病与性病防治所（中心）	1																	
结核病防治所（站、中心）	13	148	128	273	205	80	75	48	18	49	37		10			44	12	12
职业病防治所（站、中心）	1			22	21	12	11	3	1	5	3						1	
其他	1			1													1	
妇幼保健院（站、所）	19	2712	2056	6965	5865	2465	2413	2456	275	410	321		259			251	289	560
市属	1			158	148	92	92	48		2	2		6			4	6	
区属	17	2712	2056	6807	5717	2373	2321	2408	275	408	319		253			247	283	560
其他	1																	
妇幼保健院	18	2712	2056	6965	5865	2465	2413	2456	275	410	321		259			251	289	560
妇幼保健所	1																	
急救中心（站）	15			2252	1252	541	468	489	28	10	7		184			109	141	750
采供血机构	4			745	574	29	25	336	1	72	72		136			78	18	75
卫生监督所（中心）	18			1219	1176							1168	8			2	11	30
市属	1			115	114							114						1
区属	17			1104	1062							1054	8			2	11	29
计划生育技术服务中心（站）	2			45												44	1	
四、其他机构	**184**			**7910**	**3312**	**599**	**596**	**261**	**35**	**756**	**697**	**5**	**1656**			**2478**	**1202**	**918**
医学科学研究机构	31			3720	1509	252	252	2	17	18	1		1220			1702	424	85
医学在职培训机构	6			121	17			3					14			23	64	17
临床检验中心（所、站）	80			2694	1182	124	121	23	1	640	640	5	389			536	370	606
其他	67			1375	604	223	223	233	17	98	56		33			217	344	210

注：本表机构数、卫生人员、卫生技术人员、医师、护士数统计范围包括村卫生室，包含13家驻京部队医院。

全市医疗卫生机构、床位、人员统计表（公立）

公立

机构分类	机构数（个）	编制床位（张）	实有床位（张）	人员数（人）合计	卫生技术人员 小计	执业（助理）医师	执业医师	注册护士	药师（士）	技师（士）	检验师（士）	卫生监督员	其他	乡村医生	卫生员	其他技术人员	管理人员	工勤技能人员
总计	5757	108402	97450	277356	229704	85625	71562	104125	11599	10456	7114	1195	16704	2359	22	13517	13404	18350
一、医院	227	97504	90051	210498	178466	63813	52358	88567	7323	7347	4593		11416			8446	9948	13638
综合医院	128	57809	55587	145381	125501	44965	33817	64647	4294	4643	2862		6952			5114	6033	8733
中医医院	33	12592	9609	21853	17988	7107	7042	7352	1592	918	609		1019			1012	991	1862
中西医结合医院	16	7318	6670	10137	8493	3293	3233	3787	518	419	299		476			384	498	762
民族医医院	2	180	172	299	213	91	86	80	21	21	9					9	15	62
专科医院	44	19605	18013	32828	26271	8357	8180	12701	898	1346	814		2969			1927	2411	2219
口腔医院	4	257	234	4106	3295	1357	1349	1445	26	79	19		388			182	140	489
肿瘤医院	2	1988	2190	5005	3892	1153	1153	1795	141	267	90		536			548	394	171
心血管病医院	1	1521	1291	3573	3110	816	815	1708	61	109	55		416			149	190	124
胸科医院	1	1400	638	916	749	215	215	427	32	53	24		22			62	59	46
妇产（科）医院	1	660	515	1592	1279	397	397	637	55	126	111		64			105	142	66
儿童医院	2	1370	1483	4081	3565	1357	1357	1479	155	246	181		328			178	251	87
精神病医院	19	8121	7584	6021	4428	1103	1046	2528	207	159	127		431			269	620	704
传染病医院	3	1958	1819	3309	2702	889	886	1320	140	187	139		166			227	247	133
康复医院	3	1100	1100	1422	1254	358	351	553	36	38	25		269			72	58	38
整形外科医院	1	440	328	886	656	256	256	263	14	15	10		108				117	113
其他专科医院	7	790	831	1917	1341	456	355	546	31	67	33		241			135	193	248
护理院	4																	
二、基层医疗卫生机构	5326	7262	4711	45891	36584	16686	14234	11644	3890	1791	1354		2573	2359	22	2168	1802	2956
社区卫生服务中心（站）	1966	7262	4711	36854	30833	13330	11405	9884	3573	1603	1206		2443			1909	1502	2610
社区卫生服务中心	331	7262	4711	34470	28909	12402	10609	9362	3321	1529	1145		2295			1819	1385	2357
社区卫生服务站	1635			2384	1924	928	796	522	252	74	61		148			90	117	253
村卫生室	2225			3034	653	581	241	72						2359	22			
门诊部	108			2416	1919	985	942	550	190	124	96		70			136	160	201
综合门诊部	76			1861	1539	799	768	461	135	115	88		29			68	103	151
中医门诊部	11			348	246	113	104	42	55	8	8		28			30	42	30
专科门诊部	21			207	134	73	70	47		1			13			38	15	20
诊所、卫生所（室）、医务室、护理站、中小学生卫生保健所	1027			3587	3179	1790	1646	1138	127	64	52		60			123	140	145
诊所	22			72	57	45	42	9	3							3	9	3
卫生所（室）、医务室、中小学生卫生保健所	1004			3515	3122	1745	1604	1129	124	64	52		60			120	131	142
护理站	1																	
三、专业公共卫生机构	111	3636	2688	15974	12656	4716	4560	3727	354	1232	1106	1195	1432			906	815	1597
疾病预防控制中心	29			3685	3092	1438	1427	143	8	670	653	27	806			246	222	125
中央属	2			491	417								417			16	40	18
市属	1			408	347	150	150	8		119	119		70			32	21	8

机构分类	机构数（个）	编制床位（张）	实有床位（张）	人员数（人）														
				合计	卫生技术人员									乡村医生	卫生员	其他技术人员	管理人员	工勤技能人员
					小计	执业（助理）医师	执业医师	注册护士	药师（士）	技师（士）	检验师（士）	卫生监督员	其他					
区属	20			2228	1826	1109	1100	99	8	510	496	10	90			173	140	89
其他	6			558	502	179	177	36		41	38	17	229			25	21	10
专科疾病防治院（所、站、中心）	24	924	632	1063	697	243	227	303	42	70	53		39			220	90	56
专科疾病防治院	2	626	321	512	277	93	87	142	12	15	12		15			155	50	30
职业病防治院	1	276	66	330	130	62	58	42	7	13	11		6			126	49	25
其他	1	350	255	182	147	31	29	100	5	2	1		9			29	1	5
专科疾病防治所（站、中心）	22	298	311	551	420	150	140	161	30	55	41		24			65	40	26
口腔病防治所（站、中心）	1			44	37	19	16	12	2	1	1		3			1	5	1
精神病防治所（站、中心）	5	150	183	211	157	39	38	98	9				11			20	21	13
皮肤病与性病防治所（中心）	1																	
结核病防治所（站、中心）	13	148	128	273	205	80	75	48	18	49	37		10			44	12	12
职业病防治所（站、中心）	1			22	21	12	11	3	1	5	3							1
其他	1			1													1	
妇幼保健院（站、所）	19	2712	2056	6965	5865	2465	2413	2456	275	410	321		259			251	289	560
市属	1			158	148	92	92	48		2	2		6			4	6	
区属	17	2712	2056	6807	5717	2373	2321	2408	275	408	319		253			247	283	560
其他	1																	
妇幼保健院	18	2712	2056	6965	5865	2465	2413	2456	275	410	321		259			251	289	560
妇幼保健所	1																	
急救中心（站）	15			2252	1252	541	468	489	28	10	7		184			109	141	750
采供血机构	4			745	574	29	25	336	1	72	72		136			78	18	75
卫生监督所（中心）	18			1219	1176							1168	8			2	11	30
市属	1			115	114							114						1
区属	17			1104	1062							1054	8			2	11	29
计划生育技术服务中心（站）	2			45													44	1
四、其他机构	**93**			**4993**	**1998**	**410**	**410**	**187**	**32**	**86**	**61**		**1283**			**1997**	**839**	**159**
医学科学研究机构	30			3720	1509	252	252	2	17	18	1		1220			1702	424	85
医学在职培训机构	6			121	17			3					14			23	64	17
临床检验中心（所、站）	2			171	56					33	33		23			76	38	1
其他	55			981	416	158	158	182	15	35	27		26			196	313	56

注：本表机构数、卫生人员、卫生技术人员、医师、护士数统计范围包括村卫生室，包含13家驻京部队医院。

全市医疗卫生机构、床位、人员统计表（民营）

民营

机构分类	机构数（个）	编制床位（张）	实有床位（张）	人员数（人）															
				合计	卫生技术人员									乡村医生	卫生员	其他技术人员	管理人员	工勤技能人员
					小计	执业（助理）医师	执业医师	注册护士	药师（士）	技师（士）	检验师（士）	卫生监督员	其他					
总计	5454	28837	29693	98317	73995	32916	29553	30531	3554	3801	2674	5	3188	279	1	4468	8524	11050
一、医院	506	28377	29259	54835	40364	15818	14538	18103	2259	2169	1432		2015			2411	5043	7017
综合医院	144	8069	9557	17602	13227	4964	4643	6167	626	815	533		655			535	1576	2264
中医医院	147	5443	5416	9564	7281	3721	3366	2323	707	330	207		200			349	906	1028
中西医结合医院	29	3759	3619	5764	4675	1822	1674	2194	282	207	130		170			202	422	465
民族医医院	2	92	134	127	82	36	24	32	9	2	1		3			3	10	32
专科医院	177	10724	10243	21476	14952	5252	4808	7318	633	813	559		936			1274	2107	3143
口腔医院	33	516	488	2534	1848	780	654	933	26	57	20		52			228	157	301
眼科医院	14	557	557	1131	682	219	202	335	34	28	23		66			87	193	169
耳鼻喉科医院	2	198	177	447	298	117	99	135	11	20	15		15				27	122
肿瘤医院	8	1636	1603	1819	1417	403	377	737	54	70	44		153			112	133	157
心血管病医院	1	99	128	84	67	22	22	37	5	3	2						12	5
血液病医院	3	700	445	584	434	54	54	211	27	59	53		83			1	95	54
妇产（科）医院	16	1121	890	3548	2318	816	778	1229	84	125	98		64			116	213	901
儿童医院	9	737	657	1943	1340	476	443	599	80	111	84		74			79	232	292
精神病医院	5	393	438	300	195	49	43	116	10	9	5		11			14	22	69
皮肤病医院	4	420	485	641	366	122	110	199	19	17	12		9			34	83	158
骨科医院	9	915	846	1407	1119	429	397	532	55	63	37		40			33	90	165
康复医院	15	1271	1181	1817	1374	414	398	577	57	63	40		263			72	175	196
美容医院	31	527	587	2419	1486	610	542	736	58	61	49		21			378	246	309
其他专科医院	27	1634	1761	2802	2008	741	689	942	113	127	77		85			120	429	245
护理院	7	290	290	302	147	23	23	69	2	2	2		51			48	22	85
二、基层医疗卫生机构	4857	460	434	40565	32317	16909	14829	12354	1292	962	606		800	279	1	1576	3118	3274
社区卫生服务中心（站）	103	460	434	3367	2723	1324	1178	775	348	132	98		144			97	227	320
社区卫生服务中心	15	460	434	1589	1336	601	531	453	111	63	46		108			61	63	129
社区卫生服务站	88			1778	1387	723	647	322	237	69	52		36			36	164	191
村卫生室	259			345	65	65	22							279	1			
门诊部	1281			18761	15171	7606	6679	6192	443	602	373		328			690	1380	1520
综合门诊部	209			5536	4487	2125	2010	1757	135	352	211		118			153	380	516
中医门诊部	196			2436	1996	1259	1166	384	222	82	70		49			63	194	183
中西医结合门诊部	2			30	26	13	12	8	3	1	1		1				3	1
专科门诊部	874			10759	8662	4209	3491	4043	83	167	91		160			474	803	820
诊所、卫生所（室）、医务室、护理站、中小学生卫生保健所	3214			18092	14358	7914	6950	5387	501	228	135		328			789	1511	1434
诊所	2887			16792	13243	7412	6491	4852	452	216	126		311			742	1423	1384
卫生所（室）、医务室、中小学生卫生保健所	314			1183	1014	491	452	451	49	12	9		11			40	79	50
护理站	13			117	101	11	7	84					6			7	9	

续表

机构分类	机构数（个）	编制床位（张）	实有床位（张）	人员数（人）										乡村医生	卫生员	其他技术人员	管理人员	工勤技能人员
				合计	卫生技术人员													
					小计	执业（助理）医师	执业医师	注册护士	药师（士）	技师（士）	检验师（士）	卫生监督员	其他					
三、其他机构	91			2917	1314	189	186	74	3	670	636	5	373			481	363	759
医学科学研究机构	1																	
临床检验中心（所、站）	78			2523	1126	124	121	23	1	607	607	5	366			460	332	605
其他	12			394	188	65	65	51	2	63	29		7			21	31	154

全市医疗卫生机构、床位、人员统计表（国有）

国有

机构分类	机构数（个）	编制床位（张）	实有床位（张）	人员数（人）										乡村医生	卫生员	其他技术人员	管理人员	工勤技能人员
				合计	卫生技术人员													
					小计	执业（助理）医师	执业医师	注册护士	药师（士）	技师（士）	检验师（士）	卫生监督员	其他					
总计	3086	103216	92423	230348	188348	68723	66606	82914	10404	9811	6666	1195	15301	91	6	12791	12521	16591
一、医院	185	93803	86319	175019	144797	50699	50235	69419	6940	7030	4398		10709			8196	9424	12602
综合医院	98	56096	53755	114548	95410	33231	32947	46914	4134	4511	2780		6620			5037	5787	8314
中医医院	25	11430	8442	19304	15996	6304	6261	6561	1422	819	544		890			903	898	1507
中西医结合医院	14	6803	6289	9597	8045	3119	3062	3602	478	389	277		457			362	454	736
民族医院	2	180	172	299	213	91	86	80	21	21	9					9	15	62
专科医院	42	19294	17661	31271	25133	7954	7879	12262	885	1290	788		2742			1885	2270	1983
口腔医院	3	257	234	3973	3178	1295	1290	1399	25	77	19		382			177	136	482
肿瘤医院	2	1988	2190	5005	3892	1153	1153	1795	141	267	90		536			548	394	171
心血管病医院	1	1521	1291	3573	3110	816	815	1708	61	109	55		416			149	190	124
胸科医院	1	1400	638	916	749	215	215	427	32	53	24		22			62	59	46
妇产（科）医院	1	660	515	1592	1279	397	397	637	55	126	111		64			105	142	66
儿童医院	2	1370	1483	4081	3565	1357	1357	1479	155	246	181		328			178	251	87
精神病医院	19	8121	7584	6021	4428	1103	1046	2528	207	159	127		431			269	620	704
传染病医院	3	1958	1819	3309	2702	889	886	1320	140	187	139		166			227	247	133
康复医院	3	1100	1100	1422	1254	358	351	553	36	38	25		269			72	58	38
整形外科医院	1	440	328	886	656	256	256	263	14	15	10		108			117	113	
其他专科医院	6	479	479	493	320	115	113	153	19	13	7		20			98	56	19
护理院	4																	
二、基层医疗卫生机构	2699	5777	3416	34362	28897	12898	11401	9581	3078	1463	1101		1877	91	6	1692	1443	2233
社区卫生服务中心（站）	1602	5777	3416	28968	24340	10430	9095	8066	2796	1287	962		1761			1485	1197	1946
社区卫生服务中心	259	5777	3416	27870	23377	9973	8663	7764	2668	1250	934		1722			1454	1169	1870
社区卫生服务站	1343			1098	963	457	432	302	128	37	28		39			31	28	76
村卫生室	77			117	20	16	7	4						91	6			
门诊部	89			1954	1589	796	774	456	163	113	88		61			89	125	151
综合门诊部	69			1673	1403	721	699	429	123	109	84		21			50	90	130
中医门诊部	6			170	118	37	37	10	40	4	4		27			6	25	21

机构分类	机构数（个）	编制床位（张）	实有床位（张）	人员数（人）										乡村医生	卫生员	其他技术人员	管理人员	工勤技能人员
					卫生技术人员													
				合计	小计	执业（助理）医师	执业医师	注册护士	药师（士）	技师（士）	检验师（士）	卫生监督员	其他					
专科门诊部	14			111	68	38	38	17					13			33	10	
诊所、卫生所（室）、医务室、护理站、中小学生卫生保健所	931			3323	2948	1656	1525	1055	119	63	51		55			118	121	136
诊所	12			25	23	18	17	5									2	
卫生所（室）、医务室、中小学生卫生保健所	919			3298	2925	1638	1508	1050	119	63	51		55			118	119	136
三、专业公共卫生机构	**110**	**3636**	**2688**	**15974**	**12656**	**4716**	**4560**	**3727**	**354**	**1232**	**1106**	**1195**	**1432**			**906**	**815**	**1597**
疾病预防控制中心	29			3685	3092	1438	1427	143	8	670	653	27	806			246	222	125
中央属	2			491	417								417			16	40	18
市属	1			408	347	150	150	8		119	119		70			32	21	8
区属	20			2228	1826	1109	1100	99	8	510	496	10	90			173	140	89
其他	6			558	502	179	177	36		41	38	17	229			25	21	10
专科疾病防治院（所、站、中心）	23	924	632	1063	697	243	227	303	42	70	53		39			220	90	56
专科疾病防治院	2	626	321	512	277	93	87	142	12	15	12		15			155	50	30
职业病防治院	1	276	66	330	130	62	58	42	7	13	11		6			126	49	25
其他	1	350	255	182	147	31	29	100	5	2	1		9			29		5
专科疾病防治所（站、中心）	21	298	311	551	420	150	140	161	30	55	41		24			65	40	26
口腔病防治所（站、中心）	1			44	37	19	16	12	2	1	1		3			1	5	1
精神病防治所（站、中心）	5	150	183	211	157	39	38	98	9				11			20	21	13
结核病防治所（站、中心）	13	148	128	273	205	80	75	48	18	49	37		10			44	12	12
职业病防治所（站、中心）	1			22	21	12	11	3	1	5	3							1
其他	1			1														1
妇幼保健院（站、所）	19	2712	2056	6965	5865	2465	2413	2456	275	410	321		259			251	289	560
市属	1			158	148	92	92	48		2	2		6			4	6	
区属	17	2712	2056	6807	5717	2373	2321	2408	275	408	319		253			247	283	560
其他	1																	
妇幼保健院	18	2712	2056	6965	5865	2465	2413	2456	275	410	321		259			251	289	560
妇幼保健所	1																	
急救中心（站）	15			2252	1252	541	468	489	28	10	7		184			109	141	750
采供血机构	4			745	574	29	25	336	1	72	72		136			78	18	75
卫生监督所（中心）	18			1219	1176							1168	8			2	11	30
市属	1			115	114							114						1
区属	17			1104	1062							1054	8				11	29
计划生育技术服务中心（站）	2			45													44	1
四、其他机构	**92**			**4993**	**1998**	**410**	**410**	**187**	**32**	**86**	**61**		**1283**			**1997**	**839**	**159**
医学科学研究机构	30			3720	1509	252	252	2	17	18	1		1220			1702	424	85
医学在职培训机构	6			121	17			3					14			23	64	17
临床检验中心（所、站）	2			171	56					33	33		23			76	38	1
其他	54			981	416	158	158	182	15	35	27		26			196	313	56

全市医疗卫生机构、床位、人员统计表（集体）

集体

机构分类	机构数（个）	编制床位（张）	实有床位（张）	人员数（人）													
				合计	卫生技术人员								乡村医生	卫生员	其他技术人员	管理人员	工勤技能人员
					小计	执业（助理）医师	执业医师	注册护士	药师（士）	技师（士）	检验师（士）	卫生监督员	其他					
总计	2658	5186	5027	19593	13941	6138	4956	4560	1195	645	448		1403	2268	16	726	883	1759
一、医院	29	3701	3732	8064	6254	2350	2123	2497	383	317	195		707			250	524	1036
综合医院	17	1713	1832	3418	2676	970	870	1082	160	132	82		332			77	246	419
中医医院	8	1162	1167	2549	1992	803	781	791	170	99	65		129			109	93	355
中西医结合医院	2	515	381	540	448	174	171	185	40	30	22		19			22	44	26
专科医院	2	311	352	1557	1138	403	301	439	13	56	26		227			42	141	236
口腔医院	1			133	117	62	59	46	1	2			6			5	4	7
其他专科医院	1	311	352	1424	1021	341	242	393	12	54	26		221			37	137	229
二、基层医疗卫生机构	2627	1485	1295	11529	7687	3788	2833	2063	812	328	253		696	2268	16	476	359	723
社区卫生服务中心（站）	364	1485	1295	7886	6493	2900	2310	1818	777	316	244		682			424	305	664
社区卫生服务中心	72	1485	1295	6600	5532	2429	1946	1598	653	279	211		573			365	216	487
社区卫生服务站	292			1286	961	471	364	220	124	37	33		109			59	89	177
村卫生室	2148			2917	633	565	234	68						2268	16			
门诊部	19			462	330	189	168	94	27	11	8		9			47	35	50
综合门诊部	7			188	136	78	69	32	12	6	4		8			18	13	21
中医门诊部	5			178	128	76	67	32	15	4	4		1			24	17	9
专科门诊部	7			96	66	35	32	30		1						5	5	20
诊所、卫生所（室）、医务室、护理站、中小学生卫生保健所	96			264	231	134	121	83	8	1	1		5			5	19	9
诊所	10			47	34	27	25	4	3							3	7	3
卫生所（室）、医务室、中小学生卫生保健所	85			217	197	107	96	79	5	1	1		5			2	12	6
护理站	1																	
三、专业公共卫生机构	1																	
专科疾病防治院（所、站）	1																	
专科疾病防治所（站、中心）	1																	
皮肤病与性病防治所（中心）	1																	
四、其他机构	1																	
其他	1																	

全市医疗卫生机构、床位、人员统计表（联营）

联营

机构分类	机构数（个）	编制床位（张）	实有床位（张）	人员数（人）														
				合计	卫生技术人员									乡村医生	卫生员	其他技术人员	管理人员	工勤技能人员
					小计	执业（助理）医师	执业医师	注册护士	药师（士）	技师（士）	检验师（士）	卫生监督员	其他					
总计	26	477	405	1025	832	265	242	425	27	47	29		68			12	91	90
一、医院	4	477	405	930	753	226	213	395	27	44	29		61			9	81	87
综合医院	3	457	385	901	726	218	206	383	23	41	28		61			9	79	87
中医医院	1	20	20	29	27	8	7	12	4	3	1						2	
二、基层医疗卫生机构	22			95	79	39	29	30		3			7			3	10	3
门诊部	5			31	27	12	7	7		2			6			1	2	1
综合门诊部	1			15	14	5	3	2		2			5				1	
中医门诊部	1																	
专科门诊部	3			16	13	7	4	5					1			1	1	1
诊所、卫生所（室）、医务室、护理站、中小学生卫生保健所	17			64	52	27	22	23		1			1			2	8	2
诊所	13			56	44	23	18	19		1			1			2	8	2
卫生所（室）、医务室、中小学生卫生保健所	4			8	8	4	4	4										

全市医疗卫生机构、床位、人员统计表（私有）

私有

机构分类	机构数（个）	编制床位（张）	实有床位（张）	人员数（人）														
				合计	卫生技术人员									乡村医生	卫生员	其他技术人员	管理人员	工勤技能人员
					小计	执业（助理）医师	执业医师	注册护士	药师（士）	技师（士）	检验师（士）	卫生监督员	其他					
总计	2411	6314	6395	23978	18457	9459	8233	6460	1037	774	560		727	275	1	896	2014	2335
一、医院	147	6264	6345	10731	7894	3509	3147	3087	558	383	241		357			385	1072	1380
综合医院	47	1508	1582	2832	2026	975	872	674	156	123	69		98			121	334	351
中医医院	50	1512	1542	3059	2309	1213	1089	701	219	93	64		83			87	310	353
中西医结合医院	13	1221	1114	1845	1444	617	555	629	88	54	38		56			51	121	229
民族医医院	2	92	134	127	82	36	24	32	9	2	1		3			3	10	32
专科医院	32	1721	1763	2622	1905	649	588	997	84	109	67		66			92	280	345
口腔医院	8	124	107	426	326	142	120	158	6	16	7		4			3	24	73
眼科医院	3	115	115	142	90	20	17	47	2	2	2		15			10	6	36
肿瘤医院	2	335	331	465	344	107	99	207	13	17	9						45	76

续表

机构分类	机构数（个）	编制床位（张）	实有床位（张）	合计	小计	执业（助理）医师	执业医师	注册护士	药师（士）	技师（士）	检验师（士）	卫生监督员	其他	乡村医生	卫生员	其他技术人员	管理人员	工勤技能人员
心血管病医院	1	99	128	84	67	22	22	37	5	3	2						12	5
血液病医院	1	200	200	144	83	9	9	53	6	14	13		1				44	17
妇产（科）医院	1	50	50	78	71	28	28	35	2	6	4						4	3
儿童医院	1	20	20	25	20	10	10	4	2	2	2		2			2	1	2
精神病医院	1	38	38	72	35	8	8	16	2	3	1		6				1	36
皮肤病医院	2	200	285	251	171	42	37	110	7	9	6		3			30	38	12
骨科医院	1	170	143	245	191	62	58	93	10	14	6		12			10	8	36
康复医院	2	100	76	97	59	13	13	30	2	2	2		12				29	9
美容医院	4	80	80	307	215	79	69	115	7	9	5		5			32	32	28
其他专科医院	5	190	190	286	233	107	98	92	16	12	8		6			5	36	12
护理院	3	210	210	246	128	19	19	54	2	2	2		51			31	17	70
二、基层医疗卫生机构	**2240**	**50**	**50**	**12634**	**10266**	**5908**	**5047**	**3355**	**479**	**218**	**146**		**306**	**275**	**1**	**380**	**874**	**838**
社区卫生服务中心（站）	48	50	50	1612	1248	685	598	254	188	61	47		60			40	131	193
社区卫生服务中心	3	50	50	310	246	132	103	49	18	9	7		38			15	11	38
社区卫生服务站	45			1302	1002	553	495	205	170	52	40		22			25	120	155
村卫生室	252			337	61	61	19							275	1			
门诊部	342			4278	3492	1777	1541	1341	130	124	81		120			140	319	327
综合门诊部	60			1269	1029	509	465	356	45	75	45		44			38	91	111
中医门诊部	61			713	592	366	333	118	64	20	17		24			12	46	63
中西医结合门诊部	1			13	11	5	4	5	1								2	
专科门诊部	220			2283	1860	897	739	862	20	29	19		52			90	180	153
诊所、卫生所（室）、医务室、护理站、中小学生卫生保健所	1598			6407	5465	3385	2889	1760	161	33	18		126			200	424	318
诊所	1534			6180	5269	3280	2794	1684	150	32	17		123			193	407	311
卫生所（室）、医务室、中小学生卫生保健所	62			218	189	104	94	70	11	1	1		3			7	15	7
护理站	2			9	7	1	1	6									2	
三、其他机构	**24**			**613**	**297**	**42**	**39**	**18**		**173**	**173**		**64**			**131**	**68**	**117**
临床检验中心（所、站）	21			531	253	27	24	6		162	162		58			123	62	93
其他	3			82	44	15	15	12		11	11		6			8	6	24

全市医疗卫生机构、床位、人员统计表（其他）

其他

机构分类	机构数（个）	编制床位（张）	实有床位（张）	人员数（人）										乡村医生	卫生员	其他技术人员	管理人员	工勤技能人员
				合计	卫生技术人员													
					小计	执业（助理）医师	执业医师	注册护士	药师（士）	技师（士）	检验师（士）	卫生监督员	其他					
总计	3017	22046	22893	73314	54706	23192	21078	23646	2490	2980	2085	5	2393	4		3560	6419	8625
一、医院	355	21636	22509	43174	31717	12083	11178	14621	1674	1742	1162		1597			2017	3890	5550
综合医院	94	6104	7590	13869	10475	3771	3565	5110	447	651	436		496			405	1163	1826
中医医院	96	3911	3854	6476	4945	2500	2270	1610	484	234	142		117			262	594	675
中西医结合医院	16	2538	2505	3919	3231	1205	1119	1565	194	153	92		114			151	301	236
专科医院	145	9003	8480	18854	13047	4603	4220	6321	549	704	492		870			1182	1827	2798
口腔医院	25	392	381	2108	1522	638	534	775	20	41	13		48			225	133	228
眼科医院	11	442	442	989	592	199	185	288	28	26	21		51			77	187	133
耳鼻喉科医院	2	198	177	447	298	117	99	135	11	20	15		15				27	122
肿瘤医院	6	1301	1272	1354	1073	296	278	530	41	53	35		153			112	88	81
血液病医院	2	500	245	440	351	45	45	158	21	45	40		82			1	51	37
妇产（科）医院	15	1071	840	3470	2247	788	750	1194	82	119	94		64			116	209	898
儿童医院	8	717	637	1918	1320	466	433	595	78	109	82		72			77	231	290
精神病医院	4	355	400	228	160	41	35	100	8	6	4		5			14	21	33
皮肤病医院	2	220	200	390	195	80	73	89	12	8	6		6			4	45	146
骨科医院	8	745	703	1162	928	367	339	439	45	49	31		28			23	82	129
康复医院	13	1171	1105	1720	1315	401	385	547	55	61	38		251			72	146	187
美容医院	27	447	507	2112	1271	531	473	621	51	52	44		16			346	214	281
其他专科医院	22	1444	1571	2516	1775	634	591	850	97	115	69		79			115	393	233
护理院	4	80	80	56	19	4	4	15								17	5	15
二、基层医疗卫生机构	2595	410	384	27836	21972	10962	9753	8969	813	741	460		487	4		1193	2234	2433
社区卫生服务中心（站）	55	410	384	1755	1475	639	580	521	160	71	51		84			57	96	127
社区卫生服务中心	12	410	384	1279	1090	469	428	404	93	54	39		70			46	52	91
社区卫生服务站	43			476	385	170	152	117	67	17	12		14			11	44	36
村卫生室	7			8	4	4	3							4				
门诊部	934			14452	11652	5817	5131	4844	313	476	292		202			549	1059	1192
综合门诊部	148			4252	3444	1611	1542	1399	90	275	166		69			115	288	405
中医门诊部	134			1723	1404	893	833	266	158	62	53		25			51	148	120
中西医结合门诊部	1			17	15	8	8	3	2	1	1		1				1	1
专科门诊部	651			8460	6789	3305	2748	3176	63	138	72		107			383	622	666
诊所、卫生所（室）、医务室、护理站、中小学生卫生保健所	1599			11621	8841	4502	4039	3604	340	194	117		201			587	1079	1114
诊所	1340			10556	7930	4109	3679	3149	302	183	109		187			547	1008	1071
卫生所（室）、医务室、中小学生卫生保健所	248			957	817	383	354	377	38	11	8		8			33	64	43
护理站	11			108	94	10	6	78					6			7	7	
三、其他机构	67			2304	1017	147	147	56	3	497	463	5	309			350	295	642
医学科学研究机构	1																	
临床检验中心（所、站）	57			1992	873	97	97	17	1	445	445	5	308			337	270	512
其他	9			312	144	50	50	39	2	52	18		1			13	25	130

全市三级医疗机构总诊疗情况

机构分类	机构数（个）	诊疗人次数						观察室（人次）		健康检查人数（人次）	门（急）诊诊次占总诊次的（%）	急诊死亡率（%）	观察室死亡率（%）
		总计	其中：门诊、急诊人次数					收容人数	其中：死亡（人）				
			合计	门诊人次	急诊人次								
					小计	内：死亡（人）							
总计	106	73243216	73193827	66738320	6455507	13210		509749	4548	2011553	99.93	0.20	0.89
综合医院	40	46011884	45976759	41135348	4841411	11350		400593	4063	1335971	99.92	0.23	1.01
中医医院	18	12643919	12643837	12191975	451862	524		56149	371	210146	100.00	0.12	0.66
中西医结合医院	14	4064014	4063202	3717490	345712	762		3282	83	263699	99.98	0.22	2.53
专科医院	32	10523399	10510029	9693507	816522	574		49725	31	201737	99.87	0.07	0.06
急救中心	1												
妇幼保健院	1												

注：本表不包括13家驻京部队医院数据。

全市三级医疗机构住院服务情况

机构分类	入院人数（人次）	出院人数（人次）		住院患者手术人数（人次）	每百门（急）诊的入院人数（人次）
		总计	死亡（人）		
总计	1934791	1947745	22113	982239	2.6
综合医院	1320670	1328132	14713	708965	2.9
中医医院	144551	146280	2176	67689	1.1
中西医结合医院	101900	104088	2981	36145	2.5
专科医院	367670	369245	2243	169440	3.5
急救中心	0	0	0	0	0
妇幼保健院					

注：本表不包括13家驻京部队医院数据。

全市三级医疗机构病床使用情况

单位名称	编制床位（张）	实有床位（张）	实际开放总床日数（床日）	平均开放病床数（张）	实际占用总床日数（床日）	出院者占用总床日数（床日）	病床周转次数（次）	病床工作日（日）	病床使用率（%）	出院者平均住院日（日）	每床与每日门（急）诊诊次之比（%）
总计	**81435**	**75516**	**26958803**	**73657.9**	**17558271**	**17475992**	**26.4**	**238.4**	**65.13**	**8.6**	**3.85**
综合医院	44752	44294	16065899	43895.9	10531338	10544007	30.3	239.9	65.55	7.9	4.03
中医医院	11699	8560	3020853	8253.7	1687927	1696060	17.7	204.5	55.88	11.6	6.03
中西医结合医院	8372	7610	2698342	7372.5	1844117	1834000	14.1	250.1	68.34	17.6	2.14
专科医院*	16612	15052	5173709	14135.8	3494889	3401925	26.1	247.2	67.55	7.2	2.89
急救中心	0	0	0	0.0	0	0	0.0	0.0	0.00	0.0	0.00
妇幼保健院											

注：本表不包括13家驻京部队医院数据。

由于医保政策调整，近年来精神病专科医院出院者平均住院日波动较大，本表出院者平均住院日各合计项（*）中均不包含精神病专科医院。

全市二级医疗机构总诊疗情况

单位名称	机构数（个）	诊疗人次数					观察室（人次）		健康检查人数（人次）	门（急）诊诊次占总诊次的（%）	急诊死亡率（%）	观察室死亡率（%）
		总计	其中：门诊、急诊人次数				收容人数	其中：死亡（人）				
			合计	门诊人次	急诊人次							
					小计	内：死亡（人）						
总计	**184**	**26774524**	**26664721**	**24441527**	**2223194**	**2298**	**163458**	**617**	**1635675**	**99.59**	**0.10**	**0.38**
综合医院	42	14526241	14433572	12952322	1481250	2206	125335	616	891726	99.36	0.15	0.49
中医医院	27	3885648	3877226	3636420	240806	52	17317	1	87573	99.78	0.02	0.01
中西医结合医院	11	1158023	1158023	1089029	68994	28	8262		29489	100.00	0.04	
民族医医院	1	36317	36317	36317						100.00		
专科医院	84	2516822	2514642	2450877	63765	9	478		15136	99.91	0.01	
护理院	1											
妇幼保健院	16	4573436	4566904	4198563	368341	3	12066		608604	99.86		
专科疾病防治院（站、中心）	2	78037	78037	77999	38				3147	100.00		

全市二级医疗机构住院服务情况

单位名称	入院人数（人次）	出院人数（人次）		住院患者手术人数（人次）	每百门（急）诊的入院人数（人次）
		总计	死亡（人）		
总计	**468017**	**470388**	**7811**	**155255**	**1.8**
综合医院	268234	271308	5923	86437	1.9
中医医院	26235	26489	494	4787	0.7
中西医结合医院	14337	14243	476	2198	1.2
民族医医院	27	36	1	0	0.1
专科医院	73302	72465	907	20676	2.9
护理院	0	0	0	0	0.0
妇幼保健院	85182	85157	10	41157	1.9
专科疾病防治院（站、中心）	700	690	0		0.9

全市二级医疗机构病床使用情况

单位名称	编制床位（张）	实有床位（张）	实际开放总床日数（床日）	平均开放病床数（张）	实际占用总床日数（床日）	出院者占用总床日数（床日）	病床周转次数（次）	病床工作日（日）	病床使用率（%）	出院者平均住院日（日）	每床与每日门（急）诊诊次之比（%）
总计	**33043**	**31243**	**10872645**	**29706.7**	**6313714**	**5653834**	**15.8**	**212.5**	**58.07**	**9.8**	**3.48**
综合医院	14757	14323	5072785	13860.1	2865327	2800538	19.6	206.7	56.48	10.3	4.02
中医医院	2944	2960	1000306	2733.1	370411	367821	9.7	135.5	37.03	13.9	5.54
中西医结合医院	1737	1668	596451	1629.6	279749	266163	8.7	171.7	46.90	18.7	2.78
民族医医院	100	92	33672	92.0	888	899	0.4	9.7	2.64	25.0	1.57
专科医院*	10167	9823	3344398	9137.7	2301372	1744356	7.9	251.9	68.81	9.7	1.09
护理院	0	0	0	0.0	0	0	0.0	0.0	0.00	0.0	0.00
妇幼保健院	2712	2056	708447	1935.6	396183	384032	44.0	204.7	55.92	4.5	9.16
专科疾病防治院（站、中心）	626	321	116586	318.5	99784	90025	2.2	313.3	85.59	130.5	0.98

注：由于医保政策调整，近年来精神病专科医院出院者平均住院日波动较大，本表出院者平均住院日各合计项（*）中均不包含精神病专科医院。

全市一级医疗机构总诊疗情况

单位名称	机构数（个）	诊疗人次数					观察室（人次）		健康检查人数（人次）	门（急）诊诊次占总诊次的（%）	急诊死亡率（%）	观察室死亡率（%）
		总计	其中：门诊、急诊人次数				收容人数	其中：死亡（人）				
			合计	门诊人次数	急诊人次							
					小计	内：死亡（人）						
总计	630	39255251	38914915	38663723	251192	99	516953	6	1358332	99.13	0.04	0.00
综合医院	170	5090081	5046565	4989767	56798	60	12778	1	218163	99.15	0.11	0.01
中医医院	130	4431584	4429603	4418021	11582	0	2584	0	8995	99.96	0.00	0.00
民族医医院	3	25041	25041	25041	0	0	0	0	0	100.00	0.00	0.00
专科医院	81	1383404	1369626	1365480	4146	0	306	0	67707	99.00	0.00	0.00
护理院	3	140	140	140	0	0	0	0	0	100.00	0.00	0.00
社区卫生服务中心	216	27007463	26728356	26561579	166777	39	501285	5	1061652	98.97	0.02	0.00
专科疾病防治院（站、中心）	7	40622	40622	31480	9142	0	0	0	0	100.00	0.00	0.00

全市一级医疗机构住院服务情况

单位名称	入院人数（人次）	出院人数（人次）		住院患者手术人数（人次）	每百门（急）诊的入院人数（人次）
		总计	死亡（人）		
总计	117013	118076	2113	31565	0.3
综合医院	37675	38495	1019	5756	0.7
中医医院	18027	16447	212	6111	0.4
民族医医院	803	888	7	0	3.2
专科医院	47490	49255	614	18029	3.5
护理院	0	0	0	0	0.0
社区卫生服务中心	5296	5435	93	0	0.0
专科疾病防治院（站、中心）	0	0	0	0	0.0

全市一级医疗机构病床使用情况

单位名称	编制床位（张）	实有床位（张）	实际开放总床日数（床日）	平均开放病床数（张）	实际占用总床日数（床日）	出院者占用总床日数（床日）	病床周转次数（次）	病床工作日（日）	病床使用率（%）	出院者平均住院日（日）	每床与每日门（急）诊诊次之比（%）
总计	**19018**	**17647**	**5623868**	**15365.8**	**2035946**	**1685044**	**7.7**	**132.5**	**36.20**	**13.9**	**10.07**
综合医院	6228	6386	2086817	5701.7	969146	767046	6.8	170.0	46.44	19.9	3.51
中医医院	3352	3435	982899	2685.5	294763	243014	6.1	109.8	29.99	14.8	6.57
民族医医院	172	214	48180	131.6	14027	14103	6.7	106.6	29.11	15.9	0.76
专科医院*	2597	2741	865633	2365.1	400714	361912	20.8	169.4	46.29	6.5	2.30
护理院	50	50	18250	49.9	0		0.0	0.0	0.00		0.01
社区卫生服务中心	5541	3720	1251683	3419.9	180589	156785	1.6	52.8	14.43	28.8	31.08
专科疾病防治院（站、中心）	110	90	32850	89.8	0	0	0.0	0.0	0.00		1.68

注：由于医保政策调整，近年来精神病专科医院出院者平均住院日波动较大，本表出院者平均住院日各合计项（*）中均不包含精神病专科医院。

2020年全市医疗卫生资源状况

分区	医疗卫生机构数（个）	医疗机构数（个）	三级医疗机构数（个）	二级医疗机构数（个）	一级医疗机构数（个）	公立医疗机构数（个）	民营医疗机构数（个）	营利性医疗机构数（个）	非营利性医疗机构数（个）	卫生技术人员数（人）	执业（助理）医师数（人）	注册护士数（人）	编制床位数（张）	实有床位数（张）	家庭病床数（张）	每千常住人口卫生技术人员数（人）	每千常住人口执业（助理）医师数（人）	每千常住人口注册护士数（人）	每千常住人口实有床位（张）	常住人口（万人）
全市	11198	11041	106	184	630	5600	5441	4641	6399	276284	107777	118005	137239	127143	213	12.6	4.92	5.39	5.81	2189.3
东城区	548	527	10	8	45	258	269	258	269	26383	10446	11058	11674	10049	1	37.2	14.74	15.60	14.18	70.9
西城区	699	671	16	15	18	345	326	303	368	39832	14205	17740	17309	17259	68	36.0	12.84	16.04	15.60	110.6
朝阳区	1729	1707	20	35	100	423	1284	1184	523	56247	22650	24638	23682	23644	88	16.3	6.56	7.14	6.85	345.2
丰台区	548	537	10	22	49	273	264	178	359	24699	9621	10721	13484	12738	22	12.2	4.76	5.31	6.31	202.0
石景山区	223	218	5	6	14	103	115	85	133	8629	3206	3837	5481	4873	0	15.2	5.65	6.76	8.58	56.8
海淀区	1253	1246	12	26	73	471	775	712	534	38191	14749	16908	16226	13521	21	12.2	4.71	5.40	4.32	313.3
门头沟区	266	259	1	4	17	213	46	45	214	3835	1389	1608	3189	2989	0	9.8	3.54	4.10	7.61	39.3
房山区	1047	1036	4	6	49	714	322	245	791	11008	4269	4529	6048	6469	3	8.4	3.25	3.45	4.93	131.3
通州区	599	591	4	10	32	470	121	67	524	10486	4062	4241	6491	4155	0	5.7	2.21	2.30	2.26	184.0
顺义区	779	769	5	6	34	420	349	331	438	9126	4012	3427	4864	4420	0	6.9	3.03	2.59	3.34	132.4
昌平区	1089	1087	11	16	74	433	654	565	522	18983	7255	8418	14410	12295	0	8.4	3.20	3.71	5.42	226.9
大兴区	779	773	6	12	40	385	388	333	439	13705	5155	5524	6379	7592	8	6.9	2.59	2.77	3.81	199.4
怀柔区	479	475		6	18	346	129	133	342	3959	1659	1360	2152	2037	0	9.0	3.76	3.08	4.62	44.1
平谷区	268	264	2	4	18	187	77	37	227	4239	1761	1638	2633	2149	0	9.3	3.85	3.58	4.70	45.7
密云区	566	560	4	4	31	300	260	111	449	4138	2104	1284	1995	1834	2	7.8	3.99	2.43	3.48	52.8
延庆区	326	321	4	4	18	259	62	54	267	2824	1234	1074	1222	1119	0	8.2	3.57	3.11	3.24	34.6

注：本表统计范围不含驻京部队医院数据。

2020年全市医疗服务情况

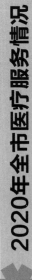

分区	门诊人次（人次）	急诊人次（人次）	家庭卫生服务人次（人次）	出院人次（人次）	住院手术人次（人次）	平均住院日（日）	病床使用率（%）	床位周转次数	常住人口数（万人）
全市	171988618	9052222	961104	2554086	1170635	9.1	59.45	21.1	2189.3
东城区	15384560	772902	12815	292121	188742	7.1	60.91	31.2	70.8829
西城区	21231320	1264279	14965	452369	253049	8.0	65.44	27.3	110.6214
朝阳区	31807329	1672939	241149	509809	256470	8.9	56.97	22.3	345.246
丰台区	16658551	781797	29222	194555	77053	12.8	58.76	16.1	201.9764
石景山区	5413736	236666	3937	76521	29834	12.0	63.98	16.8	56.7851
海淀区	22525599	955197	252639	370802	141962	7.3	60.10	29.4	313.3469
门头沟区	3266335	115484	13215	43944	8926	13.0	71.73	15.0	39.2606
房山区	9370299	492195	32254	101379	26455	10.8	56.23	16.0	131.2778
通州区	9099037	470104	39865	93889	50477	8.0	55.51	23.6	184.0295
顺义区	6510321	443781	152715	64267	21501	7.3	49.10	15.7	132.4044
昌平区	9969258	612947	70700	121699	44857	14.7	59.84	10.5	226.9487
大兴区	7034785	360579	4076	112192	34456	10.7	59.93	15.8	199.3591
怀柔区	3366751	199467	27760	26539	8060	10.6	49.20	13.7	44.104
平谷区	3343009	242850	5749	38894	11798	9.5	58.17	18.8	45.7313
密云区	4560891	320349	28849	36573	11547	8.4	52.71	20.3	52.7683
延庆区	2446837	110686	31194	18533	5448	9.3	52.41	17.1	34.5671

注：本表统计范围不含驻京部队医院数据。

2020年全市分区产科工作情况

分区	分娩总数（人）	活产数（人）	出生性别比（男：女）	剖宫产率（%）	新生儿筛查率（%）	妊娠高血压疾病患病率	先兆子痫患病率	产妇并发症（%）		产后出血发生率	中重度贫血患病率	新生儿出生窒息发生率（%）
								院内子痫患病率				
合计	161605	161222	108.51	42.51	100.18	8.74	3.86	0.00	22.11	4.63	0.94
东城区	6278	6259	112.17	39.28	100	4.44	2.19	0.00	9.39	5.82	0.53
西城区	14538	14491	110.38	41.49	100.19	9.55	3.76	0.01	18.18	4.89	2.37
朝阳区	36598	36525	108.20	41.70	100.46	11.25	5.38	0.00	14.26	3.64	0.84
丰台区	10104	10091	110.80	43.89	99.76	7.95	3.62	0.00	30.39	3.85	0.66
石景山区	3195	3190	110.01	34.99	100.75	3.89	1.68	0.00	18.84	5.34	0.75
海淀区	25963	25899	108.02	38.79	100.10	8.61	3.79	0.00	17.95	6.16	0.93
门头沟区	1944	1942	110.75	36.58	99.64	7.60	3.16	0.00	10.92	5.75	0.72
房山区	7769	7751	103.55	49.15	99.52	8.81	3.83	0.00	19.29	5.75	0.53
通州区	12253	12224	110.65	49.38	100.34	9.70	4.96	0.00	23.83	2.33	0.58
顺义区	7793	7769	107.17	43.36	100.48	7.63	2.75	0.00	20.09	5.89	0.79
昌平区	12140	12102	109.99	36.28	99.82	6.62	2.42	0.01	36.14	5.88	1.14
大兴区	12215	12189	105.93	45.64	100.37	5.87	2.62	0.01	29.04	3.09	0.93
怀柔区	2432	2427	104.64	47.08	100.08	15.39	7.57	0.00	34.13	4.72	0.91
平谷区	3209	3205	109.34	53.10	100.03	7.56	4.22	0.00	35.43	5.13	0.37
密云区	3162	3154	103.22	50.38	99.84	11.73	2.14	0.00	57.22	4.57	0.63
延庆区	2012	2004	110.95	45.65	100.55	2.60	0.35	0.00	48.50	5.21	0.20

2020年全市分区妇女病查治情况

分区	实查人数（人）	查出妇科病数（例）	阴道炎例数（例）	宫颈炎例数*（例）	尖锐湿疣例数（例）	宫颈癌例数（例）	乳腺癌例数（例）	卵巢癌例数（例）
合计	1256680	448555	116023	24510	42	38	272	15
东城区	85844	30682	3035	792	0	6	16	3
西城区	132493	46947	8819	3621	10	5	24	1
朝阳区	192416	70472	25725	1710	9	2	11	0
丰台区	112394	41905	6668	7756	0	1	21	0
石景山区	32559	5119	1250	218	0	1	8	0
海淀区	215163	87460	12189	2772	7	9	58	9
门头沟区	22316	8038	3574	14	5	0	11	0
房山区	76953	39761	18250	3586	7	2	16	0
通州区	72431	23118	13061	132	1	3	28	1
顺义区	61155	15807	2817	53	2	1	19	0
昌平区	57166	24131	1857	498	0	0	6	0
大兴区	67137	13742	6608	231	0	4	17	0
怀柔区	26425	7011	1686	1972	0	0	2	0
平谷区	35339	9407	2111	274	0	0	7	0
密云区	40648	17216	7455	143	1	3	14	1
延庆区	26241	7739	918	738	0	1	14	0

注：*数据为急性宫颈炎例数。

2020年全市分区婚前医学检查情况

分区	婚姻登记人数（人）	实检人数（人）			疾病检出人数（人）									影响婚育疾病的医学意见人数（人）							婚检率（%）	疾病检出率（%）
		合计	男	女	合计	男	女	指定传染病	性病	严重遗传病	有关精神病	生殖系统疾病	内科系统病	合计	男	女	暂缓结婚	建议采取医学措施，尊重受检者意愿	不宜生育	不宜结婚		
合计	137080	74135	37539	36596	4969	2160	2809	289	24	351	28	2543	1843	408	258	150	69	329	10	0	54.08	6.70
东城区	11366	5170	2630	2540	105	44	61	11	0	22	0	54	20	18	9	9	2	16	0	0	45.49	2.03
西城区	15902	6179	3097	3082	403	277	126	5	0	41	2	174	241	73	54	19	1	72	0	0	38.86	6.52
朝阳区	21556	7761	3860	3901	355	135	220	97	0	27	1	166	63	54	34	20	2	51	1	0	36.00	4.57
丰台区	8798	5135	2626	2509	172	62	110	9	1	0	3	80	80	44	25	19	2	42	0	0	58.37	3.35
石景山区	3750	1980	1044	936	18	7	11	3	0	0	0	11	1	4	3	1	0	4	0	0	52.80	0.91
海淀区	27544	10425	5331	5094	786	347	439	23	0	146	5	481	148	34	16	18	12	22	0	0	37.85	7.54
门头沟区	2196	1377	695	682	24	5	19	0	0	0	1	16	6	0	0	0	0	0	0	0	62.70	1.74
房山区	7202	6484	3242	3242	930	336	594	25	7	22	3	479	392	143	95	48	23	114	6	0	90.03	14.34
通州区	7436	7322	3665	3657	176	43	133	79	3	0	0	23	75	17	11	6	17	0	0	0	98.47	2.40
顺义区	6334	4285	2150	2135	439	63	376	1	1	35	1	345	70	3	2	1	1	0	2	0	67.65	10.25
昌平区	5420	2617	1399	1218	306	186	120	5	3	24	1	170	117	6	3	3	4	2	0	0	48.28	11.69
大兴区	7186	6246	3188	3058	983	574	409	23	8	23	7	450	480	10	5	5	5	5	0	0	86.92	15.74
怀柔区	2554	2394	1219	1175	35	21	14	2	0	2	1	19	6	0	0	0	0	0	0	0	93.74	1.46
平谷区	3754	2150	1063	1087	42	21	21	0	0	5	3	20	15	0	0	0	0	0	0	0	57.27	1.95
密云区	3724	2513	1239	1274	93	4	89	2	0	3	0	39	46	1	0	1	0	0	1	0	67.48	3.70
延庆区	2358	2097	1091	1006	102	35	67	4	1	1	0	16	83	1	1	0	0	1	0	0	88.93	4.86

2020年全市分区0～6岁儿童系统管理情况

地区	0～6岁儿童				0～2岁		3～6岁
	总计（人）	系统管理人数（人）	体检人数（人）	系统管理率（%）	佝偻病患病率（%）	贫血患病率（%）	贫血患病率（%）
合计	**1106667**	**1073925**	**1088421**	**97.04**	**0.00**	**4.92**	**0.23**
东城区	34711	33968	34361	97.86	0.00	2.28	0.35
西城区	50817	49274	49845	96.96	0.00	3.27	0.20
朝阳区	189277	182207	184708	96.26	0.00	3.06	0.18
丰台区	103175	101401	102224	98.28	0.00	5.17	0.17
石景山区	26693	26434	26434	99.03	0.00	5.80	0.00
海淀区	142393	138342	139999	97.16	0.00	4.20	0.47
门头沟区	22039	21454	21797	97.35	0.00	11.68	0.03
房山区	72104	69759	70766	96.75	0.00	6.48	0.28
通州区	103156	101141	102086	98.05	0.00	6.30	1.16
顺义区	69126	65669	67640	95.00	0.00	7.72	0.31
昌平区	119411	117063	118582	98.03	0.00	6.22	0.46
大兴区	82105	78271	80227	95.33	0.00	3.10	0.08
怀柔区	18787	18362	18580	97.74	0.00	5.59	1.00
平谷区	27425	26380	26710	96.19	0.00	7.68	3.17
密云区	27492	26719	27017	97.19	0.00	3.88	0.36
延庆区	17956	17481	17445	97.35	0.00	4.10	0.34

2019年全市分区新登记肺结核患者治疗成功率

地区	户籍患者						非户籍患者					
	活动性肺结核		病原学阳性肺结核		新病原学阳性肺结核		活动性肺结核		病原学阳性肺结核		新病原学阳性肺结核	
	患者数(人)	治疗成功率(%)	患者数(人)	治疗成功率(%)	患者数(人)	治疗成功率(%)	患者数(人)	治疗成功率(%)	患者数(人)	治疗成功率(%)	患者数(人)	治疗成功率(%)
合计	3045	92.94	1596	91.68	1474	91.81	2166	96.41	960	95.56	907	95.55
东城区	137	93.94	69	94.03	64	93.65	51	92.16	25	96.00	23	95.65
西城区	164	89.17	98	86.02	89	85.88	74	98.59	35	97.06	34	96.97
朝阳区	371	97.00	200	96.45	190	96.79	528	95.74	228	95.87	224	95.79
丰台区	326	90.48	163	86.62	152	87.67	199	95.36	86	90.36	85	90.24
石景山区	51	88.00	28	78.57	25	80.00	21	94.74	12	100	11	100.00
海淀区	246	94.44	104	90.32	91	89.29	178	97.16	71	95.65	64	95.24
门头沟区	105	84.16	53	80.77	48	78.72	36	91.67	14	92.86	12	91.67
房山区	341	94.40	193	92.67	177	92.61	75	97.33	29	93.10	26	96.15
通州区	212	87.92	101	89.69	94	90.22	345	96.74	150	95.10	139	94.70
顺义区	212	91.71	135	88.72	125	89.43	120	99.13	55	98.04	48	97.83
昌平区	293	90.28	99	89.47	91	89.77	278	96.32	131	96.00	125	95.83
大兴区	209	98.04	105	97.03	99	96.91	205	97.55	93	97.83	90	97.75
怀柔区	86	97.67	54	100	49	100	20	100	6	100	4	100
平谷区	88	92.94	67	92.31	66	92.19	10	100	9	100	9	100
密云区	148	98.65	94	97.87	87	97.70	10	90.00	3	100	3	100
延庆区	56	89.29	33	100	27	100	16	92.86	13	91.67	10	100

注：病原学阳性肺结核包括涂阳肺结核、仅培阳肺结核、分子生物学阳性肺结核。

2020年全市分区新登记肺结核患者统计表

单位：人

地区	活动性肺结核		病原学阳性肺结核		新病原学阳性肺结核	
	户籍患者数	非户籍患者数	户籍患者数	非户籍患者数	户籍患者数	非户籍患者数
合计	2673	1800	1436	772	1331	746
东城区	103	35	53	13	50	13
西城区	152	42	79	23	73	20
朝阳区	386	408	216	165	204	162
丰台区	273	154	135	69	127	68
石景山区	61	20	31	8	30	8
海淀区	254	142	112	65	99	61
门头沟区	121	29	65	16	63	16
房山区	236	76	147	21	140	20
通州区	179	278	94	123	89	119
顺义区	161	133	91	61	78	58
昌平区	207	250	99	109	92	104
大兴区	205	200	113	83	105	82
怀柔区	73	19	38	11	34	10
平谷区	81	5	55	1	51	1
密云区	122	3	76	2	66	2
延庆区	59	6	32	2	30	2

注：病原学阳性肺结核包括涂阳肺结核、仅培阳肺结核、分子生物学阳性肺结核。

2020年全市按年龄、性别分户籍肺结核患者新登记情况

年龄组	合计 活动性肺结核 患者数(人)	合计 活动性肺结核 新登记率(1/10万)	男 活动性肺结核 患者数(人)	男 活动性肺结核 新登记率(1/10万)	男 病原学阳性肺结核 患者数(人)	男 病原学阳性肺结核 新登记率(1/10万)	女 活动性肺结核 患者数(人)	女 活动性肺结核 新登记率(1/10万)	女 病原学阳性肺结核 患者数(人)	女 病原学阳性肺结核 新登记率(1/10万)	女 新病原学阳性肺结核 患者数(人)	女 新病原学阳性肺结核 新登记率(1/10万)
合计	1719	24.74	966	13.90	889	12.79	954	13.52	470	6.66	442	6.26
0~5岁以下	0	0.00	0	0.00	0	0.00	0	0.00	0	0.00	0	0.00
5~10岁以下	1	0.26	0	0.00	0	0.00	0	0.00	0	0.00	0	0.00
10~15岁以下	4	1.51	2	0.76	2	0.76	0	0.00	0	0.00	0	0.00
15~20岁以下	44	20.75	17	8.02	17	8.02	41	20.19	16	7.88	16	7.88
20~25岁以下	65	22.20	24	8.20	24	8.20	43	14.76	12	4.12	12	4.12
25~30岁以下	104	30.78	44	13.02	42	12.43	74	22.16	28	8.38	27	8.08
30~35岁以下	116	20.10	43	7.45	37	6.41	71	12.27	33	5.70	33	5.70
35~40岁以下	80	13.22	40	6.61	37	6.12	92	15.17	30	4.95	27	4.45
40~45岁以下	80	16.86	43	9.06	38	8.01	54	11.68	22	4.76	21	4.54
45~50岁以下	108	22.44	60	12.47	54	11.22	54	11.08	25	5.13	23	4.72
50~55岁以下	149	28.94	83	16.12	77	14.96	63	12.14	24	4.63	23	4.43
55~60岁以下	184	29.72	113	18.25	100	16.15	52	8.55	22	3.62	19	3.12
60~65岁以下	209	37.19	123	21.89	112	19.93	76	13.12	41	7.08	39	6.73
65~70岁以下	159	32.33	99	20.13	94	19.11	70	13.14	44	8.26	43	8.07
70~75岁以下	117	41.03	77	27.00	69	24.20	67	21.29	36	11.44	34	10.80
75~80岁以下	103	59.23	69	39.68	65	37.38	68	31.93	38	17.84	34	15.96
80~85岁以下	96	64.55	60	40.34	56	37.65	84	44.37	65	34.33	60	31.69
85岁及以上	100	75.71	69	52.24	65	49.21	45	27.24	34	20.58	31	18.76

注：病原学阳性肺结核包括涂阳肺结核、仅培阳肺结核、分子生物学阳性肺结核。

2020年全市各区户籍肺结核患者新登记情况

地区	活动性肺结核		病原学阳性肺结核		新病原学阳性肺结核	
	患者数（人）	新登记率（1/10万）	患者数（人）	新登记率（1/10万）	患者数（人）	新登记率（1/10万）
合计	**2673**	**19.08**	**1436**	**10.25**	**1331**	**9.50**
东城区	103	10.51	53	5.41	50	5.10
西城区	152	10.20	79	5.30	73	4.90
朝阳区	386	17.97	216	10.05	204	9.50
丰台区	273	23.32	135	11.53	127	10.85
石景山区	61	15.68	31	7.97	30	7.71
海淀区	254	10.54	112	4.65	99	4.11
门头沟区	121	47.50	65	25.52	63	24.73
房山区	236	27.93	147	17.40	140	16.57
通州区	179	21.83	94	11.46	89	10.85
顺义区	161	24.32	91	13.74	78	11.78
昌平区	207	31.15	99	14.90	92	13.84
大兴区	205	27.40	113	15.10	105	14.03
怀柔区	73	25.44	38	13.24	34	11.85
平谷区	81	19.82	55	13.46	51	12.48
密云区	122	27.68	76	17.25	66	14.98
延庆区	59	20.38	32	11.05	30	10.36

注：病原学阳性肺结核包括涂阳肺结核、仅培阳肺结核、分子生物学阳性肺结核。

2020年全市甲、乙类传染病发病与死亡情况

疾病病种	本年				上一年				与上一年同期比较	
	发病数（人）	死亡数（人）	发病率（1/10万）	死亡率（1/10万）	发病数（人）	死亡数（人）	发病率（1/10万）	死亡率（1/10万）	发病率增减（%）	死亡率增减（%）
合计	17401	139	80.80	0.65	26439	177	122.73	0.82	-34.17	-21.46
霍乱	1	—	0.00	—	12	—	0.06	—	-91.74	—
艾滋病	406	30	1.89	0.14	682	80	3.17	0.37	-40.45	-62.49
HIV*	1402	48	6.51	0.22	2040	84	9.47	0.39	-31.26	-42.83
肝炎	2062	84	9.57	0.39	2999	85	13.92	0.39	-31.22	-1.17
甲型	65	—	0.30	—	110	—	0.51	—	-40.89	—
乙型	1325	68	6.15	0.32	1877	70	8.71	0.32	29.39	2.80
丙型	511	14	2.37	0.07	717	11	3.33	0.05	-28.71	27.20
丁型	1	—	0.00	—	2	—	0.01	—	-50.54	—
戊型	147	2	0.68	0.01	278	4	1.29	0.02	-47.11	-50.00
肝炎（未分型）	13	—	0.06	—	15	—	0.07	—	-13.22	—
麻疹	13	—	0.06	—	55	—	0.26	—	-76.34	—
出血热	3	2	0.01	0.01	10	—	0.05	—	-70.04	—
狂犬病	1	1	0.00	0.00	1	1	0.00	0.00	0.00	0.00
乙脑	1		0.00		—		—		—	
登革热	—		—		48		0.22		-100	
痢疾	2751		12.77		5835		27.09		-52.84	
肺结核	6150	13	28.56	0.06	6941	10	32.22	0.05	-11.37	30.17
伤寒+副伤寒	1		0.00		8		0.04		-87.60	
流脑	—		—		1		0.00		-100.00	
百日咳	13		0.06		216		1.00		-93.98	
猩红热	300		1.39		2965		13.76		-89.88	
布病	50		0.23		86		0.40		-41.83	
淋病	1040		4.83		1457		6.76		-28.60	
梅毒	3648		16.94		5084	1	23.60	0.00	-28.23	
血吸虫病	2		0.01		1		0.00		102.17	
疟疾	9		0.04		38		0.18		-76.30	
新型冠状病毒肺炎	950	9	4.41	0.04	—		—		—	

注：本年是指2020年，上一年是指2019年。*表示不纳入合计，—表示无病例报告或无法计算。

2020年全市丙类传染病发病与死亡情况

疾病病种	本年				上一年				与上一年同期比较	
	发病数（人）	死亡数（人）	发病率（1/10万）	死亡率（1/10万）	发病数（人）	死亡数（人）	发病率（1/10万）	死亡率（1/10万）	发病率增减（%）	死亡率增减（%）
合计	92926	15	431.49	0.07	317790	60	1475.21	0.28	−70.75	−74.97
流行性感冒	76525	15	355.34	0.07	261053	60	1211.83	0.28	−70.68	−74.97
流行性腮腺炎	1068	—	4.96	—	1925	—	8.94	—	−44.50	—
风疹	35	—	0.16	—	333	—	1.55	—	−89.49	—
急性出血性结膜炎	16	—	0.07	—	26	—	0.12	—	−38.44	—
麻风病	—	—	—	—	—	—	—	—	—	—
斑疹伤寒	1	—	0.00	—	3	—	0.01	—	−66.91	—
黑热病	2	—	0.01	—	2	—	0.01	—	0.00	—
包虫病	2	—	0.01	—	3	—	0.01	—	−33.09	—
丝虫病	—	—	—	—	—	—	—	—	—	—
其他感染性腹泻病	13105	—	60.85	—	37088	—	172.17	—	−64.66	—
手足口病	2172	—	10.09	—	17357	—	80.57	—	−87.48	—

注：本年是指2020年，上一年是指2019年。

2020年全市鼠密度监测情况

地区	分类	一季度	二季度	三季度	四季度	全年
东城区、西城区	城区—捕鼠夹数（把）	360	300	360	360	1380
	城区—捕鼠数（只）	0	0	2	1	3
	城区—捕获率（%）	0.00	0.00	0.56	0.28	0.22
朝阳区、丰台区、石景山区、海淀区	近郊区—捕鼠夹数（把）	930	826	881	1001	3638
	近郊区—捕鼠数（只）	3	0	0	3	6
	近郊区—捕获率（%）	0.32	0.00	0.00	0.30	0.16
门头沟区、房山区、通州区、顺义区、昌平区、大兴区、怀柔区、平谷区、密云区、延庆区	远郊地区—捕鼠夹数（把）	3103	3248	3208	3457	13016
	远郊地区—捕鼠数（只）	1	3	4	0	8
	远郊地区—捕获率（%）	0.03	0.09	0.12	0.00	0.06
全市	全市—捕鼠夹数（把）	4393	4374	4449	4818	18034
	全市—捕鼠数（只）	4	3	6	4	17
	全市—捕获率（%）	0.09	0.07	0.13	0.08	0.09

2020年全市蚊蝇指数季节消长情况

月份	蚊			蝇		
	上旬	中旬	下旬	上旬	中旬	下旬
4月	—	—	—	0.45	1.23	1.80
5月	0.04	0.14	0.35	2.93	4.36	4.94
6月	1.20	1.47	3.00	5.02	7.06	5.80
7月	2.08	2.89	2.58	6.12	6.93	6.42
8月	2.61	2.34	2.12	5.99	5.18	4.55
9月	1.68	1.03	0.85	4.46	2.83	2.27
10月	0.47	0.17	0.05	1.21	0.70	0.47
年平均指数	1.35			3.77		

2020年全市院前急救分月工作量

项目	合计	1月	2月	3月	4月	5月	6月	7月	8月	9月	10月	11月	12月
接听电话（次）	2373242	204823	138165	162543	169430	194372	242765	218678	236480	219472	203034	192996	190484
受理要车数量（次）	768894	65051	45569	54496	51330	58528	66789	65330	67105	71060	73421	72366	77849
出车次数（次）	708813	59258	42611	51063	47841	53999	61613	60319	62449	64528	66781	66143	72208
其中：现场急危重症（次）	459537	37852	26091	28548	30585	35692	37539	40019	42698	44149	45882	44803	45679
转院（次）	90884	9484	5578	5650	6274	7696	8208	8363	9001	4937	4962	10371	10360
非急危重症（次）	158392	11922	10942	16865	10982	10611	15866	11937	10750	15442	15937	10969	16169
就诊人数（人次）	710976	59387	42757	51466	47945	54153	61831	60484	62622	64708	66959	66319	72345
其中：危重患者（人次）	102501	9128	6796	7285	7279	8306	8146	8071	8826	9145	9965	10172	9382
行驶里程（千米）	12755502	1057795	791856	814110	1000253	989898	1001636	1086304	1125960	1201028	1231023	1197811	1257828

注：本表统计范围包括北京市120网络、北京市红十字会紧急救援中心。

2020年全市院前急救患者疾病分类及构成

单位：%

序号	疾病名称	构成	顺位
1	**循环系统疾病**	**21.42**	**2**
	其中：缺血性心脏病	7.69	
	内：急性心肌梗死	1.06	
	脑血管病	9.06	
	高血压病	3.24	
2	**呼吸系统疾病**	**8.22**	**4**
3	**消化系统疾病**	**5.93**	**5**
4	**神经系统疾病**	**5.22**	**6**
5	**泌尿、生殖系统疾病**	**2.06**	**9**
6	**妊娠、分娩及产褥期疾病**	**2.55**	**7**
7	**内分泌、营养和代谢疾病**	**1.75**	**10**
8	**肿瘤**	**2.45**	**8**
	其中：恶性肿瘤	1.42	
	良性肿瘤	0.19	
9	**损伤和中毒**	**19.51**	**3**
	其中：骨折	4.16	
	各种外伤	12.42	
	中毒	2.93	
10	**其他**	**30.90**	**1**
	合计	**100**	

注：本表统计范围包括北京市120网络、北京市红十字会紧急救援中心。

2020年全市院前急救患者分月统计表

月份	就诊人数（人次）	普通患者		危重患者	
		合计（人次）	救治人数（人次）	合计（人次）	其中：死亡（人）
合计	710976	608475	312698	102501	1343
1	59387	50259	26642	9128	127
2	42757	35961	17142	6796	118
3	51466	44181	19308	7285	107
4	47945	40666	21717	7279	112
5	54153	45847	25170	8306	112
6	61831	53685	27595	8146	100
7	60484	52413	27673	8071	146
8	62622	53796	28300	8826	118
9	64708	55563	29029	9145	111
10	66959	56994	31092	9965	107
11	66319	56147	29392	10172	85
12	72345	62963	29638	9382	100

注：本表统计范围包括北京市120网络、北京市红十字会急救中心。

2020年全市各区急救分中心接诊患者情况

地区	出车次数（次）	接诊患者数（人次）		行驶里程（万千米）
		合计	其中：危重患者	
合计	708813	710976	102501	1275.6
东城区	10118	10188	818	8.2
西城区	160050	160184	13975	267.1
朝阳区	99718	100027	12246	64.5
丰台区	39210	39369	7214	50.4
石景山区	22292	22345	3717	32.2
海淀区	76283	76590	8672	71.8
门头沟区	12901	12926	2110	24.5
房山区	39405	39468	9573	114.9
通州区	39356	39593	4349	108.0
顺义区	37073	37258	4823	90.3
昌平区	51072	51324	7074	92.3
大兴区	42735	42965	6876	93.4
怀柔区	12513	12550	7938	45.2
平谷区	14437	14476	1450	44.8
密云区	13455	13487	2761	55.8
延庆区	10214	10245	2319	62.3
红十字会	27981	27981	6586	50.0

注：本表统计范围包括北京市120网络、北京市红十字会急救中心。

2020年全市采供血情况

项目	采血量		供血量（袋）					
	人次	袋	合计	全血	红细胞	手工分离血小板	血浆	机采成分血
合计	**285032**	**459103.5**	**1084399**	**24**	**487751**	**418**	**481501**	**114705**
血液中心	199384	332783	872506.5	4	385091	296	390035	97080.5
中心血站	85273	125924.5	211441.5	20	102306	122	91429	17564.5
中心血库	375	396	451	0	354	0	37	60

注：每袋为200毫升。

2020年全市分区无偿献血情况

地区	献血人数（人次）	献血量（袋）
合计	**285032**	**459103.5**
东城区	46976	85364
西城区	32121	53898
朝阳区	27383	40810
丰台区	23631	39331
石景山区	7712	11942
海淀区	57382	91986
门头沟区	1473	2213
房山区	6012	9368
通州区	21014	34114.5
顺义区	10143	13718
昌平区	16825	25395
大兴区	14772	20783
怀柔区	2599	3083
平谷区	3679	4568
密云区	10404	18589
延庆区	2906	3941

注：每袋为200毫升。

2020年全市211家医疗机构出院患者前十位疾病顺位及构成

单位：%

顺位	城区			顺位	远郊			顺位	外埠		
	疾病名称	构成			疾病名称	构成			疾病名称	构成	
1	循环系统疾病	17.34		1	循环系统疾病	18.15		1	循环系统疾病	13.75	
2	妊娠、分娩和产褥期	10.16		2	妊娠、分娩和产褥期	15.27		2	恶性肿瘤	8.78	
3	消化系统疾病	7.03		3	消化系统疾病	7.85		3	肌肉骨骼系统和结缔组织疾病	5.22	
4	呼吸系统疾病	6.84		4	呼吸系统疾病	7.53		4	泌尿、生殖系统疾病	4.78	
5	泌尿、生殖系统疾病	6.41		5	损伤、中毒和外因的某些其他后果	6.59		5	消化系统疾病	4.64	
6	损伤、中毒和外因的某些其他后果	5.39		6	泌尿、生殖系统疾病	6.50		6	眼和附器疾病	4.10	
7	眼和附器疾病	4.76		7	肌肉骨骼系统和结缔组织疾病	3.68		7	损伤、中毒和外因的某些其他后果	3.77	
8	肌肉骨骼系统和结缔组织疾病	4.40		8	眼和附器疾病	3.31		8	妊娠、分娩和产褥期	3.73	
9	恶性肿瘤	4.28		9	恶性肿瘤	2.98		9	神经系统疾病	3.18	
10	内分泌、营养和代谢疾病	3.08		10	内分泌、营养和代谢疾病	2.90		10	先天性畸形、变形和染色体异常	3.08	
	十种疾病合计	**69.69**			**十种疾病合计**	**74.76**			**十种疾病合计**	**55.03**	

注：1. 自2012年起，本表将疾病顺位城乡分类标准由医院所在区调整为患者现住址。

2. 按照现住址划代码分城区为东城区、西城区、朝阳区、丰台区、石景山区、海淀区。远郊为门头沟区、房山区、通州区、顺义区、昌平区、大兴区、怀柔区、平谷区、密云区、延庆区。

2020年全市居民出生、死亡及自然增长情况

地区	出生数（人）	出生率（‰）	死亡数（人）	死亡率（‰）	自然增长数（人）	自然增长率（‰）
全市	100368	7.17	97649	6.98	2719	0.19

注：本表统计口径为全市户籍人口。

2020年全市婴儿、新生儿、孕产妇死亡情况

地区	婴儿死亡率（‰）	新生儿死亡率（‰）	孕产妇死亡率（1/10万）	
			计	其中：产后出血
全市	**1.98**	**1.06**	**4.98**	**1.00**
城郊	1.95	1.01	4.50	0.00
远郊	2.04	1.15	5.92	2.96

注：1. 本表统计口径为全市户籍人口。

　　2. 此表中城郊包括本市东城区、西城区、朝阳区、丰台区、石景山区、海淀区、门头沟区、房山区。远郊包括通州区、顺义区、昌平区、大兴区、怀柔区、平谷区、密云区、延庆区。

2020年全市居民前十位死因情况

顺位	全市			男性			女性		
	死因名称	死亡率（1/10万）	构成（%）	死因名称	死亡率（1/10万）	构成（%）	死因名称	死亡率（1/10万）	构成（%）
1	心脏病	188.42	27.00	恶性肿瘤	219.56	27.92	心脏病	181.34	29.70
2	恶性肿瘤	185.16	26.53	心脏病	195.6	24.87	恶性肿瘤	151.21	24.77
3	脑血管病	133.05	19.06	脑血管病	153.83	19.56	脑血管病	112.55	18.43
4	呼吸系统疾病	49.55	7.10	呼吸系统疾病	60.19	7.65	呼吸系统疾病	39.05	6.40
5	损伤和中毒	28.02	4.01	损伤和中毒	30.92	3.93	损伤和中毒	25.16	4.12
6	内分泌、营养和代谢疾病	23.88	3.42	内分泌、营养和代谢疾病	25.52	3.24	内分泌、营养和代谢疾病	22.26	3.65
7	消化系统疾病	20.61	2.95	消化系统疾病	23.22	2.95	消化系统疾病	18.03	2.95
8	神经系统疾病	10.86	1.56	神经系统疾病	12.55	1.60	神经系统疾病	9.19	1.50
9	泌尿、生殖系统疾病	6.02	0.86	传染病	6.58	0.84	泌尿生殖系统疾病	5.75	0.94
10	传染病	4.85	0.70	泌尿生殖系统疾病	6.29	0.80	精神障碍	5.1	0.83
	十种死因合计	**650.42**	**93.19**	**十种死因合计**	**734.26**	**93.36**	**十种死因合计**	**569.64**	**93.29**

注：居民指北京市户籍居民。

2020年全市婴儿主要死因情况

顺位	全市			城郊			远郊		
	死因名称	死亡率（1/10万）	构成（%）	死因名称	死亡率（1/10万）	构成（%）	死因名称	死亡率（1/10万）	构成（%）
1	早产、低出生体重	42.84	21.61	其他先天异常	36.04	18.46	早产、低出生体重	59.21	28.99
2	其他先天异常	38.86	19.6	早产、低出生体重	34.54	17.69	其他先天异常	44.41	21.74
3	先天性心脏病	24.91	12.56	先天性心脏病	25.53	13.08	先天性心脏病	23.68	11.59
4	出生窒息	20.92	10.55	出生窒息	25.53	13.08	败血症	11.84	5.80
5	意外窒息	10.96	5.53	意外窒息	12.01	6.15	出生窒息	11.84	5.80
	主要死因合计	138.49	69.85	主要死因合计	133.65	68.46	主要死因合计	150.99	73.91

注：此表中城郊包括本市东城区、西城区、朝阳区、丰台区、石景山区、海淀区、门头沟区、房山区。远郊包括通州区、顺义区、昌平区、大兴区、怀柔区、平谷区、密云区、延庆区。

2020年全市新生儿主要死因情况

顺位	全市			城郊			远郊		
	死因名称	死亡率（1/10万）	构成（%）	死因名称	死亡率（1/10万）	构成（%）	死因名称	死亡率（1/10万）	构成（%）
1	早产、低出生体重	32.88	31.13	早产、低出生体重	27.03	26.87	早产、低出生体重	44.41	38.46
2	出生窒息	18.93	17.92	出生窒息	22.53	22.39	其他先天异常	17.76	15.38
3	其他先天异常	14.95	14.15	其他先天异常	13.52	13.43	先天性心脏病	14.80	12.82
4	先天性心脏病	12.95	12.26	先天性心脏病	12.01	11.94	出生窒息	11.84	10.26
5	肺炎	6.97	6.60	肺炎	9.01	8.96	败血症	8.88	7.69
	主要死因合计	86.68	82.08	主要死因合计	84.10	83.58	主要死因合计	97.70	84.62

注：此表中城郊包括本市东城区、西城区、朝阳区、丰台区、石景山区、海淀区、门头沟区、房山区。远郊包括通州区、顺义区、昌平区、大兴区、怀柔区、平谷区、密云区、延庆区。

附 录

 北京地区卫生健康系统全国抗击新冠肺炎疫情先进集体一览表

分类	先进集体名称
北京市	首都医科大学附属北京地坛医院党委
	北京市疾病预防控制中心党委
	首都医科大学附属北京佑安医院党委
	北京小汤山定点医院临时党委
	北京市援鄂医疗队
	西城区疾病预防控制中心第四党支部
	昌平区卫生健康监督所
中央单位	中国中医科学院西苑医院
	中国中医科学院广安门医院
	国家援鄂抗疫中医医疗队（北京中医药大学东直门医院、东方医院）
	北京协和医院党委
	中日友好医院国家援鄂医疗队第一临时党支部
	北京大学第一医院援鄂抗疫国家医疗队
	北京大学人民医院援鄂抗疫国家医疗队
	北京大学第三医院援鄂抗疫国家医疗队
	北京医院援鄂抗疫国家医疗队
军队	解放军总医院第一医学中心急诊医学科发热门诊
	解放军总医院第五医学中心
	解放军总医院第五医学中心感染病医学部党委
	解放军总医院卫勤部医疗管理处

北京地区卫生健康系统全国抗击新冠肺炎疫情先进个人一览表

分类	姓名	单位及职务
北京市	童朝晖	北京朝阳医院党委委员、副院长、主任医师
	孙　兵	北京朝阳医院呼吸与危重症医学科主任医师
	唐子人（回族）	北京朝阳医院急诊科副主任、主任医师
	蒋荣猛	北京地坛医院感染中心主任医师、国家感染性疾病医疗质量控制中心办公室主任
	刘景院	北京地坛医院重症医学科主任、主任医师
	卢联合（满族）	北京地坛医院感染管理处处长、主任医师
	文　静（女）	北京地坛医院感染中心总护士长、副主任护师
	郭会敏（女）	北京佑安医院内科总护士长、感染中心总护士长、副主任护师
	李素英（女）	北京佑安医院原感染管理科主任、主任医师
	梁连春	北京佑安医院感染中心二科主任、主任医师
	金荣华	北京佑安医院党委副书记、院长、主任医师
	刘清泉	北京中医医院党委副书记、院长、主任医师
	丁新民	北京世纪坛医院呼吸与危重症医学科副主任、主任医师
	西英俊	北京安定医院临床16病区主任、主任医师
	骆金铠（女、满族）	北京友谊医院护理部主任、护理教研室主任、副主任护师
	周建新	北京天坛医院党委委员、副院长、主任医师
	王一书（女）	北京小汤山医院综合内科副主任、副主任医师
	姜　利（女）	宣武医院重症医学科主任、主任医师
	郭　军	北京清华长庚医院呼吸与危重症医学科内科部第二党支部书记、副主任医师
	刘　芳（女）	北京普仁医院急诊急救科医师
	冯　亿	北京市肛肠医院副院长、副主任医师
	俞　芃（女）	北京市回民医院脑病一病房（重症监护室）A1病房主任、副主任医师
	纪智礼	北京潞河医院党委书记、院长、主任医师
	熊　盈（女）	丰台中西医结合医院老年科副主任医师
	何艳丽（女）	石景山医院心血管内科护士长
	马雪莲（女）	房山区第一医院感染疾病科护士长
	杨力生	顺义区医院感染科主任、主任医师
	秦素萍（女）	昌平区医院综合内科副主任、医务科副科长、主任医师
	郑梦梦（女）	大兴区人民医院感染内科护士
	王国伟	怀柔医院医务科副科长、副主任医师
	孙立珍（女）	密云区医院感染疾病科主任、副主任医师

分类	姓名	单位及职务
北京市	陈丽娟（女）	延庆区医院（北京大学第三医院延庆医院）感染疾病科护士长
	任玉娟（女）	朝阳区三里屯社区卫生服务中心党支部书记、副主任医师
	张之翠	朝阳区双桥医院手术麻醉科主任、副主任医师
	柳洪杰	海淀区马连洼社区卫生服务中心主任、主任医师
	吴 浩	丰台区方庄社区卫生服务中心主任、主任医师
	庞星火（女）	北京市疾病预防控制中心党委委员、副主任、主任医师
	杨 鹏	北京市疾病预防控制中心北京全球健康中心办公室主任
	马建新	朝阳区疾病预防控制中心流行病与地方病控制科科长、副主任医师
	张继涛	昌平区疾病预防控制中心消毒和有害生物防制科职员
	姬莉莉（女）	怀柔区疾病预防控制中心检验科副科长
	陆 珊（女、满族）	北京市卫生健康委员会医政医管处副处长
中央单位	黄璐琦	中国中医科学院院长
	仝小林	中国中医科学院广安门医院原副院长、主任医师
	严华国	国家中医药管理局医政司综合处处长
	李 浩	中国中医科学院西苑医院副院长、主任医师
	叶永安	北京中医药大学东直门医院党委书记、主任医师
	齐文升	中国中医科学院广安门医院急诊科主任、主任医师
	杨志旭	中国中医科学院西苑医院急诊科主任、主任医师
	徐 明	中国中医科学院西苑医院急诊科护师
	杨金亮	中国中医科学院广安门医院急诊科主治医师
	孟 捷（回族）	北京中医药大学东方医院脾胃肝胆科主任医师
	刘正印	北京协和医院感染内科主任医师
	李 群	中国疾病预防控制中心卫生应急中心主任
	王 秋（女）	北京大学人民医院急诊科护士长
	李六亿（女）	北京大学第一医院感染管理—疾病预防控制处处长
	乔 杰（女）	北京大学医学部常务副主任、北京大学第三医院院长、主任医师
	张抒扬（女）	北京协和医院党委书记、主任医师
	张宗久	国家卫生健康委员会医政医管局局长、副主任医师
	梁万年	国家卫生健康委员会体制改革司司长
	焦振泉	国家卫生健康委员会疾病预防控制局艾防处处长
	常志刚	北京医院外科ICU副主任、副主任医师
	吴 晨（女）	中国医学科学院肿瘤医院研究员、教授、中国医学科学院北京协和医学院研究生院常务副院长
	沈 宁（女）	北京大学第三医院副院长、感染疾病中心主任、呼吸与危重症医学科副主任、主任医师
	孙 菁（女）	中日友好医院肺移植科副护士长
	周 翔	北京协和医院重症医学科副主任、主任医师
	夏金根	中日友好医院呼吸与危重症医学科呼吸治疗师、副主任技师

分类	姓名	单位及职务
中央单位	王紫馨（女）	北京医院D04病房护士长
	赵靖	国家卫生健康委员会医疗管理服务指导中心处长
	杜斌	北京协和医院内科ICU主任、主任医师
	刘新民	北京大学第一医院院长、主任医师
	姜保国	北京大学人民医院院长、主任医师
	奚桓	北京医院常务副院长、主任医师
	曹彬	中日友好医院党委常委、副院长、主任医师
	韩丁	北京协和医院副院长、副主任医师
	詹庆元	中日友好医院呼吸与危重症医学科四部及五部主任、主任医师
	冯子健	中国疾病预防控制中心副主任
	刘忠	中国医学科学院输血研究所副所长、主任技师
	马靖（女）	北京大学第一医院呼吸和危重症医学科副主任、主任医师
	安友仲	北京大学人民医院重症医学科主任、主任医师
	袁晓宁（女）	北京大学第三医院医院感染管理科副主任、主任护师
	贾红兵	中日友好医院检验科副主任技师
	许小毛	北京医院呼吸与危重症医学科副主任兼大内科副主任、主任医师
	武桂珍（女）	中国疾病预防控制中心病毒病预防控制所党委书记
	谢忠平	中国医学科学院医学生物学研究所副所长、主任技师
	宋莉莉（女）	北京医院急诊护士长
	朱凤雪（女）	北京大学人民医院创伤救治中心副主任、主任医师
	王贵强	北京大学第一医院感染疾病科主任、主任医师
	王玉英（女）	北京大学第一医院胸外科大外科护士长、副主任护师
	王雯（女）	北京大学人民医院呼吸科、内科护士长
	葛庆岗	北京大学第三医院危重医学科副主任、主任医师
	李佩涛（女）	北京大学第三医院护理部护士长
军队	宋海晶	战略支援部队特色医学中心急诊医学科主任、副主任医师
	周飞虎	解放军总医院第一医学中心重症医学科代理主任、主任医师
	李双磊（回族）	解放军总医院第六医学中心心血管病医学部成人心脏外科医师
	张熙	解放军总医院南楼临床部神经内科原主任医师
	姬军生	解放军总医院第五医学中心主任、主任医师
	王福生	解放军总医院第五医学中心感染病医学部主任、主任医师
	李伯安	解放军原第三〇二医院临床检验中心主任
	牟劲松	解放军原第三〇二医院重症医学科主任、副主任医师
	王丽芹（女）	解放军总医院第八医学中心护理部主任、副主任护师
	张萍（女）	解放军原第三〇二医院药剂科副主任、副主任药师
	王长军	解放军疾病预防控制中心卫勤部部长
	邱少富	解放军疾病预防控制中心传染病防控科主任
	曹务春	军事科学院军事医学研究院研究员

北京市抗击新冠肺炎疫情先进集体一览表（卫生健康系统）

分类	先进集体名称
东城区	东城区疾病预防控制中心
	普仁医院
	鼓楼中医医院
西城区	西城区委卫生健康工委
朝阳区	朝阳区疾病预防控制中心党总支
	垂杨柳医院党委
海淀区	海淀区医学救援中心
	海淀医院感染性疾病科
	海淀区委卫生健康工委
丰台区	丰台中西医结合医院
石景山区	石景山区卫生健康委员会
门头沟区	门头沟区医院党委
房山区	房山区第一医院
	北京燕化医院内科党支部
	房山区琉璃河镇社区卫生服务中心
通州区	首都医科大学附属北京潞河医院党委
	通州区疾病预防控制中心
	通州区中小学卫生保健所
顺义区	顺义区疾病预防控制中心党总支
昌平区	昌平区疾病预防控制中心
	昌平区医院
	昌平区东小口社区卫生服务中心
	北京王府中西医结合医院
	昌平区城区社区卫生服务中心
大兴区	大兴区人民医院
	大兴区中医医院
	大兴区疾病预防控制中心
	大兴区卫生健康委员会党委
平谷区	平谷区王辛庄镇社区卫生服务中心
	平谷区疾病预防控制中心
怀柔区	怀柔区疾病预防控制中心
	北京怀柔医院
密云区	密云区鼓楼社区卫生服务中心

分类	先进集体名称
延庆区	延庆区疾病预防控制中心
	延庆区医院党委
市级机关、企事业单位及双管单位	首都医科大学附属北京地坛医院重症医学科
	首都医科大学附属北京地坛医院感染二科
	首都医科大学附属北京地坛医院感染中心党支部
	首都医科大学附属北京地坛医院医技党支部
	首都医科大学附属北京佑安医院中西医联合党支部
	首都医科大学附属北京佑安医院临床检验中心
	北京小汤山医院党委
	北京小汤山医院医学检验科
	首都医科大学附属北京朝阳医院核酸检测团队临时党支部
	首都医科大学附属北京天坛医院发热门诊
	首都医科大学附属北京安贞医院感染科
	首都医科大学附属北京世纪坛医院发热门诊
	首都医科大学附属北京儿童医院发热门诊
	北京市援鄂医疗队北京中医医院分队临时党支部
	北京口腔医院支援小汤山定点医院医疗队临时党支部
	北京急救中心抗击新冠肺炎临时党支部
	首都医科大学附属北京朝阳医院党委
	首都医科大学附属北京友谊医院党委
	首都医科大学附属北京同仁医院党委
	北京积水潭医院党委
	首都儿科研究所党委
	北京市疾病预防控制中心传染病地方病控制所党支部
	北京市疾病预防控制中心营养与食品卫生所党支部
	北京市疾病预防控制中心办公室
	北京市医院管理中心机关党委
	北京市卫生健康监督所
	北京市卫生健康委信息中心
	北京市卫生健康委员会疾病预防控制处党支部
	北京新型冠状病毒肺炎疫情防控工作领导小组医疗救治和防院感组
	北京大学第一医院党委
	北京大学人民医院党委
	北京大学第三医院党委
	北京清华长庚医院党委
	北京中医药大学东直门医院
	首都医科大学宣武医院党委
	北京中医药大学护理学院
	首钢医院有限公司
	北京中医药大学东方医院（经济技术开发区院区）

北京市抗击新冠肺炎疫情先进个人一览表（卫生健康系统）

分类	姓名	单位及职务
东城区	彭 堃（女）	北京市第六医院副院长
	魏丽娟（女）	北京市第六医院呼吸科副主任、内科二党支部书记
	佟 飞	和平里医院呼吸内科副主任、内科一党支部副书记
	王晓燕（女）	和平里医院院感科副科长
	孙 逊	和平里医院医务部主任
	王清华	普仁医院感染疾病科负责人
	王春红（女）	隆福医院发热门诊负责人
	孙 波	鼓楼中医医院医务科负责人、内科副主任
	王红梅（女）	东城区第一人民医院副主任医师
	刘玉山	东城区第一人民医院医务科负责人
	黄 辉（女）	东城区疾病预防控制中心党总支副书记、副主任
	杨晓欧	东城区社区卫生服务管理中心副主任医师
	金 莉（女）	普仁医院康复医学科护理负责人
	陶仕平（女）	隆福医院院感科负责人
	张怡然（女）	鼓楼中医医院护师
	张亚玲（女）	东城区妇幼保健计划生育服务中心护理部主任
	汪 静（女）	东城区疾病预防控制中心副主任
	张海艳（女）	东城区疾病预防控制中心流行病科科长
	王建辉	东城区委卫生健康工委书记、区卫生健康委主任
	武建军	东城区新冠肺炎预防控制工作领导小组办公室（指挥调度中心）执行副主任、一级调研员
	李 贺	东城区医疗保障局监督检查科科长
	曾文军（女）	普仁医院党委副书记、院长
西城区	周京武	北京中医药大学附属护国寺中医医院党委副书记、纪委书记
	席修明	首都医科大学附属复兴医院主任医师
	胡海鹰	首都医科大学附属复兴医院月坛社区卫生服务中心康复科主任
	金玉女（女）	回民医院呼吸病房主任
	师桂英（女）	肛肠医院（二龙路医院）医务科科长、药剂科主任
	刘 凯	西城区社区卫生服务管理中心网络建设部负责人
	张 羽	丰盛中医骨伤专科医院工会主席
	杨 阳	西城区平安医院副主任医师
	郑 颖（女）	西城区广外社区卫生服务中心主任

分类	姓名	单位及职务
西城区	刘博（女）	西城区展览路医院工会主席
	张维（女）	首都医科大学附属复兴医院重症党支部书记、重症医学科护士长
	于哲（女）	宣武中医医院骨伤科护士长
	崔春媛（女）	西城区广外医院（广外老年医院）感染科护士长
	裴景秀（女）	回民医院康复科护士长
	初艳慧（女）	西城区疾病预防控制中心传染病与地方病预防控制科科长
	徐俊	西城区疾病预防控制中心艾滋病确认实验室主任
	杨华（女）	西城区卫生健康委社区卫生管理科科长
	孙锐	西城区卫生健康委发展规划科（体制改革科）科长
	梁旺莲（女）	西城区卫生健康监督所什刹海卫生监督站副站长
朝阳区	徐世谦	朝阳区三间房社区卫生服务中心主任
	张建东	朝阳区双桥医院党总支副书记、院长
	白勇涛（女）	朝阳区太阳宫社区卫生服务中心主任
	刘运杰	朝阳区六里屯社区卫生服务中心党支部书记、主任
	苗杰	朝阳区东风社区卫生服务中心主任
	邱翠丽（女）	朝阳区十八里店社区卫生服务中心主任
	郝平（女）	朝阳区管庄第二社区卫生服务中心党支部书记
	杨振威（女）	朝阳区金盏第二社区卫生服务中心主任
	闫韬	朝阳区堡头社区卫生服务中心主任
	张育荣	朝阳区三环肿瘤医院党支部书记、副院长
	彭夫松	垂杨柳医院急诊内科副主任、老年病科主任
	钟巍	北京市第一中西医结合医院（中医院区）内一科主治医师
	马小倩	朝阳区来广营社区卫生服务中心副主任
	刘玉静（女）	朝阳区安贞社区卫生服务中心保健科科长
	佟敬（女）	朝阳区紧急医疗救援中心调度科科长
	李春营（女）	垂杨柳医院护理部副主任
	冯燕（女）	北京市第一中西医结合医院脑病科护士长
	司玉静（女）	北京朝阳中西医结合急诊抢救中心脑病中心一区护士长
	张芳蕾（女）	朝阳区疾病预防控制中心流行病与地方病防治科医师
	赵剑虹（女）	朝阳区疾病预防控制中心微生物检验科科长
	张政（女）	朝阳区疾病预防控制中心副主任
	张洪江	朝阳区疾病预防控制中心消毒与有害生物防制科科长
	李靓（女）	朝阳区卫生健康委党委书记、主任
海淀区	颜卫峰	海淀医院呼吸与危重症医学科副主任
	戴轶（女）	海淀医院副院长
	李珺（女）	海淀医院感染科副主任
	冯学功	北京市中西医结合医院脑病科主任

分类	姓名	单位及职务
海淀区	王磊	中关村医院预防保健科助理医师
	任宁娟（女）	羊坊店医院绩效考核科科长
	马长龙	上地医院医务科科长
	芦婷（女）	北京四季青医院急诊科主任
	曹旭锋	海淀区西北旺镇社区卫生服务中心副主任
	靳晓宇（女）	海淀区八里庄社区卫生服务中心健康管理部主任、医务科科长
	关霞（女）	海淀区青龙桥社区卫生服务中心预防保健科主管医师
	姜丽丽（女）	海淀医院感染性疾病科护士长
	程洪丹	海淀区医学救援中心副主任
	赵静（女）	海淀区田村路社区卫生服务中心预防保健科主管护师
	江初	海淀区疾病预防控制中心主任
	邱传营	海淀区疾病预防控制中心计划免疫科主管医师
	蔡伟	海淀区疾病预防控制中心传染病地方病控制科科长
	王磊	海淀区疾病预防控制中心消毒卫生科科长
	刘方遥	海淀区疾病预防控制中心微生物检验科科长
	耿亚宁	海淀医院放射科技师
	李劲涛	海淀区委卫生健康工委副书记、区卫生健康委主任、一级调研员
	张宇光（女）	海淀区卫生健康委副主任、三级调研员
	王洪波	海淀区医院管理中心主任
丰台区	乔树斌	丰台中西医结合医院主任医师
	叶财德	丰台区铁营社区卫生服务中心副主任
	韩鑫	丰台医院副主任医师
	朱云龙	丰台中西医结合医院主治医师
	王欣心（女）	丰台区疾病预防控制中心性病艾滋病科科长
	王建成	丰台区云岗社区卫生服务中心主任
	赵时宏（女）	丰台区南苑医院门诊办公室主任
	代照东	丰台区铁营医院医务科科长
	费家勇	丰台区南苑医院放射科主任
	杨秀泉	丰台医院副院长
	林庆（女）	丰台区社区卫生服务管理中心主任
	王丽民（女）	北京急救中心丰台区新发地急救站主任
	李静（女）	丰台区南苑医院院感科负责人
	赵艳会（女）	丰台医院护士长
	王艾莹（女）	丰台区新村社区卫生服务中心护理部主任、院感负责人
	邰韩珍（女）	丰台区医疗急救管理中心网络组组长
	敬燕燕（女）	丰台区疾病预防控制中心环境卫生科科长
	杨霄星（女）	丰台区疾病预防控制中心传染病与地方病防制科科长

分类	姓名	单位及职务
丰台区	赵　静（女）	丰台区疾病预防控制中心党总支书记
	杨军勇（女）	丰台区疾病预防控制中心副主任医师
	项　娜（女）	丰台区卫生健康委疾控科科长
	贾鸿雁（女）	丰台区方庄社区卫生服务中心医务科主任
石景山区	向平超	北京大学首钢医院呼吸与危重症医学科主任
	胡守奎	北京大学首钢医院检验科主任、输血科主任
	马加贵	首都医科大学附属北京康复医院心脏康复中心重症监护室主任
	高　云	中国科学院眼科医院党委副书记、院长
	陈　新（女）	石景山区金顶街社区卫生服务中心主任
	郭贵元	石景山区鲁谷社区卫生服务中心副主任
	张　洁（女）	石景山区中医医院内科副主任
	米明长	石景山医院急救站医生
	马雪东	石景山医院中医五官党支部书记
	史鸿燕（女）	北京联科中医肾病医院护理部主任
	李涵雯（女）	石景山区八角社区卫生服务中心护理部主任
	郭淑菊（女）	石景山区妇幼保健院护理部主任
	燕子迁	石景山区五里坨医院护士
	边婷婷（女）	石景山医院重症医学科护士长
	周　洋（女）	石景山医院神经外科护士长
	王　涛	石景山区疾病预防控制中心理化检验科科长
	安欣华	石景山区疾病预防控制中心健康教育科科长
	李革红（女）	中国医学科学院整形外科医院院感科主任兼疾病控制科主任
门头沟区	马　鸣（女）	门头沟区中医医院主治医师
	曲绍东	门头沟区医院医务部主任
	赵慧瑾（女）	门头沟区医院主治医师
	安化捷（女）	门头沟区医院中医科负责人
	郭桐生	门头沟区医院检验科主任
	孙晓东	门头沟区门城地区社区卫生服务中心副主任、向东社区服务站站长
	熊维芝（女）	门头沟区永定镇卫生院保健科主任
	王　晋（女）	门头沟区斋堂医院护师
	石　敬（女）	门头沟区清水中心卫生院主管护师
	周红丽（女）	门头沟区龙泉医院医护部主任
	赵　霞（女）	门头沟区妇幼保健院儿童早期综合发展服务中心护理负责人
	刘海涛（女）	门头沟区疾病预防控制中心微生物检验科科长
	王志越	门头沟区疾病预防控制中心流行病科科长
	褚民尉	门头沟区疾病预防控制中心健康教育科科长
	聂　晶（女）	门头沟区疾病预防控制中心综合评价科副科长

分类	姓名	单位及职务
房山区	张 爽	房山区燕山医院党支部书记、院长
	王金海	北京金海中医医院院长
	张士旺	房山区长阳镇社区卫生服务中心主任
	梅津滔	房山区良乡镇社区卫生服务中心医务科科长
	李玉福	房山区长沟镇社区卫生服务中心社区站站长
	臧建民	房山区琉璃河镇社区卫生服务中心副主任
	张海军	房山区韩村河镇社区卫生服务中心副主任
	刘晓强	房山区史家营乡社区卫生服务中心主任
	李 宁	房山区蒲洼乡社区卫生服务中心主任
	崔伟伟（女）	房山区良乡医院感染疾病科护士长
	孙 蕊（女）	北京中医药大学房山医院护士长
	阚 震	房山区疾病预防控制中心性病与艾滋病防治科科长
	张广珍（女）	房山区大安山乡计生办主任
	王贵红	房山区卫生健康监督所执法五队队长
	武维锋（女）	房山区卫生健康委副主任
通州区	顾岳山	通州区中西医结合医院党总支书记、院长
	邸建庭	通州区梨园卫生院副院长
	马海会（女）	通州区妇幼保健院副院长
	贾靖宇	通州区张家湾镇牛堡屯社区卫生服务中心党支部书记、主任
	崔学权	通州区宋庄镇宋庄社区卫生服务中心副主任
	李晓光	通州区台湖镇次渠社区卫生服务中心副主任
	刘国涛	通州区于家务回族乡于家务社区卫生服务中心党支部书记、主任
	董英涛	通州区潞城镇潞城社区卫生服务中心党支部书记、副主任
	蒋志锋	首都医科大学附属北京潞河医院主治医师
	胡 明	首都医科大学附属北京潞河医院感染科行政主任
	刘佐军	首都医科大学附属北京潞河医院工会副主席、院长办公室副主任、医疗保健病区行政主任、老年病医学部副院长
	宫海娇（女）	通州区张家湾镇牛堡屯社区卫生服务中心防保科科长
	王 妍（女）	通州区玉桥街道社区卫生服务中心预防保健科科长
	董星妤（女）	通州区新华医院病区护士长
	高 丽（女）	首都医科大学附属北京潞河医院老年病医学部病区护士长
	张增莲（女）	首都医科大学附属北京潞河医院预防保健科科长
	李洪军	通州区疾病预防控制中心主任助理、传染病与地方病控制科科长
	韩建培	通州区永乐店镇社区服务中心主任
	白玉光	通州区委卫生健康工委书记、区卫生健康委主任、一级调研员
	张爱军	通州区卫生健康监督所副所长

分类	姓名	单位及职务
顺义区	陈希胜	顺义区医院呼吸内科主任
	郭　峰	顺义区医院核酸检测专班信息组负责人
	苗　静（女）	北京中医医院顺义医院医师
	王国成	顺义区妇幼保健院副主任医师
	王英田	顺义区空港医院呼吸科心内科主任
	史　华（女）	顺义区空港医院客服中心负责人
	王爱丽（女）	顺义区第二医院内科医生
	冯善军	顺义区天竺镇卫生院院长
	王海祥	顺义区城区社区卫生服务中心主治医师
	王　涛	顺义区南法信镇卫生院主治医师
	李　杰（女）	顺义区李桥镇卫生院主管护师
	刘　强	顺义区高丽营镇卫生院门诊主任
	刘　丽（女）	顺义区李遂镇卫生院预防保健科主任
	朱春丽（女）	顺义区南彩镇卫生院副院长
	田雅利（女）	顺义区医院感染科护士长
	赵　丽（女）	北京中医医院顺义医院门急诊总护士长
	孔艳艳（女）	顺义区妇幼保健院护士长
	李雪英（女）	顺义第二医院中医科护士长
	张松建	顺义区疾病预防控制中心传染病地方病控制科科长
	张文增	顺义区疾病预防控制中心应急办公室副主任
昌平区	张智琴（女）	昌平区结核病防治所党支部委员
	仇江辉	昌平区南口医院医务科主任
	彭亚辉（女）	昌平区沙河医院医师
	王　钰	昌平区南邵社区卫生服务中心医师
	尤海龙	昌平区马池口社区卫生服务中心党支部委员
	孙莹莹（女）	昌平区阳坊社区卫生服务中心防保科科长
	张　军（女）	昌平区兴寿社区卫生服务中心门诊主任
	任海青	昌平区十三陵社区卫生服务中心精防康复科负责人
	蒋雅静（女）	昌平区沙河高教园区社区卫生服务中心防保科科长
	张　晨	昌平区霍营社区卫生服务中心社区站站长
	时　慧（女）	昌平区中医医院感染性疾病科护士长
	齐少臣（女）	昌平区延寿社区卫生服务中心泰陵站站长
	王淑君（女）	昌平区中西医结合医院客服部主任
	王　颖（女）	昌平区回龙观社区卫生服务中心副主任
	王伟威（女）	昌平区北七家社区卫生服务中心护师
	何　旭（女）	昌平区沙河社区卫生服务中心护理部主任
	李　萌（女）	昌平区南口社区卫生服务中心预防保健科科长

续表

分类	姓名	单位及职务
昌平区	徐鑫磊（女）	昌平区小汤山社区卫生服务中心护师
	李全齐	昌平区百善社区卫生服务中心预防保健科科长
	纪策	昌平区崔村社区卫生服务中心药剂科主任
	赵强	昌平区小汤山镇卫生和计划生育办公室负责人
大兴区	张永亮	大兴区人民医院医务科副科长、120急救大兴分中心副主任
	尹凤先（女）	大兴区人民医院呼吸与危重症医学科主任
	闫倩俐（女）	大兴区中医医院院感办主任
	黄楠（女）	大兴区中西医结合医院内分泌科主治医师
	王革（女）	大兴区兴丰街道社区卫生服务中心计免科科长
	胡瑞锋	大兴区旧宫医院预防保健科副主任
	谢冰昕	大兴区中医医院医务处副处长兼质控办主任
	李德红（女）	大兴区人民医院呼吸科护士长
	李宝华（女）	大兴区人民医院护理部主任
	吴雪（女）	大兴区人民医院感染内科护士长
	高妍彦（女）	大兴区中医医院清源社区服务中心护士长
	谭雪（女）	大兴区榆垡镇中心卫生院急诊科副主任
	庞丹（女）	大兴区西红门医院急诊科护士长
	胡楠（女）	大兴区黄村医院社区科护士
	李敏（女）	大兴区西红门镇金星卫生院护士
	王黎婕（女）	大兴区中西医结合医院急诊科护士
	高艳青（女）	大兴区疾病预防控制中心党总支书记、主任
	甘亚弟	大兴区疾病预防控制中心副主任
	王大川	大兴区疾病预防控制中心消毒与有害生物防制科科长
	张霁颖（女）	大兴区疾病预防控制中心性病艾滋病防制科科长
	祁大为	大兴区疾病预防控制中心综合办公室主任
	周东（女）	大兴区黄村镇孙村卫生院副院长
	张娜（女）	大兴区卫生健康委公共卫生科科长
	徐宁	大兴区卫生健康监督所科员
平谷区	刘玉英（女）	平谷区医院感染疾病科副主任
	蒋锦玉（女）	平谷区中医医院门诊办主任
	孟庆平（女）	平谷区南独乐河镇社区卫生服务中心主治医师
	王东佳（女）	平谷区马坊镇社区卫生服务中心内科医师
	张宝银	平谷区金海湖镇社区卫生服务中心副主任
	张玉喜	平谷区东高村镇社区卫生服务中心青杨屯社区服务站站长
	赵宝印	平谷区兴谷街道社区卫生服务中心副主任
	常建华	平谷区疾病预防控制中心微生物实验室主任
	陈海林	平谷区卫生健康监督所医政科科长
	张田（女）	平谷区卫生健康委医政科一级科员

分类	姓名	单位及职务
怀柔区	刘利英（女）	怀柔区庙城镇卫生院党支部书记、院长
	杨剑（女）	怀柔医院疾病控制科副科长
	吴永强	怀柔区中医医院急诊科副主任、感染疾病科副主任
	余碧勇	怀柔区妇幼保健院医务科副科长
	殷文朋	怀柔医院院长助理兼急诊科主任
	李超	怀柔区疾病预防控制中心副主任
	董瑞	北京康益德中西医结合肺科医院院长
	代金玉（女）	怀柔区龙山街道社区卫生服务中心科长
	秦明华	怀柔区怀柔镇社区卫生服务中心主管医师
	王红菊（女）	怀柔医院120急救怀柔分中心主管护师
	李文杰（女）	怀柔区泉河街道社区卫生服务中心护师
	陈俊涛	怀柔区疾病预防控制中心业务办公室副主任
	孟晋（女）	怀柔区卫生健康委应急管理办公室主任
	董勇	怀柔区卫生健康委离退休人员服务中心职员
密云区	宋雪梅（女）	密云区医院院感科主任
	徐艳红（女）	密云区医院综合内科医生
	徐京烨（女）	密云区中医医院体检科科长
	桑俊福	密云区中医医院老年病房主任
	陈飞	密云区高岭镇社区卫生服务中心防保科科长
	梁考文	密云区妇幼保健院儿科副主任
	毛春冬（女）	密云区医院感染疾病科护士长
	张凤侠（女）	密云区医院护理部主任
	王春华（女）	密云区太师屯镇社区卫生服务中心护理部主任
	王化勇	密云区疾病预防控制中心副主任
	张继松	密云区疾病预防控制中心疾病控制科副科长
	项海龙	密云区疾病预防控制中心检验科检验师
	王娅琼（女）	密云区疾病预防控制中心疾病控制科主管医师
	张巍巍（女）	密云区疾病预防控制中心检验科副科长
	张利	密云区卫生健康委副主任
延庆区	张永利（女）	延庆区中医医院感染科主任
	孟伶宇	延庆区医院医师
	卢燕云（女）	延庆区张山营镇社区卫生服务中心主任
	勾晶明	延庆区卫生健康委医政科（医改办）科长
	傅婷婷（女）	延庆区医院主治医师
	张旭臣	延庆区永宁镇和平街村乡村医生
	张艳慧（女）	延庆区医院护士长
	贾宁（女）	北京中医医院延庆医院护士长助理

续表

分类	姓名	单位及职务
延庆区	董丽君（女）	延庆区康庄镇社区卫生服务中心主管护师
	张良军	延庆区疾病预防控制中心党支部书记、主任
	苏东霞（女）	延庆区疾病预防控制中心微生物检验科副科长
	韩建山	延庆区医院疾控科科长
	任淑敏（女）	延庆区疾病预防控制中心微生物检验科科长
	武培丽（女）	延庆区疾病预防控制中心主管医师
	董伟	延庆区卫生健康委爱国卫生运动推进科（健康促进科）科长
市级机关、企事业单位及双管单位	贾明	首都医科大学附属北京安贞医院心脏外科监护室主任
	张黎明	首都医科大学附属北京朝阳医院西院呼吸与危重症医学科主任
	李红（女）	北京积水潭医院疾控处副处长
	顾怡明（女）	首都医科大学附属北京天坛医院副主任医师
	谢忠尧	北京胸科医院院感办副主任
	段美丽（女）	首都医科大学附属北京友谊医院重症医学科主任
	李文雄	首都医科大学附属北京朝阳医院外科重症监护室主任
	侯晓彤	首都医科大学附属北京安贞医院心脏外科危重症中心主任
	李秀惠（女）	首都医科大学附属北京佑安医院中西医结合中心学科带头人
	王宪波	首都医科大学附属北京地坛医院中西医结合中心主任
	陈航	首都医科大学附属北京地坛医院党委书记
	李兴旺	首都医科大学附属北京地坛医院感染中心首席专家
	王凌航	首都医科大学附属北京地坛医院感染急诊科主任
	王宇	首都医科大学附属北京地坛医院呼吸科主任
	王慧珠（女）	首都医科大学附属北京地坛医院主任技师
	李硕	首都医科大学附属北京地坛医院主管技师
	向攀	首都医科大学附属北京地坛医院副主任医师
	魏丽荣（女）	首都医科大学附属北京地坛医院医务处副处长
	郗桂菊（女）	首都医科大学附属北京地坛医院主任医师
	高学松	首都医科大学附属北京地坛医院主任医师
	王琦	首都医科大学附属北京地坛医院副主任医师
	黄晶（女）	首都医科大学附属北京佑安医院感染管理处主任
	赵艳（女）	首都医科大学附属北京佑安医院临床检验中心副主任
	李宏军	首都医科大学附属北京佑安医院放射科主任
	汪晓军	首都医科大学附属北京佑安医院中西医结合中心主任
	段忠辉	首都医科大学附属北京佑安医院急诊科副主任医师
	李侗曾	首都医科大学附属北京佑安医院感染中心二科发热门诊副主任医师
	王征	首都医科大学附属北京佑安医院肝病中心一科主治医师
	吕春梅（女）	北京小汤山医院综合内科主任
	武亮	北京小汤山医院康复中心主任

分类	姓名	单位及职务
市级机关、企事业单位及双管单位	张 颖（女）	北京小汤山医院疾病预防控制与感染管理处处长
	袁 雪（女）	首都医科大学附属北京朝阳医院呼吸与危重症医学科技师
	谷 丽（女）	首都医科大学附属北京朝阳医院感染和临床微生物科副主任
	马迎民	首都医科大学附属北京朝阳医院副院长
	郭树彬	首都医科大学附属北京朝阳医院急诊科主任
	王 维	首都医科大学附属北京友谊医院副主任医师
	张忠涛	首都医科大学附属北京友谊医院副院长
	齐文杰（女）	首都医科大学附属北京友谊医院感染内科副主任
	金建敏（女）	首都医科大学附属北京同仁医院主任医师
	牛延涛	首都医科大学附属北京同仁医院主任技师
	陈东宁（女）	首都医科大学附属北京同仁医院体检科主任
	陈 辉	北京积水潭医院疾控处（院感处）处长
	陶 岩	北京积水潭医院手麻科副主任医师，北京积水潭医院小汤山医疗队临时党支部书记
	赵 斌	北京积水潭医院急诊科负责人、新冠肺炎诊疗专家组组长
	巢仰云	首都医科大学附属北京天坛医院副院长
	裴迎华	首都医科大学附属北京天坛医院主治医师
	王宝增	首都医科大学附属北京天坛医院感染科副主任
	张国军	首都医科大学附属北京天坛医院检验科主任
	王 亮	首都医科大学附属北京天坛医院神经外科肿瘤1病区副主任
	谢 江	首都医科大学附属北京安贞医院呼吸与危重症医学科主任医师
	刘 双（女）	首都医科大学附属北京安贞医院检验科主管技师
	臧学峰	首都医科大学附属北京世纪坛医院重症医学科主治医师
	苑晓冬	首都医科大学附属北京世纪坛医院感染科副主任医师
	魏京海	首都医科大学附属北京儿童医院药学部副主任
	刘春艳（女）	首都医科大学附属北京儿童医院副主任技师
	尹德卢	首都儿科研究所科研一党支部书记
	王燕然（女）	首都儿科研究所肾脏内科医师
	张 楠	首都医科大学附属北京胸科医院主治医师
	史 亮	首都医科大学附属北京胸科医院主治医师
	杨 磊	首都医科大学附属北京胸科医院医务处处长
	田 蓉（女）	北京老年医院呼吸科主任
	吴海玲（女）	北京老年医院副主任医师
	刘东国	首都医科大学附属北京中医医院副院长
	彭宏伟（女）	北京急救中心西区分中心主任
	茅 彧	北京急救中心医师
	潘振宇（女）	首都医科大学附属北京朝阳医院西院放射科主任
	苏建荣（女）	首都医科大学附属北京友谊医院检验科主任

分类	姓名	单位及职务
	何 伟	首都医科大学附属北京同仁医院副主任医师
	纪冬梅（女）	北京老年医院总护士长
	曾宪红（女）	首都医科大学附属北京同仁医院呼吸与危重症医学科护士长
	吴正芳（女）	首都医科大学附属北京友谊医院主管护师
	蔡卫敏（女）	首都医科大学附属北京中医医院重症医学科主管护师，北京援鄂医疗队北京中医医院分队副队长
	金艳鸿（女）	首都医科大学附属北京友谊医院副主任护师
	张雪静（女）	首都医科大学附属北京朝阳医院外科系统科护士长
	蔡卫新（女）	首都医科大学附属北京天坛医院医政第三党支部书记、护理部主任
	梁再燕（女）	首都医科大学附属北京地坛医院感染急诊科护士长
	张梦琪（女）	首都医科大学附属北京地坛医院主管护师
	程 宏（女）	首都医科大学附属北京地坛医院内科总护士长
	张艳华（女）	首都医科大学附属北京地坛医院外科总护士长
	王宏宇（女）	首都医科大学附属北京地坛医院护师
	陈新征（女）	首都医科大学附属北京地坛医院中西医结合二科护士长
	徐 琍（女）	首都医科大学附属北京地坛医院综合科护士长
	李 凤（女）	首都医科大学附属北京地坛医院护师
	李 赛（女）	首都医科大学附属北京地坛医院主管护师
	张 伦	首都医科大学附属北京地坛医院护士
市级机关、 企事业单位及 双管单位	张志云（女）	首都医科大学附属北京地坛医院护理部主任
	谷艳梅（女）	首都医科大学附属北京佑安医院重症医学科护士长
	张雪婷（女）	首都医科大学附属北京佑安医院手术麻醉科护师
	李国英（女）	首都医科大学附属北京佑安医院护理部护士长
	刘 薪（女）	首都医科大学附属北京佑安医院重症医学科主管护师
	吕 源（女）	首都医科大学附属北京佑安医院肝病消化中心二病区护士长
	董桂芳（女）	首都医科大学附属北京佑安医院急诊科护士长
	任 珍（女）	首都医科大学附属北京佑安医院护理部主任
	贾春玲（女）	北京小汤山医院综合内科护士长
	刘 月（女）	北京小汤山医院护师
	杨路鹏	北京小汤山医院综合内科（护理中心）护士
	李 伟（女）	北京小汤山医院中西医结合康复科主管护师
	高 霞（女）	北京小汤山医院运动康复科主管护师
	吴彩霞（女）	北京小汤山医院综合内科主管护师
	秦立宁（女）	首都医科大学附属北京朝阳医院手术室副护士长
	赵 路	首都医科大学附属北京朝阳医院门诊采血中心护士长
	王美玉（女）	首都医科大学附属北京朝阳医院风湿免疫科护师
	杨 娜（女）	首都医科大学附属北京朝阳医院援佑安医院临时党支部书记、外科重症监护室主管护师
	张 曼（女）	首都医科大学附属北京朝阳医院呼吸危重症医学科护师
	沈 琪（女）	首都医科大学附属北京朝阳医院血液净化科护士长

分类	姓名	单位及职务
市级机关、企事业单位及双管单位	夏 月（女）	首都医科大学附属北京友谊医院心血管中心护士长
	林 萍（女）	首都医科大学附属北京友谊医院国际医学部主管护师
	张微微（女）	首都医科大学附属北京友谊医院主管护师
	王 彤（女）	首都医科大学附属北京友谊医院呼吸内科护师
	赵美佳（女）	首都医科大学附属北京友谊医院呼吸内科护师
	何 茵（女）	首都医科大学附属北京同仁医院重症医学中心ICU护士长
	甄 洁（女）	首都医科大学附属北京同仁医院急诊科主管护师
	董焕英（女）	首都医科大学附属北京同仁医院护士长、主管护师
	马 磊（女）	首都医科大学附属北京同仁医院团委副书记
	阮 筝（女）	北京积水潭医院护师
	王 燕（女）	北京积水潭医院感染疾病科护士长
	樊丽文（女）	北京积水潭医院护师
	高京梅（女）	北京积水潭医院护师
	苑立佩（女）	首都医科大学附属北京天坛医院护师
	张雪飞（女）	首都医科大学附属北京安贞医院急诊危重症中心护士长
	孔万利（女）	首都医科大学附属北京安贞医院急诊危重症中心主管护师
	刘向楠	首都医科大学附属北京安贞医院心脏外科监护室护师
	安春荣（女）	首都医科大学附属北京安贞医院呼吸与危重症医学科护士长
	陈 静（女）	首都医科大学附属北京世纪坛医院党委副书记、纪委书记
	徐亦敏（女）	首都医科大学附属北京世纪坛医院主管护师
	李 想（女）	首都医科大学附属北京世纪坛医院副护士长
	郑云辉（女）	首都医科大学附属北京世纪坛医院主管护师
	檀学兵（女）	首都医科大学附属北京世纪坛医院护师
	林 雪（女）	首都医科大学附属北京世纪坛医院护师
	袁 媛（女）	首都医科大学附属北京儿童医院副护士长
	魏砚琪（女）	首都医科大学附属北京儿童医院护师
	王冬梅（女）	首都医科大学附属北京儿童医院副护士长
	宋 伟（女）	首都儿科研究所神经外科护士长
	范敬蓉（女）	首都儿科研究所重症医学科病房护士长
	赵佳维（女）	首都儿科研究所神经内科护士长
	朱云莲（女）	首都医科大学附属北京胸科医院护师
	赵艳丽（女）	首都医科大学附属北京胸科医院呼吸科副护士长
	甄光军（女）	北京老年医院护士长
	吴忠艳（女）	北京老年医院护师
	张赛娜（女）	首都医科大学附属北京安定医院一区护士长
	裴晓璐（女）	首都医科大学附属北京中医医院急诊科护士长
	马 娜（女）	首都医科大学附属北京中医医院肛肠科主管护师
	李 倩（女）	首都医科大学附属北京中医医院内科总护士长，北京中医医院援小汤山医疗队临时党支部书记

续表

分类	姓名	单位及职务
市级机关、企事业单位及双管单位	孟庆鹏	首都医科大学附属北京安定医院急诊科护士
	张卫东	北京回龙观医院3科5病区护士长
	苑鸣顺（女）	北京回龙观医院6科24病区主管护师
	张 玮（女）	首都医科大学附属北京妇产医院消毒供应室护士长
	陈喜军（女）	首都医科大学附属北京妇产医院妇科护师
	朱 慧（女）	首都医科大学附属北京妇产医院妇科微创中心护师
	陈 伟（女）	首都医科大学附属北京口腔医院援地坛医院医疗队护理组组长
	王兆金	首都医科大学附属北京佑安医院重症监护室护士
	梁 英（女）	北京小汤山医院副院长
	李 梅（女）	北京市红十字血液中心献血服务二科主管护师
	吴 疆	北京市疾病预防控制中心免疫预防所党支部书记、所长
	宋卫萍（女）	北京市疾病预防控制中心党委副书记
	李 洁（女）	北京市疾病预防控制中心性病艾滋病防治所副所长
	李 刚	北京市疾病预防控制中心信息统计中心主任
	张代涛	北京市疾病预防控制中心传染病地方病控制所副所长
	于 礼	北京市疾病预防控制中心消毒与有害生物防制所科长助理
	田丽丽（女）	北京市疾病预防控制中心传染病地方病控制所副研究员
	刘立飞	北京市援鄂医疗队队长，市医院管理中心医疗护理处处长
	朱晓瑞	北京市医院管理中心组织与人力资源管理处副处长
	颜 冰（女）	北京市医院管理中心药事处处长
	纪路辉	北京市医院管理中心改革发展处一级主任科员
	魏合章	北京市医院管理中心科研学科教育处四级调研员
	路 凤（女）	北京市卫生健康委信息中心数据资源与统计部副主任
	高 路	北京市卫生健康委发展规划处处长
	曹 昱	北京市卫生健康委应急办主任
	刘颖（女）	北京市援鄂医疗队临时党总支书记，市卫生健康委医政医管处二级调研员
	姚秀军	北京市卫生健康委公众权益保障处副处长
	纪晋文	北京市卫生健康委疾病预防控制处副处长
	禹 震	北京市卫生健康委基层卫生处处长
	刘清华	北京市卫生健康委药械处处长
	王 欣	北京市中医管理局医政处处长
	杨建朝	北京市医院管理中心办公室三级调研员
	曾宇伟	北京市红十字血液中心科员
	于连峰	北京急救中心驾驶员
	徐 娜（女）	北京市卫生健康监督所医疗卫生监督一科副科长
	王作仁	北京市卫生健康监督所一级主任科员
	夏 欢	北京市老龄协会协调督查处副处长
	董清涛	首都医科大学附属北京康复医院康复放射科技师

分类	姓名	单位及职务
	董传江	北京市红十字会紧急救援中心急救车驾驶员
	李海潮	北京大学第一医院副院长、大内科主任
	田 雨	北京大学第一医院人力资源处处长、消化内科党支部书记
	刘敬伟	北京大学第一医院胸外科副主任医师
	李 楠	北京大学第一医院呼吸内科副主任医师
	暴 婧（女）	北京大学人民医院呼吸内科党支部书记
	王天兵	北京大学人民医院副院长
	高 燕（女）	北京大学人民医院感染科主任、医院感染管理办公室主任
	郭 维	北京大学人民医院急诊科主治医师
	姜 华	北京大学人民医院麻醉科主治医师
	饶慧瑛（女）	北京大学人民医院科研处副处长、肝病研究所所长助理
	付 卫	北京大学第三医院党委副书记、纪委书记、副院长
	孙永昌	北京大学第三医院呼吸与危重症医学科主任
	马青变（女）	北京大学第三医院急诊科主任
	王金良	北京大学第三医院总务处党支部书记、副处长
	张会芝（女）	北京大学第三医院医院感染管理科主任
	崔丽艳（女）	北京大学第三医院检验科主任
市级机关、企事业单位及双管单位	王宏志	北京大学肿瘤医院重症监护室主任
	郏 博	北京大学肿瘤医院团委委员
	马 弘（女）	北京大学第六医院精神科主任医师
	王生浩	北京大学国际医院呼吸与危重症医学科主治医师
	陈旭岩（女）	北京清华长庚医院党委副书记、纪委书记、急重症部部长、急诊科主任
	周 华（女）	北京清华长庚医院重症医学科副主任
	张振宇	北京清华长庚医院主任医师
	张维燕（女）	北京华信医院（清华大学第一附属医院）感染科主任
	张志军	清华大学玉泉医院院长助理兼医务处处长
	李润青	北京清华长庚医院检验医学科副主任
	王小辉	北京清华长庚医院感染性疾病科主治医师
	曹亚坡	北京华信医院（清华大学第一附属医院）感染管理处主任
	王建斌	清华大学玉泉医院感办主任
	孟洪宇（女）	北京中医药大学东直门医院肾病内分泌科主治医师
	刘佳霖	北京中医药大学东方医院神经外科副主任医师
	张海燕（女）	北京中医药大学第三附属医院社区中心常务副主任兼疾控科科长
	陈 超（女）	北京中医药大学东直门医院呼吸科主治医师
	崔 杰	北京中医药大学东方医院心内科主治医师
	李 凛（女）	北京中医药大学第三附属医院呼吸内科副主任医师
	方晓磊	北京中医药大学东方医院急诊科党支部书记、主任
	徐红日	北京中医药大学第三附属医院急诊科主任

续表

分类	姓名	单位及职务
	史利卿	北京中医药大学东方医院呼吸热病科主任
	赫伟丽（女）	北京中医药大学东直门医院感染科主治医师
	李艳（女）	首都医科大学宣武医院呼吸科党支部书记
	王培昌	首都医科大学宣武医院检验科主任
	肖汉	首都医科大学宣武医院呼吸科副主任医师
	翟文亮	首都医科大学宣武医院急诊科主治医师
	陈斌	中国人民公安大学校医院院长
	马亚光	北京大学肿瘤医院医学影像科主管技师
	郭新月	北京大学第一医院护师
	王晓月（女）	北京大学第一医院病房护士长
	于森（女）	北京大学第一医院病房护士长
	高军	北京大学第一医院护师
	王颖（女）	北京大学第一医院护师.
	李嘉茵（女）	北京大学人民医院护师
	赵彦（女）	北京大学人民医院护理部护士长
	赵礼婷（女）	北京大学人民医院创伤救治中心重症监护病房护士长
	李颖（女）	北京大学人民医院护士长
	李葆华（女）	北京大学第三医院护理部主任
市级机关、企事业单位及双管单位	柳峰	北京大学肿瘤医院护师
	付瑜文	北京大学国际医院护师
	姚洁林（女）	北京清华长庚医院副护理长
	王英华（女）	北京清华长庚医院护理长
	王华枝（女）	清华大学玉泉医院护理部主任
	郭凯华（女）	北京清华长庚医院护士长
	方群（女）	北京华信医院（清华大学第一附属医院）护士长
	穆纳新（女）	清华大学玉泉医院护士长
	杜渐（女）	北京中医药大学东直门医院护士长
	刘津京（女）	北京中医药大学东方医院主管护师
	张春花（女）	北京中医药大学东直门医院护士长
	纪冬梅（女）	北京中医药大学东直门医院急诊科一区护师
	阮征（女）	首都医科大学宣武医院病区护士长
	王洪振	首都医科大学宣武医院护师
	孙璐	北京大学第一医院医务处助理研究员
	巨睦	北京大学第三医院保卫处处长
	胥雪冬	北京大学第三医院医务处处长
	苏立楠	北京清华长庚医院仪器处副处长
	詹思延（女）	北京大学公共卫生学院流行病与卫生统计学系主任
	陆林	北京大学第六医院院长，中国科学院院士

北京地区卫生健康系统第二届全国创新争先奖章获奖者一览表

姓名	单位
付小兵	中国人民解放军总医院
仝小林	中国中医科学院广安门医院
杜　斌	中国医学科学院北京协和医院
陈士林	中国中医科学院中药研究所
黄璐琦	中国中医科学院

北京地区卫生健康系统第二届全国创新争先奖状获奖者一览表

姓名	单位
王松灵	首都医科大学
王福生	中国人民解放军总医院第五医学中心
支修益	首都医科大学宣武医院
刘玉玲	中国医学科学院药物研究所
刘保延	中国中医科学院中医药数据中心
陆　林	北京大学第六医院
金　奇	中国医学科学院病原生物学研究所
徐兵河	中国医学科学院肿瘤医院
曹　彬	中日友好医院
曹务春	中国人民解放军军事科学院军事医学研究院
谭明生	中日友好医院
霍　勇	北京大学第一医院

北京地区卫生系统人员获国际奖项、荣誉称号一览表

姓名	性别	单位	授奖国别或机构	奖励名称	时间
屠呦呦	女	中国中医科学院	联合国教科文组织	联合国教科文组织—赤道几内亚国际生命科学研究奖	2020年2月10日
乔　杰	女	北京大学第三医院	美国	美国人文与科学院院士	2020年4月23日
李小梅	女	北京华信医院	亚洲心律学会	亚洲女性电生理医师终身成就奖	2020年11月6日
张金哲	男	北京儿童医院	泛太平洋小儿外科学会	泛太平洋小儿外科学会终身成就奖	2020年11月11日

北京地区获2020年度国家科学技术奖项目一览表（医药卫生）

奖励名称	等级	编号	项目名称	主要完成人	主要完成单位	提名者
国家科学技术进步奖	二等奖	J-233-2-04	低氧与缺血适应防治缺血性脑卒中新技术体系的创研及推广应用	吉训明 吕国蔚 孟 然 罗玉敏 任长虹 李思颉 赵海苹 部 国 赵文博 尹志臣	首都医科大学	教育部
		J-233-2-07	脑血管病医疗质量改进关键技术与体系的建立和应用	王拥军 李子孝 赵性泉 王伊龙 刘丽萍 王春娟 孟 霞 潘岳松 京 许 杰	北京天坛医院	北京市
		J-233-2-08	耳科影像学的关键技术创新和应用	王振常 鲜军舫 张 丽 沙 炎 牛延涛 赵鹏飞 吕 晗 刘兆会 尹红霞 邢宇翔	北京友谊医院、北京同仁医院、清华大学、复旦大学附属眼耳鼻喉科医院	国家自然科学基金委员会
		J-234-2-01	中医药循证研究"四证"方法学体系创建及应用	商洪才 田贵华 吴大嵘 王燕平 陈耀龙 郑颂华 赵 晨 张晓雨 邱瑞雨 郑 志	北京中医药大学、广东省中医院、中国中医科学院中医临床基础医学研究所、兰州大学、香港浸会大学	国家中医药管理局
		J-235-2-03	聚乙二醇定点修饰重组蛋白药物的关键技术体系建立及产业化	石远凯 王文本 李银贵 徐 光 何小慧 刘 鹏 王龙山 惠雪梅 张雪梅 李正栋	中国医学科学院肿瘤医院、石药集团百克（山东）生物制药股份有限公司、石药集团中奇制药技术（石家庄）有限公司、石药控股集团有限公司	王军志 于金明 马 丁

2020年北京市科学技术奖获奖项目一览表（医药卫生）

奖励名称	获奖编号	姓名	工作单位
杰出青年中关村奖	2020-QN-05	潘湘斌	中国医学科学院阜外医院

奖励名称	等级	获奖编号	项目名称	完成单位	主要完成人
自然科学奖	一等奖	2020-Z04-1-01	寨卡病毒暴发与致病机制研究	中国人民解放军军事科学院军事医学研究院、中国科学院遗传与发育生物学研究所、中国科学院脑科学与智能技术卓越创新中心	秦成峰 许执恒 李晓峰 邓永强 叶青 罗振革 袁玲 黄星耀 武孔彦 邱业峰 徐丹
		2020-Z04-1-02	肿瘤浸润T细胞的单细胞图谱	北京大学、北京世纪坛医院、北京大学人民医院、北京大学第三医院	张泽民 任仙文 胡学达 郑良涛 张园园 张雷 郑春红 郭心怡 唐泽方 彭吉润 申占龙 闫天生 康博熙 李辰威 张启明
	二等奖	2020-Z04-2-01	分子水平的磁共振成像对中枢神经系统常见疾病的精准诊断和评估	北京医院	陈敏 李春媚 陈海波 苏闻 王蕊 龚涛 罗淑华 李淑辉 娄宝辉 张晨
		2020-Z04-2-02	我国汉族人群药物代谢酶P450遗传多态性及变异体的酶学活性研究	北京医院、温州医科大学	蔡剑平 胡国新 戴大鹏 钱建畅 徐仁爱
		2020-Z04-2-03	大脑皮层发育与相关疾病的分子机制研究	中国科学院生物物理研究所	王晓群 吴倩 孙乐 钟穗娟 刘静
		2020-Z04-2-04	预警素类细胞因子及固有淋巴样2型细胞在哮喘中的作用和临床研究	首都医科大学、北京朝阳医院	孙英 王炜 黄克武 李艳 姚秀娟 陈彦 吕昌 王晶晶 安云庆
		2020-Z04-2-05	PCSK9的表达调控与药物影响的基础研究	中国医学科学院阜外医院	李建军 徐瑞霞 郭远林 吴娜琼 朱成刚 崔传珏 张彦 李莎 孙静
技术发明奖	一等奖	2020-F05-1-01	复杂口腔修复体的人工智能设计与精准仿生制造	北京大学口腔医院、南京航空航天大学、山东山大华天软件有限公司、北京巴登技术有限公司、爱迪特（秦皇岛）科技股份有限公司、南京前知智能科技有限公司	孙玉春 王勇 周永胜 梅敬成 戴宁 陈虎 原福松 叶红强 赵一姣 邓阿慧 李伟伟 李佐伟 唐宝 魏威 王昕宇
科学技术进步奖	一等奖	2020-J06-1-01	髋膝关节置换诊疗新技术的建立及推广应用	北京积水潭医院、北京大学第三医院、北京爱康宜诚医疗器材有限公司、北京大学口腔医院、北京大学第三医院、清华大学	周一新 田华 刘昆玺 杨德金 陈虹 王彩梅 赵旻暐 唐浩 李子剑 庞博 部宏阔 李锋 唐杞衡 张兑 黄勇
		2020-J06-1-02	放射性粒子微创治疗肿瘤体系建立与临床应用	北京大学第三医院、北京大学第二医院、北京航空航天大学、天津医科大学第二医院、原子高科股份有限公司	王俊杰 黄明伟 刘博 陈彬 崔海平 姜玉良 霍小东 周付根 柴树德 张建国 吉喆

续表

奖励名称	等级	获奖编号	项目名称	完成单位	主要完成人
	一等奖	2020-J06-1-03	肝纤维化逆转化机制、评价体系及应用推广	北京友谊医院	贾继东 尤红 马红 敏 刘天会 欧晓娟 孙亚朦 丛敏 武珊珊 吴晓宁 孔媛媛 赵新颜 陈魏 周家玲
		2020-J06-1-04	阿尔茨海默病及相关痴呆的发生与早期诊治	宣武医院、中国科学院生物物理研究所、北京脑病研究院大疾病研究院	贾建平 赫荣乔 贾龙飞 魏翠柏 唐毅 周爱红 王芬 楚长彪 秦伟 王琪 李劳玉 李欣悦
		2020-J06-1-05	基于人工智能和机器人技术的神经外科手术体系研究及临床应用	宣武医院、北京天坛医院、北京柏惠维康科技有限公司	赵国光 张建国 刘达 田增民 杨岸超 赵全军 刘焕光 谢承召 王亚明 樊晓彤 赵德朋 魏鹏虎
		2020-J08-1-01	有毒中药活性成分研究与质量安全标准制定及应用	中国医学科学院药物研究所、中国食品药品检定研究院	庾石山 张东明 陈晓光 李勇 马双刚 屈晶 张琦 刘云宝 侯丹
科学技术进步奖	二等奖	2020-J01-2-06	医用加速器放射治疗剂量量值体系的研究建立与临床应用	中国计量科学研究院、北京肿瘤医院	王坤 张辉 金孙均 吴昊 岳海振 杜乙 杨扬 黄曦 王志鹏
		2020-J02-2-14	基于深度学习技术的肺癌/肺炎早诊早治的创新体系建设及推广应用	推想医疗科技股份有限公司、中国人民解放军总医院、北京市海淀医院	陈宽 张荣国 李新阳 夏晨 赵绍宏 赵朝阳 王大功 张欢 李少康
		2020-J06-2-01	高灵敏特异性化学发光免疫分析技术的建立和临床应用	中国人民解放军总医院第一医学中心、苏州长光华医生物医学工程有限公司、北京北方生物技术研究所有限公司	颜光涛 谷泽亮 邓子辉 梁辰 沙利锋 冯娜 白云鹏 王欢 薛辉 冯皓
		2020-J06-2-02	复杂重症主动脉疾病诊疗关键技术创新及推广应用	北京安贞医院	朱俊明 刘永民 郑军 王嵘 程卫平 金楠 孙立忠 黄连军 张宏家 张冰
		2020-J06-2-03	儿童重大恶性实体肿瘤综合诊疗体系建立	北京儿童医院	倪鑫 赵军阳 王焕民 郭永丽 曾骐 葛明 李杰
		2020-J06-2-04	脑出血精准评价与标准化管理体系建立与应用	北京天坛医院	赵性泉 冀瑞俊 李娜 刘艳芳 王文娟 姜睿璇 康开江 陆菁菁 冯皓
		2020-J06-2-05	乙肝病毒母婴阻断关键技术与应用	北京佑安医院	陈煜 段钟平 李华 朱云霞 冯英梅 王明 张华
		2020-J06-2-06	潜伏性结核感染与活动性结核病诊断预防新体系创建及推广	中国医学科学院北京协和医院、北京胸科医院、广东菲康生物科技有限公司	刘晓清 张丽帆 高孟秋 张奉春 李雪 郑文洁 潘丽萍 毕利军
		2020-J07-2-01	重组甘精胰岛素关键技术创新及达到国际高质量标准的大规模产业化	甘李药业股份有限公司、天津大学、中国食品药品检定研究院	甘忠如 王大梅 黄鹤 李晶 蔡成定 胡正华 张蓉芝
		2020-J08-2-01	针灸临床评价体系创建与应用	中国中医科学院广安门医院、中国中医科学院中医临床基础医学研究所、陕西省中医医院、北京中医药大学东直门医院、江苏省中医院、湖南中医药大学第一附属医院	刘志顺 苏同生 赵吉平 孙立虹 周仲瑜 陈跃来 刘佳 何丽云 章薇

2019年度中国医学重大进展一览表

分类	内容
临床医学	1. 获得帕博利珠单抗、阿来替尼、纳武单抗治疗非小细胞肺癌高级别临床证据
	2. 揭示腹腔镜微创手术治疗局部进展期胃癌的远期疗效
	3. Gemcitabine联合Cisplatin诱导化疗局部晚期鼻咽癌效果更好
	4. 首例CRISPR-Cas9编辑干细胞治疗感染艾滋病的急性淋巴细胞白血病患者
	5. 发现细胞内第二信使环状单磷酸腺苷缺乏导致的肠道免疫微环境紊乱是儿童结肠炎及炎症性肠病的共性发病机制
	6. 证实冷冻单囊胚移植可提高单胎活产率
	7. 证实闭角型青光眼高危患者不宜广泛使用预防性激光治疗
	8. 发现阻塞性睡眠呼吸暂停与大型非心脏手术术后30天内发生心血管疾病呈正相关关系
	9. 证实替卡格雷联合阿司匹林治疗对轻度脑卒中或短暂性脑缺血有益
	10. 明确糖尿病患者控烟、饮食等心血管健康指标与后续心血管疾病风险间的关系
口腔医学	1. 绘制口腔-头颈黏膜恶性黑色素瘤基因组特征图谱并提供潜在治疗策略
	2. 水凝胶再生疗法可实现高水平的牙周组织再生
基础医学与生物学	1. 人类胚胎着床发育过程及其机制解析
	2. 发现肿瘤氢代谢异常的分子机制及功能
	3. 研发高精度单碱基编辑工具及新型脱靶检验技术
	4. 成功建立新型转基因自闭症灵长类动物的模型
	5. 多组学技术发现肝癌精准诊治新靶点
	6. 揭示尿苷二磷酸葡萄糖抑制肺癌转移的新功能
	7. 发现功能成熟细胞在体外长期维持的新方法
	8. 揭示环形RNA在天然免疫过程中的重要功能
	9. 揭示肠道病毒和基孔肯雅病毒入侵细胞的分子机制
	10. 揭示阿尔兹海默症相关γ-分泌酶与底物识别结构基础
药学	1. 罗沙司他为肾性贫血带来全新治疗方案
	2. 抗癌新药泽布替尼（zanubrutinib）获美国FDA批准上市
	3. 阿尔茨海默症治疗药物甘露特钠胶囊（九期一）获批上市
	4. 解析蛋白质结构为新药研发提供结构理论基础
	5. 寻常型银屑病治疗药物本维莫德乳膏（商品名：欣比克）获批上市
	6. 抗感染新药可利霉素（商品名：必特）获批上市
	7. 揭示环鸟腺苷酸合成酶（cGAS）抵抗病毒感染的重要调控机制
卫生健康与环境医学	1. 确证大气颗粒物浓度增加与居民总死亡率、心血管和呼吸道疾病死亡存在统计学相关性
	2. 揭示收缩压高、吸烟、高钠饮食和环境颗粒物污染是导致中风和缺血性心脏病等疾病的危险因素
	3. 首次明确中国成人喘息症状性哮喘达4570万
	4. 全国大样本流行病学调查揭示成人精神障碍患病率及分布特点
	5. 揭示吸烟和不良饮食等23个中国成人癌症死亡的危险因素
生物医学工程与信息学	1. 国产"人工心脏"取得突破
	2. 中国首台自主知识产权碳离子治疗系统获批上市
	3. 正电子发射及X射线计算机断层成像扫描系统获批上市
	4. 全球首个艾滋病病毒（HIV）尿液自检试剂获批上市
	5. 基于病历深度学习的人工智能辅助诊断应用

北京地区国家干细胞临床研究备案机构一览表

序号	单位名称	备案时间
1	中国医学科学院北京协和医院	2016年
2	中日友好医院	2016年
3	中国医学科学院阜外医院	2016年
4	北京大学人民医院	2016年
5	北京大学第三医院	2016年
6	北京大学口腔医院	2016年
7	北京医院	2017年
8	北京口腔医院	2017年
9	宣武医院	2017年
10	北京天坛医院	2017年
11	北京同仁医院	2017年
12	北京安贞医院	2017年
13	北京佑安医院	2020年

 ## 第一批北京市研究型病房示范建设单位名单

单位名称	
	中国医学科学院北京协和医院
	北京大学第三医院
	中国医学科学院肿瘤医院
	北京大学第一医院
	北京天坛医院
	北京肿瘤医院
	北京地坛医院
	宣武医院
	北京安定医院
	北京友谊医院

北京医疗卫生机构临床医学研究中心一览表

领域	依托单位	批准时间
心血管疾病	中国医学科学院阜外医院	2013年
	北京安贞医院	2013年
神经系统疾病	北京天坛医院	2013年
慢性肾病	解放军总医院	2013年
恶性肿瘤	中国医学科学院肿瘤医院	2013年
呼吸系统疾病	中日友好医院	2013年
	北京儿童医院	2013年
精神心理疾病	北京大学第六医院	2014年
	北京安定医院	2014年
妇产疾病	中国医学科学院北京协和医院	2014年
	北京大学第三医院	2014年
消化系统疾病	北京友谊医院	2014年
口腔疾病	北京大学口腔医院	2016年
老年疾病	解放军总医院	2016年
	北京医院	2016年
	宣武医院	2016年
感染性疾病	解放军总医院第五医学中心	2019年
骨科与运动康复	解放军总医院	2019年
眼耳鼻喉疾病	解放军总医院	2019年
皮肤与免疫疾病	北京大学第一医院	2019年
	中国医学科学院北京协和医院	2019年
血液系统疾病	北京大学人民医院	2019年
中医	中国中医科学院西苑医院	2019年

2020年北京地区二级及以上医疗机构一览表（不含驻京部队和武警医疗机构）

序号	机构名称	等级	等次	类型	性质	经济类型	设置主办单位	地址	邮编	职工总数（人）	卫生技术人员（人）	编制床位数（张）	实有床位数（张）	年门诊量（人次）	年急诊量（人次）
1	北京医院	三级	甲等	综合医院	非营利性	国有全资	卫生行政部门	东城区东单大华路1号	100730	3278	2608	1112	1112	1268432	49101
2	中国医学科学院北京协和医院	三级	甲等	综合医院	非营利性	国有全资	卫生行政部门	东城区帅府园1号	100730	5750	4017	3000	2042	2009852	157056
3	北京中医药大学东直门医院	三级	甲等	中医（综合）医院	非营利性	国有全资	其他行政部门	东城区海运仓5号	100700	1730	1458	574	619	983879	24761
4	首都医科大学附属北京同仁医院	三级	甲等	综合医院	非营利性	国有全资	卫生行政部门	东城区东交民巷1号	100730	3642	3066	1759	1594	1524600	260948
5	首都医科大学附属北京中医医院	三级	甲等	中医（综合）医院	非营利性	国有全资	卫生行政部门	东城区美术馆后街23号	100010	1779	1463	565	606	1368603	23339
6	首都医科大学附属北京口腔医院	三级	甲等	口腔医院	非营利性	国有全资	卫生行政部门	东城区天坛西里4号	100050	1226	1024	100	63	446687	59657
7	北京市和平里医院	三级	甲等	中西医结合医院	非营利性	国有全资	卫生行政部门	东城区和平里北街18号，和平里西街19号	100013	845	695	407	407	284818	26762
8	中国医学科学院阜外医院	三级	甲等	心血管病医院	非营利性	国有全资	卫生行政部门	西城区北礼士路167号	100037	3573	3110	1521	1291	476480	27571
9	中国中医科学院广安门医院	三级	甲等	中医（综合）医院	非营利性	国有全资	其他行政部门	西城区北线阁5号	100053	1602	1425	642	642	1756835	16846
10	北京大学第一医院	三级	甲等	综合医院	非营利性	国有全资	卫生行政部门	西城区西什库大街8号	100034	3611	3269	1368	1805	1834863	160813
11	北京大学人民医院	三级	甲等	综合医院	非营利性	国有全资	卫生行政部门	西城区西直门南大街11号	100044	4461	3929	1448	1748	1674115	130164
12	北京中医药大学附属护国寺中医医院	三级	甲等	针灸医院	非营利性	国有全资	卫生行政部门	西城区棉花胡同83号	100035	585	490	390	365	286228	189

序号	机构名称	级别	等次	类别	营利性质	资产类型	主办单位	地址	邮编						
13	首都医科大学附属北京友谊医院	三级	甲等	综合医院	非营利性	国有全资	卫生行政部门	西城区永安路95号	100050	4572	4161	2006	1869	2024360	202788
14	首都医科大学宣武医院	三级	甲等	综合医院	非营利性	国有全资	卫生行政部门	西城区长椿街45号	100053	3485	2858	1461	1643	1364483	196362
15	首都医科大学附属北京儿童医院	三级	甲等	儿童医院	非营利性	国有全资	卫生行政部门	西城区南礼士路56号	100045	3073	2721	970	1044	1597841	149043
16	首都医科大学附属北京安定医院	三级	甲等	精神病医院	非营利性	国有全资	卫生行政部门	西城区德胜门外安康胡同5号	100088	917	708	800	885	520628	23091
17	北京积水潭医院	三级	甲等	综合医院	非营利性	国有全资	卫生行政部门	西城区新街口东街31号	100035	2920	2405	1503	1497	1580556	205932
18	北京急救中心	三级	甲等	急救中心	非营利性	国有全资	卫生行政部门	西城区前门西大街103号	100031	813	511	0	0	0	0
19	北京市回民医院	三级	甲等	中西医结合医院	非营利性	国有全资	卫生行政部门	西城区右安门内大街11号	100054	457	374	400	266	19371	2003
20	北京市肛肠医院	三级	甲等	中西医结合医院	非营利性	集体全资	卫生行政部门	西城区德外大街16号	100120	433	364	485	341	247329	6321
21	中日友好医院	三级	甲等	综合医院	非营利性	国有全资	卫生行政部门	朝阳区和平里樱花园东街2号	100029	4010	3350	1610	1805	1663875	195038
22	中国医学科学院肿瘤医院	三级	甲等	肿瘤医院	非营利性	国有全资	卫生行政部门	朝阳区潘家园南里17号	100021	2606	2077	1198	1381	548755	22798
23	中国中医科学院望京医院	三级	甲等	中医（综合）医院	非营利性	国有全资	其他行政部门	朝阳区环南路6号	100102	1288	1069	1100	761	715050	39714
24	北京中医药大学第三附属医院	三级	甲等	中西医结合医院	非营利性	国有全资	事业单位	朝阳区安定门外小关街51号	100029	914	786	520	452	639864	13774
25	首都医科大学附属北京朝阳医院	三级	甲等	综合医院	非营利性	国有全资	卫生行政部门	朝阳区工体南路8号	100020	4381	3951	1880	1860	2240292	229618
26	首都医科大学附属北京安贞医院	三级	甲等	综合医院	非营利性	国有全资	卫生行政部门	朝阳区安贞路2号	100029	4061	3536	1500	1611	1533750	124937
27	首都医科大学附属北京地坛医院	三级	甲等	传染病医院	非营利性	国有全资	卫生行政部门	朝阳区京顺东街8号	100015	1739	1411	1158	969	436018	63021
28	首都医科大学附属北京妇产医院	三级	甲等	妇产（科）医院	非营利性	国有全资	卫生行政部门	朝阳区姚家园路251号	100026	1592	1279	660	515	902337	38414
29	北京妇幼保健院	三级	甲等	妇幼保健院	非营利性	国有全资	卫生行政部门	朝阳区姚家园路251号	100026	158	148				

续表

序号	机构名称	等级	等次	类型	性质	经济类型	设置/主办单位	地址	邮编	职工总数（人）	卫生技术人员（人）	编制床位数（张）	实有床位数（张）	年门诊量（人次）	急诊量（人次）
30	首都儿科研究所附属儿童医院	三级	甲等	儿童医院	非营利性	国有全资	卫生行政部门	朝阳区雅宝路2号	100020	1008	844	400	439	1113558	163991
31	北京市第一中西医结合医院	三级	甲等	中西医结合医院	非营利性	国有全资	卫生行政部门	朝阳区金台路13号内2号、东坝乡东风大队二条	100026	931	834	405	390	395302	50375
32	中国中医科学院西苑医院	三级	甲等	中医（综合）医院	非营利性	国有全资	其他行政部门	海淀区西苑操场1号	100091	1594	1274	800	494	1441163	34172
33	北京大学第三医院	三级	甲等	综合医院	非营利性	国有全资	卫生行政部门	海淀区花园北路49号	100191	6538	5521	1900	2299	3147964	196672
34	北京大学口腔医院	三级	甲等	口腔医院	非营利性	国有全资	卫生行政部门	海淀区中关村南大街22号	100081	2709	2117	157	171	981329	90726
35	北京肿瘤医院	三级	甲等	肿瘤医院	非营利性	国有全资	卫生行政部门	海淀区阜成路52号	100142	2399	1815	790	809	494287	
36	北京大学第六医院	三级	甲等	精神病医院	非营利性	国有全资	卫生行政部门	海淀区花园北路51号	100191	486	323	300	271	260671	0
37	首都医科大学附属北京世纪坛医院	三级	甲等	综合医院	非营利性	国有全资	卫生行政部门	海淀区羊坊店铁医路10号	100038	2624	2242	1100	1072	1063739	57489
38	北京市中西医结合医院	三级	甲等	中西医结合医院	非营利性	国有全资	卫生行政部门	海淀区永定路东3号、永定路15号	100039	706	614	600	402	217807	11485
39	北京马应龙长青肛肠医院	三级	甲等	肛肠医院	营利性	股份合作	个人	海淀区闵庄路3号王泉营综合园17号楼	100195	197	148	300	159	45589	
40	北京中医药大学东方医院	三级	甲等	中医（综合）医院	非营利性	国有全资	卫生行政部门	丰台区方庄芳星园一区6号楼、长辛店陈庄大街1号、大兴区瀛海镇四海路3号院	100078	1575	1303	1377	796	1072899	28714
41	首都医科大学附属北京天坛医院	三级	甲等	综合医院	非营利性	国有全资	卫生行政部门	丰台区南四环西路119号	100070	3681	3056	1650	1624	1477062	155120
42	首都医科大学附属北京佑安医院	三级	甲等	传染病医院	非营利性	国有全资	卫生行政部门	丰台区右安门外西头条8号	100054	1529	1258	750	800	461573	61919
43	北京市丰台中西医结合医院	三级	甲等	中西医结合医院	非营利性	国有全资	卫生行政部门	丰台区长辛店东山坡三里甲60号、长辛店东山坡三里63号、长辛店槐树岭4号院	100072	729	650	500	400	215225	34660

序号	名称	等级	等次	类别	经营性质	所有制	主管单位	地址	邮编						
44	北京博爱医院	三级	甲等	综合医院	非营利性	国有全资	社会团体	丰台区角门北路10号	100068	1745	1257	1100	1010	292387	35339
45	中国医学科学院整形外科医院	三级	甲等	整形外科医院	非营利性	国有全资	卫生行政部门	石景山区八大处路33号	100144	886	656	440	328	188929	9362
46	中国中医科学院眼科医院	三级	甲等	其他中医专科医院	非营利性	国有全资	其他行政部门	石景山区鲁谷路33号	100040	585	454	800	341	290448	4606
47	北京市房山区中医医院（北京中医药大学房山医院）	三级	甲等	中医（综合）医院	非营利性	集体全资	卫生行政部门	房山区城关保健路4号	102400	1401	1138	800	800	689195	50975
48	首都医科大学附属北京胸科医院	三级	甲等	胸科医院	非营利性	国有全资	卫生行政部门	通州区马厂97号	101149	916	749	1400	638	181341	8316
49	北京市通州区中医医院	三级	甲等	中医（综合）医院	非营利性	国有全资	卫生行政部门	通州区翠屏西路116号	101100	936	850	1200	612	775699	48938
50	北京市顺义区中医医院（北京中医医院顺义医院）	三级	甲等	中医（综合）医院	非营利性	国有全资	卫生行政部门	顺义区站前东街5号	101300	1141	967	450	405	623447	50731
51	中国中医科学院广安门医院南区	三级	甲等	中医（综合）医院	非营利性	国有全资	卫生行政部门	大兴区黄村镇兴丰大街（二段）138号	102618	782	650	400	407	477718	18583
52	北京回龙观医院	三级	甲等	精神病医院	非营利性	国有全资	卫生行政部门	昌平区回龙观镇	100096	1154	842	1369	1369	144436	1309
53	北京市昌平区中医医院	三级	甲等	中医（综合）医院	非营利性	国有全资	卫生行政部门	昌平区城关东环路南段·星火东9号	102200	1093	824	500	393	501391	57894
54	北京市昌平区中西医结合医院	三级	甲等	中西医结合医院	非营利性	国有全资	卫生行政部门	昌平区东小口镇霍营村黄平路219号	102208	1712	1332	2130	2201	342020	52853
55	北京王府中西医结合医院	三级	甲等	中西医结合医院	非营利性	其他	个人	昌平区北七家镇王府街1号	102209	882	736	600	480	292244	52218
56	北京市平谷区中医医院	三级	甲等	中医（综合）医院	非营利性	国有全资	卫生行政部门	平谷区平翔东路6号	101200	920	714	800	424	411148	36189
57	北京市宣武中医医院	三级	乙等	中医（综合）医院	非营利性	国有全资	卫生行政部门	西城区万明路13号	100050	432	369	400	192	207837	5819
58	首都医科大学附属复兴医院	三级	合格	综合医院	非营利性	国有全资	卫生行政部门	西城区复兴门外大街甲20号	100038	1556	1389	710	709	257751	15977
59	北京华信医院（清华大学第一附属医院）	三级	合格	综合医院	非营利性	国有全资	其他行政部门	朝阳区酒仙桥一街一坊6号	100016	1600	1364	760	826	695103	65278

续表

序号	机构名称	等级	等次	类型	性质	经济类型	设置/主办单位	地址	邮编	职工总数（人）	卫生技术人员（人）	编制床位数（张）	实有床位数（张）	年门诊量（人次）	年急诊量（人次）
60	应急管理部应急总医院	三级	合格	综合医院	非营利性	国有全资	其他行政部门	朝阳区西坝河南里29号	100028	906	685	515	504	309485	27036
61	民航总医院	三级	合格	综合医院	非营利性	国有全资	其他行政部门	朝外高井甲1号	100123	1452	1249	500	822	1109924	176874
62	北京老年医院	三级	合格	综合医院	非营利性	国有全资	卫生行政部门	海淀区温泉路118号	100095	1154	922	800	724	230469	55311
63	航天中心医院	三级	合格	综合医院	非营利性	国有全资	事业单位	海淀区玉泉路15号	100049	2115	1850	1020	1020	1437373	103239
64	国家电网公司北京电力医院	三级	合格	综合医院	非营利性	国有全资	企业	丰台区太平桥西里1号	100073	1306	1082	518	862	529530	55636
65	北京丰台右安门医院	三级	合格	综合医院	非营利性	集体全资	社会团体	丰台区右安门外大街199号	100069	1232	992	600	865	143094	36079
66	北京中诺口腔医院	三级	合格	口腔医院	营利性	其他内资	企业	丰台区方庄芳星园三区18号楼	100078	174	122	50	50	46286	0
67	北京首大眼耳鼻喉医院	三级	合格	耳鼻喉科医院	营利性	其他内资	个人	丰台区成寿寺路33号	100078	300	200	148	148	96351	0
68	北京大学首钢医院	三级	合格	综合医院	非营利性	国有全资	企业	石景山区晋元庄路9号	100144	1774	1467	1006	889	552849	75809
69	北京京煤集团总医院	三级	合格	综合医院	非营利性	国有全资	企业	门头沟区黑山大街18号	102300	1366	1134	956	821	813192	63842
70	北京燕化医院	三级	合格	综合医院	非营利性	其他	其他社会组织	房山区迎风街15号	102500	1301	999	501	663	560812	72139
71	北京市大兴区人民医院	三级	合格	综合医院	非营利性	国有全资	卫生行政部门	大兴区黄村西大街26号、黄村西大街27号、兴政街15号3号楼	102600	2243	1995	1100	1028	928895	171093
72	北京市大兴区中西医结合医院	三级	合格	中西医结合医院	非营利性	国有全资	卫生行政部门	大兴区瀛海镇忠兴南路3号	100076	792	652	450	464	267957	45544
73	北京小汤山医院	三级	合格	综合医院	非营利性	国有全资	卫生行政部门	昌平区小汤山镇	102211	724	459	1657	277	71181	5687
74	北京市昌平区医院	三级	合格	综合医院	非营利性	国有全资	卫生行政部门	昌平区鼓楼北街9号	102200	1744	1390	800	845	618489	178534

序号	名称	级别	评审	类别	营利性质	经济类型	主办单位	地址	代码						
75	北京市平谷区医院	三级	合格	综合医院	非营利性	国有全资	卫生行政部门	平谷区新平北路59号	101200	1556	1353	960	944	896767	179251
76	北京市隆福医院（北京市东城区老年病医院）	三级	未评	中西医结合医院	非营利性	国有全资	卫生行政部门	东城区美术馆东街18号，朝阳区北苑路5号院606号楼，昌平区东小口镇中滩村290号	100010	814	664	480	461	430178	12870
77	北京市鼓楼中医医院	三级	未评	中医（综合）医院	非营利性	国有全资	卫生行政部门	东城区豆腐池胡同13号、和平里中街14-2号、新中街一条67号	100009	410	347	301	244	518326	10392
78	北京市西城区广外医院（北京市西城区广外老年医院）	三级	未评	中西医结合医院	非营利性	国有全资	卫生行政部门	西城区广外三义里甲2号	100055	418	369	350	247	109729	2328
79	北京市垂杨柳医院	三级	未评	综合医院	非营利性	国有全资	卫生行政部门	朝阳区垂杨柳南街2号、三间房西外甲479号、间房南路54号	100022	1146	934	501	501	542942	100525
80	北京市公安医院	三级	未评	综合医院	非营利性	国有全资	其他行政部门	朝阳区豆各庄村甲505号	100121	0	0				
81	航空总医院	三级	未评	综合医院	非营利性	国有全资	企业	朝阳区安外北苑3号院	100012	1125	950	1000	833	688171	97153
82	北京朝阳急诊抢救中心	三级	未评	综合医院	非营利性	其他内资	个人	朝阳区同庄嘉园东里27号	100122	1137	906	612	612	28990	52768
83	北京市红十字会急诊抢救中心（北京市红十字会创伤医院）	三级	未评	其他专科医院	非营利性	集体全资	其他行政部门	朝阳区清河东路1号	100192	1424	1021	311	352	59137	27753
84	北京朝阳中西医结合急诊抢救中心	三级	未评	中西医结合医院	非营利性	其他内资	个人	朝阳区十八里店乡周家庄村123号	100025	1353	1258	695	930	219820	34519
85	北京市城皮肤病医院	三级	未评	皮肤病医院	营利性	股份合作	个人	朝阳区德胜门外双泉堡甲4号	100192	304	135	120	100	124825	0
86	北京市海淀医院	三级	未评	综合医院	非营利性	国有全资	卫生行政部门	海淀区中关村大街29号	100080	1692	1408	900	783	836690	122453
87	北京裕和中西医结合康复医院	三级	未评	中西医结合医院	营利性	股份有限（公司）	企业	海淀区永定路15号	100039	331	229	350	169	35826	0
88	北京国丹白癜风医院	三级	未评	皮肤病医院	营利性	私有	企业	丰台区太平桥路17号	100070	131	105	100	100	11173	0

续表

序号	机构名称	等级	等次	类型	性质	经济类型	设置主办单位	地址	邮编	职工总数（人）	卫生技术人员（人）	编制床位数（张）	实有床位数（张）	年门诊量（人次）	年急诊量（人次）
89	首都医科大学附属北京康复医院	三级	未评	康复医院	非营利性	国有全资	社会团体	石景山区八大处西下庄	100144	1192	1058	950	950	157438	25400
90	北京联科中医肾病医院	三级	未评	其他中医专科医院	营利性	股份合作	社会团体	石景山区模式口西102号	100041	241	206	300	300	26520	0
91	北京市房山区良乡医院	三级	未评	综合医院	非营利性	国有全资	卫生行政部门	房山区良乡拱辰大街45号	102401	1921	1605	800	860	1070616	179107
92	北京北亚骨科医院	三级	未评	骨科医院	营利性	股份有限（公司）	企业	房山区长阳镇昊天北大街20号	102445	590	477	360	360	203276	10256
93	首都医科大学附属北京潞河医院	三级	未评	综合医院	非营利性	国有全资	卫生行政部门	通州区新华南路82号、翠屏西路43—45号、玉带河西街14号楼	101149	2954	2313	1300	1307	1610430	277287
94	北京美尔目眼科医院	三级	未评	眼科医院	营利性	私有	个人	通州区通朝大街13号院1号楼	101100	98	60	80	80	13676	8
95	北京市顺义区医院	三级	未评	综合医院	非营利性	国有全资	卫生行政部门	顺义区光明南街3号	101300	2242	1850	1000	1056	1086555	231259
96	北京市安康医院	三级	未评	精神病医院	非营利性	国有全资	其他行政部门	顺义区南彩镇滦河路俸伯段4号	101300	394	273	1000	500	107	0
97	北京方舟皮肤病医院	三级	未评	皮肤病医院	营利性	私有	其他社会组织	顺义区裕东路3号院	101318	120	66	100	185	5868	0
98	北京市陆道培血液病医院	三级	未评	血液病医院	营利性	私有	企业	顺义区高丽营镇于路120号	101316	144	83	200	200	119	0
99	北京中科白癜风医院	三级	未评	皮肤病医院	营利性	股份有限（公司）	企业	大兴区旧宫镇三台山路南口临18号院	100176	86	60	100	100	2558	0
100	北京陆道培医院	三级	未评	血液病医院	营利性	其他内资	企业	经济技术开发区同济南路22号	100076	295	263	200	200	7674	0
101	北京爱育华妇儿医院	三级	未评	其他专科医院	营利性	其他	个人	经济技术开发区景园南街2号	100176	304	207	200	118	40639	12167
102	北京清华长庚医院	三级	未评	综合医院	非营利性	国有全资	卫生行政部门	昌平区立汤路168号	102218	2070	1650	1000	948	691522	90246
103	北京大学国际医院	三级	未评	综合医院	非营利性	其他内资	事业单位	昌平区中关村生命科学园生命园路1号	102206	1828	1469	839	1004	724188	51451

104	北京北大医疗康复医院	三级	未评	康复医院	营利性	其他内资	企业	昌平区回龙观中关村生命科学园生命园路8号院7号楼	102206	215	164	300	300	2804	2
105	北京美尔目第二眼科医院	三级	未评	眼科医院	营利性	其他	其他社会组织	昌平区城北街道政府西路23号	102299	54	21	80	80	12812	21718
106	北京京都儿童医院	三级	未评	儿童医院	营利性	股份有限（公司）	企业	昌平区回龙观东大街308号	102208	705	483	300	256	153894	32806
107	北京市第六医院	二级	甲等	综合医院	非营利性	国有全资	卫生行政部门	东城区交道口北二条36号、东直门内大街184号	100007	1014	796	632	473	477865	35346
108	北京市普仁医院	二级	甲等	综合医院	非营利性	国有全资	卫生行政部门	东城区崇文门外大街10C号、白桥大街8号楼	100062	947	784	400	427	384931	41445
109	北京市东城区第一人民医院	二级	甲等	中西医结合医院	非营利性	国有全资	卫生行政部门	东城区永外大街130号	100075	334	299	150	150	278224	0
110	北京市东城区妇幼保健计划生育服务中心	二级	甲等	妇幼保健院	非营利性	国有全资	卫生行政部门	东城区交道口南大街136号、法华南里25号楼东侧	100007	313	254	96	96	81710	13368
111	北京市第二医院	二级	甲等	综合医院	非营利性	国有全资	卫生行政部门	西城区宣内大街油坊胡同36号	100031	425	362	286	234	62626	0
112	北京市西城区平安医院	二级	甲等	精神病医院	非营利性	国有全资	卫生行政部门	西城区赵登禹路169号	100035	265	215	213	382	145114	57217
113	北京市丰盛中医骨伤专科医院	二级	甲等	骨伤医院	非营利性	集体全资	卫生行政部门	西城区阜内大街306号	100034	271	217	100	100	345528	74
114	北京市监狱管理局中心医院	二级	甲等	综合医院	非营利性	国有全资	其他行政部门	西城区右安门东大街9号	100054	583	397	360	360	29753	35233
115	北京按摩医院	二级	甲等	按摩医院	非营利性	国有全资	社会团体	西城区宝产胡同7号	100035	365	282	56	44	168671	11927
116	北京市健宫医院	二级	甲等	综合医院	营利性	联营	其他社会组织	西城区籍福里6号	100054	901	726	457	385	524456	2213
117	北京市朝阳区中医医院	二级	甲等	中医（综合）医院	非营利性	国有全资	卫生行政部门	朝阳区工体南路6号	100020	321	269	220	213	133760	
118	北京市朝阳区妇幼保健院	二级	甲等	妇幼保健院	非营利性	国有全资	卫生行政部门	朝阳区潘家园华威里25号	100026	499	413	139	139	226576	
119	北京市老年病医院	二级	甲等	其他专科医院	非营利性	国有全资	其他行政部门	朝阳区华严北里小关西街甲2号	100029	235	162	349	349	19133	

续表

序号	机构名称	等级	等次	类型	性质	经济类型	设置主办单位	地址	邮编	职工总数（人）	卫生技术人员（人）	编制床位数（张）	实有床位数（张）	年门诊量（人次）	年急诊量（人次）
120	北京市中关村医院（中国科学院中关村医院）	二级	甲等	综合医院	非营利性	国有全资	卫生行政部门	海淀区中关村南路12号	100190	742	649	450	356	360358	9517
121	北京市海淀区妇幼保健院（海淀区妇幼保健计划生育服务中心、海淀区妇幼保健社区卫生服务中心）	二级	甲等	妇幼保健院	非营利性	国有全资	卫生行政部门	海淀区海淀南路33号、苏州街53号	100080	799	668	460	316	415062	14167
122	北京市水利医院	二级	甲等	综合医院	非营利性	国有全资	其他行政部门	海淀区玉渊潭南路19号	100036	591	507	300	299	99231	22132
123	北京市社会福利医院	二级	甲等	综合医院	非营利性	国有全资	其他行政部门	海淀区清河三街52号	100085	134	110	150	100	62981	13006
124	北京市化工职业病防治院（北京市职业病防治研究院）	二级	甲等	职业病防治院	非营利性	国有全资	企业	海淀区香山一棵松50号、闵庄路瀚河园180号楼	100093	330	130	276	66	30750	38
125	北京华信中西医结合皮肤病医院	二级	甲等	中西医结合医院	营利性	其他内资	企业	海淀区西四环北路29号	100195	187	185	200	200	82940	0
126	北京丰台医院	二级	甲等	综合医院	非营利性	国有全资	卫生行政部门	丰台区丰台镇西安街1号、丰台南路99号	100070	1226	1082	1100	614	449064	90336
127	北京航天总医院	二级	甲等	综合医院	非营利性	国有全资	事业单位	丰台区东高地方源北路7号	100076	1554	1310	500	884	628330	68345
128	北京市石景山医院	二级	甲等	综合医院	非营利性	国有全资	卫生行政部门	石景山区石景山路24号	100043	1612	1317	600	752	869540	81194
129	清华大学玉泉医院	二级	甲等	综合医院	非营利性	国有全资	事业单位	石景山区石景山路5号	100049	806	673	500	437	256365	31601
130	北京市石景山区五里坨医院	二级	甲等	精神病医院	非营利性	国有全资	卫生行政部门	石景山区石门路322号	100042	172	143	280	410	14773	0
131	北京市门头沟区医院	二级	甲等	综合医院	非营利性	国有全资	卫生行政部门	门头沟区河滩桥东街10号、圈门外大街73号（爱暮家老年养护中心）	102300	971	774	602	514	550791	38717

序号	机构名称	级别	等次	类别	经营性质	登记注册类型	主办单位	地址	邮政编码						
132	北京市门头沟区中医医院（门头沟区老年病医院）	二级	甲等	中医（综合）医院	非营利性	集体全资	卫生行政部门	门头沟区新桥南大街3号	102300	432	345	152	149	568147	10645
133	北京市门头沟妇幼保健计划生育服务中心（门头沟区妇幼保健院）	二级	甲等	妇幼保健院	非营利性	国有全资	卫生行政部门	门头沟区石龙北路10号	102300	243	195	95	45	143804	1080
134	北京市房山区第一医院	二级	甲等	综合医院	非营利性	国有全资	卫生行政部门	房山区房窑路6号	102400	1837	1434	800	971	782416	75030
135	北京市房山区妇幼保健院	二级	甲等	妇幼保健院	非营利性	国有全资	卫生行政部门	房山区良乡镇苏庄东街5号	102488	602	474	200	163	305704	14471
136	北京市同济东方中西医结合医院	二级	甲等	中西医结合医院	非营利性	其他	社会团体	房山区窦村镇大紫草坞村	102412	0	0	0	0	0	0
137	北京市通州区妇幼保健院	二级	甲等	妇幼保健院	非营利性	国有全资	卫生行政部门	通州区玉桥中路124号、玉桥中路梨园东里北区23号楼、临河里50号楼	101100	853	746	346	300	624951	116915
138	北京市顺义区妇幼保健院（北京儿童医院顺义妇儿医院、顺义区妇幼保健计划生育服务中心）	二级	甲等	妇幼保健院	非营利性	国有全资	卫生行政部门	顺义区顺康路1号	101300	593	558	300	300	923883	114720
139	北京市大兴区妇幼保健院	二级	甲等	妇幼保健院	非营利性	国有全资	卫生行政部门	大兴区黄村镇兴丰大街三段56号、枣园路242号院、兴丰大街（三段）52号	102600	476	388	147	147	205522	11205
140	北京市大兴区心康医院	二级	甲等	精神病医院	非营利性	国有全资	卫生行政部门	大兴区黄村镇黄良路路北、礼贤镇大辛庄	102600	475	348	760	760	25979	0
141	北京市仁和医院	二级	甲等	综合医院	非营利性	其他内资	企业	大兴区兴丰大街1号	102600	1677	1486	406	1616	789203	74141
142	北京民康医院	二级	甲等	精神病医院	非营利性	国有全资	其他行政部门	昌平区沙河镇	102206	313	176	500	320	4471	
143	北京市昌平区天通苑中医医院	二级	甲等	其他中医专科医院	非营利性	其他	其他社会组织	昌平区天通苑东一9号楼	102218	213	193	100	100	150577	7291
144	北京候丽洋风湿病中医医院	二级	甲等	其他中医专科医院	营利性	股份合作	其他社会组织	昌平科技园区振兴路8号	102200	135	83	99	108	1662	

续表

序号	机构名称	等级	等次	类型	性质	经济类型	设置主办单位	地址	邮编	职工总数（人）	卫生技术人员（人）	编制床位数（张）	实有床位数（张）	年门诊量（人次）	年急诊量（人次）
145	北京怀柔医院	二级	甲等	综合医院	非营利性	国有全资	卫生行政部门	怀柔区永泰北大街9号院	101400	1071	968	651	651	846062	121622
146	北京市怀柔区中医医院	二级	甲等	中医（综合）医院	非营利性	国有全资	卫生行政部门	怀柔区青春路1号	101400	829	709	400	400	530602	52469
147	北京市怀柔区妇幼保健院	二级	甲等	妇幼保健院	非营利性	国有全资	卫生行政部门	怀柔区迎宾北路38号	101400	261	234	80	80	221653	15600
148	北京康益德中西医结合肺科医院	二级	甲等	中西医结合医院	营利性	私有	个人	怀柔区开放路50号	101400	236	152	349	349	78782	1196
149	北京市密云区医院	二级	甲等	综合医院	非营利性	国有全资	卫生行政部门	密云区阳光街383号院	101500	1059	987	940	854	891125	183908
150	北京市密云区中医医院	二级	甲等	中医（综合）医院	非营利性	国有全资	卫生行政部门	密云区新中街39号	101500	746	597	194	223	628501	75417
151	北京市密云区妇幼保健院	二级	甲等	妇幼保健院	非营利性	国有全资	卫生行政部门	密云区新南路56号	101500	323	287	100	100	211342	30085
152	北京市延庆区医院（北京大学第三医院延庆医院）	二级	甲等	综合医院	非营利性	国有全资	卫生行政部门	延庆区东顺城街28号、百泉路37号	102100	1234	1076	540	629	714213	81462
153	北京中医医院延庆医院（北京市延庆区中医院）	二级	甲等	中医（综合）医院	非营利性	国有全资	卫生行政部门	延庆区新城街11号	102100	366	306	100	120	396019	13590
154	北京市延庆区妇幼保健院	二级	甲等	妇幼保健院	非营利性	国有全资	卫生行政部门	延庆区延庆镇庆园街8号	102100	153	130	99	40	69878	223
155	北京友德中医医院	二级	乙等	中医（综合）医院	营利性	其他内资	个人	朝阳区朝来绿色家园广华居18号、19号底商	100102	0	0	0	0	0	0
156	北京市石景山区中医医院	二级	乙等	中医（综合）医院	非营利性	国有全资	卫生行政部门	石景山区八角北路	100043	199	156	120	100	203770	8167
157	北京大卫中医医院	二级	乙等	中医（综合）医院	非营利性	其他	其他社会组织	昌平区沙河镇满井村	102206	63	36	110	110	27066	
158	北京市东城区精神卫生保健院	二级	合格	精神病医院	非营利性	国有全资	卫生行政部门	东城区东直门外簪缨小区7号楼	100027	149	122	129	129	25546	0

序号	机构名称	级别	等次	类别	营利性	经济类型	主办单位	地址	组织机构代码						
159	北京同仁堂中医医院	二级	合格	中医（综合）医院	营利性		企业	东城区西打磨厂街46号	100051	299	204	100	100	308834	0
160	北京市西城展览路医院	二级	合格	综合医院	非营利性	集体全资	卫生行政部门	西城区西直门外桃柳园西巷16号	100044	323	260	185	153	207400	223
161	北京市西城区妇幼保健计划生育服务中心（西城区妇幼保健院）	二级	合格	妇幼保健院	非营利性	国有全资	卫生行政部门	西城区平原里小区19号楼	100054	216	188	40	28	77425	0
162	北京市羊坊店医院	二级	合格	综合医院	非营利性	国有全资	卫生行政部门	海淀区羊坊店双贝子坟路1号	100038	217	178	103	10	48179	0
163	北京市海淀区精神卫生防治院	二级	合格	其他专科疾病防治院	非营利性	国有全资	卫生行政部门	海淀区苏家坨镇	100194	182	147	350	255	47249	0
164	北京市上地医院	二级	合格	综合医院	非营利性	国有全资	其他行政部门	海淀区海淀乡树村西街甲6号，东北旺南路甲29号	100084	337	263	158	173	118910	16372
165	北京大学医院	二级	合格	综合医院	非营利性	国有全资	事业单位	海淀区颐和园路5号	100871	356	319	101	101	245916	50769
166	北京市丰台区南苑医院	二级	合格	综合医院	非营利性	国有全资	卫生行政部门	丰台区南苑镇公所胡同3号	100076	571	477	269	269	225861	41670
167	北京市丰台区铁营医院	二级	合格	综合医院	非营利性	国有全资	卫生行政部门	丰台区永外横七条1号	100079	402	352	211	201	162765	37742
168	北京市丰台区妇幼保健计划生育服务中心	二级	合格	妇幼保健院	非营利性	国有全资	卫生行政部门	丰台区开阳里三区1号、风格与林苑甲37号楼	100067	332	271	243	60	254574	19769
169	中国航天科工集团七三一医院	二级	合格	综合医院	非营利性	国有全资	事业单位	丰台区云岗镇岗南里3号	100074	976	755	730	519	467120	105102
170	北京长峰医院	二级	合格	综合医院	营利性	私有	社会团体	丰台区戴厂新村291号	100039	386	298	150	150	56404	17
171	北京国济中医医院	二级	合格	中医（综合）医院	非营利性	私有	社会团体	丰台区莲花池东路132号	100055	0	0	0	0	0	0
172	北京市红十字会和平骨科医院	二级	合格	骨科医院	非营利性	其他内资	社会团体	丰台区丰台路口东里198号	100161	183	161	105	105	47729	1125
173	北京市丰台区老年人协会莲花池康复医院	二级	合格	康复医院	非营利性	其他内资	个人	丰台区莲宝路2号院	100161	100	56	110	102	3742	0

续表

序号	机构名称	等级	等次	类型	性质	经济类型	设置主办单位	地址	邮编	职工总数（人）	卫生技术人员（人）	编制床位数（张）	实有床位数（张）	年门诊量（人次）	年急诊量（人次）
174	北京丰台建都中西医结合医院	二级	合格	中西医结合医院	非营利性	私有	个人	丰台区南顶路4号	100075	119	99	100	100	12553	0
175	北京市石景山区妇幼保健院	二级	合格	妇幼保健院	非营利性	国有全资	卫生行政部门	石景山区依翠园5号	100040	118	97	85	0	44817	0
176	北京市门头沟区龙泉医院	二级	合格	精神病医院	非营利性	国有全资	卫生行政部门	门头沟区门头沟路42号	102300	129	99	280	210	26409	13
177	北京核工业医院	二级	合格	综合医院	非营利性	国有全资	事业单位	房山区新镇	102413	426	369	164	160	192089	45407
178	北京市通州区新华医院	二级	合格	综合医院	非营利性	国有全资	卫生行政部门	通州区九棵树东路386号	101100	406	347	800	0	76860	0
179	北京市通州区中西医结合医院	二级	合格	中西医结合医院	非营利性	国有全资	卫生行政部门	通州区车站路89号	101100	414	367	150	188	399176	16327
180	北京市通州区精神病医院	二级	合格	精神病医院	非营利性	国有全资	卫生行政部门	通州区来庄镇北侧	101101	126	86	160	160	4563	0
181	北京市通州区老年病医院	二级	合格	护理院	非营利性	国有全资	卫生行政部门	通州区台湖镇次渠村、运河西大街240号	101100	0	0	0	0	0	0
182	北京安琪妇产医院	二级	合格	妇产（科）医院	营利性	其他	其他社会组织	通州区云景南大街104号	101101	108	80	50	50	22417	0
183	北京德尔口腔医院	二级	合格	口腔医院	营利性	私有	个人	通州区通胡大街15号院7号楼	101100	30	21	15	15	5469	0
184	北京市顺义区空港医院（北京市顺义区后沙峪社区卫生服务中心）	二级	合格	综合医院	非营利性	集体全资	卫生行政部门	顺义区后沙峪镇	101318	473	386	205	168	301841	22295
185	北京市昌平区沙河医院	二级	合格	综合医院	非营利性	国有全资	卫生行政部门	昌平区巩华镇扶京街22号	102206	301	247	150	150	106824	32142
186	北京市昌平区南口医院	二级	合格	中西医结合医院	非营利性	国有全资	卫生行政部门	昌平区南口镇南辛路2号、南口镇新兴路8号楼、南口镇新兴路13号8号楼、军民路14号楼、城南街道南口路29号	102202	462	354	240	240	186926	10026

序号	机构名称	级别	等次	类别	性质	经济类型	主办单位	地址	邮编						
187	北京市昌平区妇幼保健院	二级	合格	妇幼保健院	非营利性	国有全资	卫生行政部门	昌平区北环路1号	102200	646	492	172	132	199719	8208
188	北京市昌平区精神卫生保健院	二级	合格	精神病医院	非营利性	国有全资	卫生行政部门	昌平区南口镇东大街22号	102202	171	128	299	420	12906	
189	北京皇城股骨头坏死专科医院	二级	合格	其他中医专科医院	非营利性	股份合作	其他社会组织	昌平区西关路27号	102200	107	89	100	100	7357	0
190	北京同善堂中医医院	二级	合格	中医（综合）医院	营利性	股份合作	其他社会组织	昌平区十三陵镇锥石口村北	100021	0	0	0	0	0	0
191	北京欢乐银河口腔医院	二级	合格	口腔医院	营利性	其他	其他社会组织	昌平区回南路9号院41号楼	102208	37	35	15	4	11472	0
192	北京市平谷区妇幼保健院	二级	合格	妇幼保健院	非营利性	国有全资	卫生行政部门	平谷区南岔子街49号	101200	380	322	110	110	191943	19685
193	北京市平谷区精神病医院	二级	合格	精神病医院	非营利性	国有全资	卫生行政部门	平谷区韩庄镇滑子村南	101201	58	53	200	120	24004	
194	北京市平谷区岳协医院	二级	合格	综合医院	非营利性	集体全资	社会团体	平谷区府前西街13号	101200	256	196	200	200	98337	3753
195	北京市平谷区京东口腔医院	二级	合格	口腔医院	非营利性	私有	企业	平谷区林荫南街9-45-3-51	101200	45	38	15	15	6288	3972
196	北京市怀柔安佳医院	二级	合格	精神病医院	非营利性	国有全资	卫生行政部门	怀柔区怀柔北车站一区23号	101408	174	142	231	220	13345	375
197	北京京北健永口腔医院	二级	合格	口腔医院	营利性	其他	个人	怀柔区迎宾北路18号	101400	88	71	15	15	18800	1436
198	北京市密云区精神卫生防治院（北京市密云区精神病医院）	二级	合格	精神病医院	非营利性	国有全资	卫生行政部门	密云区巨各庄镇巨政大街165号	101500	89	77	200	120	25543	0
199	北京市延庆区精神病医院	二级	合格	精神病医院	非营利性	国有全资	卫生行政部门	延庆区张山营镇张山营村、新城街96号	102115	34	34	240	108	11423	
200	北京市监狱管理局清河分院	二级	合格	综合医院	非营利性	国有全资	其他行政部门	京山线茶淀站清河坑五科西街	300481	251	222	105	105	46663	331
201	北京恒和中西医结合医院	二级	未评	中西医结合医院	营利性	私有	个人	东城区西总布胡同46号	100005	203	159	228	101	3677	0
202	北京泰康拜博口腔医院	二级	未评	口腔医院	营利性	其他	企业	东城区祈年大街18号院4号楼	100062	69	61	15	15	1249	0

续表

序号	机构名称	等级	等次	类型	性质	经济类型	设置/主办单位	地址	邮编	职工总数（人）	卫生技术人员（人）	编制床位数（张）	实有床位数（张）	年门诊量（人次）	年急诊量（人次）
203	北京家圆医院	二级	未评	综合医院	营利性	股份合作	个人	西城区富国街2号	100034	129	94	105	101	28596	0
204	北京军颐中医医院	二级	未评	中医（综合）医院	营利性	股份合作	个人	西城区南菜园街甲2号	100054	136	93	80	80	46941	0
205	北京长安中西医结合医院	二级	未评	中西医结合医院	营利性	股份合作	个人	西城区枣林前街19号	100032	101	65	100	100	8110	0
206	北京新世纪儿童医院	二级	未评	儿童医院	营利性	其他内资	企业	西城区南礼士路56号	100045	369	242	105	69	52135	7236
207	北京瑞安康复医院	二级	未评	康复医院	营利性	私有	其他社会组织	西城区鸭子桥路35号4号楼	100032	97	59	100	76	1811	0
208	北京瑞城口腔医院	二级	未评	口腔医院	营利性	私有	个人	西城区西单北大街109号	100000	80	72	19	4	19500	5350
209	北京市朝阳区双桥医院	二级	未评	综合医院	非营利性	国有全资	卫生行政部门	朝阳区双桥东路	100121	443	383	236	185	295985	24051
210	北京市朝阳区第三医院	二级	未评	精神病医院	非营利性	国有全资	卫生行政部门	朝阳区双桥南路甲8号、延静西里12号楼、金盏乡金盏大街2号	100024	294	238	360	400	21189	0
211	中国藏学研究中心北京藏医院	二级	未评	藏医院	非营利性	国有全资	事业单位	朝阳区小关北里218号	100029	215	141	100	92	36317	0
212	北京嫣然天使儿童医院	二级	未评	儿童医院	非营利性	其他内资	社会团体	朝阳区望京东园519号楼	100102	153	105	50	40	28457	0
213	北京市朝阳区三环肿瘤医院	二级	未评	肿瘤医院	非营利性	股份合作	企业	朝阳区十里河352号	100122	553	482	500	500	64662	0
214	北京和睦家医院	二级	未评	综合医院	营利性	中外合作	企业	朝阳区将台路2号	100016	1089	638	120	93	184174	26107
215	北京家恩德仁医院	二级	未评	综合医院	营利性	其他内资	个人	朝阳区刘各庄甲2号	100012	99	55	100	100	8181	0
216	北京圣马克医院	二级	未评	综合医院	营利性	其他内资	个人	朝阳区东四环南路53号院5号楼、6号楼	100122	360	201	200	200	4694	1104

序号	名称	等级	评审	类别	营利性	经济类型	举办主体	地址	邮编						
217	北京伟达中医肿瘤医院	二级	未评	其他中医专科医院	营利性	其他内资	个人	朝阳区官庄路100号	100023	105	88	99	99	35129	0
218	北京四惠中医医院	二级	未评	其他中医专科医院	营利性	私有	个人	朝阳区惠河南1092号	100022	150	113	100	100	39430	0
219	北京凤凰妇儿医院	二级	未评	其他专科医院	营利性	其他内资	个人	朝阳区将台西路18号	100016	144	109	50	50	23375	1333
220	北京百子湾和美妇儿医院	二级	未评	其他专科医院	营利性	其他内资	个人	朝阳区百子湾南二路18号	100022	238	135	44	44	34657	723
221	北京五洲妇儿医院	二级	未评	妇产（科）医院	营利性	其他内资	其他社会组织	朝阳区西大望路24号	100022	379	245	80	80	78634	
222	北京俪婴妇产医院	二级	未评	妇产（科）医院	营利性	其他内资	企业	朝阳区朝阳北路雅成一里16号楼	100025	82	64	50	50	20588	1064
223	北京亚运村美中宜和妇儿医院	二级	未评	妇产（科）医院	营利性	其他内资	企业	朝阳区安慧北里逸园5号楼	100101	320	192	42	42	111595	
224	北京玛丽妇儿医院	二级	未评	妇产（科）医院	营利性	其他内资	个人	朝阳区和平里北街5号	100013	231	121	80	40	55400	2500
225	北京美中宜和妇儿医院	二级	未评	妇产（科）医院	营利性	其他内资	个人	朝阳区芳园西路9号、四得公园将台西路9-9号	100016	381	233	99	50	133362	0
226	北京弘和妇产医院	二级	未评	妇产（科）医院	营利性	其他内资	个人	朝阳区红松路2号院1号楼	100018	71	55	53	53	4784	1474
227	北京和美妇儿医院	二级	未评	妇产（科）医院	营利性	其他内资	个人	朝阳区安外小关北里2号	100021	321	180	72	57	52825	3364
228	北京新世纪妇儿医院	二级	未评	妇产（科）医院	营利性	其他内资	个人	朝阳区望京北路51号院2号楼、5号楼	100102	355	222	102	67	64716	
229	北京优联眼耳鼻喉医院	二级	未评	耳鼻喉科医院	营利性	其他内资	企业	朝阳区东四环南路53号院7号楼	100122	147	98	50	29	15758	0
230	北京麦瑞骨科医院	二级	未评	骨科医院	营利性	其他内资	企业	朝阳区北苑路1号	100012	0	0	0	0	0	0
231	北京光熙康复医院	二级	未评	康复医院	营利性	其他内资	企业	朝阳区光熙门北里22号北楼	100028	143	128	100	100	1187	
232	北京精诚博爱康复医院	二级	未评	康复医院	营利性	其他内资	个人	朝阳区南皋路188号	100015	390	291	120	120	8916	1660
233	北京和睦家康复医院	二级	未评	康复医院	营利性	中外合作	企业	朝阳区东风乡将台洼村甲168号	100016	165	114	101	101	1494	

续表

序号	机构名称	等级	等次	类型	性质	经济类型	设置主办单位	地址	邮编	职工总数（人）	卫生技术人员（人）	编制床位数（张）	实有床位数（张）	年门诊量（人次）	年急诊量（人次）
234	北京年轮中医骨科医院	二级	未评	骨伤医院	营利性	其他内资	个人	朝阳区八里庄里北里87—89号	100025	90	60	110	110	959	4083
235	北京劲松望京口腔医院	二级	未评	口腔医院	营利性	其他内资	个人	朝阳区望京园607号楼	100102	74	66	15	15	9024	
236	北京瑞程医院管理有限公司瑞秦口腔医院	二级	未评	口腔医院	营利性	其他内资	个人	朝阳区天居园1号楼	100107	216	144	15	15	140904	0
237	北京海德堡联合口腔医院	二级	未评	口腔医院	营利性	其他内资	个人	朝阳区松榆南路52、54、56号	100122	411	207	15	15	72982	
238	北京希玛林顺潮眼科医院	二级	未评	眼科医院	营利性	其他内资	个人	朝阳区建国路27号院2号楼	100124	81	62	30	30	20255	0
239	北京市朝阳区桓兴肿瘤医院	二级	未评	肿瘤医院	非营利性	其他内资	个人	朝阳区十八里店乡吕家营南里甲1号	100122	596	448	500	500	31801	
240	北京四季青医院（海淀区四季青镇社区卫生服务中心）	二级	未评	综合医院	非营利性	集体全资	卫生行政部门	海淀区远大路32号	100089	783	571	250	195	731328	42290
241	清华大学医院	二级	未评	综合医院	非营利性	国有全资	事业单位	海淀区清华大学内	100084	232	209	130	102	294831	23770
242	北京怡德医院	二级	未评	综合医院	营利性	其他内资	企业	海淀区昆明湖南路51号E座	100097	337	217	108	72	33446	0
243	北京市海淀区同步中医骨科医院	二级	未评	骨伤医院	非营利性	其他内资	企业	海淀区五孔桥田村路8号	100143	94	87	99	99	1376	0
244	北京大和妇产医院	二级	未评	妇产（科）医院	营利性	股份合作	企业	海淀区闵庄路3号玉泉慧合9-1号楼	100195	133	90	104	30	25799	188
245	北京万柳美中宜和妇儿医院	二级	未评	妇产（科）医院	营利性	其他内资	企业	海淀区万柳中路7号	100089	307	213	60	42	110789	1930
246	北京圣宝妇产医院	二级	未评	妇产（科）医院	营利性	其他	企业	海淀区昌平路南段36号2号楼	100192	159	103	99	99	22728	222
247	北京美中宜和北三环妇儿医院	二级	未评	妇产（科）医院	营利性	其他	企业	海淀区新街口外大街1号	100088	247	147	30	30	64187	224

序号	名称	等级	评审	类别	营利性	经济类型	主办	地址	邮编						
248	北京颐美佳中医院	二级	未评	中医（综合）医院	营利性	其他	个人	海淀区西四环北路136号	100071	87	69	85	85	12898	0
249	北京汉琨中医医院	二级	未评	中医（综合）医院	营利性	私有	个人	海淀区定慧寺甲2号	100142	74	57	80	80	4022	0
250	北京德尔康尼骨科医院	二级	未评	骨科医院	营利性	私有	企业	海淀区阜石路甲19号	100143	245	191	170	143	84674	6538
251	北京康泽肿瘤医院	二级	未评	肿瘤医院	营利性	其他	个人	海淀区双清路八家郊野公园秀良国际大厦		0	0	0	0	0	0
252	中科领军（北京）口腔医院	二级	未评	口腔医院	营利性	其他	企业	海淀区中关村南大街24号5号楼	100089	99	79	15	15	18930	0
253	北京优颐口腔医院	二级	未评	口腔医院	营利性	股份合作	个人	海淀区翠微北里11号楼i栋	100036	68	50	15	15	22090	
254	北京中诺第二口腔医院	二级	未评	口腔医院	营利性	其他	个人	海淀区北四环西路9-1号楼银谷大厦配楼	100080	162	90	15	15	8043	0
255	北京利华口腔医院	二级	未评	口腔医院	营利性	其他	个人	海淀区万柳星标家园11号楼	100080	28	21	15	15	2500	200
256	北京博仁医院	二级	未评	综合医院	营利性	其他内资	企业	丰台区郑王坟南6号	100070	466	366	170	227	41817	267
257	北京嘉禾妇儿医院	二级	未评	妇产（科）医院	营利性	股份有限（公司）	企业	丰台区马家堡路69号院1号楼、2号楼	100068	292	242	100	100	34526	0
258	北京汇安中西医结合医院	二级	未评	中西医结合医院	非营利性	其他内资	企业	丰台区马家堡西路26号院1号楼	100068	188	142	120	120	31697	0
259	北京新华卓越康复医院	二级	未评	康复医院	营利性	其他内资	企业	丰台区莲花池西里8号	100055	77	55	100	42	4776	0
260	北京瑞程医院管理有限公司瑞泰丰台分院	二级	未评	口腔医院	营利性	其他内资	企业	丰台区南四环西路188号一区31号楼	100070	50	30	15	15	4940	0
261	北京维尔丰台口腔医院	二级	未评	口腔医院	营利性	其他内资	企业	丰台区政馨园三区5、6号楼	100079	30	30	15	15	1950	0
262	北京博康口腔医院	二级	未评	口腔医院	营利性	股份合作	企业	丰台区警备东路6号一区综合楼北段4049	100040	17	16	15	15	190	0
263	北京青丹口腔医院	二级	未评	口腔医院	营利性	股份合作	个人	丰台区西四环南路103号院5号楼	100071	35	21	15	15	8863	2280

续表

序号	机构名称	等级	等次	类型	性质	经济类型	设置/主办单位	地址	邮编	职工总数(人)	卫生技术人员(人)	编制床位数(张)	实有床位数(张)	年门诊量(人次)	年急诊量(人次)
264	北京劲松口腔医院	二级	未评	口腔医院	营利性	其他内资	个人	丰台区方庄路5号楼	100078	49	47	15	15	9250	0
265	北京西京肿瘤医院	二级	未评	肿瘤医院	营利性	其他内资	企业	丰台区万丰路69号	100050	160	115	101	82	9796	
266	北京欧亚肿瘤医院	二级	未评	肿瘤医院	营利性	其他内资	个人	丰台区新发地陈留村南口8号	100071	4	1	100	100	0	0
267	北京英智京西康复医院	二级	未评	康复医院	营利性	其他	企业	石景山区杨庄北区29栋	100043	0	0	0	0	0	0
268	北京市房山区精神病医院	二级	未评	精神病医院	非营利性	国有全资	卫生行政部门	房山区周口店大街28号	102405	377	278	500	500	21271	18614
269	北京首儿窦店儿童医院	二级	未评	儿童医院	营利性	其他	企业	房山区窦店镇田家园2区1号	102433	140	103	70	70	92052	0
270	北京安娜贝儿妇产医院	二级	未评	妇产(科)医院	营利性	其他	其他社会组织	通州区工业开发区光华路15号	101113	84	60	50	50	7347	0
271	北京先宝妇产医院	二级	未评	妇产(科)医院	营利性	私有	个人	通州区九棵树中路998号	101121	78	71	50	50	2548	0
272	北京靓美口腔医院	二级	未评	口腔医院	营利性	私有	个人	通州区怡乐中路299号院1号楼	101100	71	57	15	15	22406	0
273	北京市顺义区精神病医院(顺义区精神卫生防治所)	二级	未评	精神病医院	非营利性	国有全资	卫生行政部门	顺义区杨镇小学东	101309	244	143	300	300	10616	
274	北京京顺医院	二级	未评	综合医院	非营利性	私有	社会团体	顺义区府前西街15号	101300	284	202	133	133	194791	
275	北京强寿中医医院	二级	未评	中医(综合)医院	营利性	私有	个人	顺义区高丽营镇前渠河村利民大街215号	101300	72	51	80	80	270	0
276	北京欢乐顺意口腔医院	二级	未评	口腔医院	营利性	私有	个人	顺义区仁和镇裕龙花园三区27号楼	101300	71	56	15	15	24695	100
277	国家康复辅具研究中心附属康复医院	二级	未评	康复医院	非营利性	国有全资	卫生行政部门	经济技术开发区荣华中路1号	100076	230	196	150	150	47045	0

序号	名称	级别	评级	类别				地址	邮编						
278	北京市大兴区老年病院	二级	未评	其他专科医院	非营利性	国有全资	卫生行政部门	大兴区礼贤镇大辛庄	102600	0	0				0
279	北京市大兴区康乐老年病医院	二级	未评	其他专科医院	非营利性	其他	个人	大兴区庞各庄镇薛福路39号院1号楼	102600	183	154	223	490	947	0
280	北京大兴兴业口腔医院	二级	未评	口腔医院	非营利性	其他内资	个人	大兴区枣园北里10号	102600	179	140	15	15	144655	0
281	北京永林口腔医院	二级	未评	口腔医院	营利性	私有	企业	大兴区旧宫镇旧宫桥路12号院23号楼	100076	59	28	15	13	5158	0
282	北京南郊肿瘤医院	二级	未评	肿瘤医院	营利性	私有	企业	大兴区西红门镇育才路2号	100076	435	325	300	296	23421	0
283	北京振国中西医结合肿瘤医院	二级	未评	中西医结合医院	营利性	私有	个人	亦庄经济技术开发区西环南路6号	100176	149	89	100	120	6944	0
284	北京普祥中医肿瘤医院	二级	未评	其他中医专科医院	营利性	其他	个人	大兴区亦庄镇成寿寺路2号	100176	196	161	200	200	15278	0
285	北京同安骨科医院	二级	未评	骨科医院	营利性	股份合作	个人	大兴区西红门镇星光老4号	100076	131	110	102	60	34371	
286	北京保法肿瘤医院	二级	未评	肿瘤医院	非营利性	其他	个人	昌平区沙河王庄工业园	102206	41	27	100	90	0	0
287	北京龙山中医医院	二级	未评	中医（综合）医院	营利性	股份合作	其他社会组织	昌平区城南街道白浮泉路19号	102200	92	72	80	80	4698	0
288	北京天通宽街中医医院	二级	未评	中医（综合）医院	营利性	其他	企业	昌平区东小口镇天通苑东三区2号楼	102218	100	75	80	80	4925	
289	北京泰康燕园康复医院	二级	未评	康复医院	营利性	其他	企业	昌平区南部镇景荣街2号	102200	192	166	130	130	38324	1844
290	北京华佑精神康复医院	二级	未评	精神病医院	营利性	其他	个人	昌平区城北街道中山口路临27号	102200	117	89	200	200	1604	

名词解释

"3+3"工程：2007年启动的"3+3"工程是市中医局名老中医药专家学术思想抢救挖掘与优秀传承人才培养联动工程，即建立3类室（站）：为已故中医药名家建立名家研究室（宣传陈列室）、为80岁以上老中医药专家建立名医工作室、为70岁以上老中医药专家建立学术继承工作站，选拔培养3类中医药优秀传承人才：优秀中医药传承临床人才、优秀中医药传承科普人才和优秀中医药传承研究人才，以3年为一个建设周期滚动建设。

"4+7试点"：2019年1月，国家出台《国家组织药品集中采购和使用试点方案》，选择北京、上海、天津、重庆4个直辖市，以及广州、深圳、西安、大连、成都、厦门、沈阳7个城市，共11个城市开展国家药品集中采购和使用试点，简称"4+7试点"。

北京医耗联动综合改革：2019年6月15日，北京实施医耗联动综合改革。取消医用耗材加成，规范调整6621项医疗服务项目价格，开展京津冀医用耗材联合采购，稳妥实施国家药品集中采购和使用试点，改善医疗服务和加大医疗保障改革力度。

北京医药分开综合改革：2017年4月8日，北京实施医药分开综合改革。改革主要取消医疗机构药品加成，实行零差率销售，设立医事服务费，取消挂号费、诊疗费，实施药品阳光采购，规范调整435项医疗服务项目价格，实施改善医疗服务等综合改革措施。

额度管理人员：指经机构编制委员会批准占用额度管理指标进入用人单位的非在编人员。

抚养系数：指被抚养人口数所占劳动人口数的比例。少儿抚养系数为少年儿童人口数除以劳动年龄人口数；老年抚养系数为老年人口数除以劳动年龄人口数；总抚养系数为少儿抚养系数加老年抚养系数。

日活率：日活是指每天的活跃用户数量，活跃率=活跃用户/总用户。

三医联动：为卫生体制改革、医保体制改革与药品流通体制改革联动，即医疗、医保、医药改革联动。

四不两直：2014年9月，国家安全生产监督管理总局建立"四不两直"安全生产暗查暗访制度，即不发通知、不打招呼、不听汇报、不用陪同接待、直奔基层、直插现场。

专有名词、缩略语对照表

简称	全称
120	北京急救中心、北京紧急医疗救援中心
12320	北京市卫生计生热线
12345	北京市市民热线
686项目	中央补助地方严重精神障碍管理治疗项目
999	北京市红十字会紧急救援中心
863计划	国家高技术研究发展计划
973计划	国家重点基础研究发展计划
AD	阿尔茨海默病（即老年痴呆）
AED	自动体外除颤仪
AEFI	疑似预防接种异常反应
AFP	急性弛缓性麻痹
AHA	美国心脏协会
AI	人工智能
AIDS	获得性免疫缺陷综合征（艾滋病）
BLS	基本生命支持
CCU	冠心病重症监护病房
CPR	心肺复苏
CT	X线电子计算机断层扫描装置
DBS	脑起搏器植入术
DNT	急性缺血性卒中急救静脉溶栓时间
DRGs	诊断相关组
ECMO	体外生命支持
EICU	急诊重症监护
EMR	电子病历
FISH	荧光原位杂交技术
HIS	医院信息系统
HIV	人类免疫缺陷病毒（艾滋病病毒）
HPV	人乳头瘤病毒
ICU	重症监护病房
LIS	实验室（检验科）信息系统
MDT	多学科综合治疗
MF	蕈样肉芽肿
MICU	内科重症监护病房
MLST	多位点序列分型
MRI	磁共振成像
MSM	男男性接触者
NICU	新生儿重症监护病房
OA	办公自动化

PACS	医学影像的存储和传输系统
PBL	以问题为导向的教学方法
PCCM	呼吸与危重症医学科
PDCA	计划、执行、检查、修正闭环管理
PET	正电子发射型断层仪
PFGE	脉冲场电泳
RCT	随机对照试验
SCI	科学引文索引
TBI	颅脑创伤
TERT	端粒酶逆转录酶
UFE	患者家属专家
VR	虚拟现实技术
VTE	静脉血栓栓塞症
WHO	世界卫生组织
WHO西太区	世界卫生组织西太平洋地区
爱卫办	爱国卫生运动委员会办公室
爱卫会	爱国卫生运动委员会
布病	布鲁菌病
服贸会	中国国际服务贸易交易会
公卫	公共卫生
规培	住院医师规范化培训
疾控	疾病预防控制
脊灰	脊髓灰质炎
健联体	健康联合体
结防	结核病防治
京交会	中国（北京）国际服务贸易交易会
精防	精神病防治
科协	科学技术协会
慢病	慢性非传染性疾病
千人计划	海外高层次人才引进计划
三基	基础知识、基本理论、基本技能
首发专项	首都卫生发展科研专项
首医	首都医科大学
首儿所	首都儿科研究所
双一流	世界一流大学和一流学科建设
四苗	卡介苗、脊髓灰质炎疫苗、百白破疫苗、麻疹疫苗
托管	委托管理
万人计划	国家高层次人才特殊支持计划
卫技人员	卫生技术人员
五苗	卡介苗、乙肝疫苗、脊髓灰质炎疫苗、百白破疫苗、麻疹疫苗
新冠肺炎	新型冠状病毒肺炎
医调委	医疗纠纷人民调解委员会
医共体	医疗服务共同体
医管中心	医院管理中心
医科院	中国医学科学院

医联体　　　　　　　区域医疗联合体
院感　　　　　　　　医院感染
质控中心　　　　　　质量控制和改进中心
住培　　　　　　　　住院医师规范化培训

索　引

使用说明

一、本索引采用内容分析索引法编制。

二、索引基本上按汉语拼音音序排列，具体排列方法如下：以阿拉伯数字打头的标目排在最前面，以英文字母打头的标目列于其后。以汉字打头的标目按首字的音序、音调依次排列；同音字按笔画排列，笔画少的在前、多的在后；首字相同时，则以第二个字排序，并依此类推。

三、索引标目后的数字，表示检索内容所在的年鉴正文页码；数字后面的英文字母a、b，表示年鉴正文中的栏别，合在一起即指该页码及左右两个版面区域；页码后无字母，则为两栏均有相关内容。

四、本索引不包含大事记、卫生健康统计、附录内容。

X